PHARMACOLOGY
AN INTRODUCTION
Eighth Edition

Henry Hitner
Barbara Nagle
Michele B. Kaufman
Hannah (Cocke) Ariel
Yael Peimani-Lalehzarzadeh

제8판

약리학의 이해

권준택 · 김순애 · 김은하 · 김학림 · 김학재 · 김혜옥 · 배한주
백민자 · 이승아 · 이정호 · 임준서 · 장선희 · 홍영선 · 황혜남 옮김

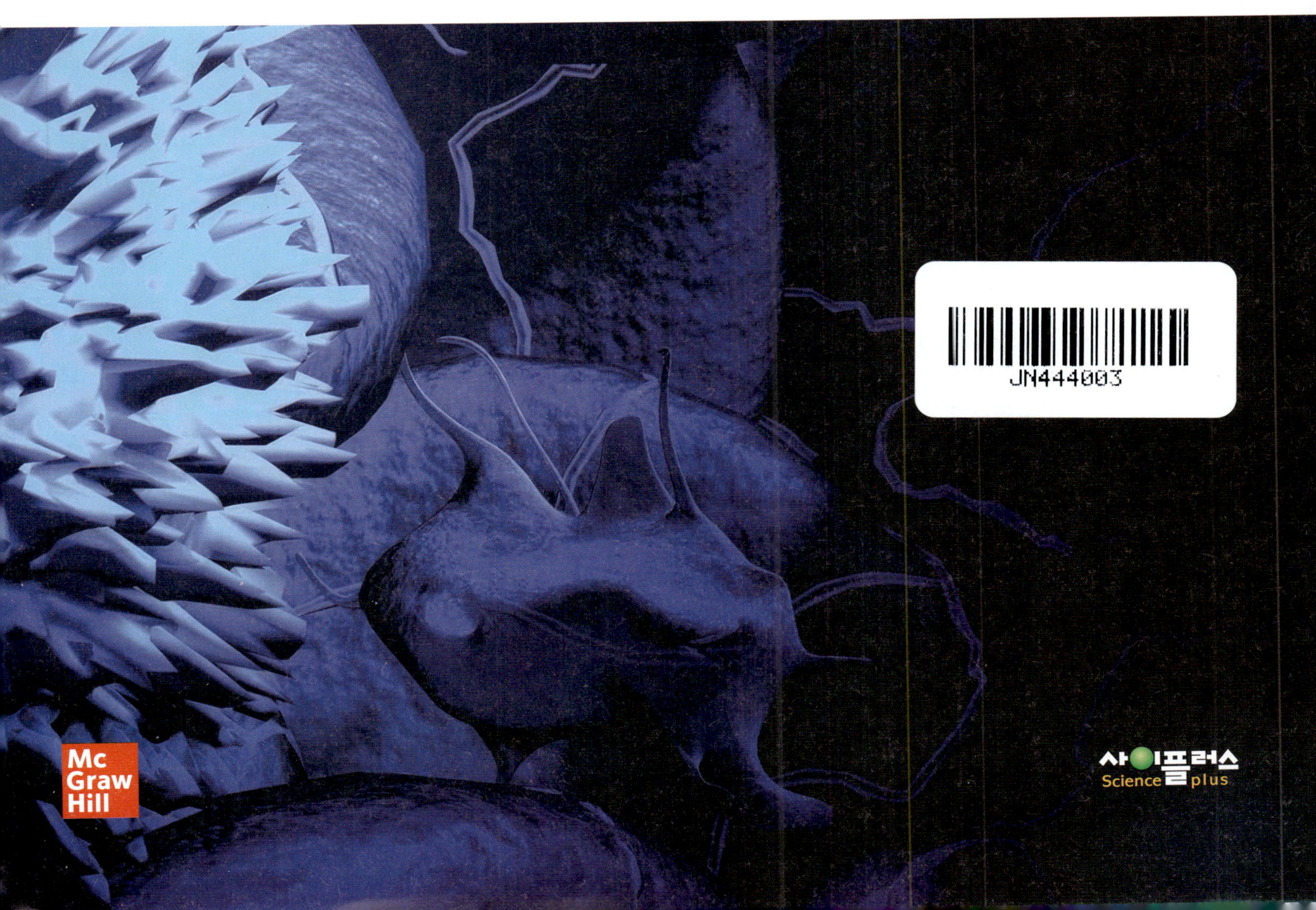

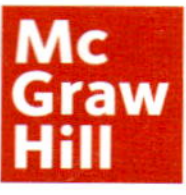

Pharmacology: An Introduction, 8th Edition

2 3 4 5 6 7 8 9 10 SP 20 26

Original: Pharmacology: An Introduction, 8th Edition © 2022
By Henry Hitner, Barbara Nagle, Michele B. Kaufman,
Hannah Ariel, Yael Peimani-Lalehzarzadeh
ISBN 978-1-26-002182-0

This authorized Korean translation edition is published by Sciplus Publishing Co., Ltd.
in arrangement with McGraw-Hill Education Korea, Ltd.
This edition is authorized for sale in the Republic of Korea.

This book is exclusively distributed by Sciplus Publishing Co., Ltd.

When ordering this title, please use 979-11-88731-46-6

Printed in Korea

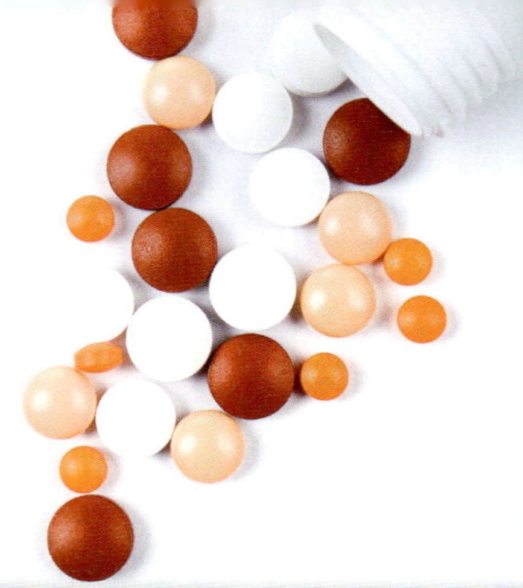

지은이 머리말

약리학의 이해 제8판이 보다 새롭게 업데이트되었습니다. 이 책의 프로그램의 목적은 약리학을 처음 접하는 학생들이 약리학의 기본 개념에 대한 명확한 이해를 할 수 있게 하는 것입니다. 약리학은 다양한 과학 분야, 특히 해부학, 생리학 및 병리학의 기초 지식을 필요로 하는 복합적 학문입니다. 그러나, 보건계열 학생들은 이러한 과목에 대한 배움이 제한적인 경우가 많기에 본 책으로도 필요한 배경 정보를 최대한 알 수 있고 또한 약물의 치료 작용을 명확하게 이해할 수 있도록 구성하였습니다.

이 책의 목표는 약물의 작용기전에 대하여 중점적으로 설명하는 것입니다. 이를 통하여 약물의 다양한 약리작용과 유해작용을 더 잘 이해할 수 있게 될 것입니다. 본 책은 약리학의 이해가 필요한 다양한 예비 보건 전문지식인들을 위하여 디자인되었고 현재 사용되는 약물요법을 이해하기 위한 기본적인 지식을 제공합니다. 약물 정보와 각 장의 설명은 다양한 교육 프로그램에 적용될 수 있습니다. 보건계열과 간호분야 종사자들은 근무 시간의 대부분을 기본적 환자 관리와 수많은 요구 사항과 관찰, 치료 및 관리하는 등 환자와 직접 접촉하고 있습니다. 그러므로 보건 분야의 학생들은 그들의 요구 사항과 관련된 약리학에 대한 기초 지식을 얻는 것이 중요합니다.

새로운 과학적 발견과 질병 이해의 발전은 신약의 지속적인 도입으로 이어지고 있습니다. 동시에 이전의 약물요법과 심각한 유해작용을 일으킨 약물은 도태되고 있습니다. 유전학과 분자생물학의 새로운 발전은 선택적인 작용기전을 가진 단일클론 항체와 약물의 개발을 가능하게 했습니다. 이 새로운 약물들은 특정한 수용체와 특정 질병 과정의 병리적 현상에 집중하는 생리적 기능을 타깃으로 할 수 있습니다. 따라서 약리학은 끊임없이 변화하고 성장하는 의료지식의 집합체이기에 보건계열 전문가들에게 지속적인 약리학 교육이 필요한 이유입니다.

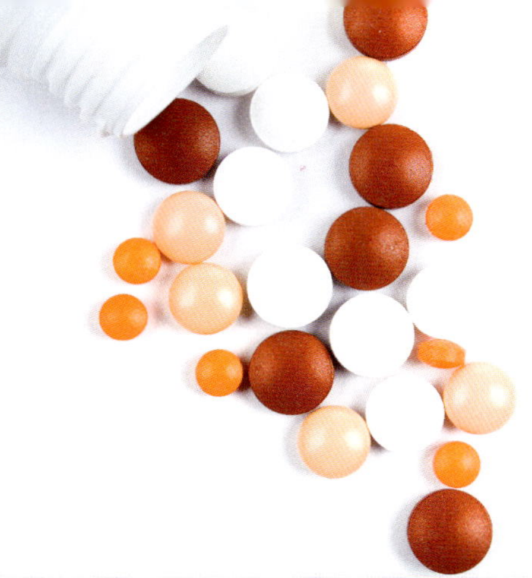

옮긴이 머리말

약리학의 이해 제8판에 대한 새롭게 번역한 책이 출판되었습니다. 이렇게 많은 약리학 관련 교수님들이 번역한 약리학 책은 우리나라에서 보기 드문 경우입니다. 보건계열 학생들이 꼭 배워야 할 약리학 교재로 한국의 현실에 충실하고 세계적 추세에 함께 할 수 있는 약리학 책이 필요하다는 의견에 맞춰 번역한 책입니다.

이 책을 통하여 약리학의 기본 개념과 약리작용 및 임상적 응용까지 일목요연하게 볼 수 있는 장점이 있습니다. 처음 접하는 학생들이 어려운 학문이지만 어렵지 않게 접할 수 있도록, 최대한 쉽게 이해할 수 있도록, 각 장마다 큰 그림을 그리고 작은 부분도 채워나갈 수 있도록 구성하였습니다. 그러므로 비록 다양한 과학 분야, 특히 해부학, 생리학 및 병리학의 기초 지식이 부족하더라도 이해할 수 있는 특징을 가지고 있습니다. 원저자의 머리말과 같이 보건계열과 간호분야 종사자들이 환자들의 현실적 요구에 쉽게 답할 수 있는 약리학 책이 필요하다는 공감대를 우리 저자 모두는 가지고 있습니다. 이 약리학 책이 그런 답이 될 수 있을 것이라 생각합니다.

마지막으로 이 책의 새로운 번역에 참여하신 전국 약리학 관련 저자들께 감사 인사를 드립니다. 항상 끝내고 나면 아쉬움이 남는 것이 책을 쓰는 모든 저자의 마음입니다. 우리 책에서는 최대한 오류가 없게 노력하였지만 아쉬운 점들이 있을 것입니다. 널리 이해와 지속적인 조언을 부탁드립니다. 아울러 이 책이 나오기까지 성심껏 노력하신 모든 저자들과 사이플러스 박종성사장님과 편집에 애써주신 권승하부장님을 비롯한 편집부 여러분께 다시 한번 깊은 감사를 드립니다.

역자 대표 **권준택**

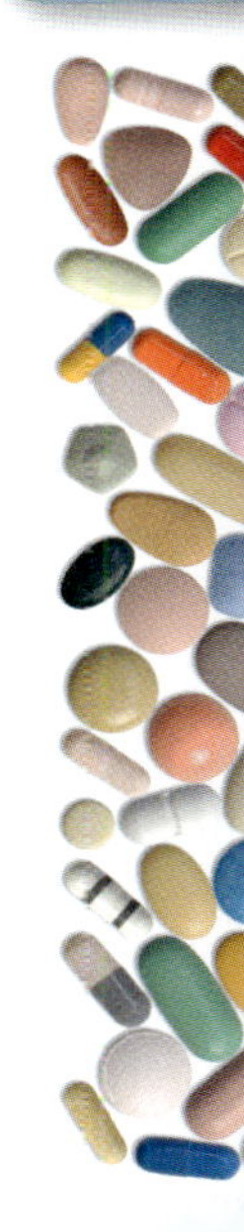

간추린 차례

Brief Contents

간추린 차례

Brief Contents

차 례

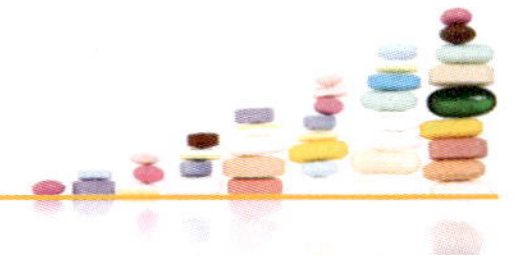

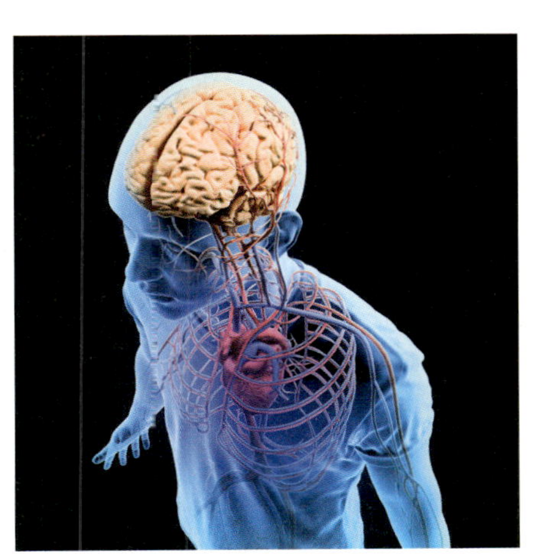

차 례

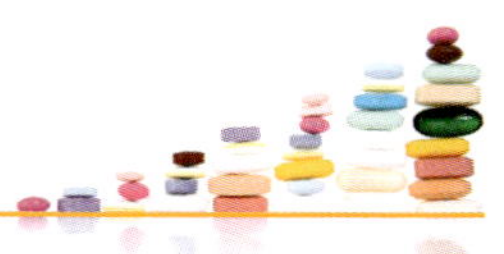

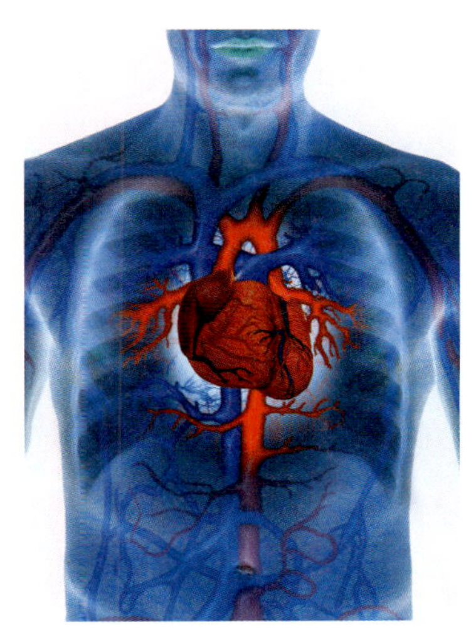

차 례

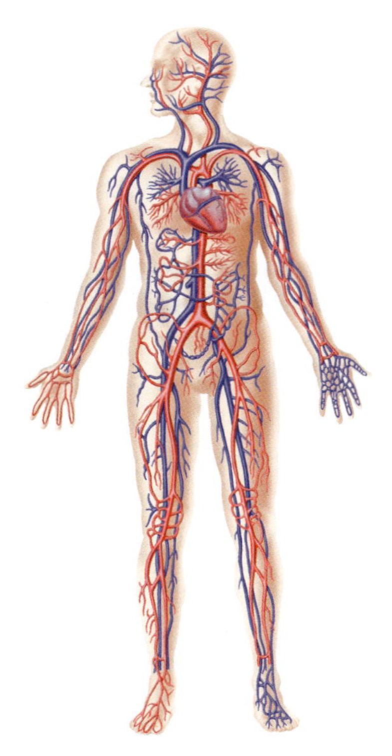

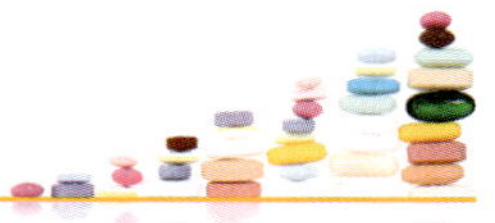

차 례

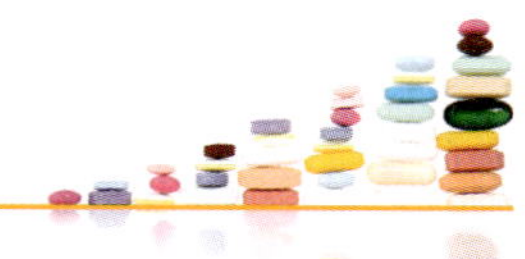

PART 8 내분비계 약리학 389

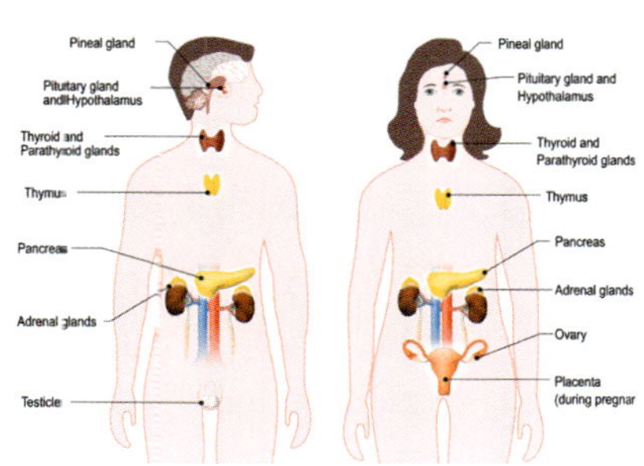

차 례

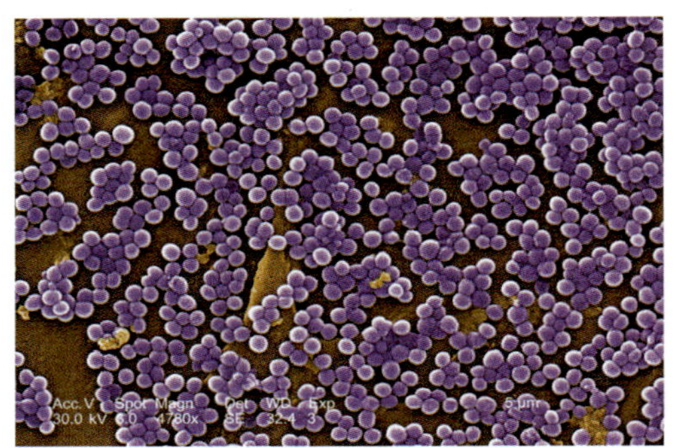

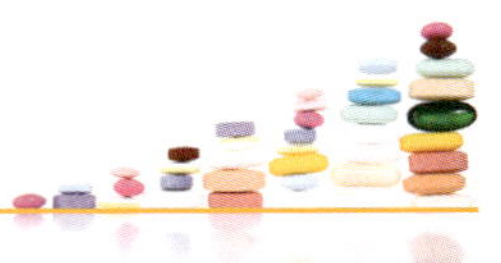

제 1 부

기본개념

General Concepts

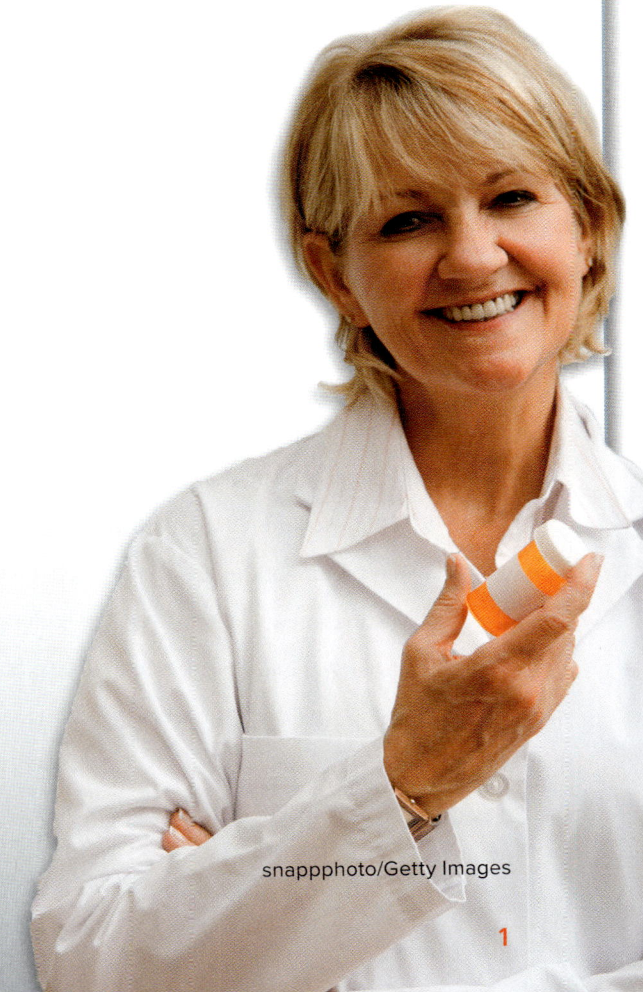

snappphoto/Getty Images

제 1 장

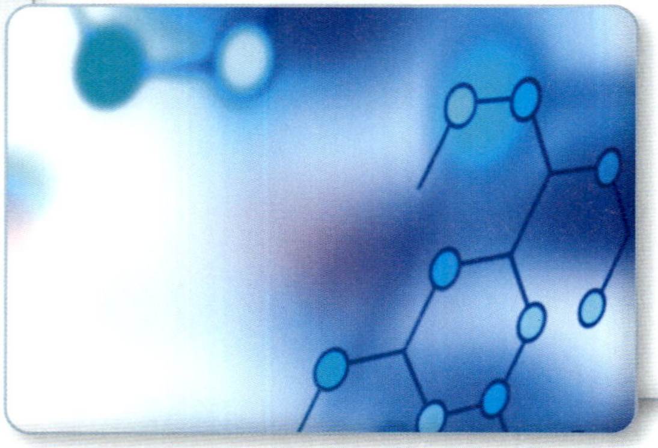
Jason Reed/Getty Images

약리학: 서문

Pharmacology: An Introduction

핵심 용어_Key Terms

ED50 (effective dose 50): 최대 반응 효과의 50% 효과를 일으키는 용량

LD50 (lethal dose 50): 동물 실험 연구에서 50%가 치사하는 용량

금기(contraindications): 절대 특정 약물을 투약하면 안 되는 상황과 조건

길항제(antagonist): 수용체에 결합해 약물 작용을 일으키는 다른 약물이나 물질을 방해하는 약물

독성 작용(toxic effect): 매우 위험하거나 생명에 지장을 줄 수 있는 독성이 나타날 수 있는 원하지 않는 약물 작용

부작용(side effect): 대개 원하지 않았지만 해롭지 않은 치료 효과 외의 반응

비처방 약물[nonprescription, over-the counter (OTC) drug]: 의사의 처방 없이 합법적으로 약국에서 살 수 있는 약물

상품명(trade name): 특허를 소유한 이름 또는 약물 제조사에 의해 시판되는 브랜드명

수용체(receptor): 생리학적 효과를 내고 약물이 결합하는 특이 세포 구조체

약(drug): 인체 기능의 변화를 일으키는 화학적 물질

약리학(pharmacology): 약을 연구하는 학문

약물 적응증(drug indication): 약을 사용해야 하는 신체 상태

용량(dose): 투약되는 약물의 양

유해 작용(adverse effect): 원하지 않거나 잠재적으로 위험한 약물 작용

일반명(generic name): 특허권과 무관한 약물명

작용 기전(mechanism of action): 약물이 효과를 어떻게 나타내는가에 대한 설명

처방 약물(prescription drug): 약물 조제 시 의사의 구두 혹은 문서화된 지시가 필요한 약

치료 지수(therapeutic index, TI): 동물 실험에서 ED50에 대한 LD50의 비율

치료 효과(therapeutic effect): 어떤 질병 상태나 증상을 제거하기 위해 원하는 약물 효과

화학명(chemical name): 약물의 화학적 조성을 규정하는 이름

효현제(agonist): 수용체에 결합해 약물 작용이나 생리학적 반응을 활성화하는 약물

규제 약물(controlled substance): 남용 가능성이 있어 법으로 규제되는 약물

작용 부위(site of action): 주로 수용체가 있어 약의 치료 효과를 내는 체내 부위

학습 목표_Learning Outcomes

이 장을 학습한 후 다음 사항을 할 수 있어야 한다.

1.1 약리학의 주요 분야를 나열하고 설명할 수 있다.

1.2 약물이 무엇인지 기술하고 치료 효과, 부작용, 독성 작용 간의 차이를 설명할 수 있다.

1.3 작용 부위와 작용 기전 및 수용체 부위와 효현제 약물과 길항제 약물의 상호작용을 설명할 수 있다.

1.4 약물 반응과 약물 용량 간, 약물 반응과 시간 간의 관계를 설명할 수 있다.

1.5 약물의 안전성과 관련된 용어(치료 지수, 특이체질, 약물 알레르기, 기형 유발물질)를 설명할 수 있다.

1.6 약물명에 사용되는 용어를 설명하고 약물을 설명할 수 있다.

1.7 주요 약물 참조와 제공 정보를 떠올릴 수 있다.

들어가며_Introduction

약리학은 약을 연구하는 학문이다. 생체 투여 시 기능적 변화를 일으킬 수 있는 어떤 물질도 약이 될 수 있으므로 물, 금 속(철), 혹은 살충제와 같은 물질은 약으로 분류될 수 있다. 그러나 약이라는 용어는 흔히 질병의 진단, 완치 혹은 치료에 사용되는 물질을 일컫는다.

약리학은 해부학, 생리학, 병리학과 같은 배경 지식이 어느 정도 필요한 과목으로 의과학과 연관되어 있다. 그런 맥락에서 약리학은 질병 치료의 모든 의과학적 연관 정보를 적용하는 집성적 과목이다. 이 교재에서 약물 작용을 이해하는 데 필요한 다양한 핵심 배경 지식이 언급될 것이다. 이 장에서는 주로 작용 기전, 주요 치료 효과, 임상적 사용 및 부작용을 이해하도록 하겠지만, 이번 장을 마치는 것은 이 복잡한 과목을 이해하는 첫걸음일 뿐이다.

LO 1.1

약의 근원과 약리학의 주요 분야

DRUG SOURCES AND MAJOR AREAS OF PHARMACOLOGY

약의 근원

Drug Sources

"약은 어디서 왔는가?"는 약리학의 주요 질문이다. 약의 근원은 다양하다. 의학의 태동기에 약은 대부분 식물이나 동물에서 얻었다. 식물과 생체들은 분리, 정제 및 조제가 가능한 활성 물질을 함유하고 있다. 현대에도 진통제로 사용되는 모르핀(morphine), 코데인(codein)은 양귀비(*papver somniferum*)에서, 심장약 디기탈리스(digitalis)는 폭스글로브 꽃(*digitalis purpurea*)에서, 말라리아 약인 키닌(키니네, quinine)은 기나수 나무껍질에서 얻어진 것으로 식물에서 유래된 주요 사례이다. 항암제 파클리탁셀(paclitaxel)은 주목(yew tree)에서 얻어진다. 새로운 식물 유래 약의 개발은 아직 활발하게 진행 중이다. 코카인, 마리화나, 메스칼린, 헤로인 등 많은 남용을 일으키는 약들이 식물 유래인 것은 흥미롭다. 이들 약의 대부분은 다양한 서로 다른 문화들에서 수백 년간 종교나 제사 의식 때에 사용되었다. 인슐린, 성장호르몬과 같은 호르몬은 생체에서 얻어진 약이다. 또한, 세팔로스프린(cephalosporin)이나 아미노글리코사이드(aminoglycoside)와 같은 항생제들은 세균에서 유래되었다. 약리학의 초기 역사는 흥미로운 발견의 이야기나 의학적 실험으로 가득 차 있다. 식물과 생체에서 얻어진 약의 예가 많지만, 현대 약물의 주된 근원은 화학적 합성이다. 게다가 예전에는 식물과 생체에서 얻어졌던 많은 약이 현재 제약회사의 실험실에서 화학적으로 합성된다. 분자생물학과 유전자 치료의 발전에 따라 단클론 항체와 같은 새로운 형태의 약이 등장하고 있다.

약리학은 서로 다른 연구 영역으로 나누어질 수 있는 광범위한 학문이다. 약리학에는 약력학(pharmacodynamics), 약동학(pharmacokinetics), 약치학(pharmacotherapeutics), 약학(pharmacy), 약량학(posology), 독성학(toxicology)과 같은 분야가 포함된다. [표 1.1]에 이들 학문을 기술하였다.

표 1.1

약리학의 주요 영역	
영역	**설명**
약력학(pharmacodynamics)	생체에서 약의 작용을 연구
약동학(pharmacokinetics)	약의 흡수, 분포, 대사 및 배설 과정 연구
약치학(pharmacotherapeutics)	질병 치료에서 약물 사용 연구
약학(pharmacy)	치료 약의 준비와 제조에 대한 학문
약량학(posology)	치료 효과를 일으키는 데 필요한 약의 용량 결정
독성학(toxicology)	생체에서 약의 유해 작용 연구

LO 1.2

약효와 관련된 용어

TERMINOLOGY RELATED TO DRUG EFFECTS

약리학의 주요 영역

Major Areas of Pharmacology

“**약**이란 무엇인가?”라는 기초적 질문에 대답도 필요하다. 모든 약은 특이 화학 구조를 가진 화학 물질이다. 이러한 구조 때문에 화학적 속성과 생물학적 속성으로 흔히 나뉘는 성질을 가진다. 약의 성상은 투약 시 발생되는 효과를 결정한다. 기억해야 할 사항은 구조적으로 인체가 세포들로 이루어졌고, 이들 세포로 조직, 기관 등이 조직화된다. 결과적으로 약은 세포의 기능에 영향을 주어 효과를 낸다.

약리학자들은 모든 약이 하나 이상의 효과를 일으킨다는 것을 안다. 모든 약은 의도한 **치료 효과(therapeutic effect)** 외 다른 효과를 일으킨다. 어떤 약의 치료적 사용은 사용 적응증을 의미하는 **약물 적응증(drug indication)**이라 하고, **금기(contraindication)**는 그 약물이 사용되면 안 되는 현상이나 상태를 일컫는다. 일부 약물 효과는 치료적 효과 외에는 원하지 않는 효과라 묘사된다. 이런 효과는 부작용(side effect), 유해 작용(adverse effect) 및 독성 작용(toxic effect)으로 분류된다.

부작용

Side Effects

부작용은 대개 위험하다기보다 귀찮은 현상이다. 일부 항히스타민제에서 보이는 입안 마름과 진정 작용을 예로 들 수 있다. 많은 경우에 약 부작용은 치료적 작용에 의한 이득으로 인해 허용될 필요가 있다.

유해 작용

Adverse Effects

유해 작용은 원하지 않는 효과들이지만 위험할 수도 있고(지속적인 설사, 구토 혹은 혼동과 같은 중추신경계 장애), 간과 신장 같은 주요 장기의 기능에 영향을 주는 조건을 만들어 치료를 지연시키는 효과들이다. 이러한 위험한 결과를 피하거나 최소화하려고 용량을 줄이거나 대체하는 약으로 바꿀 수 있다.

독성 작용

Toxic Effects

독성이나 **독성 작용**은 중독이나 매우 위험하고 생명을 위협할 수 있는 결과를 암시한다. 이런 상황에서 투약은 중지되고 보조적 치료와 해독제 투약이 필요할 수 있다.

약의 원하지 않는 효과를 기술하는 데 흔히 사용되는 용어는 유해 작용이다. 그러나 원하지 않는 약물 효과의 가능성 있는 심각도와 성질을 묘사하는 다른 용어에 익숙해져야 하고 정확하게 사용해야 한다.

대부분 약은 투약된 용량에 따라 총 3가지 형태의 원하지 않는 효과가 나타날 것이다. 저용량에서 부작용이 흔하며 종종 예상된다. 고용량에서는 추가적인 유해 작용이 나타날 것이다. 매우 높은 용량에서 독성 작용이 일어날 수 있고 치명적일 수 있다. 결론적으로 대부분 약의 원하지 않는 효과는 종종 용량에 의해 발생되므로 중세시대 유명한 의학자였던 Paracelsus (1493~1541)는 “오직 용량이 독과 약을 분리한다”는 명언을 남겼다. 보건의료인은 환자와 접촉하는 시간이 많으므로 약의 원하지 않는 작용을 관찰하고 흔히 예측되는 부작용을 인지하고 확인하여 잠재적인 위험성이 있거나 의학적인 치료가 필요할 수 있는 유해 작용과 독성 작용을 보고할 책임이 있다.

LO 1.3

약리학의 기본 개념

BASIC CONCEPTS IN PHARMACOLOGY

모든 주제에서와 마찬가지로 기본 원칙과 개념은 추가 정보를 추가할 수 있는 기초를 형성한다. 약리학도 예외는 아니며 모든 약물에는 다음과 같은 기본 개념이 적용된다.

작용 부위

Site of Action

약물 **작용 부위**는 치료 효과를 내는 신체 내 위치로 일부 약물의 작용 부위는 알려지지 않았지만 대부분 약의 작용 부위는 확인되어 있다. 예를 들어, 해열 작용을 하는 아스피린의 작용 부위는 시상하부라고 불리는 뇌의 한 영역이다. 시상하부 안 체온조절중추는 체온을 조절하고 유지한다. 아스피린은 시상하부의 활성을 변화시켜 발열 시 체온을 떨어뜨린다. 이 책에서는 약물 작용 부위가 알려지거나 의심되는 경우에는 이를 제시할 것이다.

작용 기전

Mechanism of Action

작용 기전은 약이 그 효과를 어떻게 나타내는지 설명한다. 예를 들어, 국소마취제는 감각 신경에서 신경 전도를 방해해 통증 감각을 없앤다. 신경 자극이 전도되려면 Na^+이온은 신경세포막을 관통해야 한다. 국소마취제는 신경세포막에 붙어 Na^+이온의 통과를 막는다. 결과적으로 통증에 대한 감각세포의 충동은 뇌에 있는 통증 센터에 전달되지 않는다. 약물의 작용 기전에 대한 지식은 효과 발생 이해에 필수적이다.

수용체 부위

Receptor Site

약 작용은 대개 약 그 자체가 세포막 바깥이나 세포 안에 존재하는 어떤 화학적 구조물에 결합된 후 시작하는 것으로 생각된다. 일부 약과 정상 신체 물질은 특정 세포에 특이한 결합 부위가 있는 것으로 보인다. 이 부분을 **수용체** 부위라 일컫는다. 약과 그 수용체의 결합은 약 작용으로 불리는 세포 변화 양상의 발단이 된다.

약의 특이 수용체 부위가 알려져 있을 때 수용체 부위는 특정 약의 작용 부위가 된다. 진통제인 모르핀(morphine)은 특이 수용체와 결합하는 약물의 예이다. 모르핀과 결합하는 수용체는 아편 수용체라 불리고 뇌에 있다. 모르핀이 그 수용체에 붙을 때, 세포에 변화가 일어나 통증 감각이 둔화된다. 많은 다른 약리학적 수용체가 있고 다른 장(chapter)에서 다루게 된다.

효현제와 길항제

Agonists and Antagonists

특정 수용체에 결합하여 작용을 일으키는 약을 **효현제(agonist)**라 한다. 모르핀은 효현제의 예가 될 수 있다. 특정 수용체에 결합하고 세포 기능이나 효현제의 작용을 막는 약을 **길항제(antagonist)**라 한다.

길항제는 억제제로 알려져 있다. 대부분 길항제는 특정 수용체에 결합해서 수용체를 활성화하는 약이나 신체 산물의 효과를 변동시키거나 예방한다. 모르핀 길항제인 날록손은 모르핀 과다 투여의 경우 모르핀의 효과를 예방하거나 길항하기 위해 투약된다. 약리학에는 다양한 길항제가 소개되고 있다.

효현제와 길항제가 같은 수용체에 결합하고 같이 투약되었을 때, 이 약들은 서로 같은 수용체 부위에서 경쟁한다. 이 효과가 *경쟁적 길항(competitive antagonism)*으로 알려져 있다. 약 작용의 정도는(효현제와 길항제 중) 어떤 약이 더 많은 수의 수용체를 점유했는가에 달려 있다. 효현제와 길항제의 작용은 [그림 1.1]에서 표현되고 있다. 길항제가 같은 수용체 부위에 결합하지 않고도 효현제를 방해하는 비경쟁적 길항도 있다.

그림 1.1 경쟁적 길항작용

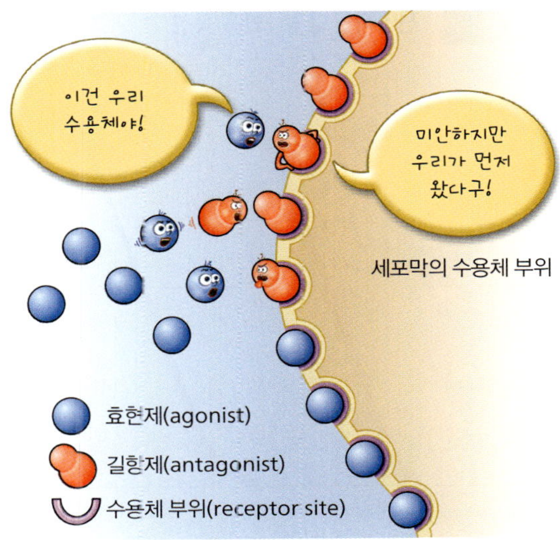

LO 1.4

용량-반응 및 시간-혈장 약물 농도 곡선

DOSE-RESPONSE AND TIME-PLASMA DRUG CONCENTRATION CURVES

용량-반응 곡선

Dose-Response Curve

기초적인 약리학적 원칙은 어떤 약의 반응은 주어진 **용량**에 의존한다는 것이다. 이 원칙은 용량-반응 관계라고 알려져 있다. 용량은 특정 효과를 유발하기 위해 투약되는 약의 정확한 양이다. 이 효과를 반응이라 할 수 있다. 용량과 반응 간의 관계는 그래프로 그릴 수 있고, 이를 용량-반응 곡선이라 한다.

[그림 1.2]는 2개의 유사한 약물들에 대한 용량-반응 곡선을 전형적으로 나타낸 것이다. 약물 반응은 용량에 비례하는 주된 특징이 있다. 용량이 증가함에 따라 반응이 증대된다. 최종적으로, 용량의 증대에도 더 큰 효과를 일으키지 못하는 *최대 반응(maximal response)*에 도달한다. 그래프에서 이 부위는 *천장 효과(ceiling effect)*로 알려져 있다. 천장 효과는 특정 효과를 일으키는 약의 한계를 반영한다. 천장 효과를 일으키는 용량 이상에서는 흔히 원하지 않는 효과, 특히 독성 효과가 보인다. 어떤 약은 다른 약보다 더 효력이 좋아 더 적은 용량에서 천장 효과가 나타나지만 천장을 끌어올리지는 않는다.

다단계 용량-반응 곡선은 서로 다른 약들의 반응을 알아보는 데 쓰일 수 있다. 다단계 용량-반응 곡선에서 약 용량의 증가는 약물 반응을 증가시킨다. 예를 들어, 용량-반응 곡선은 유사한 약물의 효력을 비교하는 데 사용된다. **효력(potency)**은 약이 특정 효과를 일으키는 데 필요한 강도나 농도이다. 최대 반응의 절반의 효과를 만들 수 있는 용량을 effective dose 50 혹은 **ED50**이라 한다.

ED50은 같은 반응을 유발하는 약의 효력을 비교하는 데 사용될 수 있다. [그림 1.2]에서 약 A의 ED50은 10 mg이고 약 B의 ED50은 20 mg이므로 약 A는 약 B의 2배 정도 효력이 있다. 약 A의 효과와 같은 효과를 내려면 약 B의 용량은 약 A보다 2배 필요하다.

양자택일성(실무율이라 불리는) 용량-반응 곡선은 특정 약물 용량에 반응이 인간과 동물에서 몇 %에서 나타났는지 보는 데 이용된다. 이 정보는 다양한 치료에서 요구되는 용량을 결정하기 위해 필요하다. 양자택일성 용량-반응 곡선을 이해하려면 이 교과서의 범위를 벗어나는 수학적 통계에 대한 이해가 필요하다.

시간-혈장 약물 농도 곡선

Time-Plasma Drug Concentration Curve

시간과 혈장 약물 농도의 관계는 작용 시간을 반영하므로 시간-혈장 약물 농도 곡선 혹은 시간-반응 곡선으로 나타난다. *작용 기간(duration of action)*은 약물의 효과가 지속되는 시간의 길이를 말한다. 대부분 각각의 약물은 상대적으로 일정한 시간 동안 효과를 낸다. [그림 1.3]은 전형적인 시간-혈장 약물 농도 곡선을 보여주고 있다. 이 예에서, 혈장 약물 농도는 약 작용의 시작, 유지 및 종료와 상관관계가 있다. 투약 후, 약이 가시적인 효과를 내기까지 시간이 필요하다. 투약으로부터 처음 효과가 관찰되기까지의 시간이 *작용 시작(onset of action)*이다. 약 반응은 작용 부위에 약의 효과적인 농도가 유지되는 한 지속될 것이다. 약은 대사되고 배설되므로 약은 점차 줄어들게 되어 반응은 점차 감소한다. 혈장 약물 농도가 치료 영역 아래로 떨어질 때 약

그림 1.2 전형적인 용량-반응 곡선

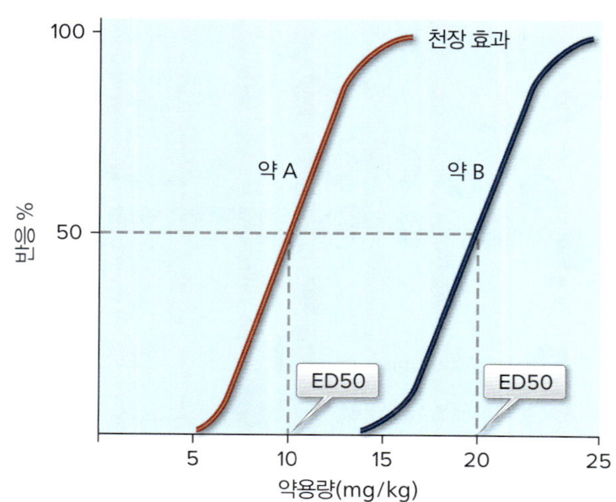

그림 1.3 전형적인 시간-혈장 약물 농도 곡선

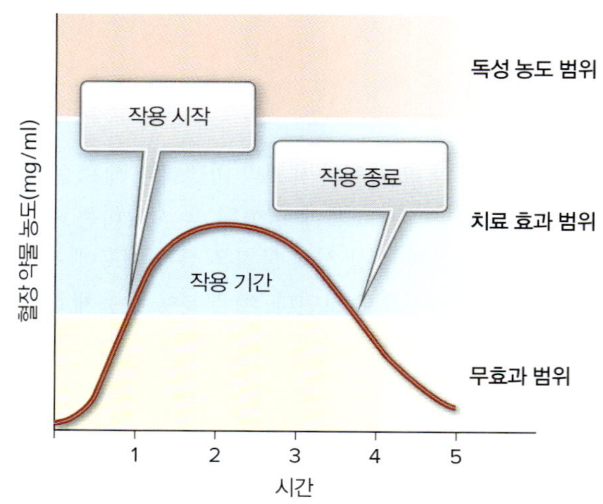

작용이 종결된다. 시간-혈장 약물 농도 곡선들은 효과적인 약 반응을 유지하기 위해 투약 빈도를 예측하는 데 쓰인다.

LO 1.5

약물 안전

DRUG SAFETY

미국식품의약품안전청(FDA)은 모든 약의 승인과 사용을 관장하는 지침을 확립해 왔다. 모든 약이 인체에 사용되기 위해서는 효용성과 안전성이라는 2가지 주요한 요건을 충족해야 한다. 승인된 약은 질병 상태에서 효과적이어야 한다. 승인된 약은 방대한 동물실험과 통제된 임상 시험을 통해 특정 안전 기준을 만족해야 한다. 전술하였듯이, 용량은 치료 효과와 독성을 분리하게 한다.

보건의료인을 위한 참고사항

모든 약은 과량 투약했을 때 독성을 보일 수 있다. 치료 효과와 독성을 분리하려면 용량을 조절해야 한다. 약물 치료의 목적은 치료적 범위 안에서 용량을 선택하고 독성이 나타나는 농도를 피하는 것이다. 이 작업은 작용 부위에 도달하는 약물의 양에 많은 요인이 관여하기 때문에 쉽지 않다. 이들 요인에는 투여 경로, 흡수, 약물대사 등이 있으며 2장에서 다룬다.

오늘날 약물의 안전은 매우 주목을 받는다. 대중이 약의 위험성에 대해 더 알게 되었기 때문에 이는 지속적인 관심과 토론의 원천이 된다. 인체에 대한 약의 사용을 승인받기 위해서 몇 년간 동물과 인간을 대상으로 한 실험을 해야 한다. 약의 효과와 독성을 알아보기 위하여 다수 종의 동물들이 이용된다. 첫 실험 중 하나가 lethal dose 50, 즉 **LD50**을 알아보는 것이다. LD50은 실험 대상인 동물의 절반이 희생되는 용량을 말한다. LD50와 같은 여러 실험 결과는 약의 안전성 예측에 활용된다.

치료 지수

Therapeutic Index

치료 지수(therapeutic index, TI)는 약의 ED50에 대한 LD50의 비율이다. 이것으로 약 안전을 상대적으로 추정한다. 수식은 다음과 같다.

$$TI = LD50/ED50 = 1000\ mg/100\ mg = 10$$

이 예에서, 치료 지수는 10이다. 이는 동물의 절반이 치료 효과를 보이는 데 필요한 약물 양보다 동물의 절반이 희생되는 약물의 양이 10배 더 많다는 것을 의미한다. 치료 지수는 오직 동물 실험에서만 활용된다. 약물 치료는 모든 사람이 위험한 효과 없이 치료적 효과만 얻는 것을 목표로 한다.

유해 작용

Adverse Drug Effects

모든 약은 과량 복용 시 유해 작용과 독성 작용을 보인다. 모든 유해 작용은 용량이 늘어날수록 유해 작용의 기회가 늘어나므로 용량 의존적이다. 어떤 조직은 다른 조직보다 자주 영향을 받는다. 경구 투약은 위장 관계 자극으로 구역, 구토 및 설사를 자주 유발한다. 간, 신장, 뇌 및 심혈관계는 고농도로 약에 노출되므로 영향을 더 받는다. 탈리오마이드(thalidomide)처럼 출생 시 결함을 일으키는 약은 *기형유발물질(teratogen)*이라 한다. 암의 성장을 촉진하는 약은 *종양유발물질(carcinogen)*이라 한다.

몇몇 유해 작용은 농도에 의존하지 않고 개인의 다양성에 의해 생긴다. 모든 인류가 기본적으로 유사하다 해도 특정 효소나 단백질에는 작은 변이가 있다. 이러한 변이는 약물 대사를 변화시켜 특정 약에 흔하지 않은 반응을 유발한다. 개인에게 흔하지 않거나 기대하지 않은 반응이 일어나는 것을 *특이체질(idiosyncrasy)*이라 한다.

*약물 알레르기(drug allergy)*는 특정 약(항원으로 작용한다)에 대한 감작으로 발생하고 항체가 약에 대항할 때 나타난다. 연이은 약 복용은 항원-항체 반응을 일으킨다. 항원-항체 반응으로 비만세포로 불리는 세포에서 히스타민 및 다른 염증성 매개체들이 분비된다. 이들 염증성 매개체들로 발진, 두드러기, 가려움, 비충혈, 저혈압 및 기관지 수축과 같은 알레르기의 특징적인 증상이 나타난다.

알레르기 반응이 심각할 경우 생명의 위협이 될 수 있다. 아나필락시스(과민증, *anaphylaxis*)는 심각한 저혈압, 호흡곤란 및 심혈관 허탈과 같은 심각한 알레르기 반응을 말한다.

LO 1.6

약물 명칭

DRUG NOMENCLATURE

모든 약은 화학물질이므로 긴 **화학명(chemical name)**이 있다. 결과적으로, 모든 약은 일반적으로 화학명의 축약형인 비독점명으로 알려진 더 짧은 이름이 부여된다. 소유권

그림 1.4 약물 명칭

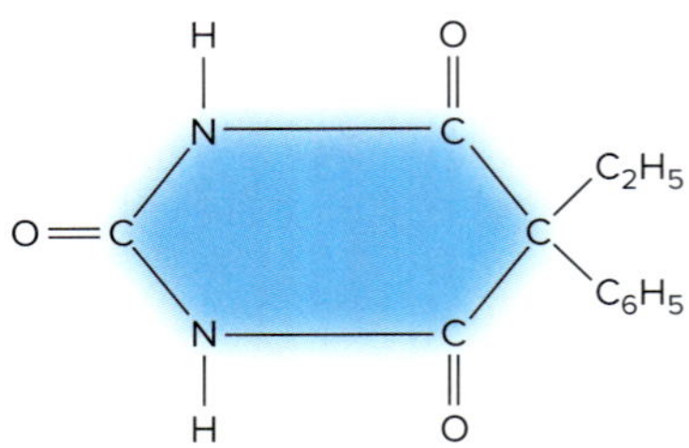

화학명: 5,5,-Phenylethylbarbituric acid
일반명: Phenobarbital
상품명: *Luminal, Solfoton*

없는 축약형 이름인 **일반명(generic name)**이 흔히 사용된다.

약이 제약회사에 의해 판매될 때 소유권이 있는 이름, **상품명(trade name)**, 브랜드명(brand name)의 3가지 이름이 붙여지게 된다. 서로 다른 제약회사들이 같은 일반명의 약을 판매하므로 여러 상품명이 한 약에 사용된다. [그림 1.4]는 일반적으로 규정된 약물의 3가지 이름을 보여준다.

약은 처방 약물과 비처방 약물로도 나뉜다. **처방 약물(prescription drugs)**은 면허가 있는 의사, 치과의사 및 수의사의 구두 혹은 문서화된 지시가 필요하다. 처방은 법적인 문서로 처방 약물을 제조할 면허 있는 약사에게 보내는 설명이 들어 있다. 흔히 "**일반약(over the counter, OTC)**"이라 불리는 **비처방 약물(nonprescription drugs)**은 의사나 약사의 도움이 없이 어디서나 구매가 가능하다(예: 아스피린, 제산제 및 감기약). OTC도 처방 약물처럼 약리학적 원칙을 따른다. 이 책에서는 OTC들도 포함해서 설명한다.

LO 1.7

약물 참조 및 규제

DRUG REFERENCES AND DRUG LEGISLATION

약물 참조 자료

Drug references

의학 도서관, 병원 도서관 및 의학 교육을 제공하는 교육기관은 대부분 약물 정보를 제공하는 하나 이상의 약물 참조 도서를 보유하고 있다.

미국 정부에서 공식적으로 인정하는 약물 목록은 *United States Pharmacopeia/National Formulary* (*USP/NF*)로 약물의 물리적 및 화학적 특성에 대한 정보를 준다. USP/NF는 5년마다 개정되며, 주로 약물 제조업체들이 공식 정부 기준에 따라 약물 생산을 보장하기 위해 사용된다.

Drug Facts and Comparisons (*F&C*)는 많은 의학 도서관에서 구독하는 루즈리프 인덱스 및 약물 정보 서비스로서 약물 정보와 새로운 약물 추가 사항은 매달 업데이트되며 정기적으로 가장 최신의 약물 정보를 제공한다.

United States Pharmacopeial Convention, Inc.은 *United States Pharmacopeia Dispensing Information* (USP DI)라는 일련의 서적을 매년 업데이트하여 출판한다. 제1권은 "*보건전문가를 위한 약물 정보*"로 처방전 및 일반약, 영양 보충제에 대해 깊이 있는 정보를 제공하고 제2권인 "환자를 위한 조언"은 환자를 위한 약물 정보를 제공한다.

*Drug Information—American Hospital Formulary Service*도 약물은 치료 용도와 분류에 따라 조직화되어 있으며, 매년 업데이트되어 상세한 약물 정보를 제공한다.

약물 규제 법률

Drug Legislation Acts

지난 세기 동안 새로운 약물의 발견과 도입이 증가하면서 약물의 부작용 및 독성에 대한 보고도 증가했다. 결과적으로, 정부는 약물의 안전성과 효능을 보장하기 위한 법률을 제정하기 시작했다. 다음은 주요한 법률들에 대한 간단한 개요이다.

1906년:「연방 순수 식품 및 의약품법」 이는 약물에 대해 최소한의 품질 및 순도 기준을 요구하는 최초의 실질적인 약물법으로 약물의 유효성에 대한 문제를 다루지는 않았다. 1912년에는 이 법이 개정되어 라벨링과 효능에 대한 거짓 주장에 대한 규정이 포함되었다.

1938년:「연방 식품의약품화장품법」 이 법은 40명의 환자들이 디에틸렌 글리콜을 용제로 포함한 항생제를 복용하면서 사망한 후 제정되어 이후 약물 제조업체들은 약물의 안전성을 입증해야 한다.

1962년:「1938년 연방 식품의약품화장품법 개정안」 1960년 졸리암(수면제)인 탈리도마이드가 희귀한 선천적 결손과 비정상적인 사지 발달을 유발한다는 사실이 발견된 뒤 제정된 이 법은 약물이 인간에서 실험되기 전에 여러 동물 종에서 약리학적 및 독성학적 연구 검사를 요구한다. 또한 이 법으로 인간 약물 시험의 임상 요건이 설립되고, 약물의 안전성과 효능에 대한 기준이 마련되어 식품의약품청(FDA)에 의해 시행된다.

1970년:「연방 종합 약물 남용 예방 및 통제법」 이 법은 1990년에 개정되어 "규제 물질법"으로 더 많이 알려져 있다. 이 법은 남용의 위험이 있는 **규제 물질**로 분류되는 약물의 조제를 규제하는 것을 목적으로 한다. 통제 물질은 의학적 유용성과 성과 남용 가능성에 따라 다섯 개의 스케줄로 할당되고 마약 근절국(미국 DEA)에 의해 이 법이 시행된다. [표 1.2]에는 스케줄과 몇 가지 규제 물질의 예를 보여준다. 미국 일부 주에서는 최근에 대마초 사용을 합법화했지만, 연방 법률에서는 여전히 대마초를 스케줄 I 약물로 명시하고 있다.

표 1.2

연방 종합 약물 남용 예방 및 통제법에서 정의된 약물 스케줄

스케줄	정의	통제 약물
I	남용 가능성이 높고 수용 가능한 의료 용도가 없는 약물	헤로인, 환각제, 마리화나; 이러한 약물들은 처방될 수 없음.
II	남용 가능성이 높고 수용 가능한 의료 용도가 있는 약물	마약(모르핀과 순수 코데인), 코카인, 암페타민, 단발성 바르비튜레이트(*아모바비탈*, *세코바비탈*), 나비론; 의사의 새로운 서면 처방 없이는 재처방이 불가함.
III	남용 가능성이 중간 정도이며 수용 가능한 의료 용도가 있는 약물	중간 및 중간-작용 바르비튜레이트, 드로나비놀, 합성 스테로이드, 코데인과 다른 약물을 함유한 처방전이 필요한 제제; 의사의 승인하에 6개월 내에 5회까지 재처방 가능함.
IV	남용 가능성이 낮고 수용 가능한 의료 용도가 있는 약물	페노바비탈, 클로랄 하이드레이트, 졸피뎀(*앰비엔*), 안식제(*리브리움*, *발리움*); 처방전이 필요하며, 의사의 승인하에 6개월 내에 5회까지 재처방 가능.
V	남용 가능성이 제한적이며 수용 가능한 의료 용도가 있는 약물	진해성 기침 억제제(코데인) 및 설사 억제제 목적으로 사용되는 마약 약물(디페녹실레이트, *로모틸*); 이러한 약물은 등록된 약사에 의해서만 판매될 수 있으며, 구매자는 18세 이상이어야 하며 신분증을 제시해야 함. 일부 주에서는 이러한 약물군에 대해 처방전이 요구될 수 있음.

복습 문제 _Chapter Review

업무에 필요한 지식 _Applying Knowledge on the Job

※ 비판적 사고를 통해 다음 질문에 답하시오.

1. 시간-혈장 약물 농도 곡선의 중요한 점은 무엇인가? 4시간 혹은 24시간 안에 약물이 제거된다고 할 때 하루 투약 간격은 어떻게 되겠는가?

다중 선택 문제 _Multiple Choice

※ 다음 중 옳은 답을 고르시오.

1. 특정 약이 투약돼서는 안되는 의학적 상황을 일컫는 용어는? **(1.2)**
A. 부작용
B. 유해 작용
C. 약물 알레르기
D. 금기
E. 길항

2. 개인에서 나타나는 흔하지 않거나 기대하지 않은 약물 작용을 일컫는 용어는? **(1.5)**
A. 독성 작용
B. 길항
C. 특이체질
D. 부작용
E. 약물 알레르기

3. 투약 후 관찰되는 첫 약효가 나타나기까지의 시간을 일컫는 용어는? **(1.4)**
A. 작용 시간
B. 작용 시작
C. 천장 효과
D. 최대 반응
E. 치료 지수

4. 치료 효과를 내는 약물 투여량과 관련된 용어는? **(1.1)**
A. 약량학
B. 독성학
C. 약력학
D. 약치학
E. 약학

5. 약물이 지속적으로 효과가 나타나는 시간은? **(1.6)**
A. ED50
B. 최대 반응
C. 천장 효과
D. 작용 시작
E. 작용 기간

제 2 장

약동학과 개인 변이의 요인

Pharmacokinetics and Factors of Individual Variation

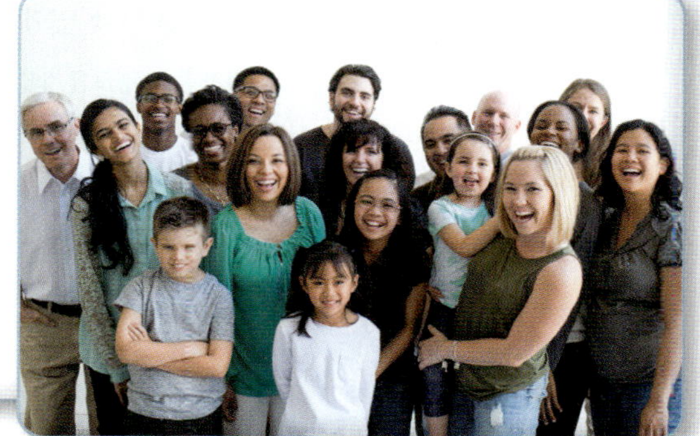

FatCamera/Getty Images

핵심 용어_Key Terms

개인 변이(individual variation): 약물 효과와 용량의 개인 차이

경구 투여(oral administration): 약물을 입으로 삼키는 투여 경로

근육 주사(intramuscular (IM) injection): 약물 투여 경로 중 하나로 약물을 엉덩이근이나 어깨세모근에 주사

반감기(half-life): 혈장에서 약물량이 절반으로 감소하는 시간

부하용량(loading dose): 치료적 약물 농도에 빠르게 도달하기 위하여 투여되는 초기 약물 용량

비경구 투여(parenteral administration): 위장관을 거치지 않는 약물 투여 경로

생체이용률(bioavailability): 투여된 약물량 중에 흡수된 약물량 비율

약동학(pharmacokinetics): 약물의 흡수, 분포, 대사 및 배설의 과정을 기술하는 학문

약물내성(drug tolerance): 반복적인 약물 투여 후 발생하는 약물 효과의 감소

약물대사(drug metabolism): 약물의 효소에 의한 생체 내 변환

약물 미세소체 대사 시스템(drug microsomal metabolizing system, DMMS): 주로 간에 존재하는 약물대사 효소군

약물배설(drug excretion): 체내 약물의 제거

약물분포(drug distribution): 혈액으로부터 조직과 장기로 약물의 이행

약물 의존(drug dependence): 신체적, 심리적 의존성을 보이면서 특정 약물의 사용에 의지하는 상태

약물중독(drug addiction): 강박적으로 약물을 찾게 되는 약물 남용과 약물 의존 상태

약물흡수(drug absorption): 투여 부위가 아닌 혈액 내로 약물이 존재하는 상태

유지용량(maintenance dose): 혈액 내 약물 농도를 치료 범위 내로 유지하기 위한 투여 약물 용량

정맥 주사(intravenous (IV) injection): 약물 투여 경로 중 하나로 약물을 정맥에 직접 주사

초회통과대사(first-pass metabolism): 경구 투여 시 전신 순환에 도달하기 전에 장관과 간에서 일어나는 약물대사

효소억제(enzyme inhibition): 약물에 의한 약물대사 효소의 억제

효소유도(enzyme induction): 약물의 반복 투여 후 약물대사 효소의 증가

학습 목표_Learning Outcomes

이 장을 학습한 후 다음 사항을 할 수 있어야 한다.

2.1 약품의 여러 가지 제형과 투여 경로를 설명할 수 있다.

2.2 약물의 흡수, 분포, 대사 및 배설을 결정하는 약동학적 요인을 설명할 수 있다.

2.3 약물의 반응과 반감기, 혈중 약물 농도, 생체이용률의 관계를 알 수 있다.

2.4 약물의 반응을 변화시킬 수 있는 여러 가지 개인 변이 요인을 설명할 수 있다.

2.5 소아 약물 투여와 연관된 약물 요인을 설명할 수 있다.

2.6 여러 가지 종류의 약물 상호작용을 설명할 수 있다.

2.7 장기간 약물 투여와 약물 의존성과 관련된 기본 용어를 설명할 수 있다.

들어가며_Introduction

이 세상에 똑같은 사람은 없다는 속담은 약물에 의해 발생하는 효과를 보면 잘 맞다. 같은 약물을 동일한 용량을 투여해도 사람에 따라 강한 약물 반응을 내는가 하면 약효가 전혀 나타나지 않을 수도 있다. 이러한 현상은 환자들에 존재하는 다양한 **약동학적** 차이와 환자 집단 사이에 존재하는 **다양한 개인 차이**로 인해 발생한다. 약동학은 **약물의 흡수, 분포, 대사** 및 **배설**을 결정하는 요인에 대한 학문이다.

개인 변이는 나이, 성별, 체중, 유전적 변이, 감정 상태, 환자의 기대(위약 효과) 같은 신체적, 정신적 요인과 다른 질환의 존재(병리학적 요인) 또는 다른 약물의 복용 등으로 생긴다. 이 장에서는 약물이 투여된 후 몸에서 제거되는 과정에 대하여 설명하였다. 다양한 생물학적 요인들의 상호작용이 실제 약물 반응을 결정하게 된다.

LO 2.1

약물의 형태와 투여 경로

DRUG FORMS AND ROUTES OF ADMINISTRATION

약물의 형태

Drug Forms

약물은 투여를 고려해서 여러 가지 형태로 제조된다. 약물은 그 고유한 물리적, 화학적 성상에 의해 어떤 형태가 가장 효과적일지 결정된다. 대부분의 약물은 약물의 투여와 흡수를 촉진하는 성분을 함유하고 있다. 약은 항상 처방된 대로 투약되어야 한다. 일반적으로 사용되는 약물의 형태와 준비 과정은 다음과 같다.

액상형

Aqueous Preparations

시럽은 흔히 사용되는 액상 형태이다. 시럽은 약과 당이 녹아 있는 수용액으로 향을 첨가하여 약물의 쓴맛을 제거한다.

알코올성

Alcoholic Preparations

엘릭시르제, 팅크제, 추출액 등은 보통 약물이 5~20%의 알코올에 녹아 있다.

고형 및 반고형

Solid and Semisolid Preparations

고형은 가장 흔하게 사용되며, 목적에 따라 여러 가지 형태가 있다. 예를 들면, 질 좌약과 항문 좌약을 들 수 있다.

분말

Powders

약물 또는 약물 추출물을 건조하여 작은 입자로 분쇄한 것이다.

정제

Tablets

약물 분말을 압축시켜 삼키기 좋은 형태로 만든 것이다. 정제는 대부분의 고형 형태보다 위에서 빨리 분해된다.

트로키와 로젠지

Troches and Lozenges

입에서 녹을 수 있는 납작한 형태의 정제로서 주로 감기나 인두통에 사용된다.

캡슐

Capsules

분말이나 액상형의 투여가 편하도록 젤라틴 캡슐이 사용되고 젤라틴 캡슐은 위에서 녹아 약물을 방출한다.

서방형

Delayed-Release Products

보통 정제나 캡슐제로서 각 부위에 특수한 코팅 처리하여 용해 속도를 조정한다. 서방형 제제는 1회 용량의 2배 또는 3배의 용량을 함유하고 있으며, 장시간 약효를 낼 수 있게 디자인되어 있다.

장용성

Enteric-Coated Products

약물 중에는 위에 매우 자극적이거나 위액에 의해 불활성화되는 것이 있다. 이 경우, 정제나 캡슐제를 산-저항성인 물질로 코팅해 소장과 같이 pH가 높은 환경에서 잘 녹도록 만든다. 식전 1시간 또는 식후 2시간이 지난 빈속에 물과 함께 투여한다.

좌약

Suppositories

약물이 체온으로 녹는 물질(카카오버터)과 혼합된 형태로, 직장, 요도 또는 질에 삽입하여 사용한다.

연고

Ointments

연고는 약물을 함유한 지용성 성분으로 피부나 눈에 바를 수 있다.

경피형

Transdermal Products

경피형은 밴드나 패치의 형태를 보인다. 약물은 밴드나 패치에서 방출되어 피부를 통해 전신 순환한다. 이 방법으로 24시간 이상 약물을 지속적으로 투여할 수 있다. 이 제형에는 니트로글리세린(nitroglycerin), 에스트로겐(estrogen) 및 클로니딘(clonidine) 등의 약물이 있다.

비경구 주사

Parenteral Injection

비경구 주사는 바늘과 주사기에 의해 약물을 투여한다. 주사 부위, 즉 피하(SC), 근육내(IM), 정맥(IV) 등에 따라 약물의 흡수 속도와 약물 작용의 발현 시간이 달라진다. 비경구 주사는 철저히 소독된 상태에서 주의를 기울여 시행해야 한다.

투여 경로

Routes of Administration

경구 투여

Oral Administration

가장 흔한 투여 경로는 경구(PO)와 비경구 투여이다. **비경구 투여(parenteral administration)**는 흡입, 피하주사, 국소 도포를 포함한 위장관을 거치지 않는 모든 투여 경로를 말하지만 대부분 *비경구*라는 단어를 주사에 의한 약물 투여로 생각한다. **경구 투여(oral administration)**는 가장 안전하고 자주 사용되는 투여 방법이다. 경구 투여 30~60분 후 위장관에서 상당량의 흡수가 이루어지기 때문에 약효의 발효 시간이 지연된다.

일부 약물은 위장을 자극하여 메스꺼움, 속쓰림, 구토를 유발할 수 있지만 충분한 양의 물이나 식사와 함께 투여하면 위장 자극을 최소화할 수 있다. 그러나 음식은 약물 흡수를 지연시켜서 약물 작용의 시작을 지연시킨다.

경구 투여의 경우 투여의 편리함 이외에도 투여한 지 몇 시간 이내라면 위세척이나 구토를 유도해서 약물을 제거할 수 있는 장점이 있다. 이런 처치는 보통 수면제와 같은 약물의 과다복용이나 우발적 중독에 행해진다.

비경구 투여

Parenteral Administration

가장 흔한 비경구 투여에는 근육 주사(IM), 정맥주사(IV), 흡입투여, 국소 도포가 있다. **근육 주사**는 주로 볼기근(엉덩이근)이나 어깨세모근에 시행한다. 엉덩이근 주사는 궁둥신경을 손상시킬 수 있으므로 매우 주의해야 한다. 근육 주사의 약효 발현 시간은 몇 분 이내로 짧은 편이다. **정맥주사**는 보통 병원에서만 시행된다. 정맥주사는 전신 순환하는 혈관으로 약물이 직접 투여되므로 가장 빨리 흡수되어 약효가 즉각 발현된다. 그러므로 약효 발현 시간은 거의 즉각적이다. 그러나 한 번 투여되면 취소할 수 없는 위험이 있다. 용량을 잘못 계산하여 과량 투여 시 치명적이고 심각한 결과를 초래할 수 있다. 흡입투여는 약물을 코나 입을 통해

표 2.1

약물의 투여 경로			
투여 경로	**약효 발현 시간**	**적응증**	**예**
경구(PO)	30~60분	투여가 가능한 경우, 가장 안전하고 편리한 경로임	대부분의 약물–아스피린, 진정 수면제, 항생제
설하	몇 분	빠른 효과가 필요한 경우	협심증에서 사용되는 니트로글리세린
볼점막(buccal)	몇 분	몇몇 약물의 편리한 투여가 가능	남성 호르몬 약물
직장(rectal)	15~30분	환자가 경구 투여를 할 수 없고, 비경구가 표시되지 않는 경우, 또는 국소적 효과가 있는 경우	진통제, 완화제
경피	30~60분	지속적 흡수와 몇 시간에 걸친 전신 효과가 있는 간편한 제형	니트로글리세린, 에스트로겐
피하(SC)	몇 분	위장관에서 불활성화되는 약물	인슐린
근육내(IM)	몇 분	경구로 흡수가 잘 안 되는 약물의 높은 혈중 농도와 신속한 효과 발현이 필요한 경우	마약성 진통제, 항생제
정맥	1분 이내	응급상황에서 즉각적 효과가 필요하거나 약물을 정맥 주입(infusion)으로 투여할 경우	수액제(dextrose), 영양보조수액, 항생제
동맥	1분 이내	내부 장기 내에 국소적 효과가 필요한 경우	항암제
경막내	몇 분	척수 내의 국소 효과가 필요한 경우	리도카인을 이용한 척수마취
흡입	1분 이내	호흡기계 내의 국소 효과가 필요한 경우	에피네프린 같은 천식 치료제
국소	1시간 이내	피부, 눈, 귀에 국소 효과가 필요한 경우	크림, 연고
질	15~30분	국소 효과	크림, 폼, 좌약

흡기 시 폐로 투여한다. 이 투여 경로는 호흡기계에 약물을 국소적으로 투여할 때 특히 유용하다. 크림이나 연고의 국소 도포는 주로 피부에 국소 효과를 위해 사용되나 협심증의 치료를 위해서 사용되는 니트로글리세린 연고처럼 전신 효과를 위해 사용되기도 한다.

특별한 상황에서 사용되는 다른 투여 경로도 있으며 가장 흔히 사용되는 투여 경로를 적응증과 함께 [표 2.1]에 나열하였다. 다른 투여 경로에 대해서는 다른 장에서 다룰 예정이다.

LO 2.2

약동학적 과정
PHARMACOKINETIC PROCESSES

약물 흡수
Drug Absorption

약물 흡수는 약물이 혈행(blood stream)으로 들어오는 것을 말한다. 흡수가 일어나기 위해서는 약물이 체액에 용해되어야 한다. 정맥이나 동맥 주사를 제외하고 약물은 혈액에 도달하기 전에 위장관 안쪽과 혈관의 생체막(membrane)을 통과해야 한다. 세포막은 지질과 단백질로 구성되어 반 투과 장벽을 형성하고 있다.

세포는 여러 가지 약물을 포함한 다양한 물질을 세포막을 통해 통과하게 하는 특수한 여과, 수동 운반, 능동 운반과 같은 수송 기전을 가지고 있다. 약물은 대개 수동 운반으로 생체막을 통과한다. 수동 운반에서 중요한 점은 생체막의 양쪽 약물 농도에 차이가 있다는 것이다. 수동 운반에서는 약물 분자가 높은 농도에서 낮은 농도로 이동한다(확산의 법칙).

예를 들면, 경구 투여 직후 위장관에는 많은 양의 약물이 존재하지만 혈액에는 약물이 전혀 없다. 결과적으로 약물 분자는 자연히 위장관에서 혈액 쪽으로 확산하려는 경향이 있다. 약물의 흡수 속도는 약물의 화학적 성질과 음식물 또는 다른 약물의 존재 여부 등 다른 인자에 영향을 받는

보건의료인을 위한 참고사항

약물 투여 상황에서 간호사와 보건 전문가는 항상 의사의 지시와 확립된 지침을 따르는 것이 매우 중요하다. 약물 투여 시 준수해야 할 5Right 원칙이 있다. 약물 투여를 준비하는 사람은 항상 *정확한 환자*에게 *정확한 약물*을 *정확한 용량*으로 *정확한 투여* 경로에 정확한 시간에 투여해야 한다는 원칙을 숙지해야 한다.

더불어 적절한 기록과 약물을 투여하는 사람의 *올바른 태도*도 중요하다. 이러한 측면은 치료에 대한 환자의 긍정적 태도를 형성하고, 긍정적인 위약 효과에도 중요하다.

다. 대부분 흡수를 결정하는 약물의 성질은 약물의 지질 용해도와 이온화 정도이다.

지질 용해도
Lipid Solubility

세포막은 대부분 지질 물질로 구성되어 있다. 일반적으로 약물이 지질 용해도가 높을수록 더욱 빨리 세포막과 같은 지질 성분을 통과한다. 지질 용해도가 높은 전신마취제를 제외하고 대부분 약물은 수용성이며 일부분만 지용성이다. 많은 수용성 약물은 약산성이거나 약염기성이며 체액에 녹았을 때 이온화된다. 수용성 약물의 흡수는 약물의 이온화 정도에 영향을 받는다.

약물 이온화
Drug Ionization

대부분 약물은 이온화되거나 이온화되지 않은 형태이다. Na^+와 Cl^- 같은 전해질처럼 이온화된 약물은 전자를 잃거나 얻어 양전하나 음전하를 띠고 있다. 일반적으로 이온화된 약물 분자는 세포막을 잘 통과하지 못한다. 흡수가 일어나기 위해서는 이온화되지 않은 형태의 약물이 필요하다.

아스피린(aspirin) 같은 산성 약물은 산성용액(위액)에서 대부분 이온화되지 않은 형태로 존재한다. 결과적으로 약물의 흡수가 잘 일어난다. 반대로 산성 약물은 염기성 용액에서 대부분 이온화된다. 따라서 흡수도 천천히 충분하지 않게 일어나게 된다.

스트렙토마이신(streptomycin)이나 모르핀(morphine) 같은 염기성 약물은 직장 투여 후 하부 위장관과 같은 염기성 용액에서 대부분 이온화되지 않은 형태로 존재한다. 반대로 이러한 약물은 상부 위장관 같은 산성 용액에 용해되었을 때 대부분 이온화된다. 모르핀은 이러한 이유로 주로 비경구적으로 투여한다. 위내(pH 1~3)와 상부 장관(pH 5~6)에서 모르핀 같은 염기성 약물은 주로 이온화된 형태로 존재하므로 산성 약물에 비해 천천히 적은 양이 흡수된다.

약물의 산성, 염기성은 약물 중독을 치료할 때 유용하다. 약물은 일반적으로 이온화된 형태로 신장에서 배설된다. 약물의 배설을 증가시키기 위하여 소변의 pH를 바꿀 수 있다. 예를 들면, 아스피린 같은 산성 약물의 신장 배설을 증가시키기 위해서 소변을 염기화한다($pH>7$). 염기화된 소변에서는 산성 약물이 대부분 이온화된 상태가 되어 빠르게 배설된다. 같은 방식으로 염기성 약물은 소변을 산성화함으로써 배설을 빠르게 할 수 있다($pH<7$).

약물제형
Drug Formulation

약물이 흡수되기 위해서는 우선 용해되어야 한다. 정제와 캡슐은 용해되기 위한 시간이 필요하다. 이런 이유로 액상형이 일반적으로 고형형보다 빠르게 흡수된다. 약물의 입자도 결정, 미세 분말 또는 초미세 분말 등 다양한 크기로 제조될 수 있다. 약물 입자가 작을수록 더 빠르게 용해되고 흡수된다.

약물 분포
Drug Distribution

약물은 혈액으로 들어온 후 인체 내 다양한 조직과 장기로 분포된다. 장기 또는 다른 신체 부위에 도달하는 약물의 양을 좌우하는 몇 가지 주요 요인에는 혈장 단백 결합, 혈류량, 특수한 조직 장벽이 있다.

혈장 단백 결합
Plasma Protein Binding

여러 혈장 단백질(알부민과 글로불린)은 순환하는 주요 단백질이다. 이러한 혈장 단백질은 혈액 내에 삼투압을 조절하고 많은 호르몬과 비타민을 수송한다. 또한 많은 약물은 특히 알부민 같은 혈장 단백질에 결합한다. 결과적으로 어떤 약물 분자는 혈장 단백질에 결합되어 있지만 다른 약물 분자들은 결합하지 않고 자유로운 상태로 혈액 내를 순환한다. 오직 결합하지 않은 유리형 약물 분자만이 약리학적 효과를 낼 수 있다. 결합 약물 분자와 비결합 약물 분자의 비율은 약물마다 다르다. 어떤 약물은 대부분(99%) 결합되기도 하고, 어떤 약물은 거의 결합하지 않는다.

동일한 혈장 단백질 결합 부위에 다른 약물 또는 혈장 내 물질과의 경쟁이 일어날 수도 있다. 이러한 경우 어떤 약물이 기존에 결합되어 있는 약물을 치환하기도 한다. 비결합 약물의 농도가 증가하면 약리적 효과는 증가하게 되고, 따라서 과용량 투여된 상황과 유사하게 약물 유해 반응이 발생할 수도 있다.

혈류
Blood Flow

인체 내 다양한 장기는 서로 다른 양의 혈액을 공급받는다. 가장 많은 혈액을 공급받는 간, 콩팥, 뇌 같은 장기는 상대적으로 많은 약물에 노출된다. 결과적으로 이러한 장기들은 상대적으로 많은 양의 약물에 노출되어 있다. 지방조직 같은 경우 혈액 공급이 상대적으로 많지 않으므로 많은 양의 약물이 축적되지 않는다. 그러나 높은 지질 용해도를 가진 약물은 쉽게 지방조직에 분포되므로 축적되거나 장시간 조직에 남아 있게 된다.

혈액뇌장벽
Blood–Brain Barrier

뇌의 경우 혈액뇌장벽을 추가로 고려해야 한다. 이 장벽은 전해질과 그 외 수용성 물질의 통과를 막아 뇌를 보호하는 추가적인 지질 장벽이다. 뇌는 상당히 많은 양의 지방(신경막과 말이집)으로 구성되므로 지질 용해도가 높은 약물은 쉽게 뇌로 전달될 수 있다. 일반적으로 약물이 혈액뇌장벽을 투과하여 뇌에 도달하기 위해서는 일정 정도의 지질 용해도가 필요하다.

약물대사
Drug Metabolism

약물이나 이물질이 인체 내로 들어오게 되면 인체는 그것들을 제거하려고 한다. 이러한 과정은 정상적인 분비 경로(콩팥, 장관 또는 호흡기)를 통해 일어난다. 약물 중에는 투여 당시와 같은 화학적 구조로 배설되는 약물도 있고, 콩팥으로 배설되기 전에 화학적으로 변화되는 약물도 있다. 생체내변환이라고도 불리는 약물대사는 인체 내 약물이나 이물질에서 보이는 화학적 변화를 뜻한다.

간은 약물대사가 일어나는 주요 장기이다. 간세포에는 약물을 대사하는 기능을 가진 특수한 효소군이 존재한다. 이러한 효소들을 **약물 미세소체 대사 시스템(drug microsomal metabolizing system, DMMS)**이라고 부른다. DMMS는 산화 환원반응에 중요한 역할을 하는 사이토크롬 P450 효소를 이용하여 약물을 대사체로 변환시킨다. DMMS의 주 기능은 지질 용해도가 높은 약물을 수용성 화합물로 화학적으로 변화시키는 것이다. 수용성 화합물은 콩팥을 통해 배설된다. 지질 용해도가 높은 화합물은 혈액 내로 지속적으로 재흡수된다. 대부분 약물이 대사에 의하여 불활성화되지만 몇몇 약물은 약리학적으로 활성을 가진 대사체로 변환되기도 한다.

특히 바르비튜레이트와 그 외 진정–수면제에서는 흥미로운 현상이 일어난다. 이런 약물이 반복적으로 투여되면 이 약물들이 DMMS를 자극하여 효소(사이토크롬 P450)의 양을 증가시키며 이러한 현상을 **효소유도(enzyme induction)**라고 부른다. 효소의 양이 증가하면 약물대사 속도가 빨라져 결과적으로 DMMS에 의해 대사되는 모든 약물의 작용 시간이 감소하게 된다. 또한 일부 약물들은 DMMS를 억제하여 **효소억제(enzyme inhibition)**를 유발하게 된다. 이러한 작용은 약물의 대사를 늦춰 약물의 작용 기간과 강도를 증가시킨다. 효소유도와 효소억제는 약물 유해 반응의 흔한 원인이 된다.

경구 투여 후 모든 약물은 전신 분포하기 전 간으로 약물을 수송하는 간문맥 순환으로 들어오게 된다. 이 과정에서 몇몇 약물들은 간을 최초로 통과하면서 상당량이 대사된다. 이러한 효과를 **초회통과대사(first-pass metabolism)**라고 부른다. 초회통과대사는 생체이용률과 전신 순환에 도달할 수 있는 약리 활성을 가진 약물의 양을 상당히 감소시킨다.

약물배설
Drug Excretion

약물배설의 가장 일반적인 경로는 콩팥(소변), 위장관(대변), 호흡기(호기 가스)이다. 약물대사에서 간이 가장 중요한 장기인 것과 같이 약물배설에서 콩팥이 가장 중요한 장기이다.

콩팥 배설
Renal Excretion

혈액이 콩팥의 사구체(토리, glomerulus)를 통하여 여과된 후 대부분 물질은 결과적으로 혈액으로 재흡수된다. 재흡수되지 않는 것은 소변의 노폐물과 흡수되지 않는 형태로 존재하는 물질이다. 약물이 배설되기 위해서는 약물 및 대사체가 수용성이어야 하며 이온화된 형태일수록 좋다. 앞서 언급했듯 산성 약물은 염기성인 소변에서 대부분 이온화되고 염기성 약물은 산성 소변에서 대부분 이온화된다. 바르비튜레이트나 아스피린(산성 약물) 과다 투여 시 탄산수소나트륨으로 소변을 염기화하면 두 약물 모두 소변으로 빠르게 제거할 수 있다.

위장관 배설
GI Excretion

경구 약물 투여 후 흡수되지 않은 약물은 위장관을 통하여 대변으로 배설된다. 배설되는 양은 약물의 종류마다 다르다.

그 외 창자간경로(enterohepatic pathway)도 장관을 통해 배설되는 또 다른 경로이다. 지질 용해도가 높은 몇몇 약물은 담도(쓸개길, biliary tract)를 통해 장관 내로 들어가기도 한다. 담즙에 포함된 상태로 약물이 장관 내로 들어오면 장관에서 다시 흡수되어 혈액으로 돌아가기도 한다. 이것을 일컬어 창자간회로(enterohepatic cycle)라고 한다. 이렇게 반복되는 회로(간 → 담즙 → 장관 → 혈액 → 간)에 의해 몇몇 약물의 작용 시간은 크게 연장되기도 한다.

호흡기 배설
Respiratory Excretion

호흡기계는 보통 배설에 큰 역할을 하지 않지만 몇몇 약물은 혈액으로부터 호흡기계로 교환될 수 있는 물질로 대사된다. 전신마취 가스는 완전히 대사되지 않고 주로 폐로 배설된다.

기타
Miscellaneous

몇 가지 약물과 대사체는 땀, 침, 모유에서 발견된다. 영아는 수유 시에 상당한 양의 약물에 노출될 수 있다(영아 수유 시 약물 노출 부분 참조).

요약하면 약물 투여 후에는 약물이 혈행 내로 흡수되어 여러 조직으로 분포되는 흡수, 분포 과정이 우세하고, 이후에는 약물이 인체에서 제거되는 대사, 배설 과정이 우세하다. 그러나 약물이 혈행 내에 도달하면 대사, 배설이 일어나는 간과 콩팥에도 분포하게 되므로 모든 약동학적 과정은 투여 후 시간에 따른 우세한 정도의 차이는 있으나 거의 동시에 일어난다고 봐야 한다. [그림 2.1]는 이런 약동학적 과정의 상관관계를 나타낸다.

그림 2.1 인체 내 약물의 이동

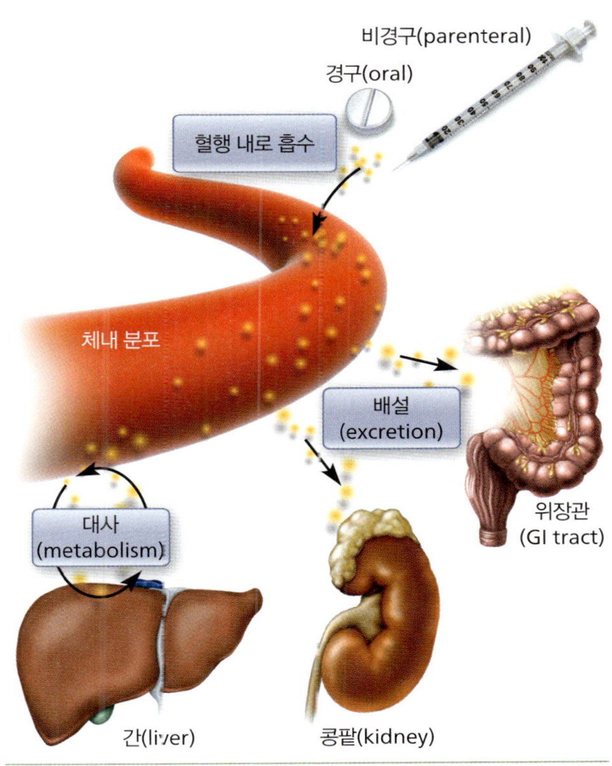

흡수 이후 약물은 체내 모든 조직에 분포한다. 간에서 대사된 약물의 대사체는 콩팥과 위장관을 통해 배설될 수 있다.

LO 2.3

약물 반응 강도를 결정하는 임상적 요인
CLINICAL FACTORS THAT DETERMINE THE INTENSITY OF DRUG RESPONSE

반감기
Half -Life

반감기는 혈액이나 혈장 약물 농도가 원래 농도의 절반으로 떨어지는 데 필요한 시간이다. 예를 들어, 2번의 반감기가 지나면 혈액에 흡수되었던 약물은 25%만 남게 된다. 반감기는 약물 투여 빈도를 결정하는 데 중요하다. 약효를 계속 유지하려면 혈장 농도가 최소 유효 농도 이상으로 유지될 수 있게 투여 빈도를 결정해야 한다. 반감기를 결정하는 주요한 인자는 약물의 대사와 배설 속도이다. 어떤 약물이건 반감기는 약물대사와 배설 속도가 정상이라면 일정하다. 간이나 콩팥에 질병이 있는 경우 반감기는 연장될 수 있으며 이런 경우 용량 또는 투여 빈도를 감소시켜야 한다.

혈액 약물 농도
Blood Drug Levels

약효의 강도는 주로 혈액이나 혈장의 약물 농도에 의해 결정된다. 약효와 혈장 내 약물의 양은 모든 약동학적 과정(흡수, 분포, 대사 및 배설)과 약물의 약력학(약리학적 효과) 사이의 상호작용으로 결정된다[그림 2.2]. 약물이 흡수되고 분포되면서 간과 콩팥은 약물을 대사하고 배설하기 시작한다. 혈장 약물 농도가 치료 범위(therapeutic range) 내에 있다면 약물 작용 부위의 약물 농도는 약력학적 또는 약리학적 효과를 만들어 내기 충분하다.

그림 2.2 약리학적/임상적 약물 반응을 결정하는 약동학과 약력학적 과정의 관계도

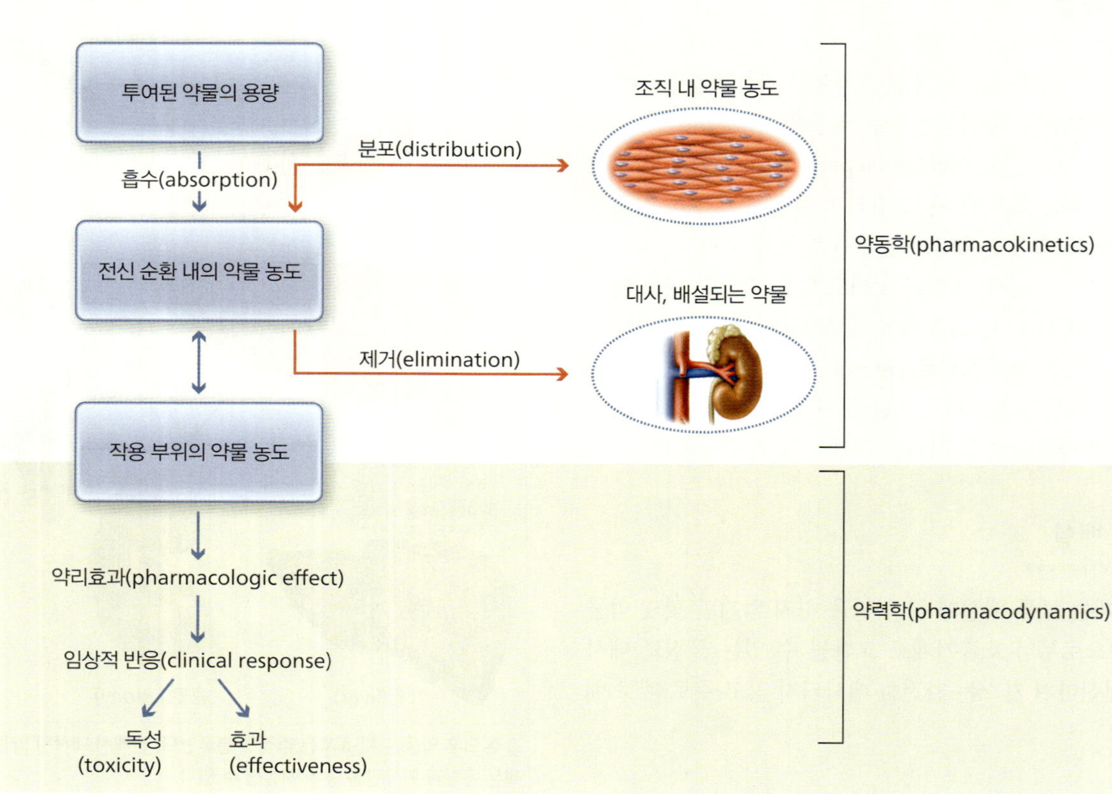

정기적인 혈액 약물 농도의 측정, 즉 치료적 약물 농도 모니터링은 혈중 약물 농도가 치료 범위 내에 있는지 확인하기 위해 실시된다. 치료 범위 이하의 약물 농도는 원하는 약효를 내지 못하고 치료 범위 이상의 약물 농도는 부작용과 독작용의 원인이 된다. 이 개념은 [그림 2.3]에 나타나 있다.

그림 2.3 치료적 약물 농도의 범위

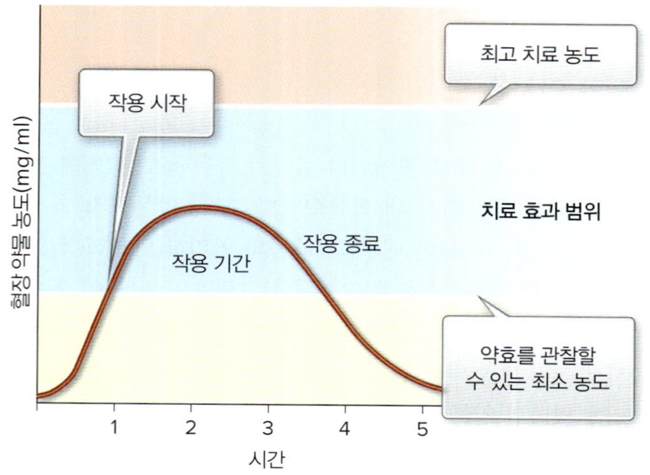

몇 가지 약물은 원하는 약효에 도달하기 위해 여러 번 투여하거나 며칠 또는 수주의 시간이 필요하다. 특수한 임상 상황에서는 가능하면 치료 농도에 빠르게 도달할 필요가 있다. 이런 경우에는 부하용량이 투여될 수도 있다. **부하용량(loading dose)**은 빠르게 치료 약물 농도에 도달시켜 약효를 얻기 위해 초기에 많은 용량을 투여하는 것으로 주로 정맥으로 투여한다. 부하용량 투여 후 약물 농도를 치료 범위 내에 유지하기 위해 더 적은 용량의 **유지용량(maintenance dose)**으로 투여한다.

생체이용률

Bioavailability

생체이용률은 실제 혈행 내로 흡수되는 약물과 투여량의 비율이다. 제형, 투여 경로, 위장관 흡수의 차이는 생체이용률에 영향을 줄 수 있다. 어떤 약물은 다양한 제약회사에 의해 제조되고 서로 다른 이름으로 판매된다. 이 경우 각각의 제품에 들어 있는 약물의 양은 같더라도 약물 입자의 크기, 첨가제, 코팅제는 서로 다를 수 있다. 이런 차이점은 생체이용률을 바꿀 수 있는데, 과거에는 이러한 일들이 일어났으

나 현재는 식품의약품안전처의 관리하에 생체이용률 시험을 실시해야 한다.

개인차의 요인

LO 2.4

FACTORS OF INDIVIDUAL VARIATION

나이, 체중, 성별, 유전적 변이, 감정 상태, 위약 효과, 질병의 유무, 환자 순응도 등 많은 요인이 개인차에 영향을 미친다.

나이

Age

각 연령대에서의 약효는 특별히 중요하다. 영아, 소아, 노인은 일반적으로 젊은 성인에 비해 약효에 민감하다. 임신 중 태아, 수유기의 영아, 어린이에서 약물 사용에 고려해야 할 점은 2.5 소아과에서 약동학적 고려 사항 부분에서 다룰 것이다.

체중

Weight

대부분의 성인 용량은 16세에서 65세 사이의 평균 체중인 68 kg(150pounds)으로 계산한다. 하지만 모든 성인에 해당하는 것은 아니며 왜소한 경우에는 용량을 줄이고 평균보다 큰 성인에서는 용량을 늘린다. 그러나 이런 방식으로 접근하는 것은 다른 요인들이 있을 수 있으므로 항상 옳지는 않다.

성별과 체지방률

Sex and Percent Body Fat

여성은 같은 체중의 남성에 비해 체지방률이 높고 체내 수분량은 낮다. 결과적으로 여성은 약물이 용해되는 체액의 부피가 작으므로, 남성에 비해 약효가 크게 나타난다. 지질용해도가 높은 약물은 여성이 남성에 비해 더 넓게 분포하므로 더 오래 작용한다. 같은 성별에서 체내 지방 구성의 차이가 있는 경우에도 이러한 개념을 적용할 수 있다.

유전변이

Genetic Variation

단백질과 효소 패턴은 유전되므로 약물-대사 효소에 심각한 유전변이가 있는 경우 개인차가 나타날 수 있다. 이런 개인차가 약물대사 속도에 영향을 주면 약효에 개인차를 일으킬 수 있다. 만일 효소가 형성되지 않는 경우 약물대사 속도는 극도로 느려지고, 결과적으로 약효가 증가된 채 장시간 발현되어 심각한 결과를 초래하기도 한다.

감정 상태

Emotional State

감정 상태에 따라 약효가 다르게 나타날 수 있다. 예를 들면, 수면제나 진정제의 경우 흥분하거나 극도로 불안한 상태에서는 그렇지 않은 사람에 비해 더 많은 용량이 필요할 수도 있다.

위약 효과

Placebo Effect

환자는 의사와 병원에 다양한 기대를 품는다. 환자가 긍정적인 자세와 약물 또는 치료가 도움이 될 거라는 생각을 가진다면, 증상이 실제로 호전 여부와 무관하게 호전이 있다고 느끼는 것으로 관찰되었다.

다른 연구에서는 실제 약물 대신 설탕이 들어 있는 위약을 주었는데, 많은 비율의 환자에서 증상이 호전된 것으로 보고하였다. 또한 부정적이거나 적대적인 태도가 있는 환자에서는 특별한 치료나 투약 후에도 별다른 호전이 없거나 오히려 더 악화되었다고 느낀다. 치료에 대한 환자의 마음가짐에 의한 영향을 위약 효과라고 한다. 이 현상은 의료진이 환자에게 긍정적인 태도를 유도하여 치료에 대한 성공적인 반응을 이끌어내는 데 이용할 수 있다.

질병의 유무

Presence of Disease

몸을 쇠약하게 하거나 주요 장기의 기능을 감소시키는 다른 질환을 앓고 있는 환자는 약물 치료 효과와 유해 반응에 민감하게 반응한다. 앞서 언급한 대로 간과 콩팥은 약물에 가장 많이 노출되어 특히 중요하다. 이러한 이유로 간과 콩팥 기능은 종종 약물에 의해 손상된다. 간이나 콩팥 질병이 있는 환자는 약물과 대사체를 효과적으로 제거할 수 없어 약물 유해 작용이 더 흔하게 나타난다. 결과적으로 이런 환자는 약물이 혈장에 축적되므로 혈장 약물 농도가 높게 나타난다.

환자의 순응도

Patient Compliance

순응도는 약물을 정확히 처방한 대로 투여하는가를 말한다. 만약 투약을 잊거나 건너뛰면 약효는 감소하거나 없어진다. 이것을 불순응(noncompliance)이라고 말한다. 특히 불순응은 기억력에 문제가 있고 여러 가지 약물을 복용하는 노인 환자에서 종종 문제가 된다. 모든 환자는 약물 투여 지침을 잘 이해하도록 충분한 교육과 보살핌이 필요하다.

LO 2.5

소아과에서 약동학적 고려 사항

PHARMACOKINETIC CONSIDERATIONS FOR PEDIATRICS

임신 중 태아

Fetal Period During Pregnancy

출생 전의 태아는 임신 중 투여된 많은 약물에 노출된다. 태반은 약물 장벽이 아니며 약물이 태아로 흡수되고 분포하는 것은 임신부의 다른 장기에 약물이 흡수 분포하는 것과 같은 원칙에 의해 일어난다(지질 용해도와 이온화 여부에 의한 수동 확산). 비교적 소수의 약물에서 기형 발생 효과가 증명되었지만 가능한 한 임신 중 약물 노출은 피하는 것이 권장된다. 임신 중 약물 투여는 태아의 장기가 생성되는 첫 3개월 동안은 특히 피해야 한다. 기형 유발 약물은 자연 유산, 성장지연, 기형 또는 암을 유발할 수 있다. 미국식품의약국은 태아의 위험도에 기반해 약물을 분류하고 지침을 발표하였다. [표 2.2] [표 2.3]은 기형 유발 약물을 나열하였다. FDA 임신 카테고리에 할당된 추가적 약물 목록은 '*Fact & Comparisons*'를 참고

수유 중 약물 노출

Drug Exposure During Infant Nursing

수유 기간 동안 약물을 투여하면 모유에서 다양한 정도로 약물이 관찰된다. 불행하게도 이 분야에는 잘 통제된 연구가 없고 믿을 만한 정보가 많지 않다. 모유에 포함된 약물의 농도가 영아에게 원하지 않은 유해 작용을 일으키기 충분할 정도로 높을 수 있다는 것이 매우 중요하다. 일반적으로 불필요한 약물의 투여는 피하는 것이 좋다. 보통 영아에서 엄마와 같은 약리효과가 나타난다. 예를 들면, 설사제의 경우 영아에서도 설사를 일으키며 진정 수면제는 영아에서 졸음과 기면을 유발한다. 항암제나 독작용이 큰 약물은 엄마의 이익이 영아에 대한 위험에 비해 월등하게 크지 않은 이상 금기이다. [표 2.4]는 모유에 확인되는 약물을 나열하였다.

표 2.3

인간 기형 유발 위험 약물의 예

약물	기형 유발 효과
Androgens(남성호르몬)	여자 태아의 남성화
Carbamazepine	머리얼굴과 손톱의 기형
Diethylstilbestrol	질 종양과 자손의 생식기 기형
Estrogen(여성호르몬)	남자 태아의 여성화
Lithium	심장기형
Phenytoin	머리얼굴과 사지의 기형, 성장 지연
Retinoic acid	머리얼굴, 심장, 중추신경(*CNS) 결함
Thalidomide	바다표범손발증(phocomelia)
Warfarin	얼굴, 연골, 중추신경 결함

** CNS, central nervous system*

표 2.2

미국식품의약국의 임신 중 약물 분류

임신 분류	설명
A	임신부를 대상으로 한 약물 연구에서 태아에 위험을 보이지 않았음
B	임신부를 대상으로 한 약물 연구가 수행되지 않았고, 동물 실험에서 태아에 위험을 보이지 않았음
C	임신부 또는 동물을 대상으로 한 약물 연구가 수행되지 않았거나 동물 실험에서 기형 유발 가능성이 있으나 태아에 위험은 알 수 없었음
D	약물 연구에서 태아에 위험을 나타낸 경우. 임신 중 사용하기 전에 이익-위험도를 확립한 후 사용해야 함
X	약물 연구가 임산부 그리고/또는 동물에서 기형 유발 효과를 보임. 태아에 대한 위험이 약물 투여로 인한 이익보다 명확하게 큼. 임신 중 금기
NR	미국식품의약국에 의해 평가되지 않음

표 2.4

모유로 분비되는 약물

약물 계열	약물
항생제(antibiotics)	Ampicillin, erythromycin, penicillin, streptomyci sulfa제, tetracyclines
항경련제(antiepileptic agents)	Phenytoin, primidone
항갑상선제(antithyroid agents)	Thiouracil
중추신경 흥분제(CNS stimulants)	Nicotine
설사제(laxatives)	Cascara
마약성 진통제(narcotic analgesics)	Codeine, heroin, methadone, morphine
진정-수면제(sedative-hypnotic agents)	Barbiturate, chloral hydrate
안정제(항정신병약물) [tranquilizers (anti-psychotic agents)]	Chlorpromazine, lithium

Diane McDonald/Getty Images

소아에서 고려할 사항
Pediatric Considerations

소아와 성인 사이에는 여러 가지 약동학 및 약력학적 차이가 있다. 신생아(0~1개월), 영아(1~12개월), 그리고 어린이는 단순히 "작은 성인"이 아니다. 일반적으로 체중의 명백한 차이 외에도 투여량의 감소가 필요한 여러 가지 요인을 고려해야 한다. 이러한 요인의 영향은 출생 후 1년이 지나면 연령 증가에 따라 감소한다.

약물 투여와 흡수
Drug Administration and Absorption

신생아와 영아는 골격근의 양이 적고 활동량이 제한되어 있으므로 근육으로 가는 혈류가 적어 근육 주사에 흡수가 느리고 변화가 심하며 근육과 신경 손상의 위험이 크다. 중증 상황에서는 정맥주사가 좀 더 믿을 수 있으며 일반적으로 선호된다. 신생아와 영아의 피부는 얇으므로 국소 도포한 약물은 좀 더 빠르고 완전하게 전신 순환하게 된다. 경구 투여에는 조숙아나 신생아에서 위산의 산도가 높지 않은 점을 고려해야 한다. 이 경우 경구 투여된 산성 약물의 생체 이용률이 감소하여 낮은 혈중농도를 유지하게 된다.

약물 분포
Drug Distribution

소아과 환자는 높은 체수분율과 낮은 체지방률을 보이므로 지용성 약물의 조직과 장기로의 분포는 감소되고, 혈액내 농도는 높게 나타나게 된다. 성인과 비교할 때, 수용성 약물의 분포는 증가하여 혈중농도를 낮게 유지한다. 소아과 환자는 높은 체수분율을 보이지만 구토와 설사로 쉽게 탈수될 수 있다. 체액의 감소는 약물 농도와 약효를 증가시킨다.

신생아는 혈장 단백 농도가 특히 낮다. 약물의 혈장 단백결합이 적어 비결합형 또는 유리형 약물의 비율을 증가하게 한다. 비결합형 약물만이 약효를 나타낼 수 있으므로 이 경우 약효의 강도가 크게 나타난다.

약물대사와 배설
Drug Metabolism and Excretion

생후 몇 년 동안은 약물대사와 배설 기능이 떨어져 있다. 결과적으로 약물 제거가 천천히 일어나서 약효 발현 기간이 길어진다. 약물대사와 배설의 감소는 신생아와 영아에서 명확하게 나타난다. 1세 이후부터 약물과 배설이 성인에 점차 비례하여 늘어나게 된다.

용량 조절
Dosage Adjustment

소아의 약물 용량은 주로 나이, 체표 면적, 체중에 근거해 계산한다.

LO 2.6

약물 상호작용

DRUG INTERACTIONS

한 약물의 작용이 다른 약물에 의해 영향을 받는 것을 약물 상호작용이라고 한다. 많은 종류의 약물 상호작용이 있는데, 어떤 약물들은 서로 위장관 흡수를 방해하여 동시에 투약하면 안 된다. 어떤 약물은 다른 약물의 혈장 단백결합, 대사, 또는 배설 등을 방해하기도 한다. 이 책 전반에 걸쳐 일반적인 약물 상호작용에 대해 적었으며, 약물 상호작용과 관련된 일반적인 용어는 [표 2.5]에 설명하였다.

LO 2.7

만성 약물 투여 및 남용과 연관된 용어

TERMINOLOGY ASSOCIATED WITH CHRONIC DRUG USE AND ABUSE

어떤 약물의 만성적 사용은 약물 반응과 함께 여러 가지 생리적, 약리적 변화를 일으킨다. 약물 내성과 약물 의존성은 장기 약물 사용과 관련된 중요한 현상이다.

내성

Tolerance

약물 내성은 약물의 반복 투여 후에 약효가 감소하는 것으로, 반복 투여 전의 약효를 얻기 위해서는 용량을 증가시켜야 한다. 이것은 코카인, 바르비튜레이트, 모르핀 및 헤로인을 남용하는 사람에게 흔하게 일어나는 현상이다. 또한 같은 계열의 약물 간에 내성이 존재하는 교차내성 현상도 있을 수 있다. 내성은 반복된 약물 노출에 대해 반응이 변하거나 적응되어 나타난다. 내성의 주요한 유형에는 대사성 내성과 약력학적 내성이 있다. 대사성 내성은 효소유도(약물이 약물 대사효소를 증가시킴)에 의해 나타나며 같은 약효를 얻기 위해 용량을 증량해야 한다. 약력학적 내성은 약물 수용체의 수가 감소하여 나타난다. 이는 보통 몇 주 또는 몇 달이 걸리며 하향조절(down regulation)이라고 불리기도 한다. 약물수용체의 감소는 약효의 감소로 이어진다.

약물 의존

Drug Dependence

약물 의존은 특정 약물에 대한 의존도가 심해 개인의 건강에 극히 큰 영향을 미치는 상황이다. 약물 의존은 보통 심리적 그리고/또는 신체적 의존으로 나타난다. 약물이 비의료적 목적으로 반복하여 투여되면 *약물 남용*이라고 부른다. 즐거움을 얻기 위한 반복적인 행동은 심리적인 요인과 관계가 있다. 예를 들면, 흡연은 심리적 의존과 연관된 행동으로 흡연을 못하면 불쾌한 감정이 생기지만, 의료 처치가 필요한 심각한 결과가 생기는 것은 아니다. 남용되는 모든 약물은 다양한 수준의 심리적 의존과 연관되어 있다. 남용되는 많은 약물은 장기간, 용량을 증량시키며 투여했을 때 신체적 의존을 일으킨다. 이러한 약물의 투여를 금하면 매우 불쾌한 신체적 금단증상이 나타나며 신체 기능에 눈에 띄게 변화가 생기고 심각한 의료 처치가 필요할 수도 있다. 알코올, 바르비튜레이트, 아편계 약물의 금단증상이 그 예이다. 약물 의존도가 특히 심각하고 강박적인 약물 행동을 보이는 경우 **약물 중독(drug addiction)**이라고 부른다. 내성과 의존성을 보이는 특정 약물 계열은 8장, 9장, 14장에서 설명한다.

[**표** 2.5]

일반적인 약물 상호작용 용어

용어	설명
배합금기(incompatibility)	보통 약물을 투여하기 전 주사기 또는 다른 용기에 서로 다른 약물을 혼합하였을 때 나타나는 약물의 물리적 변화
부가효과(additive effects)	동일한 작용기전에 의해 동일한 생체 반응을 일으키는 두 약물을 병용했을 때의 효과가 개별 약물의 효과를 합한 것과 같은 경우
가중(summation)	각각 다른 작용기전에 의해 동일한 생체 반응을 일으키는 두 약물을 병용했을 때의 효과가 개별 약물의 효과를 합한 것과 같은 경우
상승작용(synergism)	두 약물을 병용했을 때의 효과가 개별 약물의 효과를 합한 것보다 큰 경우
길항작용(antagonism)	두 약물을 병용했을 때의 효과가 개별 약물의 효과를 합한 것보다 작은 경우

복습 문제 _Chapter Review

다중 선택 문제 _Multiple Choice

※ 다음 중 옳은 답을 고르시오.

1. 초회통과대사는 다음 중 어디의 대사를 말하는가? **(2.2)**
A. 콩팥
B. 혈관
C. 간
D. 심장
E. 지방 조직

2. 약물 X는 6시간의 반감기를 가지고 있다. 1200 mg을 정맥주사한 후 18시간이 지난 후 얼마나 인체에 남아 있는가? **(2.3)**
A. 75 mg
B. 150 mg
C. 300 mg
D. 600 mg
E. 900 mg

3. 어떤 약물이 다른 약물의 대사 속도를 증가시킬 때 이런 현상을 무엇이라 하는가? **(2.2)**
A. 초회-통과 대사
B. 효소유도
C. 효소억제
D. 창자간순환
E. 미세소체 억제

4. 다음 약물 상호작용 중 두 약물을 병용했을 때의 효과가 개별 약물의 효과를 합한 것과 같은 경우는? **(2.6)**
A. 가중
B. 상승작용
C. 길항작용
D. 비호환성
E. 답 없음

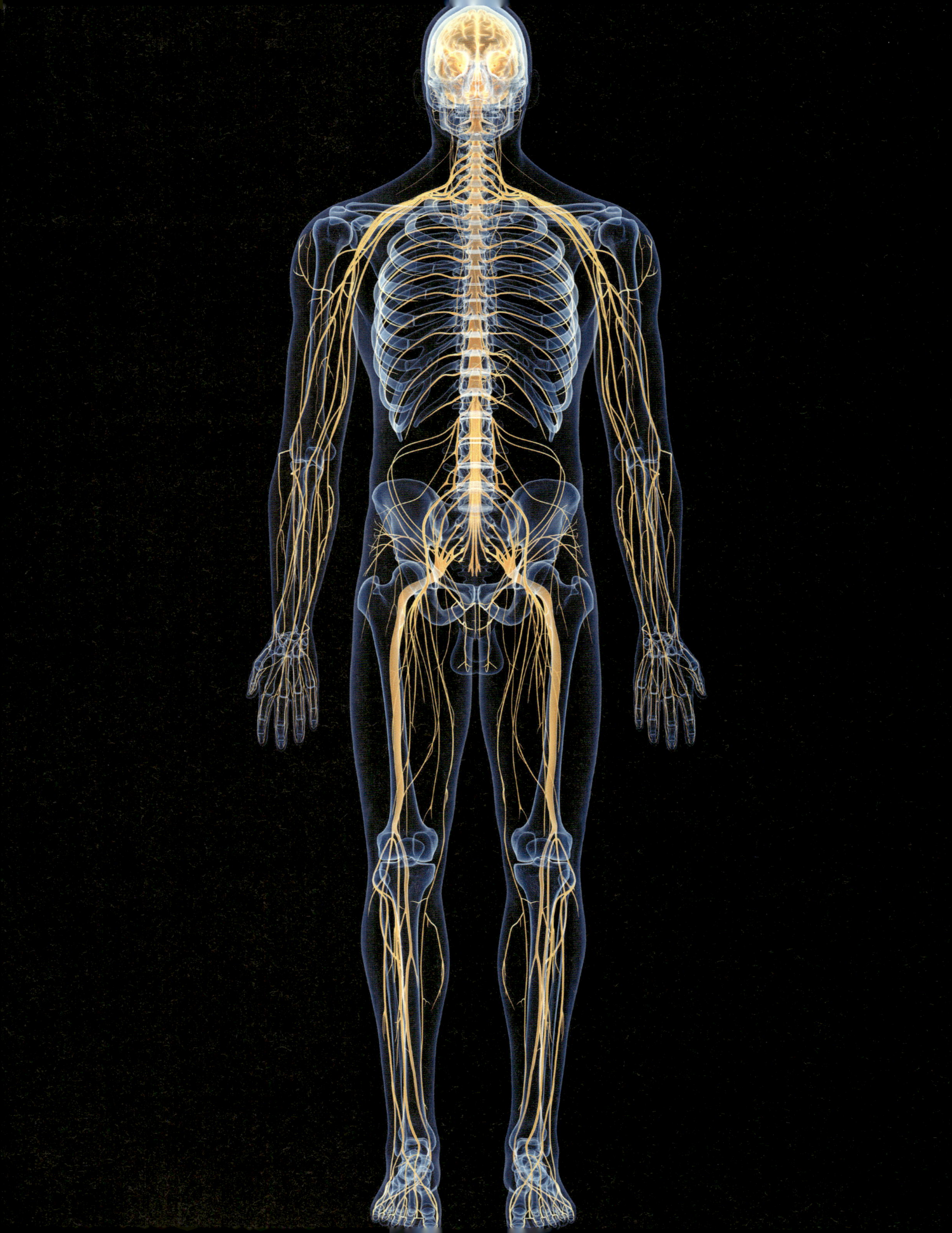

제2부

말초신경계의 약리학

Pharmacology of the Peripheral Nervous System

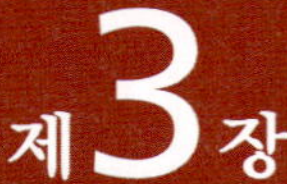

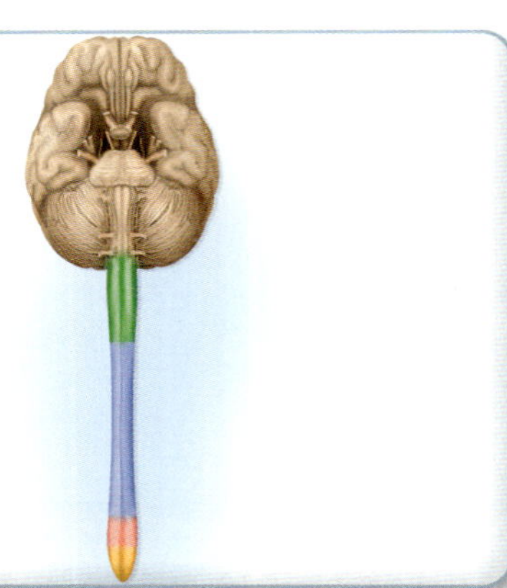

자율신경계

Introduction to the Autonomic Nervous System

핵심 용어_Key Terms

교감신경(sympathetic): 척수의 흉추, 요추 부위에서 유래하는 자율신경으로 신체가 스트레스나 맞섬도피 반응 때 주로 활동

구심신경(afferent nerve): 각 기관으로부터 중추신경계인 뇌와 척수에 감각 정보를 전달

노르에피네프린(norepinephrine, NE): 교감신경 말단에서 분비되는 신경전달물질로 아드레날린성 수용체에 반응

니코틴성 수용체(nicotinic receptor): 신경절과 골격근에 존재하는 콜린성 수용체

맞섬도피반응(fight or flight reaction): 강렬한 스트레스에 대한 신체의 반응으로 교감신경 활동으로 나타남

무스카린성 수용체(muscarinic receptor): 장기와 분비선에 존재하는 콜린성 수용체

부교감신경(parasympathetic): 뇌와 척수의 천골 부위에서 유래하는 자율신경으로 신체가 휴식할 때나 소화시킬 때 주로 활동

신경전달물질(neurotransmitter): 자율신경계에서 분비되는 물질

신경절이전섬유(preganglionic nerve fiber): 뇌신경, 척수로부터 신경절로 가는 자율신경섬유

신경절이후섬유(postganglionic nerve fiber): 신경절로부터 각 기관과 분비선으로 가는 자율신경섬유

아드레날린성(adrenergic): 노르에피네프린이 분비되는 신경

아드레날린성 수용체(adrenergic receptor): 노르에피네프린과 에피네프린에 반응하는 수용체

아세틸콜린(acetylcholine, ACH): 부교감신경(콜린성)의 신경전달물질로 콜린성 수용체에 작용

에피네프린(epinephrine, EPI): 스트레스에 반응하여 부신속질에서 분비되는 호르몬으로 아드레날린성 수용체에 작용

원심신경(efferent nerve): 뇌와 척수로부터 각 기관에 적절한 운동 반응을 전달하는 신경

자율신경계(autonomic nervous system, ANS): 분비선과 장기의 민무늬근, 심장근육을 관장하는 신경조직

자율신경절(autonomic ganglion): 신경절이전섬유와 신경절이후섬유 사이에 존재하며 시냅스를 담당

콜린성(cholinergic): 아세틸콜린이 분비되는 신경

콜린성(무스카린성) 수용체[cholinergic (muscarinic) receptor]: 장기와 분비선에 있는 아세틸콜린이 결합하는 수용체

항상성(homeostasis): 인체가 스스로 생리적 안정 상태를 유지하는 기능

학습 목표_Learning Outcomes

이 장을 학습한 후 다음 사항을 할 수 있어야 한다.

3.1 말초신경계를 구분하고 각 신경계가 관할하는 근육을 설명할 수 있다.

3.2 교감신경계와 부교감신경계 반응이 기관의 조절을 통해 항상성을 어떻게 유지하고 있는지를 설명할 수 있다.

3.3 교감신경계와 부교감신경계의 시작점, 맞섬도피반응과 소화 활동, 배뇨 및 배변, 휴식할 때 주로 사용하는 신경계를 설명할 수 있다.

3.4 신경절이전섬유와 신경절이후섬유, 신경절을 이해하고 분비되는 신경전달물질을 설명할 수 있다.

3.5 자율신경계의 수용체(Nn, Nm, 콜린성, 아드레날린성)를 설명할 수 있다.

들어가며_Introduction

중추신경계의 주된 작용은 신체 모든 계통을 조절하는 것이며, 신경계의 활동은 체내의 신경전달(신경작용을 통해)로 유도된다. 자율신경계는 말초신경의 한 부분으로 신체 기관과 분비선을 관장하고 있다. 기관과 분비선은 불수의적 또는 무의식적 통제를 받는다. 자율신경계 약리를 논하기에 앞서 신경계의 일반적인 체계와 자율신경계의 해부적, 생리적 구조를 알아야 한다.

LO 3.1

신경조직 체계

NERVOUS SYSTEM ORGANIZATION

신경계는 의식적(자유의지나 수의적)이거나 무의식적(자유의지에 따르지 않거나 불수의적)인 모든 신체 기능을 섬세하게 조절하고 있다.

중추신경계

Central Nervous System (CNS)

중추신경계(central nervous system, CNS)는 뇌와 척수로 구성되어 있으며 말초 **구심신경**으로부터 감각 정보를 받아 이를 분석하여 말초 **원심신경**을 통해 적절한 반응을 처리한다. 뇌와 척수의 구조적 기능적 양상은 7장에 기록되어 있다.

말초신경계

Peripheral Nervous System (PNS)

말초신경계(peripheral nervous system, PNS)는 12쌍의 뇌신경과 31쌍의 척수신경으로 구성되어 있으며 체성신경계와 자율신경계(내장신경계)로 구분된다.

체성신경계

Somatic Division

체성신경은 골격근(수의적 운동)에 분포하는 뇌신경과 척수신경의 분지이며 대뇌피질의 의식적 또는 수의적 통제 아래 있다.

내장신경계(자율신경계)

Visceral Division (Autonomic Nervous System)

자율신경계(내장신경계, autonomic nervous system, ANS)는 뇌신경과 척수 운동신경의 분지이며 심근과 민무늬근(불수의적 운동)에 분포한다. **자율신경계(ANS)**는 자유의지에 의해 조절되지 않으며 시상하부와 숨뇌의 조절을 받는다.

LO 3.2

자율신경계 개요

OVERVIEW OF THE ANS

자율신경계는 민무늬근이나 심근으로 가는 불수의적 신경이며 내부 장기나 분비선의 막에서 발견된다. 민무늬근과 심근은 자동주기성을 가지고 있으며, 이는 생체 외 실험에서

그림 3.1 부교감신경계에서의 부교감신경의 기원과 분포

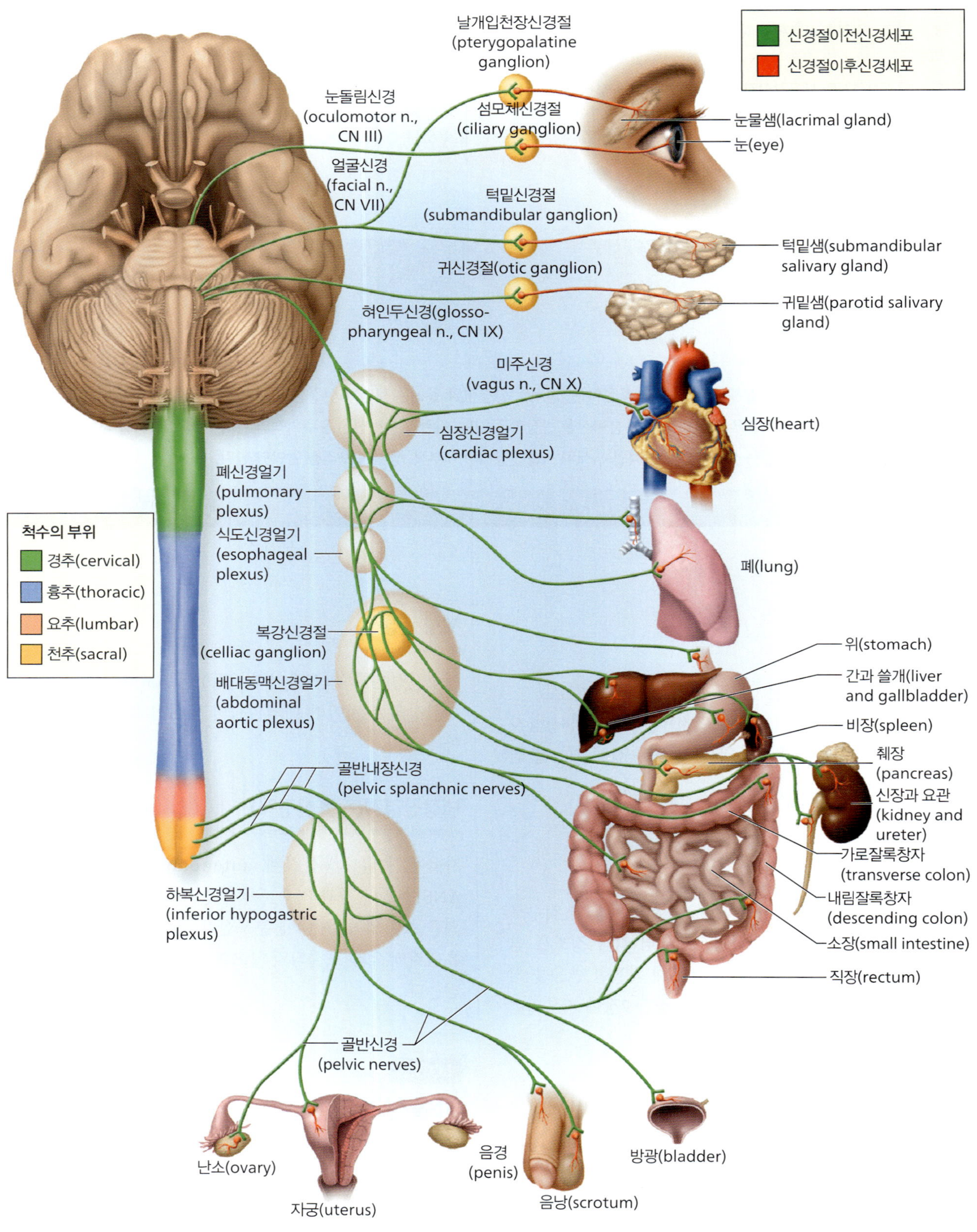

도 명확히 나타난다. 자율신경계의 활성의 증가나 감소를 통해 각 기관은 **항상성**을 유지하고 있으며 이는 교감신경계와 부교감신경계에 의해 지배된다. 일반적으로 내장기관은 두 신경계의 지배를 받으며 한쪽의 활성이 증가하면 다른 한쪽은 감소를 일으키며, 이를 이중 자율신경 지배라고 한다.

LO 3.3

교감신경계와 부교감신경계

PARASYMPATHETIC AND SYMPATHETIC DIVISIONS

자율신경계는 교감신경계와 부교감신경계로 구분된다. **부교감신경계**(**parasympathetic**)는 두개골과 천골 부위, 즉 뇌신경(3, 7, 9, 10번)과 척수(S2~S4의 천골신경)에서 유래한다. 특히 뇌신경은 내부 장기, 머리의 분비선, 흉강, 상부 복강에 관여하며 천골신경은 하부 복강, 골반강에 관여한다[그림 3.1]. **교감신경계**(**sympathetic**)는 흉추, 요추 부위, 즉 흉부와 척수신경(T1~L3)에서 유래한다. 흉부신경은 내부 장기, 머리의 분비선, 흉강, 상부 복강에 관여하며, 요추신경은 하부 복강, 골반강에 관여한다[그림 3.2].

자율신경계의 기능

Autonomic Nerve Function

모든 내부 장기와 분비선은 자율신경계의 관할을 받아 증가와 감소를 일으킨다. 다만 혈관 대부분은 부교감신경의 관할을 받지 않으며 혈압은 교감신경 활동(혈관의 수축과 이완)으로 조절된다[그림 3.3]. 교감신경 활동은 주로 무섭거나 응급한 상황, 즉 **맞섬도피반응** 때 일어난다. 부신속질에서는 에피네프린(아드레날린)과 노르에피네프린을 혈액으로 분비하여 교감신경반응을 강화시킨다. 교감신경 자극은 심근 수축력과 심박수를 증가시키고, 기관지를 확장시키고 반대로 위장관과 요로 활동은 억제시킨다. 부교감신경은 휴식할 때나 에너지를 회복시킬 때 활동하며 소화 기능, 배뇨, 배변 기능을 증가시킨다. 교감신경은 위협적 상황에 동시다발적으로 작용하며 부교감신경은 개별적으로 관여된 신경(배뇨 시 방광에만 작용)이 작용한다. 교감신경과 부교감신경의 생리적 현상은 [표 3.1]에 요약되어 있다.

LO 3.4

자율신경계 신경섬유와 신경전달물질

ANS NERVE FIBERS AND NEUROTRANSMITTERS

자율신경계는 주로 원심성 말초운동신경을 중심으로 기술된다. 말초자율신경은 뇌신경과 척수신경에서 분지되며 심근이나 민무늬근에 작용한다. 자율신경은 신경절을 통해 시냅스가 이루어지며 **신경절이전섬유**(**preganglionic nerve fiber**)와 **신경절이후섬유**(**postganglionic nerve fiber**)로

표 3.1

교감 및 부교감 자극의 효과

기관	교감신경 효과	부교감신경 효과
부신속질(수질)	에피네프린의 분비	—
동맥	혈관축소(확장된 골격근동맥과 심장동맥은 예외)	대부분의 동맥은 부교감신경에 의해 지배되지 않는다.
심장	심박수와 방실전도의 증가 수축력 증가	심박수와 방실전도의 감소 수축력의 미세한 감소
장, 장운동 및 분비물	감소	증가
신경절이후신경전달물질	노르에피네프린 분비	아세틸콜린 분비
눈의 동공	수축(동공확대)	수축(동공수축)
하부 호흡기 통로	기관지 확장	기관지 수축
방광	이완	수축
방광조임근	수축	이완

그림 3.2 교감신경계에서의 교감신경의 기원과 분포

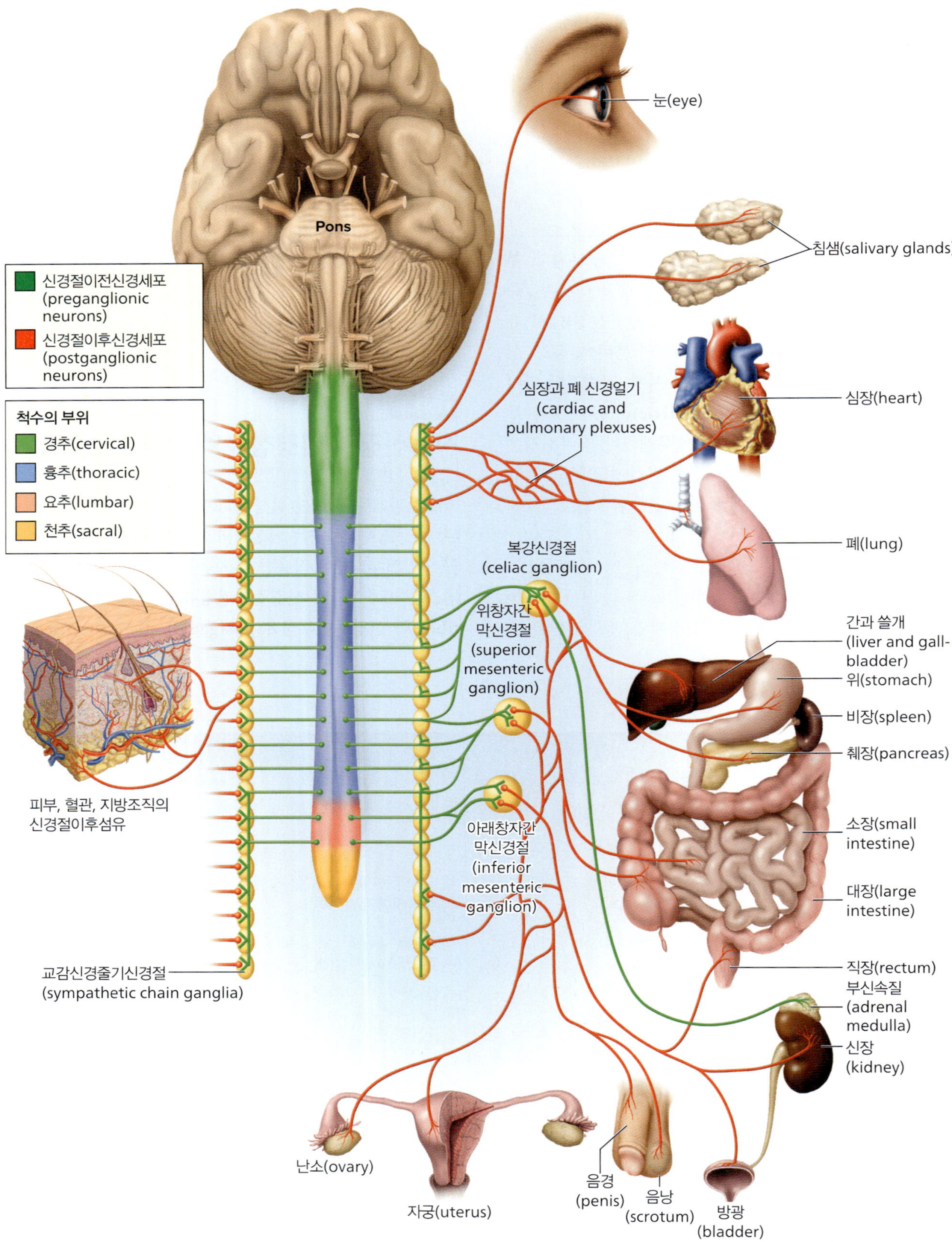

그림 3.3 혈관 수축과 이완

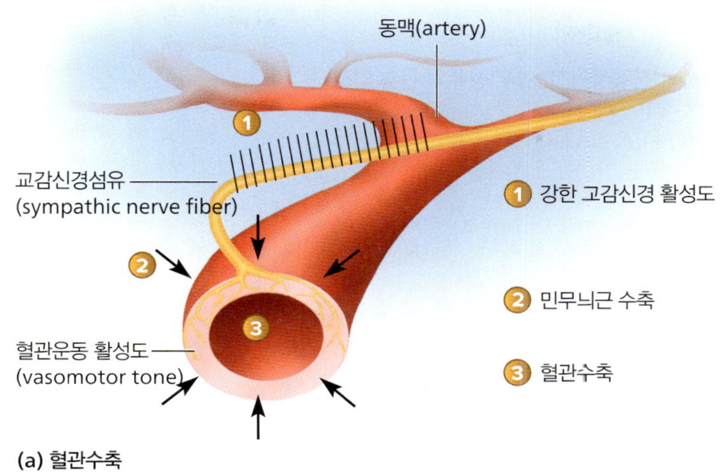

(a) 혈관수축

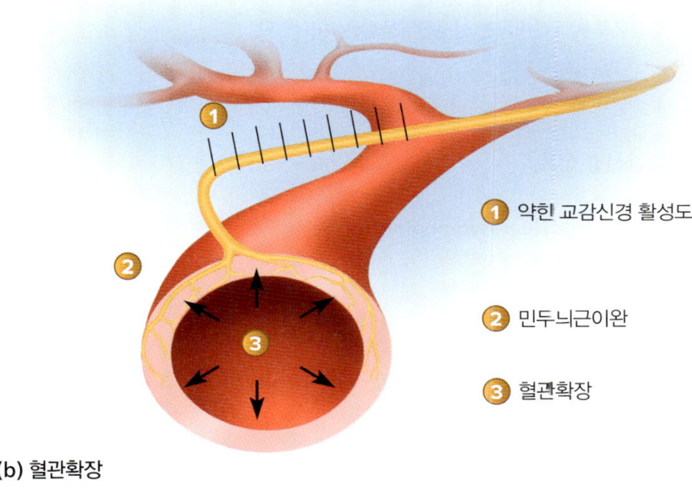

(b) 혈관확장

(a) 혈관수축은 높은 비율의 교감신경 자극에 반응하여 나타난다. 혈관수축에 의해 혈압이 상승하지만, 혈류는 감소한다. (b) 혈관이완은 낮은 비율의 교감신경 자극에 반응하여 나타난다. 혈관이완에 의해 혈압이 감소하지만, 혈류는 증가한다. 각 신경섬유의 검은 선은 활동 전위의 자극 빈도를 나타낸다.

구분된다[그림 3.4]. 교감신경과 부교감신경의 약리 작용은 각 신경의 말단에서 분비되는 **신경전달물질(neurotransmitter)**의 작용으로 나타난다. 신경전달물질이 각 기관이나 분비선의 세포막에 존재하는 수용체에 반응하여 생리적 현상을 일으킨다[표 3.1].

부교감신경계는 신경절과 신경말단 모두에서 **아세틸콜린(acetylcholine, ACH)**을 분비하고, 교감신경계는 신경절에서는 아세틸콜린을, 신경말단에서는 **노르에피네프린(norepinephrine, NE)**을 분비한다. 아세틸콜린이 반응하는 수용체를 **콜린성 수용체(cholinergic receptor)**, 노르에피네프린과 에피네프린이 반응하는 수용체는 **아드레날린성 수용체(adrenergic receptor)**이다[그림 3.5].

LO 3.5

콜린성 수용체와 아드레날린성 수용체

CHOLINERGIC AND ADRENERGIC RECEPTORS

콜린성 수용체

Cholinergic Receptors

콜린성 수용체는 **니코틴성(nicotinic)** 수용체와 **무스카린성(muscarinic)** 수용체로 나눠지며 버섯으로부터 추출된 무스카린과 담배로부터 추출된 니코틴의 약리효과 연구로부터 명명되었다. 무스카린성 수용체는 부교감신경 말단에 작용하여 위장관 작용은 증가하고 심장 작용은 감소한다. 니코틴성 수용체는 신경(Nn)과 근육(Nm) 부분으로 나눠지며, 신경(Nn) 수용체는 교감신경과 부교감신경의 신경절, 근육(Nm) 수용체는 체성신경 말단과 관련된 골격근 세포막에 존재한다.

그림 3.4 자율신경절에서의 신경절이전/이후 섬유의 신경 연결

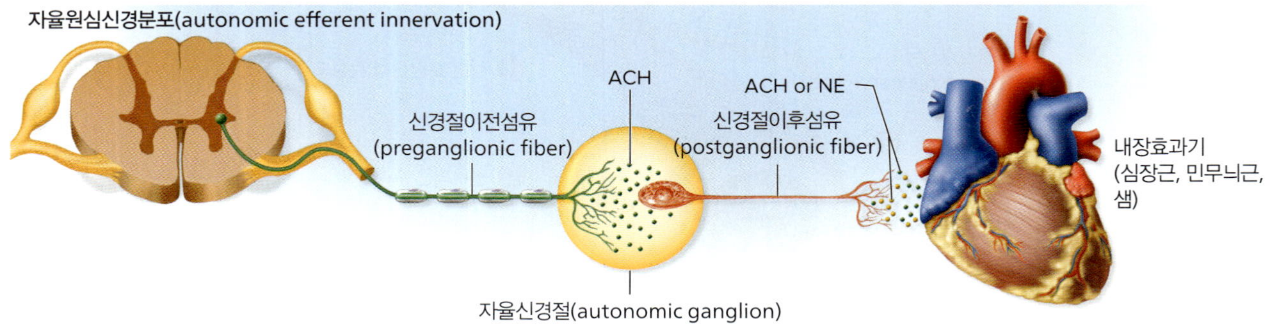

내부기관(심장)에서 끝나는 신경절이후신경섬유와 신경절이전신경섬유(척수에서부터 시작된)의 시냅스
부교감신경 부분에서 신경절이후신경섬유는 콜린성이고 ACH를 분비한다. 교감신경 부분에서 신경절이후신경섬유는 아드레날린성이고 NE를 분비한다. 두 부분의 자율신경절에서 신경절이전신경섬유로부터 분비되는 신경전달물질은 ACH이다.

그림 3.5 부교감신경 및 교감신경 섬유

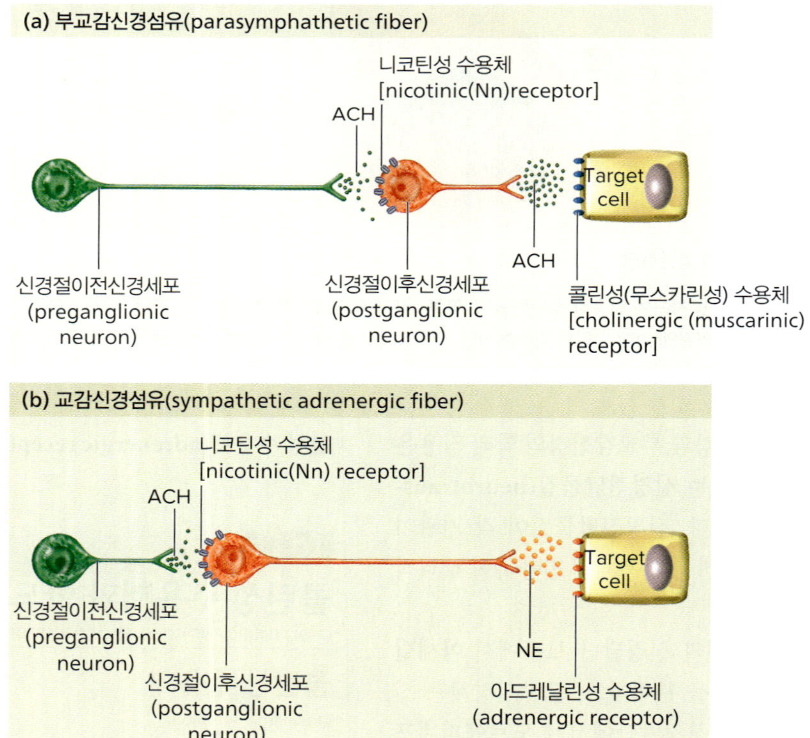

(a) 신경절니코틴(Nn)수용체와 무스카린성(콜린성)수용체 모두에서 ACH를 분비하는 부교감신경절이전/이후신경세포. (b) 신경절 니코틴(Nn) 수용체에서 ACH를 분비하는 교감신경절이전 신경세포와 신경절이후 아드레날린성 수용체에서 NE를 분비하는 교감신경절이후신경세포.

아드레날린성 수용체

Adrenergic Receptors

아드레날린성 수용체(adrenergic Receptors)는 교감신경 말단에 존재하고 있으며, **알파 수용체**와 **베타 수용체**로 구분된다. 이는 또 알파-1, 알파-2, 베타-1, 베타-2로 세분화된다(4장 참조).

임상에서 사용되는 많은 약물이 상기 수용체를 자극하거나 억제하여 효과를 나타내며, 효현제(흥분제)와 길항제(차단제)로 구분한다.

복습 문제 _Chapter Review

업무에 필요한 지식 _Applying Knowledge on the Job

※ 비판적 사고를 통해 다음 질문에 답하시오.

1. 자율신경계의 교감신경과 부교감신경의 생리작용을 검토하고 관련 질환과의 상관성을 유추해 본다. 즉 혈관이 이완하면 고혈압의 치료에 적절할 것 혹은 기관지가 확장되면 천식 치료에 사용할 수 있다 등 생리작용을 이해하고 서로 의견을 나누어 본다 **(3.3, 3.4, 3.5)**.

다중 선택 문제 _Multiple Choice

※ 다음 중 옳은 답을 고르시오.

1. 교감신경 흥분 시 일어나는 약리 작용이 아닌 것은? **(3.3)**
A. relaxation of urinary bladder
B. increased heart rate
C. pupillary dilation
D. bronchoconstriction
E. constriction of urinary sphincter

2. 교감신경 말단에서 분비되는 신경전달물질은? **(3.4)**
A. 에피네프린(epinephrine)
B. 노르에피네프린(norepinephrine)
C. 아세틸콜린(acetylcholine)
D. 도파민(dopamine)
E. 모두 아님

3. 교감신경이나 부교감신경의 신경절에서 분비되는 신경전달물질은? **(3.4)**
A. 아세틸콜린(acetylcholine)
B. 도파민(dopamine)
C. 에피네프린(epinephrine)
D. 노르에피네프린(norepinephrine)
E. 세로토닌(serotonin)

4. 체성신경과 관련 있는 부위는? **(3.1)**
A. smooth muscle
B. skeletal muscle
C. cardiac muscle
D. visceral organs
E. intestinal tract

5. 맞섬도피 반응 시 증가되는 생리반응은? **(3.3)**
A. digestion
B. urination
C. elimination
D. bronchoconstriction
E. heart rate

제 4 장

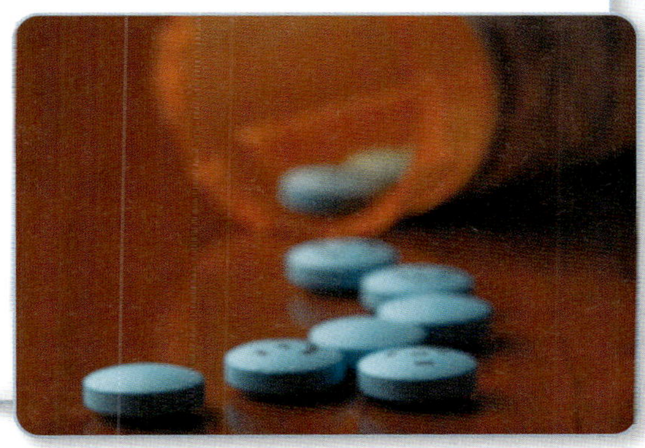

Dynamic Graphics/Getty Images

교감신경계 작용 약물

Drugs Affecting the Sympathetic Nervous System

핵심 용어_*Key Terms*

가성 신경전달물질(false transmitter): 정상 신경전달물질의 작용을 억제하거나 흥분시키는 신경말단에서 생성되는 물질

교감신경 차단작용(sympatholytic): 아드레날린성 차단제의 작용으로 교감신경 활성을 감소시킴

교감신경 흥분작용(sympathomimetic): 아드레날린성 약물의 작용으로 교감신경 활성을 증가시킴

베타-1 아드레날린성 수용체(beta-1 adrenergic receptor): 심박동수, 수축력을 증가시키는 심근의 아드레날린성 수용체

베타-2 아드레날린성 수용체(beta-2 adrenergic receptor): 자극이 되었을 때 민무늬근의 이완을 일으키는 아드레날린성 수용체

비선택적 베타-아드레날린성 약물(nonselective beta-adrenergic drug): 베타-1, 베타-2 아드레날린성 수용체를 흥분시키는 약물

비선택적 베타-아드레날린성 차단제(nonselective beta-adrenergic blocker): 베타-1 베타-2 아드레날린성 수용체를 차단하는 약물

선택적 베타-1 아드레날린성 차단제(selective beta-1 adrenergic blocker): 베타-1 수용체를 차단하는 약물

선택적 베타-2 아드레날린성 약물(selective beta-2 adrenergic drug): 베타-2 수용체를 흥분시키는 약물

아드레날린성 신경 차단제(adrenergic neuronal blocker): 신경말단에서 노르에피네프린의 분비나 형성을 억제하는 약물

알파-1 아드레날린성 차단제(alpha-1 adrenergic blocker): 노르에피네프린, 에피네프린의 알파-1 효과를 차단하는 약물

알파-1 아르레날린성 수용체(alpha-1 adrenergic receptor): 민무늬근 수축을 일으키는 수용체

알파-2 아드레날린성 수용체(alpha-2 adrenergic receptor): 신경말단에 있는 노르에피네프린의 분비를 억제하는 수용체

알파-아드레날린성 약물(alpha-adrenergic drug): 알파-아드레날린성 수용체를 자극하는 약물

카테콜아민(catecholamine): 카테콜 구조를 가진 노르에피네프린, 에피네프린과 교감신경을 흥분시키는 화합물

학습 목표_*Learning Outcomes*

이 장을 학습한 후 다음 사항을 할 수 있어야 한다.

4.1 아드레날린성 신경말단의 아드레날린성 작용과 노르에피네프린의 대사 과정을 설명할 수 있다.

4.2 아드레날린성 수용체를 분류하고 신경전달물질을 설명할 수 있다.

4.3 교감신경흥분제와 차단제를 열거하고 작용을 설명할 수 있다.

4.4 알파-아드레날린성 약물의 약리 효과를 설명할 수 있다.

4.5 베타-아드레날린성 약물의 약리 효과를 설명할 수 있다.

4.6 알파-차단제(길항제)의 임상 응용과 부작용을 설명할 수 있다.

4.7 베타-길항제(차단제)의 임상 응용과 부작용을 설명할 수 있다.

4.8 아드레날린성 신경차단제의 작용기전을 설명할 수 있다.

들어가며_Introduction

교감신경계는 스트레스 상태에 반응을 조절하는 기능을 가지고 있으며, 이는 병적 상황과도 연관이 있다. 분비된 노르에피네프린은 아드레날린성 수용체에 반응하여 생리 활성을 나타낸다. 부신수질에서 스트레스나 응급한 상황에서 분비되는 에피네프린은 혈액을 통해 아드레날린성 수용체에 반응한다. 교감신경계 활성에 관련된 약물은 아드레날린성 효현제(흥분제)와 차단제(길항제)로 분류한다. 아드레날린성 약물은 혈압과 심박수를 증가시키며 기관지 확장을 일으킨다. 아드레날린성 차단제는 혈압을 떨어뜨리고 심장 활동을 억제한다.

LO 4.1

아드레날린성 신경말단

ADRENERGIC NERVE ENDINGS

노르에피네프린은 아미노산인 타이로신의 흡수로부터 효소반응을 통해 디히드록시페닐알라닌(dihydroxyphenylalanine, DOPA), 도파민(dopamine, DA), 노르에피네프린으로 변환되어 신경말단의 저장소에 저장된다. 아드레날린성 신경이 자극을 받을 때 노르에피네프린이 분비된다. 분비된 노르에피네프린은 빠르게 재흡수되며 모노아민옥시다제(monoamine oxidase, MAO)에 의해 대사된다[그림 4.1].

그림 4.1 아드레날린성 신경말단의 신경호르몬 전달

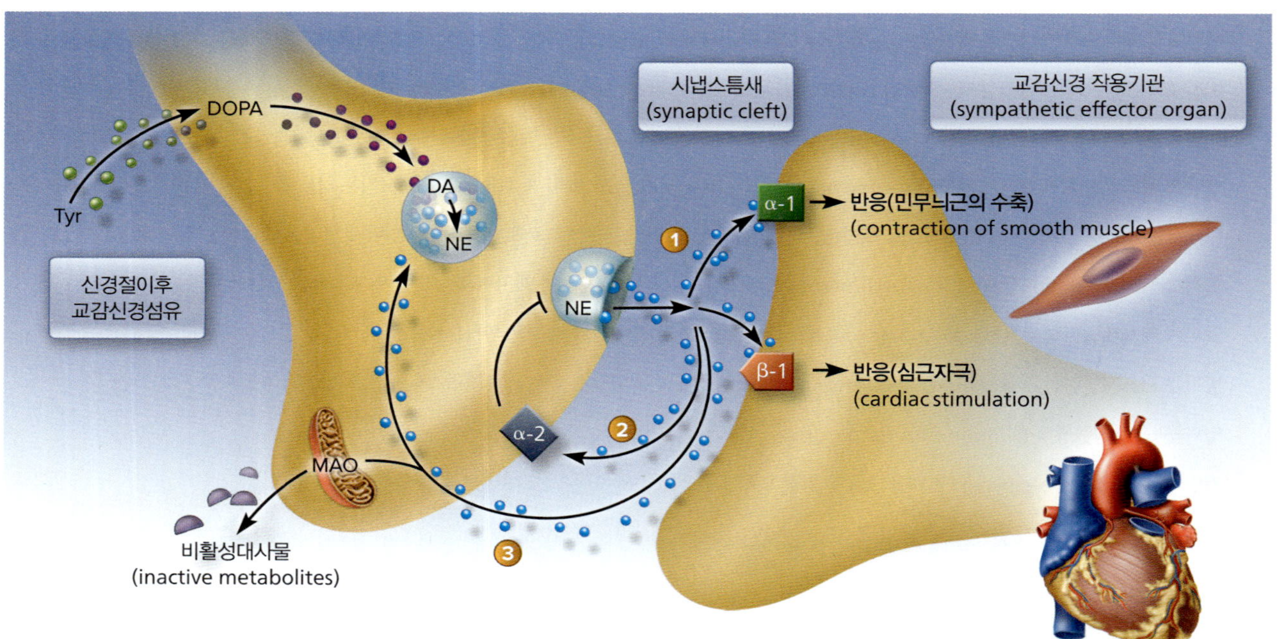

타이로신(Tyr)은 신경 말단에 흡수되어 다이하이드록시페닐알라닌(DOPA)으로 변환되며, 또한 DOPA는 도파민(DA)으로 변환되어 저장 소포로 들어가 노르에피네프린(NE)으로 합성되고 저장된다. 아드레날린성 자극에 의해 NE는 아드레날린성 신경 말단 시냅스에 분비된다.
NE는 (1) 내장 기관과 분비선에서 아드레날린성 수용체를 자극하고, (2) 신경절이후신경 말단의 알파-2 수용체를 자극하여 되먹임작용으로 NE의 추가 방출을 억제하고, (3) 신경말단에서 재흡수되어 소포에 저장되거나 MAO에 의해 비활성 대사 물질로 대사 될 수 있다.

표 4.1

알파와 베타 수용체에서 에피네프린과 노르에피네프린의 효과			
수용체	**기관**	**에피네프린 효과**	**노르에피네프린 효과**
알파-1(민무늬근의 수축)	대부분의 동맥과 정맥 홍채근육(눈)	혈관수축 수축-동공확장	혈관수축 수축-동공확장
알파-2	아드레날린성 신경종말	노르에피네프린분비 감소	노르에피네프린분비 감소
베타-1(심근의 자극)	심장	심박수, 수축력 및 방실전 도의 큰 증가	심박수, 수축력 및 방실전도의 증가
베타-2(민무늬근의 이완)	세기관지 민무늬근 자궁 관상동맥과 골격근 혈관	기관지확장 이완 혈관확장	노르에피네프린은 베타-2수용체를 자극하지 않음

노르에피네프린과 에피네프린

Norepinephrine Versus Epinephrine

두 카테콜아민은 아드레날린성 신경전달물질로서 같은 생리 반응을 보이나 민무늬근 이완은 에피네프린에서만 관찰된다[표 4.1].

LO 4.2

아드레날린성 수용체

ADRENERGIC RECEPTORS

아드레날린성 수용체는 크게 알파, 베타 아드레날린성 수용체로 구분되며 알파 수용체는 알파-1, 알파-2로 베타 수용체는 베타-1, 베타-2로 나누어진다. **알파-1 아드레날린성 수용체**는 동맥, 정맥의 민무늬근, 요도괄약근, 위장관에 존재한다. 노르에피네프린이나 에피네프린에 의해 혈관수축을 일으켜 격투(흥분) 또는 도주 반응 시 심장과 골격근으로 많은 혈액을 보내나 위장관이나 요로에는 혈액을 보내지 않는다. 알파-2 아드레날린성 수용체는 아드레날린성 신경말단(시냅스 이전막)에 존재하며 되먹임 억제 기능으로 노르에피네프린의 분비를 억제한다. 그러므로 알파-2 흥분제는 고혈압 치료제로 사용된다(21장 참조).

베타-1 아드레날린성 수용체는 심장에 주로 존재하며 심박동수와 심근 수축력을 증가시킨다. **베타-2 아드레날린성 수용체**는 관상동맥, 골격근의 혈관, 세기관지의 평활근(민무늬근)에 존재하며 에피네프린에 의해 혈관 확장, 기관지 확장을 일으킨다. 맞섬도피반응 때에는 골격근과 심근에 혈액을 증가시키고 폐의 산소 운반력을 증가시킨다.

LO 4.3

아드레날린성 약물

ADRENERGIC DRUG CLASSES

교감신경흥분작용과 교감신경차단작용을 가진 약물로 나뉜다. 교감신경흥분작용 약물은 알파, 베타 효현제(흥분제)로 구분되며 **교감신경차단작용 약물**은 알파, 베타 차단제(길항제)와 신경 차단제로 구분된다.

교감신경 흥분작용 약물

Sympathomimetic Drug Classes

노르에피네프린과 에피네프린을 포함하여 **알파 아드레날린성 약물**(효현제)과 에피네프린을 포함한 **비선택적 베타 아드레날린성 약물**(효현제)로 구분하며 베타 아드레날린성 효현제는 심장 기능을 증가시키는 선택적 베타-1 효현제와 기관지와 혈관을 확장시키는 선택적 베타-2 효현제로 구분된다.

교감신경 차단작용 약물

Sympatholytic Drug Classes

알파 아드레날린성 차단제는 알파-1 수용체를 억제하여 혈관 이완을 일으키고, **베타 아드레날린성 차단제**는 베타-1, 베타-2 억제 효과를 나타낸다. 크게 비선택적 베타 아드레날린성 차단제와 베타-1 차단제, 베타-2 차단제로 구분된다. 신경차단제는 아드레날린성 신경말단의 노르에피네프린의 분비나 생성을 억제하는 약물이다. [표 4.2]는 아드레날린성 약물의 분류, 수용체의 종류, 주요 약물 효과를 기록하였다.

표 4.2

주요 아드레날린성 약물 분류와 수용체 작용 부위		
아드레날린성 약물	**수용체 부위**	**주요 약물 효과**
교감신경작용제(효현제)		
알파 약물	알파-1 알파-2	알파-1 효과, 알파-1 매개 민무늬근의 수축은 혈압을 증가시킴 알파-2 효과, 음성되먹임은 노르에피네프린의 분비를 감소시킴
비선택적 베타 약물	베타-1 베타-2	베타-1 효과, 심장자극; 심박수 증가와 수축력 증가 베타-2 효과, 베타-2 매개 민무늬근 이완, 기관지확장, 심장과 골격근에의 혈류 증가
선택적 베타-2 약물	베타-2	베타-2 효과, 베타-2 매개 민무늬근 이완, 기관지확장, 심장과 골격근에의 혈류 증가
교감신경차단제(길항제)		
선택적 알파-1 차단제	알파-1	알파-1차단, 알파-1매개 민무늬근 이완(혈관확장), 혈압감소
비선택적 베타-차단제	베타-1 베타-2	베타-1 차단, 심장기능 감소, 심박수와 수축력의 감소 베타-2 차단, 베타-2 매개 민무늬근 수축
선택적 베타-1 차단제	베타-1	선택적 베타-1 차단, 심장기능 감소, 심박수와 수축력 감소
신경차단제	아드레날린성 신경말단	신경말단에서 노르에피네프린의 합성 그리고/또는 분비를 방해, 모든 교감활성 감소, 혈압과 심장기능의 감소

LO 4.4

알파-아드레날린성 약물

ALPHA-ADRENERGIC DRUGS

대표적 약물은 노르에피네프린이다. 주로 주사제로 사용되나 작용 시간은 매우 짧다. 알파-아드레날린성 약물은 주로 알파-1 수용체에 결합하여 민무늬근 수축 효과를 나타내는데, 혈관 수축, 위장관과 요로의 괄약근 수축, 안구근육(동공 근육)의 수축으로 산동을 일으킨다.

보건의료인을 위한 참고사항

알파-아드레날린성 약물을 정맥주입할 때에는 정맥주사 바늘을 자주 확인하여 약물이 피부로 침투하지 않도록 확인하여야 한다. 알파-아드레날린성 약물이 침투하면 피부혈관의 강력한 혈관 수축을 일으키며, 이는 피부 세포 괴사 및 괴저를 일으킬 수 있다.

임상 적응증

Clinical Indications

알파-아드레날린성 약물은 저혈압 상태에서 정맥주사를 통해 수술 후 혈압과 혈액 순환을 유지한다. 코점막 혈관을 수축하여 콧물 분비를 줄이고 충혈 완화 효과를 나타내며, 안과의 산동제, 충혈 완화제로 사용된다[표 4.3].

유해 작용

Adverse Effects

가장 주의할 점은 주사제로 사용할 때 급격한 혈관 수축이며, 이로 인한 혈압 상승과 고혈압 위기이다. 더 나아가 출혈(뇌)이나 심부정맥이 나타나기도 한다.

LO 4.5

베타-아드레날린성 약물

BETA-ADRENERGIC DRUGS

베타-아드레날린성 약물은 베타 수용체의 선택성을 가지고 있다. 다만 노르에피네프린과 에피네프린은 베타 수용체 작용뿐 아니라 일부 알파 수용체 작용도 가지고 있다.

표 4.3

알파-아드레날린성 약물		
약물(상품명)	**주요 작용**	**제형**
저혈압 치료에 사용되는 약물		
미도드린(*ProAmatine*)	혈압증가	알약
노르에피네프린(*Levophed*)	혈압증가	주사
페닐에프린(*Neo-Synephrine*)	혈압증가	주사
코, 눈의 충혈완화에 사용되는 약물		
나파졸린(*Privine*) (*Naphcon*)	코 충혈제거 안구 충혈제거	코 용액, 분무 안과용액, 안약
옥시페타졸린 (*Afrin/Naphcon/Mucinex/Dristan*)	코 충혈제거	코 용액, 분무
페닐에프린(*Neo-Synephrine*)	코 충혈제거	코 용액, 분무, 알약, 안과용액
슈도에페드린(*Sudafed*)	코 충혈제거	알약, 캡슐, 시럽
테트라하이드로졸린(*Tyzine*) (*visine*)	코 충혈제거 안구충혈제거	코용액, 점비제 안과용액, 점안약
자일로메타졸린(*Otrivin*)	코 충혈제거	점비제

표 4.4

베타-아드레날린성 약물			
약물(상품명)	**수용체**	**주요 작용**	**제형**
비선택적 약물			
도파민(*Intropin*)	알파, 베타1	순환 쇼크	정맥 주입
에페드린(*Generic*)	알파, 베타-1, 베타-2	기관지 확장제	캡슐, 비경구
에페드린(*Generic*) (*EpiPen*) (*Primatene mist*)	알파, 베타-1, 베타-2 위와 같음 위와 같음	급성 알레르기 /천식 급성 알레르기 기관지 확장제	피하주사 근육주사 에어로졸 흡입제
이소프로테레놀(*Isuprel*)	베타-1, 베타-2	강심제	주사
선택적 약물			
알부테롤(*Proventil*)	베타-2	기관지 확장	에어로졸 흡입제, 알약, 시럽
도부타민(*Dobutrex*)	베타-1	급성 심부전	정맥 주입
레발부테롤(*Xopenex*)	베타-2	기관지 확장제	분무
메타프로테레놀(*Alupent*)	베타-2	기관지 확장제	에어로졸 흡입제
살메테롤(*Serevent*)	베타-2	기관지 확장제	에어로졸 흡입제
터뷰탈린(*Brethine*)	베타-2	기관지 확장제, 조기분만	주사, 알약

베타 약물의 효과

Beta Drug Effects

가장 중요한 효과는 심장(베타-1)과 기관지(베타-2)의 작용이다. 이소프로테레놀(isoproterenol)은 비선택성 베타 약물 중에서 효력이 가장 크다. 이러한 비선택성(심장에 대한 효과)은 천식이나 알레르기에 의한 기관지 수축을 치료할 때 이소프로테레놀의 주요 단점이 된다. 기관지 확장을 위해서는 선택적 베타-2 아드레날린성 약물이 추천된다(26장 참조). 자궁민무늬근의 베타-2 수용체는 자궁이완을 일으키며, 이는 조기산통의 치료제로 사용된다. 자세한 베타 약물은 [표 4.4]에 기록하였다.

에피네프린의 임상 적응증

Clinical Indications for Epinephrine

에피네프린은 아나필락시스 등 급성 알레르기 반응의 일차 선택 약물로 피하 주사제로 주로 사용되며 알파, 베타 아드레날린성 수용체에 반응하여 기관지 수축, 저혈압, 다른 쇼크 반응을 완화한다. 에피펜(*EpiPen*), [그림 4.2]은 개인 근육주사용 에피네프린으로 위급한 상황에서 빠르게 사용할 수 있다. 국소마취제에 에피네프린을 혼합한 약물은 에피네프린이 알파 아드레날린성 수용체에 반응하여 혈관수축을 목적으로 사용된다. 베타 아드레날린성 효과는 심장 자극(베타-1, 심정지)과 기관지 이완(베타-2, 천식)이 대표적이다.

도파민

Dopamine

뇌의 신경전달물질인 도파민은 노르에피네프린 합성의 전구물질이기도 하며 순환기 쇼크 치료의 주사제로 사용된다. 저용량 도파민(0.5~2.0 mcg/kg/min)은 신장과 장간막 혈관의 도파민성 수용체에 반응하여 혈관확장을 통해 신장혈류를 증가시킨다. 중간용량 도파민(2~10 mcg/kg/min)은 베타-1 수용체에 작용하여 심박동수와 수축력을 증가시키며, 고용량 도파민은 알파 수용체에 반응하여 혈관수축을 일으킨다. 도부타민(*Dobutrex*)은 도파민 유사 약물로 베타-1 수용체에 반응하여 심부전 치료에 사용된다.

유해 작용

Adverse Effects

중추신경계에 반응하여 초조, 떨림, 불안 등이 나타나며 특히 에피네프린과 이소프로테레놀은 심장에 반응하여 두근거림이나 부정맥이 나타난다. 그러므로 심장질환자에게는 사용이 제한된다. 베타-2 아드레날린성 효과로 골격근 혈관의 이완이 유도되나 저혈압이 드물게 나타난다. 선택성 베타-2 아드레날린성 약물이라도 고용량에서는 심장의 베타-1 수용체에도 작용한다.

그림 4.2 EpiPen 자가주사기

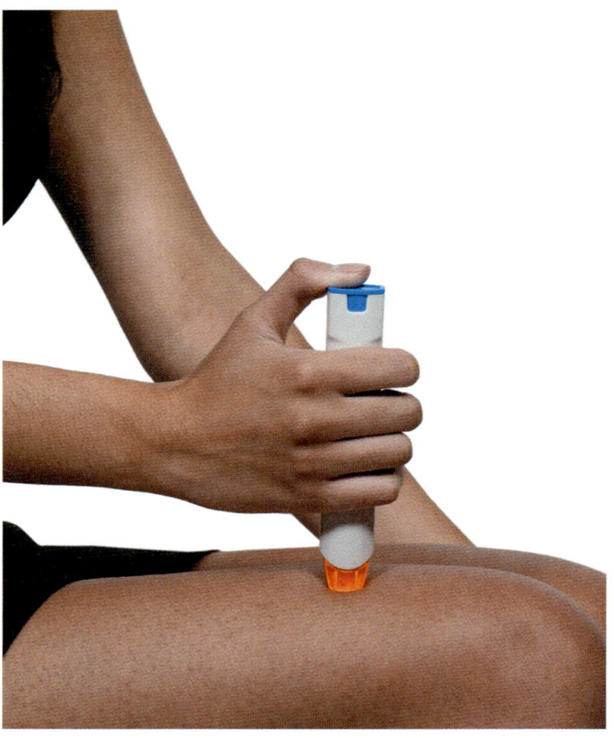

에피펜은 아나필락시스-알레르기 반응에 사용되는 에피네프린의 자가 근육주사제이다.

LO 4.6

알파-아드레날린성 차단제

ALPHA-ADRENERGIC BLOCKING DRUGS

알파-아드레날린성 차단제(길항제)는 노르에피네프린과 에피네프린의 교감신경의 알파-아드레날린성 수용체 결합을 차단하며, 주작용은 민무늬근의 이완이다.

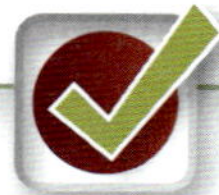

환자 안전과 교육

비경구적 아드레날린성 작용 약물을 투여하는 동안 자주 생체 징후(심박수, 혈압, 호흡)를 확인해야 한다. 특히 IV line과 바늘의 상태를 확인한다. 과량 투여로 인한 교감신경 징후, 즉 발한, 오한, 흉통, 호흡곤란, 혈압의 현저한 증가 등을 관찰한다. 환자에게 오한, 발한, 흉통, 호흡곤란, 심장 불규칙, 허약 또는 실신 전 징후를 의료진에게 알리도록 한다.

표 4.5

알파-아드레날린성 차단제		
약물(상품명)	**주요 사용례**	**일반적인 일일 투여량**
알푸조신(*Uroxatral*)	전립샘비대의 치료	10 mg PO
독사조신(*Cardura*)	고혈압의 치료 전립샘비대의 치료	1~16 mg PO 1~8 mg PO
페녹시벤자민(*Dibenzyline*)	크롬친화세포종의 치료	20~120 mg PO
프라조신(*Minipress*)	고혈압의 치료	2~20 mg PO
실로도신(*Rapafio*)	전립샘비대의 치료	4~8 mg PO
탐술로신(*Fiomax*)	전립샘비대의 치료	0.4~0.8 mg PO
테라조신(*Hytrin*)	고혈압의 치료 전립샘비대의 치료	1~20 mg PO 1~20 mg PO

임상 적응증

Clinical Indications

알파-차단제는 강력한 혈관 수축으로 인한 고혈압(21장 참조), 레이노병(피부와 사지로의 혈류감소), 크롬친화세포종(부신수질 양성종양)의 치료제로 사용된다. 페녹시벤자민(phenoxybenzamine)은 긴 작용 시간을 가지고 있어 수술로 종양을 제거하기 전까지 크롬친화세포종의 치료제로 사용된다. 전립샘비대증의 소변의 흐름을 개선시키며 다른 작용은 [표 4.5]에 기록하였다.

유해 작용

Adverse Effects

축동, 코막힘, 위장관 활동 증가, 심한 저혈압으로 인한 대상성 빈맥이 나타날 수 있다. 심장혈관반사를 억제하여 기립성 저혈압이나 실신이 일어날 수 있어 운동할 때 주의하여야 한다.

LO 4.7

베타-아드레날린성 차단제

BETA-ADRENERGIC BLOCKING DRUGS

베타-차단제는 노르에피네프린과 에피네프린의 교감신경의 베타 아드레날린성 수용체 결합을 차단하여 고혈압, 협심증, 부정맥 치료에 사용된다. 주로 베타-1 아드레날린성 수용체에 대한 반응이며 베타-2 수용체 차단으로 인한 특별한 적응증은 없다.

베타-차단제의 종류

Types of Beta-Blockers

비선택적 베타(베타-1과 베타-2) 차단제와 선택적 베타-1 차단제로 구분된다. 선택적 베타-1 차단제의 경우, 치료 용량에서는 베타-1 수용체에만 작용하며 고용량에서는 베타-2 수용체에도 작용한다. 비선택적 베타-차단제는 베타-1과 베타-2 수용체를 모두 억제한다(labetalol은 알파-1 수용체도 억제). 베타-차단제의 주요 적응증은 [표 4.6]에 기록되어 있다.

약리 효과

Pharmacologic Effects

프로프라놀롤(propranolol)은 심박동수, 수축력, 심장의 전도 속도를 저하하여 혈압을 떨어뜨리고 심근의 산소 소비량을 감소시켜 교감신경계 항진으로 인한 협심증 치료에 효과적이다. 프로프라놀롤은 경구와 정맥으로 투여하며 경구용은 간문맥을 통해 먼저 간에서 대사되어 일차 통과효과로 인해 전신 순환에 도달하는 양이 줄어든다. 베타-차단제는 당대사와 지질대사에 영향을 주며 당뇨병 환자에서 저혈당이 관찰되기도 하며 혈중 트리글리세리드가 상승하기도 한다. 프로프라놀롤은 대표적 지용성 베타-차단제로서 뇌에 쉽게 도달하여 진정 작용, 우울, 중추 교감신경억제(저혈압 유도)를 일으킨다. 나돌롤(nadolol)과 아테놀롤(atenolol)은 지용성이나 뇌로 진입하지 못하며 대사되지 않고 소변으로 배설된다.

표 4.6

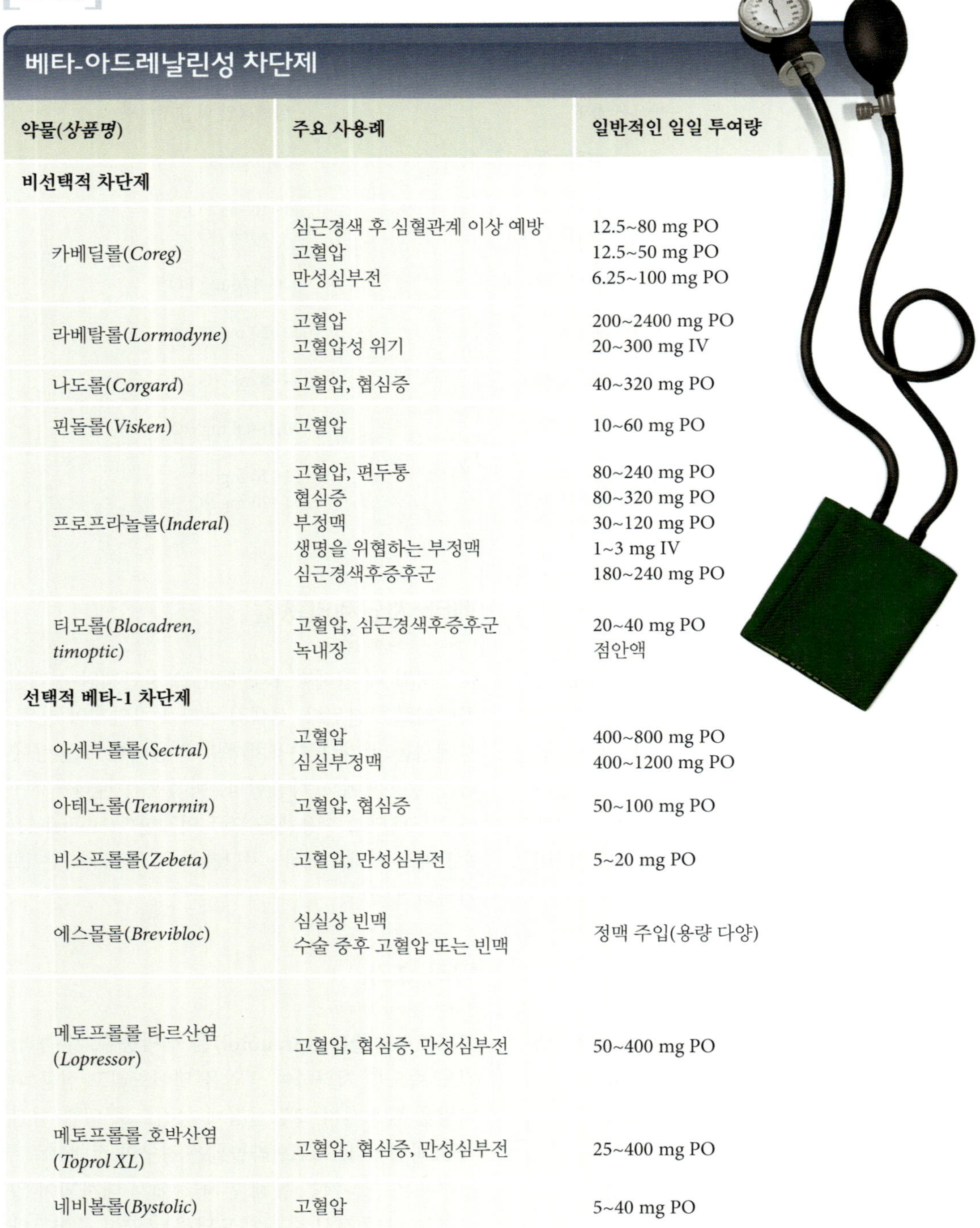

베타-아드레날린성 차단제

약물(상품명)	주요 사용례	일반적인 일일 투여량
비선택적 차단제		
카베딜롤(*Coreg*)	심근경색 후 심혈관계 이상 예방 고혈압 만성심부전	12.5~80 mg PO 12.5~50 mg PO 6.25~100 mg PO
라베탈롤(*Lormodyne*)	고혈압 고혈압성 위기	200~2400 mg PO 20~300 mg IV
나도롤(*Corgard*)	고혈압, 협심증	40~320 mg PO
핀돌롤(*Visken*)	고혈압	10~60 mg PO
프로프라놀롤(*Inderal*)	고혈압, 편두통 협심증 부정맥 생명을 위협하는 부정맥 심근경색후증후군	80~240 mg PO 80~320 mg PO 30~120 mg PO 1~3 mg IV 180~240 mg PO
티모롤(*Blocadren, timoptic*)	고혈압, 심근경색후증후군 녹내장	20~40 mg PO 점안액
선택적 베타-1 차단제		
아세부톨롤(*Sectral*)	고혈압 심실부정맥	400~800 mg PO 400~1200 mg PO
아테노롤(*Tenormin*)	고혈압, 협심증	50~100 mg PO
비소프롤롤(*Zebeta*)	고혈압, 만성심부전	5~20 mg PO
에스몰롤(*Brevibloc*)	심실상 빈맥 수술 중후 고혈압 또는 빈맥	정맥 주입(용량 다양)
메토프롤롤 타르산염(*Lopressor*)	고혈압, 협심증, 만성심부전	50~400 mg PO
메토프롤롤 호박산염(*Toprol XL*)	고혈압, 협심증, 만성심부전	25~400 mg PO
네비볼롤(*Bystolic*)	고혈압	5~40 mg PO

임상 적응증

Clinical Indications

베타-차단제는 협심증 치료(19장 참조), 고혈압 치료(21장 참조), 부정맥 치료(18장 참조), 만성 심부전 치료에 이용되며, 안압을 감소시키기 위하여 녹내장 치료에 사용되고, 편두통 치료에 사용되어 편두통 유발 횟수를 감소시킨다.

유해 작용

Adverse Effects

흔한 유해 작용은 구역질과 설사이며 심한 경우 심장 기능의 저하도 나타난다. 프로프라놀롤(propranolol) 등 비선택적 베타-차단제는 천식과 호흡기 장애가 있는 환자에게는 금기이다. 선택적 베타-1 차단제를 치료 용량보다 많은 고용량으로 사용하는 경우 베타-2 아드레날린성 수용체를 차단하여 기관지 수축을 유도할 수 있다.

약물 상호작용

Drug Interactions

가장 심각한 약물 상호작용은 베타-차단제와 심장 글리코사이드, 항부정맥약물, 칼슘 차단제 등으로 인한 심혈관 기능 감소이다. 이러한 약물 상호작용은 심박동수와 심근 수축력을 떨어뜨려 저혈압과 심부전을 초래할 수 있다.

LO 4.8

아드레날린성 신경차단제

ADRENERGIC NEURONAL BLOCKING DRUGS

노르에피네프린의 합성과 저장에 관련된 아드레날린성 신경말단 내에 주로 작용한다. 과거 레세르핀(reserpine)과 구아네티딘(guanethidine)은 중증의 고혈압 치료제로 사용하였으나 심한 부작용으로 현재는 사용하지 않는다. 다만 메틸도파(methyldopa)는 현재도 사용되고 있다. [그림 4.3]은 아드레날린성 신경차단제의 작용점을 표시하였다.

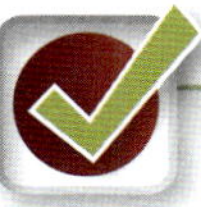

환자 안전과 교육

비경구적 아드레날린성 약물을 투여하는 동안 환자의 생체 징후를 자주 확인한다.

또한 환자에게 심장억제(베타-차단제)와 저혈압(알파와 베타-차단제)의 징후가 있는지 자주 관찰한다.

환자에게 일반적인 약물 부작용인 쇠약, 피로, 어지러움, 진정 등을 설명한다.

환자에게 서맥, 흉통, 호흡곤란, 정신착란, 악몽 또는 무기력증의 증상이 나타나면 바로 보고하라고 당부한다.

당뇨 환자는 베타-차단제들이 인슐린과 혈당 수치에 영향을 끼칠 수 있고, 작은 변화라도 반드시 보고하라고 인지시켜야 한다.

메틸도파

Methyldopa (*Aldomet*)

알파-메틸도파(alpha-methyldopa)는 신경말단에서 알파-메틸 노르에피네프린으로 합성되어 가성 신경전달물질로 작용하여 교감신경 작용을 떨어뜨린다. 이 작용은 숨

그림 4.3 아드레날린성 신경 차단 약물의 활성 부위

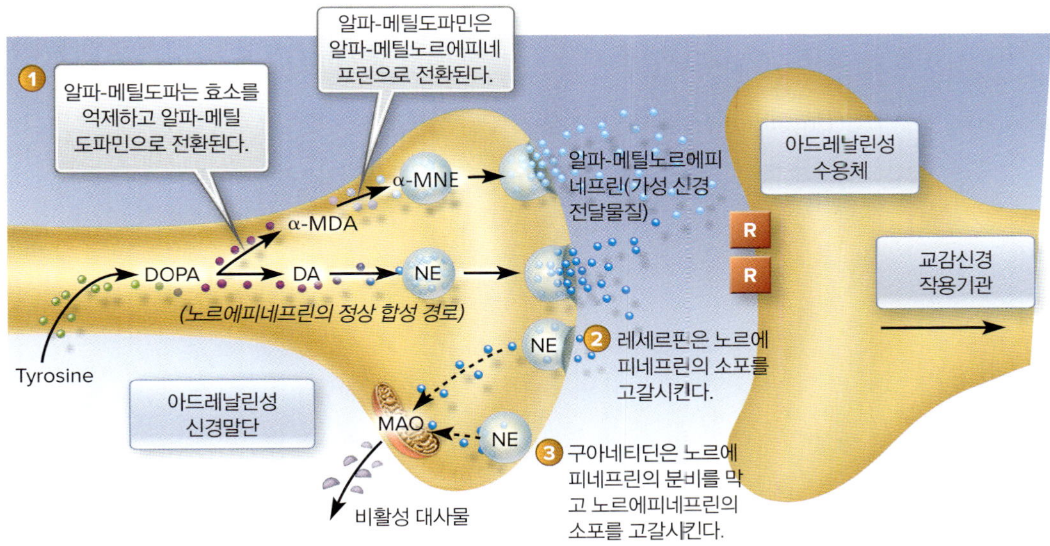

(1) 알파-메틸도파는 DOPA에서 DA로 전환하는 효소를 억제한다. 그 과정에서 DOPA는 알파-메틸도파민(alpha-MDA)으로 전환되고 가성 신경전달물질인 알파-메틸노르에피네프린(alpha-MNE)으로 다시 전환된다. (2) 레세르핀은 NE가 포함된 신경말단 소포를 고갈시키고 NE는 MAO에 의해 비활성 대사물질로 대사된다. (3) 구아네티딘은 NE의 분비를 막고 NE 소포를 고갈시킨다.

뇌의 혈관운동중추와 혈관의 알파-2 아드레날린성 수용체에 작용하여 혈압을 낮춘다. 임신 여성에 사용할 수 있다. 대부분 첫 투여 때에는 졸림, 진정이 나타나며 반복 투여 시 사라진다. 다른 부작용으로는 구역, 구토, 설사, 코막힘, 서맥 등이며 심한 경우 약물열, 간 기능 장애, 용혈성 빈혈, 약물성 전신홍반성 낭창유사증후군, 관절염 등이 나타난다.

구아나드렐

Guanadrel (*Hylorel*)

강력한 아드레날린성 신경 차단 효과를 가진 구아네티딘(guanethidine)과 유사한 작용을 일으키며 고혈압 치료제로 사용된다. 약물 유해 반응으로 교감신경 작용의 감소로 인해 설사, 코막힘, 서맥, 기립성 저혈압, 남성 발기부전 등이 나타난다.

특수상황에서의 적절한 치료

Preferred Treatment for Selected Conditions

급성 알레르기 반응/아나필락시스

Acute Allergic Reactions/Anaphylaxis

벌레에 물렸을 때나 약물 등으로 인한 급성 알레르기 반응에는 에피네프린 피하주사나 에피펜(*EpiPen*)을 사용한다. 이와 함께 코르티코스테로이드(30장 참조), 항히스타민제(25장 참조)를 사용한다.

전립샘비대증

Benign Prostatic Hyperplasia

탐스로신(*Flomax*), 알푸조신(*Uroxatral*) 등 알파-차단제를 사용하며, 스테로이드 억제 약물인 남성 테스토스테론 활성 전환 억제 작용으로 전립샘 크기를 감소시키는 피나스테리드(*Finasteride*) 프로스카(*Proscar*), 두타스테리드(*avodart*)을 같이 사용한다.

기관지확장

Bronchodilation

경증에서 중등도의 천식에 사용되는 선택적 베타-2 효현제인 알부테롤(*Proventil*), 테르부탈린(*Brethine*)은 4~6시간 작용하며 프로모테롤(*Foradil*), 살메테롤(*Serevent*)은 긴 작용시간을 가지고 있다. 중등도나 중증의 천식에는 항염증 작용을 가진 코르티코스테로이드와 병행하며 상세한 내용은 26장을 참조한다.

고혈압

Hypertension

고혈압치료제는 이뇨제, 안지오텐신 관련 약물, 칼슘체널 차단제, 알파, 베타-차단제 등으로 구분되며 각 상황에 따른 치료는 21장을 참조한다.

아드레날린성 약물의 작용점 요약

Summary of Sites of Action for Adrenergic Drugs

[그림 4.4]는 전형적인 아드레날린성 신경섬유, 아드레날린성 수용체와 관련된 아드레날린성 약물의 작용점을 기록하였다. [표 4.7]은 교감신경 수용체와 이에 반응하는 약물을 요약하였다.

그림 4.4 아드레날린성 약물과 아드레날린성 차단제의 작용 부위와 아드레날린성 수용체 부위의 개요

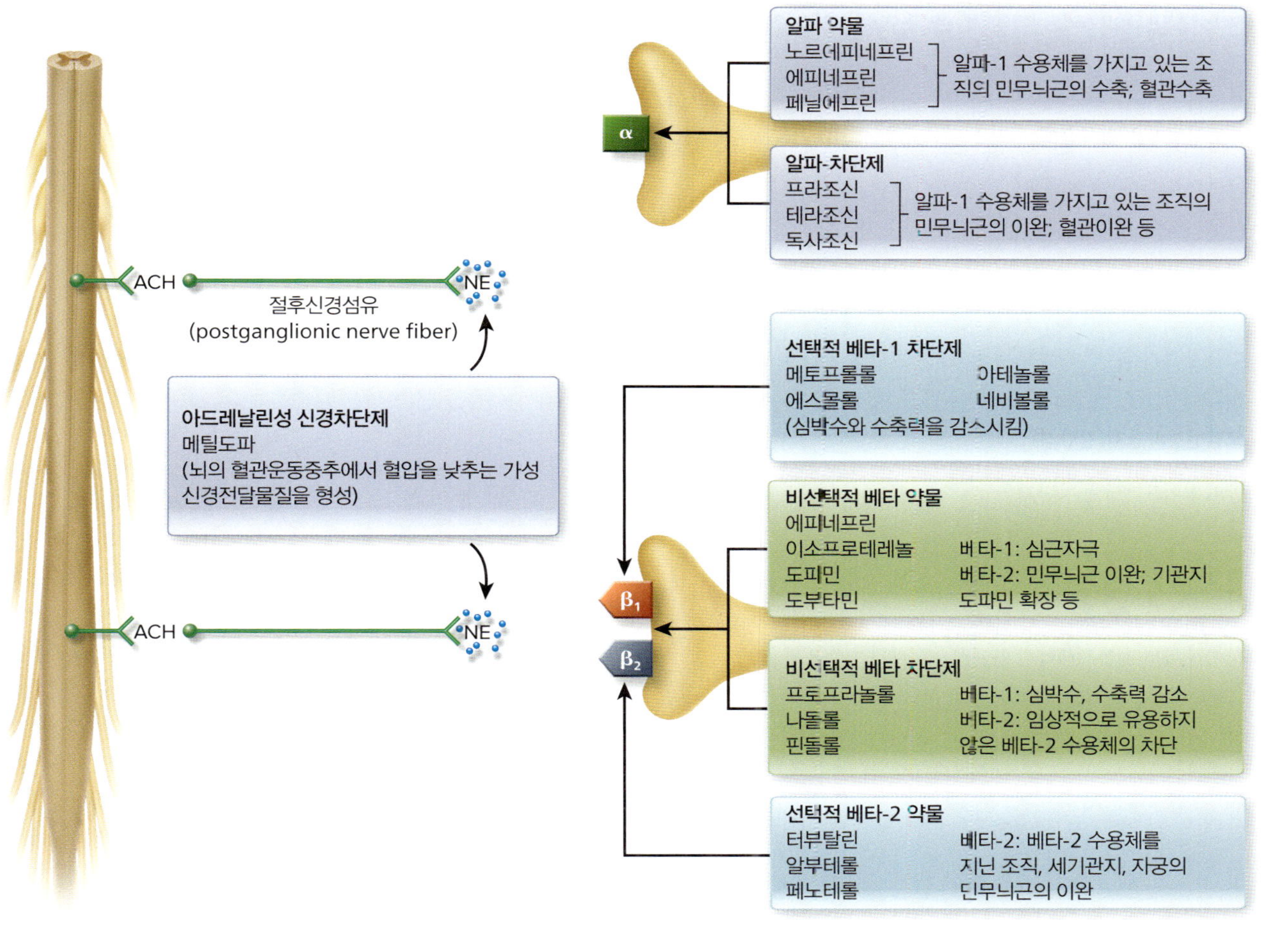

표 4.7

교감신경 약물 분류와 수용체 부위의 용어

약물 분류	작용 부위	주요 효과	약물
교감신경작용제(작용제)			
알파-아드레날린 작용제	알파-1 수용체	민무늬근 수축, 혈관수축	노르에피네프린, 에피네프린, 메타라미놀, 페닐에프린
비선택적 베타-1 & 베타-2 아드레날린 작용제	베타-1과 베타-2 수용체	심근자극, 민무늬근 이완, 기관지확장	에피네프린, 이소프로테레놀
선택적 베타-2 아드레날린 작용제	베타-2 수용체	민무늬근 이완, 기관지확장	알부테롤, 포르모테롤, 살메테롤, 터뷰탈린
교감신경차단제(길항제)			
알파-1 아드레날린 차단제	알파-1 수용체	민무늬근 이완, 혈관확장	독사조신, 프라조신, 탐스로신, 테라조신
비선택적 베타-1 & 베타-2 아드레날린 차단제	베타-1과 베타-2 수용체	심장억제, 민무늬근 수축 (베타-2 기관)	나돌롤, 핀돌롤, 프로프라놀롤, 티몰롤
선택적 베타-1 아드레날린 차단제	베타-1 수용체	심장억제(심박수/수축력 감소)	아테놀롤, 아세부톨롤, 에스몰롤, 메토프롤롤
아드레날린성 신경차단제	아드레날린성 신경말단	교감신경활성 감소	메틸도파

복습 문제 _Chapter Review

업무에 필요한 지식 _Applying Knowledge on the Job

※ 비판적 사고를 통해 다음 질문에 답하시오.

1. 40세 여자가 천식과 당뇨가 있고, 또한 고혈압이 있다. 이를 위해 그녀의 주치의는 프르프라놀롤(propranolol)을 처방했다. 당신의 업무 중 하나는 의사의 조수로서 환자가 다른 건강상의 문제 때문에 사용이 금지된 약을 처방받지 않도록 확실하게 하는 것이다. 프로프라놀롤 처방에 대해서 당신은 의사에게 뭐라고 말해야 하나? **(4.7)**

다중 선택 문제 _Multiple Choice

※ 다음 중 옳은 답을 고르시오.

1. 노르에피네프린의 알파-1 수용체의 주요 약리효과는? **(4.2)**
A. increased heart rate
B. bronchodilation
C. vasoconstriction
D. contraction of urinary bladder
E. increased force of myocardial contraction

2. 에피네프린이 자극하는 수용체는? **(4.2)**
A. alpha-1 receptors
B. alpha-2 receptors
C. beta-1 receptors
D. beta-2 receptors
E. 이상 모두

3. Methyldopa의 작용 기전은? **(4.8)**
A. increased release of NE from adrenergic nerve ending
B. alpha-1 receptor blocker
C. beta-1 receptor blocker
D. formation of a false transmitter in adrenergic nerve ending
E. 모두 아님

4 급성 알레르기 반응의 치료제는? **(4.4, 4.5)**
A. 노르에피에브린(norepinephrine
B. 페닐레프린(phenylephrine)
C. 슈도에페드린(pseudoephedrine)
D. 에피 네프린(epinephrine)
E. 프로프라놀롤(propranolol)

5. 비선택적 베타-아드레날린성 차단제의 효과는? **(4.7)**
A. decreasing heart rate
B. decreasing force of myocardial contraction
C. vasoconstriction of skeletal muscle blood vessels
D. lowering of blood pressure
E. 이상 모두

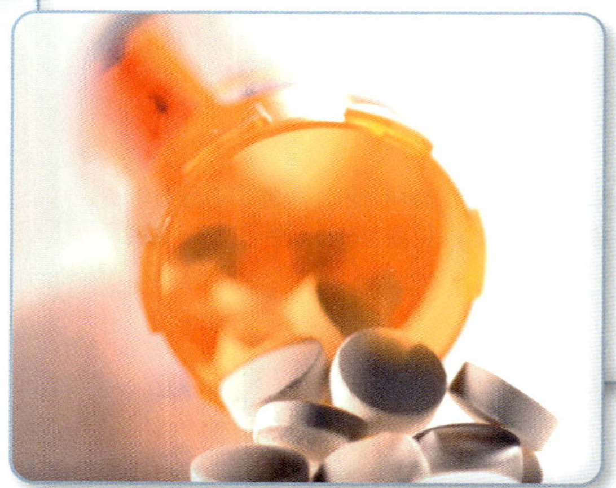

Jupiterimages/Thinkstock/Getty Images

부교감신경계 작용 약물

Drugs Affecting the Parasympathetic Nervous System

핵심 용어_Key Terms

니코틴성-근육(Nm) 수용체[nicotinic-muscle (Nm) receptor]: 골격근의 신경근육 접합부에 있는 콜린성 수용체

니코틴성-신경(Nn) 수용체[nicotinic-neural (Nn) receptor]: 교감과 부교감 신경절에 존재하는 콜린성 수용체

무스카린성 수용체(muscarinic receptor): 민무늬근과 심근에 있는 콜린성 수용체

부교감신경차단제(parasympatholytic): 부교감신경 활성을 감소시키는 약물(anticholinergic)

부교감신경흥분제(parasympathomimetic): 부교감신경 활성을 증가시키는 약물(cholinergic)

아세틸콜린에스테라아제(acetylcholinesterase): 아세틸콜린을 대사(비활성)시키는 효소

콜린성(cholinergic): 부교감신경과 수용체를 자극하는 약물

항콜린성(anticholinergic): 부교감신경의 활성을 억제하는 약물

학습 목표_Learning Outcomes

이 장을 학습한 후 다음 사항을 할 수 있어야 한다.

5.1 아세틸콜린의 분비와 비활성을 설명할 수 있다.

5.2 콜린성 수용체 3가지와 각 수용체가 위치한 조직을 열거할 수 있다.

5.3 콜린성(무스카린성) 약물의 직접 및 간접 작용의 약리 효과와 사용을 비교하여 설명할 수 있다.

5.4 간접 작용 항콜린에스테라아제 약물의 임상적 응용을 설명할 수 있다.

5.5 항콜린성 약물의 약리 효과, 임상적 응용, 부작용을 설명할 수 있다.

5.6 부교감신경 항진에 의해 발생하는 가장 흔한 질환의 치료에 사용되는 주요 약물을 열거할 수 있다.

들어가며_Introduction

자율신경계는 내부 장기와 분비샘의 기능을 조절한다. 이전에 기술했듯이 자율신경계 중 교감신경계는 신체적 운동과 스트레스(맞섬 도피반응)의 활성도를 조절한다. 부교감신경 자극은 소화기계와 비뇨생식기계의 활동을 증가시키며 심혈관계의 활동을 감소시킨다.

부교감신경의 활성도를 증가시키는(콜린성) 약물은 알츠하이머병, 녹내장, 중증근무력증, 비뇨기나 장관의 운동 정체에 사용된다. 부교감신경의 활성도를 감소시키는(항콜린성) 약물은 과민성 비뇨기 또는 장질환, 천식, 만성폐쇄성폐질환, 멀미 및 안과적 처치 등에 사용한다.

LO 5.1

콜린성 신경 활성

CHOLINERGIC NERVE ACTIVITY

콜린성(cholinergic)이란 용어는 부교감신경계의 신경과 수용체를 말한다. 부교감신경계의 신경전달물질은 아세틸콜린(ACH)이다. 아세틸콜린을 방출하는 신경을 콜린성 신경이라 부르며 콜린성 자극에 반응하는 수용체를 콜린성 수용체라고 부른다. 그러나 3장에서 기술했듯이 콜린성 수용체는 분포 위치에 따라서 무스카린성 또는 니코틴성 수용체로 세분된다. 민무늬근과 심근에 분포하는 무스카린성 수용체를 자극하는 약물은 아세틸콜린과 비슷한 작용을 나타내며 흔히 콜린성 약물이라고 부른다. 무스카린성 수용체를 차단하는 약물은 **항콜린성(anticholinergic)** 약물이라 한다. 항콜린성 약물은 아세틸콜린이 수용체에서 작용하는 것을 막는다. 다른 종류의 콜린성 수용체인 니코닌성-신경(Nn)과 니코틴성-근육(Nm) 수용체에 작용하는 약물은 서로 다르며 차단제도 다르다.

아세틸콜린은 콜린성 신경말단 내에서 음식물로부터 섭취된 영양성분, 콜린 그리고 acetyl coenzyme A로부터 합성된다. 합성된 아세틸콜린은 신경자극에 의해 방출될 때까지 소포에 저장된다. 신경이 자극되면 아세틸콜린이 소포로부터 방출되어 시냅스를 통과해서 이동하다가 민무늬근막 또는 심근막에 도달하여 콜린성 수용체와 결합한다. 아세틸콜린이 수용체와 결합하면 부교감신경성 자극이 일어나기 시작한다. 콜린성 수용체가 있는 부위에는 아세틸콜린에스테라아제라는 효소가 존재한다. **아세틸콜린에스테라아제(acetylcholinesterase)**는 아세틸콜린이 수용체와 결합한 상태가 아닌 신경말단 바깥쪽에 있을 때에만 아세틸콜린을 분해한다. 간과 혈장에도 가성콜린에스테라아제라고 불리는 아세틸콜린에스테라아제 효소가 존재하며 이것 역시 아세틸콜린과 그와 연관된 약물을 가수분해한다. 아세틸콜린의 분해는 빠르게 일어나서 그 작용 시간은 불과 몇 초 동안만 지속된다.

식중독을 일으키는 세균의 독소인 보툴리눔 독소는 콜린성 신경말단으로부터 아세틸콜린의 방출을 차단하여 골격근의 이완형 다비를 일으킨다. 최근 몇 년간 이 독소를 약품화하여(*Botox*) 여러 상황에서 임시로 골격근을 마비시키기 위해 주사제로 사용해 왔다. [그림 5.1]은 콜린성 신경말단에서 일어나는 아세틸콜린의 합성, 저장, 방출, 대사를 나타내고 있다.

LO 5.2

콜린성 수용체

CHOLINERGIC RECEPTORS

말초신경계에는 3가지 종류의 콜린성 수용체 즉 무스카린성(muscarinic), 니코닌성 신경(nicoticic-neural, Nn), 니코틴성 근육(nicotinic-muscle, Nm)이 있다. 아세틸콜린은 이 3가지 수용체에 모두 작용하는 신경전달물질이다. 그러나, 이 3가지 수용체는 각각 다른 약물에 의해 반응하거나 차단된다. 각각의 수용체를 차단하는 3가지 계열의 약물이 있으며 콜린성 수용체에 사용되는 용어가 어렵긴 하지만 약물의 작용기전을 이해하기 위해서 용어의 이해는 필수적이다.

무스카린성 수용체

Muscarinic Receptors

부교감신경의 신경절이후신경말단(post-ganglionic nerve endings)에 존재하는 콜린성 수용체는 **무스카린성 수용체**이다[그림 5.2(a)]. 무스카린성이란 용어는 특정 버섯류로부터 추출된 알칼로이드 약물인 무스카린(muscarine)으로부터 유래되었다. 자율신경계의 기능을 밝히기 위해 사용

그림 5.1 콜린성 신경말단의 신경호르몬 전달

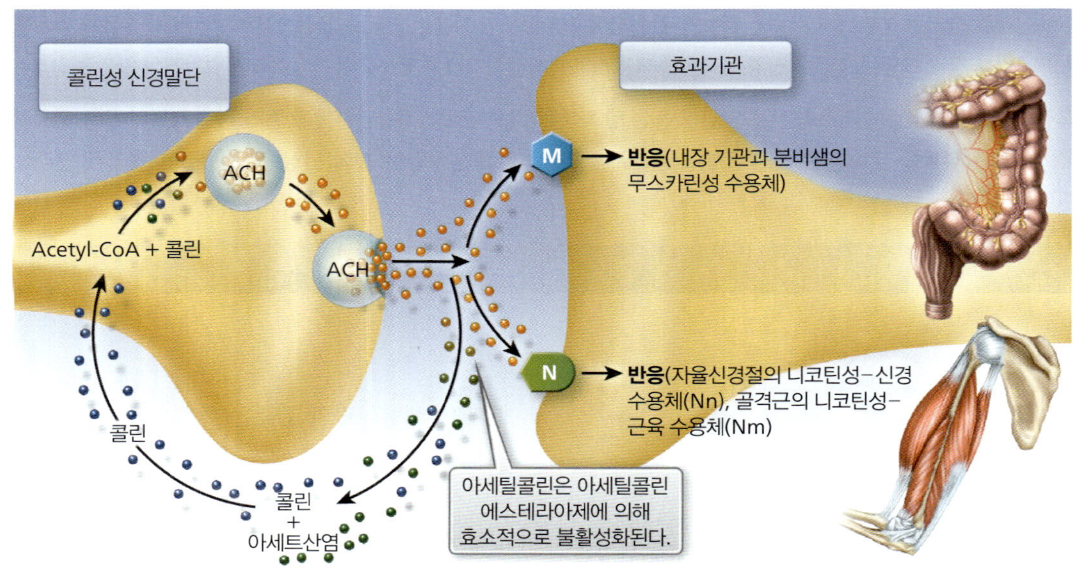

콜린은 신경말단으로 흡수되고 acetyl-CoA와 결합하여 아세틸콜린(ACH)을 형성한다. 아세틸콜린은 소포에 저장되고 내장 기관이나 분비샘의 무스카린성 수용체(M), 자율신경절의 니코틴성 수용체(Nn), 골격근의 니코틴성 수용체(Nm)를 자극하기 위해 시냅스틈새로 분비된다. 아세틸콜린은 아세틸콜린에스테라아제에 의해 효소적으로 불활성화된다.

그림 5.2 콜린성 신경의 활성 부위와 관련 수용체

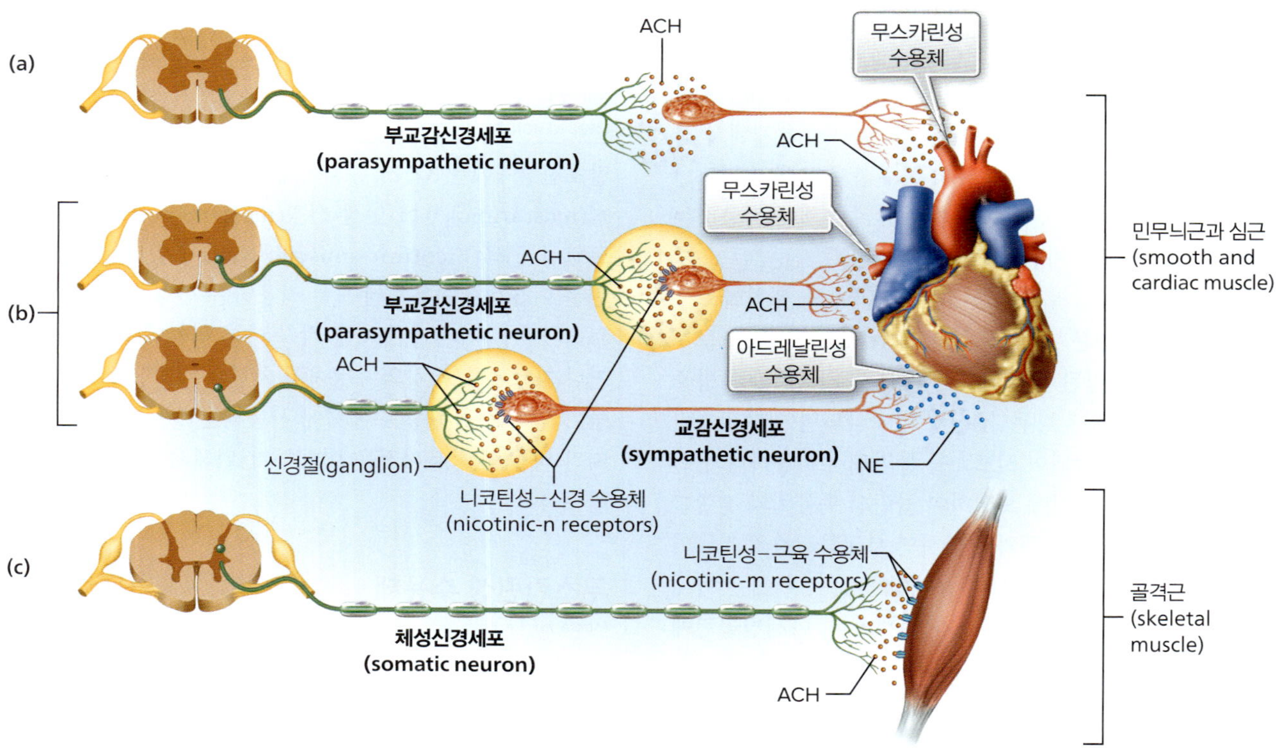

(a) 무스카린성 수용체를 통해 민무늬근/심근으로 연결되는 신경절이전/신경절이후 신경섬유와 부교감신경세포. (b) 교감/부교감 신경세포의 신경절에 모두 위치한 니코틴성-신경 수용체(Nn). (c) 니코틴성-근육수용체(Nm)를 통해 골격근에 분포하는 체성신경세포

된 최초의 약물인 무스카린은 아세틸콜린과 비슷한 효과를 나타내었으나 이 수용체에만 작용하였다. 결과적으로, 초기 약리학자들은 이 수용체를 무스카린성이라고 불렀으며 이 용어는 현재까지 사용되고 있다. 이 수용체에 작용하여 아세틸콜린 또는 무스카린처럼 작용하는 약물을 콜린성 또는 무스카린성 약물이라고 한다. 무스카린성 수용체에서 아세틸콜린을 차단하는 약물은 항콜린성 또는 항무스카린성 약물로 불린다. 그러나 현재는 *콜린성*과 *항콜린성*이란 용어가 더 선호된다.

니코틴성-신경(Nn) 수용체

Nicotinic-Neural (Nn) Receptors

교감 및 부교감신경에 모두 존재하는 콜린성 수용체[그림 5.2(b)]는 **니코틴성-신경(Nn)** 수용체로 알려져 있다. 아세틸콜린은 이 수용체에 작용하는 신경전달물질이다. 니코틴성이란 용어는 담배에서 추출된 알칼로이드 약물인 니코틴에서 유래되었다. 초기 약리학자들은 자율신경계의 약리학을 연구하기 위하여 니코틴도 사용하였으며 니코틴은 낮은 용량에서 자율신경절(교감 및 부교감신경절)을 자극하고 높은 용량에서 자율신경절을 차단하는 것을 관찰하였다. 이 수용체에서 아세틸콜린 또는 낮은 용량의 니코틴처럼 작용하는 약물을 신경절자극제(ganglionic stimulants)로 부르며 이 수용체에서 아세틸콜린을 차단하거나 높은 용량의 니코틴처럼 작용하는 약물을 신경절차단제(ganglionic blokers)라고 부른다.

니코틴성-근육(Nm) 수용체

Nicotinic-Muscle (Nm) Receptors

골격근의 신경근접합부에 존재하는 콜린성 수용체[그림 5.2(c)]는 **니코틴성-근육(Nm) 수용체**로 알려져 있다. 니코틴은 골격근의 신경근접합부를 자극하거나 아세틸콜린처럼 작용한다. 신경근접합부에서 아세틸콜린의 효과를 차단하는 약물을 신경근차단제 또는 골격근이완제로 부른다. 골격근과 연관된 신경과 수용체는 자율신경계의 일부가 아니다. 골격근은 신경계의 체신경에 속하는 수의적 신경의 지배를 받는다.

LO 5.3

콜린성 약물

CHOLINERGIC DRUGS

콜린성 약물은 콜린성(무스카린성) 수용체에서 아세틸콜린처럼 작용한다. 기본적으로 같은 의미를 갖는 다른 용어로는 **부교감신경흥분제(parasympathomimetic)**가 있다. 콜린성 약물은 직접 작용 약물과 간접 작용 약물로 나누어진다[표 5.1]. 직접 작용 약물은 콜린성(무스카린성) 수용체와 결합하여 아세틸콜린과 비슷한 작용을 나타낸다. 간접 작용 약물은 아세틸콜린에스테라아제를 억제함으로써 무스카린성과 니코틴성 수용체 모두에서 아세틸콜린의 농도를 높이고 작용을 증가시킨다. 직접 작용 약물은 콜린성(무스카린성) 수용체에서만 활성도를 높인다. [그림 5.3]에서는 직접 작용 약물과 간접 작용 약물의 수용체 작용 부위를 비교하였다.

직접 작용 콜린성 약물

Direct-Acting Cholinergic Drugs

직접 작용 콜린성 약물은 콜린성(무스카린성) 수용체와 결합한다. 아세틸콜린은 극히 짧은 작용 시간 때문에 약물로서 유용하지 않다. 그러므로 아세틸콜린의 효과를 얻기 위하여 몇 가지 아세틸콜린의 유도체들(bethanechol, carbachol)이 합성되어 사용되며 이 약물은 아세틸콜린에스테라아제에 의해 좀 더 서서히 분해된다. 결과적으로, 이 약물의 작용 시간은 아세틸콜린의 작용 시간보다 상당히 길어진다. 모든 관점에서 이 아세틸콜린의 유도체들은 아세틸콜린과 비슷하게 콜린성 수용체를 자극한다.

약리 효과

Pharmacological Effects

직접 작용 콜린성 약물은 주로 위장관 분비와 운동, 배뇨 작용을 증가시키며 동공수축(축동, miosis)을 일으킨다. 이 약물은 심장에 작용하여 심박수를 감소시키고 기관지 민무늬근에 작용하여 기관지 수축을 일으키지만 보통 임상적으로 큰 의미는 없다(표 5.1 참조).

아세틸콜린 유도체 이외에도 부교감신경 흥분 효과가 있는 무스카린과 필로카르핀(pilocarpine)같은 알칼로이드 약물이 있다. 무스카린은 버섯중독 사고를 제외하고는 임상적 중요성이 없지만 필로카르핀은 아세틸콜린처럼 작용하는 약물이며 녹내장 치료를 위해 점안제로만 사용된다.

임상 적응증

Clinical Indications

아세틸콜린과 그 유도체는 작용 시간이 짧아 베타네콜(bethanechol)을 제외하고 전신적으로는 거의 사용되지 않는다. 베타네콜은 비뇨기계와 장관운동을 자극하기 위하여 경구로 투여되는 약물이다. 어떤 약물(전신마취제)이나 질환은 특히 노인에서 소변 정체와 창자막힘증(ileus)을 일으

표 5.1

콜린성 약물과 주요 임상 적응증

약물(상품명)	임상 적응증
직접 작용 약물	
아세틸콜린(*Miochol-E*)	안과의 축동제
베타네콜(*Urecholine*)	요정체 수술 후 창자막힘증
카르바콜(*Isopto carbachol*)	녹내장의 치료
필로카르핀(*Isopto carpine*)	녹내장의 치료
간접 작용 약물(항콜린에스테라아제)	
에코타이오페이트(*Phospholine*)	녹내장의 치료
에드로포늄(*Tensilon*)	중증근무력증의 진단
네오스티그민(*Prostigmin*)	중증근무력증, 수술 후 창자막힘증, 요축적의 치료; 항콜린 작용 약물과 골격근 차단제로 인한 과도한 콜린성 차단의 해독제
피소스티그민(generic)	녹내장의 치료, 항콜린 작용 약물과 골격근 차단제로 인한 과도한 콜린성 차단의 해독제
피리도스티그민(*Mestinon*)	중증근무력증의 치료
도네페질(*Aricept*)	알츠하이머병의 치료
갈란타민(*Razadyne*)	알츠하이머병의 치료
리바스티그민(*Exelon*)	알츠하이머병의 치료

키는데, 베타네콜은 이런 경우 배뇨와 장운동을 자극하기 위하여 하루에 몇 번 투여될 수 있다. 주요한 부작용은 방광과 장관의 과도한 자극으로 인한 빈뇨와 설사이다.

콜린성 약물은 안과적 검사를 진행하는 동안 동공수축을 일으키는 축동제나 녹내장의 치료를 위하여 국소적으로 사용된다. 녹내장에서는 안압이 증가하는데, 증가된 안압은 서서히 망막을 손상시켜 실명을 일으킨다. 콜린성 약물의 국소 점안액은 축동을 일으키나 안구내액이 잘 순환하도록 촉진시켜 이로 인해 안압을 낮추고 망막 손상을 줄일 수 있다.

간접 작용 콜린성 약물

Indirect-Acting Cholinergic Drugs

간접 작용 콜린성 약물은 항콜린에스테라아제로 알려져 있으며 아세틸콜린에스테라아제를 억제하여 콜린성 수용체에서 아세틸콜린을 축적시킨다. 항콜린에스테라아제 약물은 다시 아세틸콜린에스테라아제의 가역적 또는 비가역적 억제제로 세분된다.

가역적 억제제

Reversible Inhibitors

가역적 억제제는 중증근무력증과 알츠하이머병의 진단과 치료에 사용되며 콜린성과 니코틴성 수용체를 차단하는 약물의 효과를 반전시키는 해독제로 사용된다. 중증근무력증은 골격근의 약화와 마비를 일으키는 자가면역질환이다. 항콜린에스테라아제는 아세틸콜린에스테라아제를 억제하여 니코틴성-근육(Nm) 수용체에서 아세틸콜린 농도를 증가시켜 근육 수축의 강도를 증가시킨다. 에드로포늄(edrophonium)은 약 30분 정도의 가장 짧은 작용 시간을 가지고 있어서 중증근무력증의 진단을 위해 낮은 용량을 정맥

그림 5.3 콜린성 약물의 수용체 작용 부위

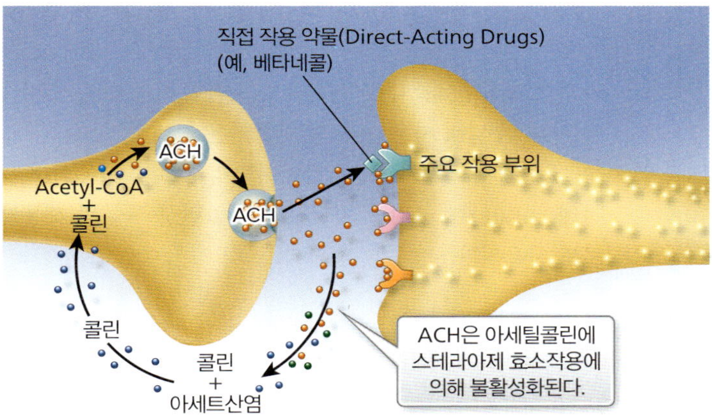

(a) 직접 작용 약물

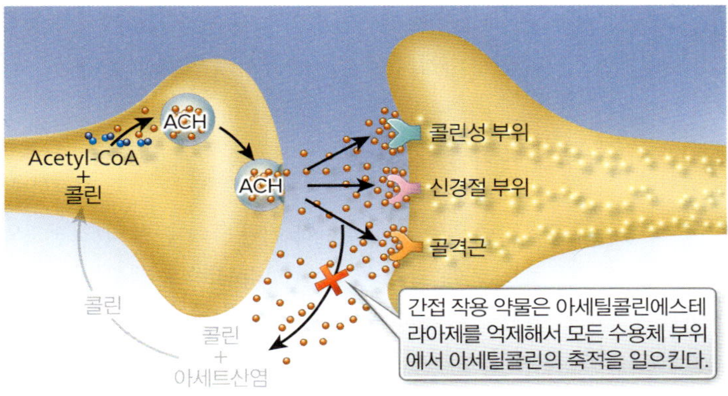

(b) 간접 작용 약물

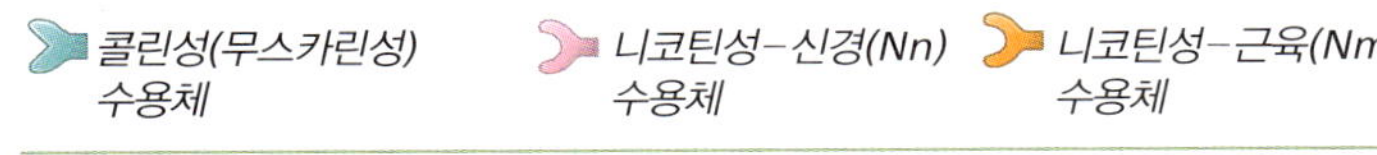

신경전달물질 ACH은 보통 모든 콜린성 수용체 부위[콜린성(무스카린성), 니코틴성-신경(Nn), 니코틴성-근육(Nm)]를 자극한다. (a) 직접 작용 콜린성 약물, bethanechol은 오직 콜린성(무스카린성) 수용체만 자극한다. (b) 간접 작용 콜린성 약물은 아세틸콜린에스테라아제를 억제하여 ACH의 대사를 방해한다. 이는 모든 콜린성 신경말단의 시냅스틈새에서 ACH 농도를 현저히 증가시켜 결과적으로 모든 수용체 부위에서 콜린성 활성을 증가시킨다.

주사한다. 1분 내외로 근력이 증가하면 보통 중증근무력증으로 진단할 수 있다. 네오스티그민(neostigmine)(2~4시간), 피리도스티그민(pyridostigmine)(3~6시간), 암베노늄(ambenonium)(4~8시간)의 작용 시간은 네오스티그민보다 길다. 이 약물들은 중증근무력증의 치료를 위하여 경구로 투여되며 과도한 콜린 차단 효과의 해독을 위해 정맥주사로 투여된다. 위 약물들은 모두 4급 아민류(극성을 띤 화합물임)로서 뇌-혈관 장벽(BBB)을 통과하지 못하고 오직 말초 수용체에서만 약효를 나타낸다. 다만 피리도스티그민은 극성을 띠지 않는 약물로서 뇌에서 약효를 나타낸다. 이 약물은 과도한 콜린성 차단의 중추신경계 증상을 완화하기 위하여 비경구로 사용되며 녹내장의 치료를 위하여 점안제로 사용된다.

그 외에 뇌에서 아세틸콜린의 작용을 일차적으로 증가시키는 항콜린에스테라아제 약물은 알츠하이머병의 치료에 사용된다.

비가역적 억제제
Irreversible Inhibitors

아세틸콜린에스테라아제의 비가역적 억제제는 유기인 화합물의 유도체로서 살충제와 화학무기로 널리 사용된다. 이 화합물들은 아세틸콜린에스테라아제와 비가역적 결합을 형성하므로 극도로 긴 작용 시간을 가지고 있다. 임상적으로 사용되는 유일한 약물은 에코티오페이트(*Phospholine*)르서 녹내장의 치료를 위해 점안제로 사용된다. 이들 약물을 과도하게 투여하게 되면 즉각적인 호흡마비와 사망을 일으키는 콜린성 발작이 발생한다.

콜린성 약물의 유해 작용 및 독성 작용
Adverse and Toxic Effects of Cholinergic Drugs

이 약물의 가장 흔한 유해 작용는 부교감신경계의 과도한 흥분 작용이다. 증상으로는 구역, 구토, 설사, 흐린 시력, 과도한 땀, 근육 떨림, 기관지 수축, 서맥 그리고 저혈압이다. 치사량에서는 근육 마비와 호흡저하로 인해 사망이 초래될 수도 있다. 주요 해독제로는 콜린성(무스카린성) 수용체에서 아세틸콜린과 경쟁하는 아트로핀(atropine) 같은 항콜린성 약물이 있으며 과도한 콜린성 흥분 효과를 억제할 수 있다.

콜린성 발작
Cholinergic Crisis

콜린성 발작은 치료 약물을 과다 투여한 중증근무력증 환자, 살충제에 과도하게 노출된 농부, 화학 무기에 노출된 사람에서 보이는 증상을 말한다. 높은 농도에서 아세틸콜린은 콜린성(무스카린성) 수용체의 과도한 흥분을 일으키지만 니코틴성 수용체에서는 차단(마비)을 일으킨다. 이 경우 호흡근은 원래 골격근(수의근)이므로 호흡 마비를 일으킨다. 이러한 상황에서는 아세틸콜린의 농도가 정상이 될 때까지 항콜린에스테라아제 약물의 투여를 중단해야 한다. 과도한 콜린성(무스카린성) 자극을 차단하기 위하여 아트로핀이 투여될 수 있다.

그림 5.4 해독제인 아트로핀, 프랄리독심이 포함된 자동 주사기

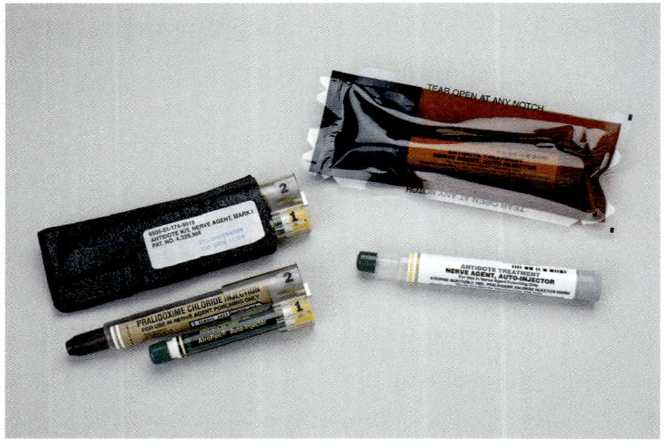

아트로핀과 프랄리독심이 함유된 자기 주사는 살충제와 화학무기 같은 비가역적 항콜린에스테라아제 약물(유기인제제)에 과잉 노출되었을 때 스스로 주사한다.

비가역적 항콜린에스테라아제의 유도체(유기인제제)를 농약으로 살포하는 농부 역시 콜린성 발작을 일으킬 수 있다. 방호 마스크나 밀폐된 트랙터 운전석을 사용하지 않으면 너무 많은 살충제를 흡입할 수 있으며 콜린성 발작 증상이 나타날 수 있다. 비가역적 약물의 해독제는 과도한 아세틸콜린의 효과를 완화시켜 주는 아트로핀이 있으며 프랄리독심(*Protopam*)[그림 5.4]이 추가적으로 사용될 수 있다. 프랄리독심은 아세틸콜린에스테라아제 효소가 비가역적 억제제에 의해 억제된 후 이를 다시 활성화시켜 주는 약물이다. 프랄리독심은 유기인 제제에 노출된 직후 사용해야 가장 효과적이다. 이라고 알려진 효소가 잘 재활성화에 저항력을 갖게 되는 "aging" 과정은 몇 분 안에 일어날 수 있기 때문이다. 프랄리독심은 유기인 계열 화학 무기의 해독제로도 사용된다.

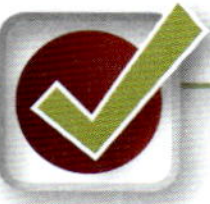

환자 안전과 교육

특히 주사 투여 후, 콜린성 약물의 과량 투여 증상인 시력장애, 타액 분비, 구역, 빈뇨, 설사, 서맥, 호흡곤란, 경련(physostigmine)이 일어나지 않는지 주의 깊게 관찰해야 한다.

시력장애(특히 점안액의 경우), 발한, 빈뇨, 배변 횟수 증가 같은 흔한 약물 부작용을 환자에게 설명해야 한다.

환자에게 눈이 따갑거나 염증, 과도한 타액 분비, 땀, 빈뇨, 설사, 느린 심박수, 근육의 힘 빠짐, 호흡곤란의 경우 알릴 수 있도록 교육한다.

LO 5.4

항콜린에스테라아제 약물의 임상 적응증

CLINICAL INDICATIONS FOR ANTICHOLINESTERASE DRUGS

가역적 항콜린에스테라아제 약물은 직접 작용 콜린성 약물에 비해 더 널리 사용된다. 이 약물들은 녹내장, 중증근무력증, 소변정체, 장폐색, 알츠하이머병의 치료에 사용되며 큐라레(curare)형 골격근 차단제와 항콜린성 약물의 해독제로도 사용된다.

녹내장에서 국소적 사용

Topical Use in Glaucoma

몇몇 약물은 녹내장 환자에서 안압을 낮추기 위해 점안제로서 국소적으로 사용된다. 아세틸콜린의 대사를 억제함으로써 안구 내에서 아세틸콜린의 농도를 증가시켜서 축동을 일으키며 안구내액의 배출을 증가시켜 안압을 낮춘다.

중증근무력증의 치료

Treatment of Myasthenia Gravis

중증근무력증은 아세틸콜린이 작용하여 근육의 긴장도와 수축을 일으키는 골격근 끝판(endplate)에 생기는 질병이다. 이 질환은 스스로 니코틴성-근육(Nm) 수용체를 공격하는 항체를 생성하는 자가면역 반응에 의해 생기는 것으로 알려져 있으며 결과적으로 골격근의 긴장도와 강도를 잃게 된다. 이 질병 이 진행하면서 눈꺼풀이 처지며 운동에 어려움이 생기게 된다. 긴 작용 시간을 가진 가역적 항콜린에스테라아제 약물인 피리도스티그민과 암베노늄이 아세틸콜린의 농도와 골격근의 긴장도와 근력을 증가시키기 위해 경구로 투여된다.

소변정체, 장정체의 치료

Treatment of Urinary Retention and Intestinal Stasis

소변정체(방광이완증)와 장정체 또는 마비(마비성 장폐색증)는 주로 네오스티그민(neostigmine)으로 치료한다. 아세틸콜린의 농도가 높아지면 방광수축과 장 연동 운동이 좋아진다.

알츠하이머병의 치료

Treatment of Alzheimer's Disease

알츠하이머병은 노인에서 발생하는 퇴행성 뇌질환이며 뇌에서 신경 시냅스의 손실과 낮은 아세틸콜린 농도가 관찰된다. 이러한 변화는 기억상실, 치매, 정신 기능의 광범위한 황폐화를 일으킨다. 최근 4가지의 가역적 콜린에스테라아

제 억제제가 시판되었으며 정신 황폐화를 약간 지연시키는 효과를 보였다. 타크린(*Cognex*)이 처음 시판되었으나 간독성이 다른 약물에 비해 특히 심해 더는 판매되지 않는다. 도네페질(*Aricept*)은 알츠하이머병의 모든 병기의 치료에 사용되도록 허가되었다. 갈란타민(*Reminyl*)과 리바스티그민(*Exelon*)은 경증에서 증등도 사이의 알츠하이머병 치료에 사용되도록 허가되어 있다. 이 약물은 모두 중추신경계에 작용하는 가역성 콜린에스테라아제 억제제로서 뇌에서 아세틸콜린의 농도를 높인다. 약물의 효과는 질병의 초기 단계에서 가장 좋으며 진행될수록 효과가 줄어든다. 가장 흔한 부작용은 메스꺼움, 구토, 설사와 그 외 과도한 콜린성 활성도와 관련된 증상들이다. 신약인 메만틴(*Namenda*)은 뇌에서 흥분성 글루타메이트 수용체를 차단하고 과도한 자극이나 신경 손상을 막는 것으로 보인다. 이 약물은 항콜린에스테라아제 억제제에 비해 부작용이 적다고 하지만 흔한 부작용으로는 두통, 어지러움, 혼란, 기침, 경미한 호흡곤란이 있다.

골격근 차단제의 해독제

Antidotes to Skeletal Muscle Blockers

골격근 차단제는 외과적 수술 시 골격근(Nm 수용체)의 마비를 일으키기 위해 사용한다. 높은 용량에서는 호흡마비를 유발하는데, 이러한 경우 네오스티그민을 투여하면 아세틸콜린 농도를 증가시키고 골격근 차단제의 작용을 막는다.

항콜린성 약물 중독의 해독제

Antidotes to Anticholinergic Drug Poisoning

아트로핀과 스코폴라민(scopolamine)[그림 5.4] 같은 항콜린성 약물은 콜린성(무스카린성) 수용체를 차단하고 부교감신경계의 활성도를 감소시키는(부교감신경차단, parasympatholytic) 것과 비슷한 효과를 보인다. 이 효과는 비뇨기와 위장관의 운동억제, 심장 자극(빈맥), 그리고 뇌에서 다양한 흥분(발작)과 억제(혼수상태)를 일으킨다. 해독제로는 보통 혈액-뇌 장벽을 통과하는 피조스티그민(physostigmine)을 투여한다. 피조스티그민에 의해 증가된 아세틸콜린은 수용체에서 항콜린성 약물과 경쟁한다. 아세틸콜린의 농도가 증가할수록 중추신경의 과도한 항콜린성 차단은 완화된다.

보툴리눔 독소의 임상적 활용

Clinical Use of Botulinum Toxin

보툴리눔 독소는 *Clostridium botulinum*이라는 세균으로부터 생성된다. 이 독소는 콜린성 신경말단에서 아세틸콜린의 방출을 억제한다. 골격근에서 이러한 작용은 근육마비로 이어진다. 이 독소의 국소 피내주사(*Botox Cosmetic*)는 눈 주위, 이마, 얼굴에 노화로 나타나는 주름을 일시적으로 감소시켜 주기 위해 사용한다[그림 5.5]. 다른 제형(botulinum toxin type A, *Botox*, Dydport와 botulinum toxin type B, *Myobloc*)은 사시, 눈꺼풀경련, 뇌성마비와 그 외 근육 이완이 필요한 강직성 근육질환에서 근육주사로 사용된다. 주사의 효과는 보통 1~3개월간 지속된다.

그림 5.5 미용 목적과 디부 주름 개선을 위해 보톡스 주사를 맞는 여성

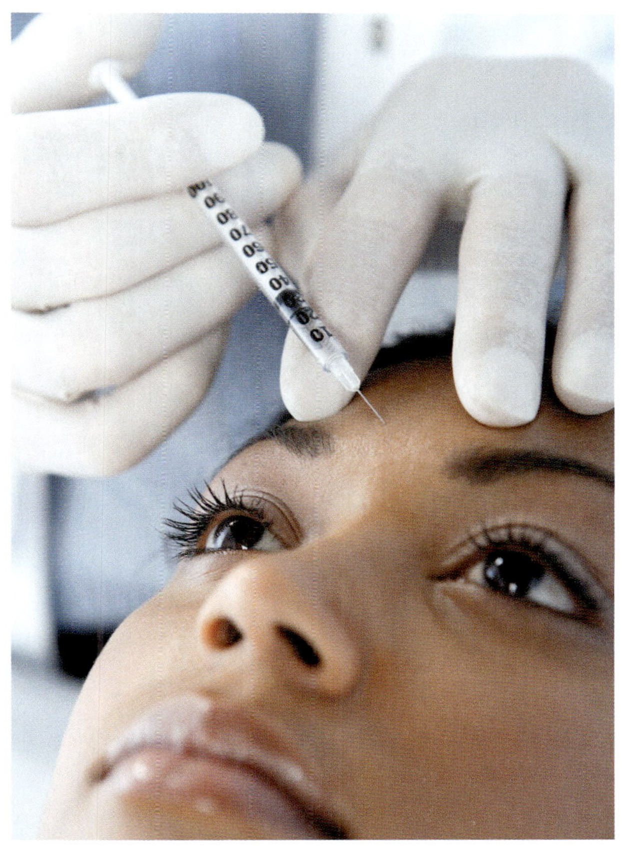

ADAM GAULT/ Science Photo Library/Getty Images

LO 5.5

항콜린성 약물

ANTICHOLINERGIC DRUGS

무스카린성 수용체와 결합하여 콜린성 차단을 일으키는 약물을 항콜린성(anticholinergic) 또는 **부교감신경차단(parasympatholytic)** 약물이라고 부르며 아세틸콜린의 경쟁적 길항제로 작용한다. 항콜린성 약물이 존재하는 상

표 5.2

대표적인 항콜린성 약물과 주요 임상 적용

약물(상품명)	제형	주요 적응증
아트로핀(Generic)	정제, 주사	콜린에스테라아제 억제제 중독의 해독제, 항콜린성 효과
아트로핀(*Isopto atropine*)	안약, 연고	안과검사
다리페나신(*Enablex*)	정제	요연축, 요절박, 요실금의 경감
다이사이클로민(*Bentyl*)	정제, 시럽, 비경구적 주사	소화기장애, 설사, 과민성 대장증후군
플라복세이트(*Urispas*)	정제	요연축, 요절박, 요실금의 경감
글리코피롤레이트(*Robinul*)	정제	소화기장애, 설사
히오스시아민(*Anaspaz, Levid, Levsin*)	경구용 정제, 캡슐, 주사	장질환, 설사, 과민성 대장증후군
이프라트로피움(*Atrovent*)	에어로졸, 계량흡입기	기관지확장, 천식, 만성 폐쇄성 폐질환
메트스코폴라민(*Pamine*)	정제	소화기장애, 연축
옥시부티닌(*Ditropan, Detropan XL*)(*Oxytrol, OTC*)	정제, 시럽, 경피 패치	요연축, 요절박, 요실금의 경감
프로판텔린(*Pro-Banthine*)	정제	소화기장애, 설사, 과민성 대장증후군
스코폴라민(제네릭)(*Transderm scop*)	정제, 주사, 피부 패치	소화기장애, 멀미
솔리페나신(*Vesicare*)	정제	요연축, 요절박, 요실금의 경감
티오트로피움(*Spiriva*)	에어로졸, 계량흡입기	기관지 확장, 천식, 만성 폐쇄성 폐질환
톨터로딘(*Detrol, Detrol LA*)	정제, 캡슐	요연축, 요절박, 요실금의 경감
트로스피움(*Sanctura*)	정제, 캡슐	요연축, 요절박, 요실금의 경감

황에서 충분한 양의 아세틸콜린이 콜린성 수용체에 결합하지 못한다. 아트로핀과 스코폴라민(scopolamine) 같은 가장 오래된 항콜린성 약물은 벨라돈나(belladonna) 식물로부터 얻어졌으며 흔히 벨라돈나 알칼로이드로 불린다. 아트로핀, 스코폴라민과 새로운 합성 약물들을 [표 5.2]에 나열하였다.

약리 작용과 임상 적응증

Pharmacological Actions and Clinical Indications

심혈관계

Cardiovascular System

아세틸콜린의 효과를 차단함으로써 항콜린성 약물은 심장에서 미주신경(부교감신경)의 활성도를 감소시켜 결과적으로 심박수를 증가시킨다. 과도하게 느린 심박수(서맥)를 보이는 환자에서 심박수를 증가시키고 심방실 전도를 증가시키기 위하여 아트로핀을 사용할 수 있다. 베타-1 수용체를 자극하는 이소프로테레놀(베타 약물) 역시 심박수를 증가시키기 위해 사용할 수 있다. 그러나 만성적 서맥의 치료에는 약물치료보다 심장박동기 치료가 선호된다.

호흡기계

Respiratory System

아세틸콜린은 호흡기 분비를 증가시켜 기관지 수축을 유발할 수 있다. 항콜린성 약물은 전신마취제의 투여를 방해할 수 있는 호흡기 분비를 억제하기 위하여 수술 전 투여된다. 또한 이프라트로피움(ipratropium)과 티오트피움(tiotropium)은 항콜린성 약물로서 천식이나 만성폐쇄성 폐질환(COPD) 환자의 치료에서 기관지 확장을 일으키기 위해 에어로졸 형태로 투여된다(26장 참조).

위장관계
GI System

항콜린성 약물은 타액과 위장관 분비를 감소시킨다. 게다가 위장관의 운동성을 감소시키므로 장폐색이 있는 경우 투여되어서는 안 된다. 항콜린성 약물은 과민성 대장증후군 같은 위장관 질환에 항연축제로 사용된다. 항콜린성 약물은 위산의 분비를 감소시키나 소화성 궤양의 치료에서는 새롭고 좀 더 효과적인 약물이 사용된다(27장 참조).

비뇨생식계
Genitourinary System

항콜린성 약물은 비뇨계의 연동운동과 배뇨를 억제한다. 이 약물은 유뇨증(요실금) 환자나 방광연축과 요절박을 동반하는 과민성 방광의 치료에 사용된다. 새로운 일반의약품인 옥시부티닌(*Oxytrol*)이 현재 4일마다 부착하는 경피 패치 제형으로 판매되고 있다. 항콜린성 약물은 소변정체를 증가시키고 더 나아가 배뇨곤란을 일으키므로 전립샘비대증 환자에서는 금기이다.

중추신경계
Central Nervous System

뇌에 접근할 수 있는 항콜린성 약물의 대부분은 졸음이나 진정작용 같은 중추신경 억제 효과를 나타낸다. 낮은 용량의 스코폴라민을 함유하고 있는 몇 가지 일반의약품은 수면 유도제로 사용된다. 높은 용량에서는 중추신경 흥분과 억제 효과를 모두 나타낼 수 있다. 독성 용량에서는 아트로핀과 스코폴라민 모두 흥분, 섬망, 환각, 깊은 중추 신경억제가 일어나며 호흡부전과 사망에 이를 수 있다. 항콜린성 작용은 파킨슨병의 치료에 유용하며 멀미의 치료에서 항구토제(27장 참조)로 유용하다.

안구 효과
Ocular Effects

항콜린성 약물은 산동(동공 확장)과 섬모체근마비(조절기능의 상실)를 일으킨다. 이 약물은 안과에서 망막과 수정체를 검사하기 위하여 사용한다. 항콜린성 약물은 안압을 증가시켜서 녹내장 환자에게 투여해서는 안 된다. 녹내장 환자에서는 안구내액의 유출경로가 막혀 있는데, 항콜린성 효과는 동공을 확장시키고 유출 경로의 폐쇄를 심화시킨다. 결과적으로 안압의 급격한 상승과 안구 손상을 유발할 수 있다.

유해 작용 및 독성 작용
Adverse and Toxic Effects

항콜린성 약물의 가장 흔한 유해 작용는 부교감신경계의 과도한 차단에 의해 발생한다. 증상으로는 구강건조, 시력장애, 소변정체, 변비, 피부의 건조와 화끈거림(발적), 고열, 빈맥 그리고 중추신경 자극과 억제 증상이 모두 나타난다. 피부에 나타나는 효과는 발한 기전을 차단하는 항콜린성 효과와 혈관 확장을 일으켜 발적을 일으킨다. 독성 용량에서는 고열과 중추신경 억제가 심하게 나타나서 뇌의 생명중추 억제가 발생할 수 있다. 치료하지 않으면 호흡마비 와 사망으로 이어질 수 있다.

벨라돈나 알칼로이드는 먹을 수 없는 베리류 식물, 흔한 식물성 영양제 및 일반의약품 등에 함유되어 있다. 벨라돈나 중독은 베리류를 사고로 섭취하는 어린이에서 주로 나타나고 발열, 빈맥, 피부의 건조 및 발적, 산동이 나타나며 응급치료가 필수적이다. 상당한 양을 섭취한 경우 호흡마비, 혼수, 사망이 수 시간 내에 나타날 수 있다.

치료는 흡수를 막기 위해 토하게 하거나 위 세척을 실시한다. 활성탄과 식염수 하제를 투여하여 약물을 비활성화하고 제거를 가속화한다. 정맥주사한 피조스티그민은 항콜린성 약물의 약리 작용을 길항하며 섬망과 혼수 같은 중추신경계 증상이 있을 때 유용하다.

LO 5.6

특수한 질환에서 선호되는 치료
PREFERRED TREATMENT FOR SELECTED CONDITIONS

소변정체/배뇨장애
Urinary Retention/Difficulty in Urination

장기간 요카테터를 삽입하거나 전신마취로 수술한 경우 등에는 배뇨장애가 자주 나타난다. 이런 경우, 베타네콜(*Urecholine*) 같은 콜린성 약물이나 네오스티그민(*Prostigmine*) 같은 콜린에스테라아제 억제제는 비뇨기계의 긴장도와 운동성을 증가시키기 위해 사용된다. 전립샘비대증이 있는 남성에서 소변 흐름을 증가시키기 위해 탐스로신(*Flomax*)이나 알푸조신(*Uroxatral*) 같은 알파 차단제가 선호된다(4장 참조).

과민성 방광/절박요실금
Overactive Bladder/Urge Incontinence

옥시부티닌(*Ditropan, Ditropan XL*), 톨테로딘(*Detrol, Detrol LA*), 다리페나신(*Enablex*), 솔리페나신(*Vesicare*)같은 항콜린성 약물은 방광을 이완시키고 절박뇨를 감소시키기

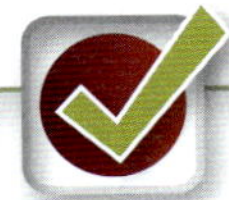

환자 안전과 교육

특히 주사로 약물을 투여하였을 때 빈맥, 피부발적, 배뇨 횟수 감소, 중추신경 자극 또는 억제, 호흡곤란 등 과도한 항콜린성 효과의 증상이 나타나는지 관찰한다.

환자에게 흔한 항콜린성 부작용인 구강건조, 흐린 시력(동공 확장), 진정 작용 또는 정신혼란이 나타날 수 있다고 설명한다.

환자에게 흐린 시력, 빠른 심박동수, 소변보는 데 어려움, 변비, 정신적 혼란 또는 환각이 있는 경우 보고할 수 있도록 교육한다.

노인 환자는 항콜린성 효과에 취약하며 정신혼란이나 지남력 장애에 대해 면밀히 관찰해야 할 필요가 있다.

항콜린성 약물은 좁은 앞방각녹내장 환자, 전립샘비대증 환자, 요로나 장관 폐색 환자에서 금기이다.

항콜린성 약물 과다 투여에 대한 해독제로는 중추신경계 증상이 나타나는 경우 항콜린에스테라아제 약물인 피조스티그민을 투여한다.

위해 투여된다. 마지막 두 약물은 더 긴 반감기를 가지고 있으며 하루 한 번 투여할 수 있다.

장정체/수술 후 장폐색

Intestinal Stasis/Postoperative Ileus

베타네콜(*Urecholine*) 같은 콜린성 약물이나 네오스티그민(*Prostigmine*) 같은 항콜린에스테라아제는 장관의 간장도와 운동성을 증가시키기 위해 투여된다.

과민성 대장증후군

Irritable Bowel Syndrome

디시클로민(*Bentyl*), 글리코피롤레이트(*Robinul*), 히오시아민(*Anaspaz, Levbid, Levsin*) 같은 항콜린성 약물은 장내 분비와 운동성을 감소시키기 위해 투여된다.

중증근무력증

Myasthenia Gravis

골격근 신경근 접합에서 아세틸콜린의 농도를 증가시키기 위해 사용되는 약물은 피리도스티그민(*Mestinon*)이다. 대체제로는 암베노늄(*Mytelase*) 또는 네오스티그민(*Prostigmine*)이 있다.

알츠하이머병

Alzheimer's Disease

선호되는 약물은 콜린에스테라아제 억제제이다. 갈란타민(*Reminyl*)과 리바스티그민(*Exelon*)은 현재 경증에서 중등도 질환에 사용되며 도네페질(*Aricept*)은 모든 단계의 질환에 사용된다. 메만틴(*Namenda*)은 사용을 고려해 볼 수 있는 신약이다.

복습 문제 _Chapter Review

업무에 필요한 지식 _Applying Knowledge on the Job

※ 비판적 사고를 통해 다음 질문에 답하시오.

1. 옆집에 사는 이웃은 당신이 약리학을 배우는 것을 알고, 건강 문제에 대한 의문이 생길 때마다 당신을 찾아온다. 불과 몇 분 전, 그는 패닉 상태로 당신의 집에 와서 자신이 과민성 대장증후군 치료를 위해 복용하는 스코폴라민(scopolamine) 알약 몇 개를 3세 아이가 삼켰다고 말했다. 당신은 어떻게 해야 하나? **(5.5)**

다중 선택 문제 _Multiple Choice

※ 다음 중 옳은 답을 고르시오.

1. 콜린성 약물의 약리 효과는? **(5.3)**
A. 박동수 증가
B. 위장관 운동 증가
C. 배뇨 감소
D. 동공 확장
E. 기관지 확장

2. 콜린성 약물의 과량 투여 시 증상은? **(5.3)**
A. 서맥
B. 배뇨 증가
C. 설사
D. 발한
E. 이상 모두

3. 아트로핀과 같은 항콜린성 약물의 효과는? **(5.5)**
A. 산동
B. 기관지 확장
C. 조절마비
D. 진정작용
E. 이상 모두

제6장

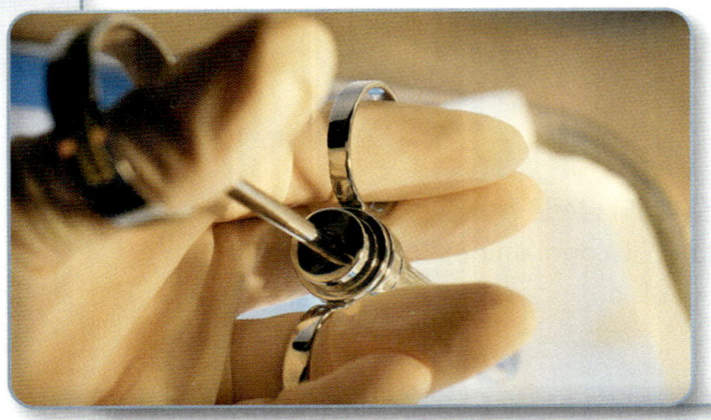

PhotoDisc Collection/Getty Image

국소마취제

Local Anesthetics

핵심 용어_Key Terms

경막 외 마취(epidural anesthesia): 국소마취제를 경막 외에 주사하여 마취

과민반응(hypersensitivity): 약물이나 화학물질로 인해 발적, 부종, 아나필락시스 등이 나타나는 반응

국소도포술(topical application): 피부나 점막에 마취제를 도포하여 마취

국소마취제(local anesthetic): 신경 전도를 차단함으로써 신경마비와 통증반응을 감소시키는 약물

꼬리뼈마취(caudal anesthesia): 국소마취제를 꼬리뼈 속이나 척추관에 주사하여 마취

냉동마취(cryoanesthesia): 극저온으로 신경말단의 통각이나 촉각을 마비시킴

부분신경차단술(regional nerve block): 신경차단술이라고도 하며 신경뿌리 근처에 국소마취제를 주입하여 마취

부정맥(cardiac arrhythmia): 심박동이 불규칙한 상태

신경전도(nerve conduction): 나트륨과 칼륨 이온의 이동에 의해 신경을 따라 자극 전달이 일어남

아미드형 국소마취제(amide local anesthetic): 리도카인, 부피바카인, 메피바카인 등이 속하며 간에서 대사됨

에스테르형 국소마취제(ester local anesthetic): 프로카인, 코카인, 벤조카인, 테트라카인 등이 속하며 혈장 콜린에스테라아제에 의해 대사됨

전신마취제(general anesthetic): 마취제를 사용하여 중추신경계를 억제하고 의식소실을 일으킴으로써 통증반응을 경감시키는 약물

척추마취(spinal anesthesia): 국소마취제를 거미막밑 공간에 주입하여 마취

침윤마취(infiltration anesthesia): 조직 안으로 직접 국소마취제를 주사를 이용하여 주입

피내마취(intradermal anesthesia): 진피내로 국소마취제를 주입

혈관수축(vasoconstriction): 혈관을 수축하여 마취제의 혈관내 이동을 억제

혈관이완(vasodilation): 혈관의 이완으로 혈관내 이동이 활발해짐

학습 목표_Learning Outcomes

이 장을 학습한 후 다음 사항을 할 수 있어야 한다.

6.1 국소마취제의 작용 기전을 설명할 수 있다.

6.2 국소마취제의 2가지 종류를 설명할 수 있다.

6.3 국소마취의 3가지 형태를 설명할 수 있다.

6.4 국소마취제의 부작용을 3가지 이상 설명할 수 있다.

6.5 국소마취제의 적응증을 4가지 이상 설명할 수 있다.

6.6 국소마취제의 특별 고려 사항을 설명할 수 있다.

들어가며_Introduction

여러 약물은 서로 다른 방법으로 통증을 조절한다. 13장에서 다루어질 **전신마취제**는 중추신경계를 억제하고, 의식의 소실을 일으켜 통증에 대한 반응을 사라지게 한다. 그러나, 환자의 각성도와 정신기능에 영향을 주지 않고 통증을 줄이는 것이 더 선호된다. 이러한 목적을 이루기 위해 진통제(치료제인 아편유사제와 진통소염제는 14장과 15장에서 다루어짐)와 국소마취제가 사용된다. 통증의 병소와 강도는 통증자극에 대한 반응을 줄이기 위해 어떤 약제가 가장 유용한지를 결정해준다. **국소마취제**는 그 이름에서 알 수 있듯이 국소 신체 부위 감각의 일시적 소실을 일으킨다.

LO 6.1

국소마취제의 작용 기전

HOW LOCAL ANESTHETICS WORK

작용 기전

Mechanism of Action

국소마취제는 수술이나 치과(발치) 치료, 분만에 앞서 통증을 경감시키는 데 빈번히 사용된다. 또한, 국소마취제의 국소도포는 손상받은(통증을 일으키는) 신경말단에 대한 빠른 국소마취를 일으키기 때문에, 일광화상, 벌레물림, 치질에 쓰이는 일반의약품의 첨가물로 사용된다.

이 약물은 중추신경으로 통각을 전달하는 감각신경을 억제하여 통증에 대한 반응을 없앤다. 국소마취제는 신경막에 직접 작용하여 신경전도를 봉쇄하는데, Na^+이온의 신경세포 내로의 이동을 막는다. 신경세포에는 Na^+ 채널과 칼륨채널이 있다. 이중 Na^+ 채널은 큰 단백질(알파 소단위)이다. 국소마취제는 Na^+ 채널에 결합하고, 채널을 통한 Na^+이온의 흐름을 막는다. 이로 인해, 세포막의 Na^+이온 투과도가 감소한다. Na^+이온의 세포 내 이동을 억제하면, 탈분극이 일어나지 않아 **신경전도(nerve conduction)**가 봉쇄된다[그림 6.1]. 이는 가역적 반응으로 혈액순환으로 국소마취제가 소실되면 회복하게 된다. 이후, 국소마취제는 대사되어 제거된다.

국소마취제는 감각신경을 억제하는 용량에서 운동신경을 억제하지는 않기 때문에 유용하다. 말초신경섬유와 신경세포는 축삭의 굵기, 신경섬유를 둘러싼 수초의 양 그리고, 전도 속도에 따라 A, B, C 신경섬유로 나뉜다. 감각신경은 통각, 촉각, 열감, 냉감을 뇌에 전달한다. C신경섬유(감각신경과 자율신경)는 비교적 가늘고 수초가 없기 때문에 국소마취제에 의해 맨 먼저 마취된다. 반대로, A 신경섬유인 운동신경은 골격근에 분포하고, 가장 굵고 수초가 있

그림 6.1 신경전도에서 국소마취작용

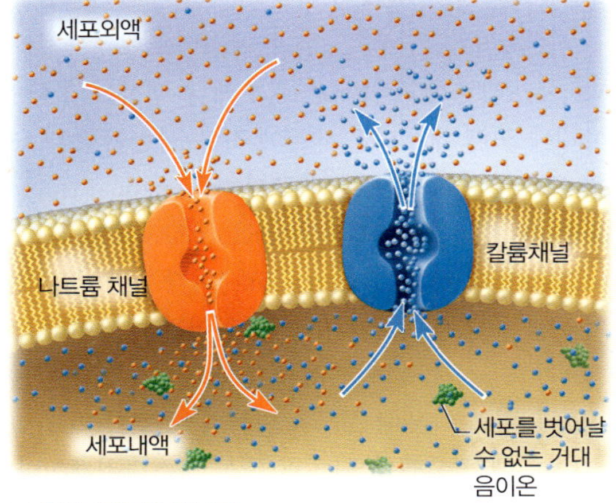

(a) 흥분파전도의 탈분극

세포외액
국소마취제 (local anesthetic)
세포내액

(b) 국소마취제에 의한 Na^+ 채널의 차단. 흥분파전도가 없음

(a) 탈분극 – Na^+이온이 세포내로 들어오고, K^+이온이 세포 밖으로 나감
(b) 국소마취제가 Na^+ 채널로 들어가서 Na^+이온의 흐름을 막고 탈분극을 억제

표 6.1

신경섬유의 특성에 따른 국소마취제의 억제						
신경섬유 종류	기능	지름(μm)	수초	전도 속도(m/s)	마취 차단	
					민감도	발현
Type C						
교감신경	신경절이후	0.3~1.3	없음	0.7~2.3	++++(높음)	초기
후근	통증	0.4~0.12	없음	0.5~2.3	++++	
Type B						
	신경절이전 자율신경	<3	얇음	3~15	++++	
Type A						
델타(A_d)	통증, 체온	2~5	두꺼움	5~25	+++	중기
감마(A_g)	근육방추	3~6	두꺼움	15~30	++	
베타(A_b)	촉각, 압박	5~12	두꺼움	30~70	++	
알파(A_a)	고유감각, 운동	12~20	두꺼움	30~70	+(낮음)	후기

기 때문에 가장 마지막으로 마취된다[표 6.1]. 이러한 차이가 중요한 것은 통증섬유가 골격근의 기능(횡격막에 의한 호흡, 자세 유지)을 변화시키지 않고 봉쇄될 수 있기 때문이다. 또한, 국소마취제에 의해 둘러싸인 통증섬유가 여러 섬유 중 국소마취제 봉쇄에서 가장 늦게 회복된다.

LO 6.2

국소마취제의 종류

TYPES OF LOCAL ANESTHETICS

아미드형과 에스테르형

Amides or Esters

가장 흔하게 사용되는 국소마취제는 [표 6.2]에 정리되어 있다. 이 계열의 모든 약물은 신경전도를 차단함으로써 적절하게 조절된 신경차단을 일으킨다. 국소마취제는 약알칼리성으로 신체 내에서는 양전하나 비극성 상태로 몸속에 존재한다. 두 형태 모두 약물의 활성에 중요하다. 두 형태 중 어떤 형태로 존재하는가는 약물 분자를 둘러싼 환경(pH, 지방 정도, 수용성 정도)에 의존한다. 비극성(더 지용성을 가진 형태) 국소마취제는 신경 세포막을 쉽게 통과하여, 신경세포막 내에 존재하는 Na^+이온 채널 수용체에 접근할 수 있다. 더 수용성인 영역인 Na^+이온 채널로 이동하면서, 국소마취제는 다시 양전하 상태로 돌아가 수용체에 결합한다. 수용체와 결합하는 강도는 국소마취 작용의 기간에 영향을 준다. 국소마취제는 약물에 따라 약물활성 기간, 대사되는 장소, 효력이 서로 다르다.

국소마취제는 아미드형과 에스테르형 2가지로 구분된다. 에스테르형은 혈액과 피부에 존재하는 콜린에스테라아제에 의해 대사되기 때문에 작용 시간이 짧다. **에스테르형 국소마취제**의 예는 벤조카인(benzocaine), 코카인(cocaine), 사이클로메티카인(cyclomethycaine), 프로카인(procaine), 테트라카인(tetracaine)이다. 특히 코카인은 국소마취제 중 유일하게 자연에서 얻어진 약물이다. 코카인은 중남미의 식물 속에 존재하며 중독성이 높은 약물로 분류되어 처방과 사용에 제한을 받는다. 프로카인(*Novocain*)은 코카인에서 유래한 최초의 합성 국소마취제이다. 거의 대부분의 사람이 치과마취제인 프로카인은 들어봤을 것이다. 하지만, 오늘날 프로카인은 더 이 장에서 소개된 더 효과적인 국소마취제에 의해 대부분 대체되고 있다. 프로카인은 가장 대표적인 약물로 설명되고 있다. 테트라카인은 에스테르형 중 유일하게 매우 긴 작용시간을 가진 약물이다. 혈장의 콜린에스테라아제에 의해 대사되지는 하지만 테트라카인은 Na^+ 채널에 대해 강한 친화도를 가져 3~5시간의 긴 작용 시간을 가진다.

아미드형 국소마취제는 간에서 대사되기 때문에, 더 길게 작용하는 약물이다. 아미드형 약제에는 디부카인(dibucaine), 리도카인(lidocaine), 부피바카인(bupivacaine), 메피바카인(mepivacaine), 로피바카인(ropivacaine), 프릴로카인(prilocaine)이 속한다. 프로카인아마이드는 이 분류에 속하기는 하지만 보통 국소마취제로 사용되지 않는다. 이 약물은 심장의 전도계에 작용하여 항부정맥제로 사용된다(18장).

효력은 다른 국소마취제와 비교하여 상대적으로 낮은 농도에서 신경 봉쇄를 일으키는 능력이다. 국소마취제의 효력은 약물의 지용성 정도에 따라 좌우되는데, 지용성이 약물이 세포막을 통과하고 Na^+ 채널에 빠르게 도달하게 하기 때문이다. 테트라카인, 부피바카인(bupivacaine), 로피바카인(ropivacaine)은 프로카인보다 15배 이상 효력이 높다. 다른 국소마취제인 메피바카인과 리도카인도 프로카인과 비교해 2~4배의 효력을 지닌다.

국소마취제를 주입한 곳에 혈관이 많이 분포되어 있다면 혈액이 마취제를 작용 부위에서 제거하여 효과적인 작용 기간이 감소한다. 에프네프린은 혈관을 수축시켜 국소마취제 작용 시간을 길게 해주기 때문에 국소마취제에 에피네프린을 종종 같이 주입한다.

LO 6.3

국소마취제의 형태

TYPES OF LOCAL ANESTHESIA

투여 경로

Routes of Administration

국소마취제의 작용 시간과 효력은 어떤 투여 경로를 이용할지를 결정한다. 국소마취제는 국소도포로 혹은 주사로 투여된다. 국소마취제는 다치지 않은 표피로의 흡수는 어려우나 점막이나 벗겨진 피부를 통해서 그리고 점막과 같이 높은 혈관분포를 가진 곳에서 잘 흡수된다. 에스테르형은 점막이나 피부의 표면마취로 주로 사용된다. 국소마취제의 **국소도포**를 표면마취(surface anesthesia)로 부른다. 국소도포는 크림, 로션, 연고, 스프레이, 좌약, 점안약, 캔디 형태가 있다. 봉합 전 통증을 감소시키기 위해 피부에 복합 국소마취제를 사용한다. 최초로 사용된 복합제는 TAC(테트라카인, 아드레날린, 코카인) 복합제이다. 이 제형은 매우 효과적이긴 하지만 코카인을 포함하지 않는 복합제에 의해 대체되었다. 리도카인과 프릴로카인이 섞인 제형인 EMLA (eutectic mixture of local anesthetics)가 피부마취에 중요하게 이용된다. EMLA는 근육주사, 채혈, 조직 생검 피부치료 전 피부를 마취하기 위해 사용된다.

국소마취제의 비경구 투여(주사)는 피부 아래(**피내 마취**)와 척수 주변 공간(**척추**, **경막 외** 또는 **꼬리마취**) 등 여러 부위에 이루어진다. 국소마취제의 비경구 투여(주사)는 피부 아래(피내 마취)와 척수 주변 공간(척추, 경막 외 또는 미궁 마취) 등 여러 부위에 이루어진다. [그림 6.2]는 마취를 위해 척수를 따라 국소마취제가 투여되는 곳을 보여준다. 국소마취제가 경막 외로 투여되는 경우 이를 경막 외 또는 꼬리 봉쇄라고 한다. 말초 신경 주위에 주사를 놓는 것을 신경주변 또는 척추곁봉쇄라고 한다. 거미막밑 공간(뇌척수액)으로의 주사는 척추 봉쇄이다. 마취제의 선택은 일반적으로 필요한 작용 기간에 따라 결정된다. 장기간 작용하고 효력이 큰 아미드 마취제는 주로 주사에 의해 투여된다. 짧은 수술 절차를 위해 특정 부위, 일반적으로 지혈대에 의해 격리된 팔 또는 다리에 국소마취제를 정맥 주사하는 것을 비어 블록이라고 한다. 봉합 또는 추가 마취제 주입을 용이하게 하기 위해 국소도포 적용되는 리도카인을 함유한 조합 제형이 있다.

침윤마취는 가장 일반적으로 사용되는 국소마취법이다. 침윤마취는 국소마취제를 조직에 직접 주입함으로써 이루어진다. 마취의 범위는 침윤된 조직의 깊이에 의해 결정된다. 여러 주입 가능한 국소마취제에 대한 침윤마취 후의 마취 지속시간은 [표 6.2]에 제시되었다. 이러한 유형의 마취에 1% 리도카인이 가장 흔하게 사용된다. 그러나 시술이 더 오래 지속될 것으로 예상된다면 더 긴 작용시간을 가진 마취제로 대체된다. 이러한 국소마취제를 에피네프린(일반적으로 1:200,000 희석)과 함께 투여하면 마취 기간이 두 배로 증가할 수 있다. 예를 들어, 에피네프린과 함께 투여된 프릴로카인(0.5~1.5시간), 메피바카인(mepivacaine) (0.75~1.5시간), 디부카인(3~4시간), 부피바카인(2~4시간)은 작용 기간이 최대 6시간까지 연장될 수 있다. 에피네프린의 첨가는 국소마취제를 주입 부위에서 멀리 이동시키는 것을 지연시키고, 신경세포는 국소마취제에 계속 접하게 된다.

국소 신경 차단은 신경 뿌리 주위에 마취 용액을 주입함으로써 이루어지며, 신경이 분포하는 전체 영역이 마취된다. 국소 차단은 적은 양의 마취제를 사용하여, 넓은 표면 영역을 마취할 수 있고, 전신 독성의 위험을 감소시킨다. 일

표 6.2

일반적으로 사용되는 국소마취제의 특징

약물(상품명)	지속 시간	경로	제형
Esters			
Benzocaine (*Dermoplast, Lanacane, Solarcaine, Sting-kill swabs*)*	0.5~0.75시간	국소	5% 크림, 연고 2~20% 분무
Cocaine** Anbesol (*benzocaine, transmucosal*)****	0.25~0.75시간 0.25–2 hr	국소	4% 용액
Chloroprocaine (*Nesacaine*)	0.25~0.50시간	주사	1~3% 용액
Proparacaine (*Opthetic*)	30 sec~0.25시간	국소	0.5% 용액
Tetracaine	2~5시간	주사	0.2, 0.3, 1% 용액
Tetracaine (*Viractin*)*	0.5~1시간	국소	1% 크림, 5% 연고
Amides			
Bupivacaine (*Marcaine, Sensorcaine*)	2~4시간	주사	0.25~0.75% 용액
Dibucaine (*Geritrex*)*	0.5시간	국소	1% 연고
Lidocaine (*Xylocaine*)	0.5~1시간	주사	2, 4% 용액
Lidocaine (*Lidoderm*)	3시간	국소	5% 리도카인 패치
Lidocaine (*Bactine spray*)* (*Solarcaine, Aloe extra burn relief*)	0.5시간	국소	2% jelly, 2.5, 5% 연고
Mepivacaine (*Carbocaine*)	0.75~1.5시간	주사	1, 2% 용액
Prilocaine (*Citanest*)	0.5~1.5시간	주사	2.5~4% 용액
Ropivacaine (*Naropin*)	2~6시간	주사	0.5~2% 용액
병용			
EMLA (lidocaine, prilocaine)	0.5~2시간	국소	두꺼운 층에 각 마취제 2.5%
LET (lidocaine, epinephrine, tetracaine)	정립되어 있지 않음	국소	4% 리도카인, 0.5% 테트라카인, 0.1% 에피네프린
Septocaine (articaine and epinephrine)	용량에 따라 다름	주사	4% 에피네프린, 1:100,000 에피네프린
TAC (tetracaine, adrenaline, cocaine)	정립되어 있지 않음	국소	0.5% 테트라카인, 11.8% 코카인, 1:2000 에피네프린
기타 표면 냉각제제**			
Ethyl chloride	수분	국소	분무
Benzyl alcohol, phenol, camphor, menthol	수분	국소	분무, 로션, 크림

*일반의약품 **연방금지약물, 2급 ***표면온도를 감소시킴
****FDA 경고: 벤조카인(Anbesol)의 과도한 사용시 메트헤모글로빈혈증 발생의 위험이 있음

그림 6.2 척수와 신경뿌리

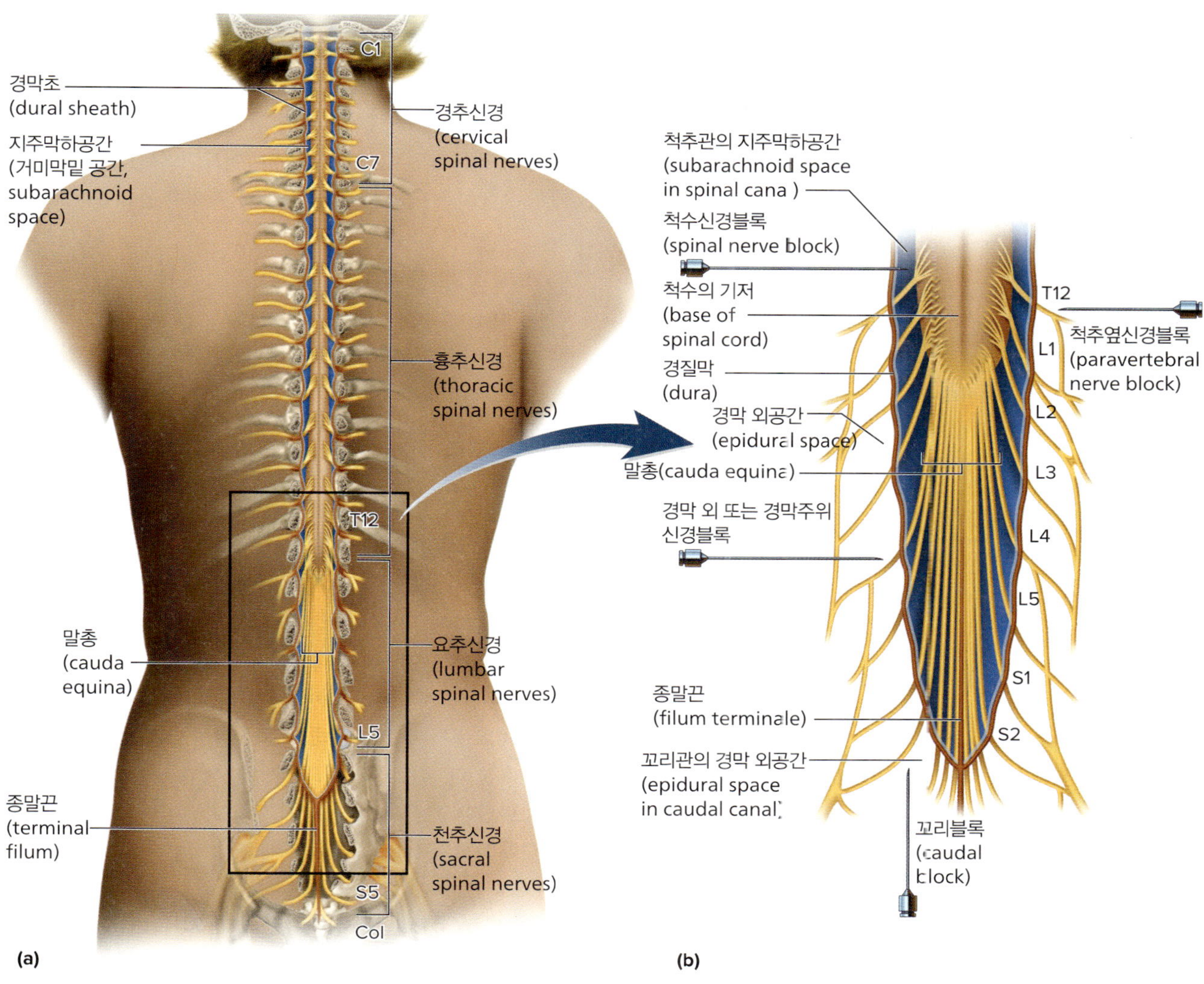

척주관내/주변의 국소마취제 주사 부위의 개요도

반적으로 아미드 국소마취제인 2% 리도카인이 국소 차단에 가장 많이 사용된다. 국소 신경 차단은 허리, 목, 좌골신경통(추간판탈출), 반사교감신경이상증, 대상포진, 말초혈관질환과 관련된 통증의 치료에도 사용될 수 있다. 또한, 편두통의 치료에도 사용될 수 있다.

국소마취제를 사용하지 않아도 국소마취를 할 수 있다. **냉동마취(cryoanesthesia)**는 피부에 외부적으로 차가운 것을 가하여 무감각을 일으키는 것을 말한다. 냉매 스프레이인 얼음 또는 에틸 염화물(ethyl chloride)은 30~60초 동안 현장에 직접 도포되어, 표면적인 병변의 제거에 적절한 단기간 표면마취를 일으킨다. 이 방법은 바늘에 대한 두려움이 있는 어린이나 성인에게 특히 유용하다. 냉동마취는 레이저 시술의 따끔함을 줄이기 위해서도 사용된다.

보건의료인을 위한 참고사항

국소마취제 사용으로 발생하는 혈관확장에 대응하기 위해 국소마취 용액에 에피네프린을 포함한다. 사용 전에 마취제의 내용물을 숙지하고 사용하여야 한다. 보통 *에피네프린*은 빨간색으로 표시되어 있다[그림 6.3]. 에피네프린이 포함된 제형은 특히 손가락, 발가락, 코, 성기 등 말단조직에는 사용하여서는 안 된다. 강력한 혈관수축으로 조직괴사가 발생할 수 있다. 부정맥 치료제로 사용할 때에도 에피네프린이 포함된 국소마취제는 사용하면 안 된다.

그림 6.3 안전 주의 표시

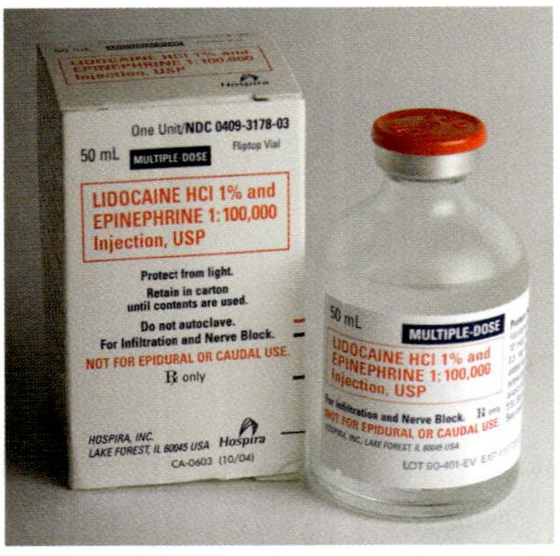

에피네프린이 포함된 리도카인의 빨간 뚜껑과 표시

LO 6.4

국소마취제로 인한 유해 작용

ADVERSE EFFECTS ASSOCIATED WITH LOCAL ANESTHETICS USE

심혈관 효과

Cardiovascular Effects

국소마취제는 신체의 특정 부위에서 약리학적 반응을 일으키기 위해 투여된다. 그러므로 국소 마취제는 때때로 투여 부위의 혈액으로 흡수되어 전신순환을 통해 그 경로상의 조직과 장기에 영향을 미칠 수 있다. 국소 마취제가 체내로 흡수될 때 가장 흔하고 심각한 부작용이 발생하는 기관은 혈관, 심장 및 뇌이다. 조합 제품을 사용할 경우 부가 약물, 일반적으로 복합투여된 에피네프린(혈관 수축, 고혈압)으로 인한 추가 부작용이 발생할 수 있다.

혈관 작용

Effect on Blood Vessels

코카인은 처음 발견된 국소마취제로 강력한 효력을 가졌으나 교감신경계와 혈관의 작용으로 혈관 수축을 일으켜 주사제로 사용될 수 없다. 현재 코카인은 눈이나 비점막 수술에서 국소적으로 사용하며 출혈을 줄이고 수술시야를 좋게 한다.

다른 국소마취제는 혈관 확장을 일으키고 프로카인은 혈관을 현저하게 확장시켜 저혈압을 유발할 수 있다. 코카인을 제외한 국소마취제는 독성 용량에서 혈관 평활근을 이완시키고 저혈압을 유발한다.

심장 작용

Effect on the Heart

국소 마취제는 심장 전도계와 심근의 기능을 억제한다. 일반적으로 이러한 약물은 심장에서 심박동수 감소(서맥)와 심수축력 감소를 보인다. 독성 용량의 국소 마취제는 심장 부정맥을 일으킬 수도 있다.

두 가지 국소 마취제(치료적 일반용량)를 심장 부정맥을 교정하기 위해 정맥 주사로 투여한다. 리도카인과 프로카인아마이드는 매우 낮은 용량에서는 심장 기능을 보호할 수 있지만, 독성 용량에서는 정상 심장 기능을 억제한다는 점이다. 리도카인과 프로카인아마이드가 심장 부정맥 치료에서 수행하는 역할은 18장에서 더 자세히 논의된다.

중추신경계 작용

Central Nervous System Efects

모든 국소 마취제는 중추신경계에 영향을 미칠 수 있다. 높은 용량 또는 독성 용량에서 국소 마취제는 혈액-뇌 장벽을 통과하여 초기에는 대뇌피질을 자극할 수 있다. 대뇌피질이 자극되었을 때 나타나는 증상에는 신경과민, 흥분, 떨림, 경련이 있다. 일반적으로 마취제의 효력이 높을수록 경련이 더 쉽게 발생한다. 뇌 내의 국소마취제 농도가 더 증가하게 되면 중추신경계의 전체 부위는 억제되게 된다. 독성 수준에 도달하게 되면 국소 마취제는 중추신경계 전체를 억제하게 되어 혼수상태와 사망을 초래한다.

중추신경계 흥분상태에 있을 때 국소 마취제 과다 복용의 치료에는 바르비튜레이트와 디아제팜(*Valium*)을 사용할 수 있다. 중추신경계의 완전한 억제가 일어나면, 유일한 치료법은 호흡과 혈압의 지지적 회복이다. 특히, 인공호흡은 마취제 독성의 후기 치료에 필수적이다.

과민증 및 알레르기 작용

Hypersensitivity and Allergic Effects

국소 마취제는 주사 부위에 위치한 비만 세포에서 히스타민을 방출하여 히스타민의 전형적인 루이스(Lewis) 반응인 발진과 국소 가려움증을 유발할 수 있다. 때때로 환자는 국소 마취제에 과민 반응을 보일 수도 있다. 발진이나 부종이 나타나면 즉시 약물 투여를 중단해야 한다. 에스테르형 국소마취제를 자주 사용하면 **과민반응**이 나타날 수 있다. 임상 징후로는 가려움증, 두드러기, 안면 부종, 천명음, 호흡 곤란, 청색증, 후두 부종, 메스꺼움, 구토 및 복부 경련이 있다. 에스테르형 마취제에 대한 알레르기 반응은 일반적으로 에스테르 대사산물인 파라아미노벤조산(PABA)에 대한 민감성으로 인해 발생한다. 에스테르형 마취제 사이에는 교차 반응이 있지만 에스테르형 마취제와 아미드형 마취제 사이에서는 나타나지 않는다. 에스테르형 마취제에 대해 알레르기 반응을 보이는 경우 모든 에스테르 마취제를 피해야 하며, 아미드형 국소 마취제가 선택된다.

에스테르형 마취제에 알레르기 반응을 보이는 환자는

아미드형 마취제의 다회 용량 바이알에 들어 있는 보존제(메타중황산나트륨)에 반응할 수 있다. 단일 용량 유리병에는 방부제가 없기 때문에 에스테르형 마취제에 대해 과민반응이 있는 것으로 알려진 환자에게 사용할 수 있다.

LO 6.5

임상 응용

CLINICAL APPLICATIONS

Preferred Treatments

국소마취제는 피부 수술, 치과 치료에 필수적이다. 통증 치료와 가려움증 제거, 알레르기 반응 치료, 수두의 가려움증 치료 등에 사용되며 항문 좌약(치질) 이나 마취제 패치를 사용하여 주사로 인한 통증을 덜어주기도 한다. 대상포진의 신경통증, 혈관주사 통증의 경감, 산부인과 수술마취, 침윤마취, 신경뿌리차단술, 치과 치료 시 신경차단 등에 사용되며, 에피네프린이 포함된 마취제는 국소마취제의 재주입을 최소화하기 위해 선호된다.

LO 6.6

특별 고려사항

SPECIAL CONSIDERATIONS

국소마취제 주의사항

Cautions with Local Anesthetic Use

임신한 여성은 주의하여야 한다. 임신 상황에서의 생리적 변화는 국소마취제의 약동학을 변화시킨다. 임신 동안, 간 혈류량이 증가하고 혈장 단백 결합력이 저하하여 아미드형의 대사와 배설이 증가한다.

신부전 환자에서는 아미드형의 청소율이 감소하며 간부전 환자에서 아미드형의 축적이 일어나므로 주의 깊은 관찰을 요한다.

일반의약품으로 판매되는 국소마취제는 장기간 사용이나 남용으로 과민반응이 나타날 수 있기에 주의해야 하며 에스테르형이 함유된 경우에는 아미드형으로 대체하면 과민반응을 줄일 수 있다. 화상이나 찰과상 각막의 손상이 있을 때 국소마취제의 국소도포는 손상된 피부를 통해 국소마취제가 혈관으로 쉽게 들어갈 수 있어, 전신부작용을 일으킬 수 있다.

국소마취제 효과 모니터링

Monitoring Local Anesthetic Effects

비경구 투여 시 심혈관, 호흡 등을 모니터링하여야 한다. 불안, 현기증, 몽롱, 불분명한 말 등은 중추신경독성의 초기 증상이며, 전신반응을 피하기 위해서는 국소마취제를 천천히 주사하여야 한다. 노인과 어린이는 국소마취제 투여량을 줄여야 하며, 고혈압, 뇌혈관부전, 부정맥, 갑상샘 기능항진증, 당뇨병 환자에게는 혈관수축제인 에피네프린이 포함된 국소마취제 사용은 극도로 제한하여야 한다.

금기사항

Contraindications and Black Box Warning

국소마취제에 과민반응이 있는 환자 혹은 혈관수축제인 에피네프린이 함유된 국소마취제와 관련된 금기사항이 있다. 에스테르형 국소마취제에 과민반응을 보인 병력이 있는 환자에서는 아미드형의 국소마취제만 사용해야 한다. 중화제나 산화방지제로 사용되는 중아황산염 과민반응이 있는 환자에서는 에피네프린이 포함된 국소마취제(에피네프린의 항산화제인 중아황산염이 포함되어 있음)의 사용을 금하여야 한다.

약물 상호작용

Drug Interactions

많은 약물과 상호작용을 나타내지는 않는다. 고혈압치료제, 근육이완제와 함께 사용될 때 저혈압을 강화시킬 수 있다. 알레르기 반응을 완화하기 위해 국소마취제를 사용하지만, 이때 국소마취제가 히스타민 분비를 증가시켜 임상 증상을 악화시킬 수 있다. 프로카인(procaine)은 설폰아미드(sulfonamide) 항생제의 작용을 방해한다.

환자 안전과 교육

환자 지침

환자에게 감각의 지각과 운동기능 마비 가 단시간 동안 유지될 것이라는 것을 알려주어야 한다. 즉, 이때 마취된 부분에 핫팩, 냉찜질 등 자극이 되는 것은 피해야 한다. 인후염 증상 완화를 위해 국소도포한 이후 1시간 이상 음식을 먹어서는 안 된다. 치과에서 사용되는 경우 1시간 이상 혀, 입술 등이 마비될 수 있어 입술이나 뺨을 씹지 않도록 주의하여야 한다.

의사에게 알림

일반의약품에 국소마취제가 포함된 경우 입속이나 피부의 상처에 사용될 때 흡수가 증가될 수 있으며 정신착란, 맥박이나 호흡의 변화가 있을 때에는 반드시 의사에게 연락하여야 한다. 에스테르형의 국소마취제에 대한 알레르기 반응(국소부종, 가려움증, 호흡의 변화, 기관지연축)이 나타날 때에는 반드시 의사에게 연락하여야 한다.

임신

특별한 제한은 없으나 분만이나 산통 중에는 주의하여야 한다.

복습 문제 _Chapter Review

업무에 필요한 지식 _Applying Knowledge on the Job

※ 비판적 사고를 통해 다음 질문에 답하시오.

1. 브라운 부인은 남편에 의해 부엌 바닥에 쓰러져 경련을 일으키고 있는 것이 발견되어 구급차를 타고 응급실로 급히 이송되었다. 그녀는 이전에 경련을 일으킨 병력이 없으며, 당일 오전에 건강한 것으로 보였다. 어제 브라운 부인이 자전거를 타다 인도로 넘어져 오른쪽 팔 아래에 찰과상을 입었다. 그녀는 그 이후로 계속해서 통증 때문에 처방전 없이 살 수 있는 연고를 가지고 자가 치료를 하고 있다. 당신은 브라운 부인이 경련을 일으킨 원인이 무엇이라고 생각하는가? **(6.4)**

다중 선택 문제 _Multiple Choice

※ 다음 중 옳은 답을 고르시오.

1. 통증을 줄이는 국소마취제의 작용 기전은? **(6.1)**
   A. 나트륨 이동과 관련된 막 이온 채널과 결합하거나 불활성화
   B. 뇌의 수용체와 반응
   C. 세포에서 나트륨 및 칼륨채널 제거
   D. 통증 자극의 신경전도 증가
   E. 민무늬근에서 칼슘이온 흐름을 증가시킴

2. 신경전도를 차단하는 국소마취제의 치료효과는? **(6.2)**
   A. 국소마취제가 주사된 후에만 나타남
   B. 투여 부위에 자극과 발적을 유발함
   C. 피부에서 염소와 마그네슘 이온과 가역적으로 결합함
   D. 국소적으로 크림, 스프레이, 연고 등으로 치료효과를 얻을 수 있음
   E. 운동신경 말단에 먼저 작용함

3. 코카인을 제외한 국소마취제의 특징은? **(6.2)**
   A. 약산성이다.
   B. 코카인과 비슷하므로 금지약물이다.
   C. 간에서만 대사된다.
   D. 혈관확장을 일으킨다.
   E. 신경전도를 비가역적으로 차단한다.

4. 국소마취제가 주사되었을 때 나타나는 중추신경 독성의 초기 증상은? **(6.4)**
   A. 안절부절증, 신경과민, 어지러움
   B. 각막 흉터
   C. 혈당 수치 증가
   D. 청소율 증가
   E. 이상 모두

제3부

중추신경계의 약리학

Pharmacology of the Central Nervous System

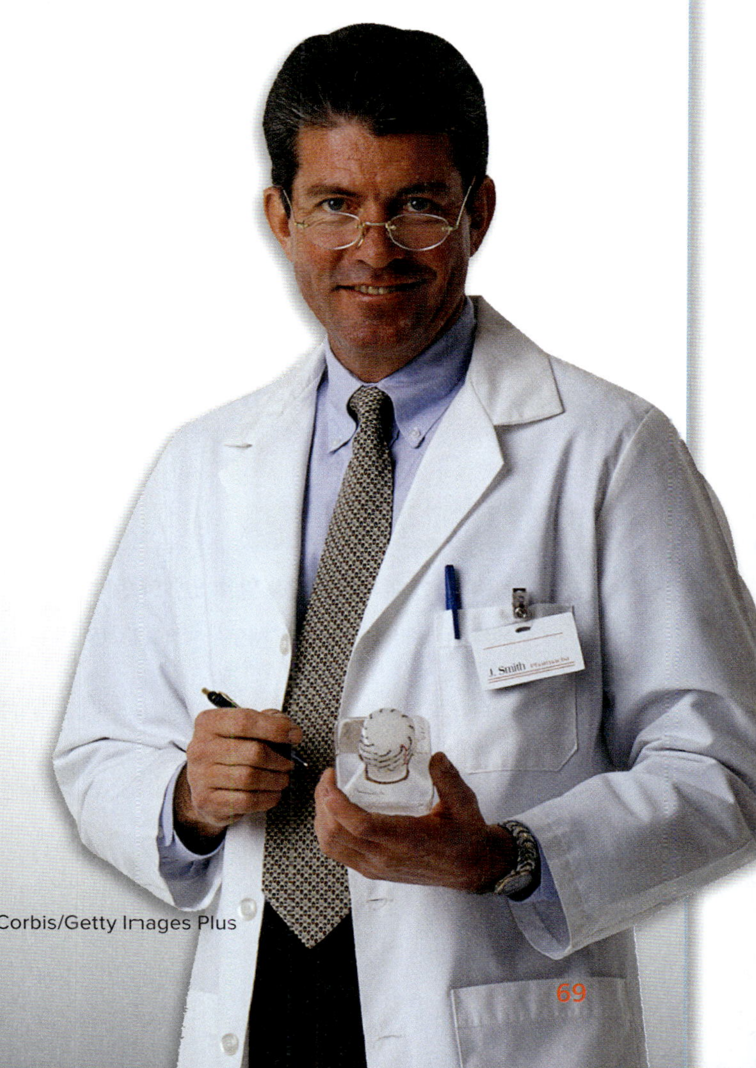

Corbis/Getty Images Plus

제 7 장

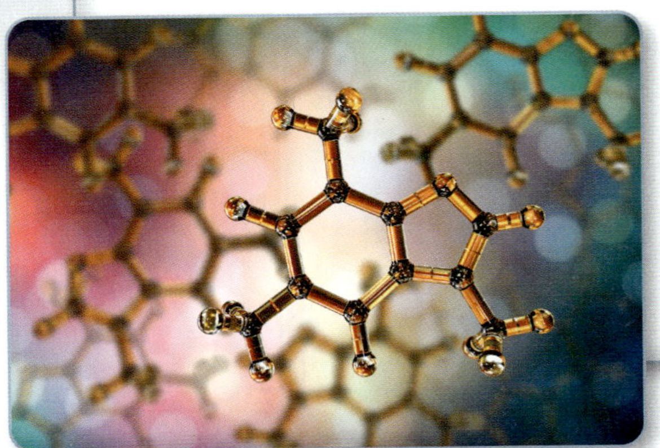

Kateryna Kon/Shutterstock

중추신경계의 이해

Introduction to the Central Nervous System

핵심 용어_*Key Terms*

기저핵(바닥핵, basal ganglia): 대뇌 백색질(white matter) 내에 위치한 몸 운동의 조절을 돕는 세포체의 무리(회색질)

뇌교(다리뇌, pons): 감각 및 운동 기능에 관여하며, 뇌의 다른 영역에 신경섬유(nerve fiber)를 중계해주는 역할을 담당하는 뇌간의 부분

뇌파도(뇌전도, electroencephalogram, EEG): 뇌의 전기적 활동의 기록

대뇌피질(대뇌겉질, cerebral cortex): 감각 지각, 수의적 운동 조절, 고차원적인 지능에 관여하는 대뇌의 가장 윗부분

망상체(그물체, reticular formation): 중추신경계에서 의식 상태를 조절하는 신경섬유의 네트워크

변연계통(둘레계, limbic system): 행동과 감정의 조절에 관여하는 뇌의 부분을 연결하는 신경경로(neural pathway)

소뇌(cerebellum): 몸의 균형을 조절하고 몸 움직임과 자세를 조정하는 뇌의 부분

시상(thalamus): 감각과 운동 자극을 대뇌피질로 연계하는 간뇌의 가장 윗부분

시상하부(hypothalamus): 체온조절, 수분 균형, 식욕, 뇌하수체의 기능을 조절하는 간뇌(사이뇌, diencephalon)의 일부분

연수(숨뇌, medulla oblongata): 심장, 혈관, 호흡 기능을 조절하는 뇌간(뇌줄기, brain stem)의 아랫부분

학습 목표_*Learning Outcomes*

이 장을 학습한 후 다음 사항을 할 수 있어야 한다.

7.1 뇌의 주요 해부학적 구조, 회색질과 백색질의 차이, 대뇌피질 엽과 기저핵의 기능에 대해 설명할 수 있다.

7.2 간뇌와 뇌간의 주요 구조를 나열하고, 각각의 기능을 설명할 수 있다.

7.3 대뇌의 주요 기능을 설명할 수 있다.

7.4 척수의 기본 구조와 기능을 설명할 수 있다.

7.5 망상체(reticular formation)와 변연계통(limbic system)에 대해 기술하고, 각각의 중요성을 설명할 수 있다.

들어가며_Introduction

중추신경계(central nervous system, CNS)는 뇌와 척수로 구성되어 있다. 중추신경계의 주요 기능은 몸의 활동을 조절 및 조정하는 것이다. 중추신경계의 신경경로(neural pathway)는 같은 기능을 하는 뇌의 여러 다른 영역을 서로 연결시켜 준다. 이들 경로에서 신경세포(neuron)는 시냅스(synapse)에 의해 서로 연결된다. 이들 신경세포는 시냅스 사이의 신경전달을 조절하는 신경전달물질(neurotransmitter)을 분비한다. 이러한 방식으로 신경자극이 전달된다.

아세틸콜린, 노르에피네프린, 도파민, 세로토닌 등의 중요한 신경전달물질이 존재한다. 특정 종류의 정신질환과 병적인 상태는 특정 신경전달물질의 양이나 작용이 비정상적인 경우가 많다. 중추신경계에 영향을 미치는 많은 약물은 신경전달물질의 농도와 작용에 영향을 미친다. 뇌에는 많은 종류의 신경전달물질이 있는 반면에, 앞서 자율신경계에서 기술했듯이 신경세포와 신경말단(nerve ending)에서의 기능과 작용은 비슷하다.

일반적으로 한 신경세포에서 분비된 특정한 종류의 신경전달물질은 시냅스를 건너간 후 인접한 신경세포의 수상돌기(가지돌기, dendrite)에 위치한 수용체에 결합한다. 신경전달물질은 흥분성일 수도 있고 억제성일 수도 있다. 흥분성 수용체 자극은 신경의 말단으로부터 신경전달물질의 분비를 자극하도록 축삭(axon)을 따라 흐르는 활동전위(action potentials)를 일으킨다. 억제성 신경전달물질은 활동전위의 생성을 억제하는 인접한 신경세포의 활동을 일으킨다. 이러한 방식으로 신경전달물질은 여러 다른 뇌중추 사이에 정보를 전달하는 신경자극을 일으키거나 신경활동을 억제하기 위해 활동전위의 흐름을 억제하는 방식으로 작용한다. 분비된 신경전달물질은 대사에 의해, 혹은 각각의 신경말단으로 재흡수되어 비활성화된다. [그림 7.1]은 전형적인 뇌 신경세포의 시냅스 연결을 보여준다.

중추신경계에서 똑같은 기능을 하는 신경세포는 일반적으로 무리지어서 존재한다. 이러한 신경세포의 신경세포체(cell body)는 다양한 몸 기능의 조절 중추를 형성한다. 결과적으로 중추신경계는 해부학적으로 다양한 구조와 기능의 요소로 분류할 수 있다. 약물이 어떻게 중추신경계에 작용하는지 이해하기 위해서는 중추신경계의 주요 구조와 기능을 알아야 한다.

LO 7.1

뇌의 구조적, 기능적 특징

STRUCTURAL AND FUNCTIONAL FEATURES OF THE BRAIN

뇌는 대뇌(cerebrum), 간뇌(사이뇌, diencephalon), 뇌간(뇌줄기, brainstem), 소뇌(cerebellum)로 구분될 수 있다. 중추신경계에 작용하는 약물의 위치와 작용에 대한 이해를 위해 중추신경계의 기본적인 해부학적 구조와 생리 기능을 짧게 학습한다.

대뇌

Cerebrum

대뇌(cerebrum)는 뇌의 가장 크고, 가장 상위의 부분이다. 인간의 고차원적인 지적 기능은 대뇌에 의해 조절된다. 해부학적으로 대뇌는 우반구(right hemisphere)와 좌반구(left hemisphere)로 나누어진다. 각각의 반구는 신경세포체로 구성된 바깥층인 회색질(gray matter), 즉 대뇌피질(cerebral cortex)과 신경세포의 축삭으로 이루어진 안쪽층인 백색질(white matter)로 구성된다.

대뇌피질

Cerebral Cortex

대뇌피질(대뇌겉질, cerebral cortex)은 신경세포체를 포함하는데, 마음과 지적인 의식 활동에 관여한다. 모든 감각자극의 인지와, 모든 수의근(맘대로근, voluntary muscle)의 운동 조절이 피질에서부터 시작된다. 피질은 4개의 엽(lobe)으로 다시 분류할 수 있다. 피질엽은 위치하고 있는 머리뼈의 이름을 따서 불린다. 즉, 전두엽(이마엽, frontal lobe), 두정엽(마루엽, parietal lobe), 측두엽(관자엽, temporal lobe), 후두엽(뒤통수엽, occipital lobe)을 포함한다[그림 7.2]. 전두엽은 근육의 조절, 언어운동 영역, 추상적 사고, 문제 해결 활동 등을 관장한다. 두정엽은 촉각, 압력, 통증, 온도, 진동 등의 감각 자극에 관여한다. 측두엽은 청각, 학습, 기억, 언어 기능에 관여한다. 후두엽은 시각적 기능에 관여한다. 이들 엽과 뇌의 여러 부위는 서로 의사소통하는 신경적 연결이 존재한다. 대뇌피질의 엽이 [그림 7.2]에 제시되어 있다. **뇌파도(뇌전도, electroencephalogram, EEG)**는 뇌의 전기적 활동의 기록이다. 뇌파도는 다양한 종류의 뇌질환을 진단하고 수면의 단계를 평가하는 데 유용하다.

그림 7.1 뇌의 신경세포 사이의 시냅스 연결

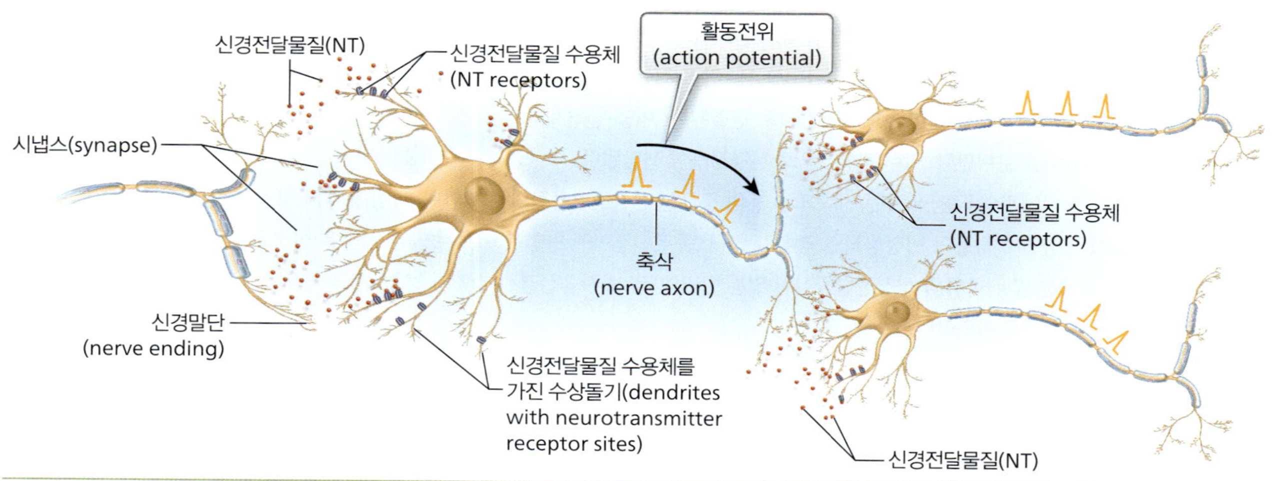

한 신경세포의 신경말단이 신경전달물질을 분비하고, 이 신경전달물질은 다른 신경세포의 수상돌기에 있는 신경전달물질 수용체에 결합하기 위해 시냅스를 건너간다. 수용체의 자극은 신경말단으로부터 신경전달물질의 분비를 자극하도록 축삭을 따라 흐르는 활동전위를 일으킨다. 신경전달물질이 수용체에 결합하게 되면 신경경로를 따라 다른 신경세포로 활동전위가 전달된다.

그림 7.2 대뇌피질의 엽

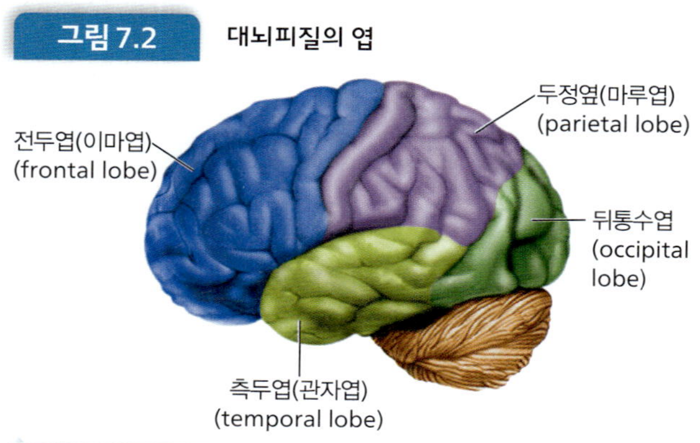

각각의 엽은 위치한 두개골 뼈에 따라 이름 붙여졌다.

대뇌의 백색질은 수초(말이집, myelin)가 있는 신경의 축삭으로 구성되어 있다. 축삭은 대뇌피질과 다른 신경계의 영역 사이에 자극의 전달을 가능하게 한다. 대뇌의 백색질 내에는 기저핵(바닥핵, basal ganglia)이라고 알려진 신경세포체의 집단인 회색질(gray matter)이 있다.

기저핵
Basal Ganglia

기저핵(바닥핵, basal ganglia)은 대뇌피질, 소뇌, 혹은 뇌의 다른 영역으로부터 전달되는 신체의 움직임과 관련된 신경자극을 받아들인다. 기저핵의 주요 기능은 근육활동을 조정 및 조절하는 것을 돕는 역할이다. 기저핵은 또한 추체외로계(바깥계, extrapyramidal system)라 불린다. 피라밋계는 전두엽으로부터 나오는 하행 운동신경으로 구성되며, 모든 뼈대근육으로 전달된다. 피라밋계는 뼈대근육의 활동을 조절하지만, 피라밋바깥계는 뼈대근육의 운동 조절을 돕는다. 기저핵내 도파민을 생성하는 신경세포의 변성(degeneration)은 파킨슨병(Parkinson's disease)을 일으킨다. 도파민의 부족은 떨림(tremors), 근육경직(muscular rigidity), 자세와 움직임의 문제를 일으킨다.

LO 7.2

간뇌와 뇌간
DIENCEPHALON AND BRAINSTEM

간뇌(사이뇌, diencephalon)는 시상과 시상하부를 포함하고, 대뇌반구의 바로 아래에 위치하고 있다. 뇌간(뇌줄기, brainstem)은 중뇌(중간뇌, midbrain), 뇌교(다리뇌, pons), 연수(숨뇌, medulla oblongata)로 구성되는데, 간뇌 아래에 있으며, 아래로는 척수와 연결된다. 이들의 구조는 [그림 7.3]에 나타나 있다.

시상
Thalamus

시상(thalamus)은 말초의 감각 수용체로부터 온 감각자극이 대뇌피질의 두정엽으로 정보가 전달되기 전에 이 정보를 먼저 수용하고 평가한다. 이러한 감각 정보는 통증, 촉각, 온도, 그 외 다양한 감각정보들에 대한 신경자극이 포함된다. 시상은 또한 기저핵과 소뇌로부터 오는 운동 정보를 통합함으로써 운동 조절에도 관여한다.

그림 7.3 간뇌와 뇌간의 구조를 보여주는 뇌의 단면

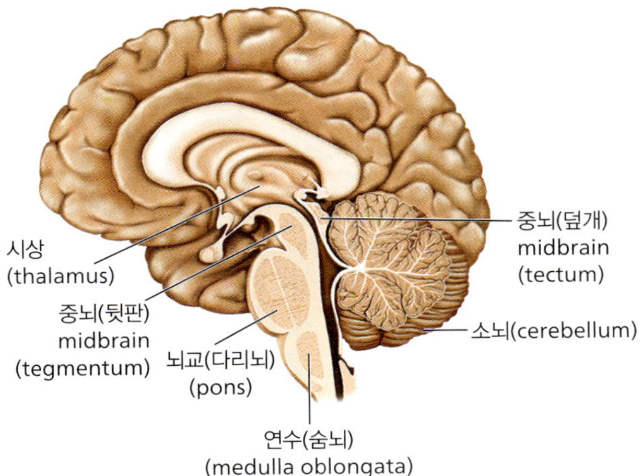

시상하부

Hypothalamus

시상의 아래에 위치한 것이 **시상하부(hypothalamus)**이다. 시상하부는 온도, 수분 균형, 식욕, 수면, 자율신경계, 특정 감정 혹은 행동 반응 등을 포함한 다양한 신체 기능을 조절한다. 뇌하수체(pituitary gland)는 시상하부에 인접해 있다. 신체의 주분비샘(master gland)이라고 일컬어지는 뇌하수체는 많은 내분비샘의 기능을 조절한다.

뇌교

Pons

시상하부의 아래에 위치한 **뇌교(다리뇌, pons)**는 감각과 운동기능에 관여한다. 뇌교는 망상체(그물체, reticular formation)로부터 정보를 받아들이고, 호흡과 수면의 조절에 관여한다. 뇌교는 또한 다른 뇌 영역으로 신경섬유를 연결시키는 중계 센터로서 기능한다.

연수

Medulla Oblongata

연수(숨뇌, medulla oblingata)는 척수의 바로 위에 위치하고 있다. 연수 안에는 심장, 혈관, 호흡중추가 있다. 이 필수 중추의 정상적인 기능은 생명 유지에 필수불가결하다. 연수의 손상은 죽음을 가져온다. 술이나 바르비튜레이트와 같은 약물의 과도한 복용은 연수의 기능을 억제시킨다. 삼키기, 기침, 구토, 구역반사(gag reflex) 등의 몇 가지 중요한 반사들이 연수에 의해 조절된다.

LO 7.3

소뇌

CEREBELLUM

소뇌(cerebellum)는 뇌간의 뒤에, 대뇌의 아래에 위치하고 있다. 소뇌는 뇌교, 연수, 뇌간의 여러 영역에 인접해 있다. 우반구와 좌반구로 나누어지는 소뇌의 주요 기능은 신체의 움직임과 자세를 조정하고, 몸의 평형(equilibrium)을 유지하는 역할을 한다. 소뇌의 이상은 자세와 움직임 장애, 떨림, 근육 약화, 힘줄반사(tendon reflex)의 약화를 초래한다. 소뇌를 억제하는 술과 같은 약물은 흔히 몸의 조정을 방해한다.

LO 7.4

척수

SPINAL CORD

척수(spinal cord)는 대뇌로 가는 혹은 대뇌에서 나오는 신경축삭의 모음이다. 피부, 근육, 장기와 같은 몸의 말초에서부터 뇌로 가는 신경축삭, 즉 들신경(afferent neuron)은 촉각, 통증, 냉온감각, 압력 등과 같은 감각 정보를 전달한다. 뇌에서부터 말초기관과 뼈대근육으로 가는 신경축삭, 즉 원심신경(날신경, efferent neuron)은 운동 정보를 전달한다. 척수에 작용하는 약물은 주로 마취제(anesthetics), 진통제(analgesics), 근육이완제(muscle relaxants) 등인데, 이들은 통증 감각을 변화시키고 뼈대근육의 활동이나 긴장도(tone)를 감소시킨다.

LO 7.5

기능적 요소

FUNCTIONAL COMPONENTS

위에서 기술한 뇌의 해부학적 구조에 추가하여 몇 가지의 기능적인 신경경로(neuronal pathways)가 뇌에 존재한다. 이들은 뇌의 서로 다른 영역들을 연결하여 흩어져 있는 신경의 네트워크를 형성한다. 망상체(reticular formation)와 변연계통(limbic system)이 그 구성요소이다.

망상체

Reticular Formation

망상체(그물체, reticular formation)는 뇌와 척수 사이를 연결하는 신경섬유의 네트워크이다. 망상체는 운동조절, 심혈관계 조절, 수면, 각성(wakefulness)과 같은 기능에 관여하는 뇌의 다양한 영역과 시냅스로 연결되어 있으며, 홍분성 섬유와 억제성 섬유 2종류로 구성되어 있다.

흥분성 섬유가 다양한 외부 자극(소음, 밝은 빛, 위험)에 의해 자극되면, 각성(alertness)의 수준이 증가하여, 적당한 행동을 하도록 몸을 준비시킨다. 흥분성 섬유는 흔히 *망상활성체*(*reticular activating system, RAS*)라고 불린다.

만약 외부 자극이 적다면 억제성 섬유가 보다 활성화되어 이들 체계의 활성을 감소시키게 되고, 결과적으로 각성의 정도가 감소된다. 이러한 작용은 수면이나 휴식 동안 일어난다. 결과적으로, 망상활성체는 각성의 정도를 조절하는 것을 돕는다.

망상체는 많은 약물의 효과에 민감하다. 알코올과 바르비튜레이트, 그리고 여러 우울증 약물은 망상체의 활동을 감소시키고, 수면이나 무의식(unconsciousness)을 유발할 수 있다. 암페타민이나 카페인과 같은 흥분제는 망상체의 활성을 증가시키고, 중추신경계를 자극시키기 위해 흔히 사용되며, 각성을 유지하게 만든다.

변연계통

Limbic System

변연계통(둘레계통, limbic system)은 특정한 신경경로를 연결하는 신경세포와 뇌의 부분을 합해서 일컫는다. 변연계통의 주요 구성요소는 편도체(amygdala), 해마(hippocampus), 대상회(띠이랑, cingulate gyrus)으로 구성된다 [그림 7.4]. 이러한 구조들은 시상하부와 대뇌의 아래쪽에 위치하고 있다. 변연계통은 보상과 처벌, 성적 행동, 분노, 화, 두려움, 근심 등에 관여하는 신체의 감정적, 행동적 반응에 관여한다. 따라서 변연계통은 정신 건강에 매우 중요한 부분이다. 변연계통의 특정 부위는 쾌락 혹은 보상중추라고 일컫는다. 이들 영역을 활성화시키는 활동은 만족감을 제공하므로, 이러한 활동은 반복되는 경향이 있다. 흡연, 약물중독 등과 같은 특정 중독은 이 중추에 영향을 미친다. 변연계통의 다른 부위들은 불쾌한 감정, 느낌, 혹은 피하고 싶은 행동 등에 관여한다. 항불안제, 항우울제와 같은 특정 약물군은 변연계통에 선택적 억제 작용을 일으키고, 특정 행동이나 정서 장애의 치료에 유용하다.

그림 7.4 변연계통을 형성하는 주요 해부학적 구조

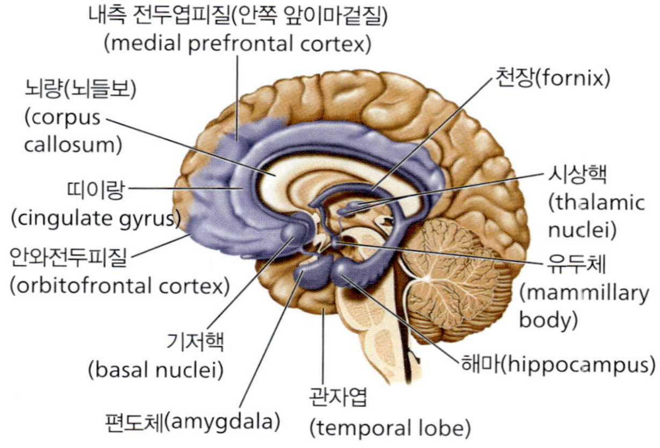

변연계통은 보라색으로 표시됨

중추신경계에 영향을 미치는 약물을 다루는 학문은 신경약리학(neuropharmacology)이다. 다음 장에서는 중추신경계에 영향을 미치는 주요 약물군들에 대해 다룰 것이다.

복습 문제 _Chapter Review

업무에 필요한 지식 _Applying Knowledge on the Job

※ 비판적 사고를 통해 다음 질문에 답하시오.

1. 환자와 가족들에게 질병상태와 치료에 대해 교육하는 것이 당신의 의무 중 하나이다. 다음 사례에서 왜 환자가 다음과 같은 증상과 징후를 보이는지 설명하시오. **(7.2)**
   a. 환자 A는16살 여성으로 바르비튜레이트 중 하나를 과도하게 복용하여 부모에 의해 응급실로 실려왔다. 현재 심박수 45, 혈압 85/55, 느리고 불규칙한 호흡을 나타내고 있다.
   b. 환자 B는 암페타민을 과량 복용하여 응급실에 실려왔으며, 과도한 흥분상태이고, 빠른 호흡, 두근거림(palpita- tion), 땀남(perspiration), 불안, 과민성(irritability) 상태를 보이고 있다.
   c. 환자 C는 18세 남성으로, 18살이 되면서부터 한 달에 맥주를1~2회 정도 마셨다. 지금까지 독한 술은 마신 적이 없었으나, 오늘 파티에서 술 빨리 마시기 시합에 참여하여 생애 처음으로 독한 위스키를 몇 분만에 수백 mL 이상을 마셨다. 그리고 나서 기절했고, 술을 마시지 않았던 친구들이 그를 응급실로 데려왔으며, 아직 의식이 없다. 심장 박동은 느리고, 혈압은 떨어졌으며, 호흡은 불규칙한 상태이다.

다중 선택 문제 _Multiple Choice

※ 다음 중 옳은 답을 고르시오.

1. 체온, 식욕, 수분균형을 조절하는 곳은? **(7.2)**
   A. 뇌교(다리뇌)
   B. 소뇌
   C. 연수(숨뇌)
   D. 시상하부
   E. 대뇌피질(대뇌겉질)

2. 촉각, 압력, 통증 등의 감각을 인지하는 곳은? **(7.1)**
   A. 전두엽(이마엽)
   B. 측두엽(관자엽)
   C. 두정엽(마루엽)
   D. 후두엽(뒤통수엽)
   E. 기저핵(바닥핵)

3. 소뇌의 기능은? **(7.3)**
   A. 평형
   B. 시각
   C. 체온조절
   D. 수분균형
   E. 수면

4. 기저핵은 무엇에 관여하는가? **(7.1)**
   A. 구토반사
   B. 체온
   C. 근육 활동
   D. 감각 자극
   E. 수면

제 8 장

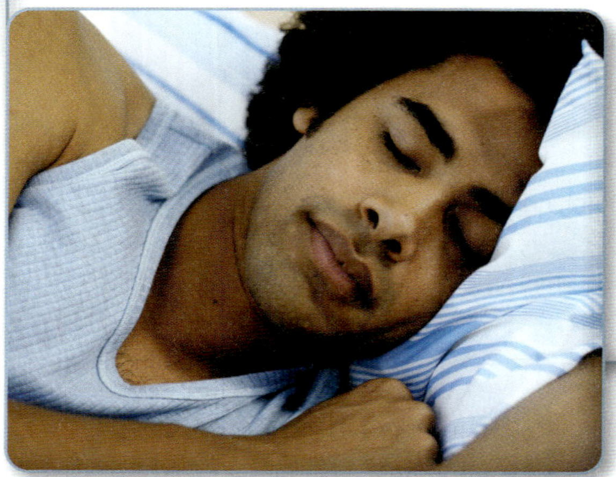
Stockbyte/Getty Images

진정수면제와 알코올

Sedative-Hypnotic Drugs and Alcohol

핵심 용어 _Key Terms

가바(gamma-aminobutyric acid, GABA): 중추신경계의 억제성 신경전달물질

급속안구운동수면(REM sleep): 꿈과 급속안구운동에 의해 특징지어진 수면의 한 단계

바르비튜레이트(barbiturate): 고리 구조의 바르비투르산(barbituric acid)을 가진 중추신경(CNS)계 억제성 약물

벤조디아제핀(benzodiazepine): 불안함과 수면장애를 다루는 데 이용되는 약물

비-바르비튜레이트(nonbarbiturate): 벤조디아제핀(benzodiazepines) 및 관련 약물과 같이 바비튜릭산 구조를 가지지 않은 수면제나 진정제를 말함

비급속안구운동수면(NREM sleep): 비급속안구운동에 의해 특징지어진 수면의 한 단계

수면제(hypnotic): 수면을 유지하거나 유도하는 데 사용되는 약물

자동증(automatism): 약물 소비를 증가시킬 수 있는 약물로 유발된 혼란

진정제(sedative): 신체 활동을 줄이고 정신적인 이완 상태를 만드는 데 사용되는 약물

학습 목표 _Learning Outcomes

이 장을 학습한 후 다음 사항을 할 수 있어야 한다.

8.1 수면의 단계와 각 수면 단계의 구분 방법을 설명할 수 있다.

8.2 진정제와 수면제가 GABA와 연관하여 Cl^- 이온 채널에 어떻게 작용하는지 설명할 수 있다.

8.3 바르비튜레이트의 약물 유해 작용, 중독위험 및 과다복용 시 치료에 대해 설명할 수 있다.

8.4 벤조디아제핀 수면제의 작용에 대해 설명할 수 있고, 단기 작용 약물과 장기 작용 약물의 차이점을 설명할 수 있다.

8.5 에스조피클론, 잘레플론, 졸피뎀의 작용 기전을 설명할 수 있고 바르비튜레이트와 벤조디아제핀에 비해 이 약물의 이점을 설명할 수 있다.

8.6 에틸알코올의 주요 약리작용과 유해 작용을 설명할 수 있다.

들어가며_Introduction

중추신경계는 여러 신체 기관의 활동을 통제하고 조율한다. 그 결과 중추신경계에 직접적인 영향을 줄 수 있는 모든 것은 신체 전체의 기능에 영향을 줄 수 있다. 사람은 중추신경계를 자극받을 시에 각성하고 초조하며 가끔은 짜증까지 낸다. 과도한 중추신경계의 자극은 경련 및 다양한 형태의 이상 행동을 일으킨다. 암페타민 또는 코카인의 남용 시 이러한 행동을 일으킨다. 반면에, 중추신경계의 억제는 신체적, 정신적인 활동을 감소시킨다. 과도한 중추신경계의 억제는 무의식, 혼수, 죽음까지 이를 수 있다. 중추신경계의 억제는 흔히 마약, 바르비튜레이트, 알코올의 남용과 관련 있다.

진정제와 수면제는 중추신경계의 활동을 억제하는 데 임상적으로 사용된다. 진정제와 수면제는 약물의 종류는 같지만, **진정제**의 용량이 더 적다. 진정제는 신체 활동을 억제하는 데 사용된다. 일반적으로 진정제는 심장마비 이후 또는 과도한 신체 움직임이 인체에 해로운 경우에 처방된다. 다양한 감정적 상태와 신체 상태가 불안과 긴장을 불러와 수면을 방해할 수 있다. 환자가 잠들기 불가능할 경우(불면증), 과도한 피로는 더욱 큰 불안감을 야기할 수 있고 상황을 악화시킬 수 있다. 이러한 경우, 수면을 유도하고 유지하기 위해 **수면제**를 처방할 수 있다[그림 8.1].

수면제는 필요한 경우에만 간헐적으로 복용되어야 한다. 정기적인 복용은 한 번에 2주에서 4주로 제한되어야 한다. 수면제는 복용 시 내성이 생기며, 효과는 일반적으로 지속적이고 오랫동안 사용하면 감소한다.

여러 가지 다른 약물군이 진정제와 수면제로 활용된다. 이 약물은 화학적으로 바르비튜레이트와 비-바르비튜레이트로 분류된다. 바르비튜레이트는 높은 남용 가능성과 중독 가능성이 있기에 오늘날에는 진정제와 수면제로 거의 사용되지 않는다. **비-바르비튜레이트**는 벤조디아제핀 또는 벤조디아제핀과 화학적으로 연관이 없는 여러 수면제가 포함된다. 진정제와 수면제를 약리학적으로 설명하기 전에, 수면 주기에 관한 간단한 설명을 하겠다.

그림 8.1 중추신경계의 억제에 따른 정서적인 변화

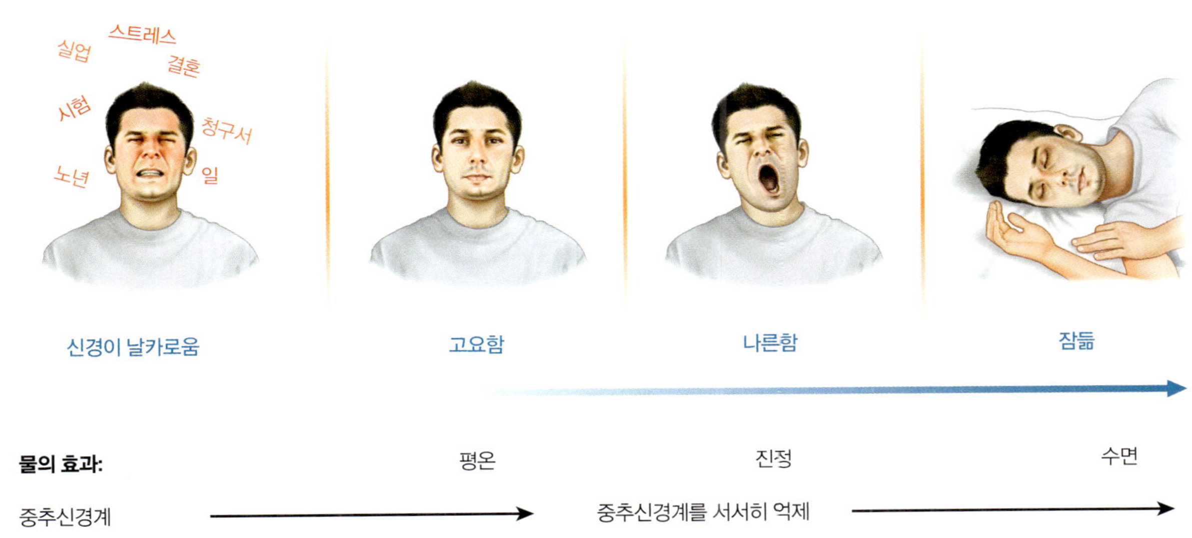

물의 효과: 평온 진정 수면

중추신경계 → 중추신경계를 서서히 억제 →

LO 8.1

수면 주기

SLEEP CYCLE

진정제와 수면제는 주로 수면을 유도하고 유지하는 데 사용되지만, 이러한 약물 중 많은 것들은 정상 수면 주기를 바꾼다. 정상 수면 주기는 **비급속안구운동수면(NREM)**과 **급속 안구운동수면(REM)**으로 나뉜다.

NREM은 4가지 단계로 나뉜다. 1단계에서 4단계까지는 수면 깊이에 의해 구분되며, 약 60분에서 90분이 소요된다. 4단계 이후에는 일반적으로 20분간 REM수면 단계가 된다. REM 수면 단계 이후에는, NREM 수면 단계로 돌아와 이 주기를 반복한다. 수면의 길이에 따라, 대부분의 사람들은 보통 하룻밤에 4~6회의 수면 주기를 반복한다. 뇌파도(electroencephalogram, EEG)를 통해 측정한 뇌파는 수면의 단계를 구분시켜 주며 수면장애를 판단하는 데 유용하다. [그림 8.2]는 뇌파도를 통한 뇌파를 측정한 예시다.

1단계 NREM

Stage 1 NREM

자신의 주변 상황을 어느 정도 인지하나 이완되며 눈은 대부분 감겨 있다. 1단계에서는 알파 파동(alpha waves)이 우세하다. 1단계는 보통 몇 분만 지속되고 전체 수면 시간의 4~5%를 차지한다.

2단계 NREM

Stage 2 NREM

자신의 주변 상황에 대하여 인식하지 못하지만 쉽게 깨어날 수 있다. 2단계의 뇌파는 1단계의 알파파에 비하여 진폭은 커지지만 진동 수가 줄어든다. 2단계는 전체 수면 시간의 절반 정도를 차지한다.

3단계와 4단계 NREM

Stages 3 and 4 NREM

3단계와 4단계는 '느린 파동 수면(slow-wave sleep)'의 단계이다. 이때 뇌파도를 통해 진폭이 크며 낮은 진동수의 델타파가 관찰된다. 이 단계들은 수면의 더 깊은 단계이며 신체의 회복 및 안정에 특히 중요하다. 3단계와 4단계는 총 수면의 20~25%를 차지한다. 노화의 여러 영향 중 하나는 "느린 파동 수면" 단계의 수면 시간의 감소이다. 이는 나이가 들면서 발생하는 불면증과 수면 장애와 연관이 있다.

REM

REM 단계는 안구의 급속 운동, 자율 활동의 증가, 꿈이 특징이며, 이는 정신적인 회복에 필수적이라고 여겨진다. REM 수면 중에는 하루 동안의 일이 검토되고 정보가 기억으로 통합된다. REM 단계 수면 중인 경우, 뇌파도는 깨어 있는 상태와 비슷한 뇌파를 보여, 활동적인 수면 상태로 보인다. 그러나 다른 수면 단계보다 REM 수면에서 깨어나기가 더 어렵다. 이러한 이유로 REM 수면은 '역설수면(paradoxical sleep)'이라고도 불린다. REM 단계 수면은 전체 수면 주기의 20~25%를 차지한다. [그림 8.3]은 정상적인 수면 주기 동안의 뇌파를 나타낸 것이다.

그림 8.2 뇌파도를 통해 측정한 뇌파

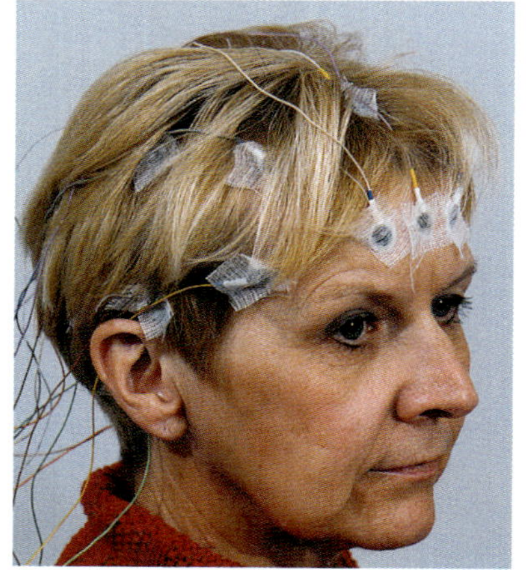

(a)

Bob Coyle/McGraw-Hill Education

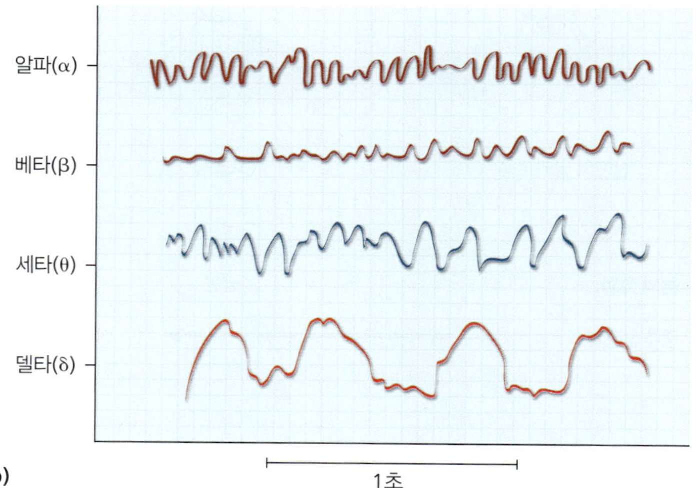

(b)

그림 8.3 수면의 각 단계에서 관찰되는 뇌파도(EEG) 패턴

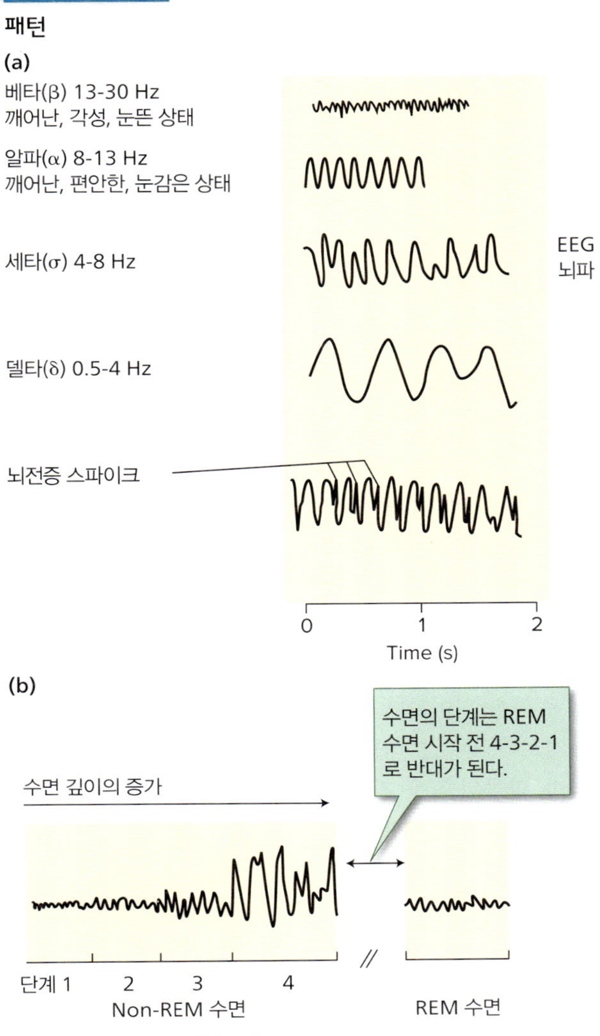

꼬불꼬불함, 의학생리학, 큰굴곡

LO 8.2

진정－수면제의 작용 기전

MECHANISM OF ACTION OF SEDATIVE-HYPNOTIC DRUGS

뇌의 활동은 대체로 여러 신경전달물질에 의하여 결정된다. 각 신경전달물질은 특정 신경말단에서 분비되며 신경 활동을 자극하거나 억제하는 기능을 한다. **감마아미노부티르산(GABA)**은 가장 중요한 억제성 신경전달물질이다. GABA는 뇌와 척수의 억제 작용의 절반 정도를 차지한다.

뇌의 활동은 나트륨, 칼륨, 염소와 같은 이온의 작용에 상당 부분 의존한다. 각 이온은 특정 이온 채널들을 통하여 신경세포막 내부로 유입되거나 외부로 유출된다. 신경 활동 전위는 신경세포막의 Na^+이온 채널을 통하여 유입된 Na^+이온에 의하여 신경막의 탈분극이 일어나면 발생한다. 이러한 신경 활동 전위는 Cl^-이온 채널을 통하여 유입된 Cl^-이온에 의하여 신경세포가 과분극되어 억제된다. GABA는 Cl^-이온 채널을 조절하는 신경전달물질이다.

GABA와 Cl^-이온 채널

GABA and the Chloride Channel

Cl^-이온 채널은 5개의 소단위로 이루어져 있다. 2개의 알파, 2개의 베타, 그리고 1개의 감마이다. 이 소단위들은 Cl^-이온이 신경세포막을 통과하여 뉴런으로 들어올 수 있도록 원형의 채널을 형성한다. GABA는 $GABA_A$ 수용체라 불리는 채널의 특정 부위에 결합한다. GABA가 수용체와 결합을 하면 Cl^-이온 채널이 열리고 Cl^-이온이 뉴런 안쪽으로 유입되어 과분극을 일으킨다. 이는 활동 전위의 생성을 줄이고 신경 활동을 억제한다. Cl^-이온 채널에는 바르비튜레이트, 벤조디아제핀 그리고 다른 수면 약물과 결합하는 수용체 부위들도 존재한다. 이러한 약물들은 Cl^-이온 채널의 특정 수용체 부위에 결합하여 $GABA_A$ 수용체로 인한 Cl^-이온의 유입을 돕는다. 바르비튜레이트는 Cl^-이온 채널이 열리는 시간을 증가시키고 Cl^-이온의 유입을 증가시킨다. 바르비튜레이트는 Cl^-이온 채널과 관련 없는 다양한 기작도 억제한다고 알려져 있다. 벤조디아제핀은 벤조디아제핀 수용체(BZD receptors)에 결합하여 Cl^-이온 채널이 열리는 빈도수를 증가시켜 GABA의 활동을 돕는다. 잘레플론(zapeplon), 졸피뎀, 에스조피클론과 같은 약물들은 BZD 수용체의 특정 소단위에 선택적으로 결합한다. 이 선택적 결합은 통하여 바르비튜레이트와 벤조디아제핀 약물에 비해 수면제로 이점이 있다. 각 약물군은 GABA의 억제성 작용을 촉진하여 Cl^-이온의 유입을 증가시킨다. [그림 8.4]는 GABA 및 여러 약물의 Cl^-이온 채널에 있는 결합 부위를 나타낸 그림이다.

LO 8.3

바르비튜레이트 진정제와 수면제

BARBITURATE SEDATIVES AND HYPNOTICS

바르비튜레이트는 진정제와 수면제 계열 약물 중에서 가장 오래되었다. 이 약물은 여러 단점이 있으며 진정제로서는 대부분 새롭고 더 효과적인 다른 약물들로 대체되었다. 모든 **바르비튜레이트**는 바비튜릭산(barbituric acid)과 구조적으로 비슷하다. 바르비튜레이트는 용량에 의존하는 중추신경계의 억지 역할을 한다. 용량이 일정 수준 이상이 되면 전신 마취의 효과가 일어난다. 이 약물은 진정제 이외에도 다른 상태를 유도하며 현재에도 구할 수 있으므로 간략하게 언급할 것이다. 다만, 이 장에서는 바르비튜레이트 계열

그림 8.4 Cl^- 이온 채널

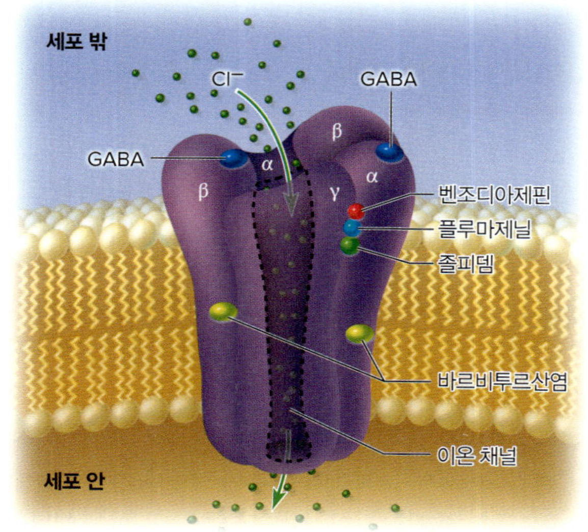

위 그림은 GABA와 다양한 수면제와 결합하는 수용체 부분의 위치를 보여준다. 수면제는 Cl^- 이온의 유입을 증가시키는 GABA의 작용을 높이고 신경 활동을 억제한다.

의 약물의 일반적인 약리학을 강조하여 설명할 것이다. 바르비튜레이트 계열 약물이 항경련제와 전신마취제로 사용되는 경우는 11장과 13장에서 논의될 것이다.

작용 기전
Mechanism of Action

바르비튜레이트가 적게 투여될 때, GABA 수용체의 특정 부위에 결합하여 Cl^-이온 채널을 조절한다. 이는 Cl^-이온의 유입을 증가시키며 과분극을 일으킨다. 이는 망상체의 망상체활성화계(reticular activating system)를 억제하며 약물의 용량에 따라 진정 또는 수면을 유발한다.

바르비튜레이트가 많이 투여될 시에 전신마취의 작용과 비슷한 중추신경계 전체의 전반적인 억제를 일으킨다(13장 참조). 이러한 바르비튜레이트의 기전은 명확하게 설명되지 않지만, 신경세포막에서 용해되는 성질과 관련 있을 수 있다. 신경세포막에서 용해된 바르비튜레이트는 신경자극의 전달과 흥분을 일으키는 이온의 정상적인 이동과 기능을 방해한다고 생각된다.

수면 주기에서 바르비튜레이트의 효과
Effect of Barbiturates on the Sleep Cycle

바르비튜레이트가 수면제로 활용될 시에 일반적으로 2단계의 수면 시간을 증가시키지만, 느린 파동 수면인 3단계 그리고 4단계의 수면 시간은 감소한다. 또한 REM 수면을 억제한다. 바르비튜레이트의 복용이 중단될 시에 환자들은 종종 잃었던 REM 수면을 위해 다음 날 또는 이틀까지 과도하게 REM 수면을 한다(REM rebound). 반동 기간에는(REM rebound) 꿈꾸는 시간이 길어지므로 인해 안절부절, 불안 그리고 악몽이 유발될 수 있다. 바르비튜레이트는 이처럼 수면 주기를 파괴하기 때문에 더는 수면제로 사용되지 않는다.

약동학
Pharmacokinetics

바르비튜레이트는 경구 투여를 통해 잘 흡수된다. 이 약물은 순환계에 들어온 이후 재빨리 신체의 모든 조직에 분포된다. 경구 투여 이후 30~60분 사이에 약물에 의한 중추신경계의 억제 증상이 일어난다. 간의 약물 미세소체 대사 시스템(drug microsomal metabolizing system, DMMS)은 바르비튜레이트를 비활성화한다.

바르비튜레이트를 며칠 이상 규칙적으로 복용할 시에 미세소체 효소를 유도한다. 이는 간에 있는 약물대사 효소량의 증가를 의미한다. 약물대사 효소량의 증가는 바르비튜레이트의 빠른 분해를 촉진한다. 결과적으로 장기간 투여하면, 약물의 작용 지속 시간은 줄어들고 환자들은 같은 약리 작용를 얻기 위하여 약물의 용량을 늘려야 한다. 이러한 현상이 일어날 시 약물에 내성이 생겼다고 말한다.

분해 효소의 유도가 일어날 때, 모든 약물대사 효소량이 증가한다. 따라서 약물대사 효소에 의하여 다른 약물도 더 빠르게 분해된다. 이 효과는 여러 약물의 상호작용을 일으킨다. 바르비튜레이트는 대부분 비뇨기계를 통하여 제거된다.

바르비튜레이트 약물
Barbiturate Drugs

페노바르비탈
Phenobarbital (*Luminal*)

페노바르비탈(phenobarbital)은 6~12시간 작용하는 장시간 작용성 바르비튜레이트로 분류된다. 진정제로 사용될 시에, 페노바르비탈의 지속된 효과에 의해 다음 날에도 약물에 취한 듯한 "숙취 효과"를 일으킬 수 있다. 페노바르비탈은 간질의 치료에 쓰이는 항경련제이다.

페노바르비탈
Phenobarbital (*Nembutal*)

페노바르비탈은 4~6시간 중간 시간 작용성 진정제 및 수면제로 분류된다.

아모바르비탈

Amobarbital (*Amytal*)

아모바르비탈(amobarbital)은 페노바르비탈하고 비슷하다. 또한 두 바르비튜레이트는 비경구적으로 경련을 정지시키는 데 사용될 수 있다.

세코바르비탈

Secobarbital (*Seconal*)

세코바르비탈(secobarbital)은 2~4시간 정도 짧게 작동하는 수면 유도제이다. 수면 유도제는 잠이 들기 어려운 사람들을 위한 약이다.

유해 작용

Adverse Effects

바르비튜레이트의 부작용은 치료 작용의 연장이다. 졸림, 목마름, 무기력이 자주 일어난다. 이러한 부작용은 위험한 것보다는 오히려 짜증을 유발한다. 환자가 이러한 약물을 복용하는 동안 자동차나 중장비를 다룰 경우 반응과 판단력의 저하로 인하여 큰 사고를 유발할 수 있다.

노인 환자들은 특히 정신혼란이나 기억장애에 매우 민감하다. 중추신경계의 억제작용으로 기억력이 저하된 환자들은 약을 복용하였는지 기억하지 못할 수도 있다. 결론적으로는 그들은 약을 반복적으로 복용하게 되고 그것은 오남용이라는 결과를 가져온다. **자동증(automatism)**이라고 알려진 이런 현상은 약물중독과 죽음으로 이끈다. 이 약의 가벼운 남용은 알코올중독과 비슷하다. 느린 말, 운동실조, 느린 판단력, 심리적 장애 등이 중독의 특징이다.

중독 위험

Addiction Liability

이 약의 오랜 기간 과도한 사용은 내성과 신체적 의존성을 가져온다. 게다가, 알코올과 벤조디아제핀 같은 다른 중추신경 억제제에 대해서도 교차내성이 발생한다. 이런 약들의 작용 기전이 GABA와 Cl^-이온 채널의 작용을 포함하기 때문이다.

내성과 의존성이 생기는 과정은 아직 명확히 밝혀지지 않았다. 신체적 의존성은 1~2개월 이상 치료 농도보다 높은 농도로 복용할 때 발생한다. 한 번 신체적 의존성이 생기면, 금단증상을 막기 위해 약을 무조건 정기적으로 복용해야 한다. 금단 증상은 긴장감, 불면증, 경련, 떨림, 피해망상, 망상, 발작이 있다. 이 약과 관련된 금단 증상은 특히 위험하다. 만약 금단 증상이 전문병원에서 관리되지 않는다면, 경련과 사망을 일으킬 수 있다.

바르비튜레이트 중독

Barbiturate Poisoning

바르비튜레이트의 과다 투여는 광범위한 심혈관계와 중추신경계의 억제 작용을 일으킨다. 크게 보면, 이런 약들은 연수 속의 생명 중추를 포함한 뇌의 활동을 저하시킨다. 연수의 혈관 운동 중추의 억제는 혈관의 안정적인 조절 작용을 소실시키고, 이로 인한 혈관의 확장은 저혈압과 쇼크를 유발한다.

저혈압인 경우, 간 기능이 떨어진다. 몸에서 나온 독소를 제거하기 위한 소변의 생성이 거의 없어진다. 연수(숨뇌) 호흡중추 또한 억제되면서 불규칙한 호흡을 유발한다. 심각한 바르비튜레이트의 중독은 보통 혼수상태나, 호흡저하, 죽음으로 이끈다.

바르비튜레이트 과다 투여에 대한 해독제는 없다. 혼수상태 환자의 치료법은 호흡과 혈압을 유지하기 위한 보조적인 장치를 사용하는 것이다. 기관 내 기구 삽입 혹은 인공적인 호흡 장치가 사용되어야 할 수도 있다. 또한 교감신경흥분제와 정맥 수액 주사는 혈압을 올리는 용도로 사용될 수 있다. 정맥에 주입된 삼투성 이뇨제는 약 성분의 신장 배출이 일어날 수 있도록 이뇨 작용을 자극한다. 추가로, 소변의 알칼리화(pH 7.0 혹은 그 이상)는 페노바르비탈 같은 산성 바르비튜레이트의 배출을 증가시킨다. 혈액 투석 혹은 복막 투석은 간 기능이 저하되었을 때 요구된다.

주의 및 금기사항

Cautions and Contraindications

바르비튜레이트는 자살 기도에 자주 쓰이는 약물이다. 이 약의 빠른 작용으로 인해, 단시간 작용하는 약은 특히 위험하다. 많은 중독 환자는 치료 조치를 받기 전에 죽는다. 입원한 환자가 치료를 방치하는 것을 방지하기 위해 항상 그들이 정해진 시간에 진정제를 먹는 것을 확인해야 한다. 절대 재량에 의해 먹지 않도록 침실용 스탠드에 놓지 않도록 해야 한다.

바르비튜레이트는 급성간헐포르피린증 환자에게 금기이다. 여기에서 과다 생산된 헤모글로빈 전구체는 간에 축적된다. 바르비튜레이트 같은 진정제는 포르피린의 생산을 자극하고 증가시키는데, 이는 이러한 환자에게 손상을 줄 것으로 예상한다.

임신

Pregnancy

바르비튜레이트는 FDA의 임신 카테고리 D에 등록되어 있고, 이는 태아에게 해가 될 수 있는 약품이다. 이 약물은 임신 중에 피해야 한다.

약물 상호작용

Drug Interactions

진정제는 다른 약물들과 과도한 상호작용을 일으킨다. 진정 수면제는 다른 중추신경계 억제 약물들의 작용을 증가시키며, 이는 CNS와 호흡의 저하를 더 크게 일으킨다. 진정제와 알코올은 치명적인 조합이고 절대 그 둘을 같이 복용하면 안 된다.

바르비튜레이트는 효소를 유도하기 때문에 함께 섭취하는 약물들을 빠르게 대사시킬 것이다. 이 빠른 대사 작용은 구강으로 복용하는 항응고제와 피임제 등의 약효 감소를 야기한다.

LO 8.4

벤조디아제핀

BENZODIAZEPINES

벤조디아제핀(benzodiazepines)은 불안 치료제로 널리 쓰이는 약물의 분류로 보통 항불안제로 많이 불린다. 벤조디아제핀의 약리학은 9장에 더 자세히 나와 있다. 그러나 항불안 효과에 더하여 모든 벤조디아제핀은 진정, 수면, 근육이완, 항경련 효과를 지닌다. 이러한 약리학적 작용은 다양한 치료 상황에서 유용하다. 여러 벤조디아제핀은 특별히 진정수면제로 사용되고, 이러한 약물들은 이 장[표 8.1]에 포함되어 있다. 벤조디아제핀은 진정제로도 선호되는 약물이다. 그러나 진정제에 선호되는 벤조디아제핀[디아제팜(diazepam), 알프라졸람(alprazolam), 로라제팜(lorazepam)]은 불안을 치료하는 데에 더 자주 쓰이고 이는 9장에서 언급된다.

작용 기전

Mechanism of Action

벤조디아제핀은 GABA의 억제 작용을 증가시켜 진정수면 효과를 일으킨다. 벤조디아제핀은 염소채널의 열리는 빈도를 증가시키고 결과적으로 세포막의 과분극과 신경 활동 억제를 일으킨다. 망상체활성화계가 억제되면 진정수면 효과가 나타난다.

약동학

Pharmacokinetics

벤조디아제핀은 손쉽게 중추신경계로 들어갈 수 있는 지용성의 약물이다. 그들은 경구 투여 시에 잘 흡수된다. 벤조디아제핀은 미세소체 효소에 의해 대사된다. 몇몇 벤조디아제핀은 활성물질로 대사되는데, 이 또한 진정과 수면을 일으키고 작용 기간을 연장한다. 바르비튜레이트와는 다르게 벤조디아제핀은 치료 용량에서 미세소체 대사효소의 효소 유도를 일으키지 않는다. 주로 비뇨계를 통해 제거된다.

표 8.1

다빈도 처방 수면제

약물(상품명)	지속성	반감기(시간)	비고
Eszopiclone (*Lunesta*)	중등도형	6	빠른 발현
Zaleplon (*Sonata*)	단시간형	1	빠른 발현
Zolpidem (*Ambien, Ambien-CR, Zolpimist, Edluar, Intermezzo*)	단시간형	1.5~4	*Ambien-CR*은 작용 시간을 연장
벤조디아제핀			
Estazolam (*ProSom*)	중등도형	10~24	불활성형 대사체
Flurazepam (*Dalmane*)	장시간형	45~100	몇몇의 활성 대사체
Quazepam (*Doral*)	장시간형	39~100	몇몇의 활성 대사체
Temazepam (*Restoril*)	중등도형	10~40	불활성형 대사체
Triazolam (*Halcion*)	단시간형	1.5~3	빠른 발현

보건의료인을 위한 참고사항

환자가 수면제를 투여받고 있을 때 위험한 활동을 피하도록 상기시켜야 한다. 장시간 작용하는 수면제의 억제성 효과는 다음날까지 지속될 수 있고 졸림과 운동협응의 손상을 유발할 수 있기 때문이다.

환자에게 알코올이나 항우울제 같은 다른 중추신경계 억제제를 수면제와 같이 투여하는 것의 위험성을 알려줘야 한다. 이 조합은 중요한 CNS 억제와 호흡곤란을 유발할 수 있기 때문이다.

플루라제팜

Flurazepam (*Dalmane*)

플루라제팜(flurazepam)은 장시간 작용하는 벤조디아제핀으로 분류된다. 이것은 여러 활성대사 산물을 형성하는데, 이 중 몇몇은 더 긴 반감기를 지닌다. 이러한 이유로, 플루라제팜의 진정 및 항불안 효과는 일반적으로 투여 다음 날까지 분명하게 나타난다. 이렇게 연장된 작용은 불안증 환자들이 다음 날까지 진정제 효과를 기대할 때 유용할 수 있다. 반면 낮 동안의 진정과 졸림은 일상적 활동을 방해할 수 있다.

테마제팜

Temazepam (*Restoril*)

테마제팜(temazepam)은 어떤 중요한 활성 대사산물도 형성하지 않는 중간 시간 동안 작용하는 수면제이다. 수면제의 지속 시간은 8~10시간이고 다음 날에는 약효가 거의 없다. 테마제팜의 어떤 제형은 약효의 시작을 늦출 수 있도록 단단한 젤라틴 캡슐에 넣는 것이다. 이 약은 자기 전 1~2시간 정도에 복용하는 것이 좋다.

트리아졸람

Triazolam (*Halcion*)

트리아졸람(triazolam)은 짧은 시간 동안 활성 대사산물 없이 작용하는 수면제이다. 이 수면제는 복용 후 다음 날 잔여 약효가 거의 없다. 약효의 짧은 지속력으로 인하여 아침에 일찍 잠에서 깰 수 있다.

수면 주기에 대한 영향

Effects on Sleep Cycle

모든 벤조디아제핀은 수면 주기에 유사한 영향을 끼친다. NREM 2단계는 증가하고 4단계는 감소한다. 벤조디아제핀은 REM 수면을 방해하지 않으며, 따라서 약물 투여 중단 후 REM 반동(REM rebound)이 일어나지 않는다.

바르비튜레이트보다 벤조디아제핀 수면제가 좋은 이유

Advantages of Benzodiazepine Hypnotics over Barbiturates

벤조디아제핀은 일반적으로 REM 수면을 간섭하지 않는다. 벤조디아제핀은 내성이 적게 발생하기 때문에 약을 밤에 복용하는 경우 바르비튜레이트보다 몇 주 더 길게 효과적이다. 그들은 또한 특정한 미세소체 대사 효소를 유도하지 않는다. 남용되었을 시에 벤조디아제핀은 일반적으로 바르비튜레이트보다 덜한 신체적 의존도를 유발한다. 이러한 사실들은 벤조디아제핀이 진정과 수면의 측면 모두에서 바르비튜레이트보다 많은 이점을 줌을 알 수 있다.

유해 작용

Adverse Effects

벤조디아제핀 수면제는 적절히 복용했을 때 적은 부작용을 나타낸다. 플루라제팜은 긴 반감기 때문에 다음 날까지 진정과 숙취를 유발할 수 있다. 아주 짧은 지속력을 지니고 있는 트리아졸람 반발성을 유발할 수 있다. 이것은 갑작스러운 약의 복용 중단 후 며칠 동안 불면증을 일으킨다. 추가로, 트라이아졸람은 주간 불안의 증가와 관련이 있다. 벤조디아제핀의 부작용은 9장에서 더 언급된다.

플루마제닐의 사용

Use of Flumazenil (*Romazicon*)

플루마제닐(flumazenil)은 벤조디아제핀의 신경 억제 효과를 반전시킬 수 있는 벤조디아제핀 수용체 길항물질이다. 이것은 과도한 중추신경계와 호흡기계의 억제를 막아 벤조디아제핀의 과다 복용을 치료하는 데에 쓰일 수 있다. 플루마제닐은 대략 1시간 정도의 반감기를 가지며 반복적 투여가 필요할 수 있다. 에스조피클론, 잘레플론, 졸피뎀의 진정 효과 또한 플루마제닐이 길항작용을 나타낸다.

주의 및 금기사항

Cautions and Contraindications

벤조디아제핀 수면제는 임신 중 유해한 영향을 미친다고 알려져 있다. 벤조디아제핀은 FDA 임신 카테고리 D와 X 이므로 임신 중 복용 금기이다.

약물 상호작용

Drug Interactions

벤조디아제핀은 알코올이나 바르비튜레이트 같은 다른 중추신경계 억제 약물의 작용을 극대화한다. 그러한 약물들은 의사가 특별히 지시하지 않는 한 같이 복용하면 안 된다.

벤조디아제핀의 대사 작용은 장궤양 치료에 쓰이는 약물인 시메티딘(cimetidine)에 의해 억제된다. 효소 억제를 유발하는 시메티딘과 다른 약물들은 벤조디아제핀의 작용 시간을 증가시킬 수 있다.

LO 8.5

기타 수면제

MISCELLANEOUS HYPNOTIC DRUGS

기타 수면제는 화학적 구조와 약리적 특성을 구별하여 다양한 그룹으로 나눈다. 이러한 수면제는 에스조피클론, 잘레플론, 졸피뎀을 포함한다. 이러한 약물은 선택적으로 GABA의 억제적 효과를 증가시키는 벤조디아제핀 수용체 소단위에 결합한다. 이러한 선택성 때문에 이 약은 벤조디아제핀이나 바르비튜레이트에 의한 근육이완, 항불안 효과 같은 다른 약리학적 작용이 없다. 그들은 또한 바르비튜레이트나 벤조디아제핀처럼 잠의 기본 단계를 방해하지 않는다. 이런 약들은 [표 8.1]에 정리되어 있다. 추가로, 이러한 약물내성, 의존성, 금단 현상의 발현 위험성이 적게 나타난다. 다른 약물로는 라멜테온(ramelteon)이나 클로랄수화물이 있다.

에스조피클론

Eszopiclone (*Lunesta*)

에스조피클론(eszopiclone)은 반감기가 대략 6시간으로 경구 투여 후 빠르게 흡수된다. 6개월간 매일 투약하였을 때 에스조피클론이 수면을 유도하고 유지하는 역할을 지속한다는 연구가 있다. 약물내성과 의존도가 발생한다는 증거는 없다. 하지만 오랫동안 사용 후 갑작스러운 약물 복용 중단할 경우 금단 현상을 일으킬 수 있다. 부작용에는 보통 현기증, 두통, 마른입, 기억 이상 등이 있다.

잘레플론

Zaleplon (*Sonata*)

잘레플론(zaleplon)은 재빨리 흡수되고 짧은 작용 시간을 갖고 있다. 이 약은 잠들기에 어려움을 겪는 사람들에게 유용하다. 이것은 총수면 시간을 늘리는 것으로는 보이지 않는다. 부작용은 현기증, 두통, 소화기계 장애가 있다. 노인들은 정신 혼란과 기억 이상을 겪을 수 있다. 내성과 의존성은 중요한 문제로 나타나지 않고, 금단현상은 보통 오랜 기간 복용 후 갑작스럽게 복용을 중단하는 것과 관련되어 있다.

졸피뎀

Zolpidem (*Ambien, Ambien-CR*)

졸피뎀(zolpidem)은 요즘 가장 널리 처방되는 수면제이다. 이 약은 빨리 흡수되고 작용 시작 시간이 빠르다. 졸피뎀은 밤에 깨는 것을 줄여주며 총수면 시간을 늘려 준다. *Ambien-CR*(서방)과 같은 용출 시간 연장형 정제는 작용 지속 시간을 더욱 연장시킨다. 에스조피클론, 잘레플론과 같이 약물내성과 의존도, 금단 현상은 장기적 사용 이후의 갑작스러운 복용 중단에 관련되어 있다. 보통 부작용은 두통, 어지럼증, 매스꺼움을 포함한다. 노인들은 혼란과 기억손상을 입을 수도 있다.

라멜테온

Ramelteon (*Rozerem*)

라멜테온(ramelteon)은 멜라토닌 작용제로 분류된다. 멜라토닌은 송과샘(pineal gland)에서 생성되며 주로 밤에 방출되는데, 자고 깨는 리듬을 조절한다. 이 약의 주요한 효과는 자는 시간을 촉진하기 위함이고, 이는 취침 전 30분에 복용해야만 한다. 부작용은 두통, 어지럼증, 매스꺼움이나 설사 같은 소화기계 장애이다. 라멜테온은 규제 약물이 아니고 약물 의존도와 관련 없다.

클로랄수화물

Chloral Hydrate

클로랄수화물(chloral hydrate)은 오래된 약물이고 알코올과 관련 있다. 간에서, 이것은 알코올 탈수소효소에 의해 트라이클로로에탄올(trichloroethanol)로 대사되는데, 이는 또한 최면 효과를 일으킨다. 클로랄수화물의 주요한 용도는 특히 노인들에게 수면제로 쓰인다. 이것의 보통 복용량은 캡슐이나 시럽에 포함된 500~1,000 mg 정도이다. 항문좌제로도 사용 가능하다. 클로랄수화물은 바르비튜레이트보다 REM 수면에 억압을 덜 유발한다. 부작용은 보통 과도한 중추신경의 저하와 위산 저하가 포함된다. 내성과 중독을 유발할 수 있으나 클로랄수화물은 약물 남용자들에게 특별히 선호되는 건 아니다.

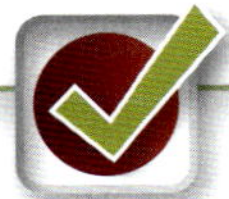

환자 안전과 교육

바르비튜레이트와 벤조디아제핀을 비경구 투여했을 때, 생체 신호와 환자 반응을 모니터링한다.

과도한 졸음, 정신 혼란, 그리고 다음 날 약물 숙취 효과와 같은 잠재적인 약물 부작용을 설명한다.

환자에게 진정제 및 수면제를 복용한 상태에서 운전하는 것과 같은 위험한 행위에 대해 설명한다.

환자에게 진정제 및 수면제를 알코올과 다른 중추신경계 억제제와 함께 복용하는 것의 위험성을 설명한다.

환자에게 별도의 처방이 없는 한 이러한 약물들을 2주 이상 복용하지 않아야 하는 점을 상기시킨다.

바르비튜레이트와 벤조디아제핀 진정 수면제를 장기간 지속적으로 복용하는 경우 약물 의존의 가능성에 대해 환자에게 경고한다.

불면증과 진정제에 대해 선호되는 치료요법

Preferred Therapy for Insomnia and Sedation

잠을 제대로 못 자고 잠을 유지하지 못하는 개인을 위해 선호되는 수면제는 졸피뎀(*Ambien*, *Ambien-CR*)이나 에스조피클론(*Lunesta*) 같은 약물 중 하나이다. 이러한 약물들은 약물 내성과 의존도를 유발할 가능성이 가장 적다. 추가로, 밤에 복용했을 때 바르비튜레이트나 벤조디아제핀보다 더 오랜 기간 효과적이다. 불면증이 불안과 스트레스적인 상황과 관련된 개인에게는 벤조디아제핀 중 하나가 고려될 만하다. 테마제팜(*Restoril*) 혹은 에스타졸람(*ProSom*)이 다음 날 잔류 효과가 거의 없을 정도의 적당한 지속력을 제공한다. 플루라제팜(*Dalmane*) 혹은 쿠아제팜(*Doral*)은 다음 날에도 진정과 항불안 작용이 요구되는 경우 고려될 만하다. 잠드는 것이 주요 문제인 사람들에게는 잘레플론(*Sonata*) 혹은 라멜테온(*Rozerem*) 같은 OTC 약물이 도움이 될 수 있다.

진정제로 선호되는 약물은 보통 벤조디아제핀이다. 필요한 경우에 따라 작용 지속 시간에 따른 많은 선택지가 있다. 진정제의 용량은 요구되는 진정의 정도에 따라 다양하지만 일반적으로는 수면제 복용량의 1/3에서 1/2이다(9장 참조). 진정제로 선호되는 약물은 보통 항불안제로 처방되는 벤조디아제핀이다. 이러한 약물에는 디아제팜(*Valium*), 알프라졸람(*Xanax*), 로라제팜(*Ativan*) 등이 있다.

LO 8.6

알코올

ALCOHOL

알코올(에탄올, 위스키, 에틸알코올, 곡물 알코올)은 처방전 없이도 구입할 수 있는 널리 사용되는 진정-수면 항불안제이다.

약리 작용

Pharmacological Effects

알코올은 중추신경, 심장, 위장, 신장을 포함한 몸의 전체적인 부분에서 관찰할 수 있는 많은 약리 작용을 지니고 있다.

중추신경계 작용

CNS Effects

중추신경계는 알코올의 억제 작용에 극도로 민감하다. 다른 진정수면제처럼 알코올은 용량 의존적으로 중추신경을 억제시킨다. 알코올 음료를 마신 뒤 사람들은 보통 흥분된, 절제되지 않는, 덜 자각적인 상태가 된다. 하지만, 이러한 자극이 실제로는 뇌의 억제 영역을 억제하기 때문이다. 뇌에 있는 알코올 수치가 높아질수록 흥분성과 억제성 신경다발이 점진적으로 억제되어 진정상태, 수면, 혼수상태로 이끈다. 다른 진정수면제와는 달리 알코올은 약간의 진통, 해열 효과를 일으킨다. 중추신경에서의 알코올 작용 기전은 아직 완전히 알려지지 않았으나 알코올은 또한 GABA의 억제 작용을 증가시키는 것으로 보인다.

혈관 작용

Vascular Effects

적은 양에서 중간 정도의 양에서는 알코올은 심장에 직접적으로 유해한 효과를 생성하지 않는다. 그러나 알코올은 피부에 있는 혈관의 확장을 우도한다. 이는 따뜻한 감각을 일으킨다. 혈관의 확장은 체온의 빠른 손실을 유발할 수 있는데 그래서 체온이 떨어지게 된다. 중추신경의 혈관운동 중추의 억제는 말초혈관확장을 유발한다.

위장 작용

Gastrointestinal Effects

알코올은 침과 위액 분비를 촉진한다. 전체적으로 이런 작용은 보통 식욕을 증가시킨다. 하지만 알코올의 과도한 섭취는 위 점막을 자극하고 국소 염증(위염)을 일으킨다. 위염과 더불어 증가된 위산 분비는 민감한 환자에겐 위 장관 궤양을 유발할 수 있다.

콩팥 작용
Renal Effects

알코올은 소변 배설을 촉진시키는데, 이는 부분적으로는 알코올 음료 섭취와 동반되는 액체류 섭취 증가로 인한 것이다. 추가적으로 알코올은 뇌하수체에서 ADH를 방출하는 것을 막아 콩팥에서의 물 재흡수를 줄인다. 그러므로 물은 소변으로 배출된다. 알코올은 알 수 없는 기전으로 요산의 신장 배설을 방해해서 혈액 내 요산의 농도를 높인다. 통풍이나 통풍성 관절염 환자에서 혈액 내 요산 농도의 증가는 관절 염증을 유발할 수 있다.

영양학적 작용
Nutritional Effects

알코올은 각종 장기에 미치는 직접적인 영향 외에도 개인의 영양 상태에 큰 영향을 미친다. 알코올은 칼로리를 가지고 있는 물질이다. 이러한 이유로 많은 사람은 단백질 같은 영양분이 풍부한 음식을 알코올로 대체한다. 일정 시간 동안, 알코올을 다량으로 소비하고 균형이 맞지 않는 식사를 한다면 비타민, 아미노산 결핍으로 고생할 수 있다. 특히, 비타민 B의 결핍의 경우 비정상적인 성장을 초래하고 신경조직의 기능에도 이상을 유발한다. 그러므로 알코올의 소비와 관련된 여러 영양분의 결핍은 신경병, 피부병, 빈혈, 정신질환과 같은 병을 일으킨다.

알코올의 대사
Metabolism of Alcohol

알코올은 섭취 후 위장관에서 쉽게 흡수된다. 그 후, 알코올은 모든 조직에 분포한다. 하지만 중추신경계는 혈액 공급이 풍부하기 때문에 높은 농도의 알코올의 영향을 받는다. 뇌에서의 알코올의 양은 혈중 알코올 농도에 비례한다.

다른 약물들과 다르게 알코올은 간에서 일정한 비율로 대사된다. 알코올의 양과 상관없이 매시간 10~15 ml의 순수한 알코올이 대사된다. 이것은 맥주 한 잔, 와인 한 잔, 칵테일 한 잔을 섭취할 때의 양이다. 이와 같은 이유로 취하지 않고 섭취할 수 있는 알코올의 양이 제한되어 있다. 알코올은 대사 후 주로 아세트알데히드로 전환되어 신체 내 콜레스테롤이나 지방산을 합성하는 데 이용된다. 종합하면 알코올의 능률적인 대사는(약 95%) 물과 생체 재료를 생성하는 데 유용하게 이용된다.

알코올을 자주 섭취할 경우 효소 유도가 이루어진다. 그러므로 지속적으로 음주하는 사람은 간의 미세소체계에 의한 대사로 인하여 약물의 작용이 짧게 지속되는 것을 경험할 수 있다.

유해 작용
Adverse Effects

알코올의 사용과 관련된 부작용은 급성과 만성 효과 2가지로 분류된다. 급성 중독은 광범위한 중추신경계의 억제를 유발한다. 또한 다른 진정-수면제에 의한 중독 증상과 유사한 운동장애, 시력과 기억상실, 언어장애의 증상이 나타날 수 있다.

중추신경계의 억제가 심하면 마비와 혼수상태가 일어난다. 피부가 차갑고 축축하며 체온이 떨어지고 심장의 박동수는 증가한다. 치료법은 호흡을 조절해주는 것으로 이를 통해 뇌로 공급되는 산소의 양을 유지한다.

만성적인 알코올의 섭취는 세포 기능의 점진적인 변화와 연관이 있다. 장시간의 높은 혈중 알코올 농도는 결과적으로 약물에 대한 내성이나 의존성을 초래한다. 알코올 중독과 관련된 금단 현상은 바르비튜레이트와 벤조디아제핀에 대해 설명한 것과 유사하다. 게다가 만성적인 알코올의 섭취는 신체 대사의 변화를 가져오며 그중 일부는 영양실조의 발생에 기인할 수 있다. 알코올 유도 영양실조와 비타민 결핍은 베르니케뇌병증(Wernicke's encephalopathy)과 코르사코프정신병(Korsakoff's psychosis) 같은 신경질환을 유발할 수 있다. 게다가 영양실조와 알코올은 지방간과 간경화의 원인이 될 수 있다.

주의 및 금기사항
Cautions and Contraindications

알코올 중독에 의한 증상은 당뇨 혼수, 머리 충격, 약물 과다 복용과 유사하다. 정확한 진단이 이루어질 때까지 중독에 의한 환자는 항상 관찰되어야 한다. 혈중 알코올 농도는 환자의 상태를 결정한다.

알코올은 다른 중추신경계 억제성 약물과 같이 복용하면 안 된다. 상승 작용은 근육이완제, 진통제, 마취제, 항불안제 약물을 포함하여 중추 활동 억제에 의해 발생한다, 이에 따라 알코올은 간이나 신장에 이상이 있는 환자, 궤양, 위산과다, 뇌전증이 있는 환자에게는 전적으로 금지된다.

임신
Pregnancy

알코올을 소비하는 것은 태아에게 안 좋은 영향을 미치기 때문에 임신 시 음주는 피하는 것이 좋다. 알코올은 손쉽게 태반을 통과하여 태아의 모든 조직으로 퍼져나간다. *자궁에서 알코올*에 노출된 영유아는 출생 시 적은 호흡과 낮은 반사 신경을 보여 주었다. 알코올 중독 어머니에게 태어난 아기의 경우 보통 작거나 조산이 이루어지며 정신지체를 보이곤 한다. 알코올 중독 어머니에게서 태어난 아기가 태어나자마자 금단 현상을 겪는 것은 드문 일이 아니다. *태아알코올증후군*(*fetal alcohol syndrome*)은 낮은 IQ, 소두증(microcephaly), 다양한 얼굴 이상형태증을 야기한다.

임상 적응증

Clinical Indications

피부에 적용을 하면 알코올은 피부 표면에서의 빠른 증발 때문에 피부를 냉각시키는 효과를 가진다. 이러한 이유로, 알코올은 높은 체온을 낮추는 용도로 사용된다. 또한 70% 알코올은 피부에 뿌릴 때 살균물질(살균제)로서 작용하기도 한다. 알코올 섭취의 의학적 가치는 거의 없다. 어쨌든 감기 치료와 기침에 대한 일반의약품(비처방약)에는 상당한 양의 알코올이 포함되어 있다(여기에 있는 알코올은 진정 및 수면 효과를 일으키기에 충분하다). 따라서 알코올에 의한 환자의 노출은 그들이 모르게 일어날 수 있다.

디설피람

Disulfiram (*Antabuse*)

디설피람(disulfiram)은 알코올 중독 환자를 치료하기 위한 약물이다. 이 약물은 알코올의 대사 과정에 관여한다. 알코올은 일련의 대사에 의하여 아세트알데히드(acetaldehyde)로 그 후, 아세틸CoA로 변하게 된다.

alcohol
↓
acetaldehyde
↓
acetyl coenzyme A

디설피람은 아세트알데히드가 아세틸CoA가 되는 것을 느리게 한다. 아세트알데히드가 혈액에 축적되면 구역질, 구토, 두통, 저혈압을 유발한다. 이것은 디설피람 반응으로 알려져 있다. 디설피람을 복용한 환자는 기침용 시럽, 특정 와인소스 등 알코올성 음료를 섭취하지 않도록 하여야 한다. 디설피람을 복용하는 환자는 소량의 알코올(1온스 가량)을 섭취하여도 좋지 않은 효과를 느끼게 된다. 이러한 이유로 디설피람은 개인의 알코올 소비 억제제로서 역할을 한다.

복습 문제 _Chapter Review

업무에 필요한 지식 _Applying Knowledge on the Job

※ 비판적 사고를 통해 다음 질문에 답하시오.

1. 82살 노인 여성은 지난 6개월간 수면제(sleeping pills)를 복용해 왔다. 당신은 이 여성에게 수면제(hypnotic drug)의 사용에 대해 어떤 조언을 해줄 수 있나? **(8.3)**

다중 선택 문제 _Multiple Choice

※ 다음 중 옳은 답을 고르시오.

1. 바르비튜레이트계 진정수면제의 단점은? **(8.3)**
A. 약물내성을 발전시킨다.
B. 약물 의존성의 위험이 있다.
C. 일반적인 수면의 단계에 혼란을 준다.
D. REM 수면을 억제한다.
E. 이상 모두

2. 트리아졸람은? **(8.4)**
A. 활성대사체를 형성한다.
B. next-day residual effect를 나타낼 수도 있다.
C. 이른 아침에 깰 수도 있다.
D. 장기간 작용형 약물로 분류된다.
E. 멜라토닌 길항제이다.

3. 졸피뎀은? **(8.5)**
A. 벤조디아제핀-1(BZD$_1$) 수용체와 결합한다.
B. 근육의 이완제로서 유용하다.
C. 약효의 발현 시간이 느리다.
D. 항경련제로도 효과적이다.
E. 화학적으로 벤조디아제핀계 약물로 분류된다.

4. 알코올은 어느 신체 시스템에 약물학적인 효과를 갖는가? **(8.6)**
A. 중추신경계
B. 위장관계
C. 신장계
D. 혈관계
E. 이상 모두

제 9 장

항정신병 약물 및 항불안제

Antipsychotic and Antianxiety Drugs

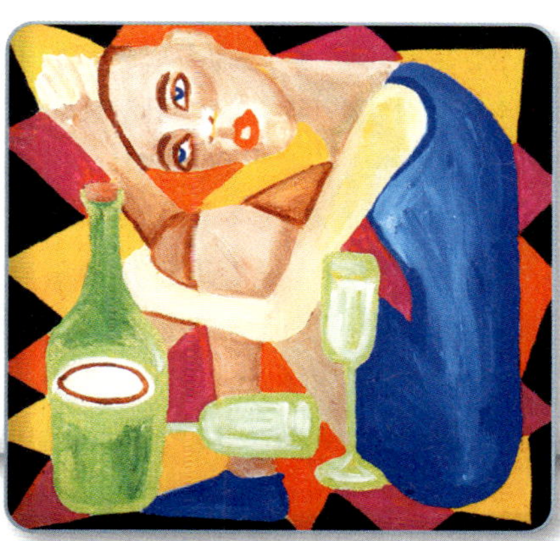

pytralona/Shutterstock

핵심 용어_Key Terms

긴장이상반응(dystonic reaction): 근육경련, 단일수축, 얼굴 찡그림, 또는 사경이 특징적인 이상 반응

불안(anxiety): 불확실성, 스트레스, 무서운 상황에서 나타나는 걱정 및 감정이 과잉된 상태

정신병(psychosis): 이상한 행동, 성격 및 인격의 황폐화를 초래하는 정신질환

좌불안석증(akathisia): 몸이 계속 움직임

조현병(schizophrenia): 주요 정신병으로 부적절한 행동이 나타남

지연성이상운동증(tardive dyskinesia): 약물에 의해서 나타나는, 입술, 턱, 혀 및 사지의 불수의 운동

추체외로증후군(extrapyramidal syndrome, EPS): 항정신병 약물요법에 의해 발생하는 운동장애. 좌불안석증, 근육긴장이상반응, 파킨슨증 등이 나타남

파킨슨증(parkinsonism): 질병 혹은 약물에 의해 나타나며, 근육경직, 떨림, 운동장애가 특징적임

항불안제(antianxiety drug): 불안을 치료하기 위해 사용되는 약물로 불안완화제(anxiolytics)라고도 함

항정신병 약물(antipsychotic drug): 조현병 및 기타 정신병을 치료하기 위해 사용되는 약물

신경이완제악성증후군(neuroleptic malignant syndrome, NMS): 항정신병 약물 사용과 관련된 심각한 독성증후군

학습 목표_Learning Outcomes

이 장을 학습한 후 다음 사항을 할 수 있어야 한다.

9.1 정신병과 항정신병 약물요법과 관련해서 도파민과 세로토닌의 중요성을 설명할 수 있다.

9.2 페노티아진 약물의 다양한 약리 작용을 열거할 수 있고, 이들 약물과 연관된 유해한 신경학적 작용을 기술할 수 있다.

9.3 부티로페논의 약리 작용과 부작용을 페노티아진와 비교할 수 있다.

9.4 티오크산텐 항정신병 약물의 작용과 부작용을 기술할 수 있다.

9.5 전형적 항정신병 약물과 비교해서, 비정형 항정신병 약물의 작용과 이점을 설명할 수 있다.

9.6 항불안제 벤조디아제핀의 작용 기전 및 약리 효과를 부스피론과 비교할 수 있다.

들어가며_Introduction

정신질환이라는 용어는 성격 및 행동에 비정상적인 변화를 가져오는 다수의 정서적, 정신적 장애를 의미한다. 이 변화는 다른 사람들과 소통 및 정상적이고 일상적인 활동을 하는 능력에 영향을 미칠 수 있다.

정신병은 사고 과정 장애, 망상, 환각이 특징적이다. 정신병적 행동은 다양한 원인에 의해 일어날 수 있지만, 주요 원인 중 하나로서 조현병이 있다. 조현병의 증상으로 이상한 행동, 환청, 환시, 동기 결핍, 감정 표현 결핍, 말과 사고 과정의 감소 및 장애가 나타난다. 조현병의 원인으로 신경 발달의 장애를 일으키는 유전적 결함이 제시되고 있다. 특히 대뇌피질과 변연계의 특정한 신경전달물질(특히 도파민과 세로토닌)의 과도한 활성이 정신병적 행동을 일으키는 것으로 여겨지고 있다. **항정신병**에 적용되는 약물들은 이러한 상태를 치료하는 데 사용된다.

불안은 매우 흔한 감정이며 어떤 일이나 생활환경과 관련해서 불확실성이나 두려움이 있을 때 증가한다. 불안의 특정 유형들로는 범불안장애(general anxiety disorder, GAD), 공황장애(panic disorder), 강박장애(obsessive-compulsive disorder, OCD) 및 외상후스트레스장애(posttraumatic stress disorder, PTSD)가 있다. 대뇌변연계는 감정의 조절 및 제어에 중요한 역할을 하고 있다. 스트레스가 많거나 불확실한 상황에서는 대뇌 변연계의 활동이 비약적으로 증가한다. 또한 불안은 교감신경계 및 망상 활성화 시스템(reticular activating system)을 활성화해서 대뇌피질의 과다 각성 상태를 초래한다. 그 결과, 정상적인 기능과 일상 활동을 방해할 수 있는 다양한 신체적 증상을 수반하는 감정 상태가 나타난다. 불안을 치료하는 데 사용되는 약물인 벤조디아제핀류 및 부스피론은 **항불안제(antianxiety drugs, anxiolytics)**로 불린다. 이 외에 일부 항우울제(10장)도 불안 치료에 효과적이다.

LO 9.1

항정신병 약물

ANTIPSYCHOTIC DRUGS

항정신병 약물은 조현병 및 다른 정신병 상태의 증상을 억제하는 데 사용한다. 항정신병 약물의 주작용 부위는 대뇌피질과 대뇌변연계 시스템을 포함하는 신경 경로이다. 정신병의 원인은 분명하지 않지만 대뇌피질과 변연계 경로에서 신경전달물질의 과도한 활동에 의해 조현병 및 다른 정신병들이 발생하는 것으로 생각되고 있다. 도파민(dopamine, DA)이 특히 중요하게 생각되고 있으며, 도파민의 작용을 차단하거나 감소시키는 약물이 정신병, 특히 조현병을 치료하는 데 효과적이다. 도파민 수용체는 D_1~D_5의 5종류가 있다. 항정신병 약물의 작용 기전은 주로 D_2 수용체를 차단하여 나타난다. DA 수용체가 과도하게 봉쇄되면, **추체외로증후군(extrapyramidal syndrome, EPS)**이 나타난다.

정신병적 행동에 관여하는 뇌의 또 다른 신경전달물질로서 세로토닌(5-HT)이 있다. 많은 5-HT수용체가 있지만, 5-HT_{2A} 수용체가 항정신병 효과에 가장 중요하다. 항정신병약은 주로 D_2 및 5-HT_{2A} 수용체 모두를 길항한다. 다양한 항정신병 약물군은 이 두 수용체에 대해 차단하는 정도가 다르다. 항정신병약은 다른 신경전달물질 수용체에 영향을 미치지만 이러한 작용은 부작용과 관련된다.

항정신병 약물로는 4개의 약물군이 있다. 페노티아진(phenothiazine), 부티로페논(butyrophenone), 티오크산텐(thioxanthine) 약물군은 주로 D_2 수용체를 차단하며 "전형적" 정신병 치료 약물이라고 불린다. 이 약물은 도파민을 차단하기 때문에 EPS 발생률이 높다. 나머지 약물군은 "비정형" 정신병 치료 약물이라고 한다. 다른 3가지 정신병 치료 약물군과는 달리 비정형 약물은 도파민의 활성을 저하시키는 것보다 세로토닌 활성을 더 크게 저하시키며 EPS의 발생률이 상당히 낮다.

도파민과 세로토닌을 차단하는 것 외에도, 대부분의 항정신병 약물은 다양한 정도로 항콜린성 작용, α-아드레날린 수용체 차단 및 항히스타민 작용을 나타낸다. [그림 9.1]은 항정신병 약물에 의해 차단되는 신경전달물질 수용체와 약물 효과에 대한 개요를 나타낸다.

LO 9.2

페노티아진

PHENOTHIAZINES

*페노티아진*이라는 용어는 구조 및 약리학적 작용에서 유사한 약물의 기본 구조를 뜻한다. 이들 약물 중 일부는 다른 약물보다 효과가 뛰어나지만 이들은 모두 같은 약리 작용을 나타낸다. 이들 약물은 5-HT_{2A} 수용체보다 D_2 수용체

그림 9.1 항정신병 약물에 의해 차단되는 신경전달물질 및 수용체

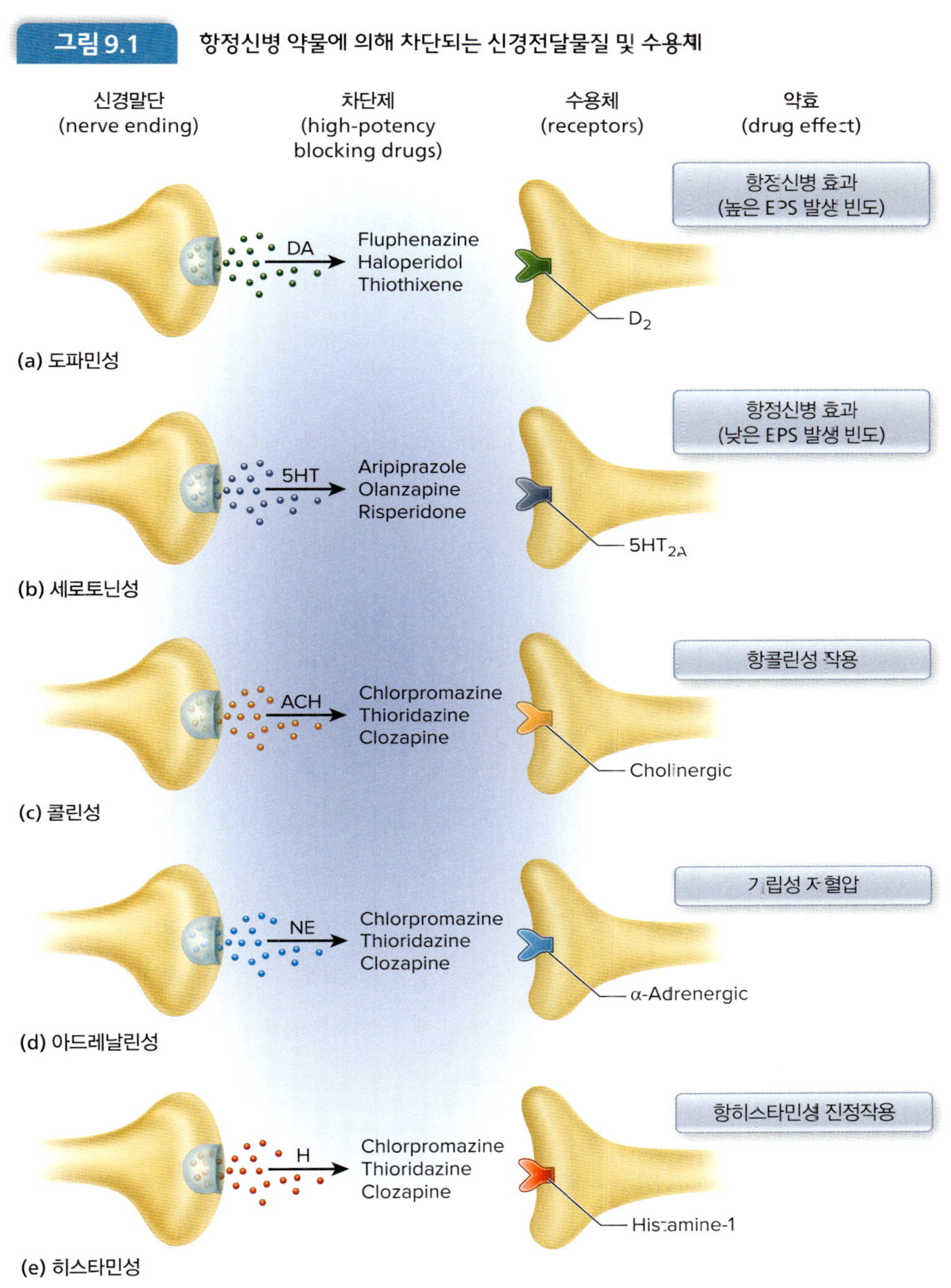

(a) 페노티아진, 부티로페논, 티오크산텐 약물은 주로 D_2 수용체를 차단하여, 항정신병 효과 및 EPS를 나타낸다.
(b) 비정형 항정신병 약물은 주로 $5\text{-}HT_{2A}$ 수용체를 차단하여 항정신병 효과를 나타내며 EPS 발생률이 낮다.
(c) 현저한 항콜린성 작용을 나타내는 항정신병 약물
(d) α-아드레날린 수용체 차단작용을 갖는 항정신병 약물이며 기립성 저혈압을 일으킬 수 있다.
(e) 항히스타민 작용을 나타내는 항정신병 약물이며 진정작용을 나타낼 수 있다.

를 더 강하게 차단한다. 첫 번째 페노티아진인 클로르프로마진은 1950년대 초에 발견되었다. 이후 몇 년 내에 클로르프로마진은 정신질환의 치료에 혁명적인 변화를 가져왔다. 이전에는 보호 시설에 수용되어 있던 많은 환자가 가정으로 돌아올 수 있었고 사회에서 더 적극적인 역할을 할 수 있으리라 여겨졌다. 몇 년 내에 정신병 수용시설에 수용된 환자 수가 거의 절반으로 줄었다.

페노티아진은 항정신병 효과 외에도, 항콜린성 작용, 항히스타민 작용, α-아드레날린 수용체 차단작용 및 항구토 효과를 나타낸다. 이러한 부가적인 작용 때문에 페노티

표 9.1

대표적인 항정신병 약물의 중요한 약리학적 특징

약물(상품명)	효능	진정작용	EPS	AC	PH
Phenothiazines					
Chlorpromazine (*Thorazine*)	낮음	높음	중간	높음	높음
Fluphenazine (*Prolixin*)	높음	낮음	높음	중간	낮음
Thioridazine (*Mellaril*)	낮음	높음	중간	높음	높음
Trifluoperazine (*Stelazine*)	높음	중간	높음	중간	낮음
Butyrophenones					
Haloperidol (*Haldol*)	높음	낮음	높음	낮음	낮음
Thioxanthenes					
Thiothixene (*Navane*)	높음	중간	높음	중간	낮음
Atypical antipsychotics					
Aripiprazole (*Abilify*)	높음	낮음	낮음	낮음	낮음
Clozapine (*Clozaril*)	중간	중간	낮음	높음	높음
Iloperidone (*Fanapt*)	중간	낮음	낮음	낮음	중간
Olanzapine (*Zyprexa*)	높음	중간	낮음	낮음	낮음
Quetiapine (*Seroquel*)	낮음	중간	낮음	중간	중간
Risperidone (*Risperdal*)	높음	낮음	낮음	낮음	중간
Asenapine (*Saphris*)	중간	낮음	낮음	낮음	중간
Ziprasidone (*Geodon*)	중간	낮음	낮음	낮음	낮음

EPS–extrapyramidal syndrome, AC–anticholinergic effects, PH–postural hypotension

아진을 구역, 구토, 가려움증 및 특정 알레르기 반응에 대해 사용하기도 하지만 이러한 작용은 또한 부작용을 일으키기도 한다. 페노티아진은 경구(PO) 및 비경구(IM, IV) 경로로 투여된다. [표 9.1]은 자주 사용되는 페노티아진 및 이들 약물의 약리학적 특성을 보여준다.

항정신병 작용

Antipsychotic Effects

페노티아진의 주된 효과는 이상한 행동, 환각, 정신병의 비합리적인 사고장애를 다른 지적 기능의 억제 없이 감소시키는 것이다. 항정신병 약물의 효과가 완전하게 나타나기 위해서는 일반적으로 몇 주가 소요된다. 약물요법을 받는 환자는 일반적으로 주변에 관한 관심이 적어지며, 행동도 저하된다. 그러나 일상적인 활동을 할 수 있으며 환자는 더 이성적으로 소통할 수 있게 된다. 설혹 정신병이 치유되지 않더라도, 적절한 약물요법으로 정신병을 적절하게 제어할 수 있으며, 또한 환자는 일반적으로 심리 치료 및 다른 치료 방법을 더 잘 받아들이게 된다.

유해 작용

Adverse Effects

일반적인 부작용인 구강건조, 변비, 시각장애 및 진정 등은 약물의 항콜린성 작용과 항히스타민 작용에 기인한다. α-아드레날린 수용체 차단작용은 혈압을 저하시키고, 기립성 저혈압을 일으킬 수 있다. 항정신병 약물은 도파민의 작용을 차단하기 때문에 기저핵과 관련된 다양한 신경학적 부작용을 일으킬 수 있다. 도파민은 뇌의 기저핵에서 신경전달물질로 작용하며, 기저핵은 골격근 긴장도 및 운동의 조절에 중요하다. 또한 도파민 수용체의 차단은 프로락틴 수치를 증가시키며, 여성에서는 월경불순, 남성에서는 여성형 유방을 일으킬 수 있다.

대뇌 기저핵에서 DA수용체의 차단은 여러 가지 운동장애를 일으킬 수 있다. 이러한 장애를 일반적으로 추체외로증후군(EPS)이라고 한다. **긴장이상반응(dystonic reaction)**에서 근육경련, 단일수축, 얼굴 찡그림, 사경이 특징적으로 나타난다. **좌불안석증(akathisia)**은 계속되는 몸의 움직임을 말하며 환자는 가만히 있지 못하거나 계속 서성거린다. **파킨슨증(Parkinsonism)**은 근경직, 떨림 및 여러 운동장애를 초래한다. 일반적으로 이러한 3가지 신경학적 상태는 약물 감량, 투여 중단, 또는 중추 작용 항콜린성 약물 투여에 의해서 개선된다.

지연성이상운동증(tardive dyskinesia)은 장기간에 걸친 항정신병 약물 치료 요법 후에 발생하는 보다 심각한 상태이다. 이때 입술, 턱, 혀 및 사지의 불수의적인 움직임이 나타난다. 지연성이상운동증의 증상은 항정신병 약물 치료가 중단되었을 때도 자주 나타난다. 이 증상은 항정신병 약물을 재투여하거나, 투여량을 증가함으로써 억제할 수도 있다. 그러나 지연성이상운동증은 계속 진행되며, 약물을 중지하면 악화될 수 있다.

치명적일 수 있는 **신경이완제악성증후군(neuroleptic malignant syndrome, NMS)**도 항정신병 약물의 사용과 관련된다. 이 증후군은 고열, 근경직, 긴장증(catatonia, 환자가 자리에서 가만히 있음), 자율신경불안증이 특징적으로 나타난다. 즉각적인 치료가 필요하며, 항정신병 약물 투여 중단, 증상에 대한 대증 요법을 시행한다.

약물 알레르기는 페노티아진의 드물지만, 위험한 합병증일 수 있다. 알레르기 증상으로는 피부발진, 광민감 반응(photosensitivity), 혈액 이상, 간 독성(담즙 정체성 황달)이 있다. 기타 부작용으로는 피부의 색소침착, 눈 안의 침전(렌즈와 각막) 및 다양한 내분비장애가 있다.

LO 9.3

부티로페논

BUTYROPHENONES

부티로페논(butyrophenones)은 페노티아진과 화학적으로 다르지만, 같은 유형의 항정신병 효과를 나타낸다. 이 약물군의 주요 약물은 할로페리돌(*Haldol*)이다.

작용 및 임상용도

Actions and Clinical Uses

부티로페논은 페노티아진보다 효력이 강하다. 페노티아진처럼 부티로페논은 5-HT_{2A} 수용체보다 D_2 수용체를 더 강하게 차단한다. 페노티아진에 비해서, 부티로페논은 일부 부작용(α-아드레날린 수용체 차단, 항콜린성 작용 및 항히스타민 작용)의 위험은 더 낮지만, 운동장애의 위험은 크다. 할로페리돌은 매우 불안한 조증 환자의 치료에 특히 유용하다. 또한 할로페리돌은 투렛증후군(Tourette's syndrome)에서 특징적인 운동 틱과 발성을 억제하기 위해 사용된다.

유해 작용

Adverse Effects

티오크산텐(thioxanthenes)의 부작용은 페노티아진와 비슷하다. 그러나 부티로페논, 특히 할로페리돌은 추체외로증후군(EPS)의 발생률이 가장 높다. 지연성이상운동증 및 신경이완제 악성증후군의 위험도 있다.

LO 9.4

티오크산텐

THIOXANTHENES

티오크산텐의 화학 구조는 페노티아진과 매우 유사하다. 페노티아진 및 부티로페논과 같이, 티오크산텐은 5-HT_{2A} 수용체보다 D_2 수용체를 차단함으로써 항정신병 효과를 나타낸다. 가장 중요한 티오크산텐(*Navane*)이다.

약리 작용

Actions

티오크산텐의 약리 작용은 페노티아진과 유사하다. 티오크산텐은 고효능 약물이며, EPS 발생률이 높다. 티오크산텐은 일반적으로 진정작용, 항콜린성 작용, α-아드레날린 수용체 차단작용은 클로르프로마진보다 약하다.

유해 작용

Adverse Effects

티오크산텐의 흔한 부작용으로는 졸음, 기립성 저혈압이 있다. 이들 약물에 알레르기가 있는 환자에서 피부염, 폐쇄성 황달, 혈액장애(빈혈, 백혈구 감소증)가 나타날 수 있다. 다른 항정신병 약물과 마찬가지로, 티오크산텐은 파킨슨증과 기타 추체의로 운동장애(EPS)를 일으킬 수 있다.

LO 9.5

비정형 항정신병 약물군

ATYPICAL ANTIPSYCHOTIC DRUGS

페노티아진, 부티로페논, 티오크산텐 약물과는 달리, 비정형 항정신병 약물(atypical antipsychotic drugs) 은 D_2 수용체보다 5-HT_{2A} 수용체 활성을 더 억제한다. 이들 약물은 DA 수용체에 대한 작용이 약하기 때문에 추체외로증후군(EPS) 발생 위험이 적으며, 이런 점에서 비정형으로 간주되고 있다. 그러나 다른 항정신병 약물과 같이 이들 약물에 의해서 추체외로증후군, 지연성이상운동증, 신경이완제 악성증후군이 발생할 위험은 있다. 비정형 약물은 몇 가지 대사장애를 유발하며, 체중 증가, 혈중 중성지방 증가, 당뇨병이 나타날 수 있다.

아리피프라졸

Aripiprazole (*Abilify*)

아리피프라졸(aripiprazole)은 다수의 DA 및 5-HT 수용체에 작용하는 비교적 새로운 비정형 약물 중 하나이다. 아리피프라졸은 D_2 및 5-HT_{2A} 수용체 모두를 길항한다. 아리피프라졸은 고효력 약물이며, 진정, EPS, 자율신경계 장애 및 대사 장애 발생 위험이 적다. 흔한 부작용으로는 현기증, 두통, 변비, 불안, 수면장애가 있다. 아리피프라졸은 땀 분비를 감소시킬 수 있으며, 특히 운동 중에 체온 증가 및 발열을 일으킬 수 있다.

클로자핀

Clozapine (*Clozaril*)

클로자핀(clozapine)은 중등도의 항정신병 효력을 지니며, EPS 발생 위험은 낮다. 그러나 진정, 경련, 체중 증가, 무과립구증이 나타날 위험이 크다. 무과립구증은 백혈구가 감소하며, 감염 위험이 증가할 수 있으므로, 이를 확인하기 위해서 정기적인 백혈구 검사가 필요하다. 항콜린성 작용이 강하며, 기립성 저혈압이 나타날 수 있다. 부작용 발생률이 높으므로, 다른 비정형 약물이 선호된다.

리스페리돈

Risperidone (*Risperdal*)

리스페리돈(risperidone)은 D_2 수용체보다는 5-HT_{2A} 수용체를 더 강하게 차단하는 고효력 약물이다. 이 약물은 약한 진정작용을 나타내며, EPS 발생률은 낮으나, 고용량에서는 진정작용 및 EPS 발생률이 증가한다. 기립성 저혈압 및 다소의 체중 증가가 나타날 수 있다.

올란자핀

Olanzapine (*Zyprexa*)

올란자핀(olanzapine)은 EPS 발생률이 낮은 고효력 약물이다. 일반적인 정제 외에 입 안에서 급속하게 녹는 자이프렉사(*Zyprexa Zydis*) 정제형이 있으며, 근육주사하는 주사제도 있다. 부작용은 현기증, 진정, 체중 증가 및 기립성 저혈압이 있다. 올란자핀은 급성조증 및 양극성 장애의 치료에도 효과가 있다.

주의 및 금기사항

Cautions and Contraindications

대부분의 항정신병 약물은 미국식품의약국(FDA) 임신 범주 B 혹은 C에 속하지만, 아직 평가되지 않은 몇몇 약물이 있다. 임신 중 약물 사용은 가능한 피해야 하며, 사용할 때의 이익이 위험보다 큰 경우에만 허용된다.

약물 상호작용

Drug Interactions

앞서 기술된 바와 같이, 많은 항정신병 약물은 항콜린성 작용, α-아드레날린 수용체 차단작용, 항히스타민 작용, 중추신경계(CNS) 억제 효과를 일으킨다. 따라서 이 약물은 이러한 약리 작용을 나타내는 다른 약물과 상호작용을 일으킬 수 있다.

항콜린성 약물(아트로핀 등)은 요로 및 장관의 활동을 저하하며, 심장의 활동을 증가시킨다. 또한 이들 약물은, 특히 고령자에서, 중추신경계 억제 및 정신장애를 일으키는 경향이 있다. 항콜린성 약물은 녹내장, 전립샘 비대증, 요로 및 장 폐쇄 환자에게는 사용 금기이거나, 주의해서 사용해야 한다(5장 참조). 많은 항히스타민 약물은 항콜린성 작용을 나타내며, 또한 진정작용을 일으킨다. 따라서 항정신병 약물과 함께 다른 항콜린성 약물을 투여할 경우, 항콜린성 부작용의 발생 빈도와 중증도가 증가된다.

α-수용체 차단작용(노르에피네프린 및 에피네프린의 α-수용체에 대한 작용을 차단)은 혈압을 저하한다. 고혈압 치료를 위해 α-수용체 차단제를 복용하거나 다른 항고혈압 약물을 복용하는 환자에서, 저혈압, 기립성 저혈압, 실신 및 α-수용체 차단에 의한 다른 부작용이 발생할 수 있다(4장 참조).

항정신병 약물의 중추신경계 억제 효과도 진정, 수면 등 중추신경계 억제를 일으키는 다른 약물에 의해 증가한다. 이들 약물로는 알코올, 바비튜레이트, 벤조디아제핀, 항히스타민제, 삼환계 항우울제, 항콜린성 약물 및 마약이 있다. 함께 투여되었을 경우, 이들 약물은 심한 중추신경계 억제

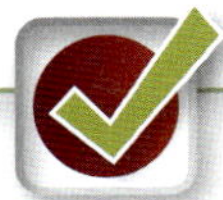

환자 안전과 교육

이들 약물을 비경구 투여한 경우, 활력 징후, 특히 혈압과 심장 활동도, 그리고 환자의 반응을 자주 관찰한다.

환자에게 일반적인 부작용인 구강건조, 진정, 졸음, 현기증, 시야 흐림에 관해 설명한다.

환자에게 떨림, 근육경직, 발열, 운동장애, 시각장애, 과도한 쇠약감이나 현기증, 배뇨 및 배변의 어려움이 있다면, 이를 알리도록 교육한다.

많은 약물이 항정신병 약물과 약물 상호작용을 나타내므로 의사 또는 약사 와 상의 없이 다른 약물을 복용하지 않도록 알려준다.

를 일으켜서, 혼수, 호흡 억제 및 중지, 사망을 초래할 수 있다.

조현병 및 정신병에 바람직한 치료

Preferred Therapy for Schizophrenia and Psychosis

조현병의 복합적인 특성과 정신병 행동의 다양한 양상 때문에, 한두 약물을 치료 약물(the drugs of choice)로 제시하기는 어렵다. 그러나 항정신병 약물군에서는, 비정형 약물이 현재 선호되고 있다. 이들 약물의 이점은 EPS, 진정작용 및 다른 신경학적 장애의 발생률이 낮다는 것이다. 또한 클로자핀(clozapine)을 제외하면, 비정형 약물은 항콜린성 작용, α-아드레날린 수용체 차단작용, 항히스타민 작용이 다른 약물에 비해 크지 않다. 다른 항정신병 약물은 일반적으로 비정형 약물의 대체 약물로서 사용된다. 흔히, 시험 기간(a trial period) 동안, 특정 환자에 가장 적합한 약을 찾기 위해서 여러 약물이 시도되기도 한다.

LO 9.6

항불안제

ANTIANXIETY DRUG

불안, 긴장, 신경과민(nervousness)은 불확실성 및 위협을 받거나 또는 잠재적으로 위험하다고 생각되는 다양한 상황에 의해 초래된다. 감지된 위험이 진짜일 수도 있지만, 개인적인 불안감 및 무의식적인 심리적 갈등에 의한 것일 수도 있다. 생리적 변화 및 행동 변화는—떨림, 발한, 메스꺼움, 식욕부진, 빠른 심장박동, 감정의 흐름(emotionalism)—대뇌 변연계와 교감신경계의 활성화에 의해 일어난다. 변연계는 신경경로에 의해 상호 연결되는 여러 뇌 영역을(편도체, 해마, 시상하부, 대뇌피질하부 등) 포함하고 있다. 변연계는 보상, 처벌, 분노, 공포, 불안과 관련된 감정 반응 및 행동 반응에 관여된다. 감마아미노부티르산(GABA)은 우리의 감정과 행동을 통제하는 중요한 억제성 신경전달물질이다(8장 참조).

불안 상태가 지속되면 행동적, 정서적으로 큰 변화가 생기게 되는데, 항불안제는 이를 진정시키고 불안과 과도한 감정상태의 불편한 부분을 개선하기 위해 사용된다.

또한 벤조디아제핀계 항불안제는 진정제, 최면제, 항경련제, 골격근 이완제 등으로도 사용된다(8장, 11장 참조).

벤조디아제핀

Benzodiazepines

벤조디아제핀은 가장 중요한 항불안 약물군이다. 다아제팜(*Valium*)과 클로르디아제폭시드(*Librium*)는 초기에 개발된 약물이며, 50년 이상 사용되고 있다. 수면제로 시판되는 많은 벤조디아제핀에 대해서는 8장에 소개되어 있다. [표 9.2]에 벤조디아제핀 약물이 열거되어 있다.

작용 기전

Mechanism of Action

벤조디아제핀은 뇌와 척수의 특정 영역의 기능적 활성 및 흥분을 저하시킨다. 8장에서 설명된 바와 같이, 감마아미노부티르산(GABA)은 중추신경계의 억제성 신경전달물질이며, 신경종말에서 유리되어, 다른 신경에 있는 수용체(GABA 수용체)에 결합한다. GABA는 더 많은 Cl^-이온이 신경세포 내로 이동하도록 하며, 신경 내부가 보다 음전하를 띠도록 한다(과분극화, hyperpolarization). 신경의 과분극화는 신경세포의 흥분성을 감소시켜 결과적으로 신경 활동의 억제 효과가 나타난다.

벤조디아제핀 약물은 신경 세포막에 있는 벤조디아제핀 수용체라고 불리는 부위에 결합하는데, 이 부위는 실제로는 GABA 수용체의 일부이다. GABA 및 벤조디아제핀 약물이 동시에 수용체에 결합하면, GABA가 단독으로 결합할 때보다 더 많은 Cl^-이온이 신경 내로 이동한다[그림 9.2]. 따라서 더 강한 과분극화 및 신경 억제가 발생한다. 단순하게 말하면, 벤조디아제핀은 GABA의 억제 작용을 증가시킴으로써, 중추신경계 특정 영역의 활성 저하(억제)를 일으킨다고 생각되고 있다.

작용 부위

Sites of Action

벤조디아제핀은 중추신경계의 변연계, 망상체(reticular formation), 대뇌피질, 척수 등 4개의 주요 영역에서 억제 작용을 나타낸다.

표 9.2

Benzodiazepine 약물

약물(상품명)	주요 적응증	상용량(mg/일)
장시간 작용		
Chlordiazepoxide (*Librium*)	항불안, 알코올 금단증상	10~100
Clonazepam (*Klonopin*)	항불안, 항경련	0.5~12
Clorazepate (*Tranxene*)	항불안, 알코올 금단증상	15~60
Diazepam (*Valium*)	항불안, 수술전 처치, 알코올 금단증상, 항경련, 근육이완	2~40
Flurazepam (*Dalmane*)	수면제	취침 전 15~30 mg
단시간 작용		
Alprazolam (*Xanax*)	항불안, 공황장애, 진정	0.5~10
Lorazepam (*Ativan*)	항불안, 진정, 항경련	2~6
Oxazepam (*Serax*)	항불안, 진정	30~120
Temazepam (*Restoril*)	수면제	취침 전 15~30 mg
Triazolam (*Halcion*)	수면제	취침 전 0.25~0.5 mg

그림 9.2 염소통로의 모식도

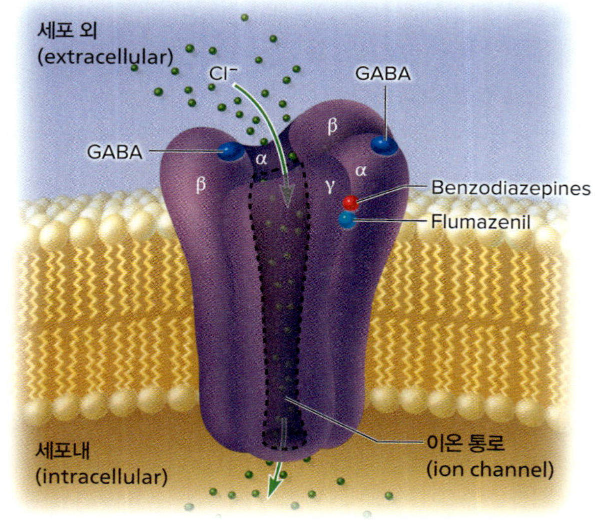

이 그림은 감마-아미노부티르산(GABA) 및 불안 치료에 사용되는 벤조디아제핀이 작용하는 부위의 위치를 나타낸다. GABA 및 벤조디아제핀은 모두 Cl_2 이온의 유입을 증가시키며, 신경세포 내부가 보다 음전하를 띠도록 하고(과분극화), 대뇌 변연계의 신경세포의 활동을 억제한다. 플루마제닐은 벤조디아제핀 수용체 길항제이며, 벤조디아제핀의 효과를 반전시킨다.

대뇌 변연계는 감정과 행동 반응의 조절에 관여한다. 감정 혹은 불안을 일으키는 상황은 변연계의 활동을 증가시킨다. GABA는 일반적으로 변연계의 과도한 흥분을 억제하도록 작용한다. 과도한 불안으로 신경증(neurotic) 행동이 일어날 때, 변연계의 활동을 저하시키기 위해 벤조디아제핀이 처방된다. 일반적으로, 불안을 느끼던 사람은 진정되며, 덜 감정적이 되고, 불안을 일으키는 상황에 대처하기에 보다 나은 정신 상태에 있게 된다. 이것을 항불안 효과라고 한다.

망상체는 각성(wakefulness)과 각성의 정도(alertness)를 조절한다. 암페타민(amphetamine) 및 다른 중추신경계 흥분제는 망상체의 활성을 증가시켜서, 각성 정도를 증가시키고 과다활동(hyperactivity)을 일으킨다. GABA는 일반적으로 망상체의 활성을 감소시킨다. GABA의 억제 작용을 증가시키는 벤조디아제핀은 진정 및 수면을 일으킨다. 벤조디아제핀 중 일부 약물은, 8장에서 설명된 바와 같이, 주로 수면제로 사용되고 있다.

대뇌피질의 과도한 자극은 경련이나 다른 형태의 발작을 일으킬 수 있다. 비경구 투여로, 벤조디아제핀은 대뇌피질에서 항경련 효과를 나타내며, 경련을 멈추는 데 아주 효과적이다. 이들 약물은 GABA의 억제성 작용을 증가시킴으로써, 항경련 효과를 일으키는 것으로 생각되고 있다. 디아제팜(*Valium*), 로라제팜(*Ativan*), 클로나제팜(*Klonopin*)은 경련을 중지시키기 위해 우선적으로 선택되는 벤조디아제핀이다. 이러한 상황에서 이들 약물은 IM 또는 IV 주사로 투여된다.

GABA는 척수에서 중요한 역할을 한다. 이 물질은 골격근 긴장도 및 활성도를 유지하는 척수 반사의 반응도를 조절하는 데 관여한다. GABA의 억제성 작용을 증가시킴으로써, 벤조디아제핀은 골격근의 긴장도를 감소시킨다. 등 부상, 척수 손상, 근 디스트로피(muscular dystrophy), 뇌성마비와 같이 근육경련이 흔히 나타나는 경우, 골격근의 이완은 치료에 도움이 된다. 골격근 이완은 항불안 효과에도 관여할 것으로 생각되는데, 이는 불안한 사람에게서 근육 긴장도 증가가 흔히 관찰되기 때문이다.

약동학
Pharmacokinetics

벤조디아제핀은 소화관에서 흡수가 잘되며, 일반적으로 경구 투여한다. 신속한 대응이 필요한 경우, 디아제팜, 클로르디아제폭사이드, 로라제팜을 IM 또는 IV 경로로 투여할 수 있다. 다양한 벤조디아제핀 사이의 주요 차이점은 작용 지속 시간이다. 벤조디아제핀은 장시간 작용하는 약물군 및 단시간 작용하는 약물군으로 나누어진다[표 9.2].

장시간 작용하는 벤조디아제핀은 20시간 이상의 혈중 반감기를 지닌다. 또한 간에서 대사되어 긴 반감기를 갖는 활성 대사물질이 생성된다. 이들 약물을 매일 복용하면, 체내에 활성 물질이 축적되어, 약물 효과가 며칠 동안 지속될 수 있다. 활성 물질은 글루쿠론산과 포합되고 불활성화되어 소변으로 배설된다.

단시간 작용하는 벤조디아제핀은 5~20시간의 반감기를 지닌다. 이들 약물에서 활성 대사물질이 생성될 수도 있지만, 이 활성 대사물질은 약물의 효과에 영향을 미치지는 않는다.

임상 적응증
Clinical Indications

항불안제는 신경증이나 생활환경에서 발생한 긴장(nervous tension) 및 불안을 줄이기 위해 사용된다. 환자는 과도하게 진정되지 않으면서도, 차분하고 긴장이 풀리게 된다. 이런 마음 상태는 수술 전에 바람직하므로, 항불안제는 수술 전 투약(preoperative medications)에 널리 사용되고 있다. 또한 항불안제는 다양한 근골격계 장애가 있을 때 골격근 이완을 위해서, 그리고 항경련제, 항간질제, 진정-수면제로서 사용되고 있다. 디아제팜 및 클로르디아제폭사이드는 알코올 중독의 치료에 사용된다. 이들 약물은 금단 증상을 예방하고, 알코올 중독 치료에 도움이 된다.

유해 작용
Adverse Effects

가장 자주 나타나는 부작용은 졸음, 착란, 운동실조, 가벼운 위장관계 장애(메스꺼움 및 변비), 발진이다. 환자에게 자동차의 운전과 같은 기계 작업을 수행하는 능력이 떨어질 수 있음에 대해 주의를 주어야 한다.

고령자들은 이들 약물의 중추신경 억제 효과에 더 취약하다. 낮은 빈도로 발생하는 다른 부작용으로는 월경불순, 성욕의 변화, 무과립구증, 간 기능의 변화가 있다. 장기간에 걸쳐서, 특히 고용량의 벤조디아제핀을 사용할 경우, 기억 및 회상 장애가 나타날 수 있다.

약물 의존
Drug Dependency

환자가 항불안제에 대한 의존성이 발생할 수 있다는 인식이 높아지고 있다. 이 문제는 장기간에 걸쳐 항불안제를 복용하고, 갑자기 약물 투여를 종료한 환자에서 발생한다. 과다 활동(hyperactivity), 떨림, 신경과민, 불안의 증가가 일반적인 소견이다. 벤조디아제핀을 남용하고(비의학적 사용), 치료 용량보다 더 많은 용량을 투여하고, 더 심한 약물 의존성이 발생하는 사람도 있다. 이러한 사람들은 과다흥분성(hyperexcitability), 떨림, 불안을 나타내며, 발작을 포함해서 더 심한 금단증상을 경험하게 된다. 기억해야 할 중요한 점은 항불안제는 치유(curative) 목적으로 사용되지 않는다는 것이다. 이들 약물은 단지 증상을 완화시키며, 불안의 근본적인 원인이 밝혀져서 해소될 때까지 환자가 대처할 수 있도록 도움을 주게 된다. 항불안제는 스트레스 및 개인적인 불행에서 생기는 불편함이나 불쾌감을 피하기 위한 수단으로서 너무 자주 이용되고 있다.

주의 및 금기사항
Cautions and Contraindications

불안 치료를 위해 사용되는 벤조디아제핀은 FDA 임신 카테고리 D로 지정되어 있으며, 임신 중에 사용을 피해야 한다.

약물 상호작용
Drug Interactions

바비튜레이트(barbiturate), 특히 알코올과 같은 다른 중추신경계 억제제와 함께 사용할 경우, 부가 효과(additive effects)가 나타난다. 디아제팜과 알코올을 동시에 섭취한 후, 혼수 및 영구적인 뇌 손상이 발생한 사례들이 알려져 있다.

시메티딘(*Tagamet*)은 마이크로솜 약물대사 효소를 억제하고, 디아제팜 및 다른 벤조디아제핀의 대사를 억제함이 알려져 있다. 함께 투여할 경우, 벤조디아제핀의 효과가 증가하고, 작용 시간이 연장된다.

플루마제닐(*Romazicon*) 용도

Use of Flumazenil(*Romazicon*)

플루마제닐은 정맥주사해서 벤조디아제핀의 중추신경계 억제 효과를 반전시킬 수 있는, 벤조디아제핀 수용체 길항제이다. 이 약물은 벤조디아제핀 과다 투여 시 과도한 중추신경계 억제 및 호흡 억제 효과를 길항하기 위해서 사용된다. 플루마제닐은 마취 유도를 위해 벤조디아제핀을 투여한 경우에 사용되기도 한다. 미다졸람(*Versed*)은 주사용 벤조디아제핀 마취제(13장 참조)이며, 전신마취를 유도하거나, 또는 "얕은 진정 상태(conscious sedation)"가 필요한 내시경 검사와 같은 짧은 의료 시술을 위해 사용된다. 이 상태에서는, 환자는 깨어 있지만, 환자의 불편함 없이 시술이 진행될 수 있는 정도까지 진정되어 있다. 플루마제닐은 시술이 끝난 후, 미다졸람의 효과를 반전시키기 위해 사용된다.

벤조디아제핀에 의존하게 된(만성 사용 또는 남용) 사람에서는, 플루마제닐은 금단증상을 초래할 수 있고, 경우에 따라서는 발작을 일으킬 수도 있다.

부스피론

Buspirone (*BuSpar*)

부스피론(buspirone)은 주로 항불안제로 사용되는 약물이다. 이 약물은 벤조디아제핀과는 다르게, 심한 진정작용을 나타내지 않으며, 수면, 항경련 또는 골격근 이완 작용을 나타내지 않는다. 불안에 대한 일반적인 투여 용량은 5~10 mg이며, 매일 2~3회 투여한다. 작용 기전은 아직 명확하게 밝혀져 있지 않지만, 부스피론은 세로토닌수용체에 작용하여 항불안 효과를 나타내는 것으로 생각되고 있다. 세로토닌은 뇌의 신경전달물질이며, 불안의 조절에 관여한다. 세로토닌의 수치가 증가하면, 불안이 증가한다. 부스피론은 특정한 세로토닌 수용체에 결합하여 차단함으로써, 세로토닌의 작용과 불안의 수준을 감소시킨다. 부스피론에 대해 약물 내성 및 의존성이 발생할 가능성은 낮다. 일반적인 부작용으로 현기증, 어지러움, 발진 및 피로감이 있다. 부스피론은 FDA 임신 카테고리 B 약물로 분류되어 있다.

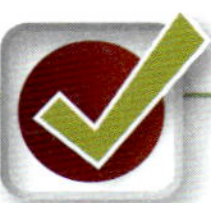

환자 안전과 교육

약물을 비경구 투여하는 동안, 활력 징후 및 환자의 반응을 모니터링한다.

진정, 구강건조, 정신착란, 위장관계 장애와 같은 일반적인 부작용을 환자에게 설명한다.

치료 기간 동안 운전이나 위험한 활동을 하지 않도록 환자에게 경고한다.

알코올, 바르비투르산염, 다른 중추신경계 억제 약물을 의사의 허가 없이 투여하지 않도록 환자에게 경고한다.

과도한 진정, 정신장애, 또는 기억상실이 나타날 경우, 이를 보고하도록 환자에게 교육한다.

일반적으로는 부스피론은 내약성이 좋으며(well-tolerated), 사용 금기가 되는 경우는 거의 없다. 이 약물은 벤조디아제핀에 대한 대체 약물로서 적절하며, 특히 벤조디아제핀에 대한 약물 의존성이나 약물 남용이 문제될 경우 유용하다. 부스피론은 범불안장애(general anxiety disorder, GAD)의 치료에 주로 사용된다. 어떤 사람은 일상생활에서 높은 수준의 불안과 신경증을 겪으며, 이것은 범불안장애(GAD)로 분류된다.

불안장애에 대해 선호되는 치료 요법

Preferred Therapy for Anxiety Disorders

벤조디아제핀은 범불안장애(GAD) 및 공황장애의 치료를 위해 흔히 선택되는 약물이다. 불안의 정도와 환자 프로필에 따라서, 디아제팜(*Valium*) 및 클로르디아제폭사이드(*Librium*)와 같은 장시간 작용하는 약물이나, 또는 알프라졸람(*Xanax*) 및 로라제팜(*Ativan*)과 같은 단시간 작용하는 약물이 일반적으로 선호된다. 다른 약물군도 또한 불안장애의 치료에 효과적이다. 선택적 세로토닌 재흡수 억제제(SSRI, 10장)는 항우울제이며, 대부분의 불안 유형에도 효과적이다. 이들 약물은 일반적으로 강박장애(obsessive-compulsive disorder, OCD) 및 외상후스트레스장애(posttraumatic stress disorder, PTSD)의 치료에 적합하다. 삼환계 항우울제(tricyclic antidepressants, TCA, 10장 참조)도 범불안장애(GAD), 공황장애 및 강박장애(OCD)를 치료하는 데 유용하다. 삼환계 항우울제는 SSRIs보다 많은 부작용을 일으키며, 선호되지는 않는다.

복습 문제 _Chapter Review

업무에 필요한 지식 _Applying Knowledge on the Job

※ 비판적 사고를 통해 다음 질문에 답하시오.

1. 아래에 기술된 각 성인 환자의 치료를 위해 적절한 약물을 선택하시오.
   a. 환자 A는 응급실로 왔으며, 극도로 흥분된 조증(manic) 행동을 보인다. **(9.3)**
   b. 환자 B는 이상한 망상과 환각의 에피소드를 나타낸 후, 집중 치료(intensive care)를 받고 있다. **(9.2)**
   c. 환자 C는 불치병으로 진단받은 후, 지금까지 심한 불안으로 고통받고 있다. **(9.6)**
   d. 환자 D는 응급실에서 강직-간대성 간질 경련을 겪고 있다. **(9.6)**
   e. 환자 E는 내일 개심 수술을 받을 예정이며, 수술 전 불안을 겪고 있다. **(9.6)**
   f. 환자 F는 보훈 병원의 중독 치료 병동에서 알코올 중독 치료를 받고 있다. **(9.6)**

다중 선택 문제 _Multiple Choice

※ 다음 중 옳은 답을 고르시오.

1. 추체외로 증상(EPS)이 일어나는 주된 이유는? **(9.2)**
   A. GABA 수용체 흥분
   B. 도파민 수용체 흥분
   C. 도파민 수용체 차단
   D. 세로토닌 수용체 차단
   E. 세로토닌 수용체 흥분

2. 불안을 완화하는 디아제팜(*Valium*)의 작용 부위는? **(9.6)**
   A. 척수
   B. 대뇌변연계
   C. 망상체
   D. 대뇌 기저핵
   E. 소뇌

3. 부스피론(*BuSpar*)의 항불안 효과와 관련되는 것은? **(9.6)**
   A. 도파민 수용체 흥분
   B. 세로토닌 수용체 흥분
   C. 세로토닌 수용체 차단
   D. 도파민 수용체 차단
   E. GABA 수용체 차단

4. 무과립구증 및 백혈구 감소와 관련 있는 비정형 약물은? **(9.5)**
   A. 클로르프로마진(chlorpromazine)
   B. 부스피론(buspirone)
   C. 클로자핀(clozapine)
   D. 할로페리돌(haloperidol)
   E. 아리피프라졸(aripiprazole)

제 10 장

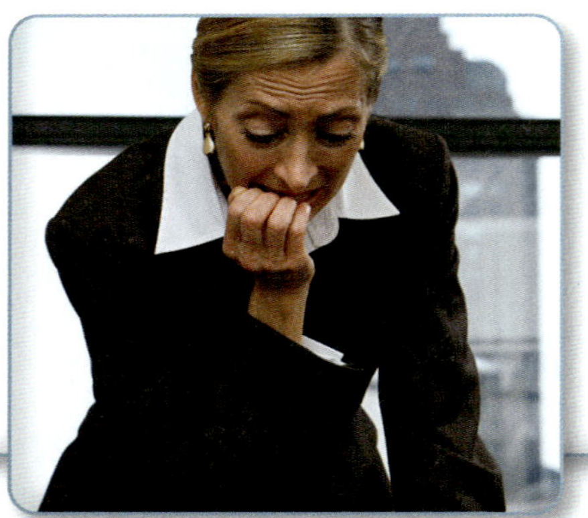

항우울제, 정신운동 자극제, 리튬

Antidepressants, Psychomotor Stimulants, and Lithium

핵심 용어_Key Terms

리튬(lithium): 조증과 양극성 기분장애의 치료에 사용되는 나트륨과 비슷한 물질

모노아민 산화효소(monoamine oxidase, MAO): 노르에피네프린(norepinephrine)과 세로토닌(serotonin)을 불활성시키는 효소

모노아민 산화효소 억제제(monoamine oxidase inhibitors, MAOIs): 모노아민 산화효소를 억제하는 항우울제

삼환계 항우울제(tricyclic antidepressants, TCAs): 항우울제의 한 종류

선택적 세로토닌 재흡수 억제제(selective serotonin reuptake inhibitor, SSRIs): 선택적 세로토닌 재흡수를 억제하는 항우울제의 한 종류

세로토닌-노르에피네프린 재흡수 억제제(serotonin-norepinephrine reuptake inhibitors, SNRIs): 세로토닌-노르에피네프린 재흡수 억제하는 항우울제의 한 종류

양극성 기분장애(bipolar mood disorder): 조증과 우울증 상태(episode)가 번갈아 나타나는 기분장애

외인성 우울증 또는 반응성 우울증(exogenous, or reactive depression): 외부 요인이나 인생의 큰 사건에 의한 우울증

우울증(depression): 좌절과 절망의 느낌이 들고, 우울한 기분을 특징으로 하는 정신 상태

우울증의 모노아민 이론(Monoamine Theory of Mental Depression): 우울증이 뇌의 모노아민(노르에피네프린과 세로토닌) 수준이 낮아 발생한다는 이론

정신운동 자극제(psychomotor stimulant): 암페타민(amphetamine) 또는 정신, 육체 활동 증가와 관련된 약물

조증(mania): 흥분, 과다활동, 과도한 기분의 상승을 특징으로 하는 정신 상태

주요 우울장애(major depressive disorder, MDD): 정신요법과 약물요법이 필요한 개인의 내면에서 발생하는 우울증

학습 목표_Learning Outcomes

이 장을 학습한 후 다음 사항을 할 수 있어야 한다.

10.1 우울증의 종류, 원인과 치료에 있어서 신경전달물질의 기능과 중요성을 알 수 있다.

10.2 선택적 세로토닌 재흡수 억제제(SSRIs)의 작용 기전과 유해 작용를 설명할 수 있다.

10.3 SSRI와 SNRI 항우울제의 주요 차이점을 설명할 수 있다.

10.4 삼환계 항우울제(TCAs)의 작용 기전과 유해 작용을 설명할 수 있다.

10.5 MAO 억제제의 작용 기전과 유해 작용, 그리고 이 약물과 관련한 식이 제한에 대하여 설명할 수 있다.

10.6 네파조돈, 부프로피온, 미르타자핀의 주요 약리 작용을 설명할 수 있다.

10.7 기면증(narcolepsy), 운동과잉성 증후군(hyperkinetic syndrome), 비만의 치료에서 정신운동 자극제의 사용에 대하여 설명할 수 있다.

10.8 조증과 양극성 장애에서 리튬의 사용과 유해 작용에 대하여 설명할 수 있다.

10.9 우울증, 조증, 양극성 장애에 적합한 치료 방법을 정할 수 있다.

들어가며_Introduction

우울증은 많은 사람이 때때로 걸리는 흔한 질환이다. **우울증**에서는 기분과 행동이 변하고 좌절과 절망의 느낌이 든다. 또한 식욕 감소와 수면장애가 우울증의 일반적인 징후이다. 우울증 환자는 삶의 무게와 스트레스를 극복하지 못하는 것처럼 보인다. 심각한 우울증 환자는 탈출구가 없는 것으로 느껴서 자살을 해결책으로 생각하기에 이른다. 모든 항우울제는 역설적으로, 특히 젊은 사람들에게서 자살 충동을 일으킬 위험성이 있다. 우울증의 심각한 파국을 예방하기 위해서는 조기에 발견하고 치료하는 것이 중요하다.

수년간의 축적된 자료에 의하면 뇌의 노르에피네프린(norepinephrine, NE)과 세로토닌(serotonin, 5HT) 결핍이 우울증의 발병과 관련이 있다. NE와 5HT의 수준을 높이는 약들이 우울증의 치료에 사용된다.

조증과 양극성 장애와 같은 기분장애의 원인은 명확하게 알려져 있지 않다. 뇌 특정 영역의 과다 활동과 신경전달물질의 과다 활성이 관련되어 있는 것으로 여겨진다. 이 질병의 치료에는 종종 복합약물 치료가 필요할 때가 있다.

LO 10.1

우울증의 종류

TYPES OF DEPRESSION

여러 종류의 우울증이 있다. 외적 요인(죽음 또는 실직)에 의하여 발생하는 우울증은 **외인성 우울증(exogenous depression)**, 또는 **반응성 우울증(reactive depression)**이라 불린다. 일반적으로 충격과 우울의 기간이 지나고 난 후, 재조정과 삶이 지속되어야 한다는 해결의 기간이 뒤따른다. 이러한 의미에서 반응성 우울증은 자기 제어 방식(self-limiting)이며 대개 약물치료를 필요로 하지 않는다. 가족과 친구의 사랑과 이해는 당사자가 위기를 극복하는 데 도움을 준다.

두 번째 주요한 우울증의 종류는 **주요 우울장애(major depressive disorder, MDD)**라 불린다. MDD는 더 심각하고 대개 정신요법과 약물요법을 필요로 한다. 이 형태의 우울증은 환자의 내면으로부터 발생하고 특별히 인지할 만한 원인이 없을 수 있다. 정신적인 타격과 부적응, 또는 뇌의 생화학적 결함이 관련된 것으로 여겨진다. MDD 삽화(episode)는 환자의 일생을 통하여 주기적으로 발생할 수 있다.

우울증의 일부에서는 **조증(mania)**이라고 하는 과다 흥분 및 들뜬 기분의 기간이 번갈아 나타나기도 한다. 이렇게 우울증과 조증이 번갈아 나타나는 것을 조울증이라고 한다. 다른 용어로는 **양극성 기분장애(bipolar mood disorder)**라고 한다.

우울증의 모노아민 이론

Monoamine Theory of Mental Depression

우울증을 이해하는 데 있어서 중요한 단초는 뇌에서 노르에피네프린과 세로토닌 수준이 정신활동에 영향을 미친다는 발견이었다. 노르에피네프린 및/또는 세로토닌 수준이 낮으면 우울증, 반대로 이들의 수준이 높으면 조증이 발생한다는 것이다. 이렇게 노르에피네프린과 세로토닌(화학적으로 모노아민)이 관련된 개념을 **우울증의 모노아민(monoamine)** 이론이라고 한다. 추가적으로 뇌의 기능을 유지하는 내분비 인자와 신경영양 인자의 결핍 역시 우울증에서 어떤 역할을 하는 것으로 여겨진다.

뇌에서 노르에피네프린과 세로토닌 수준을 증가시키는 약물들이 우울증의 치료에 유용하다. 이들은 항우울제 또는 기분상승제(mood elevator)라고 불린다. 주요 항우울제 집단은 선택적 세로토닌 재흡수 억제제(selective serotonin reuptake inhibitors, SSRIs), 세로토닌-노르에피네프린 재흡수 억제제(serotonin-norepinephrine reuptake inhibitors, SNRIs), 삼환계 항우울제(tricyclic antidepressants, TCAs), 모노아민 산화효소 억제제(monoamine oxidase inhibitors, MAOIs)이다. 여기에 더하여 몇몇 항우울제는 추가적인 작용 기전을 가지고 있어서 위 분류에 정확하게 해당되지 않는다.

정신운동자극제는 대개 암페타민(amphetamine) 또는 암페타민과 유사한 약물로서 중추신경계(central nervous system, CNS)를 전반적으로 자극하고 각성 수준을 향상한다. 이 약물은 진정한 항우울제가 아니며 우울증에서 제한적으로만 사용된다.

리튬(lithium)은 기분 안정제로 불리며 기분의 변화가 심하거나, 조증 또는 우울증과 조증이 번갈아 나타나는(양극성 기분장애) 환자를 치료하기 위하여 사용된다. 몇몇 항경련제 역시 조증과 양극성 기분장애를 치료하는 데 효과가 있다.

그림 10.1 SSRIs, SNRIs, 삼환계 항우울제의 작용 부위와 작용 기전: 세로토닌(5HT)이 세로토닌 신경말단으로 재흡수되는 과정을 차단

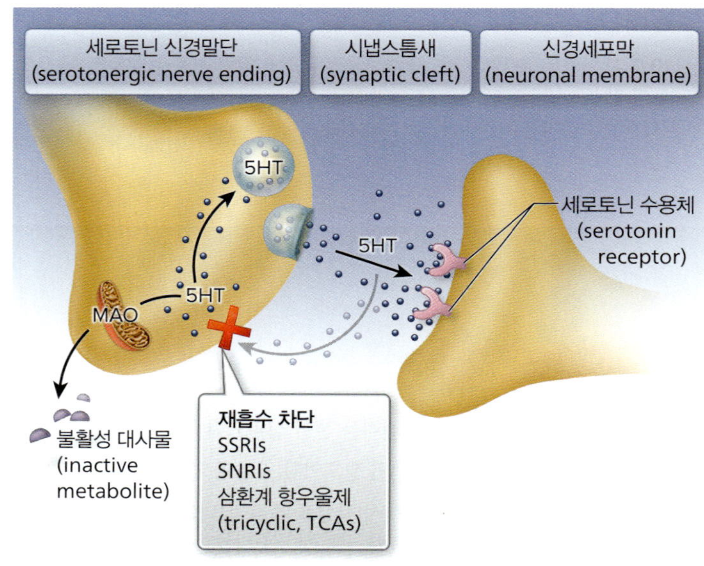

이 작용이 시냅스틈새에서 5HT의 농도를 증가시키고, 결과적으로 뇌에서 세로토닌 수용체의 자극 강도를 증가시킨다.

LO 10.2

선택적 세로토닌 재흡수 억제제

SELECTIVE SEROTONIN REUPTAKE INHIBITORS (SSRIs)

SSRIs는 매우 선택적으로 세로토닌(5HT) 신경말단으로 세로토닌이 재흡수되는 것을 억제하는 약물 집단이다. 이 작용으로 시냅스틈새(synaptic cleft)에서 5HT의 농도가 증가하고 결과적으로 세로토닌 수용체의 자극이 증가한다[그림 10.1]. 변연계(limbic)와 대뇌피질(cerebral cortex)에서 증가한 5HT 활성이 항우울 효과에 기여하는 것으로 여겨진다. 임상 증상의 개선이 완전히 나타나기까지는 몇 주일이 걸린다. SSRIs는 대개 CNS 활동을 자극하고 활발하게 한다. 그러나 SSRI 약물 간에 CNS 활성 정도의 차이를 보이며, 플루복사민(fluvoxamine)은 예외로 진정 효과가 있다. 플루옥세틴(fluoxetine)은 처음으로 개발된 SSRI이며, 다른 SSRIs는 비슷한 작용을 하며 [표 10.1]에 비교되어 있다.

표 10.1

선택적 세로토닌 재흡수 억제제

약물(상품명)	1일 용량	CNS 활성
Citalopram (*Celexa*)	20~60 mg PO	낮음
Escitalopram (*Lexapro*)	10~30 mg PO	낮음
Fluoxetine (*Prozac*)	20~60 mg PO	높음
Fluvoxamine (*Luvox*)	50~300 mg PO	진정
Paroxetine (*Paxil*)	20~60 mg PO	낮음
Sertraline (*Zoloft*)	25~200 mg PO	낮음

플루옥세틴은 경구 투여 후에 잘 흡수된다. 간에서 대사되어 활성형 대사물로 바뀌며, 이것의 반감기는 범위가 넓어서 수일에서 일주일 또는 더 길 수도 있다. 대사물들은 주로 소변으로 배설된다. 플루옥세틴은 항응고제와 벤조디아제핀과 같은 다른 약물의 대사를 억제한다.

임상 적응증

Clinical Indications

SSRIs는 주요 우울증 치료의 일차 선택제가 되었다. 모든

SSRIs는 일반적으로 하루에 1~2번 투여한다. SSRIs는 외상후스트레스장애(PTSD)와 강박장애(OCD)와 같은 대부분의 불안장애의 치료에도 효과적이다. 강박장애 환자는 어떤 행동을 하고자 하는 충동을 반복적으로 강하게 가진다. 이러한 충동은 일상적인 일과 생활을 방해하고 파괴할 수 있다. 플루옥세틴, 플루복사민, 파록세틴(paroxetine), 설트랄린(sertraline) 모두 OCD 치료에 승인되었다. 또한, 플루옥세틴과 설트랄린은 생리주기와 관련하여 기분 변화가 나타나는 월경전불쾌장애(premenstrual dysphoric disorder)의 치료에도 사용할 수 있다.

유해 작용
Adverse Effects

삼환계 항우울제와는 다르게(아래 참조), SSRIs는 콜린(cholinergic), 아드레날린(adrenergic), 히스타민(histamine) 수용체에 대한 작용이 거의 없다. 따라서 SSRIs는 부작용과 유해 작용이 더 적으며, 현재 가장 널리 사용되는 항우울제이다.

모든 SSRIs는 소화기계 장애로서 구역, 설사, 구강건조, 식욕부진을 일으키고 또한 성기능장애를 일으키는데, 가장 흔한 것으로 성욕 감퇴와 성 극치감 지연을 들 수 있다. 다른 CNS 효과는 두통, 신경질, 불면, 떨림 등이다. 체중 증가가 일어나며, 특히 파록세틴이 심하다.

과량 투여했을 때 나타나는 가장 흔한 증상은 혼동, 발열, 떨림, 초조, 안절부절, 그리고 그 밖의 CNS 흥분 징후이며, 경련이 일어날 수 있다. 이러한 증상은 "세로토닌증후군"이라고 부르며 치료하지 않으면 혼수와 사망으로 이어질 수 있다. SSRI 치료를 갑자기 중단하면 불연속증후군(discontinuation syndrome)이 발생할 수 있다. 이것의 증상은 어지러움, 구역, 불면, 불안이다. SSRIs와 이와 관련한 약물은 치료를 중단할 때 용량을 점진적으로 시간을 두고 줄여나가야 한다.

LO 10.3

세로토닌-노르에피네프린 재흡수 억제제
SEROTONIN-NOREPINEPHRINE REUPTAKE INHIBITORS (SNRIs)

SNRIs는 SSRIs처럼 세로토닌의 재흡수를 억제할 뿐만 아니라 노르에피네프린의 재흡수도 억제하여 두 물질의 뇌 내부 농도를 증가시킨다[그림 10.1과 10.2]. SSRIs처럼 콜린, 아드레날린, 히스타민 수용체에 대한 작용이 거의 없다. 이들의 약리 작용은 복잡하므로 단지 주요 특징만 여기서 소개한다. SNRI 항우울제들은 [표 10.2]에 수록되어 있다.

표 10.2

세로토닌-노르에피네프린 재흡수 억제제

약물(상품명)	1일 용량	CNS 활성
Desvenlafaxine (*Pristiq*)	50~200 mg PO	중간
Duloxetine (*Cymbalta*)	40~120 mg PO	낮음
Venlafaxine (*Effexor*)	75~375 mg PO	중간

임상 특징
Clinical Features

벤라팍신(*Effexor*), 데스벤라팍신(*Pristiq*), 둘록섹틴(*Cymbalta*)은 세로토닌과 노르에피네프린의 재흡수를 억제한다. 벤라팍신은 중간 정도의 활성 효과가 있으며 SSRIs와 유사한 유해 작용이 있다. 고용량에서 확장기 혈압의 상승이 두드러진다. 데스벤라팍신은 벤라팍신(venlafaxine)의 활성 대사물이며 유사한 성질을 갖는다. 둘록섹틴(duloxetine)은 일반적으로 낮은 빈도의 CNS 활성을 일으킨다. SNRIs의 다른 용도는 범불안장애, 만성통증장애, 섬유근육통의 치료이다.

유해 작용
Adverse Effects

SNRIs의 유해 작용은 세로토닌의 수준을 높인다는 점에서 SSRIs와 유사하다. 추가적으로 증가된 노르에피네프린이 혈압과 심박동수를 증가시키고 CNS를 활성화한다. SSRIs처럼 갑작스런 약물 투여 중단은 불연속증후군을 일으킨다.

LO 10.4

삼환계 항우울제(TCAs)
TRICYCLIC ANTIDEPRESSANTS

삼환계 항우울제는 화학 구조에 3개의 고리(환) 구조가 있기 때문에 붙여진 이름이다. 최근에 몇몇 새로운 항우울제는 삼환계 항우울제와 비슷한 약리 작용을 나타내지만 2개 또는 4개의 환을 갖거나 아예 환이 없는 매우 다른 구조를 가진 것도 있다. 이들 항우울제의 화학적 특성에 관한 것은 이 책의 범위를 벗어나는 것이다. 그러나 질소에 대한 화학적 치환 방식에 따라(대개 데틸기, methyl group) 단순한 분류를 할 수 있다. 질소는 이 약물에 공통적으로 존재한다. 대부분의 약물은 2급 아민(질소에 2개의 치환) 또는 3급 아민(질소에 3개의 치환)으로 분류할 수 있다. 흥미로운 것은 2급 아민이 뇌에서 주로 노르에피네프린을 세로토닌보다 더 증가시키는 데 반해 3급 아민은 주로 세로토닌을 노르에피네프린보다 더 증가시킨다는 것이다. 효과적인 치료의 열쇠는 개별 환자에서 어느 신경전달물질을 증가시켜야 하는가인데, 이 단계는 항상 쉽지 않다. 보통은 개별 환자에게 여러 약물을 시도해 보고 가장 효과적인 약물을 찾아낸다.

작용 기전

Mechanism of Action

삼환계 항우울제와 이와 관련된 항우울제의 주요 작용은 노르에피네프린과 세로토닌의 신경말단으로의 재흡수를 억제하는 것이다. 결과적으로 이 신경전달물질이 시냅스틈새에 축적된다[그림 10.1과 10.2]. 이 작용이 노르에피네프린과 세로토닌의 신경활성을 증가시키고 우울증의 증상과 기능장애를 완화시킨다.

신경전달물질의 재흡수를 억제하는 약물의 작용은 약물 투여 후 수 시간 안에 일어난다. 그러나 완전한 항우울 효과가 나타나기까지는 1~4주가 걸린다. 따라서 삼환계 항우울제와 이와 관련된 항우울제는 아직 완전히 이해되지 않은 추가적인 약리 작용이 있는 것 같다. 그러나 뇌에서 노르에피네프린과 세로토닌의 농도 증가로써 항우울 효과를 설명할 수 있다.

약리 작용

Pharmacological Actions

항우울 효과에 더하여 삼환계 항우울제와 이와 관련된 항우울제는 정도의 차이는 있지만 진정, 항콜린, α-아드레날린 수용체 차단, 항히스타민 효과가 있다. 여러 약물의 이런 효과는 [표 10.3]에 비교하였다. 일반적으로 3급 아민은 2급 아민보다 더 진정 효과가 강하다. 진정은, 특히 우울증으로 불면을 겪는 환자에게는 바람직한 효과이다. 항콜린 효과와 α-아드레날린 수용체 차단은 이 약물의 많은 부작용과 관련이 있다.

다음에 소개할 MAO 억제제처럼 삼환계 항우울제의 최대 효과가 나타나기까지 2~4주가 걸린다. 삼환계 항우울제의 항우울 효과 역시 약물 투여를 중단한 후에도 약 2주 동안 지속된다. 따라서 MAO 억제제에서 다른 항우울제로 약물을 바꾸거나 그 반대의 경우 약물 상호작용을 예방하기 위한 세심한 주의가 필요하다. 삼환계 항우울제와 이와 관련된 항우울제는 [표 10.3]에 수록하였다.

유해 작용과 독성 작용

Adverse and Toxic Effects

삼환계 항우울제는 항콜린 효과가 강하게 나타나 여러 유해 작용을 일으킨다. 항콜린 효과는 구강건조, 변비, 소변정체, 심박동수 증가이다. α-수용체 차단 작용은 체위성 저혈압을 일으킬 수 있다. MAO 억제제처럼 삼환계 항우울제는

표 10.3

대표적 삼환계 항우울제

약물(상품명)	진정	항콜린	알파 차단	1일 용량
2급 아민				
Clomipramine (*Anafranil*)	높음	높음	높음	150~250 mg PO
Desipramine (*Pertofrane*)	낮음	낮음	높음	75~200 mg PO
Nortriptyline (*Aventyl*)	중간	중간	중간	50~150 mg PO
3급 아민				
Amitriptyline (*Elavil*)	높음	높음	높음	75~300 mg PO
Doxepin (*Sinequan*)	높음	높음	높음	75~300 mg PO
Imipramine (*Tofranil*)	중간	중간	높음	75~300 mg PO

알파 차단은 체위성 저혈압을 반영함.

보건의료인을 위한 참고사항

자살 성향은 우울증과 관련이 있기 때문에, 환자들이 제한된 양의 항우울제만을 사용할 수 있도록 해야 한다.

환자가 초기 치료 중에 정신적, 신체적으로 활성화되어 오히려 자살 시도가 증가할 수 있다.

환자에게 동기를 부여하고 정서적 지원을 제공할 수 있는 신체적, 사회적 활동에 참여하도록 독려한다.

CNS를 자극하여 안절부절, 떨림, 경련, 조증을 일으킬 수 있다.

추가적으로 삼환계 항우울제는 심장과 간에 독성 작용을 일으킬 수 있다. 심장에서 이 작용은 심전도로 검사할 수 있다. 가장 흔한 변화로서 T파(T wave)와 ST분절(ST segment)에 변성이 발생하며 심각한 심장 부정맥으로 이어질 수 있다. 간에서는 삼환계 항우울제가 폐쇄황달을 일으킬 수 있으나 약물 투여를 중단하면 회복된다.

항우울제 투여 중 환자가 항우울제를 과량 투여하여 자살을 시도할 위험이 있다. TCAs의 독성이 나타나면 항콜린 효과, 알파 수용체 차단 효과, 심장장애, CNS 활성 등이 복합적으로 일어나 치명적인 심장부정맥, 경련, 사망으로 이어질 수 있다.

약물 상호작용
Drug Interactions

삼환계 항우울제는 다양한 다른 약물과 상호작용을 일으킨다[표 10.4].

LO 10.5

모노아민 산화효소 억제제
MONOAMINE OXIDASE INHIBITORS (MAOIs)

모노아민 산화효소(MAO)는 대부분의 세포에서 발견되지만 특히 아드레날린과 세로토닌 신경말단에서 많이 발견되는 효소이다. MAO의 정상적인 기능은 노르에피네프린과 세로토닌을 분해하여 그 대사물이 신장으로 배설되게 만드는 것이다. MAO는 뇌와 그 밖의 신체 조직에서 노르에피네프린과 세로토닌이 과도하게 축적되는 것을 방지한다.

우울증은 뇌에서 노르에피네프린과 세로토닌의 수준이 비정상적으로 낮아지는 것으로 여겨진다. **MAO 억제제 (MAOIs)**는 MAO를 억제하여 노르에피네프린과 세로토닌의 대사를 억제한다. 따라서 MAO 억제제는 뇌에서 노르에피네프린과 세로토닌 수치를 높인다. 이 효과가 우울증의 임상 증상을 개선시킨다. TCAs처럼 MAO 억제제의 최대 효과는 2~4주가 지나야 나타난다. 투여 후 약 1주가 지나면 식욕과 수면에 개선이 나타나고, 점진적으로 기분이 상승하면서 전반적인 정신 상태의 개선이 나타난다. 이 효과는 투여 중단 후에도 2주 정도 지속된다. MAO 억제제는 현재 드물게 사용하며 주로 다른 항우울제의 효과가 없을

표 10.4

삼환계 항우울제의 약물 상호작용

병용 약물	반응
알코올	진정 증가
암페타민	CNS 활성 증가
항콜린제, 항히스타민제	구강건조, 변비, 소변 정체, 흐린 시야
항경련제	발작 증가
Barbiturate	삼환계 항우울제의 대사 증가(효과 감소), 진정 증가
MAO 억제제	CNS 자극 증가, 고열, 발작
Phenothiazines	항콜린 효과, CNS 억제
SSRIs, SNRIs	CNS 자극 증가, 세로토닌증후군

[표 10.5]

모노아민 옥시데이스(MAO) 억제제

약물(상품명)	1일 용량
Isocarboxazid (*Marplan*)	10~20 mg PO
Phenelzine (*Nardil*)	45~90 mg PO
Tranylcypromine (*Parnate*)	30~60 mg PO

때 사용 한다.

MAO 억제제는 많은 약물 상호작용을 일으킨다. MAO 억제제를 투여 중일 때 또는 아직 MAO 억제제의 효과가 남아 있을 때 다른 약물, 특히 다른 항우울제를 함께 투여할 때에는 각별한 주의가 필요하다. 심각한 약물 상호작용이 일어날 수 있기 때문이다.

식이 제한

Dietary Restrictions

MAO 억제제 투여 중에는 식이제한을 해야 한다. 많은 음식이 티라민을 함유하고 있다. 티라민(tyramine)은 아드레날린 신경말단의 노르에피네프린이 저장된 과립으로부터 노르에피네프린의 분비를 일으킨다. MAO가 억제된 상태에서 티라민이 과량의 노르에피네프린을 분비하게 되면 고혈압 위기, 뇌졸중 같은 심각한 결과를 초래할 수 있다. 티라민을 함유한 음식은 포도주, 맥주, 청어, 일부 치즈 등이다. 추가적으로 감기약(비충혈제거제, 기관지확장제)로 쓰이는 일부 교감신경흥분제는 MAO 억제제와 상호작용을 일으켜 교감신경 흥분 작용이 상승한다. MAO 억제제로 치료받는 환자는 기피하여야 할 음식과 다른 약에 대하여 충분히 교육받아야 한다. 자주 사용되는 MAO 억제제를 [표 10.5]에 수록하였다.

유해 작용

Adverse Effects

MAO 억제제는 다양한 유해 작용이 있다. 일반적인 유해 작용은 구강건조, 소변정체, 변비, 흐린 시야, 저혈압, 체중 증가, 성기능장애이다. 안절부절, 어지러움, 불면, 떨림, 경련과 같은 다양한 CNS 장애가 발생할 수 있다. 이 효과는 과량 투여로 더 강해지며, 이는 노르에피네프린과 세로토닌의 수준이 증가하기 때문이다. 추가적으로 이 약물은 치명적인 간 손상을 일으킬 수 있다. 유해 작용이 빈번히 나타나기 때문에 많은 의사는 이 약을 다른 항우울제에 반응하지 않는 환자에게만 사용한다.

LO 10.6

추가적인 작용 기전이 있는 항우울제

ANTIDEPRESSANTS WITH ADDITIONAL MECHANISMS OF ACTION

몇몇 항우울제는 세로토닌 및/또는 노르에피네프린의 재흡수를 억제하는 것에 더하여 다양한 신경전달물질 수용체에 작용한다. 이 약은 일반적으로 다른 항우울제가 효과가 없을 때 사용한다.

네파조돈(nefazodone)과 트라조돈(*Desyrel*)은 세로토닌과 노르에피네프린의 재흡수를 약하게 억제한다. 그러나 이들은5HT2A 세로토닌 수용체의 강력한 길항제이다. 이 수용체 억제는 항우울 효과와 관련이 있다. 두 약물은 α-아드레날린 수용체 차단 효과가 있어서 체위성 저혈압을 일으킬 수 있다. 일반적인 유해 작용은 진정, 어지러움, 소화기계 장애이다. 네파조돈은 간부전으로 이어질 수 있는 간독성이 있다. 트라조돈은 남성에서 고통스런 음경 발기가 계속되는 지속 발기증을 일으킬 수 있다.

부프로피온(*Wellbutrin*)의 주요 약리 작용은 노르에피네프린과 도파민(dopamine)의 분비 증가와 재흡수 억제이다. 부프로피온의 세로토닌의 재흡수 억제 효과는 적다. 양극성 장애의 치료에 유용하며 조증으로 전환되는 것을 예방한다. 부프로피온은 니코틴(nicotine)의 CNS 금단 증상을 줄여주기 때문에 금연 치료에 사용한다. 부프로피온은 비만 치료에도 효과가 있다. 부프로피온은 CNS 활성이 강해서 경련을 일으킬 수 있다. 유해 작용은 구강건조, 구역, 떨림, 초조, 식욕부진, 불면이다.

미르타자핀(*Remeron*)은 노르에피네프린과 세로토닌의 분비 증가, $5HT_2$, $5HT_3$ 수용체 길항, 강한 항히스타민 작용이 있다. 항히스타민 작용으로 진정이 나타난다. 유해 작용은 구강건조, 변비, 졸음, 체중 증가이다.

LO 10.7

정신운동자극제

PSYCHOMOTOR STIMULANTS

정신운동자극제(psychomotor stimulants)는 암페타민과 이와 관련된 약들이며 실질적으로 항우울제로 분류되지는 않는다. 우울증에서 이들의 역할은 매우 제한적이다. MAO 억제제와 삼환계 항우울제의 지연되어 나타나는 치료 효과로 인하여, 정신운동 자극제는 기분을 좋게 하고 정신 운동 활동을 증가시키기 위해 치료의 처음 몇 주 동안 종종 사용된다.

암페타민은 어린이의 기면증(narcolepsy, 조절할 수 없이 잠에 빠짐)과 주의력 결핍 과다활동장애(attention deficiency hyperkinetic disorder, ADHD)를 치료하기 위하여 사용한다. 암페타민은 망상체(reticular formation)를 자극한다. 이것이 기면증에서 각성과 주의력을 증가시키고 수면 발작 횟수를 감소시킨다. 운동 과다 어린이에서 암페타민은 주의력과 집중 시간을 증가시키는데, 이는 학습 능력 향상에 중요하다. 또한 암페타민은 과다활동을 가라앉힌다. 이것은 예상되는 것과 반대되는 결과이며 역설 효과라고 한다. 이 효과에 대한 이유는 충분히 알려지지 않았다.

정신 자극에 더하여 암페타민은 운동 또는 신체적인 활동을 자극한다. 이 때문에 피로를 덜 느끼고 각성 상태를 유지하려고 하는 사람들이 부적절하게 암페타민을 사용한다. 또한 암페타민의 CNS 자극은 식욕을 떨어뜨려서 체중 감소를 일으킬 수 있기 때문에 사람들이 남용한다. 암페타민의 치료적 이점은 낮고 남용 가능성은 높기 때문에 암페타민이 사용되는 경우는 극히 드물다.

작용 기전

Mechanism of Action

암페타민은 뇌에서 노르에피네프린과 도파민의 활동을 증가시켜 CNS를 자극한다. 암페타민은 몇 가지 다른 기전으로 신경전달물질의 활동을 증가시킨다. 암페타민은 직접 노르에피네프린과 도파민 수용체를 자극하고, 신경말단에서 노르에피네프린과 도파민의 분비를 증가시키고, 이들이 신경말단으로 재흡수되는 것을 억제한다. 이 작용들이 CNS를 자극하고 기분을 상승시킨다. 정신운동 자극제는 [표 10.6]에 수록하였다. 그러나 정신운동 자극제는 진정한 항우울제가 아니므로 항우울제로서의 사용이 극히 제한적이라는 것을 강조해야 한다.

암페타민은 약물내성과 약물 의존성을 일으키는 단점이 있다. 암페타민은 남용되고 불법적으로 판매되는 주요 약물이다.

표 10.6

정신운동 자극제

약물(상품명)	1일 용량
Amphetamine	5~60 mg PO
Amphetamines-mixed salts (*Adderall/Adderall XR*)	2.5~40 mg PO
Dexmethylphenidate (*Focalin*)	5~20 mg PO
Dextroamphetamine (*Dexedrine*)	2.5~60 mg PO
Lisdexamphetamine (*Vyvanse*)	20~70 mg PO*
Methamphetamine (*Desoxyn*)	5~60 mg PO
Methylphenidate (*Ritalin*)	10~60 mg PO

* *리스트암페타민은 혈류에서 덱스트로암페타민으로 전환된다.*

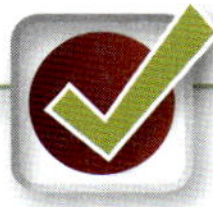

환자 안전과 교육

선택적 세로토닌 재흡수 억제제

환자에게 흔한 부작용, 즉 두통, 신경질, 불면, 구역, 식욕부진, 설사 등을 설명한다.

환자에게 과도한 소화기계와 CNS 자극(초조, 발작)이 발생하면 보고하도록 교육한다.

환자에게 자의적으로 약물 투여를 갑자기 중단하지 않도록 교육한다.

삼환계 항우울제

이 약을 주사제로 투여할 때 활력 징후, 특히 혈압과 심박동수를 주의 깊게 관찰한다. 환자에게 항콜린, 알파 차단, 항히스타민 작용에 의한 흔한 부작용, 즉 구강건조, 변비, 저혈압, 졸음 등을 설명한다.

환자에게 맥박수 증가, 소변이나 대변 배출의 어려움, 과도한 CNS 자극(떨림, 안절부절, 발작)이 있으면 보고하도록 교육한다.

녹내장, 전립샘비대증 환자에서는 사용하지 말아야 할 약이 있고, 노인은 항콜린 약물에 훨씬 더 민감하다.

의사나 약사에게 받지 않은 다른 약을 섭취하지 말도록 환자 교육을 한다.

MAO 억제제

환자에게 MAO 억제제를 투여받는 동안 피해야 할 티라민 함유 식품과 일반 의약품 목록을 제공한다.

환자에게 흔한 부작용인 어지러움, 저혈압, 구강건조, 변비, 기타 소화기계 장애, 흐린 시야, 남성 성기능장애 등을 설명한다.

환자에게 심한 어지러움 또는 실신할 것 같은 기분, 소변 배출의 어려움, CNS 자극, 초조, 노란색 피부(간 황달)가 나타나면 보고하도록 교육한다.

유해 작용과 독성 작용

Adverse and Toxic Effects

정신운동 자극제는 교감신경계의 활성을 증가시켜서 구강 건조, 빈맥, 고혈압, 안절부절, 불면을 일으킨다. 독성 용량은 심한 초조와 편집성 정신병을 일으킨다.

LO 10.8

리튬

LITHIUM

리튬은 조증(mania)과 양극성 **기분장애(bipolar mood disorder)**에 사용한다. 리튬은 종종 항우울제와 복합하여 조울정신병이나 양극성 정신병을 치료할 때 사용한다. 조증에서는 뇌의 노르에피네프린과 다른 모노아민의 수준이 과잉 상태여서(우울증과 반대로) 흥분, 과다활동, 과도한 기분의 상승이 나타난다. 조증은 과다활동과 흥분이 과도하게 상승된 기분과 함께 나타나는 것이 특징이다. 조증 환자는 대개 매우 수다스럽지만 그들의 생각과 신념은 비현실적인 경우가 많다. 리튬은 과다활동과 흥분을 줄이고 생각의 흐름을 짜임새 있게 만들어 준다.

몇몇 항경련제, 발프로에이트(valproate), 카르바마제핀(carbamazepine), 라모트리진(lamotrigine)은 기분 안정 효과가 있어서 조증과 양극성 장애의 치료에 사용된다.

작용 기전

Mechanism of Action

리튬은 나트륨과 화학적인 성질이 비슷한 물질이다. 생체는 리튬을 나트륨처럼 이용한다. 리튬(Li^+)과 나트륨(Na^+) 모두 체액에서 전하를 띤 상태, 즉 이온으로 존재한다. 그러나 Na^+이 정상적으로 신경흥분의 전도에 필요한 반면, Li^+은 신경 전도를 방해한다. 결과적으로 신경 조직의 흥분성이 감소한다. 리튬의 작용 기전은 명확히 알려져 있지 않다. 노르에피네프린과 다른 전달물질의 수준 감소가 관련이 있다.

약동학

Pharmacokinetics

리튬은 염(*lithium carbonate*)으로 캡슐(*Eskalith*), 또는 방출조절정과 서방정(*Eskalith CR, Lithobid*) 제형으로 투여된다. 치료 효과가 나타나기까지 대개 1~2주일이 걸린다.

리튬은 굉장히 독성이 강한 약이다. 따라서 리튬의 혈중 농도가 과다하게 되는 것을 예방하기 위해서 주기적으로 혈중 농도를 검사해야 한다. 리튬과 나트륨은 신장에서 재흡수 될 때 서로 경쟁한다. 적당한 나트륨의 섭취가 리튬 배설에 필요하다. 나트륨 섭취가 감소하여 저나트륨 혈증이 되면 리튬의 저류가 일어나 독성을 일으킬 수 있다.

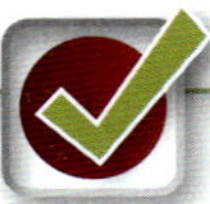

환자 안전과 교육

환자에게 리튬의 치료 효과가 1~2주 걸린다는 것을 설명한다.

환자에게 부작용이 흔히 나타나고 대개 구역과 떨림이 자주 나타난다고 설명한다.

환자에게 리튬이 소금과 같은 성질이라서 갈증과 빈뇨가 자주 나타난다고 설명한다.

환자에게 충분한 물과 소금을 섭취할 것을 교육한다.

환자에게 심한 구역/구토, 심한 CNS 자극, 어지러움, 비정상적인 근육 운동, 저혈압, 귀울림이 있으면 보고하도록 교육한다.

환자에게 주기적으로 혈중 약물 농도를 측정할 필요가 있다는 것을 설명한다.

유해 작용과 독성 작용

Adverse and Toxic Effects

리튬의 유해 작용은 흔하고 치료 용량에서도 나타날 수 있다. 처음에 대부분의 환자는 약간의 구역과 떨림을 경험하지만 대부분 치료가 지속되면서 사라진다. 과량을 투여하면 구토, 설사, 졸음, 평형감각 소실, 귀울림, 빈뇨가 발생한다. 독성 용량에서는 심장과 신장의 손상이 일어나서 부정맥이나 신장염이 나타날 수 있다. 따라서 심장이나 신장에 질환이 있는 환자를 치료할 때에는 세심한 주의를 기울여야 한다. 또 리튬은 간혹 갑상샘에 문제를 일으킨다. 따라서 갑상샘에 문제가 있는 환자에게는 사용하지 않는다. 급성 중독에서는 근육섬유다발수축, 경련, 순환허탈이 생기고 사망으로 이어질 수 있다. 중독의 치료는 수액을 주입하고 나트륨의 섭취를 늘려서 리튬의 배설을 증가시킨다.

주의 및 금기사항

Cautions and Contraindications

리튬은 FDA 임신 카테고리 D (FDA Pregnancy Category D)로 지정되어 있어서 임신 중에 사용해서는 안 된다.

LO 10.9

우울증, 조증, 양극성 장애에서 선호되는 치료법

PREFERRED THERAPY FOR DEPRESSION, MANIA, AND BIPOLAR DISORDER

우울증의 복잡한 성질과 정신 상태의 개인차 때문에 우울증을 치료할 때 어떤 특정 약물을 일차로 선택하는 것이 어렵다. 그러나 현재 SSRIs가 주요 우울증의 일차 선택약으로 사용된다. SSRIs의 장점은 낮은 유해 작용과 독성 효과이다. TCAs와 다르게 SSRIs는 항콜린, α-아드레날린 수용체 차단, 항콜린 작용이 없다. 비정형적인 SSRIs 역시 같은 이유로 TCAs보다 더 선호도가 높다. TCAs와 MAO 억제제의 사용은 현저히 줄어들었으며, 이들은 SSRIs와 SNRIs가 금기사항이거나 효과가 없을 때 대체제로 주로 사용된다.

조증과 양극성 장애의 일차 선택약은 지난 세월 동안에 변동이 있었다. 이전에는 리튬이 조증에서, 또는 양극성 장애에서 항우울제와 복합으로 일차적으로 선택되었다. 그러나 몇몇 항경련제는 특히 양극성 장애에서 작용이 있음이 밝혀졌다. 이 약은 부작용, 유해 작용, 독성 작용이 훨씬 적다. 발프로에이트(*Depakene*)는 현재 리튬과 동등하거나 특정 양극성 장애에서는 효과가 더 좋은 것으로 여겨진다. 현재 리튬과 발프로에이트는 기분 안정제의 일차 선택약이다. 다른 기분 안정 항경련제는 카르바마제핀(*Tegretol*)과 라모트리진(*Lamictal*)이 있다. 급성 조증 삽화에 정신병 증상이 있으면 종종 항정신병약도 사용된다. 최신 비정형 항정신병약 중 루라시돈(*Latuda*)이 양극성 우울증 치료에 사용된다.

복습 문제 _Chapter Review

업무에 필요한 지식 _Applying Knowledge on the Job

※ 비판적 사고를 통해 다음 질문에 답하시오.

1. 당신이 일하는 정신병원에서 당신의 임무가 환자에게 현재 투여 중인 약물의 금기사항과 약물 상호작용을 설명하는 일이라고 가정해 보자. 또 당신은 약물 과다복용 때 응급상황에서 도움을 줘야 한다.

a. 환자 A는 주요 우울증(MDD)으로 진단받았다. 그는 아미트리프탈린을 수 주째 투여받고 있는데, 심한 졸음이 생겨서 MAO 억제제로 약을 바꾸려 하는 중이다. 이 환자는 알레르기 때문에 비충혈제거제를 복용하고 있다. 환자의 진료기록부에 기록하여야 할 유해 작용과 약물 상호작용은 무엇인가? **(10.4, 10.5)**

b. 환자 B는 리튬 과다 투여가 의심되어 병원을 찾았다. 그녀는 졸린 것처럼 보였고 어지러움과 귀울림을 호소하였다. 그녀의 몸에서 과량의 리튬을 제거하는 데 도움을 줄 수 있는 조치는 무엇인가? **(10.8)**

다중 선택 문제 _Multiple Choice

※ 다음 중 옳은 답을 고르시오.

1. SSRIs의 주요 약리 효과는? **(10.2)**

A. 노르에피네프린의 수준 증가
B. 세로토닌의 수준 증가
C. 노르에피네프린의 수준 감소
D. 세로토닌의 수준 감소
E. 도파민의 수준 감소

2. TCAs의 약리 효과는? **(10.4)**

A. 알파-아드레날린 수용체 차단
B. 항히스타민
C. 항콜린
D. 진정
E. 이상 모두

3. 세로토닌증후군은 주로 이것의 과다 투여로 나타난다. **(10.2)**

A. 삼환계 항우울제
B. 모노아민 옥시데이스 억제제
C. 선택적 세로토닌 재흡수 억제제
D. 정신운동 자극제
E. 리튬

4. 부프로피온(*Wellbutrin*)의 임상 용도는? **(10.6)**

A. 우울증 치료
B. 양극성 장애 치료
C. 금연 치료
D. 비만 치료
E. 이상 모두

5. 리튬의 유해 작용은? **(10.8)**

A. 구토
B. 설사
C. 빈뇨
D. 귀울림
E. 이상 모두

제 11 장

항뇌전증제

Antiepileptic Drugs

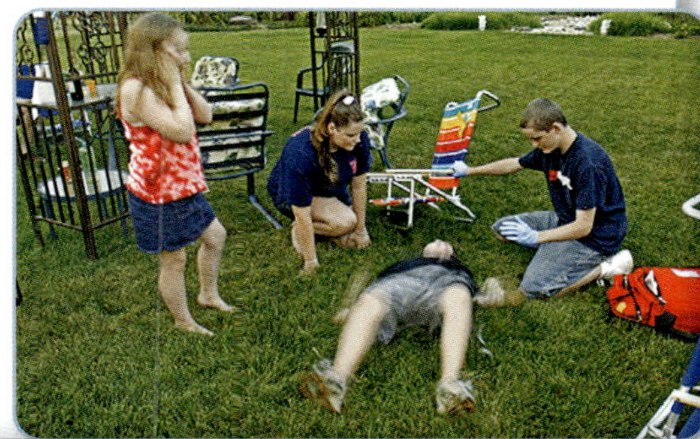

Rick Brady/McGraw-Hill Education

핵심 용어_Key Terms

간대성(clonic): 빠르게 근육 긴장과 이완이 번갈아 나타나는 경련성 근육 수축

간대성 근경련(myoclonic): 일반적으로 짧고, 신체 한 부분에만 나타나는 전신 발작

강직-간대성(tonic-clonic): 전신의 강직성 간대성 근 경련과 의식소실을 동반하는 전신 발작

강직성(tonic): 근육이 지속적으로 수축하고 있는 것을 특징으로 하는 경련성 근수축

경련(convulsion): 불수적인 간대성 혹은 강직성 근육 수축

뇌전증(epilepsy): 조절되지 않는 신경세포 자극과 반복적인 재발을 특징으로 하는 중추신경계 장애. 모든 종류의 발작을 포함

뇌전증지속상태(status epilepticus): 전신성 긴장성, 간대성 발작이 지속되는 상태로 즉각적인 치료가 필요한 응급상태

대발작(grand mal): 전신의 강직성, 간대성 근육 경련을 특징으로 하는 전신 뇌전증의 구용어

무긴장성 발작(atonic seizure): 갑작스러운 근육 긴장 소실을 동반하는 전신성 발작

발작(seizure): 행동 또는 운동 기능의 변화를 초래하는 뇌신경 세포의 비정상적 신호 방출

부분 발작(partial seizure): 뇌의 한 영역에서 시작하여 다른 영역으로 퍼져나가는 발작

실신 발작(absence seizure): 운동성 경련이 없는 전신 뇌전증으로 소발작(petit mal)이라고도 부름

전신 발작(generalized seizure): 양측 대뇌 반구를 침범하는 발작으로 반드시 경련성인 것은 아님

항경련제(anticonvulsant): 경련성 발작을 멈추기 위해 주로 정맥주사로 사용하는 약물

항뇌전증제(antiepileptic drug): 뇌전증 발작을 예방하기 위해 주로 구강 섭취로 사용하는 약물

학습 목표_Learning Outcomes

이 장을 학습한 후 다음 사항을 할 수 있어야 한다.

11.1 전신 발작과 부분 발작의 임상적 특징을 기술할 수 있다.

11.2 페노바르비탈과 페니토인, 카르바마제핀, 그리고 발프로산의 기전과 작용을 비교할 수 있다.

11.3 부분 발작에 일차로 사용할 수 있는 약물의 작용 기전을 설명할 수 있다.

11.4 실신 발작 치료에 사용할 수 있는 에토숙시마이드와 기타 약물의 작용 기전을 설명할 수 있다.

11.5 뇌전증지속상태의 치료를 기술할 수 있다.

11.6 뇌전증의 여러 유형에 따른 치료 방법에 대해 설명할 수 있다.

들어가며_Introduction

발작(seizure)은 뇌신경 세포에서 비정상적인 전기자극이 일어나 이상 행동과 때때로 불수의적 근육 운동을 동반하는 질환이다. 발작의 원인은 발열, 대사이상, 뇌종양, 그리고 약물 독성 등 다양하다. **뇌전증(epilepsy)**은 발작이 반복적으로 일어나는 질환으로 뇌 신경의 활동장애로 나타난다. 뇌신경 장애는 뉴런의 활동을 증가시키고, 그 결과 뉴런에서의 흥분 방출이 조절되지 않는다. 활동전압이 반복적으로 점화되는 것은 의식 변화를 초래하고 이는 때때로 근육 뒤틀림이나 **경련(convulsion)**을 유발한다. 발작의 유형과 특징, 그리고 증상은 비정상적인 전기자극이 일어나는 뇌 영역이 어디인지에 따라 달라진다. **전신 발작(generalized seizure)**은 일반적으로 뇌의 양측 반구를 다 침범할 때 일어나는 반면, **부분 발작(partial seizure)**은 특정 영역에 국한되어 일어난다. 그러나 부분 발작에서 일어나는 전기적 충동이 뇌 전반에 퍼지면 전신 발작이 나타날 수 있다. 뇌전증을 항뇌전증제로 성공적으로 치료하기 위해서는 발작의 유형을 명확하게 규명하고, 정확한 신경학적 사정을 하는 것이 중요하다. 발작을 치료하기 위한 **항뇌전증제**의 종류는 다양하다. 어떤 약물은 다양한 발작 유형에 모두 효과가 있는 반면, 어떤 약물은 특정 유형의 발작에만 효과가 있다.

LO 11.1

뇌전증 유형

TYPES OF EPILEPSY

뇌전증의 유형은 다양하며 정확한 진단을 하는 것이 치료에 가장 중요하다. 뇌전증 진단 시 가장 중요한 진단 방법은 뇌의 전기적 활동을 기록해 주는 뇌파도(electroen-cepha-logram, EEG)이다. [그림 11.1]에서 정상 뇌파와 뇌전증 시 뇌파를 비교하였다. 뇌전증 유형에 따라 특징적인 뇌파가 발생한다. 뇌전증은 전신 발작과 부분 발작으로 나눌 수 있다.

그림 11.1 정상 뇌파와 뇌전증 동안 반복적으로 활동 전압이 점화될 때의 뇌파 비교

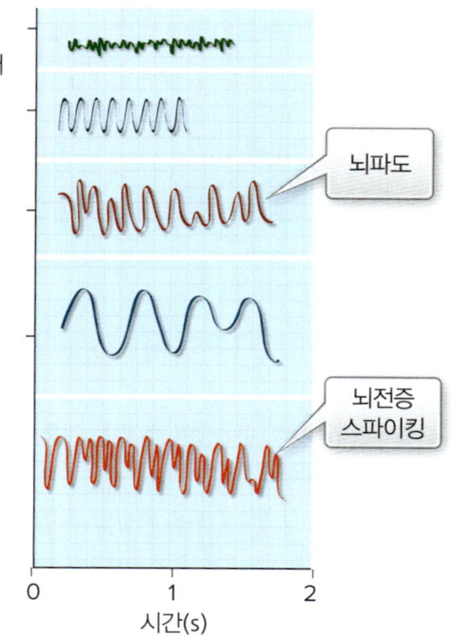

전신 발작

Generalized seizures

전신 발작은 양측 대뇌반구를 동시에 침범할 때 발생한다. **전신 발작**은 **강직성**(tonic), **간대성**(clonic), **강직-간대성**(tonic-clonic), **근간대성**(myoclonic), **무긴장성**(atonic) 그리고 실신 발작(absence seizure)으로 나뉜다.

강직-간대성 발작

Tonic-clonic seizures

강직-간대성(**대발작**, grand mal) 발작은 가장 극적으로 증상이 나타나고, 보통 의식소실을 동반한다. 강직성으로 시작해 간대성 근육수축이 뒤따라 일어난다. 환자는 근육 수축과 이완이 반복되어 뒤틀리면서 움직이는 것처럼 보인다. 혈압과 심박동수가 상승하고, 실금과 실변이 일어난다. 또한 혀를 깨무는 경우도 종종 발생한다. 발작은 일반적으로 수분간 지속된다. 발작이 끝난 후 혼동, 피로, 그리고 근육통이 뒤따른다. 전신 발작, 부분적인 강직-간대성 발작이 중단되지 않고 지속되는 경우를 **뇌전증지속상태**(status epilepticus)라 부른다. 뇌전증지속상태는 의학적으로 응급상황이며 즉각적인 치료가 필요하다.

간대성 근경련 발작

Myoclonic seizures

간대성 근경련 발작은 일반적으로 짧은 시간 지속되는 근육 수축이 신체 한 부분에 국한되어 나타난다. 그러나 이러한 발작은 전신으로 확산될 수 있다.

무긴장성 발작
Atonic seizures

무긴장성 발작은 갑작스럽게 근육 긴장이 소실되어 발생한다. 환자는 갑자기 쓰러져서 머리나 다른 부분의 손상을 야기할 수 있다. 머리 손상을 예방하기 위해 보호 헬멧을 쓰는 것이 필요할 수 있다.

실신 발작
Absence seizures

실신 발작은 일반적으로 짧은 기간 의식 장애를 동반하는 전신 발작의 한 유형이다. 환자는 한 곳을 응시하거나 빠르게 눈을 깜박일 수 있고, 이러한 증상은 수초간 지속되나 1분을 넘지는 않는다. 의식장애가 있으나 환자가 쓰러지지는 않고, 근육경련도 나타나지 않는다. 발작 후에 환자는 별다른 이상 행동을 보이지 않는다. 뇌파도상 3초 정도 전기적 스파이크-뇌파(electrical spike-and wave discharge)가 나타나는 것이 특징이다. 이러한 유형의 뇌전증을 소발작이라고 부른다.

부분 발작
Partial Seizures

부분 발작은 단순 혹은 복합 발작으로 나뉜다.

단순 부분 발작
simple partial seizures

단순 부분 발작은 사실상 감각이나 운동 이상 중 하나이다. 일반적으로 뇌의 제한된 영역을 침범하며 감각이상(저린감각) 혹은 근육 뒤틀림이 신체 중 한 부분에 국한되어 나타난다. 단순 부분 발작은 짧은 시간 동안 일어나며 대개 의식소실을 동반하지 않는다.

복합 발작
Complex Partial Seizures

복합 부분 발작은 의식소실을 동반하고, 일반적으로 1~2분을 넘지 않는다. 복합 부분 발작은 입맛을 다시거나 반복적인 움직임을 하지만 별다른 "목적 없는" 특정적인 움직임을 동반한다. 환자들은 발작이 끝나면 자신이 한 행동을 기억하지 못한다. 복합 부분 발작은 다른 신체 부위로 퍼져나갈 수 있고, 전신에 퍼지면 강직-간대성 발작이 될 수도 있다.

LO 11.2

전신 강직-간대성과 부분 발작에 모두 효과가 있는 약물들
DRUGS EFFECTIVE FOR BOTH GENERALIZED TONIC-CLONIC AND PARTIAL SEIZURES

뇌전증을 치료하기 위해 일차적으로 쓰인 약물들은 항경련 효과를 갖고 있다. **항경련제(anticonvulsant)**는 일반적으로 근육주사 혹은 정맥주사로 투여하며 경련성 발작을 종결시킨다. 항뇌전증제(antiepileptic)는 일반적으로 구강으로 투여하며 뇌전증을 줄이거나 예방하기 위해 투여하는 약물을 의미한다. 이러한 용어를 이해해야 하는 이유는 항경련 효과가 있는 모든 약물이 뇌전증 치료제로 사용되는 것은 아니기 때문이다. 실제로 항경련 약물 중 일부는 항뇌전증 효과보다는 주로 진정 효과를 갖고 있다.

항뇌전증제는 뇌세포의 흥분성을 감소시켜서 결국 발작 횟수와 중증도를 줄이는 효과가 있다. 항뇌전증제를 복용하면 뇌전증을 조절하면서 일상생활을 할 수 있다. 항뇌전증제는 여러 계열이 존재하며 뇌전증의 유형에 따라 선택해서 사용할 수 있다. 자주 사용하는 항뇌전증제의 종류와 주요 작용은 [표 11.1]에 제시되어 있다.

바비튜레이트
Barbiturates

바비튜레이트(barbiturates)는 앞에서 진정 수면제로 다룬 바 있으나 항뇌전증에 대한 효과도 훌륭하다.

모든 바비튜레이트는 항경련 효과가 있지만 페노바르비탈(phenobarbital)과 메포바르비탈(mephobarbital)과 같은 일부 약물만이 항뇌전증 효과를 동시에 갖는다. 이 약물들은 저용량에서는 발작을 예방하는 선택적인 효과가 있다. 바비튜레이트의 주 효과는 진정과 최면이나 뇌전증 치료 목적으로 사용할 때는 과도한 진정이나 최면은 원하지

보건의료인을 위한 참고사항

규제 약물 사용을 위한 적절한 지침을 따라야 한다. 바비튜레이트와 벤조디아제핀은 FDA Schedule IV 규제 약물이다.

환자에게 의사 처방 없이 갑자기 약물을 중단하면 발작이 나타날 수 있으므로 임의로 복용을 중단하지 말도록 경고해야 한다.

전신 발작을 경험한 뇌전증 환자는 소생 조치를 시행할 수 있도록 준비해야 한다.

표 11.1

뇌전증제(Antiepileptic Drugs)

약물(상품명)*	일차 작용 기전	제형
전신 강직-간대성, 그리고 부분 발작 약물		
Carbamazepine (*Tegretol*)	나트륨 채널 불활성기 연장	알약, 캡슐약, 현탁액
Phenobarbital (*Luminal*)	GABA의 억제 활동 증가	알약, 엑릭시르, IM, IV
Levetiracetam (*Keppra*)	기전이 명확하지 않음	알약, 물약, IV
Phenytoin (*Dilantin*)	나트륨 채널 불활성기 연장	알약, 캡슐약, 현탁액, IV
Topiramate (*Topamax*)	나트륨 채널 불활성기 연장	알약, 캡슐약
Zonisamide (*Zonegran*)	나트륨 칼슘 채널 방해	캡슐약
Valproic acid (*Depakene*)	나트륨 채널 불활성기 연장	알약, 캡슐약, 시럽, IV
부분 발작에 효과가 있는 약물		
Eslicarbazepine (*Aptiom*)	나트륨 통로 억제	알약
Felbamate (*Felbatol*)	나트륨, 칼슘, 글루타메이트 방해	알약, 현탁액
Gabapentin (*Neurontin*)	칼슘 통로 폐쇄하여 글루타메이트 유리 감소	캡슐약, 물약
Lacosamide (*Vimpat*)	나트륨 채널의 완만한 불활성화를 강화	알약, IV
Lamotrigine (*Lamictal*)	나트륨 채널 불활성화 연장	알약
Pregabalin (*Lyrica*)	가바펜틴과 동일	캡슐약
Tiagabine (*Gabitril*)	GABA의 신경 재흡수 차단	알약
Vigabatrin (*Sabril*)	GABA 농도 증가	알약
실신 발작에 효과가 있는 약물		
Clonazepam (*Klonopin*)	GABA의 억제 활동 증가	알약, 액상
Ethosuximide (*Zarontin*)	시상 T 타입 칼슘 전류 억제	캡슐약, 물약
Lamotrigine (*Lamictal*)	나트륨 채널 불활성기 연장	알약
Trimethadione (*Tridione*)	시상 T 타입 칼슘 전류 억제	추어블 알약, 캡슐약
Valproic acid (*Depakene*)	나트륨 채널 불활성기 연장	캡슐약, 물약, IV
뇌전증지속상태에 효과가 있는 약물		
Clonazepam (*Klonopin*)	GABA의 억제 활동 증가	IM, IV
Diazepam (*Valium*)	위와 동일	IM, IV
Lorazepam (*Ativan*)	위와 동일	IM, IV
Phenytoin (*Dilantin*)	나트륨 채널 불활성기 연장	IV
Fosphenytoin (*Cerebyx*)	페니토인과 동일	IV

않은 부작용이다. 그러나 만성적으로 사용할 때에는 진정과 최면에 대해서 내성이 생긴다. 바비튜레이트는 단독으로 사용할 수도 있고 다른 뇌전증 약물과 병합하여 사용할 수도 있다.

작용 기전
Mechanism of Action

8장에서 논의한 대로, 바비튜레이트의 주요한 작용 중 하나는 억제성 신경전달물질인 GABA (gamma aminobutyric acid)의 억제 효과를 증강시키는 것이다. 이는 뇌에서 뇌전증 발생 뉴런의 흥분을 억제해 발작을 일으키는 흥분 방출이 일어나는 것을 억제한다. 저용량의 바비튜레이트를 사용해도 GABA에 대한 효과가 나타나므로 진정제로서의 효과는 제한적으로 나타난다. 뿐만 아니라 바비튜레이트는 뇌에서 흥분성 신경전달물질인 글루타메이트(glutamate) 유리를 감소시킨다.

임상 적응증
Clinical Indications

현재 전신성 그리고 부분 발작 치료에 있어 다양한 약물이 페노바르비탈(phenobarbital)과 같은 바비튜레이트를 대신하고 있다. 그러나 페노바르비탈은 가장 안전한 항발작제 중에 하나이므로, 영아 발작 치료에 자주 이용된다.

바비튜레이트를 만성적으로 사용하다가 갑자기 중단하면 발작이 촉발될 수 있으므로, 중단할 때는 몇 주에 걸쳐 점진적으로 줄이는 것이 필요하다. 바비튜레이트의 약리작용은 8장에서 복습할 수 있다.

하이단토인
Hydantoins

이 계열에서 가장 중요한 약물은 페니토인(*Dilantin*)이다. 페니토인은 가장 효능이 좋은 항뇌전증제이며 여러 종류 뇌전증에 사용 가능하기 때문에 가장 중요한 약물 중 하나이다. 진정 효과가 적은 것도 장점 중 하나이다. 에토토인(*Peganone*), 메페니토인(*Mesantoin*), 그리고 포스페니토인(*Cerebyx*) 등도 하이단토인 계열 약물들이다. 포스페니토인은 페니토인의 전구약물로서 보다 수용성이고, IM 혹은 IV 주사로 투여 가능하다.

작용 기전
Mechanism of Action

페니토인과 다른 하이단토인 약물의 작용은 복잡하며 뉴런 이온채널(Na^+, K^+, Ca^{2+})과 신경전달물질 작용 모두에 작용한다. 페니토인의 주요 효과는 신경막에 있는 나트륨(Na^+) 채널 불활성화 기간을 연장시키는 것이다. 그 결과 발작 개시와 연관이 있는 활동전위의 반복적인 고주파 발화를 감소시킨다. 페니토인은 또한 억제성 신경전달물질인 GABA 유리를 증가시키고, 흥분성 신경전달물질인 글루타메이트는 감소시킨다. 이러한 작용을 통해 항경련 효과를 증가시킨다.

임상 적응증
Clinical Indications

페니토인은 모든 유형의 부분 발작과 강직-간대성 발작에 사용할 수 있다. 응급상황에서 경련성 발작을 멈추기 위해 IV로 투여할 수 있고, 뇌전증지속상태에도 사용할 수 있다.

유해 작용
Adverse Effects

각각의 하이단토인의 유해 작용은 유사하다. 가장 흔한 유해 작용은 소뇌를 침범한다. 증상은 어지러움, 운동실조, 시야장애, 그리고 자세 불안정 등을 포함한다. 다른 유해 작용은 피부 발진, 다모증, 잇몸 증식 등이 있다. 잇몸 증식은 치아 위생을 좋게 함으로써 예방할 수 있다. 페니토인은 "태아 하이단토인 증후군(fatal hydantoin syndrome)"으로 불리는 기형아 출생과 연관이 있다. 결함은 두개안면(머리얼굴, craniofacial) 기형, 성장 지연, 심장 결손, 학습과 발달 장애, 그리고 사지 장애 등으로 나타날 수 있다. 이 약물은 FDA 임신 카테고리 D에 해당한다.

카르바마제핀
Carbamazepine (*Tegretol*)

카르바마제핀(carbamazepine)은 구조적으로 삼환계 항우울제이다. 작용 기전은 페니토인과 유사하고, 나트륨(Na^+) 채널의 불활성화를 연장시키는 작용이 있다. 이는 나트륨 이온 유입을 감소시키고, 고주파의 반복적인 뉴런 점화를 억제한다.

임상 적응증
Clinical Indications

카르바마제핀은 모든 종류의 부분 발작과 전신성 강직-간대성 발작에 사용한다. 이 약물은 조증과 양극성 장애에도 사용할 수 있다(10장 참조). 카르바마제핀은 진통 효과가 있으며 삼차 신경통 치료에도 사용할 수 있다. 옥스카바제핀(*Trileptal*)과 에슬리카바제핀(*Stedesa*)은 화학적으로 카르바마제핀과 관련이 있어 유사한 작용 기전을 갖는다.

유해 작용
Adverse Effects

일반적인 유해 작용은 오심, 구토, 복시, 졸음, 그리고 어지러움을 포함한다. 더 심각한 유해 작용은 간 기능 장애, 황달, 그리고 골수 억제로 인한 재생불량성 빈혈 등이 있다. 과용량 사용 시 카르바마제핀은 경련과 호흡부전을 야기할 수 있다. 카르바마제핀은 FDA 임신 카테고리 D에 해당되는 약물이고, 태아의 이분척추(척추갈림증, spina bifida), 머리얼굴 기형, 발달 장애 등과 관련 있다.

발프로산
Valproic Acid (*Depakene*)

발프로산(valproic acid)은 모든 유형의 뇌전증에 사용 가능한 몇 안 되는 약물 중 하나이다. 카르바마제핀과 페니토인처럼 발프로산은 나트륨 이온 유입을 감소시키고 뉴런이 고빈도로 점화되는 것을 억제한다[그림 11.2]. 또한, 발프로산은 흥분성 글루타메이트(NMDA) 수용체를 차단하고, GABA의 억제 효과를 증가시킨다. 이러한 다양한 작용으로 대부분 모든 유형의 뇌전증에 효과를 나타낸다. 발프로산을 단독으로 투여하면 진정 효과는 극히 드물다.

임상 적응증
Clinical Indications

발프로산은 실신 발작과 전신성 강직-간대성 발작에 매우 효과적이다. 또한, 부분 발작 치료에도 효과가 있다. 발프로산은 양극성 장애에도 효과가 있다.

유해효과
Adverse Effects

발프로산의 가장 흔한 부작용은 오심, 구토, 설사, 진전이다. 발프로산의 가장 심각한 문제는 어린 환자에게 잠재적으로 치명적인 간 독성이다. 간 독성의 원인은 발프로산의 대사산물이 간 독성이 있기 때문이다. 발프로산은 척추갈림증, 얼굴과 손가락 기형 등과 같은 기형아 출산과 관련이 있다. FDA에 따르면 이 약물은 임신 카테고리 D에 분류된다.

프리미돈
Primidone (*Mysoline*)

프리미돈(primidone)은 화학적으로 바비튜레이트와 관련이 있다. 대부분 약물이 체내에서 대사된 후 페노바르비탈로 전환되어 항뇌전증제 효과를 나타낸다. 프리미돈은 전신성 그리고 부분 발작 모두에 효과가 있다. 그러나 대체로 카르바마제핀, 페니토인, 그리고 발프로산을 대신하기 위해 선택하는 약물이다. 일반적인 유해 작용은 진정과 위장관계 장애이고, 다른 유해작용은 페노바르비탈과 유사하다.

레비티라세탐
Levetiracetam (*Keppra*)

레비티라세탐(levetiracetam)의 작용 기전은 잘 알려져 있지 않으나 GABA와 글루타메이트 활동에 영향을 주는 것으로 보인다. 성인의 부분 발작 혹은 소아의 전신성 강직-간대성 발작 치료 보조제로 사용한다. 약물 복용은 식사에 영향을 받지 않고 유의한 약물 상호작용도 보고되지 않았다. 가장 자주 보고되는 유해 작용은 졸림, 어지러움, 두통, 피로감, 긴장감 등이다.

토피라메이트
Topiramate (*Topamax*)

토피라메이트(topiramate)의 작용은 분명하지 않지만 Na^+ 이온 활동과 활동전압 생성을 방해하는 것과 관련이 있는

그림 11.2 신경 활동전위의 전압 유도, 지속, 고주파 발화에 대한 몇몇 항뇌전증제의 효과

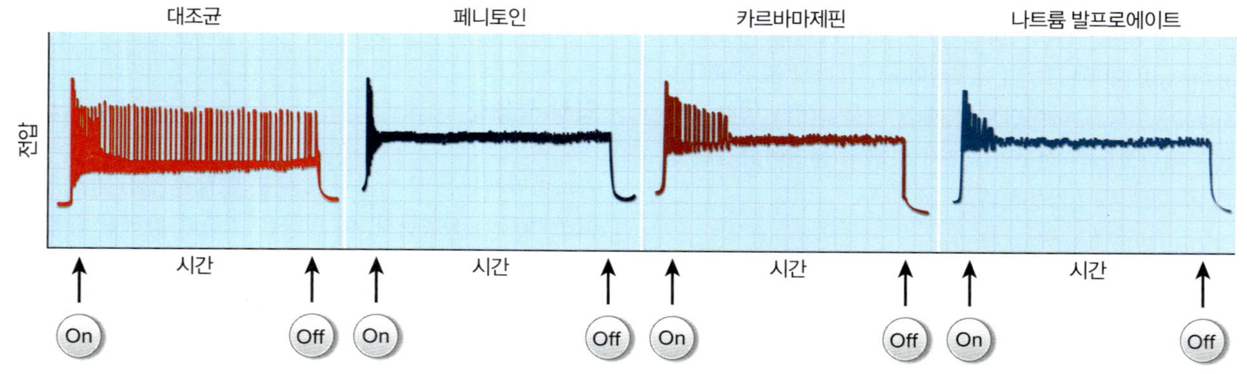

대조군 기록과 비교해 볼 때, 페니토인, 카르바마제핀, 그리고 나트륨 밸프로에이트는 전압 유도 활동전위를 현저하게 감소시킨다.

것으로 생각된다. 이 약물은 GABA의 억제성 활동을 증가시키는 것과도 관련이 있다. 토피라메이트는 강직-간대성 그리고 부분 발작 치료에 사용한다. 이 약물은 흡수율이 좋고, 약물 상호작용도 거의 나타나지 않는다. 유해 작용은 졸음, 어지러움, 피로감, 정신 혼란 그리고 드물게 신결석을 형성할 수 있다. 동물실험 연구에서는 태아 기형 발생 효과가 나타났으며, FDA 임신 카테고리 C에 해당한다.

조니사미드

Zonisamide (*Zonegran*)

조니사미드(zonisamide)의 작용 기전은 Na^+과 Ca^{2+} 이온 채널 활동 모두를 방해하여 뉴런 점화를 억제하는 것이다. 전신 강직-간대성, 부분 발작에 사용한다. 간대성 근경련 발작일 때에도 일부 효과가 있다. 조니사미드를 복용하는 환자는 복약 순응도가 좋은 편이다. 유해 작용은 경미한 중추신경계 장애, 졸음, 피부 발진, 그리고 드물게 신결석이 나타날 수 있다.

LO 11.3

부분 발작에 주로 효과가 있는 약물

DRUGS EFFECTIVE PRIMARILY FOR PARTIAL SEIZURES

펠바메이트

Felbamate (*Felbatol*)

펠바메이트(felbamate)는 부분 발작 치료제이다. 작용 기전은 Na^+이온 채널을 방해하고, 칼슘 채널을 막는 것과 글루타메이트 수용체를 차단하는 것이다. 그러나 펠바메이트는 재생불량성 빈혈과 간부전과 관련이 있어서 다른 약물에 효과가 없는 환자인 경우나 약물의 유해 작용보다 기대할 수 있는 효과가 더 큰 경우에만 선택적으로 사용한다.

가바펜틴, 프레가발린

Gabapentin (*Neurontin*), Pregabalin (*Lyrica*)

가바펜틴(gabapentin)은 GABA와 구조적으로 유사하여 비슷한 방식으로 작용한다. 그러나 주요한 항뇌전증제로서의 작용은 칼슘 이온 채널을 폐쇄해서 흥분성 신경전달물질인 글루타메이트의 유리를 줄이는 것이다. 가바펜틴은 12세 이상 환자에게 부분 발작을 치료하기 위해 다른 약물과 병행하여 사용한다. 가장 흔한 유해 작용은 졸음, 두통, 어지러움, 실조증, 진전, 그리고 피로감이다.

프레가발린(pregabalin) 역시 GABA와 연관이 있고, 약리학적 작용이 가바펜틴과 유사하다. 이 약물은 부분 발작 치료 보조제로 사용된다. 또한 섬유근육통에서의 신경통 치료제로도 허가되었다.

라코사미드

Lacosamide (*Vimpat*)

라코사미드(lacosamide)는 17세 이상 환자의 부분 발작 치료 시 다른 약물과 함께 사용할 수 있는 신약이다. 작용 기전은 전압 민감성 나트륨 채널의 느린 불활성화를 증강시켜 뉴런의 반복적 점화를 방해하는 것과 연관이 있다. 일반적인 유해 작용은 흐린 시력, 두통, 어지러움, 운동실조 등이 있다. 과민 반응과 심장의 전기적 활동 장애 등이 일어날 수도 있다.

라모트리진

Lamotrigine (*Lamictal*)

라모트리진(lamotrigine)의 작용 기전은 반복적인 뉴런 점화와 관련이 있는 Na^+이온 채널의 불활성화와 칼슘 이온 채널을 방해하는 것이다. 이 약물은 부분 발작에 단독으로 사용하거나 다른 항뇌전증제와 병용하여 사용할 수 있다. 라모트리진은 실신, 간대성 근경련, 실신발작 등에도 효과가 있다. 또한 양극성 장애에도 사용할 수 있다. 가장 흔한 유해 작용은 어지러움, 실조증, 졸음, 두통, 시야장애, 알레르기성 발진 등이 있다. 발진은 일반적으로 치료 시작 후 초기 몇 주 이내에 발생하고, 드물게는 치명적인 피부 질환 중 하나인 스티븐스 존슨(Stevens-Johnson) 증후군으로 진행한다.

티아가빈

Tiagabine (*Gabitril*)

티아가빈(tiagabine)은 억제성 신경전달물질인 GABA가 신경세포 종말로 재흡수되는 것을 억제한다. 이는 수용체 자극에 사용할 수 있는 시냅스 부위의 GABA 농도를 증가시킨다. 이 약물은 부분 발작에 단독으로 혹은 다른 약물과 병용하여 사용한다. 일반적인 유해 작용은 오심, 위장관계 장애, 복부 통증, 어지러움, 진전, 신경과민, 정신 혼동 등이 있다.

LO 11.4

실신발작에 사용하는 약물

DRUGS USED IN THE TREATMENT OF ABSENCE SEIZURES

숙신마이드

Succinimides

숙신마이드(succinimides)는 실신 발작에만 사용하는 약물 계열이다. 이 계열 중에서 가장 중요하고 보편적으로 사용하는 약물은 에토숙시마이드(*Zarontin*)이다. 에토숙시마이드는 반감기가 길어서 일반적으로 하루 두 번 복용한다. 작용 기전은 실신발작을 일으키는 특정 칼슘 전류(T-type 전류)를 감소시키는 것과 관련이 있다.

숙신마이드는 일반적으로 오심, 구토, 설사와 같은 위장관계 증상을 야기한다. 또한 기면과 어지러움이 발생할 수도 있다. 드물게는 백혈구와 혈소판 수치가 감소한다.

에토숙시마이드와 함께 라모트리진과 발프로산(2가지 모두 앞에서 다루었음)이 실신 발작에 가장 흔하게 사용하는 약물이다.

옥시졸리딘디온

Oxazolidinediones

옥시졸리딘디온(oxazolidinediones)은 실신 발작 치료에 사용하는 또 다른 계열이다. 이 계열의 대표 약물은 트리메타디온(*Tridione*)이다. 작용 기전은 에토숙시마이드와 유사하게 T-type 칼슘 전류를 감소시키는 것이다.

옥시졸리딘디온은 숙신마이드보다 독성이 심한 것으로 알려져 있다. 옥시졸리딘디온의 유해 작용 중 하나는 주간맹(hemeralopia) 혹은 "설맹(snow blindness)"과 같은 시야장애이다. 설맹이 생기면 환자는 모든 사물이 눈 속에서 보는 것처럼 보인다. 발진과 같은 과민반응이나 혈액장애가 생기면 일반적으로 치료제를 대체한다. 또한 간과 신장 손상도 보고된 바 있다. 트리메타디온은 유해 작용과 독성 때문에 잘 처방하지 않는 약물이다.

벤조디아제핀

Benzodiazepines

9장에서 논의한 바와 같이 벤조디아제핀은 항경련 효과가 있다. 이 약물은 GABA의 억제 효과를 증강시키는 효과가 있다. 디아제팜(*Valium*), 클로나제팜(*Klonopin*), 그리고 로라제팜(*Ativan*)이 항경련제로 쓰이는 약물이다. 디아제팜과 로라제팜은 일반적으로 진행 중인 뇌전증, 강직-간대성 발작, 뇌전증지속상태 등을 중단시키기 위해 정맥 내로 투여한다. 클로나제팜 역시 간대성 근경련과 비운동성 발작, 에토숙시마이드나 다른 약물에 효과가 없는 실신 발작 등을 치료하기 위해 사용한다. 이 약물의 주된 부작용은 진정이다. 벤조디아제핀의 또 다른 부작용은 9장에 제시되어 있다.

LO 11.5

뇌전증지속상태의 치료

TREATMENT OF STATUS EPILEPTICUS

뇌전증지속상태는 뇌전증이 중간에 멈춰지지 않고 지속적으로 일어나는 내과적 응급상황이다. 특히 강직-간대성 유형인 경우 심각한 중추신경계, 심혈관, 호흡기계 부전을 예방하기 위해 신속하게 치료해야 한다. Lorazepam이 일차적인 선택약이다. 디아제팜은 효과는 같지만 IV로 투여하는 경우 작용 시간이 더 짧기 때문에 추가 약물 투여가 필요하다. 포스페니토인 혹은 페니토인을 비경구로 투여하는 것 역시 효과가 있다. 일단 뇌전증지속상태가 조절되면 다른 항뇌전증제를 만성 뇌전증 치료 목적으로 투여할 수 있고, 발작을 예방하기 위해 구강으로 투여할 수 있다.

LO 11.6

뇌전증 발작에 선호되는 치료

PREFERRED THERAPY FOR EPILEPTIC SEIZURES

항뇌전증제 종류는 매우 다양하나 어떤 약물을 선택할지는 일반적으로 연령, 발작 유형, 그리고 개별적인 환자 특성에 따라 결정된다.

전신 강직-간대성 발작

Generalized Tonic-Clonic Seizures

페니토인(*Dilantin*)이 일반적으로 선택된다. 발프로산(*Depakene*)와 카르바마제핀(*Tegretol*) 역시 일차 선택약이다. 라모트리진(*Lamictal*)과 토피라메이트(*Topamax*)는 유해반응이 드물어서 소아에게 효과적이다.

부분 발작

Partial Seizures

부분 발작에 대한 효과가 동일한 약물은 많이 있다. 페니토인(*Dilantin*), 카르바마제핀(*Tegretol*), 그리고 발프로산(*Depakene*)이 일반적으로 선호되는 약물이다. 라모트리진(*Lamictal*)과 토피라메이트(*Topamax*) 역시 대체 치료제로 효과적이다.

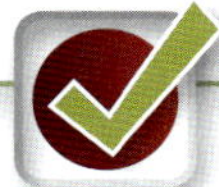

환자 안전과 교육

항경련제를 정맥 주사할 때, 특히 진행하고 있는 발작을 치료하는 목적으로 투여한 경우에 환자 활력 징후를 모니터링해야 한다.

환자에게 대부분 약물에서 나타나는 공통적인 부작용(오심, 어지러움, 실조증, 그리고 진정 등)을 설명해야 한다.

환자에게 약물 효과가 지속되는 동안 운전과 같은 위험한 활동을 하는 것은 피해야 하는 것에 대해 주의를 주어야 한다.

환자에게 만약 약물을 복용하는 중(특히, 카르바마제핀, 에토숙시마이드, 페니토인)에 오심 혹은 위장관계 장애가 과도하게 나타날 때에는 약물을 식사와 함께 복용하도록 지도한다.

환자에게 처방된 대로 약물을 복용하는 것이 중요함에 대해 설명하고, 약물 복용을 건너뛴 경우 발작이 일어날 수 있음을 설명해야 한다.

환자에게 발작이 일어나거나 다른 유의한 유해 작용이 나타날 때 알리도록 교육한다.

환자에게 다른 약물을 복용할 때에는 의사나 약사에게 확인을 받을 것을 지도한다.

실신발작

Absence Seizures

에토숙시마이드(*Zarontin*)이 일반적으로 사용되어 왔고, 특히 어린이에게 일차적으로 사용한다. 발프로산(*Depakene*)과 라모트리진(*Lamictal*) 역시 효과적이고, 어른 환자 특히 다른 유형의 발작을 동반하는 경우에 선호되는 치료약이다.

뇌전증지속상태

Status Epilepticus

뇌전증지속상태를 중단시키기 위해서는 현재 로라제팜(*Ativan*)을 IV로 투여하는 것이 일차 선택약이다. 디아제팜은 효과가 같지만 IV로 투여하는 경우 작용 시간이 더 짧기 때문에 추가 투여가 필요할 수 있다. 상황에 따라 로라제팜을 투여한 후 페니토인(*Dilantin*) 혹은 포스페니토인(*Cerebyx*)을 IV로 추가로 투여할 수 있다.

항뇌전증제 약물의 상호작용

Antiepileptic Drug Interactions

항뇌전증제 약물은 다양한 상호작용이 존재한다. 카르바마제핀, 페노바르비탈(phenobarbital), 그리고 페니토인(phenytoin)은 미세소체 효소(microsomal enzyme)를 유도해 미세소체 효소 대사가 필요한 다른 약물의 대사를 증가시킨다. 그 결과 약물 효과와 약물 작용 시간이 감소한다. 발프로산은 미세소체 효소를 억제해서 미세소체 대사가 필요한 약물의 효과를 증가시킨다. 시메티딘(*Tagamet*)과 다른 약물은 미세소체를 억제해서 미세소체 대사가 필요한 항경련 약물(특히, 카르바마제핀)의 농도를 증가시킬 수 있다.

페니토인, 발프로산과 같은 몇몇 항뇌전증제는 혈장 단백 결합력이 높다. 이 약물들은 다른 높은 단백결합력을 갖고 있는 약물들과 동시에 투여했을 때, 대치되거나 혹은 다른 약물들을 대치할 수 있다. 대치된 약물은 단백과 결합하지 않은 유리 약물 농도(unbound fraction)가 증가하므로 약리 효과가 더 크게 나타난다.

복습 문제 _Chapter Review

업무에 필요한 지식 _Applying Knowledge on the Job

※ 비판적 사고를 통해 다음 질문에 답하시오.

1. 신경과에서 바쁘게 근무하고 있는 동안 각각의 사례를 대처하기 위해 약물 투여를 돕도록 요청받았다고 가정하시오.
  a. 환자 A는 14세 여자 환자로 짧은 시간 동안 의식소실이 나타나는 증상을 반복적으로 보였다. 각각 발작이 끝난 후 원래 하던 일을 아무 일도 없었다는 듯 수행하였다. 당신은 이 환자가 갖고 있는 발작 유형이 뭐라고 생각하는가? **(11.4)**
  b. 환자 B는 실신 발작을 갖고 있다. 가장 선호되는 치료제는 무엇인가? **(11.4, 11.6)**
  c. 환자 C에게 항뇌전증제인 트리메타디온의 유해 작용에 대해 어떻게 조언할 것인가? **(11.4)**
  d. 환자 D는 강직-간대성 발작이 진행 중이다. 무엇을 해야 하는가? **(11.5)**

다중 선택 문제 _Multiple Choice

※ 다음 중 옳은 답을 고르시오.

1. 다모증, 잇몸비대, 발진은 어떤 약물 유해 작용인가? **(11.2)**
  A. 발프로산(valproic acid)
  B. 카르바마제핀(carbamazepine)
  C. 라모트리진(lamotrigine)
  D. 페니토인(phenytoin)
  E. 페노바르비탈(phenobarbital)

2. 뇌전증지속상태를 치료하기 위해 일반적으로 선택하는 약물은? **(11.5)**
  A. 에토숙시마이드(ethosuximide)
  B. 페노바르비탈(phenobarbital)
  C. 로라제팜(lorazepam)
  D. 발프로산(valproic acid)
  E. 카르바마제핀(carbamazepine)

3. 카르바마제핀, 페니토인, 발프로산의 작용 기전 중 공통된 것은? **(11.2)**
  A. GABA 유리 감소
  B. 나트륨 채널 불활성화 연장
  C. T-type 칼슘 전류 증가
  D. 칼슘 이온 유입 증가
  E. 글루타메이트 활동 증가

4. 페노바르비탈의 주요 작용 기전은? **(11.2)**
  A. GABA 억제 효과 증가
  B. 나트륨 채널 불활성화 연장
  C. 흥분성 글루타메이트 수용체 차단
  D. 나트륨 신경 유입 증가
  E. 칼슘 T-type 전류 차단

5. 부분 발작 치료제이면서 유해 작용이 재생불량성 빈혈과 간 기능 장애인 약물은? **(11.3)**
  A. 페니토인(phenytoin)
  B. 발프로산(valproic acid)
  C. 페노바르비탈(phenobarbital)
  D. 펠바메이트(felbamate)
  E. 프레가발린(pregabalin)

제 12 장

항파킨슨 약물과 알츠하이머병 약물

Antiparkinson Drugs and Alzheimer's Disease Drugs

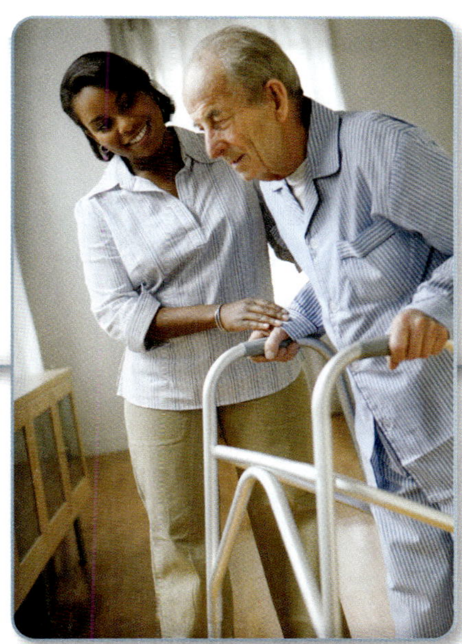

Jose Luis Pelaez Inc/Blend Images LLC

핵심 용어_Key Terms

COMT (catechol-O-methyltransferase): 말초와 뇌에서 도파민을 대사하는 효소

DOPA 탈탄산효소(dihydroxyphenylamine decarboxylase): 말초에서 레보도파가 도파민으로 전환되는 과정을 대사하는 효소

MAO-B(monoamine oxidase-B): 모노아민 산화효소-B, 뇌에서 도파민을 선택적으로 대사하는 효소

근긴장이상(dystonia): 근육경련, 얼굴 찡그린 얼굴, 기타 불수의 운동 및 자세

근육 경직(muscle rigidity): 움직임이 경직되고 유연성이 없는 상태

기저핵(basal ganglia): 골격근의 긴장과 신체 움직임의 조절에 관여하는 대뇌 내에 위치한 세포체 그룹

도파민(dopamine): 기저핵에 있는 억제성 신경전달물질

떨림(tremor): 떨리고 비자발적인 리듬 운동

아세틸콜린(acetylcholine, ACH): 기저핵의 흥분성 신경전달물질

온-오프 현상(on-off phenomenon): 움직임의 이동성과 부동성의 기간이 교대로 나타납니다.

운동완서증(bradykinesia): 신체 움직임이 느려짐

운동이상증(dyskinesia): 비정상적인 불수의적 신체 움직임

자세 불안정(postural instability): 직립 자세를 유지하지 못하는 것

파킨슨병(Parkinson's disease): 기저핵의 도파민 결핍으로 인해 운동장애가 발생

파킨슨증(Parkinsonism): 파킨슨병의 증상으로 안정 시 떨림, 근육 강직, 운동 및 자세 균형 장애 등이 포함됨

학습 목표_Learning Outcomes

이 장을 학습한 후 다음 사항을 할 수 있어야 한다.

12.1 도파민과 기저핵의 아세틸콜린과의 균형과 관련하여 파킨슨병의 주요 증상을 나열할 수 있다.

12.2 레보도파의 작용 기전을 설명하고 가장 흔한 부작용과 시간이 지남에 따라 발생할 수 있는 움직임 장애를 나열할 수 있다.

12.3 MAO-B와 COMT 효소억제제 기저핵의 도파민 수준 증가에 어떻게 작용하는지 설명할 수 있다.

12.4 도파민 수용체 작용제의 작용 기전을 설명하고, 레보도파와의 부작용을 비교할 수 있다.

12.5 파킨슨 치료를 위해 아만타딘과 항콜린제의 치료적 역할을 이해할 수 있다.

12.6 경증, 중등도 및 진행성 파킨슨병의 치료를 위하여 약물 접근법을 비교할 수 있다.

12.7 알츠하이머병 발병 이해 및 콜린에스테라제 억제제의 역할을 이해할 수 있다.

들어가며_Introduction

기저핵은 대뇌의 백질 안에 위치한 세포체(회백질)의 집단이다. 기저핵 주요 기능은 골격근의 긴장과 몸의 움직임을 조절하는 것이다. 기저핵과 관련된 가장 흔한 질병이 **파킨슨병**이다. 파킨슨병은 **도파민(DA)**을 생성하는 실질적인 흑질(기저신경절의 하나)의 뉴런의 퇴화에 의해 발생한다. DA의 결핍은 파킨슨병의 증상과 진행의 주요 원인이다. DA 수용체를 차단하는 일부 항정신병 약물(9장) **파킨슨**병 증상을 일으킬 수 있다. 파킨슨병에서 도파민성 뉴런이 퇴화한 이유는 알려져 있지 않다. 그러나 노화와 함께 DA 뉴런의 점진적인 손실이 있다. 환경적 요인, 유전적 소인, 자유기(free radicals)에 의한 파괴는 DA 뉴런의 파괴 증가와 관련된 몇 가지 요인이다. 파킨슨병을 앓는 사람들에게서는 DA 뉴런의 손실이 가속화되는 것으로 보인다. 파킨슨병은 주로 약물 치료로 치료된다. 약물 치료가 질병의 증상을 줄이는 데 효과적이지만, 도파민을 생성하는 뉴런의 지속적인 파괴 때문에 질병은 계속해서 진행된다. 개인들은 결국 질병의 후기 단계에서 신체적으로 장애가 있거나 휠체어에 의존하거나 병상에 누워 있을 수 있으며, 움직임 장애 외에도 저혈압, 땀의 증가, 침흘림, 비뇨기와 위장장애 등 다양한 증상이 있으며, 또한 우울증, 불안, 기타 행동 변화를 경험할 수 있다. 파킨슨병을 치료하기 위해 몇 가지 다른 종류의 약물이 사용된다. 주요 치료 목적은 기저핵에서 도파민의 활성과 농도를 증가시키는 약물을 투여하는 것이다. 알츠하이머병은 치매의 가장 흔한 원인이며, 알츠하이머 치매의 가장 큰 위험 요인은 나이이다. 알츠하이머병의 특징적인 징후는 점진적인 기억력 감퇴이며, 기억력 감퇴를 늦추기 위해 두 종류의 약이 사용되지만 매우 효과적이지는 않다. 알츠하이머병의 원인과 효과적인 치료법은 여전히 연구되고 있다.

LO 12.1

기저핵에 영향을 미치는 신경전달물질

NEUROTRANSMITTERS AFFECTING THE BASAL GANGLIA

기저핵(바닥핵, basal ganglia)의 정상적인 기능은 주로 2가지 신경전달물질 사이의 균형에 따라 달라진다: **아세틸콜린(ACH)**과 도파민(DA). ACH와 DA는 자발적인 근육 운동을 제어하는 운동 신경의 활동을 조절하는 데 도움이 된다. ACH는 흥분성 신경전달물질로, 선조체(corpus striatum)로 알려진 기저핵 중 하나의 뉴런에서 분비된다. DA는 흑색질로 알려진 또 다른 기저핵의 뉴런에서 분비되는 억제성 신경전달물질이다. 파킨슨병은 흑색질의 DA 뉴런이 파괴되어 발생한다.

일반적으로 ACH와 DA의 활동이 균형을 이루어 부드럽고 잘 조절된 신체 움직임을 가능하게 한다. 파킨슨병에서 DA의 결핍은 ACH와 ACH를 선호하는 DA의 균형을 방해한다. DA 손실로 인한 불균형은 근육 움직임을 비정상적이고 약화시킨다. 파킨슨병의 비정상적인 움직임과 증상에는 **떨림**, **근육경직**, **운동완서**, **자세 불안정** 등이 있다.

ACH와 DA 사이의 균형에서 DA가 유리한 경우 근육 경련과 관련된 과도하고 비자발적인 움직임이 있다. 이러한 유형의 비정상적인 움직임은 헌팅턴 무도병 및 투렛증후군과 같은 기저핵과 관련된 다른 장애에서 관찰될 수 있다. [그림 12.1]은 기저핵에 영향을 미치는 질병에서 DA와 ACH 사이의 관계를 보여준다.

그림 12.1 기저핵에 영향을 미치는 질병에서 도파민(DA)과 아세틸콜린(ACH)의 관계

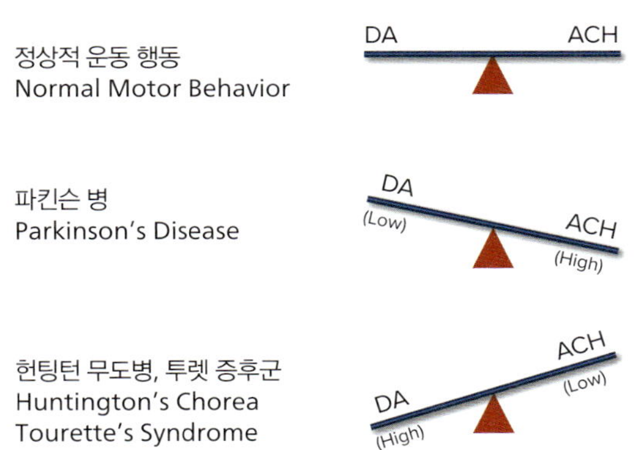

파킨슨병의 초기 증상은 일반적으로 떨림과 근육 강직이며 이어서 운동완서증이 나타난다. 떨림은 환자가 움직이지 않을 때만 발생하기 때문에 "휴식 떨림"이라고 한다. 종종 초기 증상은 신체의 한쪽에만 나타나지만 결국에는 양쪽 모두에 영향을 미친다. 질병이 진행됨에 따라 정상적인 자세와 균형을 유지하는 능력이 감소되면서 환자는 넘어질 수 있다. 말기 단계에서 환자는 신체장애가 있거나 휠체어에 의존하거나 침대에 누워 있을 수 있다. [그림 12.2]는 파킨슨병 환자의 임상 특징, 증상 및 관리 방법이 요약한 것이다.

여러 종류의 약물이 파킨슨병 치료에 사용되며 작용 기전에 따라 분류된다[표 12.1].

그림 12.2 파킨슨병 환자의 임상 특징, 증상 및 간호 관리 접근법

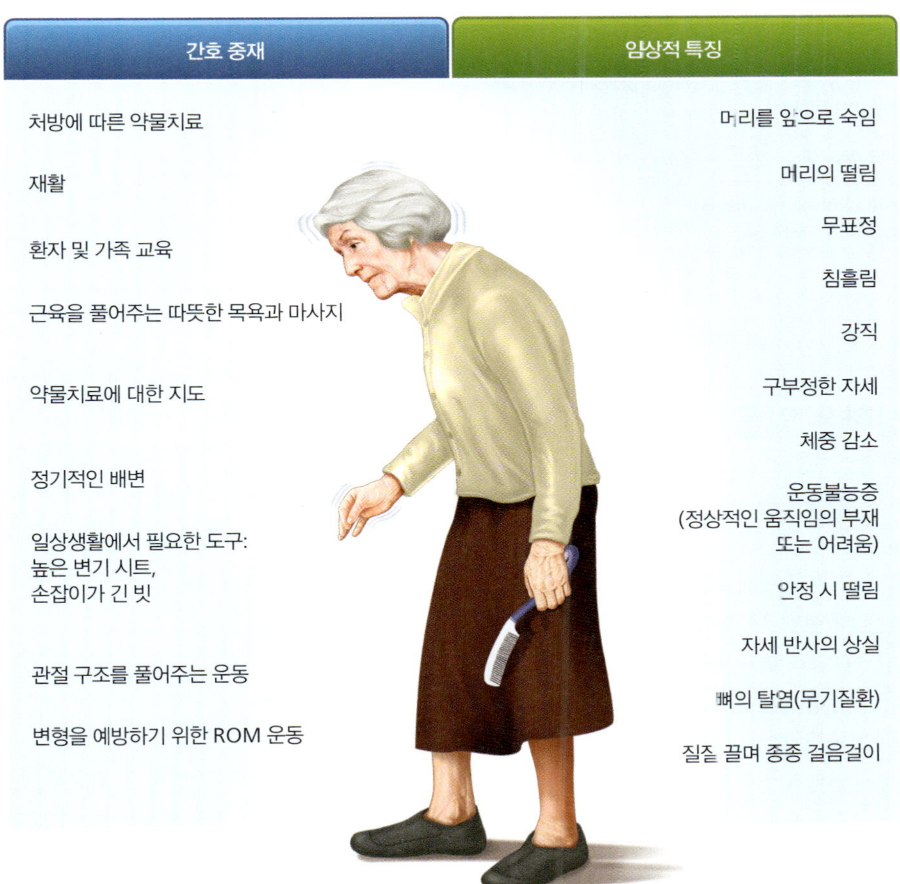

표 12.1

파킨슨 약물	
약물(상품명)*	**약물 기전**
도파민을 형성하는 약물(Drugs that form dopamine)	
Levodopa (*Dopar, Larodopa*)	기저 신경절에서 도파민으로 전환됨
Levodopa/carbidopa (*Sinemet*)	레보도파와 마찬가지로 레보도파에서 DA로의 말초 전환을 억제함으로써 더 많은 레보도파가 뇌로 유입되도록 함
레보도파 또는 DA의 대사를 억제하는 약물	
Carbidopa (*Lodosyn*)	말초에서 레보도파가 도파민으로 전환되는 것을 억제
Selegiline (*Eldepryl*)	MAO-B를 억제하여 뇌의 DA 수준을 증가시킴
Rasagiline (*Azilect*)	MAO-B를 억제하여 뇌의 DA 수준을 증가시킴
Tolcapone (*Tasmar*)	말초와 뇌에서 COMT를 억제
Entacapone (*Comtan*)	말초에서 COMT를 억제
도파민 수용체 작용제(Dopamine receptor agonist)	
Bromocriptine (*Parlodel*)	기저핵의 DA 수용체를 직접 자극
Pramipexole (*Mirapex*)	
Ropinirole (*Requip*)	
그 외 약물(Miscellaneous drugs)	
Amantadine (*Symmetrel*)	뇌 내에서의 DA의 농도 증가
항콜린성 약물(Anticholinergic drugs) benztropine (Cogentin), others	기저핵의 과도한 콜린의 활동 감소

LO 12.2

도파민을 형성하는 약물

DRUGS THAT FORM DOPAMINE

레보도파

Levodopa (*Dopar, Larodopa*)

파킨슨병은 도파민이 기저핵에서 결핍되어 있다. 도파민은 약물로 투여하였을 때 혈액-뇌 장벽을 쉽게 통과하여 뇌로 진입하지 못한다. 그러나 도파민의 전구체인 L-디하이드록시페닐알라닌(L-dihydroxyphenylalanine, levodopa, L-DOPA)은 혈액 뇌 장벽을 통과하여 뇌로 들어간다. 레보도파는 아미노산인 페닐알라닌과 구조적으로 유사하며, 아미노산을 정상적으로 뇌로 운반하는 아미노산 전달체에 의해 혈액-뇌 장벽을 통해 운반된다. 흑색질의 도파민성 신경세포에서 레보도파는 도파민으로 전환된다. 도파민의 수치가 증가함에 따라 파킨슨 증상이 감소하고 신체적 이동성이 크게 향상된다. 많은 환자들이 정상적인 신체 활동을 다시 수행할 수 있다. 비록 모든 환자들이 레보도파에 반응하는 것은 아니지만, 이용할 수 있는 약물 중 가장 효과적이다. 가장 최근에 파킨슨병 치료를 위해 건조 분말의 흡입용 레보도파(*Inbrija*)가 승인되었다. 다른 레보도파 제품들은 경구제이다.

약동학

Pharmacokinetics

레보도파는 경구로 투여되며 위장관에서 잘 흡수되며, 반감기는 1시간에서 3시간 사이로 다양하다. 레보도파는 음식물의 아미노산이 혈액 뇌 장벽을 통과하는 레보도파의 수송을 방해할 수 있기 때문에 보통 공복에 투여된다.

흡수된 레보도파의 많은 양은 뇌와 기저 신경절로 전달되기 전에 도파민으로 빠르게 변환된다. 이러한 조기 전환을 최소화하기 위해, 레보도파는 보통 다른 약물인 카르비도파와 함께 투여된다. 카르비도파(*Lodosyn*)는 **DOPA 탈카르복실화효소** 즉, 레보도파를 도파민으로 전환시키는 효소를 억제하여 더 많은 레보도파가 도파민으로 전환되기 전에 뇌로 전달된다. 카르비도파는 혈액 뇌 장벽을 통과하지 않기 때문에 기저 신경절에서 레보도파가 도파민으로 전환되는 것을 막지 못한다. 카르비도파 없이 단독 투여할 경우 레보도파는 대부분 GI관에서 대사되며 약물의 1~3%만 뇌로 들어간다. 표준 치료법인 카르비도파를 추가하면 뇌로 들어가는 레보도파의 양이 약 10%로 증가한다[그림 12.3]. 카르비도파의 첨가는 또한 레보도파의 투여량을 줄일 수 있게 하여 부작용의 발생률을 낮출 수 있다.

레보도파와 카르비도파의 조합은 *시네메트*(*Sinemet*)라는 상품명으로 시판되며 가장 널리 사용되는 약물 제제이다. 시네메트는 여러 다른 비율의 카르비도파와 레보도파를 이용한 여러 가지 제조법이 있다. 시네메트 10~100는 10 mg의 카르비도파와 100 mg의 레보도파를 함유하며, 그 외 시네메트 25~100, 시네메트 25~250, 시네메트 CR(서방정) 25~100, 50~200 등도 있다. 약물 시험 기간은 종종 적절한 환자 용량을 결정한다.

유해 작용
Adverse Effects

레보도파의 가장 흔한 부작용은 메스꺼움, 구토, 식욕부진이다. 뇌에서 높은 수준의 도파민은 혈압을 유지하는 심혈관 반사를 방해한다. 결과적으로, 일부 환자들은 기립성 저혈압이나 실신을 경험한다. 도파민은 베타-1 아드레날린 수용체를 자극할 수 있기 때문에(4장), 특히 많은 양의 레보도파가 말초 순환에서 도파민과 다른 카테콜아민으로 전환될 경우 일부 환자는 빠르거나 불규칙한 심장박동을 경험할 수 있다. 변연계와 시상에서 도파민의 형성이 증가하면 다양한 행동 및 정신병적 장애를 일으킬 수 있다. 레보도파 치료가 계속됨에 따라 운동장애와 관련된 약물 부작용이 흔하다.

일반적으로 운동 합병증은 1년 이내에 시작되며 시간이 지남에 따라 점진적으로 진행된다. 운동장애 중 하나는 약물 복용량이 줄어들면서 발생한다. 이는 부동성을 유발하는 투여 종료 효과(wearing-off effect)라고 한다. **운동이상증(dyskinesias)**과 **근긴장이상증(dystonias)**은 서로 다른 시기에 발생할 수 있지만 특히 기저핵의 약물 및 DA 농도가 최고 수준(최고)일 때 발생할 수 있다. 이러한 무의식적인 움직임은 종종 머리와 목을 포함한다. 환자는 지속적인 수축 기간을 경험하고 한 자세로 "동결"될 수 있다.

약물 치료가 진행됨에 따라 발생할 수 있는 또 다른 효과는 **온-오프 현상(on-off phenomenon)**이다. 이는 약물 치료 중 이동성과 부동성이 번갈아 나타나는 것이 특징이다. 온오프 현상이 명확히 밝혀진 것은 아니지만 기저핵의 도파민 수준의 변동을 수반하는 것으로 여겨진다. 더 빈번한 간격으로 더 적은 용량을 복용하는 것이 도움이 되는 것으로 보인다. 게다가, 환자들은 보통 식사 시간이나 식사 전후에, 특히 식사에 단백질이 다량 함유되어 있는 경우에는 약을 복용하지 않도록 교육받는다. 단백질의 아미노산은 혈액-뇌 장벽을 통해 뇌로 운반되는 레보도파와 경쟁하고 감소시킬 수 있다.

약물 상호작용
Drug Interactions

많은 약물들이 레보도파의 작용을 방해한다. 항정신병 약물(페노티아진, 할로페리돌, DA를 차단하는 약물)은 도파민 수용체를 차단하기 때문에 레보도파의 효과를 감소시킨다. 이것은 파킨슨병의 증상을 일으킬 수 있다. 우울증 치료에 사용되는 MAO-A 억제제 또한 레보도파와 함께 복용해서는 안 된다. 그것들은 높은 수준의 노르에피네프린을 생산할 수 있고 고혈압 위기와 다른 부작용을 일으킬 수 있다. 비타민 B_6 또는 피리독신은 환자가 카르비도파를 복용하지 않을 경우 레보도파의 대사 속도를 증가시킬 수 있다. 비타민 B_6는 비타민 보충제로 사용될 때 레보도파의 효과를 감소시킬 수 있다.

LO 12.3

레보도파와 도파민의 대사를 억제하는 약물
DRUGS THAT INHIBIT METABOLISM OF LEVODOPA AND DOPAMINE

효소 억제제는 3가지 유형이 있는데, 뇌에서 도파민의 형성을 증가시키거나, 일단 뇌에서 도파민이 형성되면 도파민의 지속 기간을 연장시킨다. 카르비도파(carbidopa)는 DOPA 탈카복실화효소를 억제하여 뇌로 들어가는 레보도파의 양을 증가시킨다. MAO-B 및 COMT를 억제하는 약물은 또한 도파민의 대사를 억제하여 뇌에서 도파민의 작용 기간을 연장시킨다[그림 12.4].

그림 12.3 레보도파 단독 투여 시 뇌에 도달하는 비율(1~3%)과 카르비도파에 투여했을 때 뇌에 도달하는 비율(10%)의 추정치

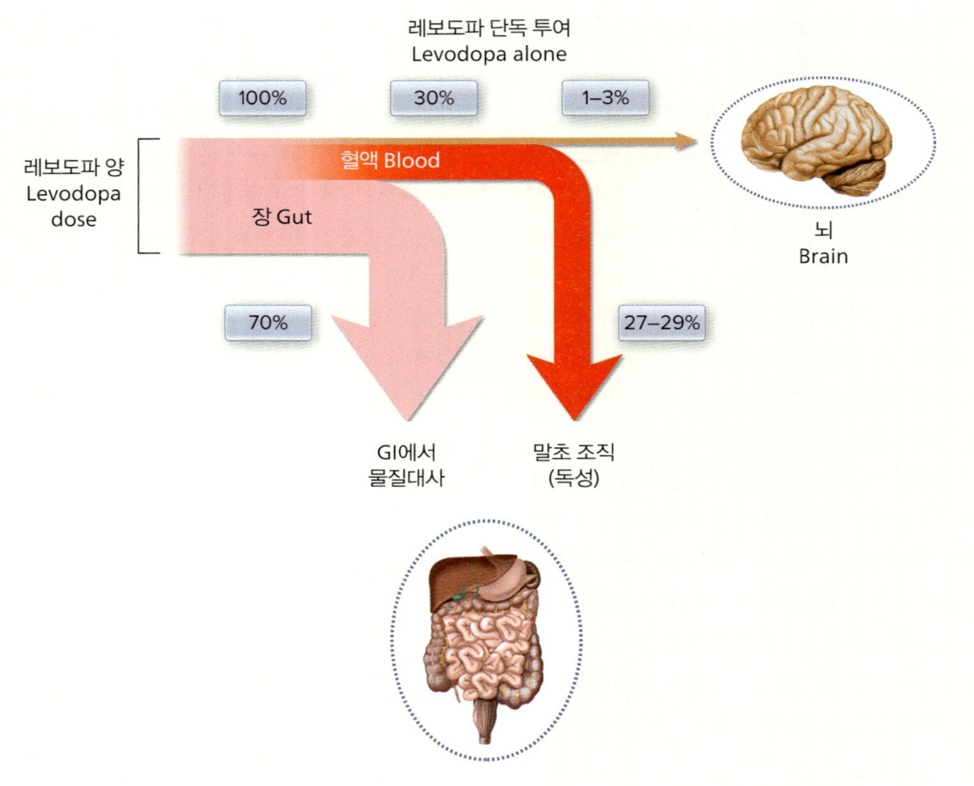

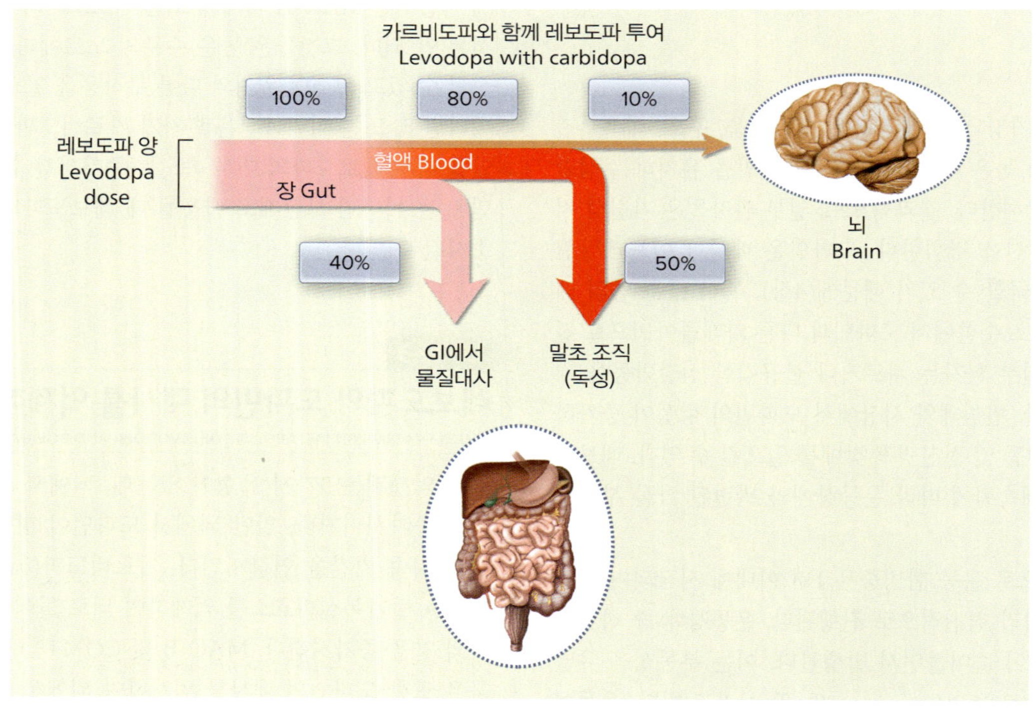

그림 12.4 모노아민 산화효소-B, 카테콜- O-메틸전이효소 및 DOPA 데카복실라아제를 억제하는 약물에 의한 레보도파 및 도파민의 대사 억제

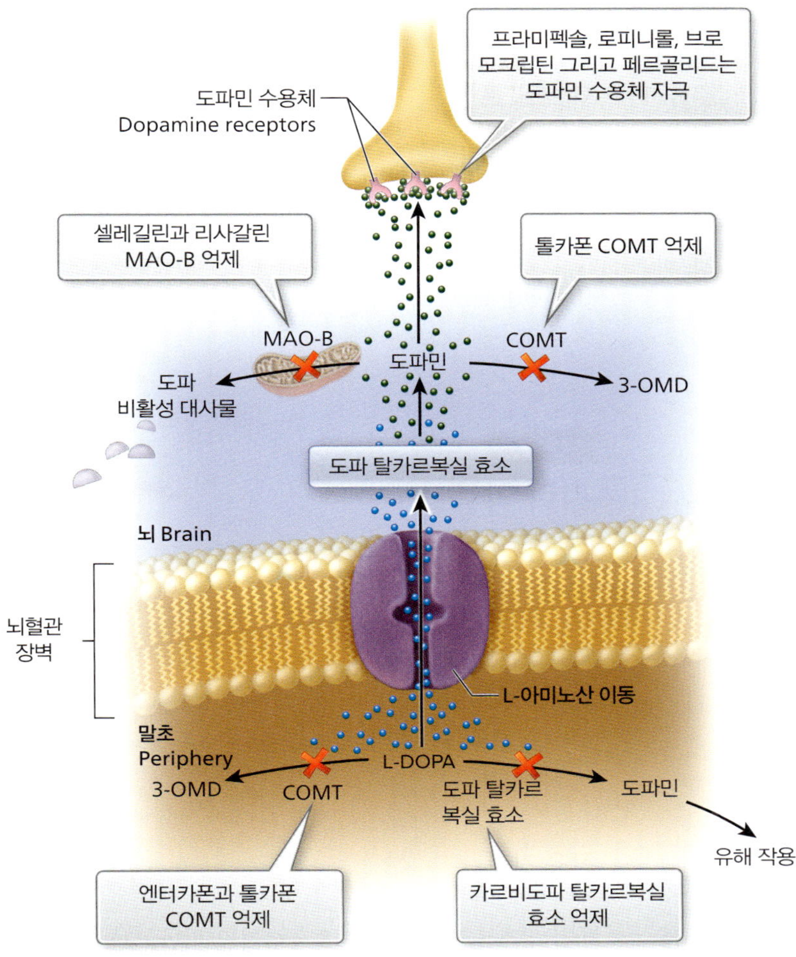

카르비도파는 DOPA 탈카복실화효소를 억제하는 반면, 엔타카폰과 톨카폰은 COMT를 억제하여 더 많은 L-DOPA가 뇌로 유입되도록 한다. 톨카폰은 또한 뇌의 COMT를 억제한다. 셀레길린과 라사길린은 MAO-B를 억제하여 뇌에서 도파민의 대사를 둔화시킨다. 브로모크립틴, 프라미펙솔, 그리고 로피니롤은 도파민 수용체를 자극하는 도파민 작용제이다. O-메틸도파(OMD) 및 디하이드록시페닐아세트산(dihydroxyphenylacetic acid, DOPAC)은 L-DOPA 및 도파민의 비활성 대사물이다.

모노아민 산화효소-B 억제제

Monoamine Oxidase-B Inhibitors

셀레길린

Selegiline (*Eldepryl*)

셀레길린은 주로 뇌에서 도파민의 대사를 억제하는 약물이다. 도파민은 MAO-B 효소에 의해 대사된다. 셀레길린은 MAO-B를 억제함으로써 뇌에 형성된 도파민의 농도를 높이고 활동 기간을 연장시킨다. 이 약물은 파킨슨병 초기에 질병의 진행을 늦추기 위해 단독으로 투여되었지만 결과는 확실하지 않다. 이 약은 도파민의 효과를 증가시키고 연장시키기 위해 레보도파와 함께 더 일반적으로 사용된다. 보통 복용하는 양은 아침과 점심 모두에 5 mg이다.

라사길린

Rasagiline (Azilect)

라사길린(rasagiline)은 또한 셀레길린(selegiline)보다 더 강력하고 더 효과적인 MAO-B 억제제이다. 라사길린이 질병의 초기에 사용될 때 파킨슨병의 진행을 늦출 수 있다는 일부 증거가 있다. 평소 하루 복용량은 0.5~1 mg이다. 셀레길린과 라사길린의 부작용은 도파민 수치 증가와 관련이 있으며 레보도파 치료와 유사하지만 빈도와 강도는 더 낮다. 매우 높은 용량에서 이러한 약물은 또한 모노아민 산화효소-A(MAO-A)를 억제할 수 있다. MAO-A는 노르에피네프린, 에피네프린 및 세로토닌을 주로 대사시키는 효소이다. 셀레길린 또는 라사길린이 MAO-A 억제제 또는 우울증 치료에 사용되는 다른 항우울제(SSRIs, SNRIs, TCAs)와 함께 투여될 때 심각한 약물 상호작용이 발생할 수 있다(10장).

카테콜-O-메틸트랜스퍼레이즈 억제제

Catechol-O-Methyltransferase Inhibitors (COMT)

COMT는 보통 말초와 뇌에서 도파민의 대사에 관여하는 또 다른 효소이다. 톨카폰(*Tasmar*), 엔타카폰(*Comtan*)과 같은 약물은 주변부의 COMT를 억제하고 뇌에 도달하는 레보도파의 양을 증가시킨다. 톨카폰은 또한 뇌의 COMT를 억제한다. 이러한 약물은 약물 수준을 증가시키고 도파민의 작용 기간을 연장시키기 위해 레보도파와 함께 투여된다. 레보도파, 카르비도파, 엔타카폰 3가지를 조합한 약물은 *스타레보*(*Stalevo*)라는 상표명으로 판매되고 있으며, 이러한 약물은 환자가 매일 복용해야 하는 알약의 수를 줄여준다.

이 약물에 의한 부작용은 대부분 레보도파 및 도파민 수치의 증가로 인한 것이며, 오심, 기립성 저혈압, 정신 장애, 운동 장애를 포함한다. 톨카폰은 또한 간 효소, 간 독성 및 간부전 가능성을 증가시킬 수 있다. 톨카폰을 사용하려면 서명된 환자 동의와 간 기능에 대한 주기적인 모니터링이 필요하다.

LO 12.4

도파민 수용체 작용제

DOPAMINE RECEPTOR AGONISTS

도파민 수용체 작용제는 뇌로 들어가 기저 신경절의 도파민 수용체에 결합하고 자극하는 약물이다. 이 약물들은 DA와 같이 작용하지만 작용 기간이 더 길다. 이들은 치료 초기에 단독으로 사용하거나 파킨슨병이 진행됨에 따라 레보도파와 함께 사용할 수 있다. 이러한 약물은 레보도파에 비해 운동 장애 및 운동이상증의 발생률이 낮다. 또한, 레보도파와 함께 사용할 경우, 대개 레보도파에 의한 온오프 현상 및 기타 운동 장애의 발생이 적다.

브로모크립틴

Bromocriptine (*Parlodel*)

브로모크립틴(*Parlodel*)은 파킨슨병에 사용된 최초의 DA 작용제이며, 다양한 여러 가지 약리학적 효과를 나타낸다. 브로모크립틴(bromocriptine)은 DA 수용체를 자극하는 것 외에도 알파 아드레날린 및 세로토닌 수용체를 자극하여 추가적인 부작용을 일으킬 수 있다. 이 약물은 새롭게 개발된 약물보다 덜 효과적이어서 오늘날 거의 사용되지 않는다.

프라미펙솔과 로피니롤

Pramipexole (*Mirapex*) and Ropinirole (*Requip*)

새로운 도파민 수용체 작용제인 프라미펙솔(*Mirapex*)과 로피니롤(*Requip*)은 선호되는 DA 수용체 작용제가 되었다. 이러한 약물은 파킨슨병 초기에 단독으로 사용하거나 질병이 진행됨에 따라 레보도파와 함께 사용할 수 있으며 더 큰 약물 치료가 필요하다. 프라미펙솔과 로피니롤은 보통 하루에 세 번 투여한다; 그러나 로피니롤은 하루에 한 번만 투여하면 되는 *Requip XL*로도 사용할 수 있다.

DA 작용제의 유해 작용

Adverse Effects of DA Agonists

유해 작용은 레보도파와 유사하며 오심, 구토, 자세 저혈압, 어지럼증 및 졸음, 망상, 환각 및 관련 정신병 효과를 포함하는 중추신경계 장애를 포함한다. DA 수용체 작용제는 레보도파보다 운동 장애는 덜하지만 정신 장애는 더 많이 일으키는 것으로 보고된다. 이러한 유해 작용의 대부분은 도파민 수용체의 과잉 자극과 관련이 있다. 또한 도파민 작용제를 복용하는 파킨슨병 환자, 특히 프라미펙솔과 로피니롤을 복용하는 환자에게서 강박적 도박, 쇼핑 또는 식사와 같은 충동조절장애(impulse control disorders, ICDs)나 성행위에 대한 과도한 관심이 더 높은 비율로 나타났다. 연구자들은 이러한 도파민 작용제를 복용하는 환자들뿐만 아니라 더 오랜기간 동안 더 많은 양의 도파민 작용제를 복용하는 충동조절장애의 위험이 증가한다는 것을 발견했다.

아포모르핀

Apomorphine (*Apokyn*)

아포모르핀(*Apokyn*)은 환자가 온오프 현상의 오프 기간을 경험할 때 피하 투여되는 또 다른 DA 수용체 작용제이다. 종종 이러한 환자는 장시간 한 자세로 있거나, "부동(frozen)"될 수 있다. 이 약을 사용하려면 의사의 감독이 필요하다.

LO 12.5

기타 약물

MISCELLANEOUS DRUFS

아만타딘

Amantadine (*Symmetrel*)

아만타딘은 우연히 파킨슨병 치료에 효과가 있는 것으로 밝혀진 항바이러스제다. 이 약물은 일반적으로 파킨슨병 초기 단계에 처방되며, 치료 몇 달 후에는 효과가 없어지는 경우가 많다.

작용 기전

Mechanism of Action

아만타딘의 작용 기전은 명확하지 않지만, DA의 신경 방출 증가 및 DA의 신경 말단으로의 재흡수 감소를 포함하는 것으로 여겨진다. 2가지 작용 모두 DA 수용체를 자극할 수 있는 DA의 양을 증가시킨다. 아만타딘은 하루에 2~3회 100 mg의 경구 용량으로, 질병의 초기 단계와 다른 항파킨슨 약물과 함께 사용될 때 가장 효과가 좋은 것으로 보인다.

유해 작용

Adverse Effects

아만타딘의 주요 유해 작용은 구강건조증, GI 장애 및 다수의 CNS 효과로, 일반적으로 시각장애, 어지럼증 및 혼동이다. 또한, 일부 환자들은 약물을 중단하면 맑아지는 특이한 유형의 피부 변색을 경험한다. 변색은 *망상청피반*(*lived reticularis*)이라고 한다.

항콜린제

Anticholinergic Drugs

한 세기 전에 아트로핀, 스코폴라민 등 항콜린제가 파킨슨병 증상을 일부 완화하는 효과가 관찰됐다. 레보도파가 발견되기 전에는 항콜린제가 파킨슨병의 주된 치료법이었다. 기저 신경절에 도파민이 결핍되면 과잉의 ACH 활성이 있다. 항콜린성 약물은 ACH 작용을 차단함으로써 콜린의 활성 수준을 감소시킨다.

항콜린제의 주요 치료 효과는 떨림과 근육 경직의 증상을 감소시키는 것이다. 아트로핀과 스코폴라민은 말초 항콜린성 부작용의 높은 발생률을 나타낸다. 사용되는 약물은 주로 뇌에서 작용하며 말초 부작용의 발생률을 낮추는 항콜린성 약물이다. 벤즈트로핀(*Cogentin*), 트리헥시 페니딜(*Artane*) 등이 이에 해당한다. 항콜린제는 [표 12.2]에 나열되어 있다.

임상 적응증
Clinical Indications

항콜린제는 레보도파와 도파민 작용제보다 효과는 떨어진다. 그러나 일부 환자의 경우 레보도파와 항콜린제를 병용하면 개선된 결과를 얻을 수 있다. 항콜린제는 파킨슨병이 발생하는 항정신병 약물로 치료받은 환자들에게도 사용된다. 이러한 약물은 기저 신경절의 콜린 수용체를 차단함으로써 아세틸콜린의 효과를 낮추고 정상적인 기저 신경절 기능에 중요한 아세틸콜린/도파민 균형을 회복하도록 돕는다. 항콜린제의 기본적인 약리학은 앞서 5장에서 부교감신경계와 논의한 바 있다. 이때 이 정보를 검토하는 것이 도움이 될 수 있다.

유해 작용
Adverse Effects

항콜린제와 관련된 주요 유해 작용은 부교감 활성의 감소로 인해 발생한다. 구강건조증, 변비, 비뇨기 저류, 빠른 심장박동, 동공확장증(동공산대) 등이 있다.

표 12.2

파킨슨 질환에 사용되는 항콜린성 약물

약물(상품명)	일반적인 일일 복용량
benztropine (*Cogentin*)	0.5~4 mg
biperiden (*Akineton*)	6~10 mg
procyclidine (*Kemadrin*)	7.5~15 mg
trihexyphenidyl (*Artane*)	1~10 mg

LO 12.6

파킨슨병의 바람직한 치료법
PREFERRED HERAPY FOR PARKINSON'S DISEASE

파킨슨병 치료에 가장 효과적인 약물은 레보도파와 카르비도파의 병용 요법이다. 그러나 레보도파를 사용하면서 발생하는 운동장애르 인해 레보도파 치료는 증상에 더 효과적인 약물이 요구될 때까지 다른 약물을 선호하여 연기되는 경우가 많다. 나이 또한 요인으로 65세 이상의 고령 환자는 레보도파로 시작하는 경우가 많고, 젊은 환자는 다른 약물로 시작하는 경우가 많다.

주요 증상인 떨림의 치료
Treatment of Tremor as Predominant Symptom

파킨슨병의 초기 단계에서는 떨림과 경직이 유일한 증상일 수 있다. 종종 항콜린제 또는 아만타딘 중 하나가 이러한 증상을 제어할 수 있다. 또한, 라사길린(MAO-B 억제제)도 고려될 수 있다. 이러한 약물을 사용한 초기 치료는 더 강력하고 효과적인 약물의 사용을 질병의 더 심각한 증상을 치료해야 할 때까지 연기할 수 있다.

경도-중등도 질환의 치료
Treatment of Mild-Moderate Disease

도파민 수용체 작용제 또는 레보도파/카르비도파 중 어느 하나는 초기의 떨림, 경직, 운동장애 등의 증상이 악화됨에 따라 치료에 추가된다. 이러한 약물은 저용량으로 시작되고 증상이 조절될 때까지 증량된다. COMT 및 MAO-B 억제제는 뇌 약물 농도와 작용 기간을 증가시키기 위해 레보도파에 추가될 수 있다.

진행성 질환의 치료
Treatment of Advanced Disease

진행성 질환에서는 복용량이 증가하고 일반적으로 레보도파/카르비도파의 투여가 더 자주 필요하다. COMT 및 MAO-B 억제제는 아직 처방되지 않은 경우 추가된다. 도파민 수용체 작용제 또한 치료에 추가될 수 있다. 질병의 심각도와 환자의 반응에 따라 어떤 약물이 처방되는지가 결정된다.

LO 12.7

알츠하이머병
ALZHEIMER'S DISEASE

치매의 가장 흔한 원인은 알츠하이머로 치매 환자의 60~80%를 차지한다. 알츠하이머는 노화의 정상적인 부분

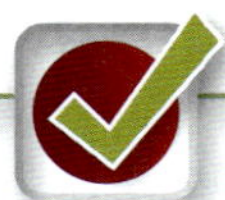

환자 안전과 교육

도파민을 통해 작용하는 약물에 의해 혈압이 감소하거나 심박수가 증가하는 것을 감지하기 위해 생체 징후를 측정한다.

환자에게 투약 일정을 준수하는 것의 중요성과 투여량을 놓치면 운동장애가 발생하고 파킨슨 증상이 증가할 수 있음을 설명한다.

환자에게 도파민 활동을 증가시키는 약물의 예상되는 부작용: 메스꺼움, 어지럼증, 졸림 및 때때로 생생한 꿈이나 환각과 같은 CNS 장애에 대해 설명한다.

환자에게 항콜린제의 부작용(구강건조증, 변비, 시각장애, 배뇨장애)을 설명한다. 녹내장 환자, 전립선 비대증 환자, 노인에게는 주의해서 이 약들을 사용한다는 것을 기억해야 한다.

투여량 또는 식이량을 조정하는 것이 도움이 될 수 있으므로 환자에게 투여량 종료 효과와 발생할 수 있는 온-오프 현상에 대해 경고하고 이러한 발생을 보고한다.

손상이나 일시적인 움직임 상실이 있는 환자가 안전을 위협할 수 있는 활동에 참여할 때는 조심하도록 엄중히 경고한다.

이 아니다. 가장 잘 알려진 위험 요소는 나이의 증가이고, 알츠하이머병이 있는 사람들의 대다수는 적어도 65세이다. 초기 알츠하이머는 65세 미만의 약 20만 명에게 발생되며, 치매 증상은 수년에 걸쳐 점차 악화되는 진행성 질환이다. 알츠하이머 초기 단계에서 기억력 감퇴는 경증이지만, 말기 환자는 대화를 지속하고 환경에 반응하는 능력을 상실한다. 알츠하이머병이 있는 미국에서 사망의 6번째 주요 원인이다. 평균적으로 알츠하이머병이 있는 사람은 진단 후 4년에서 8년까지 살지만 다른 요인에 따라 20년까지 살 수도 있다. 현재 치료법은 없지만 연구가 계속되면서 증상에 대한 치료가 가능하다. 현재의 알츠하이머 치료법이 질병 진행을 멈출 수는 없지만, 치매 증상의 악화를 일시적으로 늦추고 알츠하이머 환자와 보호자의 삶의 질을 향상시킬 수 있다. 현재 발병을 지연시키고 예방하기 위한 더 나은 방법을 찾기 위해 전 세계적으로 노력하고 있다. 플라크와 엉킴이라고 불리는 두 개의 비정상적인 구조는 신경세포를 손상시키고 죽이는 것으로 의심된다. 플라크는 신경세포 사이에서 발생하는 베타 아밀로이드 단백질 조각의 퇴적물이고, 엉킴은 세포 안에서 형성되는 타우 단백질의 꼬인 섬유이다. 알츠하이머병에서 플라크와 엉킴의 정확한 역할은 아직 알려지지 않았지만, 대부분의 전문가들은 그것들이 신경세포의 의사소통을 막고 생존에 필요한 세포 과정을 방해하는 중요한 역할을 한다고 믿고 있다. 신경세포의 파괴와 사망은 기억력 장애, 성격 변화, 일상 활동을 수행하는 문제, 다른 알츠하이머병 증상을 유발한다.

콜린에스테라아제 억제제는 알츠하이머병의 기억, 사고, 언어, 판단 및 기타 사고 과정과 관련된 증상을 치료하기 위해 처방된다. 이것들은 초기에서 중간 정도의 질병 단계를 가진 환자들을 치료하는 데 사용된다. 그것들은 신경세포들 사이의 의사소통을 지원하는 신경전달물질인 아세틸콜린의 분해를 막는다. 이 약들은 일반적으로 잘 견디며, 메스꺼움, 구토, 식욕 감퇴, 설사와 같은 가벼운 부작용이 있다. 여기에는 다음이 포함된다:

도네페질(*Aricept*) 1일 1회 5~10 mg PO,
갈란타민(*Razadyne*) 8~12 mg PO bid,
리바스티그민(*Exelon*) 3~6 mg PO bid,
경피 4.6~13.3 mg, 경도에서 중등도의 파킨슨 치매 치료에도 매일 한 번씩 사용된다.

메만틴은 정보를 처리, 저장, 검색하는 데 관여하는 또 다른 신경전달물질인 글루탐산의 활성을 조절한다. 그것은 중간에서 심각한 형태의 알츠하이머병에 사용된다. 그것은 정신 기능과 일부 개인의 일상활동 수행 능력을 향상시킨다. 일반적인 부작용으로는 두통, 변비, 혼란, 현기증이 포함된다. 또한, 도네페질의 확장 방출 형태는 도네페질과 메만틴의 조합으로서 중간에서 심각한 알츠하이머병에 대해 승인된다. 여기에는 다음이 포함된다:

메만틴(*Namenda* IR) 1일 1회 5~20 mg PO
메만틴(*Namenda* XR) 하루 1회 7~28 mg
메만틴/도네페질(*Namzaric* IR) 28 mg ER/10 mg PO 1일 1회
도네페질 ER (*Alicept* ER) 1일 1회 10~23 mg PO

복습 문제 _Chapter Review

업무에 필요한 지식 _Applying Knowledge on the Job

※ 비판적 사고를 통해 다음 질문에 답하시오.

1. 조합 제품인 *시네메트*(*Sinemet*)가 파킨슨병 치료에 그렇게 흔하게 사용되는 이유를 설명하세요. **(17.2)**

다중 선택 문제 _Multiple Choice

※ 다음 중 옳은 답을 고르시오.

1. 파킨슨병의 증상은 (   )만큼 증가할 것이다. **(17.1)**
A. 아세틸콜린의 초과 수준
B. 항정신병 약물 치료
C. 도파민 수치의 감소
D. 고단백 식사 후 약물 투여
E. 이상 모두

2. DA의 활동 기간 및 또는 뇌로 들어가는 레보도파의 양을 증가시키는 약물을 선택하십시오. **(12.3)**
A. 카르비도파(carbidopa)
B. 톨카폰(tolcapone)
C. 셀레길린(selegiline)
D. 라사길린(rasagiline)
E. 이상 모두

3. 시네메트(Sinemet)는 레보도파와 (   )를 함유한 약물 조합의 상품명이다. **(17.2)**
A. 카르비도파(carbidopa)와 엔타카포네(entacapone)
B. 엔타카폰(entacapone)
C. 카르비도파(carbidopa)
D. 셀레길린(selegiline)
E. 아만타딘(amantadine)

4. 간 독성 유발과 관련된 COMT 억제제는? **(12.3)**
A. 로피니롤(ropinirole)
B. 엔타카폰(entacapone)
C. 프라미펙솔(pramipexole)
D. 톨카폰(tolcapone)
E. 벤즈트로핀(benztropine)

5. 파킨슨병의 증상을 고르시오. **(12.1)**
A. 근육의 경직성
B. 땀을 많이 흘렸다
C. 침 흘리기
D. 운동장애
E. 이상 모두

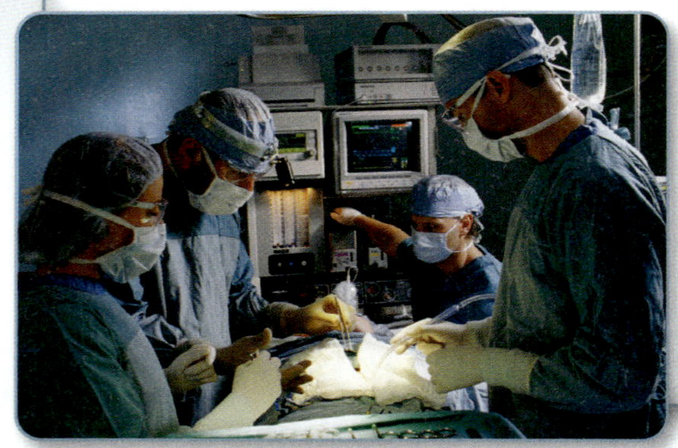

제 13 장

Photodisc Collection/Getty Images

전신마취제

General Anesthetics

핵심 용어_Key Terms

GABA(gamma-amino butyric acid): 뇌간과 척수의 주요 억제성 신경전달물질

expectorate: 입에서 침을 배출하다; 뱉다.

고체온(hyperthermia): 체온이 비정상적으로 높은 것

과분극(hyperpolarized): 세포 내부가 더 음전하가 되어서 세포가 자극에 반응할 수 없게 되는 세포막 전위의 변화

구토 유발성(emetogenic): 구토를 유발하는 물질

감시마취관리(monitored anesthesia care): 정맥 진정제 투여 후 프로포폴을 투여하고 회복 기간 동안 환자를 관찰, 평가 및 전자적으로 모니터링하는 환경이다.

시상하부(hypothalamus): 기분, 의욕 및 통증의 지각에 영향을 미치는 뇌의 중추

신경수면통증(neuroleptanalgesia): 마약성 진통제(펜타닐)와 진정제(드로페리돌)를 병용 투여한 후 환자가 조용하고 차분하며 통증에 반응하지 않는 상태

양이온(cation): 양전하를 띤 이온

연수마비(medullary parasis): 마취제 과다 투여에 의해 연수의 심혈관 및 호흡 중추가 중지되어 사망에 이르게 되는 상태

연수억제(medullary depression): 호흡이나 심장 기능처럼 연수에 의해 조절되는 자율 반응이 억제된 상태

열개(dehiscence): 봉합선을 따라 상처가 터지거나 분리됨

운동불능증(akinesia): 자발적인 근육 운동의 상실; 불안한 다리 움직임

운동이상증(dyskinesia): 통제할 수 없고 불수의적인 반복 운동; 경련성

저산소증(hypoxia): 정상적인 생리 기능에 필요한 양 이하로 조직에 산소공급이 감소된 상태

전신마취 유도(induction of general anesthesia): 환자가 의식이 있는 상태에서 마취의 III 단계에 도달하기까지 필요한 과정

전신마취 유지(maintenance of general anesthesia): 마취 3단계에서 환자를 안전하게 유지하는 능력

전신마취(general anesthesia): 고통스러운 자극을 포함한 자극에 반응이 없는 깊은 무의식 상태

정좌불능증(akathisia): 개인이 안절부절못하거나 끊임없이 걸어 다니는 지속적인 신체 움직임

지방 조직(adipose tissue): 지방 세포를 포함하는 조직

진통(analgesia): 통증에 대한 반응 감소, 즉 고통스러운 자극들이 아픔으로 지각되지 않는 상태

최소 폐포 농도(minimal alveolar concentration, MAC): 환자의 50%에서 자극에 대한 반응이 없는 폐포내 마취제의 최소 농도. 흡입마취제에 대한 표준화된 기준

추체외로증후군(extrapyramidal syndrome): 항정신병 약물 치료로 인해 발생하는 정좌불능증, 근긴장 이상, 파킨슨증과 같은 운동장애

할로겐화 탄화수소(halogenated hydrocarbon): 할로겐(염소, 불소, 브롬, 요오드)과 수소 및 탄소가 결합된 화합물

해리성 마취(dissociative anesthesia): 환자가 의식불명이 아닌 상태로 진행되는 전신 마취의 형태

행복감(euphoria): 행복감이나 기분 좋은 느낌

학습 목표_Learning Outcomes

이 장을 학습한 후 다음 사항을 할 수 있어야 한다.

13.1 전신마취(general anesthesia), 균형마취(balanced anesthesia), 감시마취(monitored anesthesia)를 포함해서 마취 형태를 정의할 수 있다.

13.2 마취의 유도, 유지, 단계, 징후를 포함한 전신마취의 특성을 설명할 수 있다.

13.3 중추신경계 GABA 및 NMDA 수용체에 대한 전신마취제의 작용을 설명할 수 있다.

13.4 전신마취제 약물군 2가지를 기술하고 각 군과 관련된 약물을 기술할 수 있다.

13.5 중추신경계 및 심혈관계에서 전신마취제의 마취와 무관한 생리적 작용을 설명할 수 있다.

13.6 기관지 분비, 오심, 구토를 조절하기 위해 전신마취에서 사용되는 보조 약물에 대해 설명할 수 있다.

13.7 전신마취제 사용하는 동안 프로포폴 및 환자 모니터링에 대한 특별 고려사항을 설명할 수 있다.

13.8 균형 및 유지 마취(balanced and maintenance anesthesia)에서 선호되는 마취제를 확인한다.

들어가며_Introduction

대뇌피질 활동을 약하게 억제함으로써 불안을 줄일 수 있지만 대뇌변연계 및 망상체를 억제함으로써 더 깊은 수면이 유도된다. 수면은 의식상실 상태이며 고함이나 흔들기로서 깨울 수 있다. **전신마취**는 개인이 자극에 반응하지 않는 의식상실 상태이다. 전신마취 중에는 모든 감각이 억제된다. 감각이 억제되기 때문에 전신마취는 주로 수술과 관련된 통증 자극에 대해 반응하는 것을 방지하기 위해 사용한다. 이 장에서는 전신마취의 종류와 전신마취제의 작용 기전, 그리고 전신마취제 약물군이 제시된다.

LO 13.1

마취의 종류

TYPES OF ANESTHESIA

국소마취 및 감시마취 관리

Local Anesthesia and Monitored Anesthesia Care

마취의 3가지 주요 범주는 국소마취(local anesthesia), **감시마취 관리(monitored anesthesia care)**, 전신마취(general anesthesia)이다.

국소마취는 신체 특정 부위의 통증감각을 억제한다(국소마취 및 신경 차단을 포함한 자세한 내용은 6장 참조). 사람은 의식이 있고 감각신경전도가 억제되지만 운동신경은 영향을 받지 않는다. 즉, 투여 후 몇 분 또 는 몇 시간 내에 감각신경의 기능은 정상으로 돌아간다(가역적).

감시마취 관리는 미다즐람(midazolam)을 정맥주사

후 프로포폴(propofol) 및 펜타닐(fentanyl)을 투여하는 것을 의미한다. 이들 약물은 급속하게 졸음을 일으키며 환자는 치료 전이나 치료 중에 조용해지며 통증에 대한 반응이 감소된다.

환자의 의식상실이 필요하지 않은 진단적 혹은 수술적 처치에는 국소마취제를 이용한 신경차단이 사용될 수 있다. *의식하 진정(conscious sedation)*이란 정맥으로 아편계 진통제와 진정 수면제가 투여되었을 때 환자가 말을 하고 질문에 답할 수 있지만 각성 상태가 변화되고 통증에 대해 거의 반응이 없는 상태를 말한다. 진정 정도는 환자가 지시나 질문에 반응할 수 있을 정도로 충분히 얕을 수도 있지만 처치 중에 환자가 쉽게 깨어나지 못할 정도로 깊을 수도 있다. 이러한 유형의 마취에서 중요한 단어가 모니터링(*monitoring*)이다. 외래에서 사용되는 정맥마취제에는 회복기의 환자에 대한 특별한 관찰, 평가, 전자 모니터링의 필요성을 알리는 특별 지시 사항이 있다. 메토헥시탈(methohexital), 미다졸람(midazolam)에 대해서는 호흡(예: 맥박 산소 측정)과 심장 기능의 지속적인 모니터링이 권장된다. 백 밸브 마스크 환기 및 삽관을 위한 소생 약물과 연령 및 크기에 적합한 장비를 즉시 사용할 수 있어야 하며, 장비 사용 교육을 받고 기도 관리에 숙련된 인력이 있어야 한다. 감시마취 관리는 외래 수술 센터에서 가벼운 골절의 복구, 발 수술, 치과 및 성형 수술, 생검 및 내시경 검사(대장 내시경)에 사용한다.

전신마취
General Anesthesia

전신마취는 환자가 통증을 전혀 인지하지 못하고, 깨어났을 때 수술 중 일어난 일이나 진단적 처치를 기억하지 못하는(기억상실) 의식상실을 일으킨다. 마취를 지칭하는 흔히 사용되는 다른 용어로 균형마취가 있다. 균형마취는 근이완제 및 항불안제 이외에 한 가지 이상의 마취제를 사용해서 마취를 유도하고 유지하는 방법이다. 목적은 각 약물이 서로 다른 표적 부위에서 마취제의 작용을 보완하는 것이며 마취제를 단독으로 사용하는 경우에 비해서 중추신경계 억제가 적을 수 있다.

마취 관리
Administers of Anesthesia

얼마 전까지는 마취팀과 외과수술 환경은 마취과 의사, 모니터와 흡입 전달 시스템을 갖춘 병원 내 수술방으로 그려볼 수 있었다[그림 13.1]. 오늘날에도 마찬가지지만 병원 밖에서 수술이 이루어지고 전신마취제가 사용되는 경우도

그림 13.1 흡입마취(inhalation anesthesia)

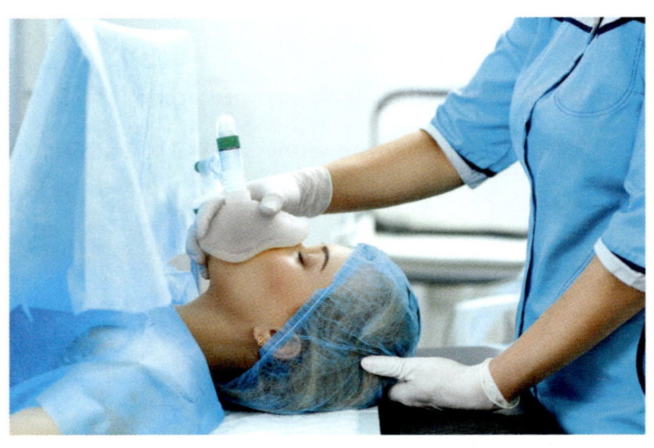

많다. 오늘날에는 수술 및 진단적 처치를 위해서 병원 및 의료센터, 외래 수술센터, 또는 의원 및 치과의원 진료실에서 마취를 시행하는 경우가 상당히 일반적이다.

외래 진료실 기반 기술(office-based technology)의 개선과 환자가 수술 당일 퇴원하도록 해야 하는 필요성 때문에 다양한 수술이 외래 진료 센터에서 시행되고 있다. 이는 선택 수술 및 성형 수술이 엄청나게 증가되었음을 반영하고 있다. 마취팀에는 아마도 위원회 인증을 받은 의사(미국 마취학회), 간호사 및 마취 기술자가 포함될 수 있다. 또는 대학원 수준의 숙련된 간호사(공인마취전문간호사, CRNA) 및 마취 전문의가 있을 수 있다. 이 종류의 약물을 투여할 수 있는 면허는 주마다 다르며 특히 비마취과 의사의 프로포폴 투여에 대해 계속해서 논의되고 있다. 이 종류의 약물을 투여할 수 있는 허가는 주마다 다르며 특히 마취과 전문의가 아닌 프로포폴 투여에 관해 계속해서 논의되고 있다. 마취 분야에서의 이러한 발전은 오늘날 다양한 마취제가 경험되고 사용되는 많은 곳을 가리키기 때문에 언급하는 것이 중요하다.

이 장에서는 전신마취를 일으키는 마취제와 감시마취 관리(monitored anesthesia care)와 균형 마취(balanced anesthesia)에 사용되는 약물을 다룬다.

LO 13.2

전신마취의 특성
CHARACTERISTICS OF GENERAL ANESTHESIA

마취의 징후와 단계
Signs and Stages of Anesthesia

전신마취에서 중추신경계 억제 정도는 다른 중추신경계 억제 약물이(신경안정제, 진정제 및 수면제) **치료용량(thera-**

peutic dose)에서 일으키는 것보다 훨씬 강하다. 주요 장기(심장과 폐)를 조절하는 연수를 제외하고 중추신경계의 모든 주요 영역이 억제된다. 마취과 의사는 마취의 유익한 효과와 연수 마비 및 사망을 초래할 수 있는 **연수억제(medullary depression)** 사이에서 미묘한 균형 상태를 제어한다. 전신마취는 중추신경계를 서서히 억제함으로써 나타난다. 억제 과정은 [그림 12.2]에 제시된 것처럼 IV단계로 나눌 수 있다. 단계 I 동안 대뇌피질이 서서히 억제된다. 이 단계에서는 통증에 대한 반응 감소(**진통, analgesia**), 이상행복감(행복과 고양감, **euphoria**), 의식상실(sleep, 수면)이 특징적으로 나타난다.

대뇌피질이 완전히 억제되면 단계 II에 도달하고 **시상하부(hypothalamus)**가 신체 기능을 통제하게 된다. 시상하부는 기분, 의욕 및 통증의 지각에 영향을 미친다. 교감신경계의 활성이 전반적으로 증가되기 때문에 단계 II는 '흥분기(excitement phase)'로 알려져 있다. 단계 II에서는 혈압, 심박수, 호흡 증가와 근긴장도 증가가 나타난다. 단계 II 동안에 심장부정맥이 발생할 수 있다. 결국 흥분 상태가 억제됨에 따라 호흡이 보다 규칙적으로 된다. 이러한 호흡 패턴의 변화는 환자가 단계 III에 있음을 나타낸다. 단계 III는 일반적으로 외과적 마취(surgical anesthesia)라고 한다. 왜냐하면 이 수준의 전신마취에서 수술이 가장 효율적으로 이루어지기 때문이다.

단계 III는 중추신경계 억제가 진행된 정도를 반영하여 4개의 plane(1~4)으로 나눈다. 이 단계에서는 심혈관계 및 호흡기계의 기능이 정상으로 돌아오며 척수반사가 억제되고 골격근이 이완된다.

외과적 절개는 단계 III에서 통증이나 골격근의 수축을 일으키지 않고 시행될 수 있다. 단계 III에서 의식이 억제되며 기억상실이 발생한다. 기억상실은 의식을 회복했을 때 수술 전후 및 수술 중 일어났던 일들을 기억하지 못하는 것을 말한다.

단계 IV는 **연수마비(medullary paralysis)** 단계이다. 이 단계는 전신마취제의 과다 투여에 의해 나타나며 연수의 심혈관 중추 및 호흡 중추가 억제되어 사망이 초래된다.

전신마취의 각 단계와 관련된 임상 징후는 사용된 전신마취제에 따라 다르다. 어떤 마취제는 단계 I에서 뛰어난 진통 효과를 나타내지만 어떤 마취제는 단계 III에 도달할 때까지 진통 효과를 나타내지 않는다. 그러나 오늘날 사용되는 대부분의 마취제는 앞에서 설명한 단계 III 및 단계 IV 마취를 일으킬 수 있다. 전신마취의 모든 단계(I, II, III, IV)를 일으키는 마취제를 *완전마취제*(*complete anesthtic*)라고 한다. 물론 단계 IV는 치료 목적이 아니다. 환자를 단계 III을 유지하고 단계 IV에 도달하지 않게 하는 과정에 마취팀의 기술과 경험이 반영되는 것이다.

> **보건의료인을 위한 참고사항**
>
> 오늘날 사용되는 마취제는 마취 상태를 단계 I에서 단계 III으로 빠르게 이동시키기 때문에 대부분의 환자는 흥분기를 나타내지 않는다. 때때로 마스크 유도 마취가 사용되는 경우에 마취 유도 및 회복 시에 소아에서 이 단계가 관찰될 수 있다. 이 점을 고려해서 회복기에 발생할 수 있는 안전 문제에 주의를 기울여야 한다.

마취 유도 및 유지

Induction and Maintenance

전신마취 유도(induction of general anesthesia)는 환자가 의식이 있는 상태에서 단계 III에 도달하는 시간이다. **전신마취 유지(maintenance of general anesthesia)**는 환자를 단계 III에서 안전하게 유지하는 능력이다. 마취의 깊이는 활력징후, 체온, 심전도, 뇌파검사 및 환자에 대한 전반적인 관찰을 통해 지속적으로 모니터링된다. 지속적인 모니터링 방법에는 컴퓨터 지원 장치들을 이용할 수 있다. 이상적인 전신마취제는 단계 IV에 도달하지 않으면서 신속한 유도 및 느린 마취 유지를 가능하게 하는 것이다. 또한 이상적인 전신마취로부터의 회복은 부작용 없이 빠르게 이루어지는 것이다.

아쉽게도 이상적인 전신마취제는 없다. 일부 마취제는 마취 유도(아산화질소)에 우수한 반면 다른 마취제는 전신마취 유지에 더 좋다. 또한 모든 마취제는 부작용을 수반한다. 오늘날 마취 전문의는 일반적으로 마취제 조합을 사용하여 외과 의사의 요구를 충족하고 환자 반응을 최소화하는 균형마취를 생성한다. 잘 제어된 유지 관리를 통한 신속하고 원활한 유도는 전신마취의 핵심이다. 마취과 의사는 일반적으로 외과 의사의 요구를 충족하고 환자 반응을 최소화하는 균형마취를 이루기 위해 마취제를 조합하여 사용한다. 잘 제어된 유지 관리를 통한 신속하고 원활한 마취 유도가 우수한 전신마취의 주요 요소이다.

그림 13.2 중추신경계 억제를 동반한 마취의 징후 및 단계

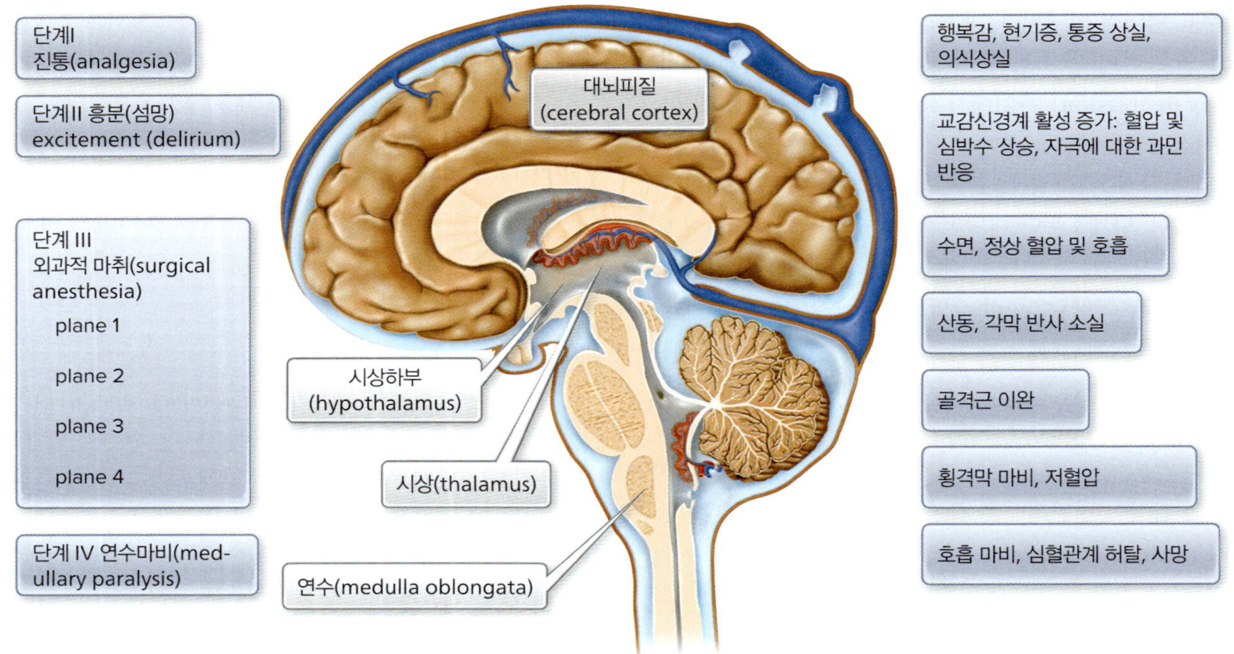

LO 13.3

전신마취제의 작용 기전

MECHANISM OF ACTION OF GENERAL ANESTHETICS

신경전달물질 의존 이온 채널

Neurotransmitter-gated Ion Channels

모든 전신마취제는 중추신경억제제이지만 신경기능을 조절하는 방식은 약물마다 다르다. 이 약물군에 속하는 약물은 화학구조가 서로 달라서 이들 약물이 수용체에 특히 한 종류의 수용체에 작용하지는 않을 것으로 오랫동안 믿어왔다. 사실 마취제에 의한 중추신경계 내 신경전도 방해 효과는 약물이 혈액-뇌장벽을 통과해서 세포막에 작용하기 때문으로 여겨졌다. 지난 몇 년 사이에 마취제의 작용 기전에 대한 이해에 극적인 변화가 있었다. 대부분의 전신마취제는 세포막 이온채널(**신경전달물질 의존 이온 채널**)에 작용함으로써 중추신경계 활성을 억제한다는 상당한 증거가 있다. 마취제가 다양한 수용체와 상호 작용할 뿐만 아니라, 마취 유지를 위해 여러 약물이 함께 사용되는 경우, 여러 수용체에 대한 작용이 마취 효과를 **증가**시킬 수 있다. [그림 13.3]은 중추신경계의 세포막에 있는 2가지 수용체(신경전달물질 의존 GABA 및 NMDA 수용체)와 각각에 작용하는 전신마취제를 보여준다.

억제성 GABA 수용체

Inhibitory GABA Receptor

GABA (gamma-amino butyric acid)는 뇌의 주된 억제성 신경전달물질이며, 글리신은 뇌간 및 척수의 억제성 신경전달물질이다. GABA 수용체는 세포막 결합 단백들[그림 13.3]의 superfamily이다. GABA 및 글리신(glycine)이 각각의 수용체에 결합하면 이온채널이 열리고 작은 이온들의 이동이 가능해진다. 이러한 이온의 이동이 세포막 전위를 변화시키고 세포의 전도성에 영향을 미친다.

전신마취제는 $GABA_A$(inhibitory, 억제성) 수용체와 결합하여 염소이온(Cl^-)이 세포막을 가로질러 이동하게 함으로써 세포막 **과다분극(hyperpolarization)**을 일으키고, 자극에 반응할 수 없게 한다. 이것은 신경막의 “흥분성”을 감소시킨다. $GABA_A$ 수용체는 지속적으로 활성을 나타내기 때문에, 이들과 상호작용하는 것은 지속적인 반응을 나타내게 된다. 흡입마취제, 벤조디아제핀, 바르비튜레이트, 에토미데이트 및 프로포폴은 $GABA_A$ 수용체와 결합하여 GABA 과분극을 강화한다. 또한 바르비튜레이트와 프로포폴은 직접 Cl^- 채널을 개방시켜서 GABA의 억제성 작용을 일으킬 수도 있다. 이러한 마취제는 억제성(GABA, 글리신) 경로를 강화시킨다.

그림 13.3 GABA 및 NMDA 수용체에서 전신마취제의 약물 작용 부위

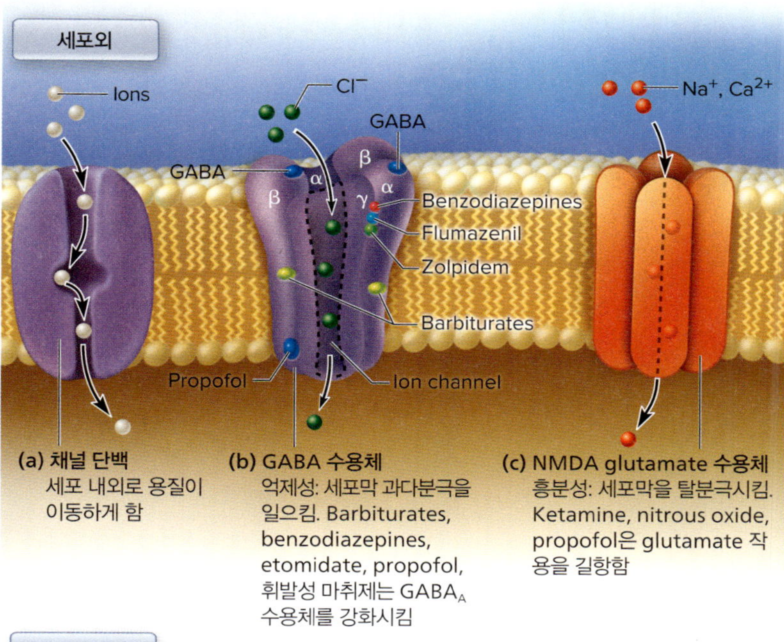

억제성 $GABA_A$ 수용체 시스템 외에도 마취제는 칼륨 이온(K^+) 이동을 촉진하는 세포막 단백질과 상호작용을 할 수 있다. 중추신경계 전체에 K^+ 채널이 존재한다. K^+이 세포 밖으로 이동하면 세포막이 과분극되어 탈분극이 억제된다.

흥분성 NMDA 수용체

Excitatory NMDA Receptor

중추신경계의 기능을 억제시키기 위한 또 다른 방법은 뇌에서 흥분성 신경전달물질인 글루타메이트(glutamate)의 작용을 억제하는 것이다. **NMDA (*N*-methyl *D*-aspartate) 수용체**는 글루타메이트 수용체이며, 채널을 통해 양이온(cation, Na^+, Ca^{2+}, K^+)의 이동을 촉진시키고 시냅스 후 세포를 탈분극(흥분)시킨다. 아산화질소, 프로포폴, 케타민(ketamine)은 NMDA 수용체의 작용을 길항하고, 양이온의 이동과 탈분극을 억제한다. 또한 이들 약물은 아편계 μ 수용체를 강화시키며, 이에 대해서는 아편계 진통제를 다루는 14장에서 설명된다.

휘발성 마취제는 흥분성 및 억제성 시냅스 전달을 모두 조절한다. 흡입마취제와 대부분의 정맥마취제는 억제성 $GABA_A$ 및 글리신 수용체를 강화시키고, 신경의 다른 흥분성 니코틴성 아세틸콜린(ACH) 수용체를 억제한다. 정맥마취제와 흡입마취제가 함께 사용되는 경우, 환자에게 임상적인 이점이 있다. 정맥마취제가 억제성 수용체를 강화시키고, 흥분성 수용체를 길항함으로써, 다취를 유도하는 데 필요한 휘발성 마취제의 **최소폐포농도(minimal alveolar concentration)**가 감소된다.

LO 13.4

전신마취제의 종류

CLASSES OF GENERAL ANESTHETICS

투여 경로

Routes of Administration

투여 경로에 따라서 전신마취제는 2가지 종류로 분류할 수 있다. 전신마취제는 흡입 또는 정맥주사로 투여된다. 이 투여 경로는 혈액에 약물을 신속하게 전달시킴으로써, 마취 유도가 원활하게 이루어지게 한다. 전신마취제는 지질 용해도에 따라서 세포막을 통과하여 중추신경계로 전달되어 주된 약리작용를 나타낸다. 마취를 일으키는 중추신경계 억제 정도는 뇌에서 마취제의 농도와 관련된다.

흡입마취제

Inhalation Anesthetics

흡입마취제에는 에테르(ether) 및 할로겐화탄화수소(halogenated hydrocarbons)와 같은 휘발성 액체와 아산화질소와 같은 기체가 있다[표 13.1]. 에테르와 클로로폼(chlorform)을 언급할 필요가 있는데, 이들은 마취 분야에서 특별한 역할을 한 약물이다. 예를 들면, 마취의 징후 및 단계는 에테르가 중추신경계를 서서히 억제하는 과정을 관찰함으로써 밝혀졌다. 세보플루란(sevoflurane)이 최초로 사용된 마취 약물이었다면, 마취의 세부적인 단계 및 plane은 알려지지 않았을 것이다. 왜냐하면 세보플루란에 의해서는 매우 빨리 단계 Ⅲ에 도달하기 때문이다. 오늘날 사용되는 휘발성 마취제의 대부분은 에테르계 약물이다. 클로로폼은 살인 미스터리 혹은 공포 영화에서 악당이 무엇인가를 적신 거즈를 피해자의 코와 입에 덮어서 무력화하는 장면으로 흥미를 끄는데, 이 약물은 클로로폼이며 세보플루

표 13.1

전신마취제의 용도 및 호흡기계, 오심 및 구토에 대한 작용

약물(상품명)	용도	호흡기계에 대한 작용	오심 및 구토
흡입 마취제—휘발성 액체			
Chloroform—prototype historical reference	더는 쓰지 않음	거의 없음	중등도
Desflurane (*Suprane*)	유지	매우 톡 쏘는 자극적인 약물, 어린이에서 후두 경련을 일으킴, 기관지 확장	낮음
Ether—prototype historical reference	유지	분비물 증가	높음
Enflurane (*Enflurane, Ethrane*)	유지	덜 자극적이며 분비물 증가, 기관지 확장	낮음
Isoflurane (*Forane*)	유지	덜 자극적이며 분비물 증가, 기관지 확장	낮음
Sevoflurane (*Ultane, Sojourn*)	유지	기관지 확장, 자극적이지 않음	낮음
흡입 마취제—가스			
Nitrous oxid	유도	–	낮음
정맥마취제			
Etomidate (*Amidate*)	유도	기관지 경련, 후두경련, 기침	높음
Ketamine (*Ketalar*)—*CIII	유도 유지 MAC	Salivation and laryngospasm	높음
Methohexital (*Brevital*)—*CIV	유도 유지 MAC	침 분비 증가 및 후두경련	중등도
Midazolam (*Versed*)—*CIV	수술 전 진정 유도 MAC	침 분비 증가, 기관지 경련은 거의 안 일어남	낮음
Propofol (*Diprivan*)	유도 유지 MAC	침 분비 증가가 거의 안 일어남	항구토 효과

** CIII, 또는 CIV에 해당하는 통제약물(scheduled drug)   ** MAC은 감시마취 관리를 뜻함*

란이 아니다. 에테르 및 클로로폼이 상대적으로 다루기 쉽고 새로운 마취제로 대체되었다. 휘발성 액체(halogenated hydrocarbons)는 흡입을 위해서 기화된다. 일반적으로 사용되는 전신마취제로는 엔플루란(*Ethrane*), 데스플루란(*Suprane*), 이소플루란(*Forane*), 세보플루란(*Ultane*)이 있다. 이들 마취제는 얼굴 마스크(face mask)를 이용하여 코와 입으로 흡입된다(그림 13.1 참조). 공기(산소)는 마취 혼합물(anesthetic mixture)에 반드시 포함되어야 한다. 그렇지 않으면, 환자에서 급속하게 **저산소증(hypoxia)**이 나타나게 된다. 마취과 의사는 마취 혼합물과 수술 중 전달 속도를 조절한다. 흡입마취제는 폐포로 전달된 후, 혈액으로 이동하여 조직에 분포된다.

이들 약물은 각각 고유한 용해도가 달라서, 어떤 약물은 혈액에 잘 녹아서 혈액에 많이 분포하기도 하고, 어떤 약물은 혈액에 잘 녹지 않아서 혈액에 잘 분포하지 않기도 한다(아산화질소, 데스플루란, 세보플루란). 이러한 용해도의 특성을 혈액: *가스 분배 계수*(*blood: gas partitioncoefficient*)라고 한다. 이 값이 클수록(엔플루란 1.8), 혈액에 더 많이 녹는다. 아산화질소와 데스플루란의 혈액: 가스 분배 계수는 0.47이며, 세보플루란은 0.69이다. 혈액에 더 적게 녹는 약물이 작용 발현이 더 빠른데, 그 이유는 이 약물이 혈액에서 중추신경계로 이동하려는 경향이 더 크기 때문이다. 혈액 내 용해도가 큰 마취제는 작용 발현이 느리며, 이는 더 많은 약물이 혈액에 녹은 후에 뇌로 이동하기 때문이다. 중추신경계에서 마취제는 신경 세포막에 작용하여 마취 상태를 일으킨다.

아산화질소를 제외하고 모든 흡입마취제는 전신마취의 모든 단계를 나타낸다. 따라서 이들은 전신마취의 유도와 유지를 위해 사용될 수 있다. "아산화질소(웃음 가스)"의 효능은 단계 III의 plane 3 마취를 유지할 수 있을 정도로 충분히 강하지 않다. 이 약물은 단지 일반 마취 유도에만 사용될 수 있다. 그러나 아산화질소는 좋은 진통 효과를 나타내므로, 흔히 치과 시술에서 단독으로 사용되거나, 경막외 국소마취제와 같은 다른 마취제와 함께 분만 및 출산 시에 사용한다. 최근 들어서 아산화질소는 산부인과에서 사용되는 개선된 분만 시스템(updated delivery system)으로 미국에서 다시 활용되고 있다.

이러한 약물의 효력은 특정 효과를 일으키는 폐포 내 약물의 양(약물 농도)으로 측정된다. 환자가 움직이지 않도록 하는 약물의 최소 폐포 농도가 약물의 효력을 나타낸다. 흡입마취제에 대한 표준기준은 외과적 자극(예: 절개)에 의한 환자의 움직임이 환자군의 50%에서 일어나지 않는 정중 최소 폐포 농도(median minimum alveolar concentration)이다. 물론, 마취전문의는 수술 중에 환자의 100%가 반응하지 않도록 해야 한다. 아산화질소를 기억하는가? 이 약물은 효력이 큰 약물이 아니다. 왜냐하면, 환자의 50%가 움직이지 않게 하기 위해서 100% 이상의 최소 폐포 농도를 필요로 하기 때문이다. 하지만 이 약물은 다른 마취제와 함께 투여될 수 있는데, 이는 이 약물이 매우 뛰어난 진통 효과를 나타내며, 다른 마취제의 투여량을 줄일 수 있기 때문이다. 모든 휘발성 액체 마취제의 MAC (median minimum alveolar concentration) 수치는 0.75% 또는 2%와 같이 작으며, 이는 이 약물의 효력이 크다는 것을 의미한다. 이상으로 MAC와 혈액: 가스 분배 계수에 대해 간략하게 설명하였다. 여기서는 가스 교환의 물리학적 원리를 설명하기보다는 흡입마취제에 관련된 용어를 소개하고자 하였다.

마취가 끝날 때 얼굴 마스크가 제거되고 즉시 환자는 흡입마취제를 내쉬게 된다. 호기에 의해서 혈중 약물 농도가 저하되고 환자는 마취에서 회복되기 시작한다.

정맥마취제

Intravenous Anesthetics

주사용 마취제로는 바르비튜레이트(*Methohexital*), 에토미데이트(*Amidate*), 케타민(*Ketalar*), 미다졸람(*Versed*), 디아제팜(*Valium*), 로라제팜(*Ativan*), 프로포폴(*Diprivan*)이 있다[표 13.1]. 프로포폴은 마취 유도, 진정, 마취 유지를 위해 사용한다. 이 약물은 작용 발현이 빠르고, 마취 회복기에 비교적 합병증이 없기 때문에 오랜 기간 동안 사용하여 왔던 바르비튜레이트를 대체하여 사용하고 있다. 바르비튜레이트 마취제는 전신마취의 유도 또는 유지를 위해 사용할 수 있다. 일반적으로 이 약물은 정맥주사로 투여되는데, 혈관 외 주사는 통증, 부종 및 궤양을 초래하기 때문이다. 이 계통의 다른 주사 약물(에토미데이트, 미다졸람, 디아제팜, 로라제팜)은 주로 진정 또는 진통(케타민) 목적으로 사용한다.

바르비튜레이트

Barbiturate

환자의 불편함과 상부 기도의 자극을 피하기 위해 흡입마취를 위한 안면 마스크를 적용하기 전에 빠른 정맥마취 유도를 위해 두 가지 약물이 사용된다. 메토헥시탈 (*Brevital*)은 30초 이내에 전신 마취를 유도하는 초단기 바르비투르산염이다. 메트헥시탈은 간에서 효율적으로 제거되며 조직 재분배를 일으키지 않는다. 이 약물이 반감기가 짧고 신속하고 안전하게 회복된다. 이 약물은 마취에 사용되는 바르비튜레이트 중에서 선호되는 약물이다.

바르비튜레이트 마취제는 어떤 용량에서도 진통 효과를 나타내지 않는다. 사실상 이들 약물은 통증에 대한 감수성이 증가되는 것과 관련이 있으며, 이를 통각과민(hyperalgesia)이라고 한다. 이들 약물의 부작용과 사용 금기는 같다(8장 참조). 바르비튜레이트 마취제는 수술 후 회복 기간에 후두 경련 및 기관지 경련을 일으킬 수 있다. 환자가 질식하거나, 폐로 체액이 흡입될 수 있기 때문에, 신중하게 환자를 관찰하는 것이 중요하다.

메토헥시탈의 절대적인 사용 금기는 천식지속증(status asthmaticus) 및 포르피린증(porphyria)의 과거력이나 소인적 증거가 있는 경우이다. 포르피린증은 혈색소가 비정상적으로 대사되는 유전질환이다. 메토헥시탈은 Schedule IV 규제 물질이며, Schedule I 또는 II 약물과 비교해서 약물 남용, 의존성 또는 탐닉 가능성이 낮다.

벤조디아제핀류 디아제팜

Benzodiazepines

Midazolam: 미다졸람(*Versed*)은 보다 효력이 강한 단기 작용 중추신경계 억제제로서, 벤조디아제핀계 약물이다[디아제팜(*Valium*), 클로르디아제폭사이드(*Librium*), 로라제팜(*Ativan*)]. 이 약물은 비경구 투여가 필요한 경우에 선택되며, 정맥 또는 직장으로 투여가 가능하다. 직장 투여는 비협조적이거나 불안한 상태의 아이에서 주사 바늘에 대한 공포 때문에 감정 상태가 악화되는 것을 피하기 위해 특히 유용하다.

미다졸람은 의식하 진정(conscious sedation)을 이루기 위해서 흔히 사용되며 간단한 진단을 위한 처치 또는 내시경 시술 전에 정맥으로 투여된다. 이 약물은 감시마취 관리(monitored anesthesia care)의 표준 구성 요소이다. 미다졸람은 진정 및 기억상실을 위해 사용되며 기관 내 삽관을 위해서 신경근 차단 약물과 함께 투여되기도 한다. 미다졸람은 다른 마취제를 투여하기 전에 전신마취를 유도하기 위해서 사용되며 아산화질소를 보완하기 위해서도 사용한다.

미다졸람은 세보플루란 마취에서 나타나는 초조(agitation)를 감소시키기 위해 사용한다. 이 약물은 로라제팜이나 다른 벤조디아제핀보다 우선적으로 선택되는데, 이는 반감기가 짧고 활성대사물질이 약리 작용 시간에 미치는 영향이 크지 않기 때문이다. 대사는 간에서 일어나고, 자몽주스 또는 에탄올을 병용할 때 억제된다. 미다졸람은 작용발현이 빠르며, 중추신경계 외 다른 조직에 신속하게 재분포된다. 이 약물은 진통 효과를 나타내지 않지만, 적절한 정도의 기억상실을 일으킨다. 이 약물은 간에서 대사되어 활성 대사 산물이 만들어지며, 이 대사산물의 작용 지속 시간은 미다졸람보다 길다. 수술 후 진정 효과는 다른 벤조디아제핀보다 작다. 그러나 이는 투여 시간에 따르며, 시술 시간 동안 조직에 축적된 약물 양과 직접적인 관계가 있다. 미다졸람은 국소마취와 간단한 치료적 시술을 위해 경구용 마취 전 투약으로도 사용한다. 모든 벤조디아제핀의 수면 효과는 마취 전에 투여하는 아편계 약물에 의해서 증가된다. 벤조디아제핀은 모두 Schedule IV 규제 물질이다. 이들 약물은 남용, 의존성 또는 남용의 가능성이 Schedule I, II 및 III 규제 물질에 비해 상대적으로 낮다.

벤조디아제핀은 수용체 길항제(flumazenil)가 있는 유일한 마취제이다. 플루마제닐(flumazenil)은 경쟁적으로 GABA 수용체의 벤조디아제핀 작용 부위에 결합하여 벤조디아제핀의 작용을 길항한다. 이 약물은 GABA 수용체의 다른 부위에 작용하는 약물(바르비튜레이트, 휘발성 마취제, 프로포폴)의 작용은 길항하지 않는다. 플루마제닐은 벤조디아제핀이 과다 투여되었을 때, 벤조디아제핀의 진정 효과를 역전시킨다. 이 약물은 건강한 사람이나 벤조디아제핀 의존성이 없는 환자에서는 문제를 일으키지 않지만, 벤조디아제핀에 의존하는 환자에서는 금단증상이 나타날 수 있다. 이 약물은 경련을 일으킬 수 있으며, 이는 바르비튜레이트로서 치료가 가능하다. 의료인에게 주의를 주기 위해 이 약물이 경련발작과 관련됨이 특별한 경고 상자로 제시되고 있고, 환자에게 이에 대처하도록 하고 있다. 플루마제닐은 72시간 이내에 완전히 대사되어 배설된다.

비바르비튜레이트
Nonbarbiturates

Propofol: 프로포폴(*Dipravan*)은 미국에서 가장 흔히 사용하는 비경구용 마취제이다. 프로포폴은 진정-수면제로서 처음 도입되었고, 마취 영역에서 우선적으로 선택되는 진정-수면제로서 바르비튜레이트를 대체하고 있다. 프로포폴은 진단적 혹은 외과적 시술 동안에 MAC 진정을 시작하고 유지하기 위해 사용한다. 또한 이 약물은 성인과 2~3세 이상 어린이의 입원 및 외래 수술에서, 균형마취기법(balanced anesthetic technique)의 일부로서 마취 유도 및 유지를 위해 사용한다. 프로포폴은 연수 마비를 일으켜서 사망을 초래할 수 있다. 대부분의 마취제처럼 이 약물의 안전역(margin of safety)이 좁다. 즉, 약리학적 용량이 치사량에 매우 근접해 있다. 이러한 점은 프로포폴에서 특히 그렇다.

프로포폴은 수용성이 아니며 이 약물의 제형은 콩기름(soybean oil), 글리세롤, 정제된 달걀 인지질을 이용하여 유탁액(emulsion)으로 만들어진다. 이 약물은 빠르게 중추신경계에 도달하며, 작용발현 시간은 몇 초 정도이다. 의식하 진정을 위해서 프로포폴은 준마취(subanesthetic) 용량으로 사용되고 있으나, 이 약물은 진통제로 간주되지 않는다. 때때로, 마취 유도 중에 흥분 반응이 초래되어서 근육 경련이 나타난다. 프로포폴은, 바르비튜레이트와 비교해서 비슷하거나 혹은 더 강하게, 심혈관계 및 호흡을 억제한다. 의식하 진정을 위해 준마취 용량이 사용되는 경우, 프로포폴은 반사 반응을 억제해서 혈중 이산화탄소 농도를 증가시키고 산소 농도를 감소시킨다.

프로포폴 투여 후, 회복되는 과정은 약물의 조직내 재분포와는 무관하며, 이 약물은 간에서 비활성 대사산물로 대사되고, 콩팥을 통해 배설된다. 작용 지속 시간은 짧으며, 안전한 시간 간격으로 반복 투여하거나 또는 약물의 지속 주입으로 조절한다. 프로포폴의 **지방 조직(adipose tissue)**으로의 재분포 및 활성 대사산물의 생성에 의한 어지러움증, 졸림, 숙취 작용은 없다. 의식이 명료한 상태까지 회복되는 과정은 다른 마취제보다 짧고, 오심 및 구토는 없으며 약간의 호흡억제와 심장 기능억제가 나타난다. 프로포폴은 마취제로서는 특이하게 항구토 작용이 나타나는 유일한 마취제이다. 문헌고찰에서, 환자가 약물에 노출된 후 72시간까지 구역질과 구토가 나타나지 않으며, 진통제 소비량 및 회복 시간이 감소됨을 알 수 있다. 이러한 특성 때문에 프로포폴 모든 유형의 외래환자 수술에서 뛰어난 마취제로서 널리 사용되고 있다.

프로포폴과 관련하여 유화제(emulsifier)에 대한 반응으로 나타나는 주사 시 통증과 같은 부작용이 있다. 이것은 리도카인(lidocaine)을 프로포폴과 함께 투여함으로써 피할 수 있다. 취급 시 엄격한 무균 조작이 필요하며, 이는 용제가 세균 증식을 촉진시킬 수 있기 때문이다(이 장 끝부분에 있는 "프로포폴을 취급하기 위한 특별 고려사항" 참조).

이 교과서가 쓰이는 시점에서, 프로포폴은 규제 물질이 아니다. 그러나 의료인들 사이에서 남용되는 경우가 있으므로, 이 약물을 Schedule IV에 포함하자는 의견이 제시되고 있다.

프로포폴의 회복기 프로필에 대한 조사 연구에서 프로포폴로 마취한 환자는 깨어날 때 들뜬 기분, 이상행복감, 상쾌함을 느낀다고 알려져 있다. 실험 연구에서, 다른 Schedule IV 약물처럼 프로포폴이 준마취 용량에서 보상 및 강화 행동과 연관된 뇌 영역에서 도파민을 증가시키는 것이 확인되었다. 짧은 반감기 때문에 반복 투여가 강화될 수 있으며, 이는 "적재 효과(stacking effect)"와 잠재적인 과량 투여를 일으킬 수 있다.

일반적으로 의료인들은 이 약물을 쾌감을 얻기 위해 사용하는 것은 아니다. 왜냐하면 이 약물은 즉시 사람을 수면에 들게 하기 때문이다. 대신 이 약물은 스트레스를 완화하기 위해 사용한다. 약물을 투여받은 사람은 상쾌한 기분으로 깨어난다. 프로포폴 의존성은 주로 심리적 요인으로 발생하며, 갈망, 원하는 효과를 얻기 위해 필요한 투여량 및 투여 빈도에 대한 통제력 상실, 부작용에도 불구하고 지속적으로 사용하는 것이 특징이다. 장기간 사용 후에 금단증상이 발생함이 보고되어 있지만, 신체적 의존성은 확인되지 않았다.

Etomidate: 에토미데이트(*Amidate*)는 비바르비튜레이트계 수면제이며, 정맥주사를 통한 마취 유도에 사용한다. 이 약물은 지속 주입하지 않으며, 마취 유지를 위해 사용되지 않는다. 에토미데이트는 진통 효과를 나타내지 않고, 수술 후 오심 및 구토(post op nausea, vomitin: PONV)를 일으킨다. 하지만 이 약물은 바르비튜레이트에 비하여 심장 및 호흡 중추 억제 효과가 약하다. 심장 및 호흡에 대한 이러한 특성은 이 약물을 이들 장기의 기능이 억제되면 위험해지는 고위험 수술 환자에게 사용할 때 이점이 된다. 에토미데이트는 수용성이 아니므로, 이 약물의 제형은 프로필렌 글리콜(propylene glycol)을 이용해서 만들어진다. 이 약물을 주사 시 심한 통증을 일으키는 원인이다. 주사 부위에 리도카인을 처치함으로써, 이런 반응을 없앨 수 있다. 에토미데이트는 작용 발현이 빠르며, 작용 지속 시간은 약물의 조직 내 재분포에 의해 영향을 받는다. 이 약물은 간에서 비활성대사 산물로 대사되고, 신장에서 배설된다. 이에 따라서 회복 중에 숙취 효과가 비교적 적을 수 있지만, 오심과 구토를 일으킨다. 또한 부신에서 코르티솔(cortisol) 생합성에 필요한 효소를 억제하므로, 에토미데이트에 노출되는 동안 코르티솔의 혈중 농도가 감소된다. 회복 후에는 코르티솔 생성이 크게 영향을 받지 않는다. 그러나 이러한 부작용 때문에 종종 마취 유지를 위해 이 약물을 선택하는 것이 제한되고 있다. 에토미데이트는 규제 물질 목록에 있는 제한 약물이 아니다.

Ketamine: 케타민(*Ketalar*)은 단시간 작용 비바르비튜레이트계 **해리성 마취제(dissociative anesthetic)**이며, 마취가 되지 않는 용량에서도 상당한 진통 효과와 기억상실을 일으키지만, 골격근을 이완시키지는 않는다. 사실상 케타민은 근육의 긴장도를 증가시킨다. 환자는 깨어 있는 것처럼 보이며, 눈은 떠 있으며 부드럽고 빠른 물체 추적이 교대로 나타나고(nystagmus, 눈떨림), 손발이 움직이기도 하지만 통증 자극에 반응하지 않는다. 케타민은 NMDA 수용체에 직접 작용하여 흥분성 경로를 억제 한다(작용 기전 참조). 대뇌변연계에 주로 작용하여 호흡 및 심혈관계 억제가 거의 나타나지 않는다. 실제로 케타민은 교감신경계를 자극하여 마취 중에 혈압 및 심박수가 상승할 수 있다(케타민의 심혈관계에 대한 작용에 대해서는 아래의 비마취 작용 참조). 케타민은 세기관지를 이완시키고 천식이나 기관지 경련 환자에게 적절한 마취제이다.

케타민은 주사 후 3분 이내에 작용이 시작되며, 한 번 투여에 20분간 작용이 지속된다. 다양한 수술이 이어지는 외래에서, 국소마취 주사 전에 미다졸람 혹은 프로포폴과 함께 저용량 케타민이 투여된다. 이 단시간 작용 마취제는 간에서 급속히 대사되어 활성을 약간 지닌 대사물질로 전환된다. 마취를 유도하기 위해서 이 약물은 정맥 또는 근육 내로 투여할 수 있다. 생생한 꿈이나 환각이 흔히 회복기에서 발생하며, 케타민 투여 후 24시간까지 계속될 수 있다. 이것은 성인에서 가장 자주 발생한다. 아이들은 성인보다는 드물게 경험하며, 그 정도도 약하다. 케타민에 의해 유발되는 다른 효과로는 유체이탈 체험(out-of-body experience), 청각 민감도의 증가, 행복감이 있다. 적은 수의 환자에서는 섬망(delirium)이 발생한다. 이것은 뇌 기능의 급격한 변화와 함께 갑작스러운 심한 혼돈 상태이며, 때때로 환각이 동반되기도 한다. 심한 반응에는 벤조디아제핀 또는 단시간 작용 바르비튜레이트로 치료한다. 케타민에 의한 또 다른 효과는 안압 상승이며, 이것 때문에 케타민이 안과 수술에서 마취제로 선택되지 않는다. 케타민은 화학적으로 펜시클리딘과 관련된다. 펜시클리딘(phencyclidine)은 남용의 가능성이 큰 환각제이다. 케타민은 치료와 무관한, 여흥을 위한 거리 약물(street drug)로 부상되고 있다. 케타민은 Schedule III 약물이고, 이 약물의 남용 가능성은 Schedule I 및 II 약물보다 작다. 이 약물은 미국에서 의료 용도가 인정되고 있으며, 이 약물의 남용은 중간 혹은 낮은 신체적 의존으로 이어지거나 높은 정신적 의존으로 이어질 수 있다.

덱스메데토미딘

Dexmedetomidine

덱스메데토미딘(*Precedex*)는 단기 처치 진정(short-term procedural sedation)을 위해 사용되는 새로운 약물이다. 또한 이 약물은 중환자실에서 치료 중에 있는 삽관하고 기계 호흡을 하는 환자를 진정시키기 위해 사용되고 있다. 이 약물은 강력한 알파-2 아드레날린성 효현제이다. 알파-2 수용체는 말초신경계, 중추신경계, 혈소판, 그리고 간, 췌장, 신장 및 눈 등 다양한 장기에 분포한다. 이 수용체에 의해 매개되는 반응은 부위에 따라 다르다. 시냅스전 알파-2 아드레날린성 수용체의 활성화는 신경종말에서 칼슘 유입을 억제하고, 노르에피네프린(norepinephrine) 유리를 억제하며, 통증 신호의 전달을 억제한다. 중추신경계의 알파-2 아드레날린성 수용체의 활성화는 교감신경계 활성을 억제하고, 혈압과 심박수를 저하시킨다. 이러한 효과들은 진통작용, 진정 및 불안 감소를 일으킨다. 마취 유도 중에 사용하면, 덱스메데토미딘은 정맥마취제, 휘발성 마취제 및 부위 블록(regional block) 마취제의 마취 효과를 강화시킨다. 또한 이 약물은 보완 목적으로 사용되는 아편계 진통제 및 미다졸람의 필요성을 줄일 수 있다. 이 점은 추가적인 호흡 억제 없이 원활한 마취를 달성하는데, 각기 더 적은 진정제, 진통제 또는 마취제가 필요하다는 것을 의미한다.

덱스메데토미딘은 다른 기관에 효과를 나타내기도 한다. 타액 분비의 감소, 위장관 분비 및 장운동 감소, 사구체 여과의 증가, 췌장에서 인슐린 유리 감소는 수술 전후 시기에 이 약물이 나타내는 스트레스 감소 효과의 일부이다. 이 약물은 지속 주입으로 투여되며, 작용 발현이 빠르고, 주입 종료 후 효과는 최대 4시간까지 지속될 수 있다. 이 약물은 지속 주입으로 투여해야 하며, 24시간을 넘지 않아야 한다. 이 약물은 간에서 완전히 대사되며, 그 대사물질 이 소변과 대변으로 배설된다. 덱스메데토미딘에 의해 발생하는 가장 흔한 부작용은 저혈압, 서맥, 구강 건조이며, 회복기 동안 면밀한 모니터링이 필요하다.

오피오이드와 드로페리돌

Opioids and Droperidol

아편계 진통제(fentanyl)와 진정제(droperidol)를 함께 투여할 때, **신경이완진통(neuroleptanalgesia)**이 발생한다. 이 유형의 마취는 환자가 의식이 있는 상태에서 매우 뛰어난 진통 효과를 가져온다. 이들 약물 조합은 세 번째 마취제(이산화질소)가 추가되지 않으면 무의식 상태(신경이완 마취, neuroleptanesthesia)를 일으킬 수 없다. 펜타닐은 균형 마취 및 의식하 진정에 사용하기 위해서 선택되는 약물 중 하나이다. 펜타닐은 속효성 합성 아편계 약물이며, 후두경 검사 및 삽관 시 교감신경계 반사 반응을 감소시키는 효과가 있다. 펜타닐 및 드로페리돌은 결국 간에서 대사된다. 드로페리돌이 일으키는 특이한 부작용은 추체외로 증상이다. 때때로 파킨슨병 증상인 혀와 머리의 통제되지 않는 움직임이 발생한다. 펜타닐 및 드로페리돌은 근육 내 주사 또는 천천히 정맥주사로 투여할 수 있다. 만약 이런 종류의 마취에 이어서 아편계 진통제가 처방된다면, 아편계 약물의 용량을 권장 투여량의 1/4로 현저하게 줄일 수 있다. 이들 약물은 중추신경계에서 협동 작용(synergistic activity)을 나타내기 때문이다. 펜타닐은 Schedule II 약물이며, 남용의 위험이 크고, 심각한 심리적 또는 신체적 의존을 일으킬 수 있다. 이 약물은 현재 미국에서 의료용으로 허용된다.

LO 13.5

전신마취제의 비마취 작용

NONANESTHETIC EFFECTS OF GENERAL ANESTHETICS

중추신경계

Central Nervous System

흡입 및 정맥마취제의 주된 치료 작용은 중추신경계에서 발생한다. 즉, 환자가 마취 상태에 도달하는 것이다. 저용량 낮은 혈중 농도에서, 이들 약물은 불안을 완화하고 진정 작용을 한다. 마취를 일으키기에 적절한 약물 농도에서는 이들 약물 모두 다양한 조직에 영향을 미친다. 심장, 호흡기, 간 등 다양한 장기의 기능에 미치는 약물의 작용 범위를 평가하여 적절한 마취제를 선택하는 것이 좋을 수 있다.

중추신경계에 대한 전신마취제의 주된 비마취 작용으로는 뇌의 혈류 조절, 두개내압의 변화, 발작 유발, 오심, 구토가 있다.

흡입마취제

Inhalation Anesthetics

일반적으로 흡입 전신마취제는 모든 신경조직을 억제한다.

불수의(자율) 및 수의(운동) 시스템은 수술적 마취(surgical anesthesia) 상태에서 억제된다. 이들 약물은 뇌혈관을 확장하고 두개내압을 증가시킬 수 있다. 이러한 마취제를 뇌부종 또는 종양으로 인해 두개내압이 증가된 환자에게 사용하는 것은 적합하지 않을 수도 있다. 하지만 이들 약물이 뇌혈류에 미치는 영향은 서로 차이가 있다. 이소플루란, 데스플루란, 엔플루란, 세보플루란은 두개내압의 상승효과가 비교적 약하며, 신경외과 수술에 우선적으로 선택되는 약물이다. 엔플루란 및 세보플루란은 발작 활동의 증가와 관련이 있으며, 발작질환을 가진 환자에게 권장되지 않지만, 데스플루란 및 이소플루란은 난치성 간질 지속증(refractory status epilepticus) 환자에서 발작을 감소시킨다.

정맥마취제
Intravenous Anesthetics

메토헥시탈(methohexital), 프로포폴, 에토미데이트, 미다졸람, 디아제팜, 로라제팜은 두개내압과 뇌혈류를 감소시킨다. 바르비튜레이트와 함께 이는 국소 부위 뇌 허혈에 대해 보호 효과를 나타낼 것으로 여겨진다. 신경외과 수술에서 사용하는 경우에는 이들 중 한 약물이 도움이 될 수 있다. 케타민은 두개내압 및 뇌혈류를 증가시킨다. 이 약물을 두개내압이 증가된 환자에게 사용하는 것은 금기일 수 있다. 케타민, 바르비튜레이트, 벤조디아제핀은 항경련 작용을 나타낸다. 이들 약물은 각각의 수용체에 작용하여 신경세포막을 과다 분극화시킨다[그림 13.3]. 발작 억제 작용은 수술 중에 도움이 된다.

구역 및 구토
Nausea and Vomiting

수술 후 구역 및 구토(PONV)는 전신마취제의 사용과 관련된 가장 흔한 비마취 부작용이다. PONV는 환자 반응의 3가지 형태로 평가된다. *구역*은 **토하지**는 않지만 구토의 느낌, 혹은 구토가 곧 일어날 것 같은 상태를 말한다. *구토*는 위 내용물이 입으로 배출되는 것을 말한다. 이것은 가벼운 오심부터 근육이 관여되는(위, 복부, 늑간, 후두 및 인두의 수축) 심한 증상까지 있으며 타액 분비 증가, 혈관 운동 장애 및 발한이 동반된다. 이러한 생리적 반응을 제어하거나 피하는 것은 환자가 보다 편안하게 되는 것부터 구토에 의해 유발된 탈수 및 전해질 변화로 인한 심혈관 및 혈관 운동의 변화를 차단하는 것까지 가능하게 한다.

휘발성 마취제가 **구토**를 일으킨다는 증거가 있으며, 엔플루란, 이소플루란, 세보플루란, 데스플루란 사이에 큰 차이가 없다. 정맥마취제 중에서 에토미데이트가 PONV를 일으킬 가능성이 가장 높다. 마취제는 또한 내이의 전정 센터(vestibular center)의 민감도를 증가시킨다. 민감한 환자에서 급격한 자세 변화나 움직임이 PONV를 일으킬 수 있다. 이러한 효과는 회복기에 자주 나타나고, 환자를 불편하게 하고, 흡입 위험에 노출시킨다(뇌의 구토 센터는 27장 참조).

프로포폴은 PONV를 줄인다는 증거가 있는 유일한 마취제이다. 단독으로 또는 다른 흡입 및 정맥마취제와 함께 사용되었을 때, 프로포폴은 PONV의 발생률을 감소시키는 것이 보고되어 있다. 이 약물은 다른 의료 분야에서 이 목적으로 사용되지는 않지만, 마취과 의사들 사이에서 항구토 작용은 잘 알려져 있다.

호흡기계
Respiratory System

대부분의 마취제(케타민 제외)는 중추작용을 통해 호흡 기능을 억제한다. 흡입마취제를 투여할 때는, 마취 전문의가 호흡 환기를 조절하고 있기 때문에, 산소 부족은 발생하지 않는다. 수술 후 마취제의 잔류 효과에 의해서 수술 후 환기 부전과 저산소 상태가 초래될 수 있다. 중추성 호흡 조절의 억제, 말초 감각 기관(경동맥소체 화학 수용체)의 억제, 또는 인두 및 상부 호흡기의 조절 장애에 의해서 호흡 조절 장애가 초래될 수 있다. 다른 한편으로는 호흡기계의 근육경련이 뇌와 같은 다른 중요한 조직에 어떤 영향을 미치는지에 대한 논의가 있다. 기구(후두경)와의 물리적 접촉이 있든 마취로 인한 연축이 있든 간에 기도 자극은 교감신경흥분 반사 반응을 일으킨다. 이 자극은 두개내압(ICP)의 일시적인 증가를 초래할 수 있다. 단순히 기침과 구역질을 하면 흉곽 내압이 두개골로 쉽게 전달될 수 있다. 약물로 인한 호흡기계 간섭의 주요 문제는 수술 후 잔류 저산소증, 분비물 생성 및 기도를 따라 근육 경련을 포함한다.

흡입마취제
Inhalation Anesthetics

모든 휘발성 액체 마취제는 기관지 평활근을 직접 이완시키기 때문에 좋은 기관지 확장제이다. 그들은 평활근 수축을 억제하고 반사 경직과 관련된 신경 전도를 방해한다. 이는 만성 폐쇄성 폐질환(COPD), 기관지염 또는 천식 병력이 있는 환자에게 유용할 수 있다. 이러한 마취제는 다른 치료법이 효과가 없을 때 천식 상태를 치료하는 데 사용되었다.

세보플루란(Sevoflurane)을 제외한 모든 마취제는 기도 내부를 자극해서 기침, 침과 점액 분비 증가, 후두 경련을 유발한다. 얼얼함 또는 쏘는 듯함(pungency)은 호흡 기

도를 자극하는 이러한 특성을 묘사하는 용어이다. 데스플루란은 의식이 있는 환자에서 가장 얼얼하고 강력한 호흡기 자극 물질이다. 연구에 따르면, 연구 참가자들이 몇 번 호흡을 한 후, 마스크를 벗고 자극에 대해 불평을 한다고 한다. 이러한 이유 때문에 정맥마취제로서 마취를 유도한 후, 이어서 데스플루란으로 마취를 유지한다.

세보플루란을 제외하고 이 계통의 약물은 모두 점액 분비를 자극한다. 침과 점액 분비의 증가는 중요하다. 왜냐하면 분비물은 가스가 폐포에서 혈액으로 이동하는 것을 방해할 수 있으며, 산소 공급에 영향을 줄 수 있기 때문이다. 또한 이들 약물은 기도 내부에 있으면서 분비물을 이동시키는 **미세섬모(microcilia)**를 억제한다. 이것은 분비물의 제거를 더욱 어렵게 한다. 세보플루란은 얼얼함이 없고 호흡 기도에 자극성이 없으며, 분비물 생산을 촉진하지 않기 때문에 흡입마취제로 마취 유도를 할 때 우선 선택되는 마취제이다. 또한 이 약물은 심장을 억제하지 않는다(아래 참조).

정맥마취제
Intravenous Anesthetics

벤조디아제핀 및 바르비튜레이트는 용량 의존적으로 호흡을 억제한다. 이들 약물은 호흡수와 일회 호흡량(tidal volume)을 감소시킨다. 벤조디아제핀(*Midazolam*)은 바르비튜레이트보다 호흡억제 정도가 비교적 약하다. 바르비튜레이트는 연수의 호흡중추를 현저하게 억제할 수 있다. 만성폐쇄성폐질환 환자는 억제에 더 민감해서 건강한 사람에서는 치료 용량으로 간주되는 용량에서도 영향을 받을 수 있다. 바르비튜레이트 및 벤조디아제핀 과다 투여에 의한 사망은 일반적으로 호흡억제에 따른 이차적인 결과이다. 이산화탄소 증가(고탄산혈증)와 산소감소(저산소증)에 대한 반사 반응이 억제된다. 이 효과는 수술 후 회복기 동안 지속되므로, 환자에서 호흡이 저해되지 않도록 주의해서 모니터링해야 한다. 바르비튜레이트는 후두반사를 억제하는 작용은 약하므로, 어떤 자극(분비물, 삽관)도 기침이나 후두경련을 일으킬 수 있다. 비만세포로부터 유리된 히스타민(histamine)은 기관지 경련을 일으킨다. 이들 약물은 기존의 기도저항(airway resistance)이 있는 환자에서는 신중하게 사용한다. 에토미데이트의 호흡에 대한 프로필은 바르비튜레이트와 같다.

프로포폴은 바르비튜레이트 마취제에 대해 설명한 바와 같이 호흡억제 약물이다. 이 약물은 저산소증 및 고탄산혈증에 대한 반응을 약화시키고 무호흡을 일으킬 수 있다. 다른 약물과 달리 이 약물은 히스타민 유리와는 관련이 없으며, 기침 및 경련과 관련된 반사를 억제한다. 이런 점은 이 약물이 천명, 기침, 기관지 경련을 비교적 적게 유발하며, 천식 환자에게 안전하게 사용할 수 있음을 의미한다.

케타민은 기관지 평활근을 확장하고, 근육의 긴장도와 호흡반사를 유지한다. 환자의 화학 수용체가 저산소증 또는 고탄산혈증에 적절하게 반응하기 때문에, 이 약물은 회복기 동안 유용하다. 케타민은 다른 마취제와는 달리 호흡억제를 일으키지 않으며, 진통이 필요할 때 아편계 약물(호흡억제 약물)의 대안으로 자주 선택된다. 케타민은 눈물과 침 분비를 증가시켜서 성문연축(laryngospasm)을 촉발할 수도 있지만 사용에 큰 문제가 되지는 않는다. 케타민은 기관지 경련이 있는 환자에서 마취 유도를 위해 우선적으로 선택되는 약물이다. 연구에 따르면 케타민을 인공호흡기에 의존하는 천식 환자에게 사용하는 경우, 호흡성 산증 및 기도 압력이 감소하는 것으로 나타났다.

심혈관계
Cardiovascular System

심근과 혈압은 전신마취제에 의해 억제될 수 있다. 그러나 억제 정도는 사용된 마취제에 따라서 다르다. 교감신경계 작용이 억제되기 때문에 혈압이 저하될 수 있지만, 미주신경 억제에 의해서 심박수가 증가될 수 있다. 때때로 수술에 의한 스트레스에 반응하여 부신수질에서 카테콜아민(catecholamine)이 분비된다. 이러한 혈중 카테콜아민은 마취제의 심근 억제 작용을 상쇄할 수 있다. 또는 일부 마취제는 심장이 카테콜아민에 대해 민감하게 되도록 하기 때문에 심실부정맥이 발생할 수 있다.

심혈관계 억제는 연수의 혈관운동 중추의 억제에 따라서 발생할 수 있다. 울혈성 심부전증(CHF)을 기저질환으로 지닌 환자는 이러한 영향에 더 취약하다. 고용량에서는 심근력) 혈관 긴장도가 제대로 유지되지 못하게 됨으로써 심혈관계 허탈이 초래될 수 있다.

흡입마취제
Inhalation Anesthetics

일반적으로 이 약물은 말초혈관 확장을 일으키며, 혈압을 저하시킨다. 혈압저하는 폐내 약물의 양(폐포농도)에 비례한다. 혈압을 낮추기 위해서 심장이 억제되거나(심박출량 감소) 또는 말초혈관의 근육조직이 이완된다(말초혈관 확장). 데스플루란, 세보플루란, 이소플루란은 말초혈관을 억제해서 혈압을 저하시킨다. 이들 약물에 의해서 심박출량의 감소는 일어나지 않는다. 사실상 이들 약물은 심박수를 일시적으로 증가시킬 수 있다. 이소플루란, 데스플루란은 교감신경계를 흥분시킴으로써 일과성 빈맥과 고혈압을 일으킬 수 있다. 이러한 점은 이미 저혈압 경향이 있는 환자에서 이들 마취제가 선택되도록 하는 긍정적인 요인일 수 있다. 엔플루란은 심장근육에 직접적인 효과를 나타낸다. 이 약물은 심근수축 및 심박출량을 억제하고 혈압을 낮춘다. 아산화질소는 휘발성 마취제보다 심근억제 작용이 약하며, 데스플루란과 세보플루란은 심장억제 작용이 거의 없다.

정맥마취제
Intravenous Anesthetics

케타민은 교감신경계를 흥분시켜서 심장박동, 혈압 및 심박출량을 증가시킨다. 또한 이 약물은 심근의 산소 소비량을 증가시킨다. 다른 마취제는 일반적으로 억제 효과를 나타낸다. 벤조디아제핀은 다른 마취제에 비해 심혈관계와 자율신경계에 영향을 거의 미치지 않는다. 메토헥시탈과 프로포폴은 혈압 저하를 일으키며, 이는 말초혈관 확장과 심근의 수축력 감소에 의한다. 혈압 저하는 용량과 관련이 되며, 약물을 한 번 대량 투여하거나 지속 주입할 때에도 나타난다. 혈압의 변화는 일반적으로 교감신경계를 통한 자동조절(압력수용기 반사)로 상쇄된다. 그러나 바르비튜레이트 및 프로포폴은 압력수용기 반사를 억제함으로써 저혈압을 일으킬 수 있다. 프로포폴은 혈관 평활근의 교감신경 억제, 저혈압에 대한 압수용체 반응과 심근 수축력을 저하시키기 때문에 바르비튜레이트보다 더 현저한 저혈압을 유발한다. 건강한 환자의 경우 이는 일반적으로 관리가 가능하며 심각한 후유증이 없다. 에토미데이트는 다른 프로필을 가지고 있다. 에토미데이트는 혈압이나 심박출량에 대한 억제 효과가 없으며 심박수를 약간 증가시킨다. 또한 심장의 산소 소비를 감소시키지만 관상동맥 관류에는 영향을 주지 않는다. 이는 심장이 열심히 일하지 않는다는 것을 의미한다. 이 약물은 심장 안정성 때문에 선호될 수 있으며 이러한 이유로 관상동맥 질환이나 심근병증 환자에게 선택할 수 있다. 정상적인 혈류역학을 유지하면서 두개내압을 급격히 감소시키는 독특한 특성으로 인해 에토미데이트는 유도제 중에서 단독으로 분류된다.

드로페리돌에는 사용에 관련된 특별한 경고(블랙박스)가 쓰여 있다. 이 약물이 심장에서 QT 간격을 연장함으로써 치명적인 부정맥을 일으킬 가능성이 있기 때문이다. 심전도에서 QT 간격은 심실의 전기적 탈분극과 재분극을 나타낸다. QT 간격이 증가됨으로써 비정상적인 리듬이 발생할 수 있다.

골격근
Skeletal Muscle

추체 시스템(pyramidal system) 및 척수반사의 억제에 의해 단계 III Plane 3 마취 중 골격근 이완이 나타난다. 특정 마취제는 신경근 기능을 억제하여 추가적인 골격근 이완을 유발한다. 이 과정에서 아세틸콜린이 골격근막 결합 수용체와 상호작용하는 것이 봉쇄된다.

흡입마취제
Inhalation Anesthetics

모든 휘발성 마취제는 용량 의존적으로 골격근을 이완시킨다. 단독으로 사용되었을 때, 흡입마취제는 근육 수용체 수준에서 작용하여 긴장도를 완화시킴으로써 근육의 절개 및 조작을 용이하게 한다. 이들 약물은 같이 투여된 탈분극성 및 비탈분극성 신경근 차단제의 신경근 차단 작용을 강화한다. 이것은 근육기능 및 근육의 협동작용(muscle coordination)의 회복을 지연시킬 수 있다. 수술 후(postoperative period)에 근력 약화가 지속되면 기도 폐쇄 및 흡인이 발생할 수 있으므로 보조 환기가 필요할 수도 있다. 아산화질소는 골격근을 이완시키지 않는다. 이 약물은 골격근의 긴장도를 증가시키는 것으로 알려져 있다.

정맥마취제
Intravenous Anesthetics

벤조디아제핀(benzodiazepine)는 척수의 구심성 경로를 억제하여 골격근 이완을 일으킨다. 이들 약물은 경직성 질환(spasticity disorder) 및 운동이상증(dyskinesia)에서 과도한 수축을 중단시키는 데 사용한다. GABA 수용체에서 작용하며, 작용 부위는 진정과 수면을 일으키는 것과는 다르다. 프로포폴은 신경근 차단제의 신경근 차단 작용을 강화시키지 않으며, 케타민은 골격근 긴장도를 증가시킨다.

간 및 콩팥
Hepatic and Renal Systems

흡입마취제
Inhalation Anesthetics

휘발성 마취제는 숨을 내쉴 대 몸에서 배출되지만, 대부분의 휘발성 마취제와 정맥마취제는 간의 마이크로솜 효소에서 어느 정도 대사된다. 휘발성 마취제는 일시적으로 콩팥 및 간의 혈류, 사구체 여과, 소변 배출량을 감소시킨다. 소변 배출이 일시적으로 억제되는 것 외에, 일반적으로 마취제의 사용과 콩팥 및 간의 기능에 관련해서 의미 있는 잔류 효과는 없다. 이들 약물은 콩팥 또는 간 질환 환자에게 사용한다.

휘발성 마취제와 관련해서 가장 큰 문제는 간염(hepatitis)이다. 다행히 자주 발생하지는 않지만 다음에 설명하는 바와 같이 상황에 따라서는 생명을 위협할 수 있다. 간 기능에 미치는 수술 후 잔류 효과는 2가지 유형이 있다. 유형 I은 경증 간염이며, 유형 II는 중증 간염이다. 유형 I은 환자의 10~20%에서 간아미노기 전이효소(liver transminases) 상승, 무기력, 발열, 오심이 자기 제한적(self-limiting)으로 나타난다. 이는 수술 중 간 혈류량이 변화되고, 간세포에 산소 공급이 줄어서 발생한다. 유형 II는 간 괴사가 발생하고 사망이 초래될 수 있는 생명이 위험한 상태이다. 유형 II는 면역계가 관여되어 있으며 환자가 이전에 특정한 휘발성 마취제에 노출되어서 항체가 생성됨으로써 발생한다. 세보플루란을 제외하고는 휘발성 마취제는 간에서 코르티솔트리플루오로아세테이트(trifluoroacetate, TFA)로 대사된다. 드문 경우에(3만 명당 1명) 간세포의 단백에 비가역적으로 결합한 TFA가 외래 물질로서 인식되어 이에 대한 항체가 만들어진다. 간염이 발병하기 쉬운 환자를 확인할 수 있는 진단검사 방법은 없다. 발생은 수술 시간이나 종류와 무관하며 40세 이상 여성에서 더 자주 발생한다. 발열, 발진, 황달은 약물에 노출된 후 2주까지 나타나지 않을 수 있다. 휘발성 마취제에 노출된 후 회복 과정에서 간 기능 장애가 있었는지의 여부를 확인하는 철저한 병력 조사만이 간염 발생의 가능성을 알 수 있는 유일한 방법이다. 휘발성 마취제를 이 약물에 대해 과민반응을 나타내는 환자에서 사용하는 것은 금기이다. 데스플루란과 세보플루란은 약물로 유발된 유형 II 간염과는 관련성이 거의 없다.

정맥마취제
Intravenous Anesthetics

이 약물의 대부분은 간에서 마이크로솜 효소계에 의해 어느 정도까지 대사된다. 약물의 제거와 그 효과는 간과 콩팥의 기능에 따라 다르다. 일반적으로 이러한 장기에 미치는 영향은 거의 없다. 바르비튜레이트는 마취작용 중에 사구체 여과율과 간 혈류를 감소시키지만 장기 기능은 수술이 끝나면 노출 전 상태로 회복된다.

LO 13.6

전신마취에 사용되는 보조 약물
ADJUNCT MEDICATIONS USED IN GENERAL ANESTHESIA

전신마취제의 비마취효과 관리
Management of Nonanesthetic Effects of General Anesthetics

[표 13.2]에서 제시된 바와 같이 마취제 이외에 다양한 약물이 수술 전후에 일상적으로 사용한다. [표 13.2]에서 제시된 보조 약물은 주된 용도에 따라 다른 장에서 설명된다. 예를 들면, 진정수면제는 8장에서 설명된다. 마취 전 약물과 마취 후 약물은 전신마취 유도를 돕고 마취제의 부작용

표 13.2

마취제와 함께 사용되는 보조 약물

약리학적 분류	투여	사용 이유
진통제(아편계 약물)	마취 전, 마취 후	통증을 완화하고, 진정 작용을 나타냄
항불안제(benzodiazepines)	마취 전	불안감소
항부정맥 약물	수술 중	부정맥 제어
항균제	수술 전	감염 예방
항콜린성 약물	수술 전, 수술 중	침 및 기관지 분비 감소, 서맥 예방
항구토제	수술 전, 수술 후	수술 후 오심 및 구토 차단
콜린성 약물	수술 후	소변 정체 완화
진정 수면제(단시간 작용 약물)	수술 전	불안 감소
골격근 이완제	처치를 시작할 때, 수술 중	기관내 삽관을 용이하게 함, 골격근 이완 유지
신경안정제	마취 전, 마취 후	진정, 오심 및 구토 제어

을 막거나 환자의 안전하고 편안한 회복을 위해 투여된다. 많은 사람은 수술을 생각하며 공포와 불안을 느낀다. 일반적으로, 가지고 있는 의학적 문제(질병)에 대해 강한 불안을 느끼며 수술 결과에 대해 우려하고 있다. 또한 어떤 사람은 질병에 따라서 심한 통증을 느낀다. 불안과 중추신경계 흥분은 원활한 마취 유도를 방해하는 경향이 있다. 따라서 아편계 진통제, 벤조디아제핀, 신경안정제(tranquilizer), 또는 진정 수면제 등 중추신경 계 억제 약물이 수술 전에 투여될 수 있다. 이러한 보조 약물은 종종 수술 전날 밤에 투여되며, 환자는 정신이 혼미해지고 수술 전에 시행되는 처치를 알아채지 못하게 된다. 외래 수술 또는 치과 수술에서는 금식, 장세척, 또는 약물 투여 중단 이외의 마취 전 프로토콜이 현장에서 시작될 수도 있다.

분비억제 약물 및 진경제

Antisecretory/Antispasmodic Drugs

항콜린성 약물은 일부 마취제에 의해 유발되는 침 및 기관지 분비의 증가를 방지하기 위해 사용될 수 있다. 기관지의 점액 분비물은 일반적으로 기도 내부에 붙어 있으면서 폐를 통한 산소와 마취제의 전달을 방해할 수 있다. 분비가 조절되지 않으면 저산소증이 발생할 수 있다.

진통제

Analgesic drugs

알펜타닐(*Alfenta*), 펜타닐(*Sublimze*), 서펜타닐(*Sufenta*), 레미펜타닐(*Ultiva*)은 모두 효력이 큰 아편계 진통제이다. 아편계 약물은 3가지 주요 내인성 아편계 수용체인 mu, kappa 또는 delta 수용체에 작용하여 모르핀과 유사한 약리 효과를 나타내는 진통제이다(14장 참조). 이 약물은 어떤 원인에서든 중등도에서 중증의 통증과 관련된 감각 정보의 전달을 억제할 수 있기 때문에 강력한 진통제로 간주된다. 이 약물은 척수에서 mu 아편계 수용체에 작용하여 통증의 전달을 억제한다.

이 약물은 감시마취 관리(monitored anesthetic care, MAC)를 위한 진통제이다. 아편계 약물은 MAC 중에 자주 사용한다. 왜냐하면, 이들 약물은 수술 중 처치 및 상황에 의한 통증을 차단하기 때문이다. 이 약물은 어떤 용량에서도 마취제로서 작용하지는 않는다. 미다졸람 및 프로포폴과는 달리 아편계 약물은 진정 효과가 나타나는 용량에서도 기억상실을 일으키지 않는다. 진정을 일으키는 용량에서는 일반적으로 중추신경계 및 호흡이 어느 정도 억제된다. 이런 점과 이들 약물이 오심과 구토를 일으키므로 아편계 진통제는 MAC에서 단독으로는 거의 사용되지 않는다. 정맥 또는 근육주사로 투여했을 때, 작용은 빨리 시작된다. 진통 지속 시간은 사용된 약물의 특성에 따른다. 지질에 더 잘 녹는 아편계 진통제(알펜타닐, 펜타닐, 서펜타닐, 레미펜타닐)는 재분포를 거치며, 지속 시간은 대략 1시간 이하이다. 추가적인 약물 투여 또는 주입은 조직을 포화시키므로, 부작용과 함께 회복기를 연장시킬 수 있다. 이 약물은 중추신경계 억제제이며, 다른 억제 약물과 상승 작용을 나타낸다. 이 약물의 가장 큰 부작용은 호흡억제이며, 수술 후에 지속될 경우 특히 그렇다.

과다 투여 또는 아편계 약믈에 비정상적인 감수성을 지닌 환자인 경우, 호흡수 저하(8회 미만/분) 및 물리적 자극에 반응하지 않고 동공 축소 시 수용체에 선택적으로 작용하는 길항제가 호흡억제를 역전시키는 데 사용한다. 날록손(*Narcan*)은 순수 아편계 수용체 길항제이며, 아편계 약물 과다 투여로 인한 호흡 억지, 진정 및 저혈압을 역전시키기 위해 사용한다. 이 약물은 수용체를 흥분시키지 않으며 아편계 약물의 어떠한 반응드 일으키지 않는다. 사실상 아편계 약물의 작용이 없을 때에는 날록손은 어떤 약리 반응도 나타내지 않는다. 이 약물은 아편계 약물에 의존하고 있는 환자에게는 신중하게 사용되어야 한다. 그 이유는 이 약물이 이런 환자에서 금단증상을 촉발시킬 수 있기 때문이다.

이러한 아편계 진통제는 바르비튜레이트, 아산화질소/산소의 프로토콜(protocol)과 함께 마취 유지에 사용되고 있다. 이들 약물은 전신마취를 유지하기 위해서 아산화질소/산소와 함께 지속 주입으로 사용될 수도 있다.

케토롤락(ketorolac)은 강력한 비경구용 비아편계 진통제(NSAIDs)이다. 이 약물은 국소마취 중에 프로포폴 진정에서 진통 보조 약물로 사용되고 있으며, MAC 동안 국소마취제의 단독 투여로는 효과를 얻기 어려운 수술 중 통증의 치료를 위해서 펜타닐 대체 약물로서 사용한다. 펜타닐과 비교해서 케토롤락의 결정적인 장점은 수술 중, 수술 후에 오심 및 구토가 없다는 것이다. 그러나 케토롤락은 사용하기 전에 고려해야 할 여러 가지 심각한 작용을 확인해야 한다. 이 약물은 소화성 궤양 및 위장 관계 출혈이 있거나, 혹은 이런 과거력이 있는 환자에게는 금기이다. 왜냐하면, 이 약물은 혈소판 기능을 저해하기 때문이다. 이 약물은 신부전의 위험이 있는 환자에게 사용할 수 없으며, 출혈 위험이 큰 수술에서 사용할 수 없다.

골격근 이완

Skeletal Muscle Relaxation

대부분의 전신마취제는 환자를 단계 III의 Plane 3 마취 상태에 이르게 하여 골격근을 이완시킨다. 그러나 복부 및 흉부 수술에서는 중추신경계 억제가 거의 없이 장시간에 걸쳐 골격근을 이완시키는 것이 필요할 수 있다. 이 목적을 위해 석시콜린(succinylcholine)과 같은 신경근 차단약물(마비약물)을 수술 중에 투여할 수 있다. 이들 약물은 시냅스 부위에서 아세틸콜린에 의한 신경전도를 방해함으로써 적절한 골격근 이완을 일으킨다. 신경근 차단제인 석시콜린은 여러 처치의 초기에 기관 내 삽관을 촉진하기 위해서 짧게 사용되는 "rapid sequence induction (RSI)"의 표준 약물이다. 석시콜린은 RSI를 위해 사용되는 유일한 탈분극 약물이다. 빠른 작용 발현, 매우 짧은 작용 지속 시간, 그리고 안전성 때문에 성인에서 RSI의 거의 모든 경우에 우선적으로 선택되는 신경근 차단약물이다.

항구토 약물

Antiemetic Drugs

수술 후 오심 및 구토(PONV)는 마취와 관련된 확실하게 원치 않은 증상이다. PONV는 고위험 환자군의 70~80%, 전체 환자의 최대 35%까지 발생하는 것으로 보고되고 있다. 많은 환자가 이전 시술 또는 수술에서 겪은 PONV에 대해 불평하며, 다시 경험하고 싶지 않은 수술 후 사건 상위 3가지 중 하나로 평가한다. PONV는 거의 항상 자기 제한적(self-limiting)이며 치명적이지는 않지만, 탈수, 전해질 불균형, 봉합사의 당김(tension) 및 **열개(dehiscence)**, 생명을 위협하는 기도손상을 유발할 수도 있다. 구토는 회복실에서 나오는 시간을 지연시키며, 외래 진료 센터의 경우에는 수술 당일 퇴원이 아닌 계획되지 않은 입원을 해야 하는 수도 있다. 이는 환자의 만족도, 편안함 및 시술 비용에 영향을 미친다.

수술 전후 기간(perioperative period)의 항구토제로서 우수한 효과를 나타내는 약물로는 드로페리돌, 온단세트론(*Zofran*), 돌라세트론(*Anzemet*), 그라니세트론(*Kytril*, *Granisol*), 아프레피난트(*Emend*), 덱사메타손(*Decadron*)이 있다. 이 약물은 뇌의 구토중추에서 특정 수용체를 길항한다.

드로페리돌

Droperidol

여러 해 동안 진정제인 드로페리돌이 마취 전 항구토제의 표준 약물이었다. 이 약물은 예방 및 치료에 단독으로 사용되는 항구토제로서 저용량에서 효과적이며, 세로토닌 길항제와 같은 수용체에 선택적으로 작용하는 최근에 개발된 약물들과 비교하였을 때 저렴하다. 드로페리돌은 마취 전 투약하는 것보다는 오히려 수술 끝 시기에 투여할 때, 최고의 항구토 효과가 관찰된다. 근육 주사 후 작용은 3~5분에 나타나며, 작용 지속 시간은 4~12시간이다.

비록 제네릭 제제를 계속 사용할 수는 있지만 치명적인 심부정맥의 잠재적인 연관성에 대한 주의 경고가 있어 드로페리돌의 사용이 감소되고 있다. 드로페리돌에 의한 치명적인 부정맥의 발생 빈도는 약물을 투여받은 환자 100만 명당 10명 미만으로 평가되고 있으므로, 생명에 위협적인 심부정맥의 발생 가능성과 드로페리돌 사이에 거리를 두려는 시도가 있었음이 언급될 필요가 있다. 주의사항이 약품 표시 사용 설명서(drug labeling instruction for use)에 남아 있지만, 드로페리돌은 아직까지 PONV의 일차 치료 선택 약물 중 하나로 간주된다. 드로페리돌은 심부정맥이나 심장 기능의 변화가 발생하기 쉬운 환자에서 우선적으로 선택되는 항구토제는 아니다. 부작용은 졸음, 진정 및 저혈압이 있다. 이 약물은 혈관 평활근 및 중추신경계에서 α-아드레날린성 수용체를 봉쇄하므로 **정좌불능증(akathesia)**과 드물게는 **추체외로증후군(extrapyramidal syndrome)**[**운동이상증(dyskinesias)**, **운동불능증(akinesia)**]이 발생한다. 정좌불능증 및 추체외로 증상은 도파민 효과에 관련이 있다.

세로토닌($5HT_3$) 길항제

Serotonin ($5\text{-}HT_3$) Antagonists

PONV의 일차 치료 약물인 세로토닌 길항제에는 온단세트론(*Zofran*), 돌라세트론(*Anzemet*), 그라니세트론(*Kytril*, *Granisol*)이 포함된다. 온단세트론의 작용 지속 시간은 약 12~14시간이며, 그라니세트론은 4~6시간이다(이 약물에 대한 추가 정보는 27장 구토 관리 참조).

뉴로키닌 길항제

Neurokinin (NK_1) Antagonists

항구토 약물 개발의 새로운 영역으로 물질 P (neurokinin, NK_1) 수용체의 억제가 있다. 아프레피탄트(*Emend*)는 PONV에 대해 승인된 최초의 뉴로키닌 수용체 길항제이다. 아프레피탄트는 구역질 및 구토가 시작되기 전에 투여되어야 한다. 이 약물은 오심과 구토의 치료가 아니라 예방을 위해 투여한다. 유도 후 3시간 이내에 1회 용량 40 mg을 경구로 투여한다.

프로포폴과 덱사메타손

Propofol and Dexamethasone

최근의 연구 결과는 프로포폴(*Diprivan*) 또는 덱사메타손(*Decadron*)이 PONV 예방에 효과적임을 보여주고 있다. 덱사메타손은 코르티코스테로이드이며, 마취요법 초기에 단독으로 사용되었을 때 적어도 드로페리돌 및 세로토닌 길항제만큼 효과적이다. 이 약물은 마취 2시간 이내에 8 mg을 경구 투여하고, 72시간까지 PONV를 예방한다.

PONV에 대한 복합적 치료
Multimodal Treatment for PONV

도파민(D_2) 수용체길항제(promethazine, prochlorperazine), 항히스타민제(diphenhydramine, dimenhydrinate) 및 항콜린성 약물(scopolamine, atropine)은 저렴한 항구토 약물이며, 단독으로 사용되거나 또는 일차 약물과 함께 사용한다. 아쉽게도 이들 약물 모두는 단독으로 사용될 때 세로토닌 길항제를 통해 얻을 수 있는 정도의 효과를 가져오지 않는다. 구강 건조, 착란, 변비, 초조 등 바람직하지 않은 항콜린성 부작용이 종종 동반된다.

오늘날 사용되는 PONV에 대한 복합적 치료 요법의 개념은 덱사메타손과 세로토닌 길항제처럼 병용 요법(다른 작용 기전을 갖는 항구토 약물)에 의존하고 있다. 완전한 정맥마취의 선택, PONV를 일으키는 것으로 알려진 약물[opioids, 흡입마취제, 아산화질소(nitrous oxide), 근육이완제의 작용을 역전시키는 약물들] 피하는 것, 또는 전신마취 대신 통증 제어를 위해서 부위 마취(regional anesthesia)를 사용하는 것이 모든 치료에서 고려되고 있다.

LO 13.7

전신마취제 사용과 관련해서 특별히 고려해야 할 사항
SPECIAL CONSIDERATIONS WITH GENERAL ANESTHETIC USE

환자 모니터링
Monitoring Patients

알레르기 반응
Allergic Reactions

많은 환자가 본인이 지니고 있을 가능성이 있는 알레르기나 과민증에 대해 알지 못한다. 특히 환자가 이전에 수술이나 마취 전 투약을 받지 않은 경우, 이러한 것을 모르고 있을 가능성이 높다. 따라서 전신마취 전후에, 약물 이상 반응에 대해 환자를 신중하게 관찰해야 한다. 전신마취제의 과민반응(anaphylactoid)은 매우 드물다. 환자가 히스타민 유리(바르비튜레이트, 에토미데이트)에 의해 가려움이나 발적을 경험하는 것이 더 일반적이다. 이것은 알레르기 반응이 아니다.

블랙박스 경고
Black Box Warning

이 장에서 다루는 4가지 약물(메토헥시탈, 미다졸람, 드로페리돌, 프로포폴)은 그 사용에 대해서 블랙박스 경고라고 하는 특별한 주의 지침이 있다. 메토헥시탈과 미다졸람에 대해서는 호흡 및 심장 기능 저하를 유발할 가능성이 있기 때문에 전자적으로 그리고 제3자 관찰(주치의나 외과의가 아님)에 의해 환자를 완전히 모니터링해야 한다는 권장 사항이 있다. 환자의 징후를 모니터링에 세심한 주의를 기울이는 것이 모든 마취제를 사용하는 치료의 표준이 되어야 한다.

활력 징후
Vital Signs

활력 징후는 마취 전, 마취 중, 마취 후에 자주 모니터링해야 한다. 수술 후 회복 기간 동안, 환자의 기도가 막히지 않게 유지되어야 한다. 환자에서 저산소증(피부변색), 후두경련, 또는 구토 증상을 확인하는 것이 중요한데, 이것은 폐에 체액의 흡인을 촉발할 수 있다. 환자의 자세는 분비물의 흡입 가능성이 최소화되도록 해야 한다. 저혈압 에피소드 치료를 위해서 정맥주사용 수액과 승압제를 사용 가능한 상태로 있어야 한다. 환자는 회복 기간 동안 심각한 저혈압 및 호흡 정지를 유발할 수 있는 중추신경계에 마취제가 재분포되지 않도록 모니터링하고 자세를 취해야 한다.

중추신경계 억제
CNS Depression

전신마취 후에 발생하는 문제의 대부분은 중추신경계에 대한 잔류억제(residual depression)의 결과이다. 환자는 "숙취(hung over)", 현기증, 또는 오심을 느끼며 정신적 혼란은 판단력의 저하와 조정장애(incoordination)로 이어질 수 있어 도움을 받아야 한다.

악성 고열
Malignant Hyperthermia

흡입마취제 및 수술보조제(골격근 이완제) 중 일부 약물은 특정한 사람에서 악성 고열(malignant hyperthermia)을 일으킨다. 정맥마취제는 악성 고열을 일으키지 않는다. 이 급성 독성은 감수성을 지닌 개체의 유전적 결함에 기인한다. 악성 고열은 급격한 체온상승, 산증, 전해질 불균형 및 쇼크와 관련된다. **고열이 발생하는** 기전은 감수성을 지닌 개체에서 마취제에 의한 칼슘 과민반응의 상승 작용과 관련 있다고 생각되고 있다. 비정상적으로 과도한 생화학 반응이 빠르게 진행되므로 사망의 위험을 줄이기 위해서 즉시 치료가 시작되어야 한다. 단트롤렌(dantrolene)은 악성 고열의 후유증뿐만 아니라 위기를 관리하기 위해 우선적으로 선택되는 약물이다. 단트롤렌은 근육섬유내 칼슘 이온의 유리를 방해하여 골격근 섬유의 수축을 억제하기 때문에 말초조직의 골격근에 직접 작용하는 이완제로 간주된다. 고열의 치료에는 얼음팩으로 체온을 저하시키고 항부정맥제로 부정맥을 조절하고 중탄산나트륨(sodium bicarbonate)으로 산증을 조절하는 것이 포함된다. 불행히도 악성고열의 사망률은 높다. 예방은 주로 수술 중에 어려움을 겪은 경우가 있었는지에 대해 가족력을 얻는 쪽으로 이루어진다.

약물 상호작용
Drug Interactions

드로페리돌은 사용에 관련된 특별한 경고(블랙박스)를 지닌다. 이는 이 약물이 심장에서 QT 간격을 연장하는 것으로 보고되고 있으며, 환자에서 치명적인 부정맥의 발생을 촉발할 가능성이 있기 때문이다. 프로포폴에 대한 특별 관리는 아래 프로포폴 부분에서 설명된 블랙박스 경고에 따른다. 진통제, 근이완제, 진정제와 같은 마취 후 약물은 전신마취제의 잔류 중추신경계 억제(residual CNS depression)를 강화하게 된다. 스트렙토마이신(streptomycin), 카나마이신(kanamycin), 에리트로마이신(erythromycin) 등의 항생제는 골격근 이완을 강화하여 근력 저하와 피로감을 일으킨다.

프로포폴 취급 방법
Propofol Handling Technique

프로포폴(propofol)에는 일회용 비경구 제품의 취급 및 폐기를 명시한 블랙박스 경고문이 포함되어 있다. 왜냐하면 매개체(대두유, 글리세롤 또는 정제된 계란 인지질)가 세균 증식에 영향을 줄 수 있어서 프로포폴을 다룰 때 엄격한 무균 기술이 필요하다. 발열, 감염, 생명을 위협하는 질병, 그리고 사망이 오염 및 환자의 접종에 의해서 발생하고 있다. 프로포폴이 미리 채워진 주사기(propofol prefilled syringe)와 일회용 바이알에 포함되어 있는, 메타중아황산나트륨(sodium metabisulfite) 또는 EDTA는 세균의 증식을 억제하지만 예방할 수는 없다. 메타중아황산나트륨은 민감한 사람 및 천식 환자에서 알레르기 반응을 일으킬 수 있다. 유탁액 층이 분리된 증거가 있는 경우 프로포폴을 사용해서는 안 된다. 마취 시술이 끝날 때나 장기간 시술, ICU에서 사용할 경우 6시간까지 사용하지 않은 프로포폴 또는 프로포폴 함유 용액은 폐기해야 한다.

프로포폴은 유제이므로 원발성 고지단백혈증, 당뇨병성 고지혈증, 췌장염 등 지질대사 장애가 있는 환자에게는 주의하여 사용하여야 한다. 이 약물을 장기간 투여한 경우 혈청 중성지방 수치가 상승할 수 있다. 고지혈증의 위험이 있는 환자에 대해서는 혈청 중성지방 또는 혈청 탁도의 증가를 모니터링해야 한다. 이 약물은 프로포폴이나 구성성분에 대해 과민증을 지닌 환자에게는 사용 금기이다.

용액의 배합 금기(비호환성)
Solution Incompatibilities

명칭에서 알 수 있듯이 주사용 마취제는 비경구 투여를 위해서 용액으로 준비되어야 한다. 종종 비경구 약물은 편리하고 효율적으로 약물을 취급하고 주사 횟수를 줄여 환자의 불편을 최소화하기 위해 조합하여 제공된다. 수술 중에 사용될 수 있는 다양한 약물을 고려할 때 약물을 병용하는 것이 왜 유용한지 이해할 수 있다. 약물 혼합은 기존의 정맥 라인에 용액을 첨가하거나, 또는 주사 전에 같은 주사기에

보건의료인을 위한 참고사항

외래 수술 환경에서, 환자는 회복기에 모니터링되어야 한다. 전신마취제의 억제 작용, 특히 잔류 정신 혼란 유발과 마취제에 의해 발생할 수 있는 부작용의 가능성 때문에, 환자에게 마취 후 "할 것"과 "하지 말 것"에 대해 경고해야 한다.

- 구두로 설명한 지시 사항에 대해 기억에 의존하지 않는다. 환자에게는 구두 설명 외에 다음과 같은 서면 설명서가 제공된다.
- 병원에서 귀가할 때 보호자를 동반해야 한다.
- 적어도 24시간 동안 복잡한 기계 장치를 다루지 않아야 한다. (다른 사람이 환자의 집까지 운전해야 한다).
- 검사 당일 중요한 의사 결정을 하지 말아야 하며, 법적 효력이 있는 문서에 서명하지 않는다.
- 주치의와 상의하지 않았거나, 주치의의 처방을 받지 않은 약물을 복용하지 않는다.
- 적어도 24시간 동안 술을 마시면 안 된다.
- 하루 동안 집에서 가만히 있으면서 쉬어야 한다.
- 하루 동안 어린아이를 돌봐줄 사람을 정해야 한다.
- 처음에는 유동식을 먹고, 천천히 가벼운 식사로 진행한다.
- 궁금한 점이 있을 경우는, 지정된 의료 전문가, 마취 간호사, 또는 수술 센터에 전화를 한다.

2개 이상의 약물을 혼합하여 이루어진다.

메토헥시탈은 일부 항생제, 항히스타민제 및 아편계 진통제와 혼합 금기로 보고되고 있다. 바르비튜레이트 마취제와 조합할 수 없는 약물의 예로는 클로르프로마진, 카나마이신, 리도카인, 프로마진, 스트렙토마이신, 테트라사이클린, 메틸도파, 프로클로르페라진이 있다.

바르비튜레이트를 함유하는 용액은 일반적으로 알칼리성(pH10 이상)이다. 일반적으로 이러한 알칼리성 용액은 바르비튜레이트가 침전되기 때문에 산성 용액과 혼합되지 않아야 한다. 이러한 혼합 금기인 산성 용액으로는 아트로핀, 스코폴라민, 석시콜린이 있다. 메토헥시탈은 실리콘 및 고무와 특이 작용을 나타내므로 주사기의 고무마개 및 실리콘으로 처리된 부위에 접촉해서는 안 된다.

LO 13.8

마취제의 바람직한 사용

PREFERRED USE OF ANESTHETICS

정맥마취제

Intravenous Anesthetics

외과적 수술이든 진단적 시술이든 대부분의 시술에서 환자를 진정시키거나 또는 다른 마취 유지 마취제로 원활하게 이행하기 위해서 정맥주사용 약물로 시작하는 것이 일반적이다.

프로포폴은 오늘날 가장 자주 사용되는 마취 유도 마취제이다. 이 약물은 수술실 및 외래 수술 센터에서 안심하고 사용한다. 이 약물은 **균형 마취(preferred anesthetic)**에 사용되고 마취 유지에 사용되는 약물 중 선호되는 마취제이다. 이 약물은 종종 진정수면제로서 바르비튜레이트를 대체한다. 프로포폴은 의식하 진정이 필요한 시술이나 중환자실에서 기계적 환기가 이루어지는 환자에게 지속적인 진정이 필요할 때, 우선적으로 선택되는 마취제이다. 이 약물의 특징으로 오심, 구토가 없으며, 조직에 축적되지 않고, 또는 신경근 차단제의 작용을 증강시키지 않아서 신뢰할 수 있고 합병증이 없으며 만족할 만한 회복기를 이룰 수 있다.

감시마취 관리(monitored anesthetic care)를 위해 가장 자주 사용되는 약으로는 미다졸람, 프로포폴, 케타민, 펜타닐, 알펜타닐, 리도카인이 있다. 시술의 유형에 따라서 다른 마취제가 추가될 수 있다.

휘발성 마취제

Volatile Anesthetics

휘발성 마취제는 수술실에서 마취 유지를 위해 사용한다. 이들 약물은 투여가 용이하고 골격근을 이완시키는 추가적인 이점이 있으며, 환자에게 산소를 공급하고 연수억제를 피하기 위해서 필요에 따라서 마취과 의사에 의해 제어될 수 있다. 자주 사용되는 흡입마취제로는 아산화질소, 엔플루란, 세보플루란, 이소플루란이 있다. 세보플루란은 호흡억제 효과가 작기 때문에 입원 및 외래 환자 시술에서 마취 유도 또는 유지에 우선적으로 선택되는 마취제이다.

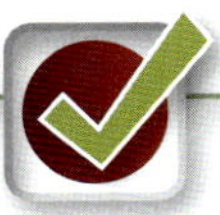

환자 안전과 교육

환자는 일반적으로 수술실 환경에서 이러한 약물에 노출된다. 이러한 절차의 경우 부작용을 최소화하기 위해 수술 중 및 수술 후에 환자를 면밀히 모니터링해야 한다. 진단 절차의 경우에도 환자는 즉각적인 위험이 없다는 것이 분명해질 때까지 관찰된다. 마취제 및 전처치 요법을 선택하기 전에 환자의 병력에 대한 정보가 부적절할 때 부작용이 발생할 가능성이 더 높다. 환자 병력은 어떤 약물이 가장 적합한지 확인하는 데 매우 중요하다. 환자 인터뷰는 마취제에 대한 부작용을 최소화하는 데 중요한 정보를 제공한다. www.anesthesiapatientsafety.com으로 이동하여 왼쪽 패널에서 "About Anesthesia"를 선택하라. 환자 병력 중 다룰 수 있는 훌륭한 샘플을 보려면 "마취 전 질문지"를 클릭하라.

알코올 섭취, 혈압약, 항생제, OTC 제품 사용을 철저히 검토해야 한다. 정맥마취제는 기침감기 제제의 알코올을 포함하여 CNS 억제제에 의해 강화된다.

미다졸람은 급성 협우각 녹내장 환자에게는 금기이지만 개방각 녹내장에는 사용할 수 있다. 마취제 및 마취 전 투약에 대한 과민증이나 수술 중 어려움을 겪었던 가족에 대한 정보는 특정 마취제에 대한 사용 금기의 증거를 제공할 수 있다. 이것은 악성 고열증에 대한 소인의 지표로서 유용하다.

임신 중 사용

미다졸람은 여러 연구에서 벤조디아제핀 약물(디아제팜, 클로르디아제폭사이드) 사용과 관련된 선천성 기형의 위험 증가되었기 때문에 식품의약국(FDA) 임신 범주 D이다. 임신 중에 이 약을 1회 이상 사용하는 경우 태아에 대한 잠재적 위험을 환자에게 알려야 한다. 다른 일반 마취제는 FDA 임신 범주 B 또는 C로 분류된다.

복습 문제 _Chapter Review

다중 선택 문제 _Multiple Choice

※ 다음 중 옳은 답을 고르시오.

1. 프로포폴이 마취 유도 및 유지에 선택되는 이유는? **(13.8)**
A. 모든 복용량에서 강력한 진통제이다.
B. 환자를 수술 마취 단계로 천천히 이동시킨다.
C. 작용 발현이 빠르고 오심, 구토가 없는 회복 기간을 갖는 완전마취제이다.
D. 마스크 전달을 피하기 위해 특수 기화기로 관리한다.
E. 약물 준비에 특별한 취급 기술이 필요하지 않는다.

2. 약물과 비마취 작용이 바르게 연결된 것은? **(13.5)**
A. 케타민(ketamine): 항구토제
B. 세보플루란(sevoflurane): 골격근 이완
C. 메토헥시탈(methohexital): 환각과 다채로운 꿈
D. 에토미데이트(etomidate): 간염
E. 세보플루란(sevoflurane): 점액 분비 자극

3. 다음 중 약물의 용도나 작용이 바르게 일치하는 것은? **(13.4)**
A. chlorpropamide: 유도마취
B. ondansetron: 유지마취
C. 드로페리돌(droperidol): 유지마취
D. 케타민(ketamine): 해리성마취
E. 미다졸람(midazolam): 흡입마취제

4. 다음 중 체내에서 에토미데이트와 미다졸람을 제거하는 주요 경로는? **(13.4)**
A. 간 대사 및 신장 배설
B. 폐를 통한 배설과 발한
C. 지방 조직의 축적 및 재분배
D. 타액 분비 및 담즙 생성 증가
E. 위장관 재흡수

5. 의식소실이 없는 마취의 종류는? **(13.1)**
A. 국소마취
B. 감시마취 관리
C. 전신마취
D. 균형마취
E. 유지마취

6. 다음 중 의식하 진정에 사용되는 것은? **(13.3)**
A. 미다졸람(Versed)
B. 에토미데이트(*Amidate*)
C. 이소플루란(*Forane*)
D. 플루마제닐(flumazenil)
E. 케토롤락(ketorolac)

제 14 장

아편유사진통제

Opioid analgesics

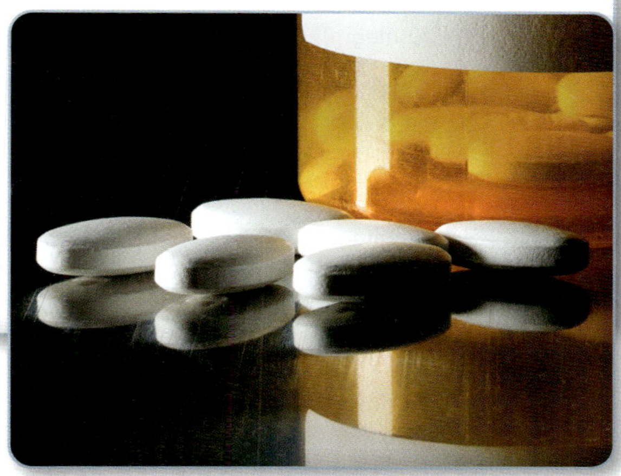

Shutterstock/Steve Heap

핵심 용어_Key Terms

거담제(expectorant): 호흡기계 점액분비물을 제거하는 약물

구토(emesis, vomiting): 토하는 것

길항제(antagonist): 수용체에 결합하지만 작용제가 효과를 나타내는 것을 막는 약물

내성(tolerance): 시간이 지남에 따라 약물 효과가 감소되는 것

내인성(endogenous): 신체 내에서 일어나는

말초신경(peripheral nerve): 중추신경계(뇌, 척수) 외에 있는 신경계로 조직이나 피부 근처에 있음

무뇨(anuria): 요 생성이 없는 상태

불쾌감(dysphoria): 불쾌한 느낌

비스테로이드소염제(nonsteroidal anti-inflammatory drugs, NSAIDs): 육체적 의존을 일으키지 않으면서 통증을 완화시키는 비아편계 진통제

비아편계 진통제(nonopioid analgesic): NSAIDs 및 COX-2 억제제와 같은 전에는 비마약성 진통제라고 불린 약물

신경병성 통증(neuropathic pain): 손상된 신경계나 신경세포에 의해 발생하는 통증

아편길항제(opioid antagonist): 아편수용체에 결합하여 아편진통제 또는 아편계 신경펩티드 작용을 길항하는 약물

아편유사제(opioid): 아편수용체에 작용하는 모든 화합물

아편유사진통제(opioid analgesics): 모르핀(Morphine) 또는 아편 관련 약물. 통증 완화에 사용됨

아편제(opiate): 아편과 유사한 약리작용을 나타내는 자연에서 유래한 약물

엔도르핀(endorphins): 아편수용체에 작용하여 진통을 일으키는 중추신경계에 있는 신경펩티드

연관통증(referred pain): 체내 장기에 병적 변화가 일어났을 때, 그 장기와 떨어져 있는 부위에서 느끼는 통증

연축제(spasmogenic): 간헐적으로 근육을 수축시키는(연축) 약물

핍뇨(oliguria): 요 생성량이 매우 줄어든 상태

신체적 의존성(physical dependence): 금단증상을 피하기 위해서 신체 내에 정상적으로 존재하지 않는 물질을 요구하는 상태

작용제(agonist): 수용체와 결합하여 작용을 일으키는 약물

점액질(phlegm): 호흡기계의 분비물로 점액이라고 함

중독(addiction): 유전적, 정신적 및 환경적 요인에 의해서 발생된 만성적인 신경계 질환으로 해롭다는 것을 알면서도 충동적으로 약물을 상습적으로 사용하는 것

진통(analgesia): 통증이 없는 상태

진통제(analgesics): 통증자극이나 통증감각을 억제하는 물질(합성 또는 천연물)

진해제(antitussive): 기침을 억제하는 약물

통각과민(hyperalgesia): 자극에 대한 비정상적인 통각 반응

통각수용기(nociceptor): 통각을 해석하기 위해서 뇌로 통각신호를 전달하는 특이한 말초신경세포

합성약(synthetic drug): 화학적 합성에 의해 생산되는 약물

항이뇨호르몬(antidiuretic hormone, ADH): 뇌하수체에서 분비되는 요 생성에 관계하는 호르몬. 체액을 보존하기 위하여 신장에서 물을 재흡수함

학습 목표_*Learning Outcomes*

이 장을 학습한 후 다음 사항을 할 수 있어야 한다.

14.1 통증 인지 경로와 특징을 설명할 수 있다.

14.2 아편계 진통제의 임상 응용을 설명할 수 있다.

14.3 아편계 진통제의 근원을 설명할 수 있다.

14.4 아편계 약물의 작용점과 기전을 설명할 수 있다.

14.5 비아편계 진통제의 중추신경계와 심혈관계에 대한 작용을 설명할 수 있다.

14.6 아편계 진통제의 약물 전달계를 포함하여 투여 경로를 설명할 수 있다.

14.7 아편계 진통제의 흔한 유해 작용과 금기증을 설명할 수 있다.

14.8 아편계 진통제의 육체적 의존성과 호흡기계 억제에 대한 치료를 설명할 수 있다.

14.9 아편계 약물의 진해 작용을 설명할 수 있다.

들어가며_*Introduction*

통증은 방어 신호로 기능한다. 통증은 임박한 위험이나 내과적 질환(충수염이나 암)을 경고한다. 통증은 정상적인 치유과정(염증)의 일부분일 수도 있다. 정상적인 기능을 위해 통증의 기간이나 정도를 완화할 필요가 있다. 이러한 경우에 의식소실을 일으키지 않고 통증만을 완화하는 진통제를 사용한다.

진통제에는 두 종류, 아편계 진통제와 비아편계 진통제가 있다. 아편계 진통제는 대체로 강한 진통제이고, 비아편계 진통제는 약한 진통제이다. 이러한 분류는 각 약물군에 의해서 완화되는 통증의 유형에 따른 것이다. 아편계 진통제는 모든 유형의 통증을 억제할 수 있으나, 주로 외상이나 심근경색, 말기질환 및 수술 후 통증 등의 중등도 및 심한 통증에 사용한다.

LO 14.1

통증 경로

PATHWAYS FOR PAIN RECOGNITION

통각수용 통증

Nociceptive Pain

통각의 신경구성요소는 신경세포, 신경말단, 척수 및 뇌이다. 통각은 적어도 2가지 요소, 즉 **말초신경(peripheral nerves)**을 흥분시키는 국소 자극과 중추신경계 내에서 통증을 인식하는 부분이다. 피부, 근육, 관절, 뼈 및 내장에 **통각수용기(nociceptor)**라고 하는 자유신경종말(free nerve ending)이 있다. 통각수용기는 조직손상이나 통각 자극에 반응한다. 손상이 없으면 통증자극도 없고 통각수용기도 반응하지 않는다. 통증이 발생하면 손상된 국소 조직에서 생화학적 변화가 일어난다. 대체로 여러 종류의 프로스타글란딘, 히스타민, 세로토닌 및 물질 P(substance P) 등의 신경전달물질이 유리되어 통각수용기를 작동시킨다. 물질 P는 뇌와 척수에 있는 특수 감각신경에서 유리되는 신경펩티드이다. 이것은 염증이나 통증과도 연관성이 있다. 물질 P는 말초수용기에서 중추신경계로 손상 조직의 정보를 전달한다. 통각수용기는 척수와 중추신경계로 가는 신호의 빈도를 증가시켜 통증의 강도를 뇌에 알린다.

[그림 14.1]처럼, 통각수용기 신호는 척수의 뒷뿔(dorsal horn)을 지나서 통증의 강도와 질을 해석하는 뇌의 영역으로 들어간다. 그 영역은 시상(thalamus)과 대뇌피질이다. 통각은 A-델타와 C-통각섬유를 통해서 척수에 도달하며, 상행경로(ascending pathway)를 따라 뇌로 전달된다. A-델타 신경섬유를 통한 통증은 예리하며, C-섬유를 경유하는 통증은 둔하다.

마비, 감염(대상포진 또는 HIV), 절단, 당뇨병에 의한 신경손상으로 발생하는 통증을 **신경병성 통증(neuropathic pain)**이라고 한다.

통증의 특징

Characteristics of Pain

통증 기간은 급성 또는 만성적이다. 급성 통증은 관찰 가능한 손상(예: 화상, 골절, 근육염좌 또는 두통)과 연관되어

그림 14.1 통증 경로와 진통제의 작용 부위

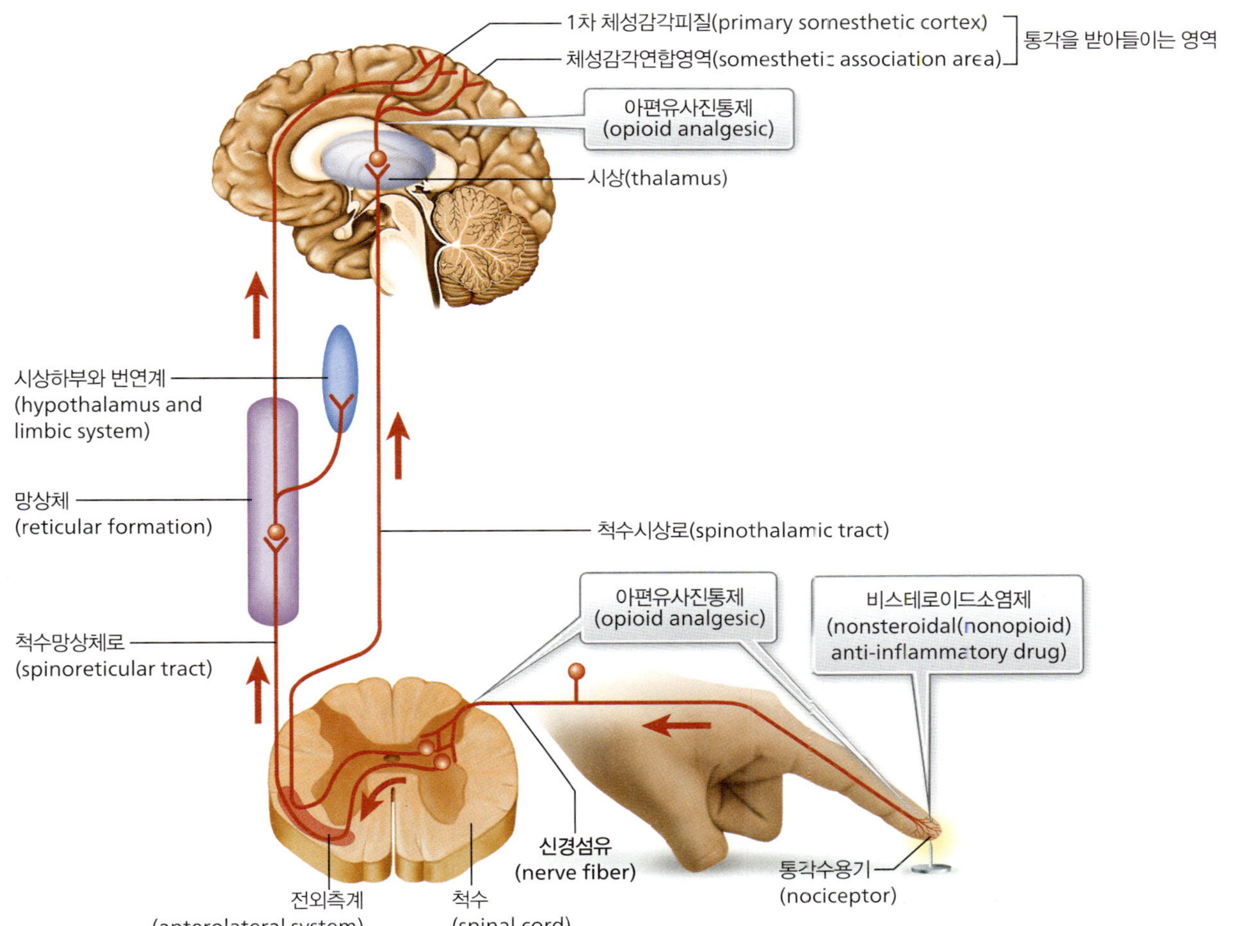

나타나며 손상이 나으면 사라진다. 만성 통증은 몇 주, 몇 달 또는 수년간 계속된다. 신경병성 통증은 간헐적이라 하더라도 만성적이다. 만일 상해가 낫지 않거나 통증이 적절하게 소실되지 않으면, 통각수용기가 '자극된 상태'로 남는다. 말초신경이 예민해진 상태에 여러 가지 신호가 중추신경계에 보내지면 환자는 정상적인 자극, 예를 들면 깃털이나 머리빗이 그 부위를 건드려도 통증을 호소하게 된다. 신경병성(neuropathic) 상태에서 척수신경세포에 민감화가 일어나면, **통각과민(hyperalgesia)**, 통증지속 및 상해가 없는 부위에도 통증이 발생되는 **연관통증(referred pain)**을 일으킨다.

통증 관리

Types of Pain Management

통증완화(analgesia, 진통)는 통증의 유형에 관계없이 치료 목표이다. 통증 관리에 대한 치료 원칙은 가능한 한 빨리 만족스러운 진통을 위해 치료 범위와 약물의 종류를 정하는 것이다. 통증을 잘 관리하지 않으면 치료가 지체된다. 만성 통증은 정신적, 정서적 변화를 일으키며 환자는 지치고 신경질적이 되고 불면증과 심박수 증가나 혈압상승 같은 현저한 스트레스 반응, 우울증, 감염에 대한 저항력 감소 및 통증에 대한 민감성이 증가한다. 통증이 완전하게 해소되지 않으면 정신적으로 중추신경계 자극에 의한 통증반응이 강화된다.

통증의 유형과 기간에 따라 통증 조절 방법과 진통제가 결정된다. **진통제**는 2종류, **아편유사진통제**와 **비아편진통제**가 있다. 비아편진통제는 상해 부위에 사용하며 진통작용이 미약하다[그림 14.1]. 비아편진통제에는 아스피린(aspirin), **NSAIDs,** 아세트아미노펜(acetaminophen) 및 COX-2 억제제 등이 있다. 비아편진통제는 15장에서 다룬다. 아편유사진통제는 대체로 진통 작용이 강하다.

이 장에서 **아편유사진통제**의 진통 작용 기전을 설명하는 데 사용하는 용어가 다소 생소할 것이다. 아편유사진통제는 식물 성분에서 유래하였으며 5000년 이상 약으로 사용되어 왔다.

LO 14.2

임상 적응증

CLINICAL INDICATIONS

진통, 진정 및 기침과 설사억제

Analgesia, Sedation, and Cough and Diarrhea Suppression

아편유사진통제는 시술에 의한 통증(골수생검), 외상(화상, 자동차 사고), 암 또는 내장통(췌장염, 충수염)에 의한 통증에 1차적으로 사용한다. 아편유사진통제는 거의 모든 유형의 통증, 중등도에서 중증의 급성 및 만성 통증에 효과가 있다. 즉, 심근경색, 외상 후 상해 및 암성 통증이 해당된다. 때로는 만성통증의 근원이 확실하지 않은 경우가 있다. 아편유사진통제는 치통(경구 진통, NSAIDs는 출혈의 위험이 있음)을 비롯하여 수술 후 급성 통증 관리에 우선적으로 사용된다.

아편유사진통제 대부분이 급성 및 만성 통증완화에 사용된다. 펜타닐(*Sublimaze, Duragesic*), 알펜타닐(*Alfenta*) 및 서펜타닐(*Sufenta*) 등 몇 가지 약물은 환자의 불안감을 줄이기 위해서 수술 전 진정제로 사용된다. 수술을 앞둔 환자의 걱정을 덜어주어 마취를 두려워하지 않도록 한다. 결과적으로 아편유사진통제를 마취 전 처치약물로 사용하면 마취약물의 사용량을 줄이고 마취유도를 쉽게 할 수 있다.

코데인(codeine), 히드로코돈(hydrocodone) 및 덱스트로메토르판(dextromethorphan)은 진해제로 널리 사용되며, 디페녹센(difenoxen)/아트로핀(*Metofen*)과 로페라미드(*Imodium*)은 지사제로 사용된다. 진해제로 사용하는 아편유사제는 이 장의 마지막 부분에 설명되어 있다.

LO 14.3

아편유사진통제

OPIOID ANALGESICS

아편유사제의 근원

Source of Opioids

아편과 동일한 약리작용이 있는 **아편(opiates)**에서 추출된 약물이나 합성제제를 최근까지 마약성 진통제(narcotic analgesic)라고 불렀다. 아직도 이 약물을 법률학적으로는 마약성 진통제라고 하지만, 의학 분야와 연구 분야에서는 **아편유사진통제(opioid analgesics)**라고 한다. 자연에서 유래한 아편제(아편의 유도체)는 모르핀과 코데인이다. 모르핀은 양귀비 식물에서 추출한 화학물질(alkaloid)이다. 히드로코돈, 히드로모르폰, 옥시코돈 및 옥시모르폰은 천연아편제에서 유래된 약물이다. 펜타닐은 새로운 합성 아편제이다. 현재 *아편유사제(opioid)*라는 용어는 천연이든지 합성이든지 아편 수용체에 작용하는 모든 약물을 의미한다. 아편유사진통제의 원형 약물은 모르핀이다. 수 세기 동안 사용되었기 때문에 임상작용과 용량-반응 관계가 잘 정립되어 있다. 아편유사진통제는 진통 효과, 작용 발현 시점, 유해 작용의 빈도 등이 다양하다. 아편유사진통제의 강도를 모르핀과 비교하였다[표 14.1].

표 14.1

아편유사진통제: 진통 작용의 강도와 기타 작용의 비교

약물	남용성	진통작용	진해작용**	메스꺼움과 구토**	호흡억제**
Alfentanil	*	morphine과 동일	*	*	*
Codeine	저	morphine보다 약함	3	1	1
Heroin	매우 높음	morphine보다 강함	?	1	2
Hydrocodone	저	morphine보다 약함	3	?	1
Hydromorphone	고	morphine보다 강함	3	1	2
Levorphanol	고	morphine과 동일	2	1	2
Meperidine	고	morphine과 동일	1	2	2
Methadone	저	morphine과 동일	2	1	2
Morphine	고	우수	3	2	2
Oxycodone	고	morphine과 동일	3	2	2
Oxymorphone	매우 높음	morphine보다 강함	1	3	3
Pentazocine	중	morphine보다 약함	*	2	2
Sufentanil	*	morphine보다 강함	*	*	*

** 비교 안 됨. ** 3 = 상, 2 = 중, 1 = 하*

중추에 작용하는 진통제

Centrally Acting Analgesics

진통 작용의 기전은 다음 단락에서 설명한다. 이 계통의 약물은 모든 용량에서 중추신경계에 작용한다. 진통 작용과 다양한 정도의 호흡억제, 오심, 구토 및 중독의 가능성(육체적 의존성)이 있다. 19세기 후반에 모르핀보다는 중독성을 약하게 하려고 모르핀을 이용하여 화학적으로 헤로인을 제조하였으나 불행하게도 헤로인은 모르핀보다도 3배 더 효력이 강하고 중독이 더 빨리 생긴다. [표 14.1]에 흔히 사용하는 아편유사진통제를 비교하였다. 모르핀보다 진통 작용이 강한 약물(헤로인, 히드로모르폰, 옥시모르폰 및 서펜타닐)은 중독성도 높다. 레보르파놀(levorphanol)과 메페리딘은 진통작용이 모르핀과 비슷하나 중독성은 높다. 코데인은 진통 작용과 중독성이 약해서 진해제(기침 억제)로 널리 사용된다. 메페리딘(methadone)은 중독성이 낮은 진통제이며, 금단 증상 치료에 사용된다.

내성, 육체적 의존성, 미국의 관리대상의약품법

Tolerance, Physical Dependence, and Controlled Substances Schedule

아편유사제 사용 시 내성과 육체적 의존성을 염두에 두어야 한다. **내성**(**tolerance**, 약물 효과에 대한 반응 감소)은 모든 아편유사제에서 나타난다. 내성이 약물의 유해 작용(진정작용)에 생기면 치료면에서 유익할 수 있다. 그러나 내성이 생겨 중추신경계 효과(도취감, 진통작용)를 얻기 위해서 더 많은 양의 약물을 필요로 하게 되면 치료적 이득이 없다. 약물 남용자이거나 중독된 사람은 도취 상태에 도달하기 위해서 더 많은 약물이 필요하고 행동 강화가 나타난다. 모든 강한 아편유사제는 장기 사용하면 **육체적 의존성(physical dependence)**을 일으킨다.

이 계통의 약물은 약물을 복용하는 습관적인 행동 양상인 약물 남용을 일으킨다. 남용의 가능성이 있기 때문에, 미연방 차원에서 아편유사진통제를 규제한다. 이 약물은 미국마약 단속국(Drug Enforcement Agency, DEA)에 등록하여 자격을 얻은 의사만 처방할 수 있으며, 약물의 기록과 보관에 관하여 엄격하게 규제한다. 헤로인은 약물남용성이 높은 schedule I (CI)에 속하며, 미국에서는 의료용으로 사용되지 않는다. 즉, 미국에서는 합법적으로 처방되지 않는다. 진통제 또는 마취보조제로 사용되는 아편유사제는 남용성이 높기 때문에 schedule II (CII)이다. Schedule II 약물을 재처방을 하려면 반드시 서면으로 다시 처방전을 작성해야 한다.

남용성이 적은 코데인 같은 약물은 제품에 함유된 코데인 양에 따라 Schedule III과 V에 해당한다. 지사제로 사용되는 아편유사제는 남용성이 적기 때문에 Schedule V에 속한다. 코데인, 덱스트로메토르판 및 히드로코돈은 기침억제를 위해서 단독 또는 복합제제로 승인되었다. 덱스트로메토르판은 처방전 없이 팔리는 일반의약품(over the counter)이지만 히드로코돈은 Schedule III이다. 덱스트로메토르판은 미성년자에 의해서 오용되거나 남용되므로 감시가 상당하다. 18세 미만에게는 판매나 접근을 제한하고 있다. [표 14.2]에서 진통에 사용되는 약물의 성인 용량과 schedule (CI에서 CV)을 분류하였다. 기침이나 감기 증상 치료에 사용되는 복합제제내 코데인 함량을 [표 14.4] 진해제 부분에 기재하였다.

LO 14.4

아편유사진통제의 작용 부위와 기전

SITES AND MECHANISM OF OPIOID ACTION

내인성 진통 관련 펩티드와 아편 수용체

Endogenous Anlgetic Peptides and Opioid Receptors

상해를 입었을 경우나 지속적인 만성통증 반응에 중추신경계가 관여하며, 통증 인식 과정을 통해 통증에 대한 반응이 증폭된다. 통증 인식은 불안, 걱정(중추신경계 자극)을 일으키고, 통증에 대한 반응을 고조시킨다. 아편유사진통제는 선택적으로 중추신경계에 작용하므로 중추성 진통제라고도 한다.

척수와 뇌에 여러 가지 아편 수용체가 알려져 있다. 모르핀은 50년 전부터 세포막과 결합된 수용체에 작용하는 것으로 여겨졌다. 그러나, 1970년대에 내인성 펩티드가 발견되므로서 비로소 인체내 아편 수용체를 알게 되었다. 이 펩티드가 엔도르핀(endorphin), 엔케팔린(enkephalin), 다이놀핀(dynorphin)과 최근에 발견된 *nociceptin*과 nocistatin이다. **엔도르핀**이라는 단어는 *endogenous*와 모르핀에서 유래하였다. 이 펩티드는 유해한 자극에서 피하도록 통증완화를 위해 유리되므로 생존에 중요한 것으로 생각된다. 엔도르핀은 정맥용 모르핀보다 4배 강력하다. 그러나 결국, 펩티드가 대사되어 수치가 낮아지면 통각신호가 되살아나므로 환자는 지속적인 통증 소실을 위해서는 도움을 찾게 된다.

임상적으로 중요한 아편 수용체는 mu, kappa 및 델타 수용체이다. 이 수용체는 G-단백 수용체이다. Mu 수용체는 2종류가 있다. 척수외쪽에 있는 Mu-1은 통각을 해석한다. 뇌전역에 존재하는 Mu-2 수용체는 호흡억제, 진통, 도취감 및 육체적 의존성과 관련이 있다. 내인성 아편펩티드도 여러 종류의 수용체와 결합하기도 하지만, 각 아편수용체에 대한 선호도가 다르다. 엔도르핀은 뇌하수체와 시상하부에서 생성되며 mu 수용체에 선택적이다. 중추신경계 전체 및 말초신경말단에서 생성되는 엔케팔린은 델타 수용체에 작용한다. 반면, 다이놀핀은 통각신경말단에 있는 kappa 수용체에 작용한다. 뇌내에서 mu, kappa 및 델타 수용체에 복합적으로 작용함으로써 통증 인식과 반응을 조절한다.

아편 수용체 작용제

Opioid Receptor Agonists

모르핀과 기타 아편유사진통제는 아편수용체에 결합하며 내인성 진통펩티드(endogenous analgesic peptides)와 유사한 작용을 나타낸다. 아편유사진통제의 치료 효과는 mu와 kappa 수용체에 의해 나타난다. 이 약물은 물질 P와 같은 신경전달물질을 억제하고 척수에 도달한 통각수용기(nociceptor)를 억제하며 신경흥분을 감소시키고 통각인지를 변화시킨다(그림 14.2). 아편유사진통제의 작용기전은 수용체 외에도 여러 가지 작용에 의해서 통증을 감소시킨다. 아편유사제가 G-단백과 결합하면, 시냅스전 신경세포의 칼슘통로가 닫힌다. Ca^{2+} 세포 안으로 들어가지 못하면 아세틸콜린, 물질 P, 카테콜아민 및 글루타메이트 등의 신경전달물질 유리가 억제된다. 글루타메이트는 통증신호를 전달하는 흥분성 신경전달물질이다. 글루타메이트 유리가 억제되면 통증전달이 억제된다. 아편유사제가 시냅스접합 후 mu 수용체와 결합하면 Ca^{2+} 채널이 열린다. 세포 외부로 Ca^{2+}이 이동하여 과분극 상태가 되면 뇌로 전달되는 통증신호가 중단된다. 아편유사제는 중추신경계의 여러 부위에서 작용한다.

모든 효현제는 통증을 완화시킨다. 전통적인 대부분의 아편유사제(모르핀, 옥시모르폰, 옥시코돈, 메타돈, 펜타닐)는 순수한 mu 작용제이다. 여러 가지 수용체에 작용하는 아편유사제도 있다.

기타 아편유사제(날부핀, 부토르파놀)는 kappa 수용체를 흥분시키고 mu 수용체를 부분적으로 차단하는 부분

표 14.2

아편유사진통제의 상용량

약물(상품명)	Schedule	성인 진통 용량	근육주사 시 작용 발현 시간(분)	진통 작용 시간(시간)
Opiates				
Codeine	II	15~60 mg PO, SC, IM, IV*	15~30	4~6
Heroin	I	미국에서는 의료용으로 안 씀		
Hydrocodone (*Zohydro ER, Hysingla ER*)	II	10 mg PO	—	12
Hydromorphone (*Dilaudid*) Hydromorphone ER (*Exalgo*)	II II	2 mg PO, 1~2 mg SC, IM, IV* 8~64 mg PO QD	15~30 —	4~5 24
Morphine Morphine (*Astromorph, Avinza ER, Kadian*)	II II	5~20 mg IM, SC** 처음에는 30 mg PO	15~20 —	3~7 12~24
Opium tincture	II	0~6 ml QID	—	—
Oxycodone (*Roxicodone*)	II	5~15 mg PO*	15~30	4~6
Oxymorphone (*OPANA*)	II	1~1.5 mg IM, SC*; 0.5 mg IV 10~20 mg PO	5~10 —	3~6 4~6
Opioids				
Alfentanil (*Alfenta*)	II	8~75 mcg /Kg IV	—	30~60
Buprenorphine (*Buprenex*)*** (*Suboxone SL film*)***	III	0.3 mg(1 ml) 근육주사 또는 천천히 정맥주사 12~16 mg 경구 유지용량	— —	— 4~8
Butorphanol***	III	0.5~2 mg IM**, IV	10	3~4
Butorphanol nasal spray	IV	1 mg(한쪽 코에 1번 분무); 90분 내에 필요하다면 반복	—	3
Fentanyl (*Sublimaze*)	II	0.05~0.1 mg/kg IM	5~15	1~2
Fentanyl transdermal (Duragesia)	II	개별적		
Fentanyl transmucosal (*Actiq, Fentora*)	II	200~1800 mcg 입에서 녹여 먹는 마름모꼴 캔디; 볼정 200~800 mcg 또는 필름 200~1200 mcg	—	1.5
Levorphanol	II	2~3 mg PO, SC	30~90	6~8
Meperidine (*Demerol*)	II	50~150 mg PO, SC, IM**	10~15	2~4
Methadone (*Dolophine, Methadone*)	II	2.5~10 mg PO, IM, SC**	10~15	4~6
Nalbuphine***	***	10 mg/70 kg SC, IM, IV*	15	3~6
Oxycodone (*Oxycontin*) Oxycodone (*Oxecta*)	II	10~30 mg PO* 속효성 정제 5~15 mg*	— —	— 4~6
Pentazocine (*Talwin*)***	IV	50~100 mg PO; 30 mg IM, SC**	20	3
Remifentanil (*Ultiva*)	II	지속해서 주입		
Sufentanil (*Sufenta*)	II	8~30 mcg/kg IV	—	1.5
Tramadol (*Ultram, Ultram ER*)		50~100 mgPO*	15~30	2~4

**6시간마다. **3~4시간마다. ***부분작용제. 날부핀은 규제 대상이 아님.*

그림 14.2 진통작용과 관련 있는 아편수용체의 부위

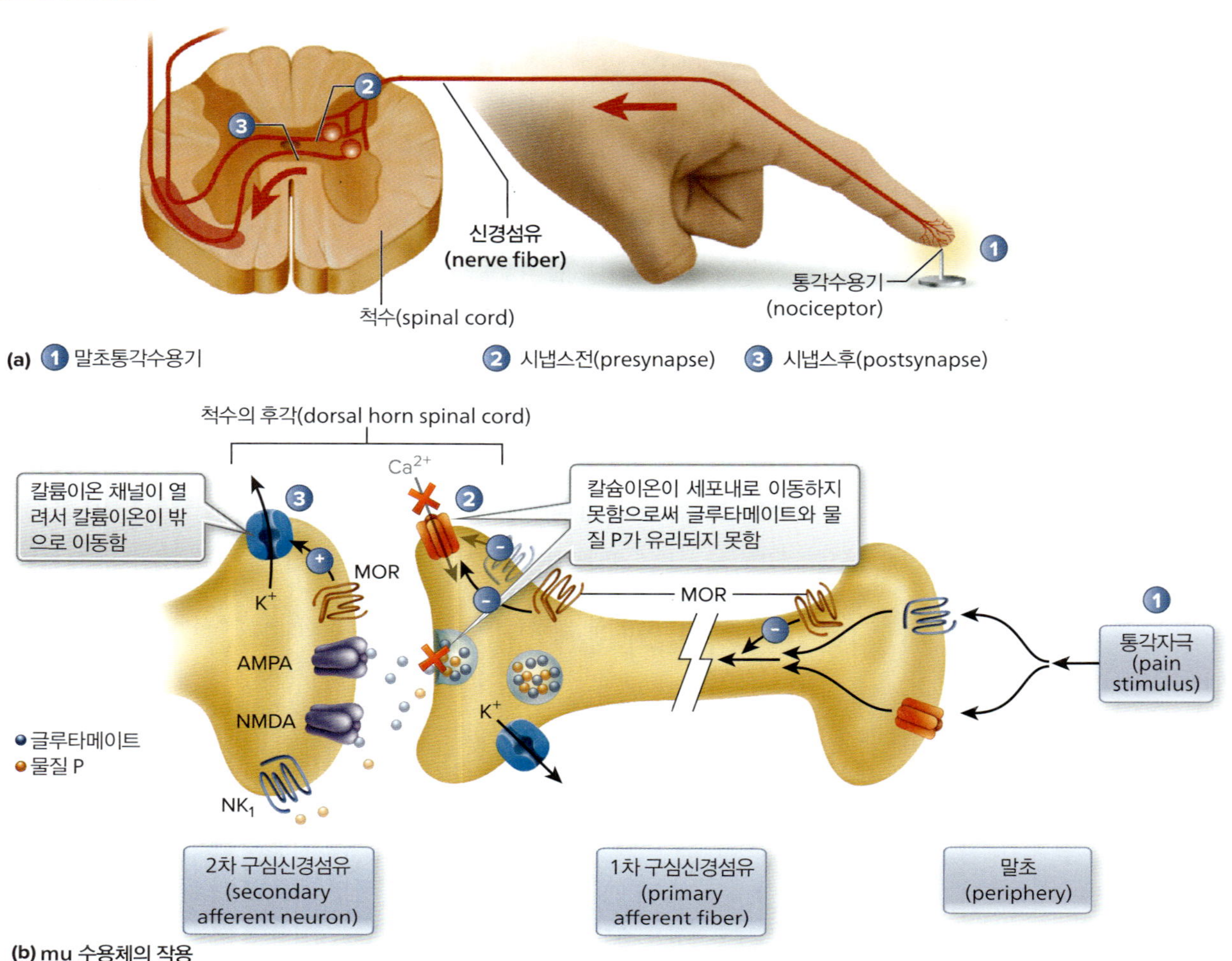

(a) 아편수용체의 작용부위. (b) 말초의 mu 수용체(MOR) ① 시냅스전 ② 시냅스후, 세포내로 칼슘유입을 감소시킴으로써 통각신호를 억제하는 후각(뒷뿔, dorsal horn)의 신경 ③ 척수신경세포. mu 수용체는 칼륨 채널을 열어서 과분극을 일으킴으로써 더는 통각 신호에 신경세포가 반응하지 않게 된다.

작용제이다. 부프레노르핀(*Suboxone*은 부프레노르핀과 날록손 복합제)은 아편중독치료에 사용하는 부분작용제이다. [표 14.2]에 기타 부분작용제들이 있다.

아편수용체 길항제

Opioid Receptor Antagonists

날록손과 메틸날록손은 순수한 **길항제(antagonists)**로서 아편 작용을 나타내지 않는다. 날록손은 아편에 의한 호흡억제를 회복시키는 구명 약이다(아편길항제와 호흡억제 부분 참조).

LO 14.5

아편유사제의 진통효과 이외의 작용

NONANALGESIC OPIOID EFFECTS

아편수용체의 분포

Distribution of Opioid Receptors

내인성 펩티드처럼 아편유사진통제는 여러 부위에서 작용을 나타낸다. 아편수용체는 위장관 및 비뇨기계 등 중추신경계 외에도 있다. 내인성 펩티드는 통증인지를 조절함과 더불어 정서, 심혈관계, 호흡기계 및 내분비계를 조절한다. 아편유사진통제는 진정(mu, kappa), 도취감(mu), 불쾌감(kappa), 변비(mu), 요정체(mu), 축동(mu, kappa) 및 호흡 억제(mu) 등의 유해 작용을 나타낸다.

심혈관계에 대한 작용

Effects on Cardiovascular System

아편유사제는 치료 용량에서는 심장기능을 억제하지 않는다. 심장을 억제하지 않으면서 심근경색에서 동반되는 통증을 완화한다. 비록 심장근육이 영향을 받지 않지만, mu 수용체에 의해서 서맥이 일어날 수 있다. 히스타민이 유리되고 연수의 혈관운동중추가 억제되어 저혈압이 올 수도 있다. 앉았다가 일어설 때(기립 저혈압) 흔히 나타난다.

중추신경계에 대한 작용

Effects on CNS

정서

Mood

아편유사진통제는 중추신경계 활동을 증가하거나 억제한다. 예를 들어, 아편유사진통제는 치료 용량에서는 의식이 소실되지 않지만, 정신 활동을 변화시킬 수 있다. 특히 정서 변화를 일으키고, 정신적 각성을 저하시킨다. 어떤 사람은 이상행복감(euphoria)이라는 기분 좋은 상태를 경험한다. 이는 뇌의 어떤 부위에 있는 mu 수용체 활성에 의하여 아편계와 내인성 아편 펩티드가 GABA(뇌의 주요 억제성 신경전달물질)의 유리를 억제하기 때문이다. GABA가 없으면 도파민성 신경이 더욱 강하게 작용한다. 도파민의 과분비는 더욱 도취감을 조장한다. 사람들은 이러한 기분 좋은 경험 때문에 약물을 계속 찾는다. 어떤 사람에게는 **불쾌감(dysphoria)**이 나타나서 불안과 공포반응을 유발하기도 한다. 이런 사람들은 남용할 가능성이 적다.

오심과 구토

Nausea and Vomiting

소량에서 아편유사진통제는 메스꺼움과 구토를 일으킨다. **메스꺼움**은 델타 혹은 kappa 수용체에 의하여 연수에 있는 화학수용체 발동대(chemoreceptor trigger zone)가 흥분되고, 이어서 연수의 구토중추가 직접 자극되기 때문이다. 아편유사제의 용량이 증가할수록, mu 수용체가 흥분되어서 구토중추가 억제된다. 그러므로 다량의 아편유사진통제는 구토중추를 억제함으로써 메스꺼움을 상쇄시킨다[그림 14.3]. 구토는 심각한 유해 작용은 아니다. 아편제가 마취보조제나 시술과 수술 후 통증조절에 사용되며 회복 단계에서 구토가 유해할 수 있기 때문에 구토 기전에 관한 이해가 중요하다.

그림 14.3 구토반사에 대한 아편의 진통작용: 화학수용체 발동대(chemoreceptor trigger zone, CTZ), 구토중추(vomiting center, VC) 및 위장

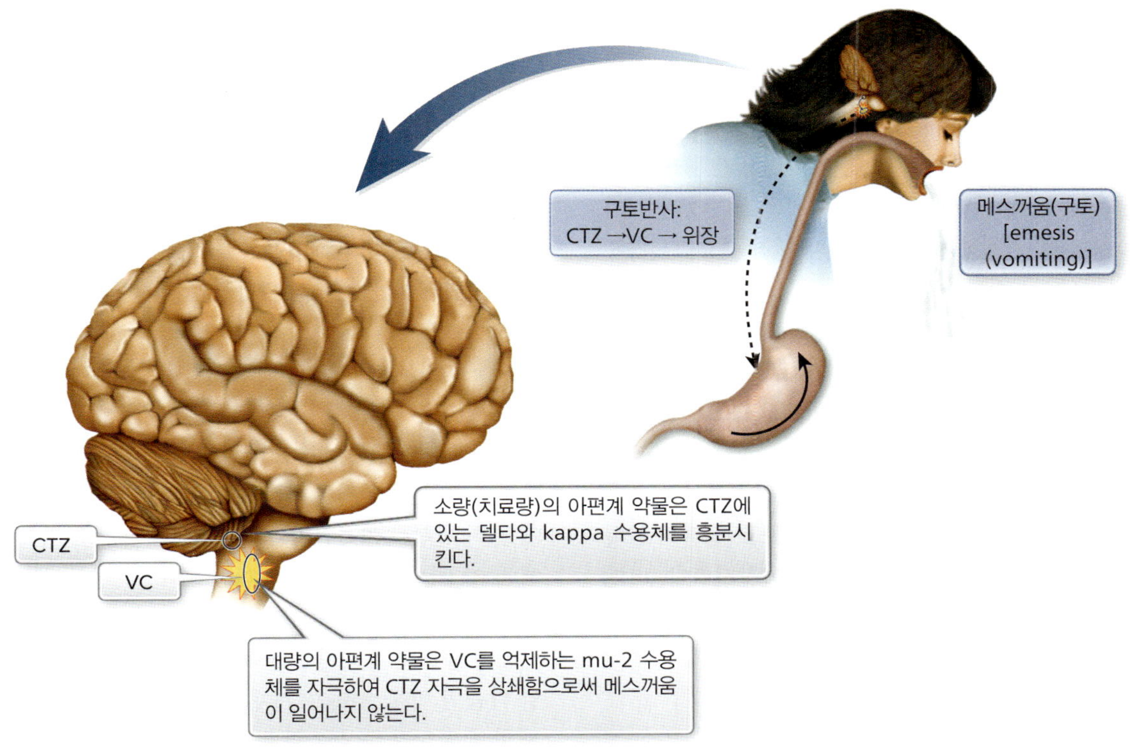

호흡억제
Respiratory Depression

아편유사진통제에 의해서 나타나는 가장 중요한 작용 중 하나가 호흡억제이다. 모든 용량에서 호흡이 억제된다. mu-2 수용체가 흥분하면 연수와 교뇌에 있는 호흡중추가 직접 억제된다. 호흡횟수와 호흡량이 감소되어 CO_2가 혈액에 증가한다. CO_2가 축적되면 뇌압이 증가되어 두통을 일으킨다. 호흡이 억제될수록 CO_2가 축적된다. 그러나 억제된 연수가 CO_2 자극에 반응하지 않고 호흡저하가 지속된다. 호흡억제는 용량 증가에 따라 증가한다. 아편중독에 의한 가장 흔한 사망 원인은 호흡억제다.

축동
Miosis

대부분의 아편유사진통제는 축동, 즉 동공축소를 일으킨다. 이것은 뇌내 mu 수용체의 자극에 의한다. 대부분의 아편유사진통제는 중독량에서 극소동공(pinpoint pupil)을 일으킨다. 그러나 메페리딘은 산동(확대)을 일으킨다. 그러므로 동공 크기로 무의식(과량투여된) 환자가 사용한 약물을 알 수는 없다.

평활근에 대한 작용
Effects on Smooth Muscle

위장관계
Gastrointestinal Tract

아편제는 평활근에 대한 직접 작용과 위장관계에 있는 mu-2 수용체에 작용하여 **연축작용(spasmogenic)**을 일으킨다. 아편유사진통제는 평활근의 긴장도를 증가시켜서 간헐적으로 평활근을 수축시키고 연축을 일으킨다. 연축이 위장관근육에 일어나면 연동운동이 억제된다. 진통제는 아세틸콜린 유리를 억제하여 위장 관계에 대한 부교감신경흥분을 억제한다. 그 결과, 변비가 초래된다. 3가지 아편유도체, 로페라미드(*Imoium*), 디페녹실레이트(*Lomotil*) 및 디페녹신(*Motofen*)이 지속적인 설사의 치료에 사용된다. 디페녹신(*Motofen*)은 mu 수용체 작용제로서 화학구조는 메페리딘과 유사하며, 근육층신경얼기(myenteric plexus)에 있는 mu 수용체가 자극하여 연동운동이 감소시키고 조임근(sphincter)이 수축시킨다. 또한 직접적으로 장관의 원형근육을 수축시켜서 위장관 통과 시간을 연장시킨다. 디페녹실레이트는 디페녹신으로 대사되어 작용을 나타낸다.

담도
Bile Duct

대부분의 아편유사진통제, 특히 모르핀은 총담관(common bile duct)을 수축시킨다. 이때 쓸개내 압력이 증가되면 심한 통증이 유발된다. 그러나 아편제가 있으면 압력이 증가되더라도 통증이 주는 경고는 경감된다. 그러므로 모르핀과 같은 진통제는 담도폐쇄가 의심되는 환자에게 사용할 때는 주의하여야 한다.

호흡기계
Bronchial Tissue

아편유사진통제는 기관지 평활근에 2가지 작용을 나타낸다. 기관지 평활근을 직접 수축시킬 뿐만 아니라, 히스타민을 유리하여 세기관지를 수축시킨다(19장 참조). 세기관지가 수축하면 기도가 좁아져서 호흡이 어려워진다. 그러므로 만성기관지염, 폐쇄성폐질환이나 천식 등으로 이미 호흡곤란이 있는 환자에게 사용하면 위험하다. 천식환자는 비정상적으로 히스타민 유리에 더 민감하게 반응하여 천식발작을 일으킬 수 있다.

항이뇨작용
Antidiuretic Effect

아편유사진통제는 요 생성과 배뇨를 억제한다. **항이뇨호르몬(antidiuretic hormone, ADH)**을 분비하여 신장에서 물을 재흡수하므로 요량이 감소한다. 요관(mu 수용체)과 조임근이 경축되어 소변이 방광을 빠져나가지 못한다. 무뇨보다는 요감소 상태가 초래된다.

LO 14.6

약물 투여와 분해
DRUG ADMINISTRATION AND DISPOSITION

투여 경로
Routes and Schedule of Administration

경구 및 비경구로 투여한다. 경구용은 급성 및 만성 통증에 사용하고 비경구는 수술이나 수술 후 회복기에 더 많이 사용한다. 아편유사진통제는 중등도에서 심한 통증인 경우에 흔히 반복(4~8시간마다) 투여한다. 통증이 심해지기 전에 투여하는 것이 효과적이다. 그러므로 진통제는 계획대로 정해진 시간에 투여해야 한다. 혈액 내에 적정 수준으로 진통제 농도를 유지하려면 처방 계획에 충실해야 한다. 만일 다음번 약물 투여가 지체되면 통증이 재발하며 불편감과 함께 정신적 증상도 증가할 수 있다.

경구용은 서방정(extended-release, ER)과 속방성(immediate-release, IR) 제형이 있다. 속방성 정제는 경구로 흡수되어 빨리 혈액으로 이동된다. 일단 유효한 진통혈중치에 도달하면, 8~12시간 이상 유리되는 방출조절제(controlled release formulation)로 전환한다. 이러한 방식으로 진통 기간을 연장시킨다. 서방성제형(sustained release formulation)일지라도 환자가 돌발통(breakthrough pain)을 경험할 수 있다. 속방성 제제와 초속효성(ultra rapid acting) 펜타닐 구강정과 캔디(*Lozenge*) 형태 약물을 돌발통에 사용한다. 모르핀 캡슐(*Avinza*), 히드로모르폰(*Exalgo*)과 옥시모르폰(*Opana ER*)은 24시간 약물을 필요로 하는 중등도 내지는 중증 통증 환자에게 하루 1번 투여하는 modified-release 제형이다.

진통제와 용량 결정은 다음의 몇 가지 요인에 따라 정해진다. 즉, 통증이 급성인지 만성인지, 통증의 유형(암, 심근경색 또는 수술 후)이 중요하며, 환자가 아편제를 사용해 본 적이 없는지 또는 만성적으로 약물을 사용하여 내성이나 육체적 의존성이 생겨 있는지도 중요하다. 예를 들어 모르핀 캡슐(*Kadian*) 100, 130, 150 및 200 mg을 단기간의 급성 통증에 prn(필요에 따라)으로 처방하지 않는다. 아편-내성환자의 통증조절에 히드로모르폰 서방정(*Exalgo*), 옥시모르폰(*Opana ER*), 용량별 Kadian을 사용한다.

참고: 모든 경구제형은 씹지 말고 삼켜야 한다. 씹으면 약물이 터져 나와서 기대보다 혈중농도가 높아져서 유해반응을 일으킬 수 있다. *Avinza*이나 *Kadian* 캡슐을 삼킬 수 없는 환자라면 캡슐을 열어서 약 알갱이를 소스에 뿌려서 씹지 않고 먹도록 한다.

약물전달계
Drug Delivery Systems

자가조절진통
Patient Controlled Analgesia(PCA)

최근의 획기적인 통증 치료 방법으로 자가조절진통(patient-controlled analgesia, PCA)을 들 수 있다. 통증 치료 전문가들은 이것을 이용하여 환자를 적극적으로 치료한다. 병원에서는 심한 통증이 발생하기 전에 자가조절진통을 사용한다. 환자는 PCA를 이용하여 참을 수 없을 정도의 통증이 오기 전에 효과가 나타나는 가장 소량의 아편제를 투여한다. 실제로 소량에 노출되고 맞춤 투여를 하게 되므로 의존성이 적게 생긴다.

비강분무, 캔디 및 패치
Nasal Spray, Lozenge, and Patche

약물 전달 방법도 개선되었다. 아편제제의 예시가 [그림 14.4]에 있다. 펜타닐 경피 패치와 점막흡수 캔디(transmucosal lozenge) 제형이 만성통증 치료에 사용된다. 점막흡수 캔디는 삼키거나 씹지 말고 빨아 먹어야 한다.

약물분해
Drug Disposition

진통제는 약염기이므로 위장의 산성 환경에서 잘 흡수가 되지 않고 보다 더 알칼리인 장관에서 흡수된다. 투여 경로에 관계없이 아편계 약물은 간의 미세소체효소계(microsomal metabolizing system)에서 대사된다. 어떤 약물은 진통작용이 있는 대사체로 대사된다. 활성대사체는 진통작용기간을 연장시키므로 임상에서 유익하다. 헤로인은 불활성대사로 대사되지 않고 매우 활성이 큰 모르핀으로 빠르

그림 14.4 아편유사진통제는 정제, 비강 스프레이 및 경피 패치제로 사용한다.

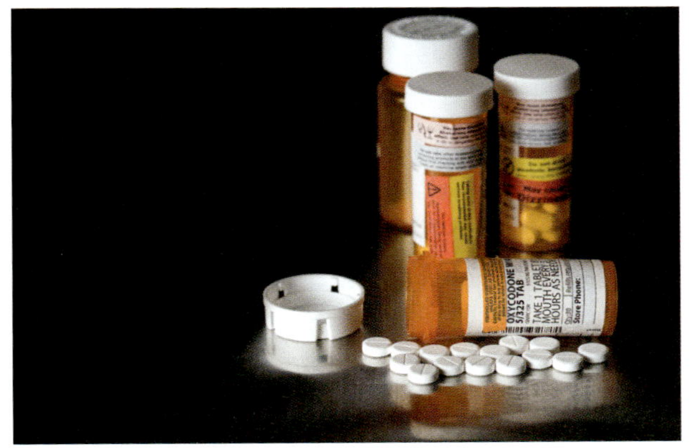
Steve Heap/Shutterstock

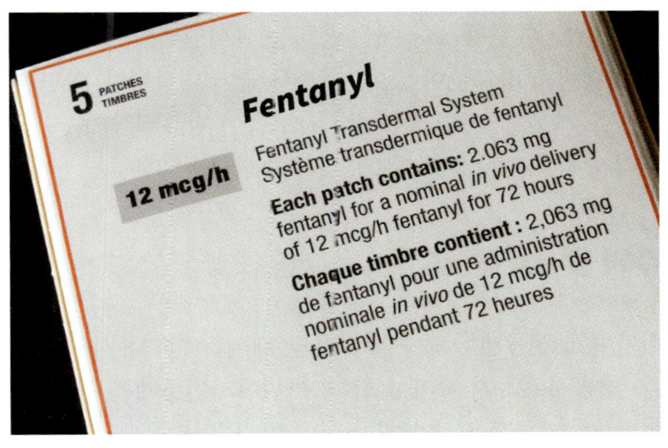

RobertDupuis/Getty Images

게 전환되기 때문에 특히 위험하다.

신장으로 대사체가 배설된다. 알칼리증이나 이뇨제 사용으로 요가 알칼리화되면, 아편제의 요세관재흡수(tubular reabsorption)가 증가한다. 따라서 혈중 약물 농도가 증가하여 독성이 발생할 위험이 있다.

LO 14.7

유해 작용, 주의 및 금기사항

ADVERSE EFFECTS, CAUTIONS, AND CONTRAINDICATIONS

흔한 유해 작용

Common Adverse Effects

진통제에 의해서 발생하는 가장 흔한 유해 작용은 정신혼동, 졸림, 메스꺼움, 구토, 구강건조, 변비 및 요정체 증상이다. 변비는 특히 암환자에게 성가신 증상이다. 위장관계 작용을 역전시키고자 아편길항제인 메틸날트렉손(*Relister*)을 사용한다(아편 길항제와 호흡억제 부분 참조). 약물을 사용하기 전에 어떤 아편제에 알레르기가 있는지를 알아보는 것이 중요하다. 민감한 사람은 아편계 약물의 히스타민 유리작용에 의하여 저혈압과 가려움, 피부발진, 두드러기 같은 알레르기 반응, 아나필락시스(anaphylaxis)를 일으킬 수 있다. 아편유사진통제는 어떤 용량에서는 중추신경계를 억제한다. 그러므로 환자, 특히 노인일 경우에 활력징후를 모니터하는 것이 중요하다. 과량 투여 시 혈압이나 호흡감소가 나타날 수 있다.

블랙박스 경고문

Black Box Warnings

모든 아편 약물에 해당되지는 않지만 몇 가지 약물은 사용상 블랙박스 경고(black box warning)를 하고 있다. 펜타닐, 히드로모르폰, 메타돈, 모르핀, 옥시코돈 및 옥시모르폰은 남용성이 높다. 특히 어린이는 약물 노출 사고를 당하면 호흡억제로 사망한다. 어린이가 편도절제술이나 아데노이드 절제한 후 통증 조절에 사용하는 코데인이 함유된 약물에 블랙박스 경고문이 있다. 이 경우 금기 대상이다. 아편계 약물을 사용할 때 알코올이나 알코올이 함유된 약물은 호흡억제 작용을 상승시키므로 금해야 한다.

주의 및 금기사항

Cautions and Contraindications

비아편계 진통제를 통증에 사용할 때에는 아편유사진통제를 절대 사용하지 말아야 한다. 아편유사진통제를 정맥 투여할 때, 날록손을 준비해 두어야 한다. 아편유사진통제의 금기증은 급성 기관지 천식, 폐분비가 많을 경우, 현저한 호흡억제, 발작질환, 담도폐쇄 및 뇌손상 등이다. 이 경우에 아편계 약물은 기존 상태를 더 악화시킨다. 노인 외래환자에게 아편유사진통제가 기면을 일으킬 수 있다. 아편유사진통제는 태반을 통과하여 태아에게 영향을 줄 수 있으므로 임신 시에는 최소로 사용해야 한다. 임신 말기(분만 시)에 단기간 약물 노출한 태아는 신생아보다 위험성이 적다.

아편계 진통제 위험 평가 및 완화 전략

Opioid Analgesic Risk Evaluation and Mitigation Stategy

2018년 9월 18일, FDA는 즉시 방출(IR) 및 서방형(ER) 제제를 포함한 모든 아편계 진통제에 대한 아편계 진통제 위험 평가 및 완화 전략(REMS)을 승인했다. 아편계 REMS 프로그램은 간호사와 약사를 포함하여 통증 환자 관리에 관여하는 모든 의료 서비스 제공자가 적절한 교육과 훈련을 받을 것을 요구한다. 프로그램의 목표는 의료 제공자가 통증 관리의 기본 사항을 숙지하여 아편계 진통제 처방하거나 환자를 모니터링할 때 환자에게 적합한 약물을 선택하고 사용하도록 돕는 것이다.

이 프로그램은 347종의 아편계 진통제에 대해 적용되며, 이들 중 다수는 외래 환자에 대해 사용되는 약물이다. 이 추가 조치는 현재의 아편계 진통제 위험성를 억제하는데 도움이 될 것으로 예상된다.

약물 상호작용

Drug Interactions

메페리딘을 모노아민 산화 효소(MAO) 억제제와 병용하면 사망할 수 있다. 메페리딘과 파르길린, 페넬진 또는 트라닐시프로민을 병용하면 발한, 저혈압 또는 고혈압이 올 수 있다. 덱스트로메토르판도 페넬진과 병용 시 유사한 약물 상호작용을 일으킨다. 결론적으로 MAO억제제를 복용하는 사람이 덱스트로메토르판을 복용하면 안된다. 리팜피신과 페니토인은 메타돈의 혈중농도를 감소시키는데, 금단증상을 유발할 정도로 감소시킨다.

어떤 아편유사진통제는 주사할 수 있는데 이때, 함께 섞으면 약물 비활성화를 일으킬 수 있는 부적합성을 주의해야 한다. 코데인, 레보르파놀, 메페리딘 및 모르핀을 아미노필린, 바르비튜레이트, 클로로티아지드, 헤파린, 메티실린, 페니토인, 탄산수소나트륨 또는 설피속사졸과 혼합하는 것은 물리적으로 부적합하다. 펜타조신은 아미노필린, 바르비튜레이트, 글리코피롤레이트 및 탄산수소나트륨과 부적합하다. 메페리딘을 모르핀이 포함된 용액과 혼합하면 안 된다.

LO 14.8

육체적 의존성과 호흡억제

TREATMENT OF PHYSICAL DEPENDENCE AND RESPIRATORY DEPRESSION

내성

Tolerance

아편유사진통제 장기사용에 따른 유해 작용은 내성과 육체적 의존성이다. 내성은 아편수용체의 여러 가지 변화에 의해서 발생한다. Mu와 kappa 수용체가 둔감해져서 G단백이 예전처럼 아편에 반응하지 않는다. 신경전달물질 글루타메이트와 NMDA 수용체는 결합할 수 있는 아편 수용체의 수를 조절한다. 내성이 생기면 아편의 용량이 많더라도 반응을 일으키는 수용체의 숫자가 적어서 도취감, 진통작용, 진정작용 및 호흡억제에 대해 내성이 생긴다. 아편의 모든 작용에 대하여 모두 내성이 생기는 것은 아니다. 진정작용, 졸음 또는 호흡억제에 대한 내성은 유익하다. 그러나 통증에 대하여 내성이 생기면, 통증을 적절하게 조절하려면 용량을 증가시켜야 한다. 이것을 진통에 대한 내성이 발생하였다고 하며, 환자에게 이롭지 않은 현상이다(암 환자에서 통증이 계속 심해져서 아편계 약물용량을 증량할 경우는 내성이 아님). 상당히 많은 용량을 주게 되면 내성이 생긴 환자라도 호흡 억제(중지)로 사망할 수 있다. 반면에 변비와 요정체 등의 연축작용에 대한 내성은 생기지 않는다.

암 환자가 대개 다량의 아편계 약물을 복용하게 되는데, 아편의 유해 작용을 잘 견디지 못한다. 유해 작용이 적은 다른 종류의 아편유사진통제로 전환(opioid rotation)하는 것이 좋다. 아편계 약물의 교차내성은 아편계 약물 간에 발생한다.

육체적 의존과 중독치료

Physical Dependence and Addiction Treatment

아편계 약물에 대한 육체적 의존은 장기간 진통제를 사용할 때 발생한다. 갑자기 약물을 중단하거나 용량을 줄이면 신체 반응(금단증상, withdrawal syndrome)이 나타난다. 아편계 약물(특히 메페리딘)을 취급하는 의료인과 환자에게 육체적 의존이 발생하기 쉽다. 만일 아편계 약물이 태반을 통과하여 태아에게 전달되면 영아는 육체적 의존성이 있는 상태로 태어난다. 며칠에서 1주일간 시간을 두고 서서히 약물을 끊으면 금단증상없이 약물을 중지할 수 있다.

육체적 의존과 중독은 같지 않다. **중독(addiction)**은 유전적, 정신적, 사회환경적 요인들이 복합적으로 상호작용하여 나타나는 것으로 약물사용에 대한 조절력 부족과 그에 따른 개인의 행동을 말한다. 적절한 의료감시하에서 아편계 약물을 통증치료에 사용한다면 중독 상태가 되지 않는다. 중독기전을 완전하게 해명하지는 못하지만 약물 사용에 따른 유해 작용이기보다는 질환으로 본다. 일단 중독이 되면, 금단증상을 피하기 위해서 아편계 약물을 사용한다.

진통제 사용에 의한 금단증상은 마지막으로 약물이 투여된 이후 72시간 이상에 걸쳐 서서히 나타난다. 초기 금단증상은 발한, 하품, 초조, 불면과 떨림이다. 이 증상들이 고조에 다다르면 혈압이 올라가고 흥분되고 구토와 설사가 동반된다. 땀이 심하게 나고, 닭살이 돋고, 오한과 골격근 수축이 금단증상 말기에 나타난다. 이 금단증상 기간 동안 어느 때든지 아편계 약물을 투여하면 금단증상이 사라진다. 중독환자에게 아편길항제를 투여하면 금단증상을 일으킨다. 바르비튜레이트, 알코올 또는 암페타민으로 아편금단 증상을 억제할 수 없다.

아편에 중독된 사람에게 중독치료에 메타돈을 사용한다. 메타돈은 금단증상이 심하지 않다. 대부분의 아편계 약물의 금단증상이 72시간에 나타나지만 메타돈은 6~7주에 걸쳐 서서히 나타난다. 메타돈 경구로 투여하면 주사한 때에 비해 효력가 반 정도이기 때문에 심한 금단증상 없이 서서히 메타돈을 중단하기 쉽다.

중독 치료에 사용되는 약으로 부프레노르핀(buprenorphine)이 있다. 부프레노르핀은 아편 수용체의 부분작용제/길항제이다. Mu 수용체에 결합력이 강하다. 부분작용제여서 도취감을 일으키지 않고 금단증상에서 회복된다. 부프레노르핀은 부프레노르핀과 날록손의 복합제제인 설하필름제(*Suboxone*)나 주사제(*Buprenex, Butrans*)를 사용한다. 유지치료에는 *Zubsolv*가 더 좋다. 금단증상을 경험하기 시작할 때 치료를 시작한다. 첫날에는 부프레노르핀을 단독 으로 8 mg을 투여하고 둘째 날에는 16 mg을 투여한다. 그 후 날록손 0.5 mg 이나 2 mg을 병용하여 유지 치료를 한다. 날록손은 아편계 약물에 노출로 인한 치료를 시작한 후에 발생하는 도취감을 상쇄시킨다. 부프레노르핀/날록손의 병합치료는 환자의 순응도를 증가시킨다. 병원에서 먼저 치료를 시작하여, 가정에서 처방전대로 유지요법을 할 수도 있다. 현재 이 약물은 2000년 *Drug Addiction Treatment Act*에 따른 치료 과정을 이수하여 특수 자격을 취득한 의사만 사용할 수 있다.

아편길항제와 호흡억제

Opioid Antagonists and Respiratory Depression

아편길항제(opioid antagonists)는 아편 수용체에 결합하여 진통작용을 소실시킨다. 생명을 위협하는 호흡억제 작용이 빨리 사라진다. 길항제의 유형은 2가지로 순수한 길항

표 14.3

아편유사진통제의 호흡억제 또는 중독 치료에 사용되는 아편길항제

약물(상품명)	길항제 유형	성인용량
호흡억제치료제		
Naloxone	순수	3분 간격으로 0.4~2 mg 반복 IM, SC, IV
	순수	체중에 따라 개별화
중독치료제		
Buprenorphine (*Buprenex*)	부분	4~24 유지용량, 설하투여
Buprenorphine (*Butrans*) Transdermal ER film	부분	5~10 mcg/hr
Buprenorphine과 naloxone (*Zubsolve*)	부분, 순수	1일 2.8 mg/0.72 mg~17.1 mg/4.2 mg PO 유지용량
Naltrexone (*ReVia*) Naltrexone (*Vivitrol*) ER suspension	순수	7~10일간 아편 없이 지낸 환자에만 사용, 유지용량은 24시간에 50 mg 4주 마다 380 mg IM
Methadone (40 mg) (*Intensol, Dolophine*)	—	처음에는 15~20 mg PO 과량의 아편제에 의존된 경우 40 mg
Methadone diskets	—	하루에 1번 15~40 mg PO, IM, SC

제와 부분 길항제이다[표 14.3]. 날록손 같은 순수한 길항제는 수용체에서 경쟁적으로 결합하여 아편계 약물의 작용을 차단한다. 날록손은 mu, 델타 및 kappa 수용체와 결합하지만 작용제로서 작용하지(흥분) 않는다. 날록손은 수용체에 결합하여 진통작용을 억제할 뿐 약물 자체는 약리작용이 없다.

부토르파놀, 날부핀 및 펜타조신 등의 부분 길항제는 호흡기계에 2가지 작용을 나타낸다. 정상인에서는 모르핀과 유사하지만, 미약하게 호흡을 억제한다. 급성으로 아편중독이 된 경우, 부분길항제는 호흡억제를 상쇄한다. 부분길항제는 수용체와 결합하여 미약하게 수용체를 흥분시켜서 호흡을 억제한다.

현재 날록손은 호흡억제를 일으키지 않으므로 급성 아편중독 치료에 우선적으로 사용된다. 날록손은 아편에 의한 호흡억제를 역전시킴으로써 생명을 구하는 약물이다. 즉시(몇 초에서 2분 이내) 중추신경계의 수용체로부터 아편을 분리시킨다. 날록손의 작용 지속 시간이 짧으므로 아편계 약물의 종류와 양에 따라 날록손을 재투여한다. 날록손은 의존성이 없는 환자에게는 내성이나 육체적 의존이 생기지 않지만, 아편-의존 환자에게 투여하면 금단증상이 유발된다. 이 증상은 몇 시간 내에 사라진다.

아편의 과량투여 또는 급성 중독은 사고(어린이), 자살시도 또는 임신 중 약물에 노출된 태아에서 볼 수 있다. 혼수, 호흡억제, 청색증, 저혈압 및 체온하강 등의 중독증상이 나타난다. 일단 인공 호흡 장치를 사용하고 날록손 같은 아편길항제를 투여한다.

보건의료인을 위한 참고사항

아편길항제는 다른 약물, 예를 들어 바르비튜레이트나 알코올에 의한 호흡억제 치료에 사용하지 않는다. 부분길항제는 호흡억제를 더 악화시킬 수 있으나 날록손은 해로운 효과가 없다. 아편길항제는 금단증상을 일으킬 수 있기 때문에 중독이 아닌 사람에게 투여하면 안 된다.

아편계 진통제 위기

The Opioid Crisi

1990년대 후반에는 의료인과 일반인이 아편계 진통제가 중독성이 없고 장기간 사용해도 안전하다는 확신을 가지고 있어, 약물의 사용이 증가하였다. 그러나, 약 20년 후, 미국은 수백만 명의 미국인이 아편계 약물에 중독되었고 아편계약물을 과다 복용하는 환자 수와 이에 의한 사망자 수가 증가하였다. 2017년에는 위기에 대처하기 위해 국가 공중보건 비상사태가 선포되었다.

이러한 위기에 대응하는 데 도움이 되는 방법에는 적절한 교육 및 상담뿐만 아니라 아편계 수용체 억제제(날록손)의 광범위한 사용을 촉진하는 것이 포함된다. 위기에 대처하기 위한 다른 방법으로는 아편계 약물의 의존성을 줄이기 위해 아편계 약물에 대한 대체제(NSAID)나 메타돈, 부프레노르핀, 또는 날트렉손을 처방하는 것이 포함될 수 있다.

변비에 사용하는 길항제

Antagonist Treatment of Constipation

메티날트렉손(*Relistor*)은 중추신경계에 영향 없이 말초의 mu 수용체를 선택적으로 차단하는 새로운 약물이다. 심각한 질환이 있거나 일시적으로 통증완화 치료를 위해 아편을 투여받은 환자에서 발생하는 변비증상 치료제로 승인되었다[그림 14.5]. 격일로 피하 주사하며, 24시간 이내에 투여하지는 않는다. 환자의 체중에 따라 용량을 결정한다.

LO 14.9

아편계 진해제

OPIOID ANTITUSSIVES

기침 억제

Cough Suppression

코데인(codeine), 히드로코돈, 덱스트로메토르판은 치료농도에서 기침반사를 효과적으로 억제하는 **진해제(antitussive)**이다. 덱스트로메토르판과 코데인은 진해제로 널리 사용된다. 약물은 모르핀에 비하여 진통작용이 매우 미약하며 남용성도 낮다. 연수의 기침중추를 직접 억제함으로써 진해작용을 일으킨다. 자극의 원인을 제거하는 것이 아니라, 단지 기침의 강도와 빈도를 감소시킨다. 기침반사가 억제되면 자극을 덜 받게 되므로 안정이 되어 편하게 수면을 이룰 수 있다.

진해제 중에서 코데인과 히드로코돈은 아편의 천연유도체이지만 덱스트로메토르판은 합성 약물이다. 덱스트로메토르판이나 극히 소량의 코데인을 단기간 상용량 범위 내에서 사용하면 다른 아편유사진통제에 비하여 중독의 염려 없이 치료 효과를 볼 수 있다. 코데인 단독과 히드로코돈(*Dilaudid*)는 Schedule II(남용성과 약물의존성이 심하기는 하지만 치료적 이득이 있는 약물)에 속한다. 코데인 혼합약 또는 병합제제는 용량에 따라 Schedule III 또는 V이다. 덱스트로메토르판은 미국의 관리대상의약품법(controlled substances act)의 Schedule에 제약을 받지 않는 아편계 약물이다. FDA는 OTC 약물에서 아편계 진해제로 이동하려고 공청회를 소집했었으나 그대로 OTC 약물로 두기로 했다. 코데인과 히드로모르폰은 처방약물이다. 2가지 새로운 감기치료제, 즉 *Rezira*(히드로코돈과 슈도에페드린)과 *Zutripo*(히드로코돈과 클로르페니라민)가 승인되었다. [표 14.4]에 제품에 함유된 성분과 양을 소개하였다.

코데인과 덱스트로메토르판은 특히 18세 미만에서 오용될 위험이 있으므로 철저하게 감독한다. 덱스트로메토르판은 100종류 이상의 OTC 약물에 함유되어 있는 성분이다. 덱스트로메토르판을 함유한 비처방약, 특히 알코올과 함께 함유된 제품을 18세 이하의 청소년들이 각성제로 사용하기 쉽다. 미성년자에게 판매를 제한하기 위하여 현재의 규제를 바꾸려고 한다. 미국의 어떤 주에서는 덱스트로

그림 14.5 Methylnaltrexone의 작용부위

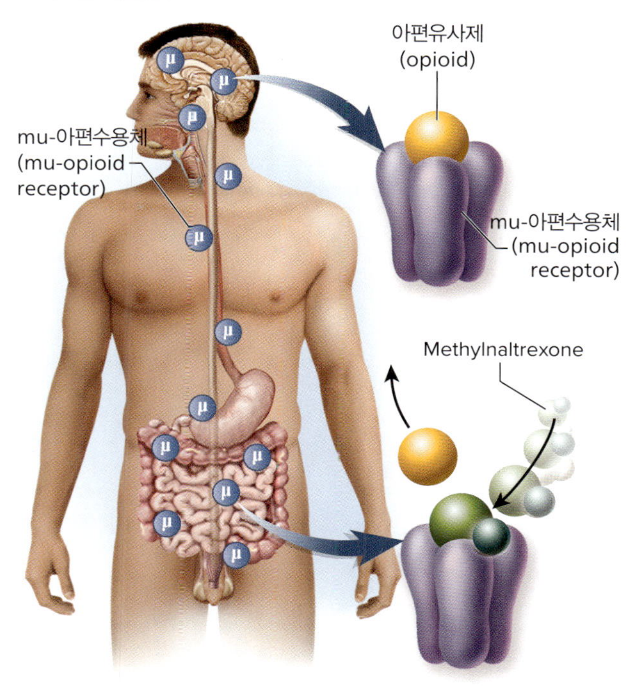

아편길항제는 장관의 mu 수용체에 작용하는 아편유사진통제의 작용을 중지시킨다.

표 14.4

복합진통제의 예

상품명	Schedule	진해제 용량	기타 유효성분
Acetaminophen with codeine tablets *Acetaminophen with codeine oral suspension*	V	30 mg codeine 12 mg/5 ml codeine	300 mg acetaminophen 120 mg/5 ml acetaminophen
Fioricet with codeine	III	30 mg codeine	325 mg acetaminophen, 50 mg butalbital
Norco	III	7.5 또는 10 mg hydrocodone	325 mg acetaminophen
Percocet	II	2.5 또는 5 mg oxycodone	325 mg acetaminophen
Roxicet	II	5 mg oxycodone	325 mg acetaminophen
Percodan	II	4.83 mg oxycodone hydrochloride	325 mg aspirin
Reprexain	III	2.5 또는 10 mg hydrocodone	200 mg ibuprophen
Rezira	III	5 mg/ml hydrocodone	60 mg/5 ml pseudoephedrine
Tylenol with codeine tablets	III	15 mg codeine sulfate	300 mg acetaminophen
Tylox	III	5 mg hydrocodone	1.5 mg homatropine
Vicoprofen tablets	III	7.5 mg hydrocodone	200 mg ibuprofen
Zutripo	III	5 mg/5 ml hydrocodone	4 mg/5 ml chlorpheniramine

메토르판 제품을 사려면 18세 이상임을 증명하는 신분증을 제시해야 한다. 한편, 덱스트로메토르판 제품을 손쉽게 접근해서 훔쳐가지 못하도록 계산대 뒤에 두기도 한다. 현재, 덱스트로메토르판은 OTC 복합제제로 팔리는 규제받지 않는 약물이다. 대량 복용하면 해리성 마취제의 작용이 나타날 수도 있다. 시야와 소리가 왜곡되고 환경과 자기 자신으로부터 해리되는 감정을 경험한다. 아세트아미노펜과 함께 과다복용한 사람은 급성 간독성을 일으킬 수도 있다.

코데인의 성인 용량은 4~6시간마다 10~20 mg이고, 덱스트로메토르판은 15~30 mg이다. 4세 이하의 어린이에게 덱스트로메토르판은 단독이든 다른 OTC 약물과 병합요법은 추천하지 않는다. 6~12세 어린이의 용량은 성인 용량의 반이다. 코데인, 히드로코돈이나 옥시코돈이 들어있는 복합진통제가 [표 14.4]에 있다. 모든 제품은 처방을 받아야 한다. 보다 더 강력한 진해제(히드로코돈 또는 코데인)는 기침을 억제하는 OTC 약으로 시판되고 있지 않다. 이 약은 **가래(phlegm)**가 없는 기침치료에 효과적이다.

감기 증상 치료에 사용하는 유일한 목적이 기침억제이다. 추가적으로 코막힘 제거, 통증완화와 해열 및 진정제를 사용한다. 그러한 목적으로 거담제, 항히스타민제, 교감신경흥분제 및 알코올 등의 약물 OTC 감기 및 기침약에 포함한다. 어떤 성분(예: 항히스타민제, 교감신경흥분제)은 남용 가능성을 줄일 수 있다.

호흡기계에 남아 있는 점액의 양과 점도를 변화시키기 위해서 **거담제(expectorant, guaifenesin)**를 진해제와 병용한다. 거담제는 호흡기계에서 점액을 배출시켜서 가슴이 편안하도록 해준다. 비강내 혈관을 수축시켜서 비강 충혈을 감소시키고자 교감신경계 약물(에페드린, 페닐에프린, 페닐프로파놀아민, 슈도에페드린)을 진해제와 병용한다. 클로르프레니라민과 피릴아민 같은 H_1길항제는 항콜린성 작용이 있어서 점액분비를 감소시킨다. 알코올도 중추신경계를 억제한다. OTC 복합제제에 가장 흔히 사용되 는 성분은 아세트아미노펜이다.

[표 14.5]는 아편계 진해제가 들어 있는 OTC 약물이다. 덱스트로메토르판이 함유된 OTC 제품을 [그림 14.6]에 소개하였다. 제품마다 함유된 약물과 진해제 농도를 주목해야 한다. 이 약물은 수면을 유도하기 때문에 취침 시에 사용하도록 권장한다.

표 14.5

아편계진해제가 함유된 OTC 제제*

상품명	진해제	용액의 농도	기타성분	알코올의 함량
Children's Nyquil	15 mg dextromethorphan**	1.0 mg/ml	Chlorpheniramine	—
Cheracol D	10 mg dextromethorphan	2.0 mg/ml	Guaifenesin	4.8%
Dimacol caplets	10 mg dextromethorphan	—	Guaifenesin, pseudoephedrine	—
Mucinex DM	60 mg dextromethorphan	—	Acetaminophen	—
Multisymptom Tylenol Cold	15 mg dextromethorphan	1.0 mg/ml	Chlorpheniramine, pseudoephedrine	—
Naldecon-DX child's syrup	10 mg dextromethorphan	1.0 mg/ml	Guaifenesin, phenylpropanolamine	5%
Novahistine DHX syrup	10 mg dextromethorphan	2.0 mg/ml	Pseudoephedrine	10%
Nyquil Severe Cold and Flu medicine	20 mg dextromethorphan**	1.5 mg/ml	Phenylephrine, doxylamine, acetaminophen	25%
Nyquil Cough	30 mg dextromethorphan	—	Doxylamine	—
Robitussin-DM Max	20 mg dextromethorphan**	2.0 mg/ml	Guaifenesin	4.8%
Tylenol cold medication, non-drowsy	15 mg dextromethorphan	—	Phenylephrine, doxylamine, acetaminophen	—
Vicks Formula 44D	10 mg dextromethorphan**	2.0 mg/ml	Pseudoephedrine	10%
Vicks Formula 44M	10 mg dextromethorphan**	1.5 mg/ml	Chlorpheniramine, acetaminophen	—

*모든 제품은 아님. **덱스트로메토르판 용량이 초기 제품보다 감소되었음.*

그림 14.6 덱스트로메토르판이 함유된 OTC 제제

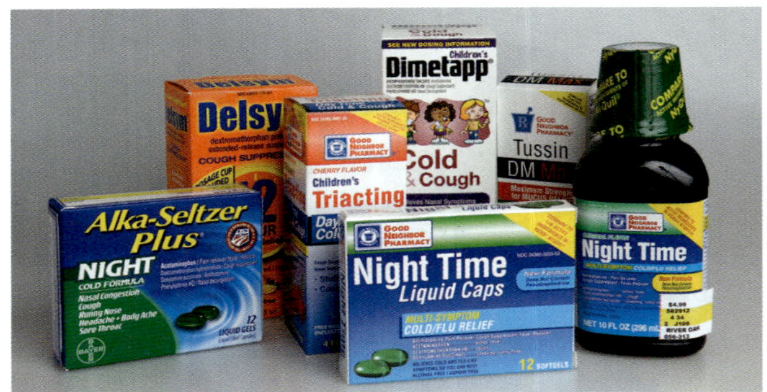

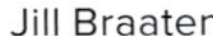
Jill Braaten

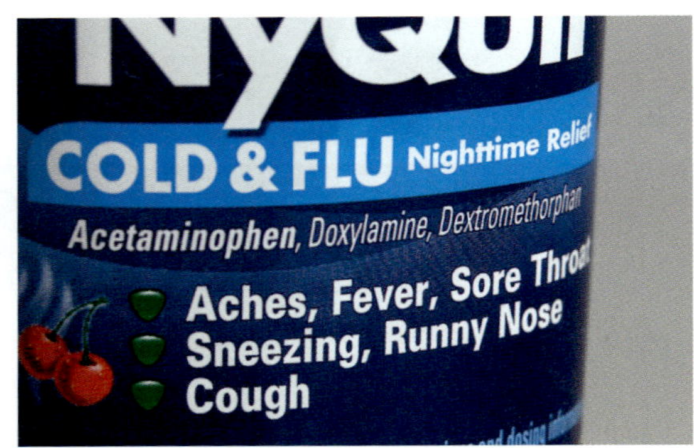

Jill Braaten

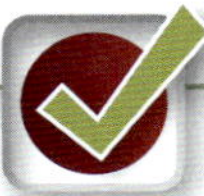

환자 안전과 교육

아편유사진통제는 병원이나 재활기관 같은 통제된 환경에서 흔히 사용하며, OTC 진통제와 마찬가지로 외래 환자의 처방약으로도 많이 사용한다. 그러므로 유해 작용 또는 약물 상호작용이 발생할 가능성이 있다. 특히 호흡수를 비롯하여 환자의 활력 징후를 모니터하여 적정 용량을 결정해야 한다. 노인 환자에서는 유해 작용을 주의깊게 관찰하고 의사와 긴밀하게 연락을 취해야 한다. 혼돈, 졸음, 건망, 조절, 시야장애 같은 증상을 노화현상으로 간주할 수가 있는데, 사실은 정도는 다르지만 약물의 용량, 투여 빈도, 병합 사용에 의해서 나타날 수 있다. 의사의 서면 지시를 크고, 읽기 쉬운 글씨체로 제공해야 한다.

환자지침

환자에게 씹거나 깨거나 가루를 내지 않도록 지시해야 한다. 경구 복용약제는 약물이 터지지 않고 흡수되도록 그대로 삼켜야 한다. *Avinza*와 *Kadian*(모르핀) 캡슐은 열어서 사과소스 위에 뿌려서 먹일 수는 있지만, 약물이 빨리 유출되는 것을 피하기 위해서 알갱이를 부수거나 갈지는 말아야 한다. 이 약물은 치료용량에서 졸음, 진정, 어지러움, 시야흐림 을 초래한다. 환자가 특수장치나 기계(예: 미싱, 드릴, 부품 조립), 조합, 육체적 기능을 사용하는지를 면담한다. 치료하는 동안에 협조와 판단이 원활하지 못할 수 있기 때문에 치료 계획을 잘 알고 있는 친척, 동료, 현장에 있는 의료인들을 파악하며 항상 면밀하게 관심을 가져야 한다.

필요하다면, 특히 노인을 교대로 이동하기를 권유한다. 침대에서 일어나거나 걸을 때 천천히 주의하여 움직이도록 당부한다. 어지럼증과 자세성 저혈압은 특히 노인에서 불안정한 상태에서 발생한다.

용량결정

특히 기침/감기에 OTC 약물을 먹기 전에 의사의 진료를 받을 것을 충고한다. 알코올이나 중추신경계 억제제는 아편의 억제 작용을 더욱 증대시킨다.

처방대로 약을 복용하도록 충고한다. 의사의 지시가 없는 한 용량이나 투여 간격을 바꾸지 않도록 주의시킨다. **효과적인 진통작용을 원한다면 통증이 심해지기 전에 약물을 투여해야만 한다.**

경구제제는 씹지 말고 삼켜야 한다. 펜타닐 함당정제나 볼필름(buccal film) 제형은 입안에서 녹기 때문에 예외이다.

위장관 작용

경구 투여 후 위장관 연동이상항진증이 발생했다면 음식이나 우유와 함께 약을 먹도록 한다. 메스꺼움, 구토 또는 변비가 지속된다면 의사에게 통보하도록 한다.

변비는 노인에서 흔히 발생하는 증상인데, OTC 제제에 포함된 아편유사진통제에 의해서 더 악화된다. 장기능을 평가하여 적절한 배변완화제 또는 설사제를 사용한다.

특수제형

환자에게 비강분무 또는 경피패치 사용법을 가르쳐야 한다. 이러한 방법을 사용하는 경우, 특히 노인에서, 환자의 순응 여부가 중요하다. 경피패치는 털이 없는 부위에 붙여야 한다. 피부를 자극하면 약물이 더 잘 흡수되므로 면도하는 것은 좋은 방법이 아니다. 피부를 자극하거나 패치 접착을 방해하는 크림, 로션 및 비누를 사용하지 말아야 한다. 열이 있거나 고온의 날씨에서는 패치 내 약물이 더 많이 유리되어 독성 작용을 일으킬 수 있다. 날씨가 더워지면 평상시의 용량을 조정해야 한다.

의사에게 알려야 할 사항

숨이 가쁘거나 호흡이 힘들어지면 즉시 의사에게 알려야 한다. 약물에 대하여 과민증이 있다면 금기한다. 호흡이 억제된 만성폐쇄폐질환(chronic obstructive pulmonary disease, COPD), 폐공기증(emphysema) 또는 심한 천식이 있는 경우, 아편에 의해서 호흡억제가 일어나면 호흡곤란까지 초래할 수 있다.

인플루엔자, 감기 증세와 관계없이 체온이 높아지면 유해 작용이므로 의사에게 알려야만 한다.

임신 중 사용

이 부류의 약물은 FDA에서 임신 범주 C 또는 NR(not rated)이다. 사람을 대상으로 한 적절한 임상시험이 없기 때문에 임신 안전성이 정립되어 있지 않다. 그러나 유익이 위험성보다 높다면 임산부에게 사용한다.

복습 문제 _Chapter Review

업무에 필요한 지식 _Applying Knowledge on the Job

※ 필요하다면 참고서를 이용하여 다음의 질문에 답하시오.

1. 몇 달 동안 Jack은 Vicodin(히드로코돈 5 mg/아세트아미노펜 500 mg)을 복용하였다. 최근 30일 동안 여러 의사로부터 Vicodin 280정을 복용하였다. 중독 가능성이 의심되는가? 약사가 의사에게 연락하여야 하는가? 이유는 무엇일까? **(14.8)**

다중 선택 문제 _Multiple Choice

※ 다음 중 옳은 답을 고르시오.

1. 다음의 문장 중 옳은 것은? **(14.3, 14.4, 14.5)**
A. 아편 유사진통제는 진통용량에서는 장기간 사용해도 호흡억제를 일으키지 않는다.
B. 아편 길항제에 endophins이 포함된다.
C. 아편 유사진통제는 모두 관리대상 의약품 schedule III에 속한다.
D. 아편은 소량에서 메스꺼움과 구토를 일으킨다.
E. 펜타닐은 부분 길항제이다.

2. 옥시코돈의 치료용량에서 mu 수용체에 의한 작용을 고르시오. **(14.4, 14.5)**
A. 과호흡
B. 기관지연축
C. 요관과 조임근의 연축
D. 골격근 이완
E. 기침억제

3. 펜타닐은 어떤 아편유사진통제인가? **(14.2, 14.7)**
A. 암환자의 통증에 사용한다.
B. 치과 수술에 흔히 사용되며, 여러 가지 제형(로젠지, 필름)이 있다.
C. 신경병증 통증을 일으킨다.
D. 고위 중추보다는 말초신경말단에서 주로 작용을 나타낸다.
E. 남용성이 적기 때문에 블랙박스 경고(black box warning)가 없다.

4. 아편유사진통제의 유해 작용을 고르시오. **(14.5)**
A. 변비
B. 다뇨증
C. 경련
D. 산동
E. 과도한 눈물

5. 다음의 설명 중, 아편유사진통제의 내성이 발생하는 동안에 일어나는 현상을 고르시오. **(14.7)**
A. 반응하는 수용체의 숫자가 적어진다.
B. 환자의 통증이 심해지면, 더 많은 양의 약물을 요구한다.
C. 아편유사진통제가 없으면 신체가 반응한다.
D. 히스타민이 유리되어 저혈압을 일으킨다.
E. 통각수용기의 신호가 감소되어 있다.

제 15 장

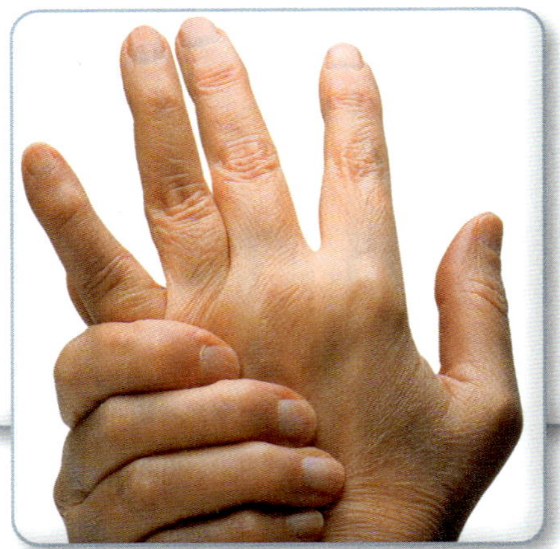
Comstock/Alamy

비마약성 진통제, 비스테로이드성 항염증제, 항통풍제

Nonopioid Analgesics, Nonsteroidal Anti-inflammatories, and Antigout Drugs*

*Nonopioid analgesics(비마약성 진통제)는 정확히 비아편 유사제성 진통제로 번역하는 것이 정확한데 관용적으로 비마약성으로 번역하였다.

핵심 용어_Key Terms

COX: 사이클로옥시게나아제(cyclooxygenase), 프로스타글란딘을 생산하는 효소 집단

거대적혈모구빈혈(megaloblastic anemia): 거대하고 미성숙한 기능적으로 부족한 적혈구가 있는 상태

관절염(arthritis): 관절의 염증

관절통(arthralgia): 관절의 통증

근육통(myalgia): 근육 손상과 관련된 통증

류마티스열(rheumatic fever): 체온 상승을 동반한 관절 또는 근육의 통증과 염증 상태로 치료되지 않은 패혈성 인두염의 합병증으로 발생

백혈구감소증(leukopenia): 순환 혈액 속 총 백혈구 수가 정상보다 적은 상태

빈혈(anemia): 적혈구 속의 헤모글로빈의 양 또는 적혈구의 수가 정상보다 부족한 상태

살리실산중독증(salicylism): 중독량의 살리실산을 복용해 구토, 이명, 섬망이 나타나는 상태

선택적COX-2 저해제(selective COX-2 inhibitor): 사이클로옥시게나아제 효소 중 한 종류에만 작용하는 약물

세척(lavage): 위장과 같은 공간을 액체로 씻어내거나 헹궈냄

아나필락시스(anaphylaxis): 인체에 심한 알레르기 반응이 발생하는 상태로 응급상황

염증(inflammation): 부종, 통증, 발열, 발적을 보이는 조직 손상 상태

예방(prophylaxis): 질환 예방을 위한 치료나 약

월경통(dysmenorrhea): 생리의 불편함 또는 통증

점상출혈(petechia): 국소 출혈로 변색된 국소적인 피부 혹은 점막

중독(intoxication): 물질이 잠재적으로 위해한 수준으로 몸에 축적된 상태

진통(analgesia): 통증 지각의 억제

포식세포(phagocyte): 식균 작용을 통해 박테리아 및 노폐물을 섭취하여 제거하는(백혈구 같은) 순환 혈구

프로스타글란딘(prostaglandin): 신체의 조직에 널리 분포하는 물질로 자궁과 장 근육 수축을 자극하고, 신경말단을 자극으로 통증을 일으킴

항염증(anti-inflammatory): 통증, 국소적 부종, 손상 부위에서 분비된 화학적 물질의 분비를 감소시켜 조직 손상에 대한 반응을 최소화하거나 멈춤

해열(antipyresis): 상승된 체온 감소

허혈(ischemia): 신체 조직의 국소 부위에 혈액 또는 산소 공급의 감소

홍반(erythema): 모세혈관 울혈로 인한 비정상적 피부 발적

학습 목표_Learning Outcomes

이 장을 학습한 후 다음 사항을 할 수 있어야 한다.

15.1 염증 과정에서 있는 염증 중재 물질을 말할 수 있다.

15.2 염증을 억제하는 약물이 왜 비마약성(nonopioid) NSAIDs 진통제로 간주하는지 설명할 수 있다.

15.3 비마약성 항염증 진통제를 사용하는 임상 적응증을 나열할 수 있다.

15.4 해열제를 포함한 비마약성 진통제의 작용을 설명할 수 있다.

15.5 아스피린, NSAIDs 및 아세트아미노펜과 관련된 부작용을 말할 수 있다.

15.6 알로퓨리놀(allopurinol), 프로베네시드(probencid) 같은 약물이 통풍 치료에 효과를 보이는 이유를 설명할 수 있다.

들어가며_Introduction

비마약성 진통제는 약한 진통제로 알려져 있으며 의식, 정신 상태의 변화 없이 경증에서 중증도의 통증에 진통 효과를 발휘한다. 특히 이 약물은 **관절염**과 통풍과 같은 **염증**과 관련된 낮은 강도의 통증과 두통, 관절통, 근육통 같은 둔한 통증을 완화한다. 가벼운 통증을 완화하는 것(**진통, analgesia**) 외에도, 비마약성 진통제는 열을 떨어뜨리고(**해열, antipyresis**) 염증을 감소시킨다(**항염증, anti-inflammatory**). 이 3가지 약리 효과를(진통, 해열, 항염증) "three As"라고 부르며 이 계열 약물의 특징이다.

LO 15.1

염증의 매개물질

MEDIATORS OF INFLAMMATION

염증의 과정

The Process of Inflammation

염증 과정은 손상을 받은 후에 나타나는 인체의 정상적인 반응이다. 조직이 손상을 받았을 때 히스타민, 브래디키닌, 프로스타글란딘, 세로토닌 같은 물질이 유리되어 혈관을 확장시키고 모세혈관벽의 투과성을 증가시킨다[그림 15.1]. 통증 수용체가 자극되고 단백질과 체액은 손상된 세포에서 유출된다. 손상된 부위로 혈류는 증가하고, **포식세포**(백혈구)는 손상으로부터 나온 해로운 물질을 파괴하기 위해 이동한다. 이러한 과정들은 결과적으로 염증에 대한 주요한 징후인 발적, 종창, 열감, 통증, 기능 저하를 발생시킨다.

프로스타글란딘

Prostaglandins (PG)

프로스타글란딘은 염증 반응의 주요 매개 물질로[그림 15.2], 대부분 장기의 세포막에서 형성된다. 프로스타글란

그림 15.1 염증성 조직 손상

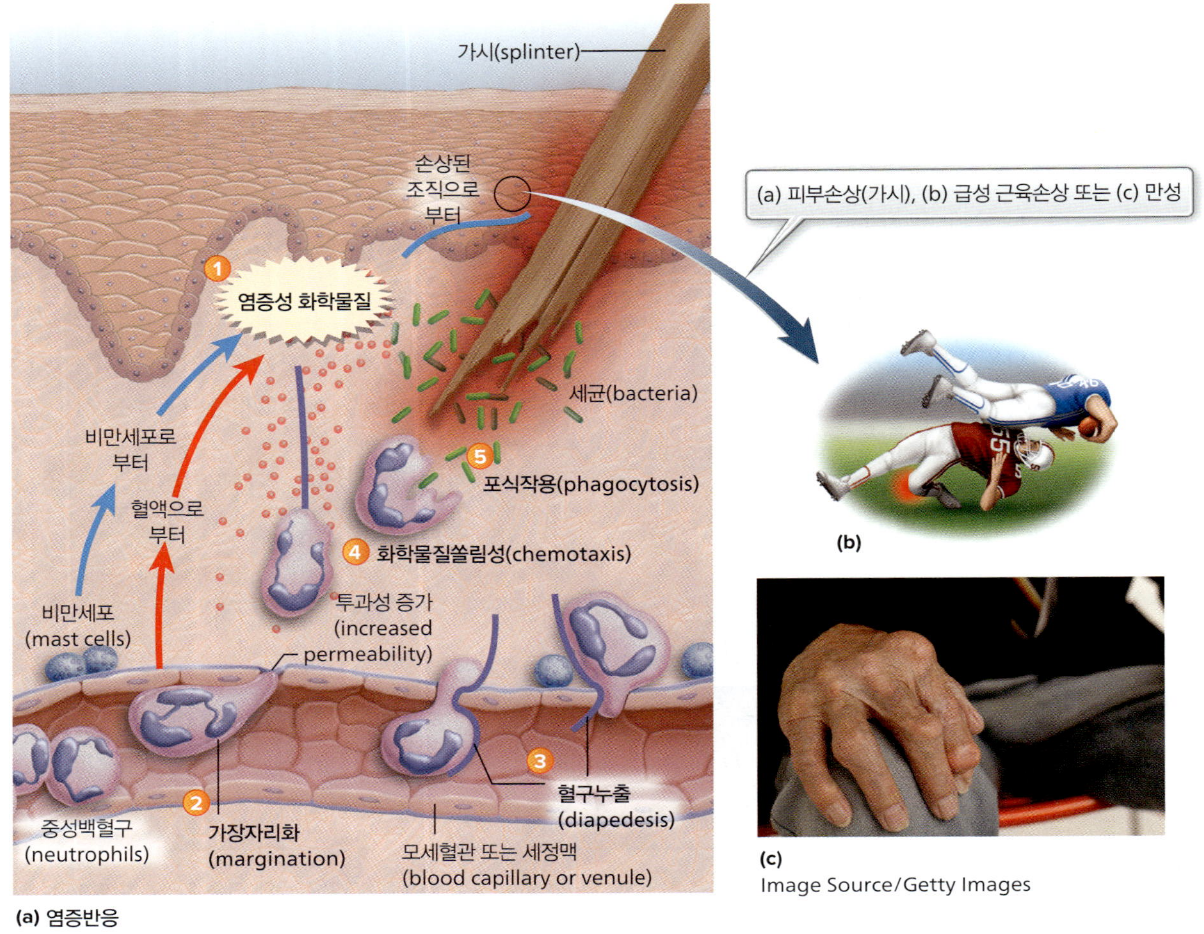

① 화학적 신호전달물질은 손상된 조직, 호염기성 백혈구와 비만세포에 의해 유리된다. 이 염증성 화학물질은 백혈구를 자극해서 ② 모세혈관벽에 부착(가장자리화), ③ 모세혈관벽 빠져나오기(혈구누출), ④ 염증성 화학물질이 생성되는 쪽으로 이동(화학물질쏠림성), ⑤ 세균 또는 병원균을 에워싸기(포식작용) 활동을 유발한다.

딘 수용체와 생성된 위치의 거리는 호르몬처럼 멀지 않다. 보통 프로스타글란딘 수용체가 위치한 표적 조직은 프로스타글란딘을 생산하는 위치와 같다. 세포막 인지질의 효소적 전환으로 모든 프로스타글란딘의 모체가 되는 지방산인 아라키돈산이 생성된다. 이 지방산은 사이클로옥시게나아제 효소로 추가적인 전환을 거쳐 프로스타글란딘 G_2와 H_2가 된다. 이 중간 물질들은 다양산 프로스타글란딘들이 되어 10개의 특정한 수용체에 다르게 상호작용한다[그림 15.3]. 히스타민 및 브래디키닌(bradykinin)과 함께 프로스타글란딘은 말초 통증 수용체를 자극하거나, 혈관을 이완 혹은 수축하거나, 체온을 상승시키거나 방광, 장, 기관지 및 자궁의 수축과 이완을 자극한다. PGE_2는 염증 과정에 동반되는 홍반(erythema), 부종, 통증을 야기한다. $PGF_{2\alpha}$는 자궁 수축 및 혈관이완과 관련이 있다.

사이클로옥시게나아제

Cyclooxygenase (COX)

사이클로옥시게나아제(COX)는 아라키돈산에서 프로스타글란딘을 만드는 효소의 집단이다. 이 효소는 "프로스타글란딘 합성효소"라고도 하지만, COX가 더 최신 용어이다. 생성된 프로스타글란딘의 유형은 생산하는 세포와(예: 혈소판인가 자궁인가) 사이클로옥시게나아제의 종류에 의존한다. 사이클로옥시게나아제에는 2가지 아형, COX-1 그리고 COX-2가 있다. COX-1은 모든 세포에서 항상 존재하는 것으로 생각되며, 특히 혈소판, 신장, 위장관에서 항상성이 유지되도록 한다. 이와 달리, COX-2는 주로 국소 조직 손상에 반응해 활성화된 대식세포에서 생성되는 것으로 보인다.

그림 15.2 세포막의 인지질(phospholipid)로부터 생성되는 프로스타글란딘과 항염증 약물의 작용 부위

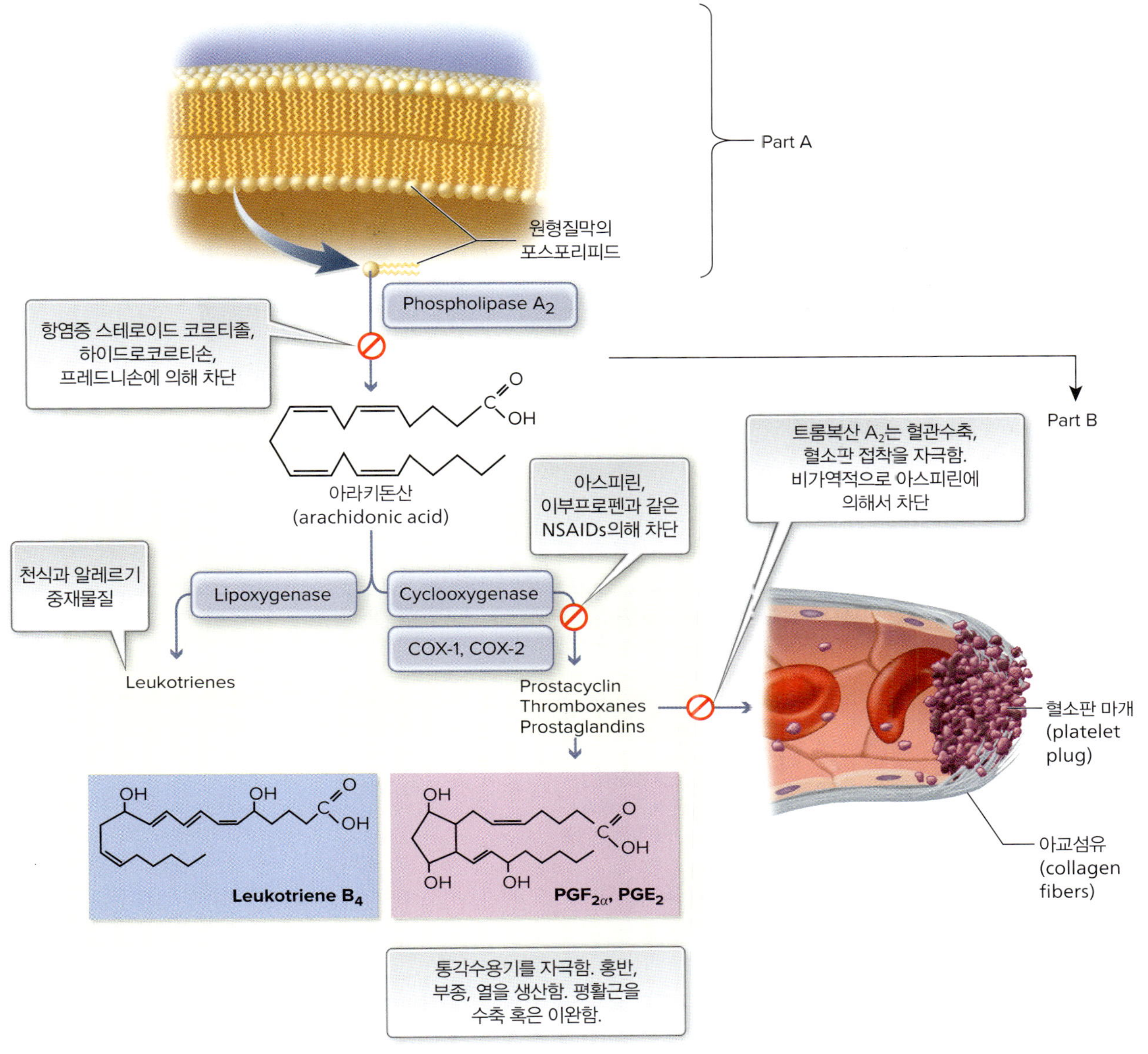

(Part A) Phospholipase A_2를 통한 아리키돈산의 생성, 프로스타글란딘과 항염증 약물의 작용 부위딘 합성을 방해하는 스테로이드 범위.
(Part B) Cycloocygenase를 통해 아라키돈산으로부터 프로스타글란딘 생성, NSAID가 프로스타글란딘을 차단하는 부위

비스테로이드성 항염증제는 많은 다른 조직들의 염증 통로에서 프로스타글란딘 합성을 억제하기 때문에 염증과 관련된 증상을 완화한다. 아스피린은 사이클로옥시게나아제의 경로에 영향을 주어, 염증성 프로스타글란딘의 생산을 감소시킨다. 또한 아스피린은 트롬복산(thromboxane)의 경로도 억제해 항응고제로서 유용하게 쓰인다[그림 15.2].

LO 15.2

염증을 억제하는 약물

DRUGS THAT SUPPRESS INFLAMMATION

항염증 진통제의 약물군

Classes of Anti-inflammatory Analgesics

염증은 일반적으로 치유 과정의 첫 번째 단계다. 그러나 경우에 따라 염증 과정이 과장되거나 연장되면 추가적인 조직 손상을 초래하기도 한다. 이러한 상황에서 염증은 질병

그림 15.3 프로스타글란딘이 중재하는 통증과 혈관 투과성(부종)으로 야기된 두통

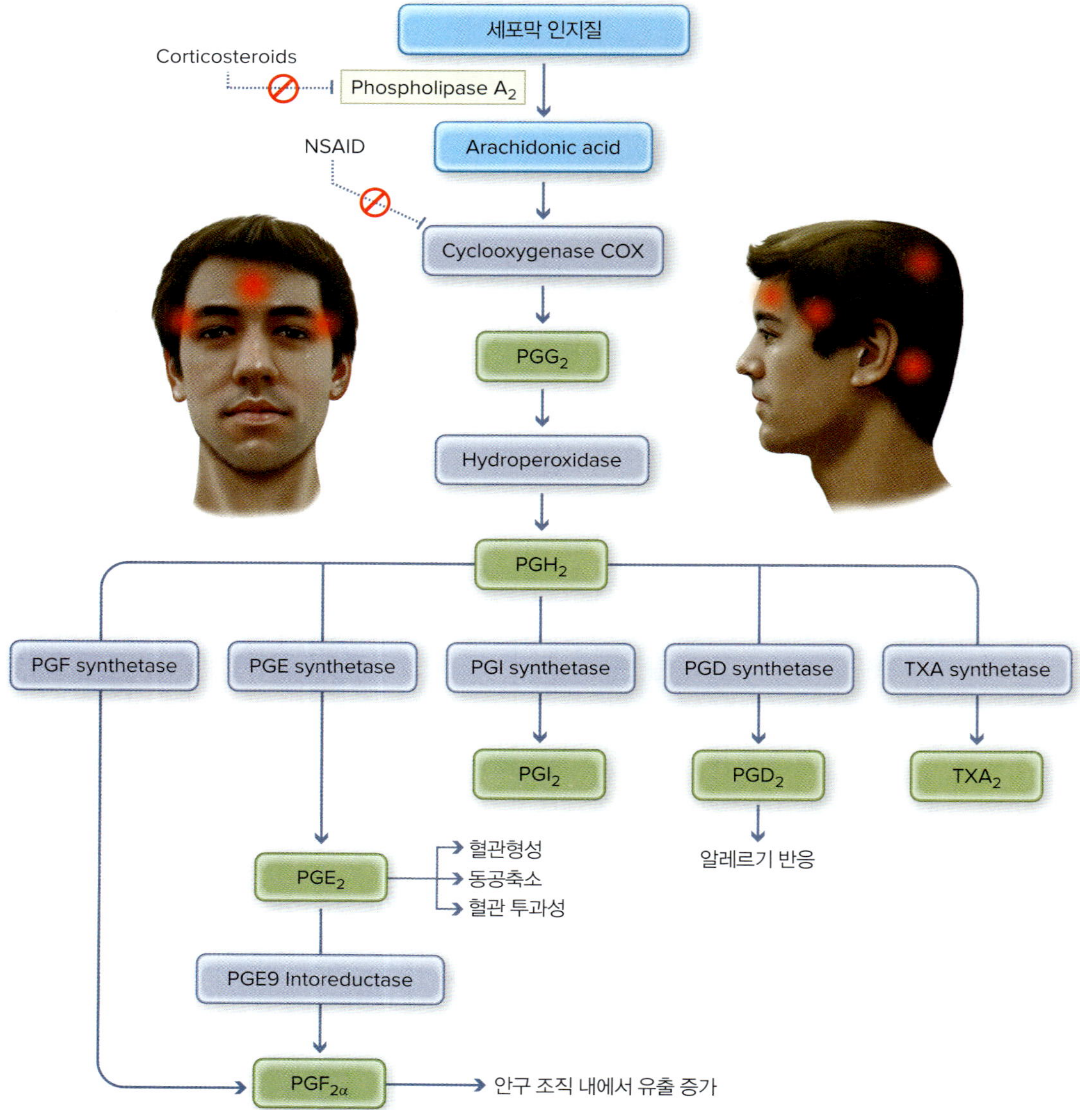

의 과정이 되기도 하므로 염증 반응을 중단시킬 수 있는 약(항염증)이 필요하다. 이런 항염증제는 다른 다양한 조직에서 프로스타글란딘 합성을 막아서 통증과 자극원은 더는 생산되지 않는다. 결과적으로, 통각수용기(자유신경말단)는 정상 활동 수준으로 돌아가면서 통증이 감소되거나 제거되고, 부종과 염증이 해결된다.

구조적으로 코티손(cortisone, 부신스테로이드)과 구조적으로 관련이 없기 때문에 비스테로이드성 항염증제(NSAIDs)로 알려져 있는 약물은 코티손과 다른 기전을 통해 항염증 작용을 생산한다. 다른 비스테로이제가 효과적이지 않을 때, 코티손은 강력한 항염증 호르몬으로 다양한 염증 질환에 자주 사용된다. 억제 부위는 다른 항염증제 약물군과 구별된다. 스테로이드성 항염증제(코르티솔, cortisol), 하이드로코르티손(hydrocortisone), 프레드니손(prednisone)은 아라키돈산의 형성을 억제해서 뚜렷한 항염증 반응을 유발한다. NSAIDs는 선택적으로 사이클로옥시게나아제를 억제한다.

항염증 진통제는 살리실레이트과 아스피린(원조 NSAIDs), 아세트아미노펜(NSAIDs계 아님) 그리고 이부프로펜(*Advil*), 셀레콕시브(*Celebrex*)와 같은 합성 NSAIDs계 3가지 군이 있다. 이 약물군에 포함된 세 그룹은 프로스타글란딘 경로 내에서 저해하는 주요 부위에 따라 구별된다. 예를 들어, 각 그룹의 공통적으로 사용된 비마약성 항염증 진통제는 [표 15.1], [표 15.2]에 서술되어 있다.

표 15.1

NSAID(비마약성) 진통제 성인 권고 용량

약물(상품명)*	진통제 그리고 해열제(월경통 포함)	항염증제(골관절염, 류마티스성 관절염, 강직성 척추염)
처방전 없이 구입할 수 있는 제품		
N-acetyl-p-aminophenol		
Acetaminophen (*Tylenol, Tylenol Extended Release*)	325~650 mg 매 4시간 1,300 mg 매 6시간, 최대 매일 약 3 g	항염증 작용 없음.
살리실레이트		
Aspirin (*Ascriptin, Bayer, Bufferin, Ecortin*)	325~1,000 mg 매 4~6시간 최대 매일 약 4 g	약을 나눠서 씀. 하루에 최대 4 g의 약 사용
Aspirin (extra strength)	500 mg 매 6시간	500~1000 mg 매 6시간
Methylsalicylic acid (*Salonpas Pain Relief Patch, Salonpas Arthritis Pain Relief Patch*)	한 패치당 매 3~4시간 국소적 부위에 붙임. 다양한 부위에 같은 기간 동안 사용할 수 있음	1패치당 매 12시간 동안 단독 부위에 사용
합성 비스테로이드성 항염증제		
Ibuprofen (*Advil, Motrin IB, Mortin Migraine Pain*)	200~400 mg 매 4~6시간 쓰고 하루 1.2 g 초과하지 않음	400~800 mg 매 4~6시간, 하루 3.2 g 초과하지 않음
Naproxen (*Aleve*)	200 mg 매 8~12시간	500 mg 하투에 2번 또는 275 mg 매 6~8시간, 최대 매일 1,500 mg 약 사용
처방전 필요 제품		
Diclofenac (*Cataflam, Voltaren XR, Zipson, Zorvolex*)*	50 mg 하루 3번	하루 100~200 mg
Etodolac*	200~400 mg 매일 6~8시간	하루 600~1,200 mg
Fenoprofen (*Nalfon*)*	200 mg 매일 4~6시간	하루 3번 또는 4번 300~600 mg
Flurbiprofen (*Ansaid, Ocufen*)*	50 mg 하루 4번	하루 200~300 mg
Ibuprofen plus famotidine (*Duexis*)*	이 적응증에 해당하지 않음	1정당 800 mg 이부프로펜 및 26.6 mg famotidine 함유 하루 3번
Indomethacin (*indocin*)*, Indomethacin (*Tivorbex*)	이 적응증에 해당하지 않음	25~70 mg 하루 3번, 20 mg 하루 3번 또는 40 mg 하루 2번, 3번
Ketoprofen*	25~50 mg 매 6~8시간	—
Ketorolac tromethamine nasal spray (*sprix*) *	매 6~8시간마다 각 콧구멍으로 1회 스프레이 (15.75 mg; 총량: 31.5 mg); 최대 4회/일로 5일 넘지 말것	—
Ketorolac tromethamine (*Acular, Acuvail*)	백내장 수술 후 통증에 대한 단기간 치료	—
Meclofenamate	50~100 mg 매 4~6시간	하루 200~400 mg
Meclofenamic acid (*ponstel*)*	최초 500 mg, 필요시 매 6시간 250 mg	—

(*계속*)

표 15.1 *(계속)*

약물(상품명)*	진통제 그리고 해열제(월경통 포함)	항염증제(골관절염, 류마티스성 관절염, 강직성 척추염)
Meloxicam (*Mobic*)*	이 적응증에 해당하지 않음	하루 7.5~15 mg(긴 반감기 20시간)
Nabumetone*	이 적응증에 해당하지 않음	100 mg 하루 1번 복용, 하루 2번 복용 (긴 반감기 26시간)
Naproxen (*Anaprax, Naprelan, Naprosyn*)*	200 mg 매 6~8시간 월경통도 해당	275 mg 또는 550 mg 하루 2번, 최대 일 복용량 1,650 mg
Oxaprozin (*Daypro*)*	이 적응증에 해당하지 않음	하루 1번 1,200~1,800 mg (긴 반감기 58시간)
Piroxicam (*Feldene*)*	이 적응증에 해당하지 않음	하루 20 mg(긴 반감기 57시간)
Sulindac (*Clinoril*)*	이 적응증에 해당하지 않음	하루 2번 150 mg 하루 400 mg
Tolmetin*	이 적응증에 해당하지 않음	하루 3번 400 mg 하루에 1,800 mg까지
선택적 Cox-2 저해제		
Celecoxib (*Celebrex*)*	이 적응증에 해당하지 않음	하루 200 mg

** 이 약물은 해열-진통제이나 일차적으로 항염증 작용을 위해 사용된다. 모든 NSAIDs은 심근경색환자, 관상동맥 우회이식수술을 받은 환자 및 위장관 출혈 경향이 있는 환자에서 사용하는 경우 주의해야 한다.*

국소 염증 반응은 프로스타글란딘의 합성을 방해함으로써 최소화하거나 제거될 수 있다. [그림 15.2]는 프로스타글란딘 합성을 방해할 수 있는 2가지 주요 부위로 포스포리피아제 A_2 그리고 사이클로옥시게나아제를 가리킨다. 모든 NSAIDs는 사이클로옥시게나아제와 상호작용할 수 있다. 아스피린, 케토프로펜, 인도메타신과 같은 예전 NSAIDs는 모든 COX를 모두 차단하는 비선택적 약물이다. 부작용을 최소화하며 통증과 염증을 완화시키는 더 나은 NSAIDs를 개발하기 위해 COX-2와 선택적인 상호작용이 디자인되었다. 새로운 세대의 NSAIDs, 셀레코시브(*Celebrex*)는 단지 **COX-2**만 억제해 통증을 경감하고 염증을 줄이는 선택적 COX-2 억제제이다.

비마약성 진통제
Nonopioid Analgesics

모든 NSAIDs는 비마약성 진통제라고 한다. 이러한 진통제들은 인식과 정신 상태 변화와 상관없이 염증과 관련된 경중등도 통증을 완화해 준다. 비마약성 진통제는 마약성 진통제와 4가지 부분에서 다르다. 첫째, 화학적으로나 구조적으로 모르핀과 다르다. 둘째, 심하고 날카로운(내장) 통증에 효과적이지 않다. 셋째, 중추신경계과 말초 손상 부위에 모두 작용하여 통증을 완화한다. 넷째, 만성 사용에도 내성이나 신체적 의존성이 발생하지 않는다.

LO 15.3

임상 적응증
CLINICAL INDICATIONS

동통, 통증, 염증과 발열
Aches, Pain, Inflammation, and Fever

NSAIDs는 아편계 약물이 필요하지 않고 기피할 약한 정도에서 중간 정도의 성인의 통증 완화에 사용한다. 이것은 두통, 발치, 연조직 손상, 햇빛에 의한 화상, 근골격계, 관절의 무리, 염좌를 포함하는 국소 염증 반응으로 발생한 통증을 포함한다. 국소 프로스타글란딘 생성에 대한 직접적인 활동 때문에, NSAIDs는 만성적인 **월경통**(월경곤란증 또는 통증을 수반하는 월경)의 치료나 골관절염과 류마티스 관절염의 증상과 징후의 조절에 권장된다. 아스피린은 소아에서는 권장되지 않으며, 해열 목적으로도 사용하지 않는다.

이러한 항염증제는 건염(힘줄염), 윤활낭염, 류마티스 관절염, 골관절염과 같은 다양한 만성적이고 간헐적인 염증 상태의 조절에 사용한다.

청소년 관절염, 류마티스 관절염을 포함하는 골관절염은 관절연골의 염증과 관련되는 퇴행성 관절질환이다. 종종 염증이 발생한 관절은 만졌을 때 열감이 있고, 움직이기 어려우며(특히 아침에) 움직이지 못하게 되거나 기형으로 변화한다. 골관절염, 척추염(척추의 염증), 통풍을 치료하기 위해 아스피린 역시 사용하기도 한다.

표 15.2

비마약성 진통제를 함유한 복합제제***			
상품명	비마약성 진통제의 양	비마약성 진통제 외 포함된 약물	통제 약물
Alka-Seltzer, Plus Day/Night Cold and Flu	325 mg aspirin	10 mg dextromethorphan 15 mg phenylephrine	—
Aspirin (*Bufferin*)	325 mg aspirin	—	—
Advil, Menadol, Pamprin-IB	200 mg ibuprofen	—	—
Bromo-Seltzer, Ascriptin	325 mg acetaminophen	2,781 mg sodium bicarbonate 2,224 mg citric acid	—
Bufferin Extra Strength, Bayer Plus Extra Strength	500 mg aspirin	—	—
Carisoprodol and aspirin	325 mg aspirin	200 mg carisoprodol	—
Excedrin migraine	250 mg aspirin 250 acetaminophen	60 mg caffeine	—
*Fiorinal**	325 mg aspirin	40 mg caffeine, 50 mg butalbital (barbiturate)	III
Maximum Strength Midol PMS capsules and gelcaps	500 mg acetaminophen	25 mg Pamabrom**, 15 mg pyrilamine	—
Norgesic forte	770 mg aspirin	60 mg caffeine, 50 mg orphenadrine	—
Pamprin Maximum Strength Multisymptom Relief	500 mg acetaminophen	25 mg Pamabrom**, 15 mg pyrilamine	—
Panadol Children's	80 mg acetaminophen	—	
*Percodan**	325 mg aspirin	4.8 mg oxycodone HCI	II
*Percocet**	325 mg acetaminophen	2.5, 5, 7.5, 또는 10 mg oxycodone	II
*Tylenol with Codeine * No. 3, and No. 4*	300 mg acetaminophen	30 또는 60 mg codeine	III
*Tylox capsules **	500 mg acetaminophen	5 mg oxycodone	II
*Vanquish ***	204 mg acetaminophen	227 mg aspirin, 33 mg caffeine, magnesium hydroxide, aluminum hydroxide	—

**오직 처방에 의해 가능. **처방전 없이 살 수 있는 이뇨제. ***사용할 수 있는 제품의 모든 목록을 포함하지 않음.*

LO 15.4

비마약성 항염증성 진통제의 작용

ACTIONS OF NONOPIOID ANTI-INFLAMMATORY ANALGESICS

살리실레이트(아스피린)과 NSAIDs

Salicylates (Aspirin) and NSAIDs

비마약성 항염증성 진통제는 살리실레이트와 전통적인 NSAIDs 두 분류로 나눈다. 아스피린과 살리실산으로 대표되는 살리실레이트는 가장 오래되고 빈번하게 사용되는 진통, 해열, 소염의 효과가 있는 비마약성 진통제이다. 이 그룹은 통증 조절에서 미국에서 가장 넓게 쓰이는 약물 중 하나로 역사적 중요성을 가지며 최초로 사용되었다.

살리실레이트는 수 세기 전 버드나무 껍질의 자연산물에서 발견되었다. 미국 원주민은 두통이나 치통을 완화하기 위하여 버드나무 껍질로 단든 차나 음료를 마셨다. 최근의 살리실레이트는 나트륨 살리실레이트(살리실산), 아스피린(아세틸살리실산), 메틸살리실레이트로 사용한다. 메틸살리실레이트(노루발풀, wintergreen) 오일, *Salonpas*, *Ben-Gay*, *Deep-Heat*)는 구강 섭취 시 독성이 있는 유일한 살리실레이트이다. 메틸살리실레이트는 도포 부위의 혈류 증가와 따뜻함 등 지속적인 피부 자극을 위해 크림 형태로 사용된다. 살리실산은 일반 의약품에서 여드름 방지(뉴트로지나 클렌저, *Stridex*), 무사마귀 제거(*Warts off, Dr.Scholl's Clear Away Liquid*)에 활발하게 사용되는 재료이다. 다른 살리실레이트(아스피린)와 NSAIDs는 대부분 경구 투여 제제로 일반 의약품, 처방 의약품으로 분류된다.

해열제와 진통제

Antipyresis and Analgesia

뇌 시상하부는 통증과 체온을 조절하는 부위이다. 살리실레이트를 포함하는 비마약성 진통제는 시상하부에 선택적으로 작용해 정상 체온에는 영향을 미치지 않으면서 진통과 해열 효과를 나타낸다고 생각된다. 중추신경계의 프로스타글란딘 자극을 차단하는 것이 주요 작용 기전이다. 그 외에 말초혈류 증가(혈관 확장)와 발한 증가로 해열 작용이 일어나는 것도 포함된다. 아스피린은 성인에서 발열을 완화하기 위해 일차 선택되는 약물이다. 이부프로펜(*Advil, Motrin IB*), 나프록센(*Aleve*)은 해열제로 분류되어 사용되는 일반 의약품인 NSAIDs이다.

진통제는 시상하부와 손상된 부분 모두에 작용해 효과를 낸다. 조직 손상, 관절 손상, 부종에 대응하여 브래디키닌, 프로스타글란딘, 히스타민과 같은 활성 성분들이 분비된다. 프로스타글란딘과 브래디키닌은 특히 통증 자극을 중추신경으로 운반하는 말초신경 말단을 자극한다. 비마약성 진통제는 프로스타글란딘의 합성을 억제하고 통증수용체의 자극으로부터 브래디키닌을 방해한다. 프로스타글란딘이 시상하부에도 작용하므로 비마약성 진통제는 중추 및 말초에서 자극하는 통증의 인식을 방해한다. 아스피린은 살리실레이트 그룹에서도 가장 강력한 COX 억제제이다. 두통은 혈관, 알레르기, 국소 통증 등 다양한 요인에 의해 발생할 수 있다. COX는 다양한 프로스타글란딘의 생산에 즉각적으로 관여한다[그림 15.3]. 아스피린, 이부프로펜(*Advil, Motrin IB*), 나프록센(*Aleve*)은 프로스타글란딘의 합성을 방해하고 혈관 투과성의 감소와 통증 발생과 많은 관련이 있는 다른 신경전달물질의 분비 때문에 두통의 조절에서 부분적으로 유용하다. 아스피린을 포함하는 모든 일반 의약품 NSAIDs는 약한 통증의 일시적인 완화와 두통, 치통, 요통, 근육통, 월경통 등에 의한 통증에 효과가 있다. 아스피린은 소아에서 특히, 바이러스 질환과 관련된 발열 조절에서 권장되지 않는다(Reye's syndrome 관련 내용 참조).

월경통 치료는 NSAIDs로 완연히 증대되었다. 또한 자궁 수축, 국소혈관 수축(**허혈, ischemia**), 통증을 특징으로 하는 월경통은 두통, 메스꺼움, 구토, 설사 등이 함께 나타난다. 월경통으로 고통받는 여성들은 그렇지 않은 여성에 비해 자궁 프로스타글란딘, 특히 $PGF_{2\alpha}$와 PGE_2의 수준이 높다. NSAIDs는 저용량의 아스피린보다 월경통 증상을 완화하는 데 효과적이다. 이부프로펜은 PGE_2보다 PGF_2를 더 억제하여 월경통의 치료에 유용한 것으로 알려졌다.

항염증 작용

Anti-inflammatory Action

모든 NSAIDs와 살리실레이트는 뛰어난 항염증제이다. 프로스타글란딘 합성을 억제함으로써 염증을 줄이는 데 효과적이다. 이러한 항염증제는 COX-1과 COX-2 모두를 억제한다. 염증의 발생과 이러한 반응에 따른 약물의 작용은 위의 "염증의 중재 물질"에 서술되어 있다.

항염증제는 모든 유형의 염증을 줄이는데, 프로스타글란딘 합성 효소 내 선택적 개입을 한다. NSAIDs는 급성 염증의 완화를 위해 단기간(약 7일까지) 내에 사용할 수 있다. 그러나 흔한 경우는 아니지만, 이 약물은 장기간 쓰이기도 한다. 퇴행성 관절질환인 골관절염에서 관절운동의 문제로 인해 움직임이 고통스럽고 어려울 수 있다. 통증은 염증의 명백한 징후 없이도 발생할 수 있다. 설린닥(*Clinoril*), 톨메틴(*Tolectin*), 메클로페나미드산(*Ponstel*), 메클로페나메이트(*Meclomen*), 피록시캄(*Feldene*), 세레콕시브(*Cerebrex*)는 건염, 윤활낭염, 류마티스관절염, 골관절염과 같은 염증 상태 치료에 사용되는 항염증제이다. 인도메타신(*Indocin*), 나프록센(*Naprosyn*), 설린닥(*Clinoril*), 아스피린을 포함하는 몇몇 NSAIDs는 또한 통풍의 관리에 사용된다. 통풍 치료 약물은 이 장의 마지막에 언급된다. 최신 NSAIDs는 염증을 줄여 뛰어난 통증 완화를 제공하기 위하여 고안되었으나 염증 상태에서 진통 효능은 이전 NSAIDs보다 뛰어나지는 않으며 다른 NSAIDs의 효과와 동등하다.

위장관계 영향

Gastrointestinal Effects

살리실레이트는 위장의 점막층을 직접적으로 자극한다. 많은 사람은 이러한 작용에 민감하고 아스피린 복용 후 메스꺼움을 경험한다. 게다가 살리실레이트는 프로스타글란딘의 합성을 방해한다. 위장에서 프로스타글란딘은 정상 세포 방어(cytoprotect) 기전의 필수적인 부분이다. 프로스타글란딘은 위산에 의한 침식으로부터 위 내막을 보호하기 위한 점액과 중탄산염의 분비를 조절한다. COX-1이 차단될 때, 위 내에서 보호적인 환경이 변화할 때, 위 통증과 궤양이 유발된다. 몇몇 개인은 구토가 위장계(GI)와 중추신경계의 자극의 결과로 발생한다. 살리실레이트는 화학 수용체의 유발 영역으로 알려진 연수 중추를 자극한다. 이 부분은 직접적으로 구토가 발생할 수 있도록 구토 중추를 흥분시킨다.

합성 NSAIDs는 아스피린의 위장에 대한 영향 없이 통증과 염증을 완화하기 위해 개발되었다. 약물은 다른 사이클로옥시게나아제(COX-2)와 선택적으로 상호작용하도록 고안되었다. 그 결과는 궤양과 위장 출혈의 빈도가 감소했으나 위장관계에의 영향은 아스피린이 작용한 것과 유사했다. 이부프로펜은 다른 항염증제보다 위장 통증이 덜 발생한다고 보고되었으나 이런 종류의 약물은 어떠한 것이라도 장기간 사용한다면 궤양이 발생할 수 있다. COX-1의 억제가 더 강할수록 NSAIDs의 출혈 유발 경향은 더 증가할 것이다. 케토롤락 트로메타민(ketorolac tromethamine)은 다른 NSAIDs보다 더 자주 궤양을 유발한다. 궤양의 가장 심각한 합병증은 쇼크와 죽음으로 이어지는 과다 출혈이다[그림 15.6]. 모든 항염증제는 메스꺼움, GI 통증, 궤양을 유발한다. 이것은 아스피린에 민감한 환자가 약한 동통과 통증의 치료를 위해 저용량으로 사용할 때 발생할 수 있다. 일반적으로 심한 위장 통증과 궤양은 관절염을 만성적으로 관리하는 경우처럼 장기간 고용량을 사용하는 환자에게서 발견된다.

항응고 작용과 심혈관계 이점

Anticoagulant and Cardiovascular Benefit

항응고 작용

Anticoagulation

항응고요법(anticoagulant therapy)과 심혈관의 이점은 다른 NSAIDs가 아니라 아스피린과 연관되어 있다. 아스피린 외의 NSAIDs는 수 시간 동안만 응고에 영향을 주므로 항응고제로서는 유용하지 않다. 아스피린과 살리실아미드는 비가역적으로 혈전 형성에 필요한 혈소판의 응집을 억제한다. 아스피린은 아라키돈산이 COX-1 효소의 활성 부위로 접근하는 것을 영구적으로 방해한다. [그림 15.2]처럼, COX에 의해 형성된 트롬복산 A_2는 혈소판 유착을 자극하여, 혈소판 마개를 만들도록 한다. 아스피린이 비가역적으로 COX-1을 차단하기 때문에, 트롬복산은 생성되지 않고 응고는 억제된다(항응고제). 이러한 효과는 새로운 COX 효소가 합성될 때까지 지속된다. 그 결과로 저용량의 아스피린도 출혈을 증가시킨다. 고용량 살리실레이트는 다른

보건의료인을 위한 참고사항

이부프로펜이나 세레콕시브와 같은 비아스피린 NSAIDs를 저용량 아스피린 치료와 지속적으로 병용할 경우 아스피린의 심혈관계 작용이 감소된다. NSA Ds는 COX-1 효소의 위치에 붙어 아스피린이 COX-1에서 항혈소판 작용을 하지 못하도록 경쟁적으로 억제한다. 이러한 감소된 예방 작용을 "아스피린 저항"이라 한다. 매일 아스피린을 복용하면서 NSAIDs를 1년에 60길 이상 사용하는 것 역시 아스피린 저항을 유발한다.

응고 요인(프로트롬빈)의 형성을 줄여 출혈 시간이 늘린다. 저용량의 아스피린은 심장 우회술과 관상동맥폐쇄의 수술 후에 혈전 형성을 예방하기 위한 혈액 희석제로 사용되었다. 어떤 용량에서든지 아스피린 민감 환자에게서 발생한 국소적인 **점상 출혈**은 부분적으로 항응고 작용에 의한 것이다. 하루 6 g보다 많은 아스피린 용량, 즉 프로트롬빈 시간의 연장은 임상적으로 중요하다. 이것은 응고장애 환자에게 면밀한 모니터링이 필요할 수 있다.

심혈관계 이점

Cardiovascular Benefit

최근 들어 매일 저용량 아스피린 투약은 죽상경화성 심혈관질환(ASCVD) 예방에 광범위하게 사용된다. 비가역적인 혈소판 억제기능에 의해 아스피린은 혈관에서 혈전 위험을 줄이지만 특히 위장관에서 출혈의 위험이 있다. 2019 American College of Cardiology/American Heart (ACC/AHA) 가이드라인에 따르면 아스피린은 순 혜택이 없어 ASCVD의 일상적인 1차 예방에 더 이상 사용하지 않는다. 출혈 위험이 증가하지 않은 40~70세의 일부 고위험 성인에서 ASCVD의 일차 예방을 위해 저용량 아스피린을 고려할 수 있다.

이와 마찬가지로, 미국 예방 서비스 태스크포스(USPSTF)는 10년 심혈관질환(CVD) 위험이 10% 이상으로 기대 수명이 최소 10년이며 최소 10년 동안 매일 저용량 아스피린을 복용할 의향이 있는 50~59세 성인의 CVD의 일차 예방을 위해 저용량 아스피린을 시작할 것을 권장한다.

참고로, 아스피린은 ASCVD의 2차 예방을 위해 잘 사용되며 여전히 널리 권장된다. 아스피린은 특이하게도 COX를 공유결합(강력한 결합)으로 변형시키므로 새로운 COX 효소가 결합된 비활성 복합체를 대체하기 위해 합성

되어야 한다(이는 상대적으로 적은 양의 아스피린은 혈소판에 1일 이상 영향을 주는 이유이다. 아스피린이 흡수되면서 장을 통해 이동하는 혈소판은 영구적으로 COX를 억제한다. 새로 합성된 COX는 새로운 혈소판 합성으로만 형성된다). 와파린(경구용 항응고제)을 복용할 수 없는 심방세동 환자에서 매일 성인용 아스피린을 복용하면 항응고 보호가 가능할 수 있다.

만성적인 저용량 아스피린 요법 중에 이부프로펜이나 세레콕시브 같은 NSAIDs를 같이 사용하는 것은 아스피린의 이로운 심혈관계 효과를 감소시킨다(길항작용). NSAIDs는 COX-1 효소의 작용 부위에 결합하여 아스피린의 COX-1에 대한 항혈소판 작용에 경쟁적 저해작용을 한다. 이러한 감소된 예방 작용은 "아스피린 저항성"으로 관찰된다. 매일 아스피린을 투약하는 것처럼 NSAIDs를 1년에 60일 이상 사용하는 것도 아스피린 저항성을 일으킨다.

이러한 항응고 효과는 일부 환자, 즉 살리실레이트에 민감하거나 다른 항응고제를 투여 중이거나, 장 궤양의 성향이 있는 환자들의 출혈 가능성을 증가시킨다. 궤양이 있는 특정 심혈관계 환자의 경우 만성적인 아스피린 투여는 혈전 색전의 형성을 방지하는 데 도움이 될 수 있다. 모순적이지만, 이러한 상황에서의 아스피린 사용은 색전 형성과 뇌, 폐, 심장에 도달하는 매우 높은 위험성을 줄일 수 있다.

진통 작용과 상관없이 다른 심장 문제에 사용하기 위해, 동맥관개존증이 있는 미숙아에게 심방 개방의 폐쇄를 유도하기 위하여 이부프로펜과 인도메타신이 비경구적으로 투여된다.

의약품 제제와 약물 동태
Drug Preparations and Disposition

아스피린과 비스테로이드성 항염증제
Aspirin and NSAIDs

아스피린은 오랫동안 사용해 온 의약품이기 때문에 성인에게 안전한 의약품으로 여겨지고 있다. 넓은 범주의 사용이 가능하므로, 아스피린과 살리실산은 정제, 캡슐제, 껌에서부터 노인이 삼키기 쉽도록 액체형 및 용액에 이르기까지 다양한 경구제제가 있다. 아스피린(81 mg, 250 mg, 325 mg)은 일반 의약품으로 구입이 가능하고 단독으로 사용되거나 다양한 활성 성분과 함께 쓰일 수 있으나, 1정당 770 mg 아스피린이 함유된 의약품의 경우 처방이 필요하다.

"베이비 아스피린"(81 mg)이 미국에서는 더는 판매가 되지 않는다는 것은 주목할 부분이다. 라이증후군(Reye's syndrome)이 발생하기 전까지 이 약물은 모든 가정에서 상비약으로 많이 사용하던 약물이었다. 잠재적으로 치명적인 상태는 수두, 독감과 같은 열성 바이러스성 질병을 앓는 동안 아스피린을 복용한 어린이와 청소년과 연관되어 있다. FDA의 소아학회 그리고 의사들은 일반적으로 12살 아래의 아동은 아스피린을 예방 차원에서 사용하지 않도록 제안한다. 따라서 현재 81 mg 아스피린을 함유하는 모든 제제는 성인에서 심장 보호 효과를 위해서만 사용되는 "저용량 아스피린(low dose aspirin)"으로 신생아, 유소아에서는 사용하지 않는다. 아이들에게 해열 용도로 사용되던 아스피린은 즉각적으로 아세트아미노펜, 그리고 이후에는 이부프로펜(100 mg/5 ml)으로 대체되었다. 아스피린에 대한 성인용 제형 그리고 아스피린을 함유하는 제품(기침감기약)은 경고 문구를 반드시 표기해야 한다. "라이증후군(Reye's syndrome): 수두, 독감을 갖고 있거나, 회복 중인 어린이 또는 유아는 이 약을 사용하면 안 된다". 아스피린은 연소성 관절염을 앓는 어린이의 경우, 아직 사의 지시에 따라 아직 쓰인다.

다른 NSAIDs는 일차적으로 경구 투여 제형이다. 오직 이부프로펜(*Advil*), 나프록센(*Aleve, Midol Extended Relief*), 케토프로펜(*Nexcede*)만 현재 일반 의약품으로 살 수 있다[그림 15.4]. 이러한 일반 의약품은 대중들에게 관절염 치료에(류마티스성 합병증을 포함한 경증에서 중증도 통증)에 쓰인다. 동일한 적응증 범주에서 300 mg 이부프로펜(ibuprofen) 및 250 mg 나프록센(naproxen), 25 mg 케토프로펜(*Nexcede*) 이상 용량인 NSAIDs 약물의 경우 처방전이 필요하다. 모든 다른 NSAIDs는 처방전이 있어야만 이용할 수 있다. 오직 3종[이부프로펜, 인도메타신, 케토롤락 트로메타민]의 NSAIDs만이 비경구적인 투여를 위해 사용된다. 오직 케토롤락 트로메타민(IM, IV, 안구 투여용, 또는 비강 스프레이)은 수술할 때 "마약 수준"으로 급성 중등도에서 중증 통증 처치에 사용된다[그림 15.5].

그림 15.4 아스피린, 아세트아미노펜, 이부프로펜 및 나프록센을 함유하고 있는 일반 의약품(OTC)

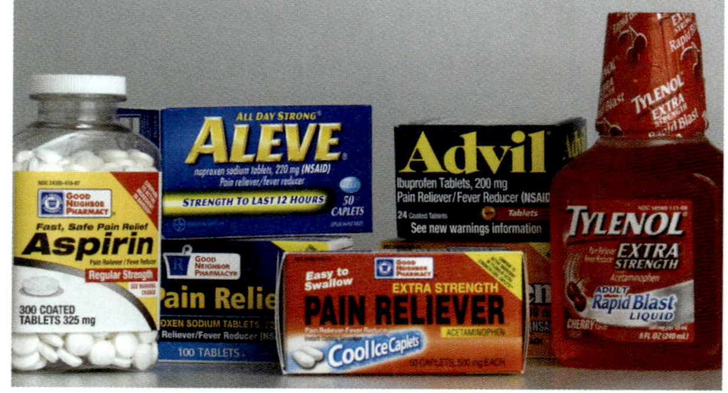

Jill Braaten/McGraw-Hill Education

그림 15.5 NSAIDs 케토롤락 제제: 주사용 바이알

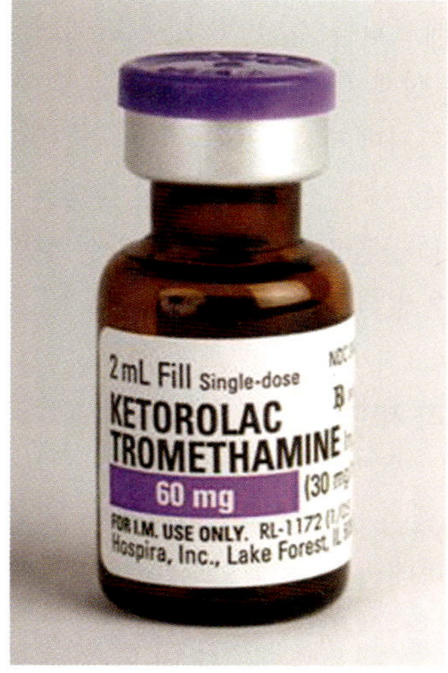

Jill Braaten

특히 만성적 고용량 투여 시 NSAIDs계 약물은 위궤양 및 출혈을 유발하기 때문에, 몇 가지 항궤양제를 함유하는 복합제만이 처방 의약품으로 가능하다. 이부프로펜과 파모티딘 복합제(*Duexis*), 나프록센과 에스오메프라졸 복합제(*Vimovo*)는 위장관을 보호하고, 두 약물을 따로 복용해야 하는 경우 복용해야 하는 알약 수(10~16정)를 3정만 복용하면 되도록 줄일 수 있다.

NSAIDs 안과 제제인 플루비프로펜(*Ocufen*)과 케토롤락(*Acular, Acuvail*)은 각막 수술 후에 혈액방수장벽의 붕괴를 방지하고 안압을 감소시키기 위해 사용된다. 플루비프로펜은 안과 수술 동안 동공이 작아지지 않도록 유지시킨다. 케토롤락 트로메타민은 백내장 수술 후에 통증과 염증 관리에 사용한다. 케토롤락 트로메타민 경구, 비경구 또는 비강 스프레이(*Sprix*)는 마약성 진통제 수준의 진통 작용이 필요한 중등도에서 중증 통증의 단기간 관리에 쓰인다.

약물 동태
Drug Disposition

살리실산, NSAIDs는 약산으로 경구 투여 후 급속하게 위장과 소장에서 흡수된다. 음식은 약물의 흡수를 지연시켜 약물에 의한 위장 자극에 취약한 환자들이 약과 음식과 함께 먹는 경우는 흔하다. 경구 투여한 대부분 약물은 30분 이내에 진통 효과가 발휘되고 4~6시간 지속된다. 흡수 후에 약물은 혈장 단백질과 쉽게 결합한다(80~90% 이상). 이는 약물이 다양한 조직, 특히 중추신경계, 관절액, 신장으로 분포되도록 한다. 결국 이러한 약물은 간에서 대사되고 소변을 통해 배설된다. 단백질 결합도 단백질 결합 부위에서 다른 약물의 치환으로 많은 약물 상호작용을 유발한다 [표 15.5].

결국 이런 약물은 신장 배설에 앞서 간의 마이크로솜(미세소체: 세포질 내의 미립체) 대사 체계를 통해 대사된다. 혈장 살리실레이트 농도는 소변 pH에 영향을 받는다. 산성 소변은 약산형 약물이 세뇨관에 의해 재흡수되어, 혈액으로 다시 돌아가도록 한다. 반대로, 알칼리성 소변은 살리실레이트의 배설을 증가시킨다. 소변 pH는 산염기 불균형, 약물요법, 또는 신장기능장애에 반응하여 변화할 수 있다.

임상 적응증
Clinical Indications

이부프로펜, 나프록센, 아스피린 일반 의약품은 해열과 경증에서 중증도의 통증에 사용된다. 이때의 통증은 아편계 약물이 필요 없는 통증이다. 두통과 골관절염, 류마티스 관절염을 포함하는 근육 및 관절 통증에 관여하는 염증은 모든 NSAIDs에 의해 경감된다. 아스피린, 또는 아스피린을 포함하는 제품은 임신 중이거나 바이러스성 질환으로 인한 발열이 생긴 아이들에게 사용되어서는 안 된다.

아스피린은 심혈관계 질환의 예방과 치료에 기반이 된다. 저용량의 아스피린(매일 50~100 mg)은 심근경색, 일과성 허혈발작(TIA), 뇌졸중 발생 위험을 감소시킨다. 급성 심근경색과 뇌졸중의 임상적 관리에는 매일 160 mg 이상 요구된다. 혈소판 응집의 특별한 작용 때문에, 아스피린은 불안정한 협심증, TIA(일과성 허혈성 발작), 뇌졸중 환자에게 사용하며, 심근경색이 있는 남성과 여성의 사망 위험을 줄이기 위해 사용된다. 최신 연구에서 장기간 저용량 아스피린을 복용한 사람의 경우 뇌졸중과 심근경색의 위험과 선종성 폴립, 대장암의 발생을 감소시키는 효과가 증명되었다. 장기 요법은 부가적인 효과 발생에 영향을 주기 때문에, 대장암 발생 위험이 있는 환자는 이 아스피린 치료 전략의 이점을 얻을 수 있다.

5-ASA(acetylsalicylic acid)로 대사되거나 관련 있는 살리실레이트는 궤양성 대장염에 사용된다. 발살라자이드(*Colonznl*), 메살라진(*Asacol, Pentasa, Rowasa*), 올살라진(*Dipentum*), 설파다이아진(*Azulfidine, Azulfidine EN tabs*)는 경구 투여로 대장에서 프로스타글란딘 생산과 활동에 영향을 준다. 이 약물들의 작용 기전은 명확하지 않다.

보건의료인을 위한 참고사항

바이러스성 감염이나 수두 치료를 위해 10대를 포함한 어린이들에게 아스피린을 사용하는 것은 라이증후군의 발생과 관련이 있고 드물긴 하지만, 이 상태는 생명을 위협할 수 있다. 증상은 구토와 발작부터 섬망과 혼수에 이르기까지 다양하다. 몇몇 아이들은 사망할 수 있다. 작용 기전이 완전히 확인되지 않았음에도 불구하고, 다양한 전문가들과 정부 기관은 감기나 수두를 앓고 있는 청소년과 아이들에게 아스피린을 사용하지 않도록 권한다.

아세트아미노펜

Acetaminophen

아세트아미노펜(acetaminophen)은 아스피린의 대체 약물이라고 흔히 생각되지만 정확한 것은 아니다. 아세트아미노펜(*Panadol, Tylenol*)은 경증 두통의 완화와 해열 처치에서 충분한 진통 효과를 발휘하나 항염증 활성은 입증되지 않았다. COX-3 수용체를 통해 발생한다고 가정된 시상하부의 열 조절 중추에 직접적인 작용을 통해 상승된 체온을 감소시킨다. 아세트아미노펜은 통증과 열을 억제하지만 염증이나 위산 분비에 대한 영향은 상대적으로 약해 수수께끼 같은 약물이었다. 최근 근거에 의하면 아세트아미노펜은 주로 뇌에 존재하며 COX-3로 불리는, 다른 종류의 COX에 작용할 것이라고 보고 있다. 아세트아미노펜은 CNS 내의 프로스타글란딘 합성 효소(prostaglandin synthetase)를 저해하기 때문에 두통에 대해 효과적이지만, 특히 관절염과 같은 염증과 근육통과 같은 통증의 치료에 1차 선택약(drug of choice)이라고 할 수 없다. 아세트아미노펜이 항염증 효과가 부족한 것은 말초에서 프로스타글란딘 합성을 효과적으로 저해하지 못하기 때문으로 설명된다. 두통의 완화나 감기와 독감의 증상 완화를 위해 아스피린 민감성 환자는 아세트아미노펜으로 대체할 수 있다. 왜냐하면 아세트아미노펜은 치료 용량에서 소화기계 염증 또는 궤양을 유발하지 않기 때문이다. 아세트아미노펜은 혈소판 응집 또는 프로트롬빈 반응에 영향을 주지 않아 뇌졸중이나 뇌경색 약물과 함께 사용 시 관련 이점이 없다.

임상 적응증

Clinical Indications

아세트아미노펜은 성인과 소아에서 감기와 독감과 관련된 발열, 두통, 경증의 근골격계 통증과 불편을 줄이기 위해 승인되었다. 어린이 발열 및 통증(경증 통증)에 대한 선택 약물은 아스피린이 아닌 아세트아미노펜이다. 특히 아스피린에 대해 알레르기를 가진 환자, 응고 이상으로 항응고 치료 중인 환자, 상부 위장관 질환이 있는 환자, 아스피린 치료가 어려운 환자에게 유용하다. 이 약물은 아스피린이나 NSAIDs의 복용 이후 소화기계 이상이 있는 환자에게는 사용을 권고하나, 골관절염과 같은 염증성 질환의 만성적 치료에 대체할 수 없다.

가능한 용량과 제형

Dose and Formulation Availability

아세트아미노펜은 소아에게 650 mg 용량의 정제, 캡슐제, 또는 당의정 형태의 비처방 약물(over the counter, OTC) 제품으로 사용할 수 있다. 성인 권장 용량은 4시간마다 325 mg 또는 8시간마다 500 mg이다. 투약 오류를 줄이고 넘쳐나는 OTC 제품으로부터 어린이에게 투약하는 보호자들의 혼동을 줄여 과량 투여의 빈도를 감소시키고자, 의학계와 제조사들의 상호 협력을 통해 최근에 어린이 대상 투약 지침이 변경되었다. 2011년부터, 아세트아미노펜은 유아나 청소년에게 160 mg/5 ml의 표준 농도로 공급된다. 이는 모든 단일 성분의 아세트아미노펜 액제 제품에 모두 적용된다(정제 혹은 아세트아미노펜 함유 복합제에는 해당하지 않음). 투약 지침은 더 나은 정확도를 위해 유아 제품과 함께 제공되는 경구 투약 주사기에 나이가 아닌 몸무게를 기준으로 한다. 청소년을 위해서는 재설계된 투약 컵이 제공된다. 체중에 따른 용량 권장 범위는 [표 15.3]에 제시되어 있다. 어른들이 하루에 3,000 mg이 초과되지 않도록 투약하는 것을 권고하는 반면, 소아에서는 투약 횟수가 1일 5회를 넘지 않아야 한다. 어린이에게 사용 가능해서, 아세트아미노펜은 좌약에서 엘릭서제, 현탁액, 시럽에 이르는 다양한 용액까지 여러 종류의 제형이 제공되고 있다. 모든 용량과 제형에서, 처방이 필요하지 않고 OTC로 가능하다. 최상의 제품 유통을 위해 좌약의 경우, 투약 시간 사이에는 냉장 보관해야 한다.

특별 고려사항: 용량 변경 및 간독성

Special Considerations: Dose Changes and Hepatotoxicity

규정된 용량 및 라벨 변경

Mandated Dose and Label Changes

아세트아미노펜은 회당 160~500 mg 용량으로 다른 약물보다 더 많이 복합제로 사용된다. 미국인의 3분의 1은 한 달에 한 번 이상 아세트아미노펜 제제를 복용하는 것으로 추정된다. 적절한 지시에 따라 권장 복용량 이내로 복용하

표 15.3

아세트아미노펜에 대한 소아 경구 투여 지침 160 mg/5 ml —체중에 따라 4~6시간마다 투여되는 용량

나이	체중(pounds)	acetaminophen
0~2살	—	적절한 투여량을 위한 의사 상담
2~3살	24~35	160 mg = 1 tsp 또는 5 ml
4~5살	36~47	240 mg = 1.5 tsp 또는 7.5 ml
6~8살	48~59	320 mg = 2 tsp 또는 10 ml
9~10살	60~71	400 mg = 2.5 tsp 또는 12.5 ml
11살	72~95	480 mg = 3 tsp 또는 15 ml
12살 이상	95 이상	640 mg = 4 tsp 또는 20 ml

면, 여전히 상대적으로 안전하고 효과적인 약물이다. OTC 약물이 상대적으로 안전하기 때문에 초과량에 대해서도 위험성이 없을 것이라는 기대가 있지만 소비자(부모)가 아세트아미노펜이 *타이레놀*과 동일하다는 것을 인식하지 못하기 때문에 옳은 것은 아니다. 의약품 라벨을 읽지 않아서, 사람들은 자가 투약 중에 의식하지 못한 채 아세트아미노펜 정량의 몇 배를 섭취하게 된다. 환자가 통증 조절을 위해 *타이레놀*을 복용하고, 감기와 독감 증상의 완화를 위한 아세트아미노펜을 포함하는 다수의 OTC 제품을 사용하는 경우 간 독성 위험성이 증가한다. 정기적으로 음주하는 성인에서 간 독성 위험성은 더 크다. 아세트아미노펜의 과다 사용은 간과 신장 조직에 약물 대사체가 결합하게 되어 간 독성이 야기된다. 하루에 3병 이상의 알코올을 섭취하는 사람들은 잠재적인 간 민감성을 가지게 되어 아세트아미노펜 노출 시 손상이 증대될 수 있다.

FDA는 향이 첨가된 약물은 어린이를 유혹하고 성인은 종종 "중등도에서 중증의 통증을 없애기 위해 노력하는 권장 복용량 이상"을 복용하기 때문에 성인과 어린이가 과다 복용을 통해 아세트아미노펜 독성이 발생할 위험이 있다는 우려를 계속 표명하고 있다. 아세트아미노펜은 어린이와 성인의 간부전과 관련이 있다고 보고되었다. 성인에서 매일 고용량을 투여하는 관절염 환자에서 비아스피린계 두통약이나 독감, 감기약을 자주 복용하는 경우 노출 위험성이 증가하게 된다. 또한 노출 위험은 *Tylox*나 *Percocet* 같은 아편 유사 진통제 복합제의 사용으로 증가하기도 한다.

2009년, FDA는 아세트아미노펜 라벨에 좀 더 강력한 문구를 표시해 간 손상 위험성을 경고하는 조치를 하였다. 이것은 처방전이 필요 없거나 처방전이 필요한 제품, 또는 단일제 혹은 복합제 여부와 관계없이 아세트아미노펜이 포함된 모든 제품에서 적용된다. 2011년, FDA는 복합제 제조사에게 2014년까지 아세트아미노펜의 함량이 용량당 325 mg을 초과하지 않도록 요청했고 모든 제조업자는 요청을 따랐다. FDA는 소비자를 보호하기 위하여 의료전문가들이 1회 용량당 325 mg 이상 함유하는 복합제를 처방하거나 조제하는 것을 중단하도록 권고하고 있다. 최대 권고 용량은 1000 mg에서 650 mg으로 감량되었으며, 아세트아미노펜의 1일 최대 허용 용량은 1일 4 g에서 3 g으로 감량되었다.

소비자 경고
Consumer Alert

2개나 3개 이상 동일한 약물에 노출된 환자는 이용 습관을 변경하지 않을 것이다.

안전 정보와 복용량 권장 사항은 의료 종사자뿐 아니라 소비자, 환자의 주의를 대상으로 한다. FDA는 "아세트아미노펜 중복 사용 금지" 캠페인을 소비자 업데이트를 통해 웹사이트에서 홍보하고 있다(http://www.fda.gov/forconsumers/consumerupdates/ucm336581.htm). 이것은 또한 와파린과 아세트아미노펜의 약물 상호작용에 대한 소비자 인식을 높이기도 한다. 아세트아미노펜은 일주일 동안 2 g씩 매일 투여하면, 와파린의 항응고 효과가 높아진다는 것이 보고되었다. 기전은 와파린의 간 효소 대사 억제를 통해 순환하는 항응고제를 증가시키며, 이는 저용량 노출에서도 발생하는 것으로 보고되었다(예: 몇몇 325 mg 정제). 와파린을 복용하는 환자에서, 아세트아미노펜은 단기 치료에만 최소 유효 용량으로 투여해야 한다. 1주에 2 g 이상 아세트아미노펜 투약 환자에서 투약의 시작 및 중단 시에 주당 1~2회 INR을 모니터링하여 응고 상태를 확인해야 한다.

심각한 부작용의 간독성
Serious Adverse Effect Hepatotoxicity

비록 권장 복용량에 굉장히 안전할지라도 아세트아미노펜은 무해한 약물이 아니다. 독성은 아세트아미노펜 과다 만성 사용뿐만 아니라(성인 하루 4 g 이상과 어린이 75 mg/

kg/일), 급성 과다 복용(사고적 과다 복용으로 어린이에서 200 mg/kg, 성인에서는 6 g 복용 시)으로부터 발생될 수 있다. 아세트아미노펜의 독성은 특정한 초기 경고 신호가 없다. 중독의 경과는 여러 단계를 거쳐 나타날 수 있다. 섭취 후 첫 24시간 동안, 환자는 증상이 없을 수도 있으며, 이후에 메스꺼움과 구토가 발생할 수 있다. 이때, 자주 환자에게 "독감과 같은" 느낌이 발생하여 독성의 징후가 무시된다. 다음 24시간에, 간 혈청 효소(AST/SGOT, ALT/SGPT, bilirubin, thrombin)가 상승할 수 있다. AST/SGOT는 20,000을 초과하여 상승할 수 있다. 독성 용량 섭취 36시간 내에, 간 손상이 발생할 수 있다. 아세트아미노펜 과다 복용으로 사망할 수 있다. 아세트아미노펜의 과다 복용은 살리실산계 중독과 유사한 산증 및 호흡기 합병증을 유발한다.

아세트아미노펜 중독에 대한 치료는 위 흡입 및 **세척**(액체 세척)뿐만 아니라 기존의 조치를 통해 체액 균형을 유지한다. 활성탄은 독극물 경구 투여에서 일반적인 흡착제로서 수십 년 동안 사용되었는데, 아세트아미노펜의 과다 복용 후 수 시간 이내에 사용하면 흡수를 감소시킨다.

간 이식은 대개 사망을 방지할 수 있는 유일한 치료법이다. 그러나 독성 아세트아미노펜 과다 복용에 대해 승인된 해독제가 있다. N-acetylcysteine (NAC, *Acetadote*)는 독성 아세트아미노펜 과량 투여에 대한 해독제이다. 그것은 일반적으로 경구로 투여된다. 그러나 그 악취가 심해서 위벽의 자극을 최소화하고 환자의 순응도를 높이기 위해 입맛에 맞는 액체나 주스와 혼합되어야 한다. 그렇지 않으면 정맥주사도 가능하다. 경구 투여는 활성대사 산물의 최대 해독을 위해 72시간에 걸쳐 반복해야 하지만 정맥주사는 그 절반의 시간에 효과를 나타낸다. N-acetylcysteine은 독성 대사물질에 결합하여 체내로부터 이를 제거하는 대사계(글루타치온)를 자극한다. NAC는 잔류하는 아세트아미노펜을 비독성 대사체로 변화시키도록 자극한다. N-acetylcysteine은 아세트아미노펜 중독 10시간 이내에 정맥주사 또는 경구 투여했을 때에 성공적으로 간 손상을 방지할 수 있다. 24시간 안에 적은 투여량으로 해독이 가능해서 경구 투여보다 정맥 투여가 선호된다. 정맥 투여 시 홍조, 발진, 두드러기, 저혈압 및 기관지 경련 등의 유사 **아나필락시스** 반응(알레르기 반응)이 있을 수 있다. 이러한 효과는 NAC의 초기 투여 후 과거에 천식이나 폐쇄성 기도 질환의 병력이 있는 환자에게서 종종 볼 수 있지만, 의학적으로 항히스타민제의 정맥 투여로 관리될 수 있다. N-acetylcysteine은 낭포성 섬유증 환자의 점액 용해제로도 사용되지만 특정 정맥형 약물은 아세트아미노펜의 독성 과다 복용에 사용하기 위해 준비되어 있다.

LO 15.5

유해 작용, 독성, 금기사항

ADVERSE EFFECTS, TOXICITIES, AND CONTRAINDICATIONS

유해 작용과 경고

Adverse Effects and Boxed Warnings

항염증 약물과 관련된 일반적인 유해 작용은 중추신경계의 자극으로 인한, 현기증, 구토, 정신착란, 두통이다. 아스피린을 포함한 모든 비스테로이드성 항염증제는, 메스꺼움, 위 장관 통증 및 궤양을 유발할 수 있다. 만성 사용에 나타나는 가장 심각한 영향은 궤양과 출혈, 신장 또는 간 기능 부전이다. 아세트아미노펜은 권장 용량 내에서 아주 작은 부작용이 발생한다. 가장 심각한 부작용은 간 손상이다(급성 독성 과다 참조).

NSAIDs의 위장관 효과

Gastrointestinal Effects of NSAIDs

위장관계 효과는 표면 점막 자극부터 궤양까지 다양하게 나타날 수 있다. 궤양은 위장관 출혈 및 치명적일 수 있는 천공으로 이어질 수 있다. 이러한 부작용 발생은 경고 증상 없이 언제라도 발생할 수 있다. 노인 환자는 심각한 위장관 부작용 발생 위험이 더 크다. 위장관계 부작용을 최소화하기 위해, 약물은 식사, 우유 또는 제산제와 함께 제공될 수 있다. 알코올은 위장관 부작용을 증가시킬 수 있으므로 피해야 한다.

박스 경고

Boxed Warning

FDA는 OTC NSAIDs 제조업체에게 위출혈의 위험을 식별할 수 있도록 시각적으로 눈에 띄는 라벨을 달아 표시하도록 요구했다. NSAIDs 용어는 모든 제품의 전면 라벨에 강조해야 한다. NSAIDs를 포함하는 모든 OTC 제품은 "심한 위출혈"에 대한 잠재적인 위험을 소비자에게 알리는 굵은 경고 문구를 넣어야 한다. 특히 이러한 사람들은 주의해야 한다.

- 60세 이상
- 위궤양이나 출혈 문제가 있던 자
- 혈액 희석제나 스테로이드 약제 복용자
- 처방 또는 비처방 NSAIDs를 포함하는 다른 약물 복용자
- 제품을 사용하는 동안 하루에 3병 이상의 술 복용자
- 지시한 것보다 많은 양의 약을 먹는 자

OTC NSAID 라벨의 예는 [그림 15.6]에 있다.

그림 15.6 OTC 이부프로펜의 주의사항

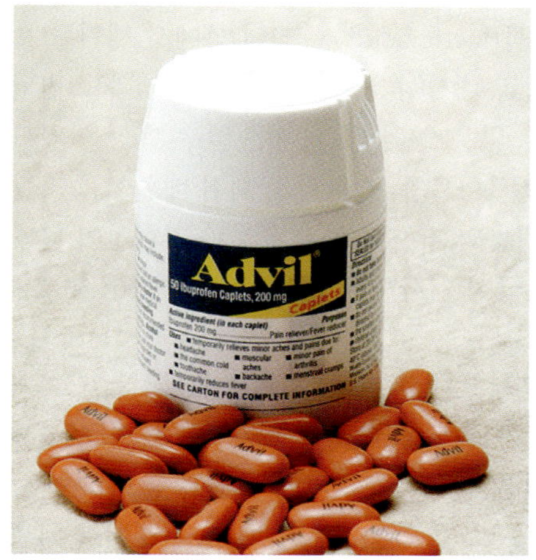

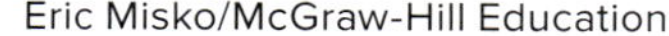
Eric Misko/McGraw-Hill Education

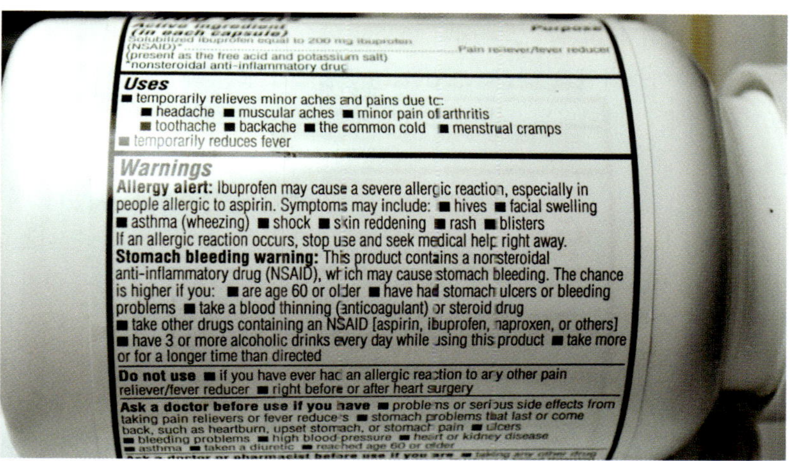

Barbara Nagle

다른 NSAIDs, 항응고제와 같이 복용할 경우, 일주일에 3번 이상 음주한 경우 위장출혈의 가능성이 있다고 표시되어 있다. 출혈 위험은 60세 이상이거나 위궤양이 있는 환자에서 증가한다.

이러한 노력은 권장 제한 복용량과 기간을 포장 지시에 따라 지키도록 경각심을 주기 위함이다. 새로운 라벨 요구 사항은 많은 소비자가 NSAIDs를 포함하는 여러 제품을 사용하여 과다 복용과 관련된 위험을 인식하지 않기 때문에 경고하는 것이다. 많은 OTC 제품에 소비자가 NSAIDs로 인식하지 못하는 개별 NSAIDs 약물을 함유하고 있다는 점은 중요하다.

NSAIDs의 심혈관 효과

Cardiovascular Effects of NSAIDs

박스 경고

Boxed Warning

NSAID계 약물(아스피린 제외)에 대한 특별한 경고가 있다. 모든 아스피린 아닌 NSAIDs는 심혈관계 혈전 발생 현상과 중대한 심근경색과 뇌졸중의 위험이 있음을 라벨에 경고한다. COX-2에 선택적인 NSAIDs와 비선택적 NSAIDs는 이러한 심혈관계 부작용과 연관되어 있다. 이 위험은 사용하기 시작한 첫 주부터 나타나고 사용 기간이 길수록 증가할 수 있다. 심혈관질환(CAD, CVD) 또는 심혈관질환의 위험인자(TIA의 과거력)를 가진 환자는 더 큰 위험이 있다.

NSAIDs와 COX-2 억제제는 나트륨과 수분 저류를 촉진한다. 이는 말초 부종과 심부전 및 심장마비와 고혈압 환자의 심장 혈관 계통의 스트레스를 증가시킨다. 노년층에서는 심장 및 신장 장애를 일으킬 수 있다.

NSAIDs의 과민반응과 알레르기 효과

Hypersensitivity and Allergic Effects of NSAIDs

아스피린에 과민반응에는 피부 발진, 후두 부종과 천식이 있다. 이러한 반응은 생명의 위협이 될 수 있어서, 과민 환자는 아스피린을 포함하는 모든 제품을 피해야 한다. 과민반응은 가벼운 발진, 발열, 간 손상 및 천식 환자의 호흡곤란이 포함된다. 아나필락시스는 아스피린에 민감한 환자에게서 발생한다. 아스피린 불내성은 비강 폴립, 천식, 비염의 병력을 가진 환자에서 발생할 수 있다. 이러한 환자의 혈관부종과 심한 비염은 과다한 아스피린 함유 제품 노출에 의해 발생한다. COX-2 억제제는 알레르기 악화와 관련되어 있다.

모든 NSAID 제품은 탈락성 피부염, 스티븐 존슨 증후군과 같은 심각한 부작용을 일으킬 수 있다. 아세트아미노펜은 스티븐 존슨 증후군의 피부 특징인 상피의 박리, 물집, 붉어지는 피부와 연관되어 있다. 아세트아미노펜이 들어있는 모든 처방 의약품은 심각한 약물 피부 반응의 가능성을 경고한다.

NSAIDs의 혈액학적 효과

Hematological Effects of NSAIDs

이 약으로 장내 엽산 흡수에 문제가 생기기 때문에 미숙한 거대 적혈구가 특징인 **거대 적아구성빈혈(megaloblastic anemia)**이 나타나는 반면, 철분결핍 빈혈(iron deficiency anemia)은 출혈로 인한 혈액 손실의 결과로 발생한다.

NSAIDs 투약 환자에서 혈액 이상을 초래하는 골수 억제가 보고된 바 있다. 부작용은 특히 류마티스 관절염의 만성 치료에 고용량을 투여받은 환자에서 발생할 가능성이 더 높다. 드물게 아스피린 및 다른 NSAIDs는 적혈구가 생산 속도보다 더 빨리 파괴되는 특발성 용혈성 빈혈을 유발한다.

독성

Toxicity

급성 독성 및 과다복용

Acute Toxicity and Overdose

아세트아미노펜

Acetaminophen

아세트아미노펜의 급성 독성은 일반적으로 소아에서 실수로 다량 섭취하게 해서 발생하거나 성인이 의도적으로 많은 양을 섭취한 결과로 일어난다. 미국 중독관리센터협회(www.aapcc.org/prevention)에서 OTC 과다 복용 사건의 66%는 아세트아미노펜 과다 복용으로 보고되었다. 이것은 주로 간세포를 파괴하는 독성 대사산물에 의한 것이다. 간 혈청 효소(AST/SGOT, ALT/SGPT, 빌리루빈, 트롬빈)가 상승한다. AST/SGOT의 증가는 20,000을 넘을 수 있다. 독성 투여량의 섭취 36시간 내에는 간 손상이 생길 수 있다. 아세트아미노펜의 과다 복용으로 사망할 수 있다. 아세트아미노펜의 과다 복용은 살리실레이트 중독에 대해 기재된 것과 유사한 산증 및 호흡기 합병증을 발생시킨다. 아세트아미노펜의 과다 복용에 의한 독성에 승인된 해독제는 N-acetylcysteine (NAC, *Acetadote*)이다.

살리실레이트계 약물과 NSAIDs

급성 살리실레이트계 약물 중독은 우연한 다량 약물 섭취로 발생한다. 우연한 중독은 성인보다 아동에게 더 많이 발생한다. 아스피린과 그 외 NSAIDs는 단독으로 혹은 다른 제품과의 복합제인 OTC로 손쉽게 구할 수 있다. 비마약성 진통제가 함유된 약제 혼합물의 예시는 [표 15.2]에 있다. 이런 제품은 모든 가정에서 있어 호기심 많은 아이들은 대부분의 경우 약을 쉽게 찾아낸다. 알록달록한 알약의 색깔이나 달콤한 맛 때문에 멋도 모르고 신체에 유해할 정도의 진통제를 먹어 버리곤 한다. 중독관리센터는 OTC 약물 중독의 15%가 아스피린에 기인한 것이라고 보고했다.

항염증제 약물의 중독은 살리실레이트계 약물에 대해 기재된 것과 유사한 독성 효과를 유발한다. 급성 중독의 위험하고 종종 치명적인 반응은 호흡 억제와 산증을 포함한다. 살리실레이트계 약물 독성 용량은 연수의 호흡 중추를 억제하여 인체가 빠른 속도로 이산화탄소를 제거할 수 없게 하여 호흡기 산증을 일으킨다. 다른 산들은 신장 기능의 손상 때문에 혈액에 축적된다. 또한 살리실레이트계 약물과 조직의 노폐물(lactic acid: 유산)이 몸에서 제거될 수 없다. 인체는 호흡과 대사성 산증에 빠지고 혈액과 소변의 pH값은 하락한다. 많은 양의 땀 배출은 탈수 현상을 일으키고 오줌 속에 있는 나트륨, 칼륨과 단백질 배설이 증가할 수 있다. 심혈관 기능의 저하로 혈관 확장과 저혈압이 나타난다. 아스피린의 급성 치사량은 아동 4 g, 성인 10~30 g으로 추정된다.

NSAIDs의 구체적인 해독제가 없어 치료는 주로 지지 처치이다. 아스피린 중독 치료는 중탄산나트륨의 투여를 포함해(소변의 pH값을 증가시킨다) 산증을 완화하고 살리실산의 배설을 증가시킨다. 또한, 수액 및 전해질이 저혈압과 산-염기 균형을 해결하기 위해 주입된다. 살리신산염 중독 치료는 항상 성공적이진 않다. 탈수, 광범위한 중추신경계 억제 및 신부전으로 인한 혼수 및 사망이 발생할 수 있다.

만성 독성: GI 그리고 중추신경계 효과

Chronic Toxicity: GI and CNS Effects

고용량 치료는 더 자주 치명적이지 않은 독성 반응과 연관된다(만성 **중독**). 만성 **살리실레이트** 중독은 메스꺼움, 구토 또는 살리실레이트 중독증을 유발한다. 살리실레이트 중독증은 메스꺼움, 귀에서 울리는 현상(이명), 두통, 정신 착란, 과호흡증후군을 포함하는 일련의 증상이다. 이러한 증상은 중추신경계 자극에 기인하고 용량이 감소하거나 약물 투여가 중단되면 가라앉는다. 또한, 고혈당은 증가된 교감신경 활성으로 발생할 수 있다. 살리실레이트계 약물 중독의 발현에 환자의 식단이 기여할 수도 있다. 카레 가루, 파프리카, 감초, 자두, 건포도, 차 그리고 오이 피클과 같은 많은 음식은 자연적으로 살리실레이트계 물질을 포함하고 있다. 미국인들의 하루 식사에 살리실레이트계 6~200 mg이 포함될 것으로 추정하고 있다.

특히 노인 환자에게서 더욱 다량 또는 만성 투여로 과다 복용 징후가 있을 수 있다. 귀에서 울리는 현상(이명), 소화불량, 위장관계 출혈(흑색, 타르변) 같은 주 징후를 관찰할 필요가 있다.

환자의 연령 및 기저 상태는 부작용 발생에 영향을 준다. 65세가 넘은 환자들의 과다 복용은 원하지 않는 효과가 나타날 수 있다. 그러므로 노인 환자에게 최선의 전략은 최소 유효 용량을 사용하는 것이다. 케토롤락 트로메타민과 같은 특정한 새로운 강력한 NSAIDs는 65세 이상이나 체중 110파운드를 넘지 않는 환자의 권장량 조정에 대한 특별 권장 사항이 명시되어 있다. 왜냐하면 케토롤락 트로메타민은 몸에서 천천히 제거되기 때문에 노인 환자와 신장 장애를 가진 환자들의 상승된 혈청 크레아티닌 수치가 입증하듯, 체내에서 제거가 더 느려질 수 있기 때문이다.

2009년에 미국노인협회는 노인 환자에게 진통제를 사용하는 가이드라인에 중요한 결정을 내렸다. 애초에 이 가이드라인은 몇 년 전에 통증관리 및 삶의 질을 향상시키기 위해 NSAIDs의 사용을 권장하려는 목적으로 발표되었다. 하지만 75세 이상의 환자는 종종 통증과 관련된 다수의 만성 질환을 가지고 있고 소염진통제의 부작용, 특히 심혈관계 및 위장관 기능 부작용에 더 민감하기 때문에 최근의 가이드라인은 더욱 노인 환자의 NSAIDs의 사용을 권장하지 않는다. 중등도에서 중증 통증의 완화 또는 통증으로 인한 삶의 질 저하를 겪는 환자에게는 치료를 위해 NSAIDs보다는 마약성 치료가 고려되어야 하는 것이 추천된다.

보건의료인을 위한 참고사항

NSAIDs를 복용하는 환자가 피부발진, 시각 이상, 호흡곤란 등의 증상을 보인다면 즉시 의사와 상담하도록 한다.

금기사항

Contraindications

라이증후군에 걸릴 가능성이 있으므로 의사의 진료 이전에 아동과 청소년의 수두 또는 독감 증상에 살리실레이트계 약물을 주면 안 된다. 라이증후군은 바이러스 질환의 회복기에 있는 아동에서 발열을 감소시키기 위해 아스피린을 쓰는 경우 나타날 수 있는 증상군을 의미한다. 증상은 메스꺼움, 구토, 두통, 흥분, 정신착란 그리고 공격성이며 이것은 혼수와 사망으로도 이르게 할 수 있다. 이 증후군은 1~4세, 10~14세 아동에게 가장 많이 발생하고 18세 이후 감소한다. 다른 해열 NSAIDs계의 사용으로는 발생하지 않는다. FDA는 아스피린을 포함하는 모든 OTC 경구제 및 좌제에 다음과 같이 표시해야 하는 규정을 발표했다.: "수두, 독감 증상 또는 독감에서 회복 중인 아동과 청소년이 이 제품을 사용해서는 안 된다. 드물지만 심각한 질병인 라이증후군의 초기 징후일 수 있어 메스꺼움, 구토, 발열이 있는 경우 의사와 상담해야 한다." 미국소아과학회와 라이증후군 재단의 의료 권고는 아스피린이나 아스피린이 포함된 제품은 발열로 인한 질병을 앓는 동안 19세 미만의 사람이 복용하면 안 된다고 하고 있다.

아스피린과 이부프로펜은 임신 중에 태아의 심장 혈관의 조기 폐쇄를 일으킬 수 있고, 아스피린은 출혈을 유발할 수 있어 사용해서는 안 된다.

아스피린이 아닌 NSAIDs는 관상동맥 우회술(CABG) 수술에서 수술 전후 통증 치료에 금기이다(최대 수술 후 10~14일, 최근 논문에 의하면 무관하다는 의견도 있음). 셀레코시브는 술폰아미드에 대한 과민성 과거력이 있는 환자가 복용하면 안 된다.

LO 15.6

통풍 치료약

DRUGS USEFUL IN TREATING GOUT

요산 침전물

Uric Acid Deposition

통풍은 특별한 염증성 질환이다. 그것은 관절액(엄지발가락, 무릎, 팔꿈치)과 연부 조직에서 요산의 침전과 관련 있다. 요산은 간에서 핵산 대사로 매일 형성된다(그림 15.7 참조). 간이 매일 요산의 80%를 생산하면, 나머지는 알코올, 맥주, 와인, 치즈, 콩, 멸치, 정어리, 간, 신장, 크림 같이 퓨린 함유율이 높아 혈액의 요산 수준을 증가시키는(고요산혈증) 특정 음식들이 체내 요산의 부하에 기여한다.

인간은 요산을 사용할 수 없으므로 일반적으로 신세뇨관을 통해 소변으로 배출시킨다. 통풍으로 고생하는 사람들은 요산을 과잉 생산하거나 효율적으로 배설하지 못할 수도 있다. 혈액 요산 수준이 요산 배설량보다 높아, 혈중 요산 수치가 7 mg/dl 이상이 되면 고요산혈증이 발생할 수 있다. 고요산혈증의 원인은 1차성(퓨린 대사와 식이가 원인인 증가된 요산 수치) 혹은 2차성(다른 질병 또는 상태가 원인인 높은 요산 수치)이다. 이차성 고요산혈증은 신장질환을 가진 환자에게 요산이 배설되지 못해서 혈액에 축적되서 발생한다. 이는 세포(pH) 환경 변화 및 요산 결정의 형성을 촉진하는 특정 당뇨성 산혈증 상황에서 발생한다. 가장 중요한 것은, 고요산혈증은 높은 세포 회전율과 함께 조직 내 요산 결정 형성 및 침전에 영향을 주는 pH의 변화에 기여하는 대사가 일어나는 특정 암, 백혈병 및 림프종에서 발생할 수 있다. 또한 세포 사멸과 대사성 노폐물 방출이 일어나는 화학요법 역시 요산 결정 침전의 환경을 제공한다.

알 수 없는 이유로, 요산 결정은 자발적으로 통풍이 발생하기 쉬운 소인을 가진 사람의 관절액에 축적된다. 식세

그림 15.7 요산(uric acid) 생성과 알로퓨리놀의 작용 기전

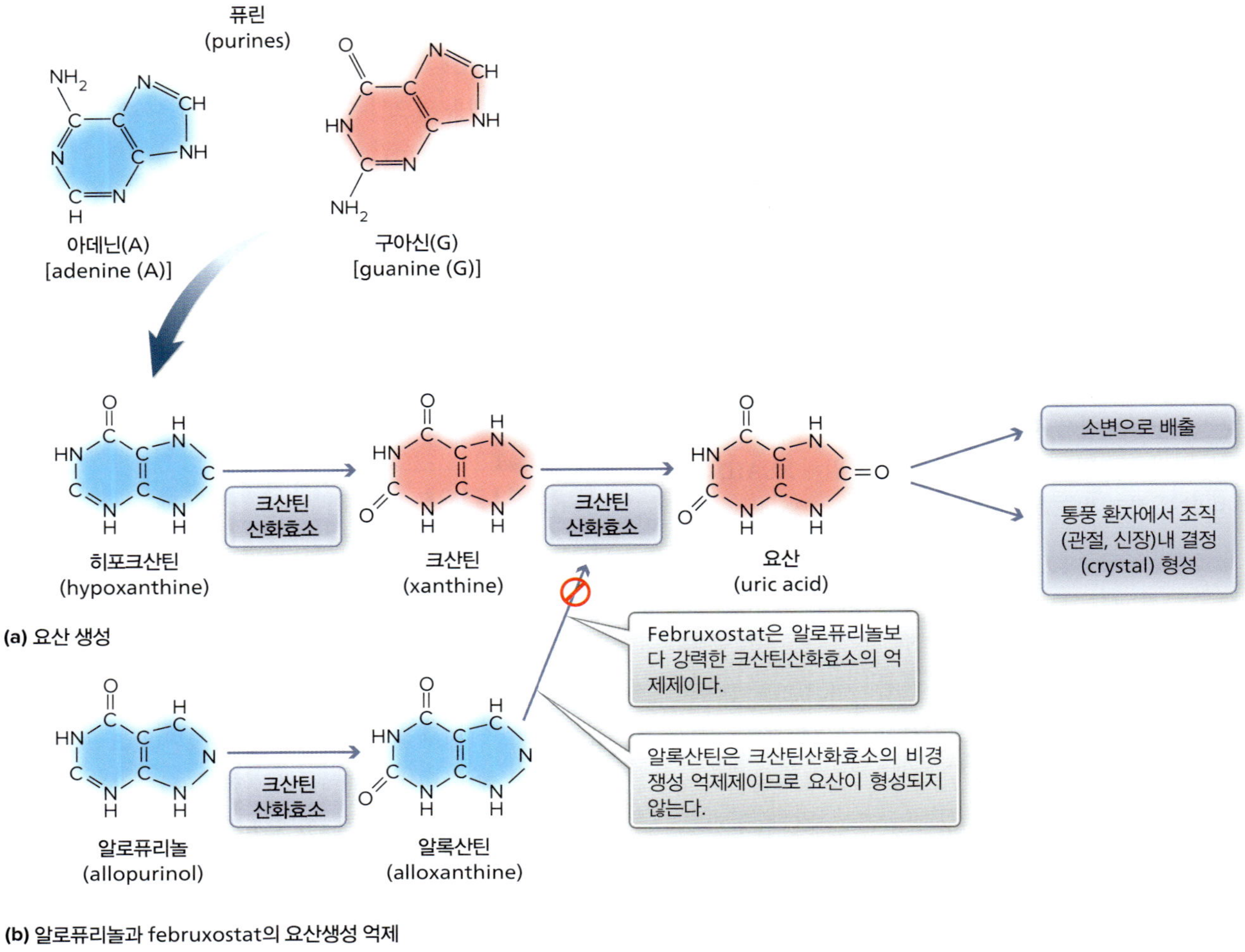

퓨린
(purines)

아데닌(A)
[adenine (A)]

구아신(G)
[guanine (G)]

히포크산틴
(hypoxanthine)

크산틴
산화효소

크산틴
(xanthine)

크산틴
산화효소

요산
(uric acid)

소변으로 배출

통풍 환자에서 조직
(관절, 신장)내 결정
(crystal) 형성

(a) 요산 생성

Februxostat은 알로퓨리놀보다 강력한 크산틴산화효소의 억제제이다.

알로퓨리놀
(allopurinol)

크산틴
산화효소

알록산틴
(alloxanthine)

알록산틴은 크산틴산화효소의 비경쟁성 억제제이므로 요산이 형성되지 않는다.

(b) 알로퓨리놀과 februxostat의 요산생성 억제

(a) DNA와 RNA의 푸린(아데닌과 구아닌) 분해로부터 히포크산틴 생성. 크산틴산화효소가 히포크산틴을 크산틴으로 변환 하고 그로부터 요산이 형성됨.
(b) 알로퓨리놀은 크라산틴산화효소의 비경쟁성 억제제이므로 요산형성이 차단됨.

포(호중구, 백혈구)는 관절액에 침투해 요산 결정체를 공격한다. 그리고 이 활성은 관절액의 pH(산)의 감소를 유발하여 관절에 더 많은 요산을 축적시킨다. 염증의 악순환은 부종, 발적, 급성 통풍의 특징인 심한 통증을 유발한다. 만성 통풍에서, 연부 조직에 요산이 천천히 쌓이면 통풍결절로 알려진 관절 변형을 일으킨다(통풍결절은 몇 년에 걸쳐 진행된다[그림 15.8] 요산은 또한 신장에 축적될 수 있고, 모래 또는 자갈로 소변에 나타날 수 있는 요산 결석을 생산한다. 통풍의 치료에 유용한 약물은 급성 염증 반응을 완화하거나 만성 통풍에서 요산 수준을 감소시킨다(요산 배설). 강력한 재발성 통증 발작으로 고통을 겪는 환자 중 일부는 순환 요산 수치가 상승하지 않는다는 것은 주목할 만한 점이다. 이러한 약물은 [표 15.4]에 나열되어 있다.

그림 15.8 만성통풍 환자의 요산 축적

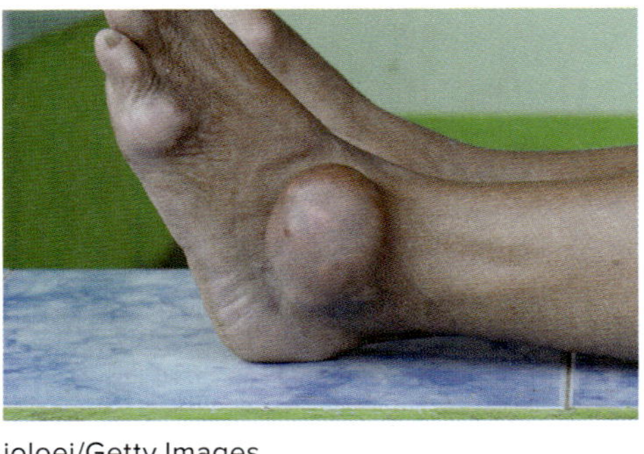

joloei/Getty Images

말기 만성 신장병 환자에서 발가락에 발생한 결절성 침착

표 15.4

통풍 치료를 위한 약물 효과	
약물(상품명)*	**성인 경구 용량**
항통풍(급성)	
Colchicine (*Colcrys*)	처음 급성 통풍 증상이 나타날 때 1.2 mg, 1시간 이후 0.6 mg 투여*
소염진통제	
Aspirin*	3~4 g/일(나누어 복용)
Indomethacin (*Indocin*)	50 mg 하루 3번
Naproxen (Naprosyn)*	750 mg 투여 후 8시간마다 250 mg 투여
Sulindac (*Clinoril*)	200 mg 하루 2번
저요산혈증제	
알로퓨리놀 (*Lopurin, Zyloprim*)	200~400 mg/day(경증), 400~600 mg/day(중증) 600~800 mg/day(요산성 신장질환; 소생물)
요산배설촉진제	
아스피린	4g 이상 투여
Febuxostat (*Uloric*)	하루 1번 40 또는 80 mg
프로베네시드	500 mg 하루 2번
요산 특이성 효소제	
Pegloticase (*Krystexxa*)	2주마다 8 mg 정맥주사
혼합제제	
Colchicine (*Col-프로베네시드*) (0.5 mg)과 프로베네시드(500 mg)	1주일 동안 하루 1알 이후 하루 2번 1알 투여

**일반 의약품; 이 외 약물은 처방전이 필요함*

급성 통풍의 치료

Treatment of Acute Gout

통풍 관리에서 콜히친의 치료적 가치는 몇 세기를 거슬러 올라간다. 급성 발작 시 최초 48시간 동안 매우 효과적이다. 크로커스 식물에서 유래된 콜히친은 요산 결정 공격 식세포의 기능을 변화시킨다. 결과적으로 관절액의 pH가 떨어지지 않는다. 따라서 요산 침착의 주기는 방해되고 통풍 발작은 결국 가라앉는다.

약물은 쉽게 경구로 흡수되고 2시간 이내에 안정된 혈장 수준이 된다. 그것은 대변과 소변으로 배설된다. 콜히친은 진통제가 아니며, 다른 형태의 근육 및 관절 통증에서 사용되는 일반적인 항염증제도 아니다. 급성 통풍 특정 조건의 항염증제이다. 새로운 콜히친 제품, Colcrys는 급성 통풍 발작의 치료뿐만 아니라 예방에도 승인되었다.

유전적 자가염증성 상태로서 주기적으로 고열과 복통을 경험하는 가족성 지중해열이 있다. 수년에 걸쳐 콜히친은 급성 발작을 줄이기 위해 사용되었다. 기전은 확실하지 않지만 상당한 환자들은 콜히친으로 회복했다. 콜히친은 이러한 환자의 아프타성 궤양의 재발을 방지할 수 있다.

통풍의 예방 치료

Prophylactic Treatment of Gout

예방적 치료는 통풍 발작 및 통풍결절의 발생을 방지하기 위해 장기적으로 **예방에** 사용하는 약물로, 요산저하제(hypouricemic agent)와 요산배설촉진제(uricosuric agent) 2가지가 있다. 현재 재발성 통풍 치료를 위한 신규 약물로 페글로티카제(*Krystexxa*)이 있다.

요산저하제
Hypouricemic Drugs

알로퓨리놀(allopurinol)과 페북소스타트(*Uloric*)는 요산저하제이다. 또한 알로퓨리놀은 히포크산틴과 구조적으로 비슷해서 항대사물질로 알려져 있다. 알로퓨리놀은 히포크산틴을 요산으로 바꾸는 데 필수적인 크산틴산화효소를 억제한다(그림 15.7 참조). 그 결과 요산이 형성되지 않고, 히포크산틴은 소변으로 배출된다. 결국 혈중 요산은 감소하고 통풍결절과 신장 속 요산염 결석 생성을 방지할 수 있다. 알로퓨리놀은 특정 악성 종양 및 다른 약물 요법(thiazide 이뇨제)에 의한 고요산혈증 가능성을 줄일 수 있다.

페북소스타트(febuxostat)는 최초의 선택적 크산틴산화효소 억제제로서 퓨린 유사체가 아니다. 통풍 환자의 만성 고요산혈증 관리에 사용된다. 알로퓨리놀보다 더 강력하게 요산 생성을 억제한다. 40, 80 mg 용량으로 하루 1번 경구 투여가 효과적이다. 음식과 제산제는 페북소스타트의 흡수에 영향을 주지 않는다. 페북소스타트은 간에서 대사 후 신장으로 배설되지만, 장기의 기능이 저하된 환자에게 사용될 때 용량 조절은 필요하지 않다.

치료 요법을 확립하는 동안, 통풍 발작이 발생할 때 콜히친이나 NSAIDs는 페북소스타트와 함께 사용될 수 있다. 통증 발작은 조직 저장 부위로부터 동원된 요산으로 인해 발생한다. 콜히친의 추가로 염증성 발작을 최소화하거나 방지할 수 있다. 일반적으로 통증 발작에서 페북소스타트 요법을 중단하지 않고 관리할 수 있다.

면역억제제 메르캅토퓨린과 azothiaprine 그리고 기관지 확장제 테오필린은 크산틴산화효소에 의해 대사된다. 이 약물들은 페북소스타트과 동시에 투약할 수 없는데, 혈중농도 증가로 부작용 및 독성이 발생할 가능성이 있기 때문이다.

또한 이 약물은 이차성 고요산혈증 환자에게 사용하지 않는 것이 좋다. 심근경색 및 뇌졸중 환자에게 금기는 아니지만, 페북소스타트 투여 동안 모니터링할 것을 권장한다.

페북소스타트 블랙박스 경고
Febuxostat Black Box Warning

페북소스타트(febuxostat)를 사용하는 환자에서 발견된 심혈관계 사망 위험 증가로, 최대 적정 용량의 알로퓨리놀에 부적절한 반응을 보인 환자, 불내성이 있는 환자 혹은 알로퓨리놀로 치료하는 것은 바람직하지 않은 환자에게만 이 약을 사용하라는 블랙박스 경고가 발행되었다.

요산배설촉진제
Uricosuric Drugs

프로베네시드는 만성적 통풍 관리에 사용되는 요산배설촉진제이다. 요산배설촉진제는 요산의 형성에 영향 없이 요산의 신장 배출을 향상시켜, 혈액 요산 수준을 빠르게 낮춘다. 프로베네시드는 요산과 같은 유기산을 처리하는 신세뇨관 기전을 억제해 요산의 재흡수를 억제하여 요산이 소변으로 빠져나가도록 한다. 프로베네시드는 경구로 빠르게 흡수되며 간에서 대사 후 신장을 통해 배설된다. 프로베네시드는 콜히친과 조합하여 투여되는 경우가 많은데, 콜히친이 급성 통풍 발작의 발생을 방지하는 동안, 혈액 요산 수준을 감소시키기 때문이다.

변형된 효소
Modified Enzyme

페글로티카제(*Krystexxa*)는 요산분해효소(uricase)가 변형된 효소이다. 이 효소는 요산을 소변으로 배출할 수 있는 수용성 대사체로 바꾼다. 이것은 침전된 요산을 줄일 수 있다. 재발성 통풍의 최초의 구체적이며 직접적인 치료 약물이다. 페글로티카제는 2주마다 한 번 정맥 투여한다. 이 약물은 천천히 작용하므로, 6개월 이내에 증상 개선이 분명해질 때까지 지속 투여한다. 치료 중 통풍 발작을 방지하기 위해 NSAIDs와 콜히친이 사용된다.

유해 작용
Adverse Effects

콜히친은 자주 메스꺼움, 구토, 설사를 유발한다. 복부 경련과 혈뇨도 발생할 수 있다. 드물게 발생되는 독성에서, 콜히친의 임상 작용이 확장되어 발생할 수 있다. 콜히친은 세포내 구성요소에 결합해 단백질 결합을 방해하고 심전도 및 수축력을 손상시켜 다중 장기 부전으로 이끈다.

알로푸리놀 사용과 관련된 가장 흔한 부작용은 발열, 발진, **백혈구 감소증**(낮은 백혈구 수)이다. 현기증, 발진, 메스꺼움, 간 효소의 일시적 상승 등 페북소스타트와 관련된 몇 가지 심각하지 않은 부작용이 있다. 치료 시작 후 2개월 및 4개월에 간 기능 검사를 모니터링하고 그 이후에는 정기적으로 간 기능 검사를 모니터링하는 것이 권장된다. 임상시험 중 알로푸리놀에 비해 페북소스타트로 치료받은 환자에서 심혈관 혈전색전증 발생률이 더 높게 관찰되었지만 인과관계는 확립되지 않았다.

프로베네시드는 구역, 구토를 포함한 위장관 장애를 유발한다. 위장관 장애를 피하기 위해 식사, 우유 또는 제산제와 함께 복용하는 것이 좋다. 프로베네시드에서 보고된 다른 부작용으로는 관절통, 피부 발진, 발열 등이 있다. 신장 요산염 결석이 발생할 가능성을 줄이기 위해, 항통풍제를 복용하는 사람은 매일 8온스짜리 물 10~12잔을 마셔야 한다.

페글로티카제 부작용에는 아나필락시스, 주입 반응, 메스꺼움, 구토 및 변비가 포함된다. 이 약의 사용 금기는 용혈성 빈혈과 메트헤모글로빈혈증을 촉진할 수 있는 포도당-6-인산탈수소효소(G6PD) 결핍의 병력이 있다.

임상 적응증 및 선호되는 치료

Clinical Indications and Preferred Therapy

심지어 식단 조절까지 통풍의 임상 관리는 평생의 과정이다. 급성 통풍 발작의 치료, 진통 및 염증 과정의 중단을 위해 콜히친과 특정 NSAIDs(인도메타신, 나프록센) 및 나트륨 thiosalicylate계 약물이 사용된다. NSAIDs는 일반적으로 젊고 건강한 환자에 대한 선택적 약물이다.

통풍 및 통풍성 관절염과 관련된 고요산혈증을 치료하기 위해 프로베네시드는 오랫동안 선택 약물로 사용되었다. 프로베네시드는 대부분의 페니실린계 및 세팔로스포린계 약물의 신세뇨관 분비를 억제하여 이들 항생제의 혈장 수준을 상승시키고 연장할 수 있어 프로베네시드는 항생제 치료 보조제로 승인되었다.

알로퓨리놀은 일차성 및 이차성 통풍, 급성 통풍 발작, 통풍결절, 관절 파괴, 요산 결석 또는 신장 병증의 관리를 위해 승인되었다. 그 작용 기전 때문에 알로퓨리놀은 악성 종양, 백혈병 및 림프종의 치료 후, 혈청 및 소변 요산을 감소 목적으로도 권장된다.

약물 상호작용

Drug Interactions

비마약성 진통제와 항염증제 약물은 다양한 약물 상호작용을 겪는다. 상호작용의 주요 영역은 단백질 결합 부위에서 약물의 치환을 포함한다. 이 약물의 치환은 일반적으로 치환된 약물의 독성을 증가시킨다. 순환 약물 농도를 증가시켜 과도한 약리 반응을 유발하므로, 특히 경구 혈당강하제와 경구 항응고제에서 중요한 사항이다. NSAIDs는 ACE 저해제(captopril, losartan)의 이완기 혈압에 대한 항고혈압 효과를 감소시킨다. 이러한 약물을 투여받는 환자에서 NSAIDs를 사용하는 기간 동안에는 모니터링해야 한다. 아세트아미노펜은 하루 2 g 이하의 용량에도 와파린의 항응고 효과를 증가시키는 것으로 보고되었다. 임상적으로 순환 항응고제 농도가 유의하게 증가하는 것으로 나타났다. 일주일에 2 g 이상으로 아세트아미노펜 치료를 시작하거나 중단할 때 응고 상태를 일주일에 한 번에서 두 번 INR을 통해 모니터링해야 한다.

다음으로 가장 빈번한 약물 상호작용은 요산 배설의 억제이다. 이러한 약물의 대부분은 약산성이므로 신세뇨관을 따라 배설 과정에서 요산과 경쟁하게 된다. 특히 저용량 프로베네시드와 아스피린 병용 시 두 약물 간 상호작용으로 만성 통풍의 치료에 요구되는 요산 배설 효과가 상쇄될 수 있다. 주목할 만한 중요한 점은 빈번하게 사용되는 아세트아미노펜과의 심각한 상호작용 가능성이다. 아세트아미노펜과 관련된 간 독성은 미세소체 효소를 유도하는 약물의 장기 사용으로 증가할 수 있다. 알코올, 리팜핀(rifampin)과 같은 여러 약물과 아세트아미노펜의 병용 투여는 간 독성을 증가시키고 진통 치료 효과를 감소시킨다. 이 장에서 표현된 여러 가지 종류의 약물들 간에 임상적으로 유의한 약물 상호 작용은 [표 15.5]에 제시되어 있다.

표 15.5

Nonopioid(비마약성) NSAID(비스테로이드 항염증제) 진통제와 항통풍 약물의 약물 상호작용		
약리학적 제제	상호작용	반응
아세트아미노펜(acetaminophen)	**알코올, 바비튜레이트, 카르바마제핀, 히단토인, 아이소나이아지드, 리팜핀**	**간독성의 위험이 증가한다.**
아세트아미노펜(acetaminophen)	**와파린**	**와파린의 항응고 효과를 증가, 와파린의 순환이 활발**
알로퓨리놀(allopurinol)	시클로포스파미드	골수 생성을 억제
알로퓨리놀(allopurinol)	암피실린	약물의 동시 사용으로 피부 발진 발생
알로퓨리놀(allopurinol)	티아자드, 안지오텐신전환효소억제제	알로푸리놀에 과민반응의 위험이 높음
아스피린(asprin)	제산제, 코르티코스테로이드, 소변 알칼리화 약물	세뇨관 재흡수 감소, 신장 배설을 증가시킴으로써 아스피린의 효과를 감소시킴
아스피린(asprin) (하루 2g 이상 복용)	술포닐 요소, 인슐린	혈당 저하 효과를 강화시킴, 저혈당의 위험이 있음
아스피린(asprin)	**헤파린**	**출혈의 위험이 있음**
페북소스타트(febuxostat)	메르캅토푸린, 아자티오프린, 테오필린	크산틴 산화 효소를 통해 약물의 신진대사를 차단하여, 이들 약물의 혈중 농도를 증가시킴
비스테로이드 항염증제(NSAIDs)	**알코올**	**위장관 궤양의 위험 증가함**
비스테로이드 항염증제(NSAID)	리튬	리튬의 혈장 수준을 높일 수 있음
인도메타신(indomethacin) 살리실레이트(salicylate)	항경련제, 항종양제, 구강 항응혈제, 경구혈당강하제	출혈의 증가, 단백질 결합에 의한 독성, 프로트롬빈의 변위 또는 첨가 효과
살리실레이트(salicylate)	요산배설 촉진제	요산의 신장 배설작용을 감소시킴
인도메타신(indomethacin)	푸로세미드, 타이아지드계 이뇨제	나트륨 배설 및 항고혈압 작용을 감소시킴
인도메타신(indomethacin)	리튬	혈장 리튬 농도를 높일 수 있음
프로베네시드(probenecid)	아시클로비르, 클로피브레이트, 경구혈 당강하제, 항종양제, 비스테로이드 항염증제, 페니실린, 푸로세미드	신장 배설을 감소시키고 약의 혈장 농도를 증가시킴

ACE(안지오텐신 전환효소): angiotensin-converting enzyme

환자 안전과 교육

이 단원의 약물은 널리 OTC 제품으로 매우 광범위하게 이용 가능하며, 다양한 환자군에서 부적절한 사용 가능성이 더 높다. 어린이와 노인들은 부분적으로 이 약물이 유해한 것이나 강력하고 심각한 약물이 아니라고 생각할 수 있기 때문에 부적절한 노출에 더 민감할 수 있다. 결국, 대부분의 경우 처방이 요구되지 않으므로 환자들은 이런 약물의 사용에 대해 명확한 지시를 듣는 기회를 통해 이익을 얻는다.

환자 지침

진통제나 항염증제는 OTC와 처방 여부에 관계가 없이, 복용량과 만성 사용에 따라 부작용 발생 가능성이 증가한다. OTC 제제의 잦은 재투여는, 처방 약의 수 밀리그램의 양과 동일할 수 있음을 환자에게 설명해야 한다. 식도에 알약이나 캡슐이 걸릴 위험을 분명하게 피하기 위해 환자들은 한 잔의 물과 함께 고형 경구제를 복용하도록 안내받아야 한다. 프로베네시드와 알로퓨리놀은 중성-약알칼리성 소변으로 유지하고 신장결석의 생성을 막기 위해 매일 충분한 10~12잔의 물을 마셔야 한다. 고용량 비타민 C는 소변을 산성화하고 신장결석 형성 가능성을 증가시킬 수 있다.

환자는 우유나 식사와 함께 약을 복용하면 위장 자극을 줄일 수 있다. 서방형 제제는 부수거나 씹어먹는 경우, 제형이 의도하는 것보다 약물이 더 많이 운반되기 때문에 이를 피한다.

의사에게 알려야 할 사항

진통제, 항염증제 투여 중에도 3일 이상 계속되는 발열, 5일 이상 지속되는 통증, 발적 혹은 부종이 생기는 경우에 의사에게 연락해야 한다. 극심하거나 재발되는 통증, 또는 계속되는 고열은 치료가 필요한 심각한 질병을 나타낼 수 있다.

만약 이러한 약물의 투여로 귀가 울리거나(이명), 현기증, 청각 손상 또는 시력 저하가 발생하는 경우 의사에게 알려야 하며 지시대로 약물치료를 중단해야 한다.

기관지 경련이나 비염은 아스피린 불내성의 발현을 의미할 수 있다. 추가 평가를 위해 의사에게 보고해야 한다. 급성 천식, 두드러기, 비용종 환자는 아스피린과 NSAIDs를 피해야 한다.

이 약은 운전 중, 기계를 작동하거나 손재주를 필요로 하는 작업을 할 때 조절과 주의를 감소시키는 졸음을 유발할 수 있다. 노인 환자는 비스테로이드성 항염증제(NASIDs)의 하루 권장 복용량을 넘지 않아야 한다. 처방된 비스테로이드성 항염증제(NASIDs)를 복용하는 동안 일반 의약품(OTC) 제제에 대한 노출도 함께 고려해야 한다.

아스피린과 아세트아미노펜의 특별한 주의

아스피린, 알코올, 알코올 함유 제품은 NSAIDs 치료 시 피해야 한다.

아스피린은 출혈의 가능성이 있으므로 가능하면 수술 1주일 전에 피해야 한다. 수술 전에 아스피린과 NSAID계 약물의 중단에 대한 표준 지침은 기관마다 5~10일 다를 수 있다. 타르트라진 염료 알레르기 환자는 아스피린을 피해야 한다. 아세트아미노펜은 와파린을 복용하는 환자에게 필요한 최단 기간 동안 최소 용량으로 사용되어야 한다. 아세트아미노펜을 복용하는 동안 환자의 응고 상태, INR을 더 자주 모니터링해야 한다. 환자는 감기약, 두통약, 진통제를 복용하기 전에 모든 일반 의약품에 함유된 활성 성분을 읽어 보도록 교육해서 추가적인 아세트아미노펜의 복용으로 항응고 요법에 영향을 주지 않도록 해야 한다. 환자가 성분에 대한 의문이 있는 경우 환자는 약물 복용의 안전성을 확인하기 위해 의사, 간호사 또는 약사에게 연락하도록 해야 한다.

임신 중 사용되는 약물

아스피린(D)을 제외하고 이들 약물은 모두 미국식품의약국(FDA) 임신 범주 약물 B 또는 C로 지정되었다. 아스피린은 임산부에게 출혈, 빈혈, 분만 지연 효과를 유발한다. 살리실레이트는 태반을 통과하기 때문에 태아의 프로스타글란딘 합성을 억제할 수 있다.

임신 중 특히 임신 제3기 동안 살리실레이트를 피하도록 권고한다. 아세트아미노펜은 임신의 모든 단계에서 대체 진통제이다. 이 약물의 단기간 사용은 안전한 것으로 여겨지고 있다. 임신 위험에 대한 미국식품의약국(FDA)의 정보는 다음에서 찾을 수 있다(www.depts.washington.edu/druginfo/Formulary/Pregnancy.pdf).

복습 문제 _Chapter Review

업무에 필요한 지식 _Applying Knowledge on the Job

※ 비판적 사고를 통해 다음 질문에 답하시오.

1. 사무실에서 젊은 어머니로부터 급한 전화를 받았다. 그녀의 18개월 아이가 우연히 씹어 먹는 어린이 타이레놀을 먹었다. 그녀는 아이가 얼마나 먹었는지 확실하게 모르지만, 적어도 병에는 20정이 들어 있었고 지금은 그 병이 비어 있다. 그녀는 딸이 최근 1시간 30분 내에 이것을 먹었다고 생각한다. 그녀는 어떻게 해야 하는가? **(15.5)**

다중 선택 문제 _Multiple Choice

※ 다음 중 옳은 답을 고르시오.

1. 비스테로이드 항염증제에 대한 설명으로 옳은 것은? **(15.4)**
A. 1종 이상의 사이클로옥시게나아제(COX-1, -2)를 억제하는 큰 항염증제 약물군이다.
B. 이 약물과 관련된 위장관계 부작용은 드물다.
C. 약물군에 코티솔이 포함된다.
D. 권장 용량 요법에서 이명을 유발한다.
E. 퇴행성 관절질환 관리에 효과적이지 않다.

2. 아세트아미노펜은? **(15.4)**
A. 심한 관절염의 관리를 위한 아스피린의 대체 약물이다.
B. 어린이 진통과 해열에 대한 아스피린을 대신한다.
C. 많은 양의 만성 사용과 연관된 간 독성이 없다.
D. 자녀에게 독감과 유사한 증상을 일으키지 않는다.
E. 주로 일반 의약품(OTC) 국소 통증 패치에서 볼 수 있다.

3. 염증 반응으로 알맞지 않은 것은? **(15.1)**
A. 프로스타글란딘이 방출된다.
B. 식세포는 영역으로 이동한다.
C. 사이클로옥시게나아제-1,2(COX-1,2)의 억제
D. 단백질은 손상된 세포 밖으로 누출된다.
E. 혈관이 확장된다.

4. 다음 중 아세트아미노펜을 처방하는 이유가 아닌 것은? **(15.4)**
A. 아스피린에 민감한 환자
B. 낮은 소화기계 자극
C. 아세트아미노펜의 진통 효과
D. 환자가 성인일 때
E. 아세트아미노펜이 궤양을 생성하지 않기 때문에

제4부

심장 약리학

Pharmacology of the Heart

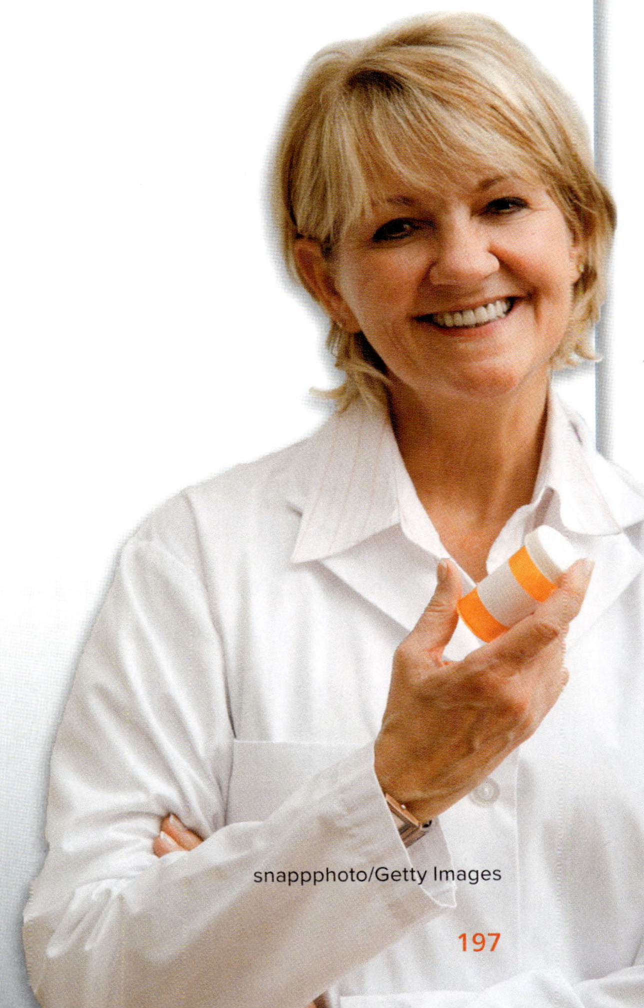

snappphoto/Getty Images

제 16 장

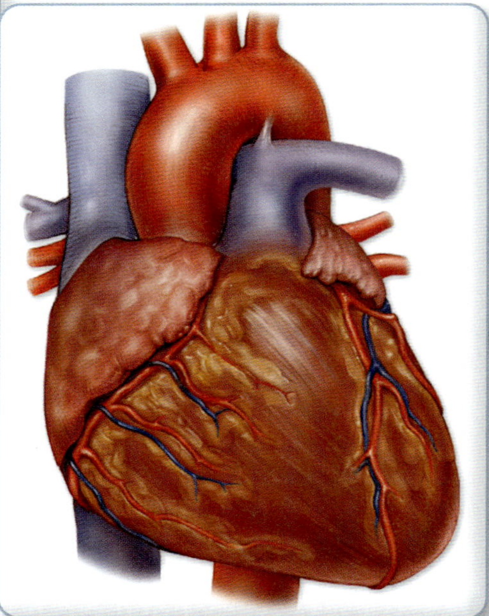

심장 생리학 및 병리학

Review of Cardiac Physiology and Pathology

핵심 용어_Key Terms

AV: 방실결절에서 방실(atrioventricular)

SA: 동방결절에서 동방(굴심방~, sinoatrial)

동맥경화증(arteriosclerosis): 동맥의 경화 또는 섬유화

만성심부전(chronic heart failure, CHF): 심근의 수축력 약화로 인해 발생하는 심장질환

심근경색증(myocardial infarction, MI): 심장근육의 갑작스러운 괴사로, 일반적으로 심장마비를 발생시킴

심장근육(myocardium): 심장의 근육층

관상동맥질환(coronary artery disease, CAD): 심장으로 가는 혈류를 감소시키는 관상동맥의 질환

심전도(electrocardiogram, ECG): 심장의 전기적 활동 기록

재분극(repolarization): 탈분극 후 세포막을 가로질러 휴지기로 전위가 돌아가는 것

전도계(conduction system): 전기적 흥분을 전달하고 심장의 활동을 조절하는 특화된 심장조직

죽상경화증(atherosclerosis): 동맥벽에 지방 침전물이 축적되는 것

탈분극(depolarization): 세포막의 전기적 변화로 인해 생성되는 활동 전위

허혈(ischemia): 조직 혈류가 부족한 상태

협심증(angina pectoris): 심장으로 가는 혈류가 부족하여 발생하는 흉통

학습 목표_Learning Outcomes

이 장을 학습한 후 다음 사항을 할 수 있어야 한다.

16.1 심장의 방실 및 혈관을 통한 정상적인 혈류를 설명할 수 있다.

16.2 전도계의 각 부분과 전기적 흥분이 방실의 수축을 조절하는 방법을 식별할 수 있다.

16.3 심전도의 다양한 파형과 심장의 전기적 활동과의 관계를 설명할 수 있다.

16.4 심장을 조절하는 자율신경계를 설명할 수 있다.

16.5 만성심부전(chronic heart failure, CHF), 관상동맥질환(coronary artery disease, CAD), 심근경색증(myocardial infarction, MI)의 임상적 특성을 구별할 수 있다.

들어가며_Introduction

순환기계는 신체의 모든 조직과 기관에 혈액을 공급하는 역할을 한다. 심장은 순환기계로 혈액을 펌프하는 힘을 만들어내는 것이 주요 기능인 근육 기관이다. 심장은 2개의 심방과 2개의 심실로 구성된 4개의 방으로 이루어져 있다. **신장근육(심근, myocardium)**의 수축은 혈액을 전신에 공급하는 데 필요한 동맥 혈압을 생성한다. 심장 자체로의 혈액 공급은 심장에서 혈액이 나오자마자 대동맥에서 분기되는 관상동맥에 의해 공급된다. 심장벽 안에는 **계전도(conduction system)**를 구성하는 특별한 세포가 있다. 전도계의 기능은 심방과 심실의 수축을 조절하는 것이다. 심근, 전도계, 관상동맥의 기능에 영향을 미칠 수 있는 여러 질병이 있다. **만성심부전(chronic heart failure, CHF)**, **관상동맥질환(coronary artery disease, CAD)**, **심근경색증(myocardial infarction, MI)**과 같은 질병은 주요 사망 원인 중 하나이다.

심장 생리학을 이해하기 위해서는 심장을 **심근**, **전도계**, **신경전달**의 3가지 기능적 부분으로 나누는 것이 편리하다.

LO 16.1

심장근육

CARDIAC MUSCLE

심장의 펌프 능력은 심장근육(심근, myocardium)이 4개의 방실 체계로 배열되어 가능하다. 방실의 수축은 심실 내부의 압력을 증가시키고 판막과 혈관을 통해서 혈액을 밀어낸다. 상대정맥(superior vena cava, SVC)과 하대정맥(inferior vena cava, IVC)은 신체 모든 부위로부터 돌아오는 정맥혈액을 받아들이고 혈액을 우심방으로 보낸다. 그 후 혈액은 삼첨판(tricuspid valve)을 통해 우심실로 들어간다. 우심실은 폐동맥을 통해 혈액을 폐로 보내고, 폐에서 혈액은 산소와 결합한다. 폐에서 혈액은 폐정맥을 통해 다시 좌심방으로 돌아온다. 그 후 혈액은 이첨판(bicuspid valve)을 통해 좌심실로 들어간다. 좌심실은 혈액을 심장에서 대동맥으로 펌프하여 대동맥에서 신체의 나머지 부분으로 혈액을 보낸다. 혈액의 흐름은 [그림 16.1]에 설명되어 있다.

심근으로의 혈액의 공급은 심장에서 나오자마자 대동맥에서 분기되는 관상동맥을 통해 이뤄진다. 정상적인 상태에서는 관상동맥의 혈류는 심근 수축력에 따라 달라진다. 심근의 정상적인 기능의 방해나 심근으로의 정상적인 혈류의 차단은 **허혈(ischemia)**을 초래하고 심장의 수축 능력을 감소시킨다.

LO 16.2

전도계

CONDUCTION SYSTEM

심장의 전도계는 심장의 특정 영역에 있는 특수한 형태의 신경 조직으로 구성되어 있다. 전도계는 [그림 16.2]에 나타나 있다. 전도 조직은 *자동 율동성(autorhythmicity)*으로

그림 16.1 심장의 혈액 순환

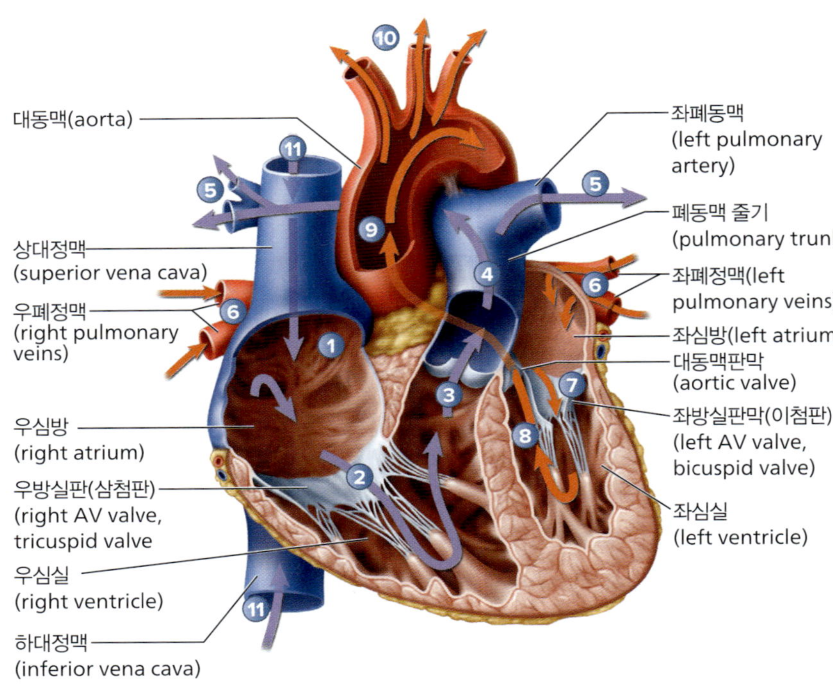

1. 혈액은 상대정맥과 하대정맥에서 우심방으로 들어간다.
2. 우심방의 혈액은 우방실판막을 통해 우심실로 흐른다.
3. 우심실의 수축은 폐동맥 판막을 열게 만든다.
4. 혈액은 폐동맥 판막을 통해 폐동맥 줄기로 들어간다.
5. 혈액은 좌우 폐동맥을 통해 폐로 들어가 CO_2를 내보내고 O_2와 결합한다.
6. 혈액은 폐정맥을 통해 폐에서 좌심방으로 되돌아온다.
7. 좌심방의 혈액은 좌방실 판막을 통해 좌심실로 흐른다.
8. 좌심실의 수축(3번 과정과 동시에)으로 대동맥판막을 열린다.
9. 혈액은 대동맥 판막을 통해 대동맥으로 흐른다.
10. 대동맥의 혈액은 신체의 모든 기관으로 가서 O_2를 내보내고 CO_2와 결합한다.
11. 혈액은 대정맥을 통해 심장으로 돌아간다.

그림 16.2 심장 전도계와 전기 흥분의 전달

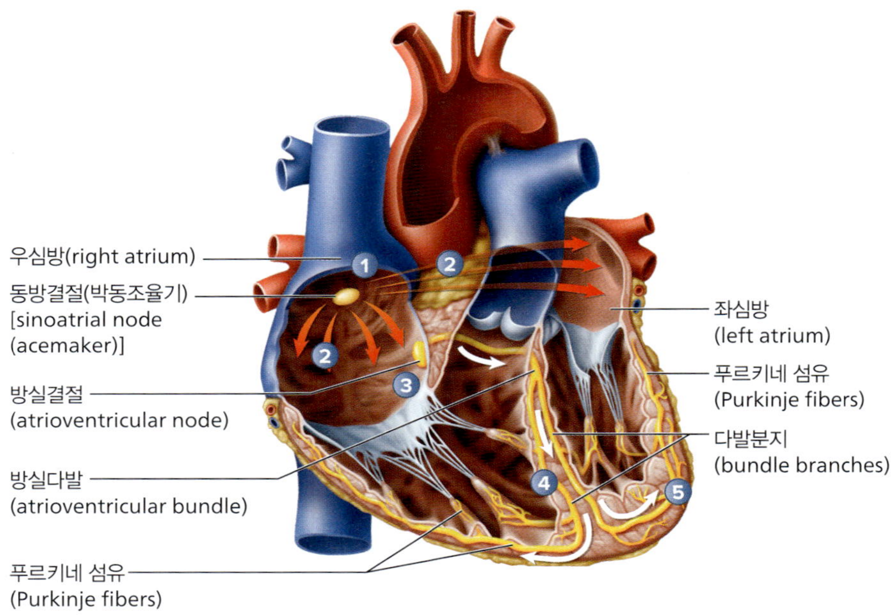

1. SA 결절에서 전기적 흥분이 시작된다.
2. 흥분은 심방을 통해 퍼진다.
3. AV 결절이 자극된다.
4. 흥분이 AV 다발 아래로 퍼진다.
5. Purkinje 섬유는 심실을 통해 흥분을 분산시킨다.

알려진 독특한 특성이 있다. 심장의 이러한 특성은 심장이 자체적으로 전기 자극을 시작할 수 있도록 한다. 일반적으로 박동조율기(pacemaker)라고 하는 동방결절(sinoatrial node, SA node) 내에서 전기 자극이 생성된다. 이 자극은 양쪽 심방을 통해서 **방실결절(atrioventricular node, AV node)**로 전달된다. 방실결절은 방실다발(AV bundle, 히스 다발, bundle of His)과 좌·우측 다발분지(bundle branch)와 푸르키네 섬유(Purkinje fiber)를 통해서 자극을 아래로 전달한다. 이러한 자극의 전도는 양쪽 심방의 전기적 흥분과 수축을 초래하고, 뒤이어 양쪽 심실의 전기적 흥분과 수축을 가져온다. 결과적으로 심장 양쪽의 수축은 전도계에 의해서 조절되며, 각 부분은 동시에 같은 양의 혈액을 펌프한다.

LO 16.3

심전도

THE ELECTROCARDIOGRAM

심장의 전기적 활동을 기록해 보면 특징적인 파형이 생성되고, 이를 **심전도(electrocardiogram, ECG)**라고 한다. 심전도는 12개의 서로 다른 위치, 즉 유도(lead)에서 심장의 전기적 활동을 기록한다. 각 유도 위치는 심장의 다른 전기적 파형을 제공한다. 이것은 심장의 비정상이나 심부정맥을 확인하는 데 있어서 중요하다. 심전도의 형태는 심장 조직의 **탈분극(depolarization)**과 **재분극(repolarization)**을 반영한다. 심방의 탈분극은 심전도에서 P파를 만든다. P파의 시작부터 R파의 시작까지로 측정된 PR 간격은 전기적 충동이 동방결절에서 방실결절을 통과하는 데 걸리는 시간이다. 심실의 탈분극은 QRS파(방실결절부터 Purkinje 섬유까지)를 생성한다. 심실의 재분극은 T파로 나타난다. QT 간격은 심실의 **탈분극**과 **재분극**에 필요한 시간을 나타낸다. [그림 16.3]에 심전도의 유도II(Lead II)에서 기록된 정상 심전도 파형, 간격, 분절(segment) 등을 보여준다. 각 파형 및 간격에 대한 정상값은 정해져 있으며 정상범위를 벗어난 것은 전도 장애를 나타낸다.

LO 16.4

심장의 신경전달

CARDIAC NERVE SUPPLY

심장은 자율신경계의 조절을 받는다. 심장은 자신이 심장박동을 시작할 수 있는 능력을 갖추고 있기 때문에 자율신경계의 기능은 심장수축의 속도와 힘을 조절한다. 교감신경은 SA 결절(심박수 증가), AV 결절(AV 전도 증가) 및 심근(수축성 증가)으로 가는 아드레날린성 신경 말단에서 노르에피네프린(norepinephrine)을 방출한다. 신체가 에너지를 소비해야 할 때나 맞섬도피반응(fight or flight reaction) 중에 교감신경이 활성화된다. 부교감신경은 SA 결절(심박수 감소) 및 AV 결절(AV 전도 감소)로 가는 콜린성 신경 말단에서 아세틸콜린(acetylcholine)을 방출한다. 부교감신경계는 심근 수축에는 거의 영향을 미치지 않는다. 부교감신경은 식사, 소화, 수면, 비뇨기와 장의 노폐물 제거 등을 하는 중에 신체가 에너지를 회복할 때 활성화된다.

LO 16.5

심장의 주요 질환

MAIN DISEASES OF THE HEART

만성심부전

Chronic Heart Failure(CHF)

만성심부전(chronic heart failure, CHF)은 혈액을 내보내는 심장의 수축력이 감소하여 심장이 받는 것보다 적은 양의 혈액을 내보내게 된다. 심장 내부에 혈액이 축적되어 심장이 비대(확장, dilatation)해진다. 결과적으로 신체 기관에 공급하기 위한 순환 혈액이 줄어든다. 특히 혈류 감소에 민감한 신장은 수분과 전해질을 체내에 더 많이 쌓아두는 방향으로 반응하게 되며, 이는 체액 저류와 부종을 일으킨다.

좌측 심부전의 경우, 체액이 폐에 축적(폐부종, pulmonary edema)되고, 가스 고환을 방해하여 호흡이 가빠진다. 우측 심부전의 경우, 복부 장기(복수, ascites)와 하지에 체액이 축적된다. 일반적으로 심부전이 한쪽에 발생하더라도 이후에 다른 쪽의 심부전으로 이어져 전체 심부전을 초래한다. 심부전은 이뇨제, 혈관확장제, 베타 차단제 및 강심배당체 등으로 치료한다(17장 참조).

관상동맥질환

Coronary Artery Disease

관상동맥질환(coronary artery disease)은 여러 심장 상태를 나타내는 일반적인 용어이다. 관상동맥을 통해 심장으로 가는 혈액 공급이 충분하지 않으면, 동맥경화증, 죽상경화증, 협심증 등이 발생한다. 이러한 질환은 심근경색 발병의 주요 원인이다.

그림 16.3 유도 II로 기록된 심전도

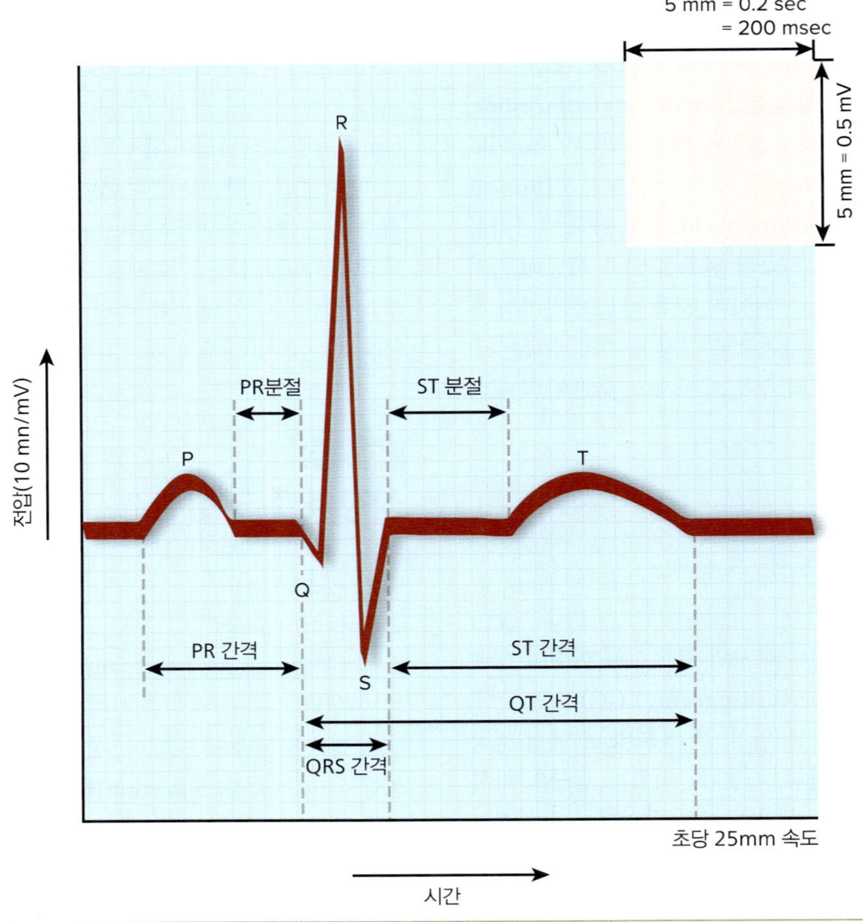

심전도 파형, 분절, 간격 및 시간과 전압에 대한 표준값을 나타내고 있다.

동맥경화증

Arteriosclerosis

동맥경화증(arteriosclerosis)은 동맥이 경화(섬유화)되고 좁아지는 노화 과정의 질병이다. 이러한 변화는 혈류의 감소를 초래한다. 지방 침전물(플라크, plaque)이 동맥벽 내에 축적되는 동맥경화증의 한 유형은 **죽상경화증(atherosclerosis)**으로 알려져 있다. 죽상경화증은 주로 혈중 콜레스테롤 수치가 비정상적으로 높아서 발생한다. 콜레스테롤은 혈류를 감소시키는 지방 침전물(플라크)을 형성한다. 관상동맥은 동맥경화증과 죽상경화증 모두 발생하기 쉬우며, 관상동맥의 비정상적인 혈류 감소는 심장 기능을 감소시킨다.

협심증

Angina Pectoris

협심증(angina pectoris)은 관상동맥의 혈류부족으로 인한 흉통을 특징으로 하는 임상 상태를 말한다. 동맥경화증, 죽상경화증 및 관상동맥 경련이 협심증의 주요 원인이다. 협심증 발작은 일반적으로 신체 활동이나 심리적 스트레스에 의해서 발생하며, 이는 휴식과 항협심증제 복용으로 완화된다(19장 참조).

심근경색

Myocardial Infarction

심근경색(myocardial infarction, MI)은 심장근육에 혈액

공급이 차단될 때 발생한다. 혈류를 회복시키기 위해 즉각적인 처치를 시행하지 않으면, 혈액이 부족한 부위의 심근은 괴사된다. 혈류 차단은 관상동맥 중 하나에 혈전이 형성되어 발생한다. 혈전은 일반적으로 죽상경화판(atherosclerotic plaques)이 있는 혈관에서 형성된다. 항응고제 및 섬유소용 해제를 투여하여 혈전을 용해하고 추가적인 혈관 차단을 예방할 수 있다(22장 참조).

대규모의 경색은 일반적으로 갑작스러운 괴사를 초래하지만 적은 부위의 경색은 죽은 근육세포가 결합조직으로 대체되는 치유 과정을 거친다. 결과적으로 심근경색 후에는 심장의 수축성 조직의 양이 감소하게 된다. 이차 합병증으로는 일반적으로 심부전과 전도계장애(심부정맥, cardiac arrhythmia)가 있다. 심근경색의 치료는 합병증을 치료하면서 심장이 휴식을 취할 수 있도록 하며 정상적인 치료 과정을 거치도록 하는 것을 목표로 한다. 그런 다음 환자는 신체 재활과 운동을 통해서 심장을 강화하고 심혈관 상태를 개선한다.

복습 문제 _Chapter Review

업무에 필요한 지식 _Applying Knowledge on the Job

※ 비판적 사고를 통해 다음 질문에 답하시오.

1. A 환자의 맥박은 불규칙하고 심전도에서 QRS파가 비정상적이며 T파가 역전되었다. 심장의 어느 부분이 영향을 받았다고 생각되는가? **(16.3)**

다중 선택 문제 _Multiple Choice

※ 다음 중 옳은 답을 고르시오.

1. ECG에서 QRS파가 나타내는 것은? **(16.3)**
A. 심방의 탈분극
B. 심실의 탈분극
C. 심방의 재분극
D. 심실의 재분극
E. SA 결절의 탈분극

2. 협심증의 원인은? **(16.5)**
A. 동맥경화증
B. 죽상경화증
C. 관상동맥경련
D. 관상동맥 플라크 침착물
E. 이상 모두

3. 심장전도 조직에 대한 설명으로 옳은 것은? **(16.2)**
A. 신경 조직이다.
B. 전기 활동을 ECG에 기록할 수 있다.
C. 심방과 심실의 수축을 조정한다.
D. 자동 율동성(autorhythmicity)을 가지고 있다.
E. 이상 모두

4. 교감신경계의 심장 작용에 해당하는 것은? **(16.4)**
A. 심박수 증가
B. 관상동맥 수축 증가
C. 수축력 증가
D. 심박수 및 수축력 증가
E. 이상 모두

5. 심근경색의 증상 또는 결과는 무엇인가? **(16.5)**
A. 심장 근육으로의 혈류 감소
B. 죽은 심장 조직 부위
C. 심부정맥 발생
D. 심근으로의 혈류 감소 및 심부정맥 발생
E. 이상 모두

제 17 장

심부전 치료

Treatment of Heart Failure

Erand X Pictures/Getty Images

핵심 용어_*Key Terms*

고칼륨혈증(hyperkalemia): 혈청 칼륨 수치가 정상보다 높은 상태

고칼슘혈증(hypercalcemia): 혈청 칼슘 수치가 정상보다 높은 상태

나트륨/칼륨 아데노신 삼인산분해효소(Na/K adenosine triphosphatase, Na/K ATPase): 나트륨/칼륨 펌프에 에너지를 공급하고 심장배당체에 의해 억제되는 효소

디지털리스 요법(digitalization): 심장배당체(cardiac glycoside)를 이용하여 효과적인 치료약물 수준을 바르게 달성하기 위한 요법

만성 심부전(chronic heart failure, CHF): 심장이 신체 조직에 충분한 혈액을 공급할 수 없는 상태

심박출량(cardiac output, CO): 심장에서 분당 밀어내는 혈액의 양

심장 당화물(심장 배당체, cardiac glycoside): Digitalis속(屬)의 식물에서 추출된 약물

유지 용량(maintenance dose): 혈중 효과적인 약물 수준을 유지하는 심장 배당체의 일일 용량

이소성 박동(ectopic beat): 정상적인 박동 이외에 나타나는 심장박동으로 일종의 부정맥

저칼륨혈증(hypokalemia): 혈청 칼륨 수치가 정상보다 낮은 상태

전부하(preload): 정맥 환류량. 심장으로 환류하는 혈액의 양

후부하(afterload): 좌심실이 수축하는 동안 혈액을 박출하기 위해 극복해야 하는 혈관 저항 정도

학습 목표_*Learning Outcomes*

이 장을 학습한 후 다음 사항을 할 수 있어야 한다.

17.1 만성 심부전의 증상, 교감신경계의 보상 기전, 레닌-안지오텐신-알도스테론 기전(renin-angiotensin-aldosterone mechanism)을 설명할 수 있다.

17.2 만성 심부전에서 이뇨제의 작용 기전과 용도를 설명할 수 있다.

17.3 혈관확장제가 전부하와 후부하를 감소시키는 방법과 다양한 유형의 혈관확장제의 작용 기전을 설명할 수 있다.

17.4 만성 심부전 치료에서 베타 아드레날린성 차단제를 설명할 수 있다.

17.5 디곡신(digoxin)의 작용 기전과 부작용, 잠재적인 독성을 열거할 수 있다.

들어가며_Introduction

심부전은 심장이 신체 조직에 충분한 혈액을 공급할 수 없을 때 발생한다. 심부전의 주요 원인에는 치료되지 않은 고혈압, 심근경색(myocardial infarction, MI), 판막 결손 및 기타 심장의 수축력을 약화하는 상태들이 포함된다. 혈액은 심장에 축적된 후에 폐와 대정맥으로 역류된다. 이로써 심장 팽창, 폐부종, 하지 말단 부종을 발생시킨다. 심장, 폐, 조직에 혈액이 축적된 것을 울혈(congestion)이라고 부른다. 심부전이 발생하면, 분당 심장에서 내보내는 혈액의 양인 **심박출량(cardiac output, CO)**이 심하게 감소하고, 이는 차례로 혈압을 감소시킨다. 그 결과 심혈관계가 신체의 혈류 및 산소 요구량을 충족시킬 수 없게 된다. 심부전은 만성 질환이며, 일반적으로 **만성 심부전(chronic heart failure, CHF)**이라고 한다. 만성 심부전 환자는 피로, 지침, 호흡곤란, 빠른 심박동, 폐와 말초의 부종과 같은 증상을 보인다.

만성 심부전 치료에는 이뇨제, 혈관확장제, 베타 차단제, 심장 배당체인 디곡신(digoxin) 등과 같은 다양한 약물이 사용된다. 만성 심부전의 효과적 치료를 위해서는 두 가지 이상의 약물 조합을 이용할 수도 있다.

LO 17.1

만성 심부전
CHRONIC HEART FAILURE

만성 심부전은 신체 조직과 기관에 산소와 영양분을 공급하기에 충분한 혈액을 심장이 적절하게 펌프질하지 못하는 상태를 말한다. 치료되지 않은 만성 심부전의 경우, 심부전을 극복하기 위한 신체의 보상 기전이 활성화된다. 심근은 방실의 벽 두께를 증가시켜 구조적으로 변하는 심근 비대를 통해 더 강력한 수축력을 만들기 위해 노력한다. 또한, 교감신경계와 신장이 관여하는 신경호르몬 보상 반응이 활성화된다[그림 17.1].

보상 반응
Compensatory Responses

교감신경계의 활성화는 아드레날린성 신경과 부신수질(adrenal medulla)에서 노르에피네프린(norepinephrine)과 에피네프린(epinephrine) 분비를 자극한다. 이로 인해 혈관 수축(α-1 효과)과 심박수 및 심근 수축력 증가(베타-1 효과)가 발생한다. 이러한 작용들은 혈압과 심박출량을 높이기 위한 신체의 노력이다.

신장은 레닌(renin)이라는 물질을 분비하여 반응한다. 레닌은 간에서 전구체 단백질인 안지오텐시노겐(angiotensinogen)을 자극하여 안지오텐신 I(angiotensin I)으로 전환시킨다. 폐에서 생성되는 안지오텐신 전환 효소(angiotensin-converting enzyme, ACE)는 안지오텐신 I을 안지오텐신 II로 전환시킨다. 안지오텐신 II는 강력한 혈관 수축제이며, 또한 부신피질(adrenal cortex)에서 알도스테론(aldosterone)과 시상하부(hypothalamus) 및 뇌하수체(pituitary gland)에서 항이뇨호르몬(antidiuretic hormone, ADH)의 분비를 자극한다. 이러한 일련의 작용을 레닌-안지오텐신-알도스테론(renin-angiotensin-aldosterone, RAA) 기전이라고 부른다[그림 17.2]. 알도스테론은 신장에서 나트륨을 저류(retention)시키는 호르몬이며, 항이뇨호르몬은 시상하부에 작용하여 갈증을 발생시키고, 신장세뇨관에 작용하여 수분을 보유하도록 만든다. 이러한 작용으로 혈액량과 혈압은 상승하게 된다. 하지만 안타깝게도 보상 반응은 일반적으로 심부전을 회복시키지는 못한다. 시간이 지남에 따라 이러한 보상 기전은 심장의 "구조 변화"를 일으켜서 심장이 더욱 두꺼워지고(비대, hypertrophy) 약해지고 기능이 떨어지게 된다.

만성 심부전 치료
Treatment of CHF

만성 심부전 치료는 심근 수축을 자극하는 심장 배당체(디기탈리스 배당체라고도 함, digitalis glycosides)에서 혈관 평활근을 이완시키는 혈관확장제(vasodilators)와 같은 약물에 이르기까지 수년에 걸쳐 발전해 왔다. 혈관확장제는 혈관을 확장시켜 심박출량을 증가시켜 심장의 부담을 줄여준다. 주로 정맥을 확장시켜 정맥환류량을 감소시키는 혈관확장제는 **전부하(preload)**를 감소시킨다고 한다. 전부하는 심장으로 되돌아오는 혈액의 양이다(정맥 환류, venous return). 동맥을 확장시키는 혈관확장제는 혈압과 말

그림 17.1 심부전에서 심박출량과 혈압 저하에 의해 활성화되는 보상 반응

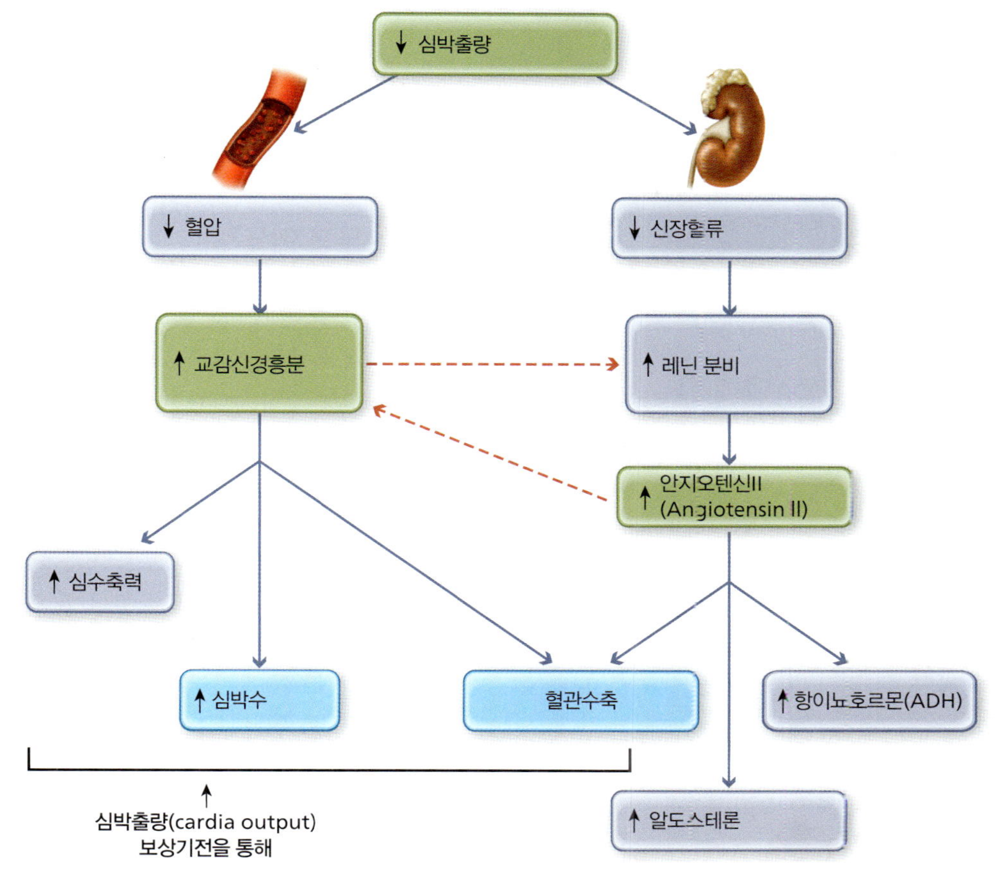

교감신경 활성화는 심박수, 심수축력, 혈관수축을 상승시킨다. 레닌의 분비는 안지오텐신 II를 생성하고, 안지오텐신 II는 혈관수축과 알도스테론 및 항이뇨호르몬을 분비시킨다.

초 저항을 감소시키고, **후부하(afterload)**를 감소시킨다고 말한다. 후부하는 심장이 혈관 저항을 극복(대동맥판 개방)하여 혈액을 좌심실로부터 밀어내기 위해 생성해야 하는 힘(심실 수축력)이다. 전부하, 후부하, 또는 둘 모두를 줄이면, 심장의 작업부하(심장이 밀어내야 하는 혈액량)가 감소하고 심장이 더욱 효율적으로 수축할 수 있다. 이것은 만성 심부전에서 심박출량을 증가시키는 혈관확장제의 주요 치료 효과이다. 이뇨제(diuretics)는 만성 심부전에서 유용하게 이용됐으며, 주로 부종과 울혈의 원인인 체액 정체와 축적을 줄여준다. 베타-차단제(β blockers)는 일반적으로 만성 심부전에서 과도하게 상승하는 심박수와 교감신경 작용을 감소시킨다. 디곡신(digoxin)은 현재 사용되는 유일한 심장 배당체이다. 디곡신은 현재 이차(second-line) 약물로 사용하고 있으며, 심근의 자극이 필요한 경우 이뇨제와 혈관확장제에 추가되어 사용될 수 있다.

LO 17.2

만성 심부전의 이뇨제 요법

DIURETIC THERAPY OF CHF

이뇨제는 만성 심부전 치료에 널리 이용된다. 이뇨제의 사용으로 기대되는 주요 치료 효과는 신장에서 과도한 나트륨과 수분을 제거하는 것이다. 나트륨과 수분 정체는 만성 심부전의 부종과 울혈의 주요 원인이다. 나트륨의 배설은 혈관 확장 효과를 일으켜 치료적 효과도 나타난다. 만성 심부전에 사용되는 이뇨제는 3가지 유형으로 티아지드(thiazides), 유기산(루프 이뇨제, loop diuretics), 알도스테론 길항제(aldosterone antagonists)가 있다[표 17.1].

티아지드 이뇨제

Thiazide Diuretics

티아지드 및 티아지드-유사 이뇨제는 신장 네프론(kidney

그림 17.2 레닌-안지오텐신-알도스테론(RAA) 기전

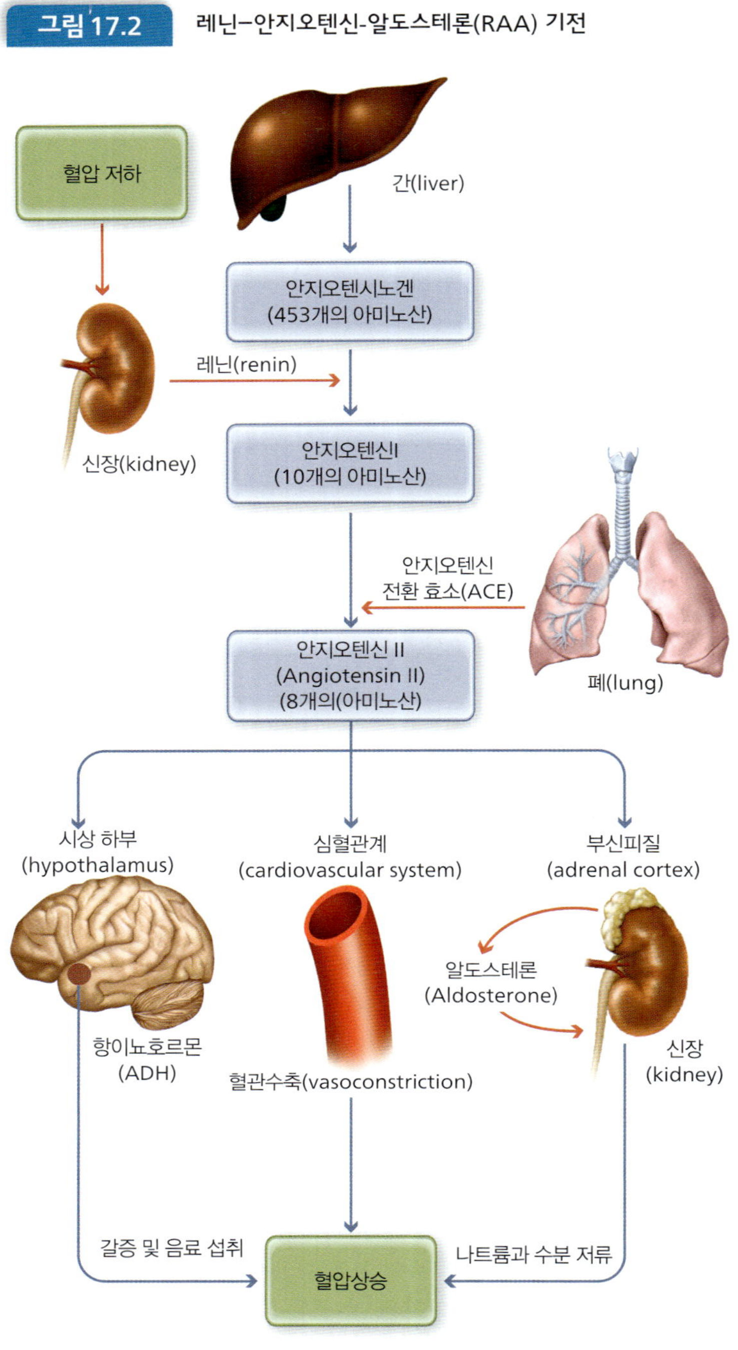

전신 혈압이 저하되거나 신장 혈류가 감소하면 신장에서 레닌의 분비를 자극한다. 혈액 내에서 레닌은 효소 반응을 통해 안지오텐신 II를 만든다. 안지오텐신 II는 혈관 수축과 알도스테론(나트륨 보유)과 항이뇨호르몬(수분 보유)의 분비를 유발한다. 이러한 작용은 일반적으로 정상적인 혈압과 혈액량을 유지하기 위한 것이다. 만성 심부전에서는 RAA 기전이 과도하게 활성화된다. RAA 기전의 작용을 약화시키는 약물인 안지오텐신 전환 효소 억제제(angiotensin-converting enzyme inhibitor; ACEI)와 안지오텐신 수용체 차단제(angiotensin receptor blocker; ARB) 등이 만성 심부전 치료에 이용된다.

nephron)의 원위요세관에서 나트륨의 재흡수를 차단하는 것과 유사한 작용을 한다. 이러한 이뇨제의 효능은 중간 수준으로 간주되며, 신장 기능이 정상인 경증에서 중등도 만성 심부전 환자에서 가장 효과적이다. 티아지드 이뇨제는 나트륨 배설을 증가시키지만, 칼륨 역시 손실시키기 때문에 **저칼륨혈증(hypokalemia)**을 발생시킬 수 있다. 다양한 티아지드계 약물들의 주요 차이는 용량을 결정하는 역가(potency)와 작용 시간이다.

루프 이뇨제

Loop Diuretics

유기산(organic acids)은 신장 네프론에서 이뇨 작용 부위가 헨레 루프(loop of Henle)의 두꺼운 상행 가지(ascending limb)이기 때문에 일반적으로 루프 이뇨제라고 한다. 루프 이뇨제는 가장 강력한 이뇨제이며, 주로 신기능 장애 또는 중증 심부전 환자에게 사용된다. 티아지드계 이뇨제와 마찬가지로 루프 이뇨제는 나트륨과 수분 배설량을 증가시키고 또한 칼륨 손실도 유발한다. 루프 이뇨제는 부종과 폐울혈을 빠르게 완화시키기 위해 급성 심부전에서 정맥주사로 투여된다. 푸로세미드(*Lasix*), 부메타나이드(*Bumex*), 토르세미드(*Demadex*)가 가장 널리 사용되는 루프 이뇨제이며 더욱 강력한 이뇨 효과가 필요할 때 처방된다. 작용 시간은 평균 4~8시간이다.

알도스테론 길항제

Aldosterone Antagonists

알도스테론 길항제는 신장 네프론의 집합관(collecting duct)에 작용하는 약한 이뇨제이다. 알도스테론은 일반적으로 나트륨 이온을 보유하고 칼륨 이온을 배설하는 부신피질의 스테로이드이다. 알도스테론 길항제의 주요 효과는 나트륨 배출을 증가시키고 칼륨을 잔류시키는 것이다. 만성 심부전에서는 알도스테론의 과다한 활동이 있을 수 있으며, 관련 연구에 따르면, 이러한 약물의 사용이 사망률을 감소시키는 것으로 나타났다. 스피로노락톤(*Aldactone*)은 알도스테론 수용체의 경쟁적 길항제로, 알도스테론 수치가 높은 경우에만 효과적이다. 에플레레논(*Inspra*)은 부작용이 비교적 적은 알도스테론 유사제이다. 다른 두 약물인 아밀로라이드(*Midamor*)와 트리암테렌(*Dyrenium*)은 네프론의 집합관에서 나트륨 채널을 차단하여 알도스테론 작용을 감소시킨다. 이러한 약물들 역시 알도스테론 수치가 높은 경우에 더 효과적이다.

표 17.1

심부전에 이용되는 이뇨제

약물(상품명)	작용 시간(시간)
티아지드(Thiazide)	
Chlorothiazide (*Diuril, Diuregen*)	6~12
Hydrochlorothiazide (*HydroDIURIL*)	6~12
Methyclothiazide (Enduron, Aquatensen)	24
티아지드 유사 이뇨제(Thiazide-like diuretics)	
Chlorthalidone (*Hygroton*)	24~72
Indapamide (*Lozol*)	24~36
Metolazone (*Zaroxolyn*)	12~24
유기산(루프이뇨제)	
Bumetanide (*Bumex*)	4~6
Ethacrynic acid (*Edecrin*)	6~8
Furosemide (*Lasix*)	6~8
Torsemide (*Demadex*)	6~8
칼륨 보존 이뇨제	
Amiloride (*Midamor*)	24
Eplerenone (*Inspra*)	12~24
Spironolactone (*Aldactone*)	48~72
Triamterene (*Dyrenium*)	12

알도스테론 길항제 이뇨제는 혈중 칼륨 수치를 증가시키기 때문에 흔히 "칼륨 보존 이뇨제(potassium-sparing diuretics)"라고 한다. 칼륨 손실을 상쇄하기 위해 칼륨 보존 이뇨제는 흔히 티아지드 또는 루프 이뇨제와 함께 사용된다.

이뇨제의 유해 작용

Adverse Effects of Diuretics

티아지드와 루프 이뇨제의 부작용은 유사하며 메스꺼움, 저혈압, 저칼륨혈증, 고요산혈증, 고혈당 등이 있다. 칼륨 보존 이뇨제의 주요 부작용은 고칼륨혈증이다. 이뇨제의 작용 기전 및 부작용에 관한 더욱 상세한 정보는 20장에서 논의된다.

LO 17.3

만성 심부전의 혈관확장제 요법

VASODILATOR THERAPY OF CHF

혈관확장제의 주요 효과는 혈관의 이완 또는 확장시키는 것이다. 혈관 확장은 말초 저항(peripheral resistance)과 혈압을 낮춘다. 이러한 변화는 심장 부하와 산소 소모를 감소시킨다. 심장은 더 적은 노력으로도 더욱 효율적으로 혈액을 내보낼 수 있다(심박출량 증가). 주로 동맥을 확장시키는 약물은 동맥 혈압을 낮추는 데에 더 큰 효과가 있다. 이 효과를 심장의 후부하 감소라고 하며, 그 의미는 혈압이 낮아진 후에는 심장이 혈액을 내보내기 위해 열심히 노력할 필요가 없다는 것이다. 주로 정맥을 확장시키는 약물(정맥확장제, venodilators)은 심장으로 되돌아오는 혈액량을 감소시키며, 이를 전부하의 감소라고 하며 심장 부하도 감소시킨다. 일부 약물은 동맥과 정맥 모두를 확장하게 시켜 전부하와 후부하를 모두 감소시키는 "균형 잡힌" 혈관 확장을 가능하게 한다.

만성 심부전에 대한 혈관확장제 요법으로 안지오텐신 전환 효소 억제제(angiotensin-converting enzyme inhibitor, ACEI)와 안지오텐신 수용체 차단제(angiotensin receptor blocker, ARB)가 매우 효과적인 것으로 나타났다. 이 약물들은 디곡신과 같은 약물에 비해 독성 위험이 낮기 때문에 만성 신부전 치료에 선호되고 있다. 혈관확장제는 단독으로 또는 다른 약물과 함께 사용된다. 혈관확장제는 작용 부위 및 기전에 따라 동맥 확장제, 정맥 확장제, 균형 확장제로 분류될 수 있다.

동맥 확장제

Arterial Dilators

히드랄라진(hydralazine)은 동맥 혈관 확장, 혈압 감소, 후부하 감소를 일으키는 약물이다. 작용 기전은 일반적으로 혈관을 확장시키는 산화질소(nitric oxide, NO)를 만든다고 한다. 산화질소는 혈관 구조에서 정상적으로 생성되는 물질이다. 전신 혈압이 낮아지면 좌심실이 혈액을 박출하기 위해 생성해야 하는 힘(후부하)이 감소한다. 결과적으로 심박출량이 증가한다. 부작용은 주로 혈압의 과도한 하락으로 인한 것으로 메스꺼움, 체위저혈압, 두통, 반사성 빈맥(reflex tachycardia) 등이 있다.

정맥 확장제

Venodilators

나이트로글리세린(nitroglycerine), 이소소르비드 이질산염

(isosorbide dinitrate)(18장 참조)과 같은 질산염(nitrate) 약물들은 주로 큰정맥과 대정맥의 확장을 일차적으로 가져온다. 심장에서 울혈되어 혈액이 과부하되면 수축력 이 크게 감소한다. 정맥 확장제는 정맥 환류와 전부하를 감소시킨다. 심장으로 돌아오는 혈액량을 감소시키고, 이것은 심장이 심박출량을 증가시키기 위해 더 세게 펌프할 수 있게 만든다. 질산염의 부작용에는 두통, 어지러움, 혈관운동성 홍조(vasomotor flushing), 체위저혈압, 반사성 빈맥이 있다.

균형 혈관확장제

Balanced Vasodilators

이 약물은 동맥과 정맥을 모두 확장시킨다. 안지오텐신 전환 효소 억제제(ACE Inhibitors, ACEI)와 안지오텐신 수용체 차단제(angiotensin receptor blockers, ARB)는 이러한 효과를 내는 두 종류의 약물이다. 이 약물은 혈관을 수축시키는 안지오텐신 II의 작용을 억제하고, 알도스테론을 분비하고, 항이뇨호르몬을 분비한다. 알도스테론과 항이뇨호르몬은 나트륨과 수분을 잔류시킨다.

안지오텐신 전환효소 억제제

ACE Inhibitors

안지오텐신 전환효소 억제제에는 2가지 작용 기전이 있다. 첫째, 이 약물은 안지오텐신 II의 형성을 감소시키는 안지오텐신 전환 효소(angiotensin-converting enzyme, ACE)를 억제한다. 이 작용은 혈관확장과 신장에서 나트륨과 수분 배설을 촉진시킨다. 둘째, 안지오텐신 전환 효소 억제는 또한 브래디키닌(bradykinin)의 비활성화를 감소시킨다. 브래디키닌은 내인성 혈관확장제이며, 작용은 혈장 내 브래디키닌 수준을 높여서 안지오텐신 전환효소 억제제에 의한 혈관 확장을 돕는다.

안지오텐신 수용체 차단제

Angiotensin Receptor Blockers

안지오텐신 수용체 차단제는 안지오텐신-1 (AT1) 수용체라고 불리는 안지오텐신 II 수용체에 결합하여 수용체를 차단한다. 이것은 안지오텐신 II의 작용을 차단하여 혈관 확장 및 나트륨과 수분 배설을 증가시킨다. 안지오텐신 수용체 차단제는 브래디키닌에 영향을 미치지 않는다. [그림 17.3]은 안지오텐신 전환효소 억제제와 안지오텐신 수용체 차단제의 작용 부위를 보여준다. 이 두 약물은 전부하와 후부하 모두를 감소시키는 균형 잡힌 혈관 확장을 가져온다. 이 약물들은 만성 심부전 치료에 선호되고 있으며, 만성 심부전 치료에 이뇨제 및 다른 약물과 함께 병용되어 사용할 수 있다. 안지오텐신 전환 효소 억제제와 안지오텐신 수용체 차단제 간의 주요 차이점은 안지오텐신 수용체 차단제는 브래디키닌 농도를 상승시키지 않는다는 점이다. 브래디키닌은 혈관확장을 가져오지만 또한 호흡기의 부작용과 알레르기 반응을 증가시킨다.

엔트레스토(entresto는 새로운 전부하 및 후부하 감소 약제이다. 네프릴리신(neprilysin) 억제제 사쿠비트릴(sacubitril)과 ARB 발사르탄(valsartan)의 복합제다. 임신 중에 금기이며 ACE를 투여받는 환자에서 ACEI를 중단한 후 36시간 후에만 투여해야 한다.

안지오텐신 전환효소 억제제와 안지오텐신 수용체 차단제의 유해 작용

Adverse Effects of ACEIs and ARBs

안지오텐신 전환효소 억제제와 안지오텐신 수용체 차단제의 부작용에는 두통, 어지러움, 저혈압, 고칼륨혈증, 위장장애 등이 있다. 안지오텐신 전환효소 억제제는 또한 마른기침과 혈관부종과 같은 알레르기 반응을 일으킬 수 있다. 기침과 알레르기 반응은 브래디키닌 수준의 증가와 관련된 것으로 추측된다. 브래디키닌은 알레르기 및 염증 화학 매개체의 형성을 증가시킨다. 혈관확장제 약물은 [표 17.2]에서 요약되어 있다.

LO 17.4

만성 심부전에 아드레날린성 베타 차단제 이용

USE OF ADRENERGIC BETA-BLOCKERS IN CHF

베타-차단제의 약리학은 4장에 제시되어 있으나 여기에서는 이 약물의 작용 기전과 부작용을 간략하게 살펴볼 것이다. 베타-차단제는 베타 아드레날린성 수용체와 결합하여 노르에피네프린과 에피네프린의 작용을 차단한다. 만성 심부전에서 베타-차단제의 치료 작용은 심장에서 베타-1 수용체를 차단하는 것이다. 이는 심박수와 수축력을 감소시킨다. 이러한 작용은 만성 심부전에서 필요한 효과에 반대되는 것으로 보이지만, 만성 심부전에서는 교감신경계의 과도한 작용으로 빈맥이 발생하고 심장의 스트레스가 증가되어 있다. 베타-차단제는 심박수를 늦추어서 심장이 더욱 효율적으로 채워지고 기능할 수 있도록 한다. 또한 신장의 특화된 세포인 레닌을 방출하는 사구체옆세포(juxtaglomerular cells)에도 베타-1 수용체가 있다. 레닌-안지오텐신-알도스테론 기전이 혈관 수축 및 나트륨과 수

그림 17.3 안지오텐신 전환 효소 억제제(ACEI)와 안지오텐신 수용체 차단저(ARB)의 작용 부위

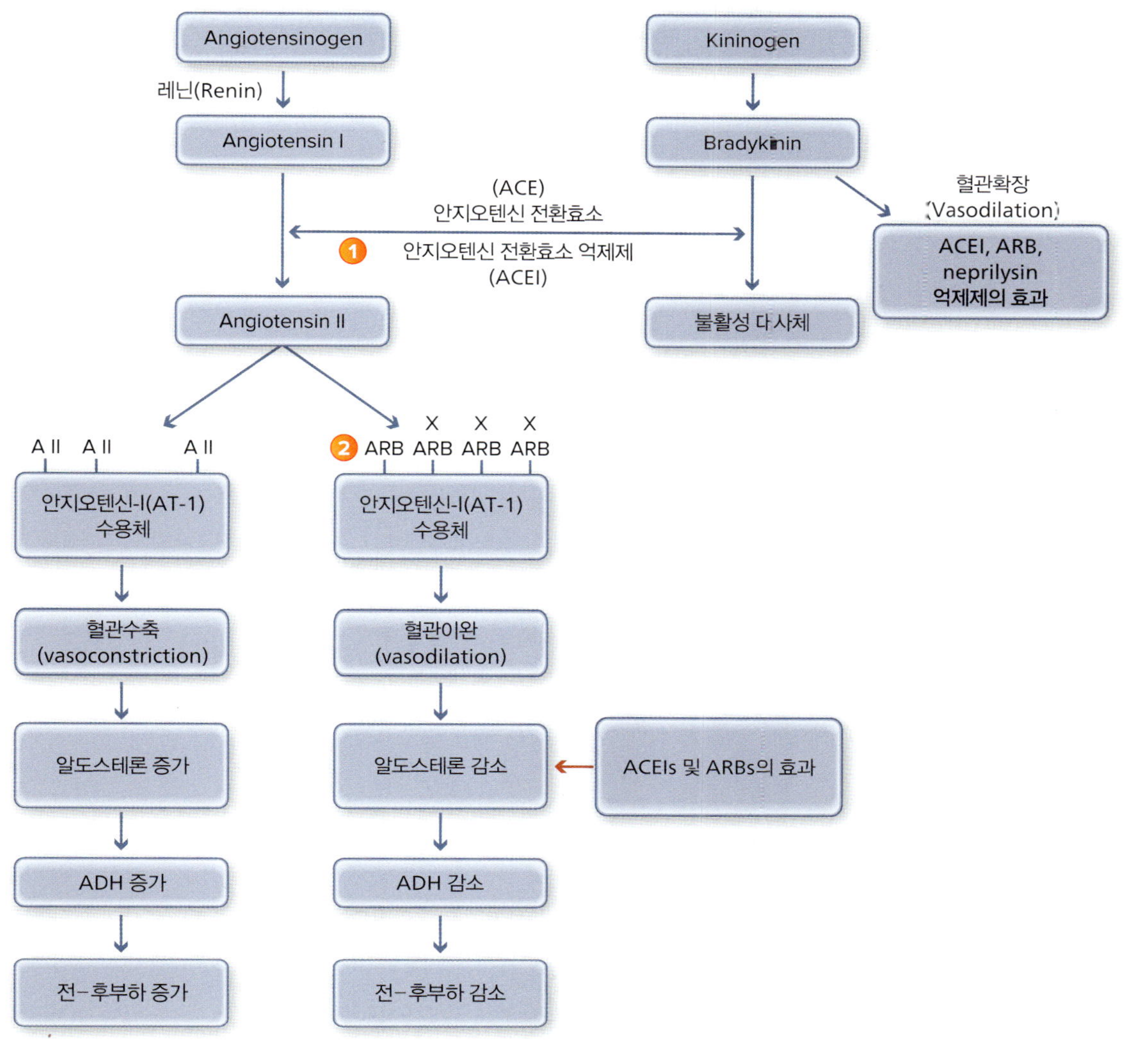

① ACEI는 ACE 효소를 억제하고 안지오텐신 II 형성을 감소시킨다. 이는 혈관 확장을 일으키고 알도스테론관 ADH의 분비를 감소시킨다. 또한, ACE를 억제함으로써 ACEI는 브래디키닌의 농도와 혈관 확장을 증가시킨다. ② ARB는 안지오텐신-1(AT$_1$) 수용체에 결합하여 안지오텐신 II의 효과를 차단한다. ARB는 안지오텐신 II의 작용을 차단하지만, 브래디키닌 농도는 증가시키지 않는다.

분의 잔류를 가져온다는 사실을 기억해야 한다. 따라서 이러한 베타-1 수용체를 차단하면 레닌의 분비와 레닌-안지오텐신-알도스테론 기전의 활성화가 감소한다. 모든 베타-차단제는 필요한 치료 효과를 나타내지만, 메토프롤롤(*Lopressor*), 비소프롤롤(*Zebeta*), 네비볼롤(*Bystolic*), 카르베딜롤(*Coreg*)이 일반적으로 만성 심부전 치료에 많이 이용된다. 카르베딜롤은 베타-수용체 차단 외에도 아드레날린성 α-1 수용체를 차단하여 혈관 확장을 일으킨다. 만성 심부전에서 베타-차단제의 용량은 일반적인 치료량보다 더 적게 사용하고 있으며, 수축성과 심박출량이 오히려 감소하여 심장 기능이 과도하게 차단되지 않도록 하는 것이 중요하기 때문이다.

LO 17.5

심장 배당체

CARDIAC GLYCOSIDE

심장 배당체(cardiac glycoside)는 원래 *digitalis purpurea*와 *digitalis lanata*의 식물 잎에서 추출한 혼합물이다. 디기탈리스(digitalis)라는 용어는 이 약물을 의미하기도 한다. 이 약물의 주요 작용은 심장 수축력을 증가시키는 것이다. 디곡신(digoxin, *Lanoxin*)은 현재 사용되고 있는 유일한 심장 배당체이다.

표 17.2

만성 심부전 치료에 이용되는 혈관확장제		
약물(상품명)	**용량**	**투여경로**
동맥 확장제		
Hydralazine (*Apresoline*)	세동맥 평활근 이완을 위해 산화질소(NO)*의 분비 증가	후부하 감소, 심박출량(CO) 증가**
정맥 확장제		
Isosorbide dinitrate (*Isordil*) Nitroglycerine(일반명)	주로 정맥 평활근 이완을 발생시키는 산화질소 형성을 유도함	후부하 감소, 심박출량 증가
균형 확장제		
ACE 억제제(ACEI)		
Benazepril (*Lotensin*) Captopril (*Capoten*) Enalapril (*Vasotec*) Fosinopril (*Monopril*) Lisinopril (*Prinivil, Zestril*) Moexipril (*Univasc*) Ramipril (*Altace*) Trandolapril (*Mavik*)	ACE 억제제는 안지오텐신 I의 안지오텐신 II로의 효소 전환을 차단하고, 알도스테론 및 ADH의 분비를 감소시킨다. 이는 동맥과 정맥 모두의 균형 잡힌 혈관 확장을 가져오고, 나트륨과 수분 저류를 감소시킨다. ACEI는 또한 혈관 확장 효과에 기여하는 brady kinin 수준을 증가시킨다.	전부하와 후부하 감소, 심박출량 증가, 심장 변화 감소
ARB		
Candesartan (*Atacand*) Irbesartan (*Avapro*) Losartan (*Cozaar*) Olmesartan (*Benicar*) Telmisartan (*Micardis*) Valsartan (*Diovan*)	모든 ARB는 안지오텐신 II가 수용체에 결합하는 것을 차단한다. 안지오텐신 수용체를 AT1 수용체라고 한다. 효과는 ARB가 브래디키닌을 증가시키지 않는다는 점을 제외하고 ACE 억제제와 유사하다.	전부하와 후부하 감소, 심박출량 증가, 심장 변화 감소

**NO-nitric oxide.* ***CO-cardiac output.*
Stockbyte/Getty Images

약리학적 효과

Pharmacological Effects

디곡신의 독특하고 주요한 약리학적 효과는 산소 소모량을 증가시키지 않으면서 만성 심부전에서 심근의 수축력을 증가("양성 수축 촉진 효과, positive inotropic effect"라고 함)시키는 것이다. 심장의 효율성이 개선되어 정상적인 혈액 순환이 회복된다. 심박출량 및 신장 혈류 증가로 인해 신장 기능이 개선된다. 이러한 신장 기능 개선은 부종과 관련된 과잉 체액과 전해질의 제거에 기여한다.

디곡신의 두 번째 작용은 미주신경을 자극(부교감 효과)하여 SA 결절과 AV 결절의 활동을 늦추는 것이다. 이것은 심박수를 늦추고("음성 심박동수 변동 효과, negative chronotropic effect"라고 함), AV 전도를 감소시킨다. 심전도(ECG)에서 이것이 PR 간격 연장으로 나타난다. 다량 사용하면 AV 결절을 통한 전도 감소로 인해 다양한 수준의 방실 차단(heart block)이 발생할 수도 있다.

방실 차단은 심방에서 AV 결절을 통해 심실로의 전기 자극 전도가 지연되거나 차단될 때 발생한다. AV 전도를 약간 지연시키는 것은 심방조동과 심방세동의 치료에 유용하게 이용된다. 디곡신은 AV 결절을 통한 전도를 느리게 하여 심실 박동수를 감소시키고, 이로 인해 PR 간격이 길어지며 이를 1도(first degree) 방실 차단이라고 한다. 2도 방실 차단은 일부 흥분이 AV 결절을 통과하지 못해 발생하며, 그 결과 모든 P파 뒤에 QRS파가 이어지지는 않게 된다. 다른 모든 P파가 차단된 상태의 부정맥을 2:1 AV 차단이라고 한다. 3:1, 4:1 등과 같이 다른 비율도 있다. 3도 또는 완전 방실 차단에서는 어떤 흥분도 AV 결절을 통과하지 못하며 심방과 심실이 독립적으로 박동한다. 2도와 3도 방실 차단은 치료가 필요한 부정맥이다. [그림 18.1]에서 방실 차단의 다양한 정도에 대한 심전도를 보여주고 있다.

특별한 고려 사항
Special Considerations

심장 배당체를 투여하기 전에 환자의 맥박을 측정하여 심박수가 분당 60~100회인지를 확인한다. 심박수가 분당 60회 미만이거나 100회 이상이면 투약 전에 주치의에게 문의해야 한다.

작용 기전
Mechanism of Action

디곡신은 심근 세포 내 칼슘 이온 농도를 증가시켜 심근 수축력을 상승시킨다. 첫째, 디곡신은 나트륨/칼륨 펌프에 에너지를 공급하는 효소인 나트륨/칼륨 **아데노신 삼인산분해효소(Na/K adenosine triphosphatase, Na/K ATPase)**를 억제한다. 일반적으로 나트륨/칼륨 펌프는 세포 내에서 나트륨을 제거하고(탈분극) 칼륨을 다시 세포 내로 가져온다(재분극 후). NA/K ATPase를 억제하면 심근 세포 내 나트륨 이온의 축적된다. 둘째, 심근 내 나트륨 이온 증가는 또 다른 이온 교환 기전인 Na/Ca 교환 기전의 활동을 감소시킨다. 일반적으로 Na/Ca 교환 기전은 Na^+를 세포 내로, Ca^{2+}를 세포 밖으로 이동시킨다. Na/K ATPase의 억제는 세포 내부의 Na^+ 농도를 증가시킨다. 증가한 세포 내 Na^+는 Na/Ca 교환 속도를 늦추고 세포 내 Ca^{2+}의 손실 속도를 늦춘다. 결과적으로 증가한 세포 내 칼슘 농도는 수축성 단백질인 actinomyosin의 형성을 증가시켜 더 큰 심근 수축을 초래한다. 디곡신으로 치료한 후에는 심장이 더 강하게 수축하여 심박출량을 높이고 심부전 증상이 완화된다. [그림 17.4]는 디곡신의 작용 기전을 보여준다.

그림 17.4 디곡신 작용 기전

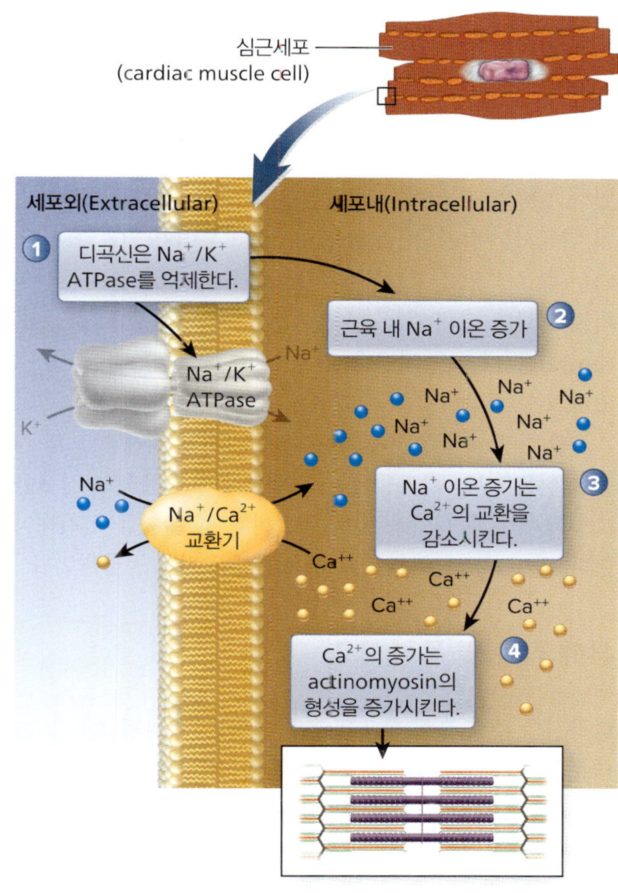

① 디곡신은 Na/K ATPase에 결합하여 Na/K ATPase를 억제한다.
② Na/K ATPase의 억제는 세포내 Na^+ 이온의 농도를 증가시킨다.
③ 세포내 Na^+ 증가는 Na^+/Ca^{2+} 교환기를 감소시키고, 세포내 Ca^{2+} 농도를 상승시킨다.
④ 세포내 Ca^{2+}의 증가는 actinomyosin의 형성을 증가시키고, 심근 수축력을 상승시킨다

약동학
Pharmacokinetics

급성 심부전에서 디곡신 투여는 일반적으로 **디기털리스 요법(digitalization)**과 **유지관리(maintenance)**로 알려진 순서를 따른다. 디기털리스 요법 동안에 디곡신은 효과적인 혈중 농도로 신속하게 만들기 위한 용량과 간격으로 투여된다(PO 또는 IV). 이후의 일일 유지 용량은 치료에 필요한 혈류 내 심장 배당체 수준을 유지하기 위해 낮게 조정된다.

디곡신은 상황의 긴급성에 따라 경구 또는 정맥주사로 투여할 수 있다. 음식은 흡수를 지연시킬 수 있지만 일반적으로 흡수 정도를 방해하지는 않는다. 디곡신은 혈장 단백질에 결합하지 않으며 대부분 대사되지 않은 상태로 소변으로 배설된다. 디곡신의 반감기는 일반적으로 1.5~2.0일이지만 고령 환자에게는 더 길어질 수도 있다.

혈청 전해질 수준이 디곡신에 미치는 영향

The Effects of Serum Electrolyte Levels on Digoxin

디곡신의 작용은 혈청 전해질, 특히 칼륨과 칼슘의 변화에 영향을 받는다. 저칼륨혈증(hypokalemia)은 심장을 디곡신의 독성 효과에 민감하게 만든다. 혈청 칼륨의 감소는 부정맥 발생률을 상승시켜 심실세동 및 돌연사로 이어질 수 있다. 이러한 위기에서 전해질을 정상 수준으로 회복시키기 위해서는 칼륨염(potassium salts) 투여가 필요하다. 이와는 대조적으로 **고칼륨혈증(hyperkalemia)**은 디곡신의 치료 효과에 대해 길항작용을 한다. **고칼슘혈증(hypercalcemia)**은 디곡신 작용을 강화하여 부정맥을 유발할 수 있다.

많은 만성 심부전 환자는 부종 완화를 위해 이뇨제 치료를 받는다. 이 환자들은 이뇨제에 의해 배출되는 칼륨을 보충하기 위해 식단을 통해 적절한 양의 칼륨을 섭취해야 한다. 과일 주스, 바나나, 채소 등은 좋은 칼륨 공급원이다.

유해 작용 및 독성 효과

Adverse and Toxic Effects

디곡신의 주요 유해 작용은 용량 과다로 인해 발생한다. 가벼운 증상에는 메스꺼움, 구토, 두통, 시각장애, 발진 등이 있다. 용량 감소는 일반적으로 이러한 증상을 완화하기에 충분하다. 심각한 독성 작용에는 부정맥이 있다. 일반적으로 **이소성 박동(ectopic beat)**이 나타난다. 가장 일반적인 증상은 조기심실수축(premature ventricular contraction, PVC)이다. 이러한 수축의 증가는 심실 빈맥, 심실세동, 심정지로 이어질 수 있다. 치료를 위해서는 디곡신 투여를 중단하고 칼륨 및 항부정맥제를 투여하여 정상 심장 리듬을 회복하는 것이다.

과다 복용 독성의 경우 해독제(antidote)를 사용할 수 있다. 디곡신 Immune Fab (*Digibind*)은 비경구적으로 투여되는 항디곡신 항체(antidigoxin antibodies) 약물이다. 이 항체는 디곡신에 결합하여 약리적 효과를 나타내지 못하게 한다. 독성의 증상과 중증도는 보통 30~60분 이내에 감소한다. 항체-디곡신 복합체는 소변으로 배설된다. 디곡신 Immune Fab의 주요 적응증은 생명을 위협하는 디곡신 중독의 치료이다.

임상 적응증

Clinical Indications

디곡신의 주요 적응증은 수축력을 증가시켜 만성 심부전을 치료하는 것이다. 또한 디곡신은 심방세동과 심방조동의 치료에서도 일부 이용된다. 이때의 목표는 1도 차단을 발생시켜 AV 전도를 낮추는 것이며, 이는 심실 박동 속도를 감소시켜 심실이 과도한 자극을 받는 것을 예방한다.

약물 상호작용

Drug Interactions

제산제(antacids), 변완화제(laxatives), 카올린-펙틴(*Kaopectate*), 콜레스티라민(*Questran*)은 위장관에서 디곡신의 흡수를 감소시킬 수 있다. 항부정맥제인 퀴니딘(quinidine)은 디곡신의 혈장 수치를 증가시킨다. 이 두 약물을 함께 사용하는 경우 일반적으로 디곡신 용량을 줄여야 한다. 칼슘 채널 차단제인 베라파밀(verapamil)과 딜티아젬(diltiazem), 및 모든 베타-차단제는 수축력과 심박수를 감소시킨다. 이 약물은 심장 기능을 저하하고 만성 심부전을 촉진할 수 있으며, 디곡신의 치료 효과를 방해할 수 있다. 이뇨제(티아지드 및 루프 이뇨제)는 칼륨 손실을 유발하고, 저칼륨혈증은 디곡신 독성을 증가시킬 수 있다.

심근 수축을 강화시키는 다른 약물

Other Drugs That Increase Myocardial Contraction

급성 심부전 치료에 사용되는 정맥으로 주입되는 여러 약물이 있다. 도파민(dopamine)과 도부타민(dobutamine, *Dobutrex*)은 베타-1 수용체를 자극하고 수축력을 증가시키는 아드레날린성 약물이다(4장 참조). 암리논(amrinone)과 밀리논(*Primacor*)은 심근의 칼슘 농도를 증가시켜 수축력을 증가시키는 약물이며, 또한 혈관 확장을 일으킨다. 이 약물은 제한적으로 사용되며, 급성 심부전 환자의 초기 치료 기간 병원에서 주로 사용된다.

만성 심부전에 선호되는 치료법

Preferred Therapy for Chronic Heart Failure

만성 심부전은 고혈압, 관상동맥질환, 심근경색을 포함한 다양한 상태로 인해 발생할 수 있다. 결과적으로 만성 심부전 치료 약물 선택은 이러한 원인을 치료하는 데 필요한 약물도 고려해야 한다. 경미한 만성 심부전에서는 나트륨 섭취 제한과 이뇨제 요법으로 부종, 울혈, 감소된 심박출량을 조절하기에 충분할 수도 있다. 만성 심부전이 더 심각해짐에 따라 추가할 약물은 안지오텐신 전환효소 억제제와 안지오텐신 수용체 차단제이다. 이 약물은 균형 잡힌 혈관 확장을 가져오고, 나트륨과 수분의 잔류를 억제하기 위해 여러 작용을 한다. 빈맥이 있고 교감신경 작용이 증가한 경우에는 저용량 베타-차단제를 추가할 수 있다. 디곡신은

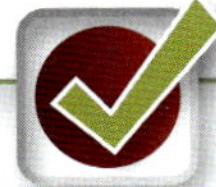

환자 안전과 교육

디곡신을 투여하는 동안 특히 디기털리스 요법과 비경구 투약 시에 활력 징후를 주의 깊게 측정해야 한다. 심박수 측정에 특히 주의해야 한다.

디곡신을 투여하기 전에 항상 맥박을 측정한다. 심박수가 분당 60회 미만이거나 100회 이상인 경우에는 주치의에게 문의한다.

과도한 ST 분절과 T파 억제 또는 방실 차단과 같은 디곡신 독성 징후와 부정맥을 주의하며, ECG를 모니터링한다.

환자에게 적절한 칼륨 섭취의 중요성과 과일 주스, 바나나, 채소 등이 좋은 공급원임을 교육한다.

환자에게 제산제 및 변완화제와 같은 일반의약품이 약물 흡수를 감소시킬 수도 있음을 설명한다.

환자에게 메스꺼움, 두통, 어지러움, ㅅ 각장애와 같은 일반적인 부작용에 대해 설명한다.

환자에게 과도한 구토, 시각장애(조명 주변의 후광효과), 불규칙한 맥박, 심계항진과 같은 증상을 알리도록 교육한다.

이뇨제와 혈관 확장제만으로 증상을 효과적으로 조절할 수 없고 심근 수축력이 약해 심박출량을 유지할 수 없을 때 고려된다.

복습 문제 _Chapter Review

업무에 필요한 지식 _Applying Knowledge on the Job

※ 비판적 사고를 통해 다음 질문에 답하시오.

1. A 환자는 65세 여성으로 숨가쁨과 발의 부종으로 내원하였다. 고혈압과 중등도의 신부전을 진단받은 과거력이 있었다. 혈액검사 결과에서 칼륨 수치가 3.2 M/L(정상 3.5~5.0 M/L)로 약간 감소하고 혈청 크레아티닌이 2.1 mg/dL(정상 0.8~1.5 mg/dL)로 약간 증가한 것으로 나타났다. 환자는 급성 울혈성 심부전으로 진단되었다. 처방으로 hydrochlorothiazide 용량을 25 mg에서 50 mg으로 두 배 증량하고, 디곡신을 0.25 mg씩 하루에 두 번씩 이틀 복용하고, 3일째부터 하루에 한 번 복용하도록 하였다.

a. 이 환자에게 가장 발생할 가능성이 높은 전해질 불균형은 무엇인가? **(17.5)**

b. 증가된 혈청 크레아티닌의 수치는 신기능에 어떤 문제가 있음을 암시하는가? **(17.5)**

다중 선택 문제 _Multiple Choice

※ 다음 중 옳은 답을 고르시오.

1. ACE 억제제의 치료 작용은 무엇인가? **(17.3)**

A. 동맥 확장
B. 나트륨 제거
C. 정맥 확장
D. 브래디키닌(bradykinin) 증가
E. 이상 모두

2. 디곡신(Lanoxin)의 작용은 무엇인가? **(17.5)**

A. 심박수감소
B. Na/K ATPase의 억제
C. 심장근육 내 칼슘 증가
D. actinomyosin의 형성이 증가
E. 이상 모두

3. 급성 심부전에서 부종과 울혈을 완화시키는 가장 효과적인 약물은? **(17.2)**

A. hydralazine (*Apresoline*)
B. furosemide (*Lasix*)
C. 메토프롤롤(metoprolol) (*Lopressor*)
D. hydrochlorothiazide (*HyroDIURIL*)
E. 디곡신(digoxin) (*Lanoxin*)

4. 심부전의 원인은 무엇인가? **(17.1)**

A. 치료되지 않은 고혈압
B. 수축력 약화
C. 심근경색
D. 판막 결손
E. 이상 모두

5. 혈관확장제는 무엇에 영향을 주어 후부하를 감소시키는가? **(17.3)**

A. 정맥
B. 동맥
C. SA 결절
D. 심근 수축
E. 정맥 귀환

제 18 장

항부정맥 약물

Antiarrhythmic drugs

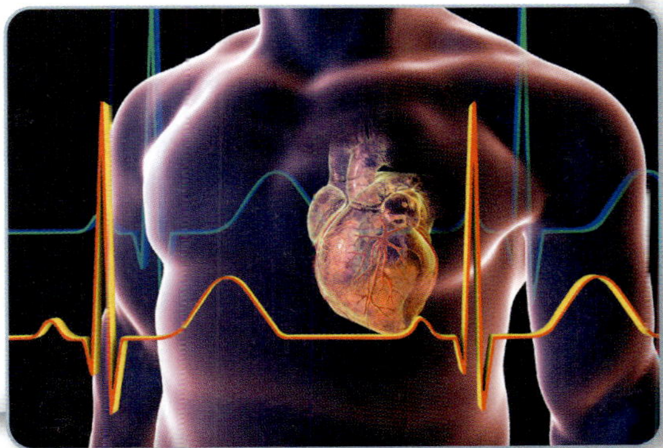

KATERYNA KON/SCIENCE PHOTO LIBRARY/Getty Images

핵심 용어_Key Terms

다원성 심실빈맥(torsade de pointes): 심실빈맥(ventricular tachycardia)과 기절(fainting)을 유발하는 유발부정맥(proarrhythmia)의 일종

부정맥(arrhythmia): 심장 전도 혹은 전기적 흥분 형성에 문제가 있는 질환

심실위부정맥(supraventricular arrhythmia): 심방의 AV 결절 위에서 발생하는 부정맥

심실세동(ventricular fibrillation): 가장 심각한 부정맥, 일반적으로 심실 수축이 더 이상 효과적으로 혈액을 펌프할 수 없는 말기 상태

이소성 병소(ectopic focus): 비정상적인 충동이 시작되는 심장 부위

유발부정맥(약으로 인한 부정맥, proarrhythmia): 항부정맥제의 투여로 인해 유발된 부정맥

조기심방수축(premature atrial contraction, PAC): 보통 이소성 병소에 의해 유발되는 심방의 조기 수축

조기심실수축(premature ventricular contraction, PVC): 보통 이소성 병소에 의해 유발되는 심실의 조기 수축

퀴니딘 중독(cinchonism): 귀울림(이명), 어지러움, 두통 등으로 특징인 퀴니딘(quinidine) 독성

항부정맥제(antiarrhythmic drug): 정상 심장 리듬을 회복하기 위해 이용되는 약물

학습 목표_Learning Outcomes

이 장을 학습한 후 다음 사항을 할 수 있어야 한다.

18.1 심부정맥과 관련된 기본 용어를 설명할 수 있다.

18.2 나트륨, 칼륨, 칼슘 이온의 활동과 연관하여 심장의 활동 전위 단계를 설명할 수 있다.

18.3 class 1A, 1B, 1C 항부정맥 약물의 작용 기전과 주요 차이점을 설명할 수 있다.

18.4 class 2 베타-차단제의 부정맥에 대한 약리 기전과 용도를 설명할 수 있다.

18.5 class 3 항부정맥제의 작용 기전과 아미오다론의 심각한 부작용을 설명할 수 있다.

18.6 class 4 칼슘 통로 차단제의 약리기전과 임상적 사용을 설명할 수 있다.

18.7 항부정맥제 복용 시 필요한 주의사항을 설명할 수 있다.

들어가며_Introduction

부정맥(arrhythmia)은 심박수 또는 심장을 통한 전기적 전도 리듬의 이상이다. 부정맥은 심장의 전기적 활동을 방해하고, 심방과 심실 수축의 정상적인 순서를 방해하며, 그 결과 심박출량과 혈압이 떨어지게 된다. 또한 전기적 교란은 **심실세동(ventricular fibrillation)**과 심정지(cardiac arrrest) 같은 생명을 위협하는 부정맥을 유발할 수도 있다. 부정맥의 종류는 전기적 교란의 정도와 발생하는 위치에 따라 달라진다. 부정맥의 원인은 매우 다양하며, 관상동맥질환(coronary artery disease, CAD), 이뇨제나 약물 독성으로 인한 전해질 장애(나트륨, 칼륨, 칼슘), 심근경색(myocardial infarction), 및 기타 병리학적 상태와 같은 허혈성 상태에 의해 유발된다. 부정맥은 심전도(electrocardiogram, ECG)에 의해 평가되고 규명될 수 있다. 부정맥의 임상적 관리는 정상적인 심장의 전기적 활동을 조절하는 나트륨, 칼륨, 칼슘 이온에 영향을 미치는 **항부정맥제(antiarrhythmic drugs)**를 사용한다. 따라서 항부정맥제의 치료적 목적은 정상적인 심장 리듬이 회복되도록 이들 이온의 활동을 조정하는 것이다.

LO 18.1

부정맥의 종류

TYPES OF ARRHYTHMIAS

부정맥은 흔히 전해질 불균형과 심장의 과도한 자극에 의해 유발된다. 부정맥은 심방, 심실, 전도계 등 심장의 어느 곳에서든 발생할 수 있다. 가장 흔한 부정맥 유형은 빈맥(tachycardia), 조기 수축(premature contraction), 조동(flutter), 세동(fibrillation) 등이 있다. 다양한 심부정맥의 심전도가 [그림 18.1]에 제시되어 있다.

심방과 방실결절(atrioventricular node, AV node)에서 발생하는 부정맥은 **심실위부정맥(supraventricular arrhythmia)**이라 하고, 방실결절 아래에서 발생하는 부정맥은 심실부정맥(ventricular arrhythmias)이라고 한다. 비정상적인 자극 흥분이 생기는 **이소성 병소(ectopic focus)**는 심장 전도계의 전기 충동이 느려지거나 차단될 때 발생한다. 이러한 상황에서는 심장의 다른 영역(심방 또는 심실)이 흥분되어 비정상적인 심박동이 만들어진다.

심실위부정맥

Supraventricular Arrhythmias

발작성 심방빈맥(paroxysmal atrial tachycardia), 심방조동(atrial flutter), 심방세동(atrial fibrillation), **조기심방수축(premature atrial contractions, PACs)**은 심실위부정맥(supraventricular arrhythmias)의 흔한 종류이다. 발작성 심방빈맥은 분당 150~200회의 심방 박동수를 특징으로 한다. 이 부정맥은 예측할 수 없으며 갑자기 발생한다. 또한 자연적으로 없어지기도 한다. 만약 이 부정맥이 지속된다면, 환자는 불안, 심계항진(palpitation), 심부전(heart failure) 증상을 경험할 수 있다. 심방조동에서 심방 박동수는 분당 250~350회이다. 심전도상에서 정상적인 P파 대신에 톱니 모양의 패턴을 가진 더 작은 파동을 보여준다. 심실은 심방의 리듬을 따라잡을 수 없어 천천히 수축한다. 심방세동에서 심방 박동수는 분당 350회 이상이며, 심실 리듬은 불규칙하다. 심전도상에서 심방 파동은 벌레가 지나간 것 같은 모양이고, 효과적인 심방의 수축이 이루어지지 않는다. 이렇게 되면 심방에 혈전(blood clot)이 생성되어 혈전색전증(thromboembolism)이 발생하기 쉽다. 심방에서 발생하는 이소성 병소(ectopic focus)를 조기심방수축(premature atrial contractions, PACs)이라고 한다.

심실부정맥

Ventricular Arrhythmias

방실결절 아래에서 발생하는 부정맥을 심실부정맥(ventricular arrhythmias)이라고 한다. 심실에서 발생하는 이소성 병소는 **조기심실수축(premature ventricular contractions, PVCs)**이라 일컫는다. [그림 18.2]는 심실의 외부의 이소성 병소에 의해 생성된 조기심실수축의 모양을 보여준다. 이 부정맥에서는 PVC는 굴심방결절(동방결절, SA node)과 심방보다 앞에서 심실을 탈분극시킨다. 즉, 전기적 자극의 흐름이 아래가 아닌 심방을 향해 위로 이동하는 것이다. 그 결과 QRS파는 뒤집어지고, 정상적인 심실 수축이 방해받게 된다. **심실빈맥(ventricular tachycardia)**은 3개 이상의 조기심실수축이 연속적으로 발생하는 빠른 심실 리듬을 의미한다. 심실빈맥은 심각한 순환장애를 초래하고, 심실세동으로 이어질 수 있다.

가장 심각한 부정맥은 심실세동(ventricular fibrillation)으로 응급상황이다. 세동이 발생하면 심실의 전기적

그림 18.1 일반적인 심장부정맥의 심전도

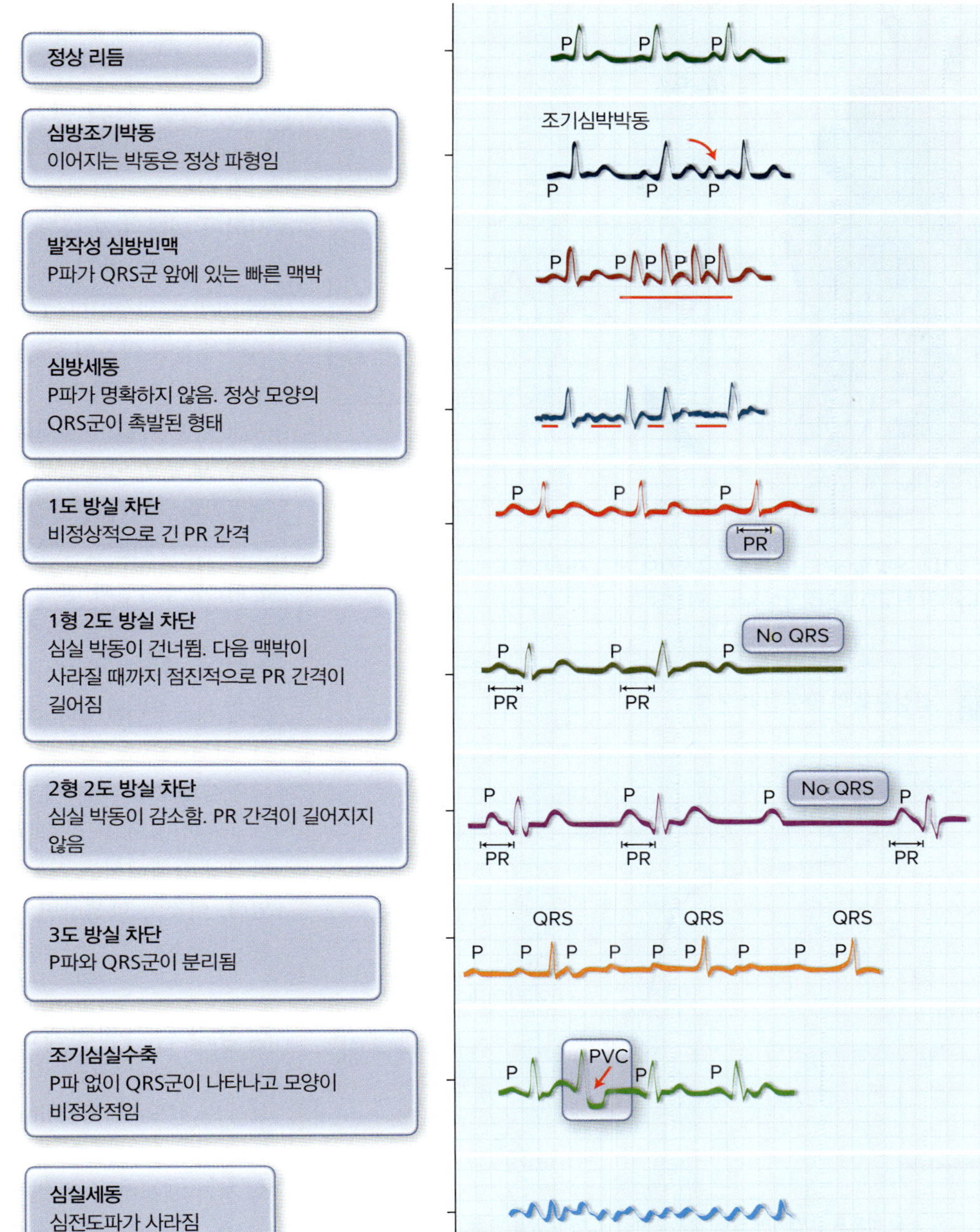

활동은 심각하게 방해받고 심실은 적절한 순환을 유지할 수 있을 만큼 충분한 수축을 할 수 없다. 즉시 치료하지 않으면 심정지(cardiac arrest)와 사망에 이를 수 있다.

부정맥의 심전도 모니터링

ECG Monitoring of Arrhythmias

심전도의 특징적인 양상은 [그림 18.3]에서 볼 수 있다. 심전도는 심장 리듬과 전도의 이상을 찾아내는 데 매우 중요하다. 심박수는 1분 동안 발생하는 QRS파의 수를 세어 알 수 있다. 심전도 파(wave) 모양과 간격(PR, QRS, QT)이 정상 범위를 벗어나는 것은 전도의 이상을 나타낸다. PR 간격은 동방결절에서 방실결절까지 전도에 소요된 시간을 의미하며, QRS파는 탈분극과 심실을 통한 전도 시간을 반영하고, QT 간격은 심실의 탈분극과 재분극 시간을 의미한다.

그림 18.2 심실 이소성 병소 또는 조기심실수축의 예

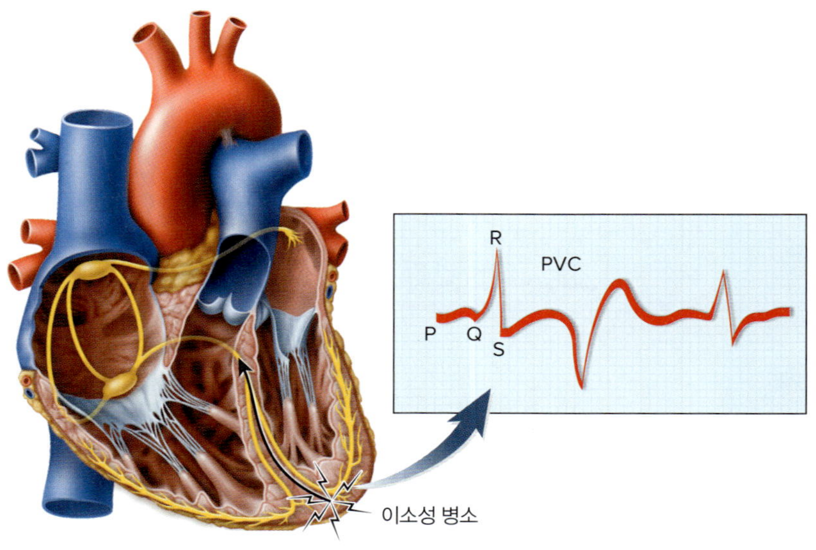

이소성 병소는 SA 결절과 심방 앞에서 심실을 탈분극시킨다. 전기 자극은 전도계를 거꾸로 거슬러 위로 이동하고, QRS파가 뒤집히며 비정상적으로 나타난다.

그림 18.3 심실근육의 활동전위 단계

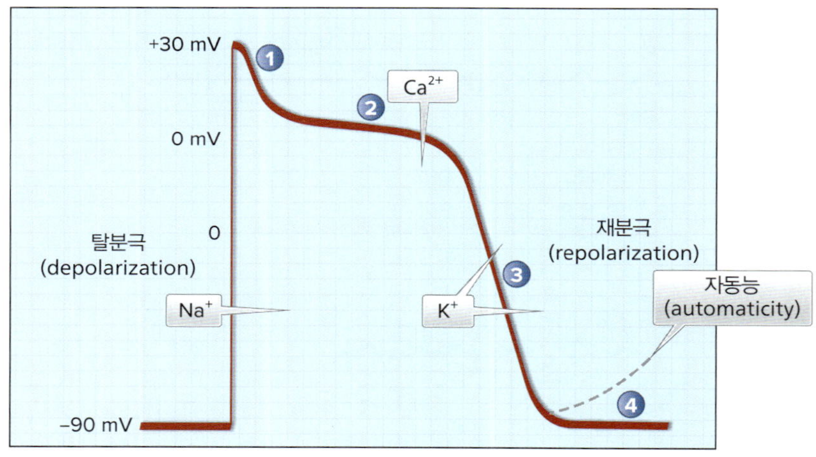

0기 동안 나트륨 이온은 근육 세포로 유입되어 막을 탈분극시킨다. 이는 막을 따라 그리고 심실 전체에 걸쳐 흐르는 활동 전위를 생성한다. 1~3기 동안 칼륨 이온은 근육 세포 밖으로 유출되고 세포막은 재분극된다. 2기 동안 칼슘 채널이 열리고, 칼슘 이온은 근육으로 들어오며, 근육 수축에 관여한다. 4기는 일반적으로 자동능의 특성을 반영하는데, 이는 정상적인 심실근육에는 존재하지 않으나 허혈 및 과도한 교감신경 자극은 심실성 자동능(점선)을 증가시켜 조기심실수축(PVCs)을 유발할 수 있다.

LO 18.2

심장의 전기 생리학

ELECTROPHYSIOLOGY OF THE HEART

심장에서 중요한 측면 중 하나는 심장의 전기생리학적 특성을 조절하는 여러 이온의 기능이다. 이온은 나트륨(Na^+), 칼륨(K^+), 칼슘(Ca^{2+})으로 각 이온은 심장의 전위 생성에 특별한 역할을 한다.

심장 활동 전위 단계(0~4)

Phases (0~4) of the Cardiac Action Potential

심장 활동 전위 단계는 [그림 18.3]에 제시되어 있다. 0기 동안, 나트륨 이온의 유입은 심장막의 탈분극을 일으키고, 활동 전위를 생성한다. 1~3기 동안, 심장막에서 칼륨 이온이 유출되면서 막이 재분극된다. 2기(편평기, plateau phase)에서 칼슘 채널이 열리고, 칼슘 이온이 근육 세포 안으로 들어가 심근 수축을 유발한다. 4기에서 막전위는 휴식 수준으로 돌아가고, 다음 활동 전위를 준비한다. 동방결절과 방실결절에서 4기의 기울기를 위쪽으로 증가시키고, 자동으로 활동 전위를 생성시킨다. 이러한 특성을 자동능(automaticity)이라 일컫는다. 심실 근육은 일반적으로는 자동능을 보이지 않는다. 그러나 허혈 상태, 과도한 교감신경 흥분 상태, 혹은 다른 비정상적인 상태에서는 자동능이 발생할 수 있다. 이것이 발생하면 심실 근육이 탈분 극화되어 조기심실수축이 발생한다.

심장의 전기생리학적 특성

Electrophysiologic Properties of the Heart

심장은 전도(conduction), 불응성(refractoriness), 자동능 등의 몇 가지 중요한 전기 생리학적 특성을 가지고 있다. [표 18.1]은 이러한 특성은 심실 활동 전위(0~4기) 동안 어떻게 연관되는지 나타내고 있다. 연관을 보여주고 있다. 심전도는 모든 각각의 심장의 활동 전위를 통합하여 보여준다. 심전도에서 0기는 심실의 QRS파에 해당된다. 0~4기에 소요된 시간은 QT 간격을 나타낸다.

0기를 느리게 하거나, 1~3기를 연장하거나 4기의 자동능을 감소시키는 항부정맥제는 부정맥을 효과적으로 개선할 수 있다. 대부분의 항부정맥제는 하나 이상의 특정 이온의 이동에 영향을 미치고 활동전위의 특정 단계에서 항부

표 18.1

심장의 전기생리적 특성과 심장 활동 전위 단계 및 이온의 움직임 간의 상관성		
특성	단계	이온 이동
전도	0	Na^+는 세포 내부로 빠르게 이동하여 막전위 역전(−90 mV ~ +30 mV 및 탈분극)을 일으킴
불응기	1~3	K^+는 세포 외부로 이동하여 막전위를 휴식 수준(−90 mV)으로 되돌림(재분극)
편평기	2	Ca^{2+}는 세포 내부로 이동하여 근육 수축력 조절에 관여
자동능	4	심실 근육의 잠재된 특성; 심박 조율 세포(SA 및 AV 결절)에서 Na^+ 및 Ca^{2+}의 느린 유입과 K^+의 유출이 있으며, 이것은 "자동적으로" 막을 흥분시키고 다른 막의 탈분극을 시작한다(0기).

표 18.2

Vaughn-Williams의 항부정맥제 분류			
Class	작용 기전	주요 효과	약물 예시
1A	나트륨 통로의 중등도 차단	0기 탈분극의 중등도 감소, QRS와 QT 간격의 연장	quinidine, procainamide, dysopyramide
1B	나트륨 통로의 약한 차단	0기 탈분극의 약한 감소, 심실 자동능의 감소	lidocaine, mexiletine
1C	나트륨 통로의 현저한 차단	0기 탈분극의 현저한 감소, QRS 간격의 연장	flecainide, propafenone
II	아드레날린성 베타-1 수용체 차단	심박수, 방실전도, 심실자동능 감소, PR 간격 증가	propranolol, acebutolol, esmolol
III	칼륨 통로 차단	심실재분극(1~3기)의 연장, QT 간격 연장	amiodarone, dofetilide, ibutilide, sotalol
IV	동방결절과 방실결절의 칼슘 통로 차단	심박수와 방실전도의 감소, PR 간격 증가	diltiazem, verapamil

정맥 작용을 발휘한다.

심장의 특정 부분에서 부정맥이 발생하면 심장의 특성과 이온의 움직임이 교란된다. 항부정맥제의 치료적 효과는 심장막의 전기 생리학적 특성과 이온의 이동에 영향을 주어 심장의 특성이 정상으로 회복되거나 적어도 개선될 수 있도록 하는 것이다. 하지만 한 가지 주의할 것이 있는데, 모든 항부정맥제는 기존 부정맥을 악화시킬 가능성이 있다는 점이다. 또한 항부정맥제는 새로운 부정맥을 일으킬 수도 있다. 항부정맥제의 투여에 의해 생긴 새롭거나 종류가 다른 부정맥을 **유발부정맥(proarrhythmia)**이라고 한다. 가장 흔한 형태의 유발부정맥은 다원성 **심실빈맥(torsade de pointes)**이다. 이 부정맥은 과도하게 QT 간격을 연장시키는 약물로 인해 발생하며, 이로 인해 저혈압, 기절, 심실성 부정맥을 유발한다.

항부정맥제는 흔히 Vaughn-Williams의 분류 체계에 따라 분류되며, 주요 작용 기전에 따라 4가지로 분류된다. 이 약물 분류와 주요 약리적 특징은 [표 18.2]에 요약되어 있다.

LO 18.3

Class 1 항부정맥제: 나트륨 통로 차단제

CLASS 1 ANTIARRHYTHMIC DRUGS: SODIUM CHANNEL BLOCKERS

Class 1 항부정맥제의 공통적인 특징 중 하나는 국소마취 작용을 가지고 있다는 것이다. 국소마취제와 마찬가지로 Class 1 약물은 신경과 심장과 같은 흥분성 막의 탈분극 동안 나트륨 이온의 유입을 차단한다. Class 1 항부정맥제의 주요 효과는 활동전위의 0기 동안 탈분극과 전도를 느리게 하는 것이다. Class 1A 항부정맥제는 또한 재분극 동안 칼

그림 18.4 Class 1 항부정맥제의 심장 활동 전위 효과

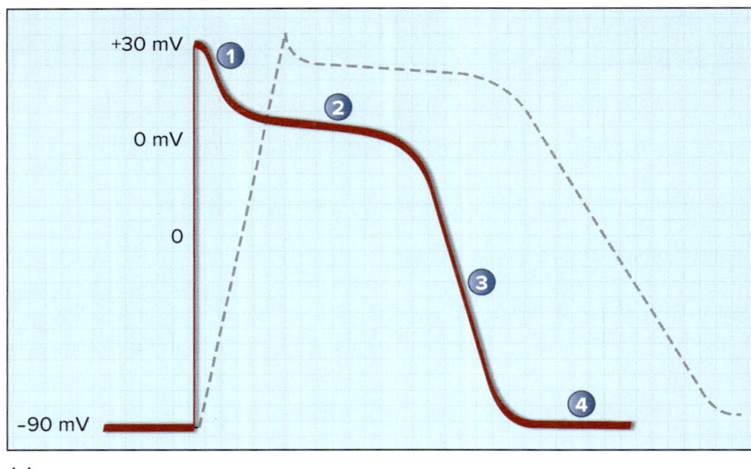

(a)

(b)

(c)

(a) Class 1A 항부정맥제는 전도를 중간 정도 감소시키고(0기) 불응기간을 연장시킨다(1~3기)(점선). (b) Class 1B 약물은 전도를 약간 감소시키고 불응기를 짧게 한다. (c) Class 1C 약물은 전도를 현저하게 감소시키지만 불응기를 연장시키지는 않는다.

륨 이온의 유출도 느리게 만들어 불응기를 길게 만든다. 이러한 작용은 심장 세포의 과흥분과 부정맥 유발을 억제한다. Class 1 약물은 탈분극(0기) 동안 나트륨 이온을 차단하는 정도에 따라 세 그룹(1A, 1B, 1C)으로 나뉜다. 1A는 나트륨 이온의 유입은 중등도(moderate)를 차단하고, 1B는 약하게(mild), 1C는 현저하게(marked) 차단한다. 각 Class 1 약물은 불응기에 다른 효과를 보인다[그림 18.4].

Class 1A 항부정맥제

Class 1A antiarrhythmic drugs

퀴니딘(1A)

Quinidine (1A)

퀴니딘과 화학적으로 관련된 퀴니딘은 기나나무(cinchona tree)의 껍질에서 얻은 천연물질이다. 심장질환에 대한 퀴니딘의 사용은 말라리아 환자 치료를 위해 기나나무 껍질 추출물을 이용하던 18세기까지 거슬러 올라간다. 이 추출물이 말라이아와 심방조동을 동시에 가지고 있는 환자의 증상을 개선시켰다. 이후에 퀴니딘은 심방조동, 심방세동과 같은 심실위부정맥과 심실부정맥 치료에 이용되었다. 그러나 퀴니딘은 심근 수축을 감소시키는 심장 억제제이며, 항콜린성 및 α-차단 효과(alpha-blocking effects)를 가지고 있다. 따라서 퀴니딘은 광범위한 부작용과 잠재적 독성이 있어서 요즘은 거의 사용되지 않는다.

퀴니딘의 부작용은 위장 관계의 자극으로 인한 메스꺼움, 구토, 설사 등이 있다. **퀴니딘 중독(cinchonisme)**은 퀴니딘을 과량 복용하거나, 약물에 민감성이 있는 환자에서 발생하는 이상 증후군이며, 증상으로는 이명, 어지러움, 타액 분비, 두통, 환각 등이 있다.

퀴니딘은 또한 평활근과 골격근 기능을 억제한다. 따라서 세동맥 평활근의 기능을 억제는 저혈압을 유발할 수 있고, 골격근의 기능억제는 쇠약과 피로 등을 가져오고, 호흡을 방해할 수 있다(호흡곤란, dyspnea).

퀴니딘의 전기생리학적 효과는 심전도를 통해 관찰할 수 있다. PR, QRS, QT 간격이 느린 전도와 불응기의 지연으로 인해 모두 늘어난다. 이러한 변화는 심방과 심실의 조기

수축이나 다원성 심실빈맥(torsade de pointes)과 같은 유발부정맥(proarrhythmia)을 일으킬 수 있다.

드물게는 과민성 반응으로 간염이나 출혈 문제를 가져오는 혈소판감소증(thrombocytopnea)을 일으킬 수도 있다.

프로카인아미드(*Procanbid*) (1A)

Procainamide (*Procanbid*)(1A)

국소마취제인 프로카인과 관련된 합성 약물인 프로카인아미드는 퀴니딘과 유사한 항부정맥 작용을 한다. 그러나 프로카인아미드는 퀴니딘보다 항콜린성 작용과 α-차단작용이 적다. 프로카인아미드는 부작용과 독성이 적어 1A 항부정맥제 중 가장 흔히 이용되는 약물이다. 경구 혹은 비경구적으로 투여될 수 있다. 그러나 빠른 IV 투여는 혈압을 갑작스럽게 낮출 수 있다. 프로카인아미드는 반감기가 짧고, 서방성 정제(extended-release tablet)인 *프로카인아미드*(*procainamide*)는 12시간 간격으로 투여할 수 있다. 이 약물은 활동 대사산물인 N-acetylprocainamide (NAPA)를 형성하는데, NAPA는 class 3 항부정맥 작용을 가지고 있다. 프로카인아미드는 심실위부정맥과 심실부정맥 모두에게 효과적이나, 주로 심실부정맥의 외래 환자 치료에서 많이 사용된다.

프로카인아미드의 일반적인 부작용은 메스꺼움, 설사, 식욕부진, 피부발진 등이 있다. 프로카인아미드를 장기적으로 사용하면 다수의 환자에게서 항핵항체(antinuclear antibody)라 일컫는 항체가 만들어지는데, 이들 중 약 25~30%에서 홍반성 루프스(lupus erythematosus)에서 관찰되는 증상과 유사한 발진과 관절통(arthralgia)이 발생하였다. 이러한 증상이 나타나면 프로카인아미드 복용을 중지해야 한다. 프로카인아미드는 또한 퀴니딘과 비슷한 심전도의 변화를 일으킨다. 흔히, PR, QRS, QT 간격이 증가된다. 과도한 용량의 복용은 조기 수축과 유발부정맥을 일으킬 수 있다. 고용량의 프로카인아미드는 심장 기능 억제를 가져온다. 비교적 적은 이상 반응으로 무과립구증(agranulocytosis)을 초래할 수도 있는데, 이는 감염의 빈도를 증가시킨다.

디소피라미드 (*Norpace*)(1A)

Disopyramide (*Norpace*)(1A)

디소피라미드(*Norpace*)의 심장에 대한 작용은 퀴니딘과 프로카인아미드와 유사하다. 디소피라미드는 전도를 감소시키고 불응기를 연장시킨다. 이 약은 심실부정맥 치료용으로만 승인되었다. 퀴니딘과 마찬가지로 디소피라미드는 심근 수축력을 억제하여 임상적 사용이 제한된 2차 약물로 간주된다. 또한 이 약은 구강건조, 시각장애, 변비, 소변 정체와 같은 항콜린성 작용을 일으킨다. 고용량에서 혹은 독성이 나타나면, 심장 기능 억제 효과로 인해 심정지(heart failure)를 초래할 수 있다.

보건의료인을 위한 참고사항

부정맥의 치료를 위해 프로카인아미드 혹은 퀴니딘과 함께 리도카인을 사용하면, 동방 결절성 심정지 (SA nodal arrest)를 일으킬 수 있다.

Class 1B 항부정맥 약물

Class 1B Antiarrhythmic Drugs

리도카인(*Xylocaine*)(1B)

Lidocain (*Xylocaine*)(1B)

국소마취제로 주로 이용되는 합성물질인 리도카인(*Xylocaine*)은 심실부정맥, 특히 심근경색(myocardial infarction)이나 수술 중 발생하는 부정맥에 많이 이용된다. 일반적으로 리도카인은 심방부정맥에는 효과가 없으므로 사용되지 않는다. 리도카인이 심실부정맥과 관련된 이소성병소를 억제하지만, 정상적인 자극 전도를 억제하지는 않는다. 리도카인의 주요 효과인 심실부정맥 예방은 자동능을 억제하는 능력에 기인한다(4기).

리도카인의 주요 단점은 비경구(IV 또는 IM)로 투여해야 한다는 점이다. 단일 투여로 매우 짧은 항부정맥 효과를 가져오기 때문에 항부정맥 작용을 유지하기 위해 일반적으로 리도카인은 정맥주사를 통해 투여된다. 흔히 50~100 mg을 처음에 2분에 걸쳐 한 번에 주사한 후 분당 1~4 mg의 속도로 지속적으로 투여한다.

리도카인은 간에서 빠르게 대사되므로, 간 기능이 손상되었다면 혈중 농도가 올라가게 된다. 고농도에서 리도카인은 중추신경계 자극(떨림, 안절부절, 경련)과 중추신경계 억제(혼돈, 어눌한 말투, 감각이상)의 혼합된 반응을 나타낸다. 리도카인의 혈중 농도가 독성 수준으로 높으면 일반적으로 중추신경계 억제(마취 효과)와 심정지나 호흡정지를 일으킬 수 있다.

멕실레틴(*Mexitil*)(1B)

Mexiletine (*Mexitil*)(1B)

멕실레틴(mexiletine)은 경구로 투여가 가능하도록 구조를 변형시킨 리도카인 유도체이다. 멕실레틴은 리도카인과 유사한 심장 효과를 가지며, 외래 환자의 심실부정맥 치료에 이용된다. 부작용 역시 리도카인과 비슷하여 어지러움, 떨림, 그리고 기타 중추신경계 장애 등을 나타낸다.

Class 1C 항부정맥 약물

Class 1C Antiarrhythmic Drugs

플레카이니드(*Tambocor*)와 프로파페논(*Rythmol*)은 일반적으로 다른 항부정맥제에 반응하지 않는 부정맥 치료를 위한 약물이다. 이 약물은 심장 전도(0기)를 현저하게 억제한다. 1C 약물의 임상시험에서 이 약물이 부정맥과 기타 심장질환을 가진 환자들의 사망 위험을 증가시키는 것으로 나타났다. 1C 약물은 심근 수축을 억제하고 심부전을 유발할 수 있다. 플레카이니드와 프로파페논은 주로 심실위부정맥의 치료에 사용되며, 부작용은 위장관장애, 서맥(bradycardia), 방실차단(heart block), 심부전의 가능성 등이 있다.

LO 18.4

Class 2 항부정맥제: 베타-차단제

CLASS 2 ANTIARRHYTHMIC DRUGS: BETA-BLOCKERS

베타-아드레날린성 차단제(beta-adrenergic blocker)는 class 2 항부정맥제로 분류된다. 흔히 심장질환에서 노르에피네프린과 에피네프린의 분비 증가로 인해 교감신경 활동이 증가한다. 이러한 *아드레날린성 신경전달물질*은 심박수, 흥분성, 전도, 특히 심실 근육에서의 자동능을 증가시키며, 불응기를 짧게 하여, 다양한 부정맥을 유발하는 데 기여한다.

베타-1 수용체에서 노르에피네프린과 에피네프린의 효과를 길항하므로 베타-차단제는 심박수, 방실전도, 동방결절과 방실결절의 자동능을 감소시킨다. 베타-차단제는 주로 심실위부정맥에 사용되며, 심근경색의 재발 방지에도 사용된다. 프로프라놀롤, 아세뷰톨롤(acebutolol), 에스몰롤(esmolol)은 부정맥 치료를 위해 많이 사용되는 베타-차단제로 이미 4장에서 다루었다.

프로프라놀롤(*Inderal*)

Propranolol (*Inderal*)

프로프라놀롤은 항부정맥제로 널리 사용되고 있다. 프로프라놀롤은 베타-차단 효과 외에도 심장막의 억제 효과를 일으켜 전도를 늦추고 재분극을 연장한다. 프로프라놀롤은 경구로 혹은 응급상황에서는 정맥으로 투여할 수 있다.

보건의료인을 위한 참고사항

프로프라놀롤과 기타 비선택적 베타-차단제의 투여 시 매우 조심해야 하는 2가지 상황이 있다. 첫째, 프로프라놀롤은 기존 심부전을 악화시킬 수 있다. 둘째, 기관지 수축을 일으키기 때문에 프로프라놀롤은 천식이나 폐기종(emphysema) 환자에게 호흡곤란을 초래할 수 있다.

가장 흔한 심혈관계 부작용으로는 저혈압과 서맥이 있다. 과량 투여 시 프로프라놀롤과 기타 베타-차단제는 심부전, 심정지를 초래할 수 있으며, 피부발진, 혼동, 시각장애도 발생할 수 있다.

다른 약제들은 종종 동일한 IV라인을 통해 투여되며, 중심정맥압(CVP) 측정과 같은 절차는 수액을 조절하는 것이 필요하다. 이러한 절차가 완료되면, 항부정맥제의 수액 투여 속도를 다시 적절한 전달 속도로 조절하는 것이 매우 중요하다. 이를 수행하지 않을 경우 환자에게 심각한 결과를 초래할 수 있다.

에스몰롤(*Brevibloc*)

Esmolol (*Brevibloc*)

에스몰롤(esmolol)은 주로 심장에 있는 베타-1 수용체에 영향을 미치는 선택적 베타-차단제(selective beta-blocker)이다. 심박수를 낮추기 위해 신속한 베타-차단이 필요한 응급상황에서 정맥으로 투여된다. 혈액과 간에 존재하는 효소(esterase enzyme)에 의해 신속하게 대사되기 때문에 작용 시간은 몇 분 정도로 매우 짧다. 과용량 투여로 인한 부작용은 과도한 서맥, 방실전도 지연, 저혈압 등이 있다.

LO 18.5

Class 3 항부정맥제: 칼륨 채널 차단제

CLASS 3 ANTIARRHYTHMIC DRUGS: POTASSIUM CHANNEL BLOCKERS

Class 3 항부정맥제의 주요 작용은 칼륨 채널을 차단하고, 재분극(1~3기) 동안 칼륨 이온의 유출을 방해하는 것이다. 이러한 작용은 심장의 불응기를 연장시키고 부정맥의 빈도를 줄인다. 아미오다론은 class 3에서 가장 중요한 약이며, 항부정맥약물 중 가장 흔히 처방되는 약 중의 하나이다.

아미오다론(*Cordarone*)

Amiodarone (*Cordarone*)

아미오다론은 작용 부위가 여러 개인 매우 강력한 항부정맥제이다. 칼륨 채널을 차단하는 것 외에도 나트륨 채널(class 1)과 칼슘 채널(class 4)도 차단한다. 또한 β(class 2)와 α-아드레날린성 수용체 역시 차단한다. 그 결과 대부분의 심실위부정맥과 심실부정맥에 이용할 수 있는 약물이다. 정맥으로 투여되면 α-차단 효과에 의해 혈관 확장 및 저혈압이 발생할 수 있다. 주요 항부정맥 효과는 불응기의 연장이다. 심전도상에서 QT 간격이 늘어난 것을 관찰할 수 있다. 아미오다론의 또 다른 작용은 심박수와 방실전도를 감소시키는 것이다. 결과적으로 PR과 QRS 간격 역시 연장된다. 아미오다론은 구조적으로 갑상샘 호르몬인 티록신(thyroxine)과 유사하여 갑상샘 기능을 방해할 수 있다.

아미오다론의 약동학은 복잡하다. 아미오다론은 경구 혹은 정맥주사로 투여될 수 있는데, 경구 흡수는 불완전하고 가변적일 수 있다. 약물대사에 의해 활성 대사산물인 desethylamiodarone을 만든다. 아미오다론의 반감기는 길고 가변적으로 1~3개월이다. 용량은 주의 깊게 조절되어야 하고, 혈청 약물 농도를 주기적으로 모니터링해야 한다.

아미오다론은 다양한 부작용이 있으며, 잠재적으로는 심각한 독성도 있다. 중추신경계 효과로는 어지러움, 떨림, 운동실조(ataxia)가 있다. 갑상샘기능저하증이나 갑상샘기능항진 모두 유발 가능하다. 폐섬유증(pulmonary fibrosis)은 치명적일 수 있는 심각한 문제 중 하나이다. 심장 독성으로는 서맥, 방실차단(heart block), 심부전(heart failure), 다원성 심실빈맥(torsade de pointes)과 유발부정맥(proarrhythmia) 등을 포함한다. 다른 부작용은 피부의 청회색 변색(blue-gray skin discoloration), 각막의 미세침착(corneal microde-posits)과 위장관 장애가 있다. 아미오다론은 임산부나 수유 중인 여성에게는 사용되어서는 안 된다. 드로네다론(*Multaq*)은 심방된 떨림이나 잔떨림에 사용되는 아미오다론의 유사제제이며, 간독성이 있다.

소탈롤(*Betapace*)

Sotalol (*Betapace*)

소탈롤(sotalol)은 class 3 항부정맥 작용을 가진 비선택적인 베타-차단제이다. 주요 작용은 불응기를 연장하고, 방실전도를 느리게 하고, 심장의 자동능을 줄이는 것이다. 소탈롤은 심실부정맥과 심방세동의 치료에 이용된다. 부작용은 다른 베타-차단제와 유사하다. 소탈롤과 관련된 주의점은 심실빈맥과 기절을 일으키는 다원성 심실빈맥(torsade de pointes)을 유발하는 것이다.

도페틸리드(*Tikosyn*)과 이부틸리드(*Covert*)

Dofetilide (*Tikosyn*) and butilide (*Covert*)

도페틸리드(dofetilide)와 이부틸리드는 칼륨 채널을 차단하는 데만 작용하는 class 3 약물이다. 도페틸리드는 경구로 투여되고, 이부틸리드는 정맥으로 투여된다. 도페틸리드는 심방세동 치료에 주로 이용되며, 이부틸리드는 심방조동과 심방세동을 정상 리듬으로 전환하는 데 이용된다. 다른 class 3 약물과 마찬가지로 과도하게 QT 간격을 연장하게 되면 다원성 심실빈먹(torsade de pointes)과 같은 약물로 인한 유발부정맥이 발생할 수 있다.

LO 18.6

Class 4 항부정맥제: 칼슘 채널 차단제

CLASS 4 ANTIARRHYTHMIC DRUGS: CALCIUM CHANNEL BLOCKERS

Class 4 항부정맥제는 칼슘 채널 차단제라고 한다. 이 약물은 칼슘이 세포로 들어가는 것을 감소시킨다. 심장에서 동방결절과 방실결절 세포의 탈분극은 칼슘 이온의 유입에 달려 있다. 동방결절에 대한 칼슘 채널 차단의 효과는 탈분극을 느리게 하고, 심박수를 감소시키는 것이다. 방실결절에 대한 효과는 전도를 느리게 하는 것이다. 이러한 작용은 빠른 심실위부정맥 동안 심실 박동수를 줄인다.

칼슘 채널 차단제는 또한 심장과 평활근 수축에도 영향을 미친다. [표 18.1]에도 제시되어 있듯이, 활동 전위 2기 동안 칼슘의 유입은 심근 수축력을 조절하는 데 중요하다. 칼슘이 심근으로 유입되는 것이 방해받으면 심근 수축

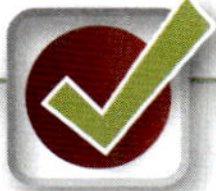

환자 안전과 교육

비경구적 약물 투여 시, 혹은 치료에 적응이 필요한 새로 입원한 환자의 활력징후와 심전도를 자주 모니터링해야 한다.

환자에게 처방 약물의 일반적인 부작용을 설명한다.

- 아미오다론—어지러움, 떨림, 운동실조(ataxia), 위장관 장애
- 퀴니딘과 프로카인아미드—위장관 장애, 두통, 어지러움
- 디소피라미드—구강 건조, 기타 항콜린성 작용
- 프로프라놀롤—피곤함, 피로, 위장관 장애, 진정(sedation)
- 베라파밀—두통, 어지러움, 변비

환자들에게 특히 댁박수, 혈압, 호흡과 관련된 중요한 변화 또는 퀴니딘 복용 시 퀴니딘 중독 증상, 프로카인아미드 복용 시 피부 발진, 관절통, 감염 증상, 프로프라놀를 복용 시 극도의 위약감, 느린 댁박, 호흡곤란 증상과 같은 부작용을 보고하도록 설명한다.

력은 줄어든다. 이는 일반적으로 바람직한 치료 효과는 아니며, 만성 심부전 환자의 증상을 악화시킬 수도 있다. 칼슘 채널 차단제는 또한 평활근의 칼슘 유입을 줄여서 평활근을 이완시키고 혈관을 확장시킨다. 따라서 협심증(angina pectoris)과 고혈압의 치료에 유용하다.

칼슘 채널 차단제는 디히드로피리딘(dihydropyridines)와 그 외 약물 두 군으로 나눌 수 있다. 디히드로피리딘는 오직 평활근의 칼슘만을 차단하여 동맥 혈관 확장을 일으킨다. 이들은 심장에 직접적인 영향을 미치지 않으며, 주로 협심증과 고혈압의 치료에 주로 사용된다.

그 외 약물로는 베라파밀(*Calan*)과 딜티아젬(*Cardizem*)이 있다. 이 두 약물은 또한 동맥 혈관 확장제이며, 심박수(동방결절)와 방실전도(방실결절)를 늦추기 위해 심장에 직접적인 항부정맥 효과가 있다. 결과적으로 베라파밀과 딜티아젬은 항부정맥 효과를 위해 사용하는 유일한 칼슘 채널 차단제이다.

베라파밀(*Calan*)

Verapamil (*Calan*)

베라파밀의 주요 작용은 심장의 동방결절과 방실결절에 영향을 미치는 것이다. 베라파밀은 동방결절의 활동을 감소시켜 심박수를 약간 감소시키며, 보다 중요한 것은 방실결절의 전도를 느리게 한다는 것이다. 이 작용은 다양한 종류의 빠른 방실결절 부정맥과 다른 심실위빈맥을 치료하는데 유용하다. 베라파밀은 경구(40~120 mg, TID), 혹은 응급상황에서는 정맥을 통해(5~10 mg) 투여되며, 혈관 확장을 일으키고, 협심증이나 고혈압의 치료에도 이용된다.

일반적인 부작용은 두통, 어지러움, 경미한 위장관장애, 특히 변비가 있다. 혈관 확장 효과는 자세를 변경할 때 저혈압을 유발할 수 있으며, 심각한 부작용으로는 베라파밀과 다른 심장억제제인 베타-차단제 등과 함께 복용하면, 심부전을 일으키는 심기능 저하와 다양한 정도의 방실차단이 발생할 수 있다. 베라파밀은 일반적으로 기존 SA 및 AV 결절장애가 있거나 심부전이 있는 환자에게 금기이다.

딜티아젬(*Cardizem*)

Diltiazem (*Cardizem*)

딜티아젬(diltiazem)의 약리작용, 용도 및 부작용은 베라파밀과 유사하다. 딜티아젬의 심장 억제 효과는 베라파밀보다는 약하지만, 베라파밀보다 더 강력한 혈관 확장제이다.

아데노신(*Adenocard*)

Adenosine (*Adenocard*)

아데노신(adenosie)은 응급상황에서만 이용되는 기타 항부정맥제이다. 아데노신은 아데노신삼인산(아데노신 triposphate, ATP)의 자연발생 대사산물이다. 이 약물은 발작성 심실위빈맥을 치료하기 위해 정맥으로 투여된다. 주요 작용은 동방결절과 방실결절에서 칼슘 이온의 작용을 감소시키는 것이다. 따라서 심박수와 방실전도를 느리게 하여 일반적으로 빈맥을 치료할 수 있다. 작용시간은 15~30초로 극히 짧아 반복 투여가 필요할 수도 있다. 부작용은 짧지만 심장무수축(asystole), 호흡곤란(기관지 경련), 저혈압을 일으킬 수 있다.

LO 18.7

특정 부정맥에 대한 선호되는 치료와 주의사항

SPECIAL CONSIDERATIONS AND PREFERRED THERAPY FOR SELECTED ARRHYTHMIAS

부정맥의 치료는 어렵고, 환자들은 종종 위태로운 상황에 처하는 경우가 있다. 갑작스러운 심전도의 변화나 심실세동 같은 생명을 위협하는 부정맥이 항상 발생할 가능성이 있다. 따라서 병원에서 심장질환자에게 심전도는 지속적으로 모니터링되어야 하고, 환자의 상태나 심전도의 갑작스러운 변화에 주의를 기울여야 한다. 다른 약제들은 종종 동일한 IV 라인을 통해 투여되며, 중심정맥압(CVP) 측정과 같은 절차는 수액을 조절하는 것이 필요하다. 이러한 절차가 완료되면, 항부정맥제의 수액 투여 속도를 다시 적절한 전달 속도로 조절하는 것이 매우 중요하다. 이를 수행하지 않을 경우 환자에게 심각한 결과를 초래할 수 있다.

항부정맥제는 병원에서는 정맥주사로 투여되는 경우가 많고, 분당 투여량은 신중하게 조절되어야 한다. 항부정맥제의 다양한 부작용을 인식하고 주의해야 한다. 많은 항부정맥제는 심장억제제이므로 심부전이나 다른 종류의 부정맥을 유발할 수 있다.

특정 부정맥에 대한 선호되는 치료

Preferred Therapy for Selected Cardiac Arrhythmias

심장부정맥은 복잡하고 다양한 전기생리학적 장애를 수반한다. 항부정맥제의 사용은 다른 종류의 추가적인 부정맥(유발부정맥)이나 기타 심각한 부작용을 유발할 위험이 있다. 항부정맥제의 선택은 부정맥의 원인이나 환자의 다른 심혈관계 질환에 따라 달라질 수 있다.

동성서맥의 치료
Treatment of Sinus Bradycardia

동성서맥(sinus bradycardia)은 심박수가 분당 60회 미만인 것으로 정의된다. 이 상태에 가장 효과적인 약물은 항콜린성 약물인 아트로핀(atropine)이다. 아트로핀은 심박수와 방실전도를 증가시키며 또한 혈압 상승에도 기여한다. 비약물적 치료로는 심박조율기(pacemaker)를 이용할 수도 있다.

심방조동과 심방세동의 치료
Treatment of Atrial Flutter and Atrial Fibrillation

심방조동은 심박수가 분당 250~350회이며, 일반적으로 규칙적인 심실 리듬이 있다. 심방세동은 심박수가 분당 350회 이상이며, 심실 리듬이 불규칙하다. 심실은 이 두 상태 모두에서 과도하게 자극되어 있으며, 심실 박동수를 느리게 하는 것이 일반적인 첫 번째 고려사항이다. 방실 전도를 느리게 하는 베타-차단제, 칼슘 채널 차단제, 디곡신은 심실을 안정시키고 보호하기 위해 선호되는 약물이다. 두 번째 관심 사항은 심방의 혈전 형성을 막는 것이며, 이는 항응고제(anticoagulant)를 사용하게 된다. 세 번째는 부정맥을 끝내기 위한 치료로 전기적 심율동전환(electrical cardioversion)을 이용하는 것이다.

발작성 심실위빈맥의 치료
Treatment of Paroxysmal Supraventricular Tachycardia

흔히 방실결절과 관련된 심실위빈맥은 갑작스럽게 발생하고 사라진다. 급성기에는 아데노신(*Adenocard*)이 선호되는 약물이다. 이 약은 약효가 빨리 나타나며 약효의 지속 시간은 짧다. 응급상황에는 전기적 심율동전환 및 미주신경자극법(vagal maneuver)을 이용할 수 있다. 이 부정맥이 만성적으로 지속되면, 환자 상태와 여러 상황을 고려하여 치료할 수 있다. 방실전도를 느리게 하는 약물, 베타-차단제, 칼슘 채널 차단제(베라파밀 혹은 딜티아젬), 디곡신이 선호되는 약물이다.

심실위빈맥의 치료
Treatment of Supraventricular Tachycardia

이 부정맥은 흔히 동방결절에서 발생하며 심박수가 분당 100회 이상 지속적으로 증가한다. 만약 교감신경이 항진되었으면 프로프라놀롤(*Inderal*)이나 메토프롤롤(*Lopressor*)과 같은 베타-차단제가 선호된다. 칼슘 채널 차단제인 베라파밀(*Clalan*)이나 딜티아젬(*Cardizem*) 역시 효과적이다.

심실부정맥의 치료
Treatment of Ventricular Arrhythmias

조기심실수축(PVC)은 심실부정맥의 가장 흔한 유형이다. 조기심실수축은 또한 심실빈맥의 주요 원인이다. 심실빈맥은 3개 이상의 조기심실수축으로 정의된다. 이는 심실세동으로 이어질 수 있는 심각한 상태이므로 즉각적인 치료가 필요하다. 응급상황에서는 아미오다론(*Cordarone*)이나 리도카인(*Xylocaine*)을 정맥으로 투여한다. 만약 심실부정맥과 심실빈맥이 만성적으로 존재하는 상황에서는 아미오다론이 흔히 선호된다. 프로카인아미드(*Procanbid*), 소탈롤(*Betapace*)과 베타-차단제는 대체 약물로 선택될 수 있다.

복습 문제 _Chapter Review

업무에 필요한 지식 _Applying Knowledge on the Job

※ 비판적 사고를 통해 다음 질문에 답하시오.

1. A 환자는 천식으로 인해 *proventil* 흡입기 재처방 받기 위해 내원하였다. 환자는 이 약물을 처방대로 투여하고 있음에도 지난 2개월 동안 천식이 악화되는 것 같았다고 말했다. 환자의 병원 기록을 살펴본 결과 3개월 전에 불규칙한 심장박동으로 인해 프로프라놀롤이 처방된 것을 확인하였다. 이것을 호흡기 전문의에게 알려야 하는 중요한 정보인지 설명하시오. **(18.4)**

다중 선택 문제 _Multiple Choice

※ 다음 중 옳은 답을 고르시오.

1. 심실 근육의 탈분극과 관련된 이온의 이동은? **(18.2)**
   A. Na^+이 세포 밖으로 이동
   B. K^+이 세포 밖으로 이동
   C. Na^+이 세포 내로 이동
   D. Ca^{2+}이 세포 내로 이동
   E. K^+이 세포 내로 이동

2. 심실위빈맥의 응급처치에 IV로 투여되는 가장 짧은 지속 시간을 가진 항부정맥제는? **(18.6)**
   A. 리도카인(lidocaine)
   B. 아데노신(adenosine)
   C. 프로프라놀롤(propranolol)
   D. 아미오다론(amiodarone)
   E. 베라파밀(verapamil)

3. 운동실조(ataxia), 폐섬유증, 피부변색, 갑상샘 장애가 잠재적인 부작용인 약물은? **(18.5)**
   A. 베라파밀(verapamil)
   B. 프로카인아미드(procainamide)
   C. 아미오다론(amiodarone)
   D. 디소피라미드(disopyramide)
   E. 딜티아젬(diltiazem)

4. 리도카인과 같은 class 1B 항부정맥제에 대한 설명은? **(18.3)**
   A. Phase 0 탈분극의 중증도 감소
   B. 심실 재분극의 연장
   C. AV 전도 감소
   D. PR 간격의 증가
   E. 4단계 자동능 감소

5. 아미오다론의 부작용은? **(18.5)**
   A. 폐섬유증
   B. torsade de pointes
   C. 청회색 피부 변색
   D. 각막 미세 침착
   E. 이상 모두

제 19 장

항협심증 약물
Antianginal Drugs

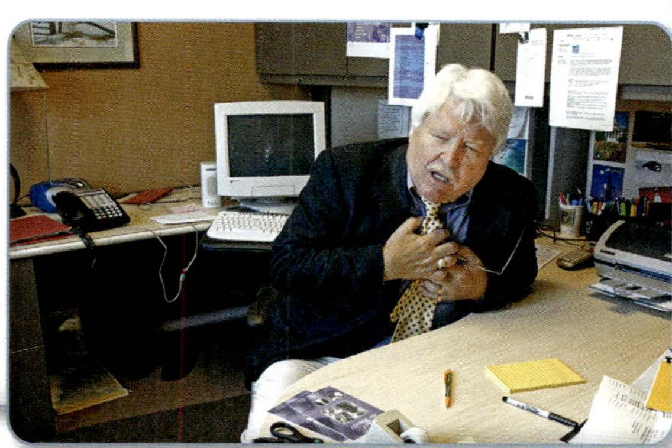
Rick Brady/McGraw-Hill Education

핵심 용어_Key Terms

관상동맥(coronary artery): 심장에 혈액을 공급하는 동맥

관상동맥질환(coronary artery disease, CAD): 죽상경화증과 심장으로의 혈류 부족으로 인한 상태

운동성 협심증(exertional angina): 신체 활동의 증가로 인해 발생하는 협심증

변형 또는 프린츠메탈 협심증(variant or Prinzmetal angina): 관상동맥의 연축으로 인한 협심증

죽상경화증(atherosclerosis): 콜레스테롤 플라크의 축적으로 인한 동맥의 지방 변성

허혈(ischemia): 조직으로의 불충분한 혈류

협심증(angina pectoris): 심장으로 가는 혈류 감소(허혈)로 인한 흉통

학습 목표_Learning Outcomes

이 장을 학습한 후 다음 사항을 할 수 있어야 한다.

19.1 협심증의 주요 유형과 각 유형의 일반적인 원인을 설명할 수 있다.

19.2 질산염 약물의 작용 기전과 다양한 질산염제제의 투여 경로와 작용 발현을 비교할 수 있다.

19.3 협심증과 관상동맥질환의 치료에서 베타-차단제의 작용 기전을 설명할 수 있다.

19.4 다양한 칼슘 채널 차단제의 약리효과를 설명할 수 있다.

19.5 다양한 협심증 유형에 따른 선호하는 치료법에 관해 설명할 수 있다.

들어가며_Introduction

관상동맥(coronary arteries)은 심장에서 나오자마자 대동맥에서 분기되어 심근에 혈액을 공급한다[그림 19.1]. 관상동맥은 일반적으로 플라크라고 하는 지방 침착물의 형성에 매우 취약하다. 플라크의 지방 물질은 주로 콜레스테롤이다. 혈중 콜레스테롤 수치가 높은 사람들은 관상동맥 혈류를 감소시키는 이러한 콜레스테롤로 만들어진 플라크가 형성되기 쉽다. **죽상경화증(atherosclerosis)**은 관상동맥의 지방 변성을 의미한다. 죽상경화증으로 인한 관상동맥 혈류의 감소를 **허혈(ischemia)**이라고 한다. 죽상경화증이 발생하고 심장 허혈이 생긴 것을 **관상동맥질환(coronary artery disease, CAD)**이라고 한다. 흉통으로 증상화되는 협심증(angina pectoris)은 관상동맥질환에 의해 야기된다. 이 통증은 심근으로의 불충분한 혈류로 의한 산소 공급 부족에 의해 생긴다. 하나 이상의 관상동맥이 완전히 막히면 심근경색 또는 심장마비가 생긴다. 관상동맥질환의 치료는 협심증 발작의 빈도와 중증도를 감소시키고, 죽상경화증의 진행을 줄이며 심근경색과 이로 인한 사망을 예방하는 데 있다. 관상동맥질환의 중요한 비약물적 치료에는 지방과 콜레스테롤을 제한하는 식이요법, 운동, 금연 및 체중조절이 포함된다. 협심증과 관상동맥질환의 치료에 사용되는 약물은 질산염, 베타-아드레날린성 차단제 및 칼슘 채널 차단제이다.

LO 19.1

협심증의 분류

CLASSIFICATION OF ANGINA PECTORIS

협심증에는 여러 유형이 있는데, 가장 일반적인 유형은 운동, 과로, 스트레스에 의해 야기된다. 이 유형은 **운동성 협심증(exertional angina)**이라 하며, 이것의 발생은 대개 예측할 수 있다. 이것은 죽상경화판(플라크)으로 인해 관상동맥 혈류가 부족하여 발생한다. 이 유형의 환자들은 협심증 발작(anginal attack)을 일으키는 활동을 대개 알고 있다. 활동을 중지하고 휴식을 취하면 협심증 증상이 어느 정도 해소된다.

협심증의 두 번째 유형은 **변형(variant)** 또는 **프린츠메탈 협심증(Prinzmetal angina)**이다. 원인은 하나 이상의 관상동맥의 혈관 경련이다. 이 유형의 협심증은 언제 생길지 예측할 수 없으며, 동맥 평활근을 이완시키고 세동맥 확장을 가져오는 약물은 혈관 경련 완화에 효과 효과적이다. 일부 환자들은 운동성 및 변형 협심증을 모두 가지고 있다.

불안정 협심증(unstable angina)은 일반적으로 진행성 관상동맥질환에서 발생하는 더 심각한 상태로 관상동맥이 거의 완전히 막힌 경우에 생긴다. 이 경우에는 혈소판이 활성화되어 혈전 형성을 시작할 위험이 있다. 혈전은 동맥을 완전히 차단하고 심근경색을 일으킬 수 있다. 불안정 협심증은 혈전 형성을 방지하기 위해 항협심증제, 항응고제, 항혈소판제 등을 사용한 적극적인 치료가 필요하다. 또한 혈관성형술과 관상동맥우회술 등이 고려될 수 있다[그림 19.2].

LO 19.2

질산염

NITRATES

질산염은 한때 관상동맥 확장제로 알려져 있었지만, 연구에 의하면 협심증 시 질산염은 죽상경화증과 동맥경화증에 의해 경화된 관상동맥에 대해서는 의미 있는 효과를 나타내지 못한다고 보고하였다. 허혈 그 자체가 강력한 혈관 확장제이므로 협심증 발작 동안 관상동맥이 이미 최대로 확장된다. 질산염의 주요 효과는 전신의 정맥과 동맥의 일반적인 혈관 확장을 일으키는 것이다. 이것은 정맥 환류, 심장 부하, 산소 소모를 줄인다. 심장 부하 및 산소 소비 감소는 허혈과 통증을 완화시킨다.

질산염은 2가지 방법으로 이용되는데, 첫째는 협심증 발작 시 심한 통증을 완화하기 위해 투여한다. 가장 일반적인 투여 방법은 설하 투여이며, 약효는 즉시 발현되지만, 작용 지속 시간은 짧다. 둘째는 협심증 발작을 예방하기 위해 매일 예방적으로 투여하는 것이다.

작용 기전

Mechanism of Action

질산염 약물의 작용 기전은 혈관 평활근 이완이다. 이 효과는 질산염 약물로부터 효소작용을 통해 유리되는 질산이온에 의해 야기된다. 질산이온은 혈관 내의 효소에 의해 산화질소(NO)로 전환된다. 산화질소는 혈관 평활근을 이완시키는 강력한 혈관확장제이다. 이 약물은 저용량 범위에서 정맥 확장이 세동맥 확장보다 더 크게 일어난다.

그림 19.1 동맥과 정맥 순환을 보여주는 심장의 관상 혈관

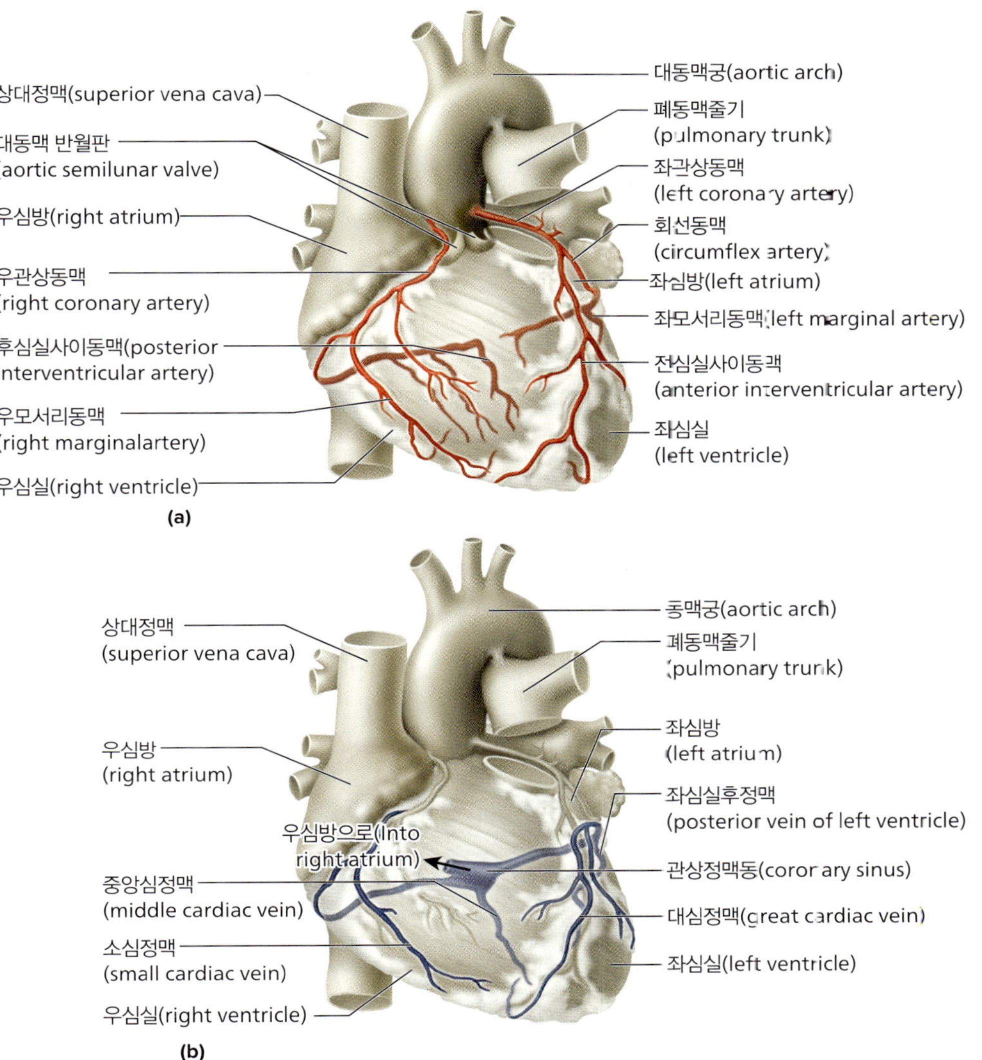

혈관 확장에 의해 생성되는 주요 효과는 심장으로의 정맥 환류 감소(전부하 감소)와 혈압감소(후부하 감소)이다. 결과적으로 심장 활동이 감소한다. 심장 활동이 감소하면 심장에 필요한 산소가 줄고 통증이 경감된다. 혈관 경련성 협심증에서는 질산염의 혈관 확장 효과가 관상동맥의 경련을 완화하는 데 효과적이다.

질산염 약물의 임상적 사용

Clinical Use of Nitrate Drugs

니트로글리세린(nitroglycerin), 이소소르비드 이질산염(isosorbide dinitrate), 이소소르비드 모노질산염(isosorbide mononitrate)은 협심증과 관상동맥질환의 치료에 이용되는 3가지 질산염 약물이다. 여러 가지 다른 형태로 투여될 수 있다. [표 19.1]은 다양한 질산염 약물과 작용 시간을 요약한 것이다.

설하투여 니트로글리세린

Sublingual Nitroglycerin

니트로글리세린은 급성 협심증 발작 완화를 위해 설하 정제와 설하 스프레이로 사용할 수 있다. 환자는 니트로글리세린 정제를 혀 아래에 놓고 삼키지 않고 녹이도록 한다. 설하 스프레이는 혀 아래에 한두 번의 펌프를 한다. 설하 투여 효과는 보통 1~3분 이내에 나타나며, 약 5분경에 최대 효과가 나타난다. 작용 시간은 약 30분이다. 설하 투여가 급성 협심증을 가장 빠르게 완화시킬 수 있는 방법이다.

그림 19.2 풍선 혈관성형술(Balloon Angioplasty) 절차

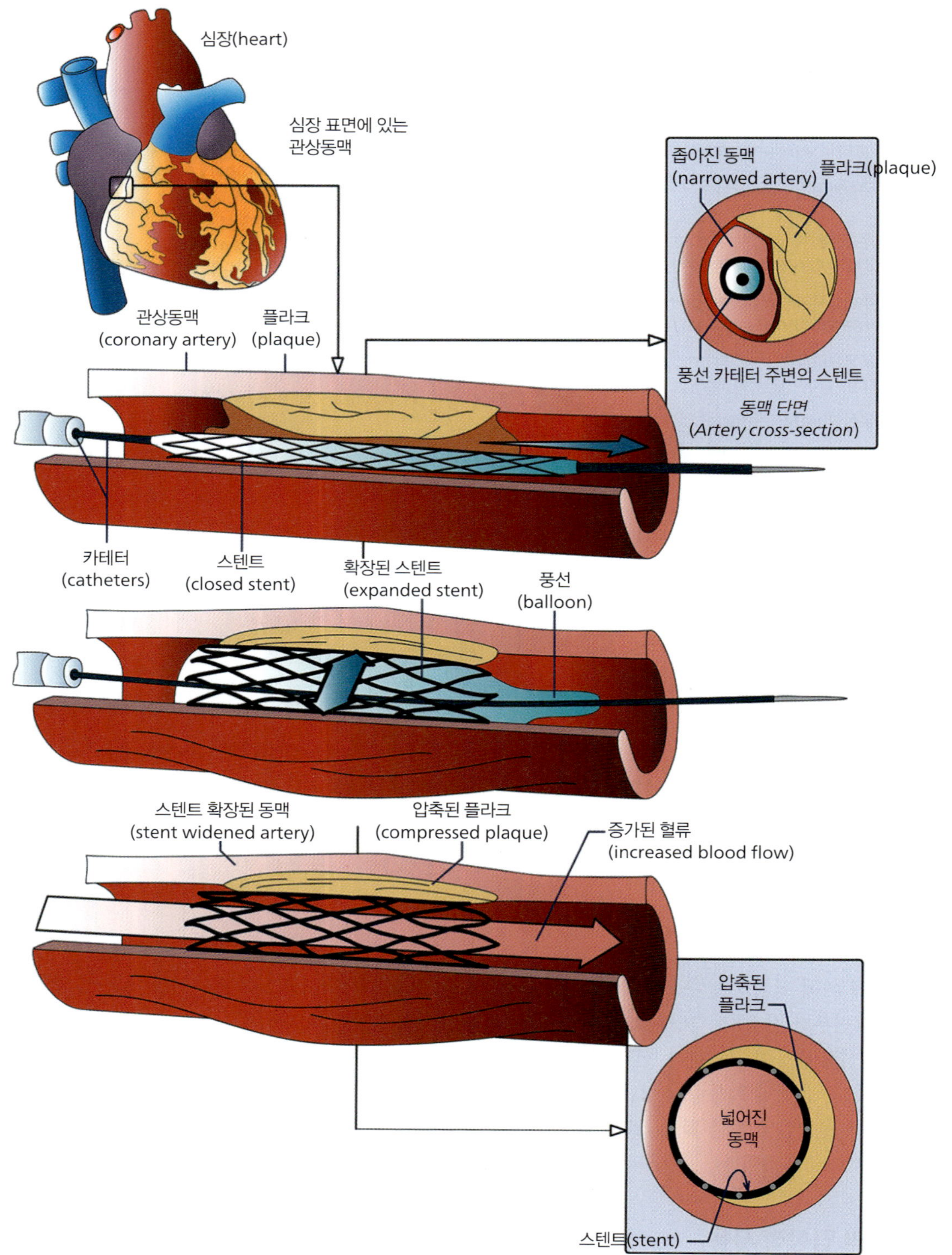

니트로글리세린 2% 연고

Nitroglycerin Ointment 2%

이 연고는 흉부나 복부에 국소적으로 도포하고, 드레싱으로 덮는다. 피부를 통해 흡수되며, 도포한 양에 따라 30분 정도면 작용이 시작되고, 4~8시간 동안 지속된다. 튜브에서 짜낸 연고 1인치당 약 15 mg의 니트로글리세린이 들어 있다. 니트로글리세린 연고는 협심증의 발생을 예방하기 위해 예방적으로 사용된다.

표 19.1

협심증과 관상동맥질환에 사용되는 질산염 약물

약물(상품명)	상용량	발현 시간(분)	지속 시간(시간)
Isosorbide dinitrate (*Isordil*)	2.5-, 5-, 1- mg 설하정	2~5	2~3
	5-, 10-, 20-, 30-, 40- mg 정제	30	4~6
	40- mg 서방정(CR), 캡슐약	30	8~12
(*Sorbitrate*)	5-, 10 mg 저작정	30	2~3
Isosorbide mononitrate (*ISMO*)	20- mg 정제	30	6~8
(*Imdur*)	30-, 60-, 120- mg 서방정(ER)	30	12
Nitroglycerin (*Nitrostat*)	0.3-, 0.4-, 0.6- mg 설하정	1~3	30 min
(*Nitrolingual Pump Spray*)	0.4- mcg 분무형	1~3	30 min
(*NitroBid IV*)	5- mcg/min IV 정맥주사	1~3	—
(*Nitro-bid*)	2% 연고	30	4~8
(*Nitro-Dur, Minitran*)	*Nitro-Dur* 0.1 mg/hr, 0.2 mg/hr, 0.3 mg/hr, 0.4 mg/hr, 0.6 mg/hr, 0.8 mg/hr, *Minitran* 0.1 mg/hr, 0.2 mg/hr, 0.4 mg/hr, 0.6 mg/hr 경피패치	30	24
(*Nitrogard*)	1-, 2-과 3- mg 서방형 볼정제	30	6~3

CR-controlled release, ER-extended release

니트로글리세린 서방형 캡슐

Nitroglycerin Extended-Release Capsules

니트로글리세린은 2.5 mg, 6.5 mg, 9.0 mg의 캡슐로 제공되며, 장기간에 걸쳐 약물을 서서히 방출한다. 작용 시간은 8~12시간이다. 서방형 캡슐은 협심증 예방을 위해 매일 사용된다.

니트로글리세린 경피 제제

Transdermal Nitroglycerin (*Nitro-Dur, Minitron*)

니트로글리세린은 몸통에 붙이는 부착성 패치 안에 들어 있다. 이것은 니트로글리세린이 24시간 동안 천천히 균일하게 혈류로 방출된다. 경피 제제는 협심증 예방을 위해 사용된다. 매일 24시간 내내 지속적으로 질산염에 노출되면 약물 내성이 빠르게 발생할 수 있다. 매일 10~12시간의 약물 없는 기간을 갖는 것이 좋다. 따라서 경피 패치를 사용하는 환자는 수면 중에는 패치를 제거하는 것이 좋다.

정맥 주입용 니트로글리세린

Nitroglycerin for Intravenous Infusion

니트로글리세린은 응급 시나 수술 상황에서 정맥으로 투여할 수 있다. 발현 시간은 빠르나 지속 시간은 짧다. 약물 주입이 중단되면 약물 효과는 빨리 없어진다.

보건의료인을 위한 참고사항

갑작스런 혈압 저하로 실신할 수 있으므로 설하용 질산염제제를 투여하기 전에 환자는 항상 앉도록 한다. 또한 약물 복용 후 잠시 휴식을 취하도록 한다.

혀 아래에서 약물이 흡수될 수 있도록 설하용 질산염제제 투여 후 몇 분 동안은 삼키지 않도록 한다.

약물치료 후에도 협심증 증상이 완화되지 않으면, 환자에게 의료 지원을 받도록 교육한다.

유해 작용

Adverse Effects

질산염의 주요 유해 작용은 혈관 확장 작용과 관련이 있다. 피부홍조, 현기증, 두통, 쇠약함, 실신이 생길 수 있으며, 갑작스러운 또는 과도한 혈압 저하는 반사성 빈맥을 초래할 수 있다.

환자 지침

Patient Education

협심증 발작은 예측할 수 없으므로 환자는 처방약을 항상 휴대하는 것이 중요하다. 니트로글리세린은 휘발성이며, 정제는 공기나 햇빛에 노출되면 약효를 잃어버린다. 따라서 정제는 햇빛을 차단할 수 있는 밀폐용기에 보관해야 한다. 또한 6개월 이상 지난 니트로글리세린 정제는 약효가 크게 떨어지므로 사용하지 않는 것이 좋다.

환자가 협심증 증상이 생기면 앉아서 니트로글리세린을 혀 밑에 놓고 삼키지 않고 녹이도록 해야 한다. 협심증 증상의 완화는 5분 이내에 일어나야 한다. 만약 그렇지 않으면 설하투여를 반복해야 한다. 3번 반복(1정씩 5분 간격으로 투여) 투여한 후에도 증상이 완화되지 않으면 반드시 의사에게 알리고 의학적인 도움을 받아야 한다.

협심증 환자는 피부홍조, 두통, 현기증과 같은 일반적인 유해 작용을 알고 있어야 하고, 실신할 것 같으면 반드시 누워야 한다. 이러한 유해 작용은 예측할 수 있으며 수 분간만 지속된다. 또한 환자는 협심증을 유발하는 활동(과로, 정서적 스트레스, 과식 등)을 가능한 한 피하도록 노력해야 한다.

약물 상호작용

Drug Interaction

질산염 약물과 발기부전(erectile dysfunction, ED) 치료 약물과는 중요한 약물 상호작용이 발생할 수 있다. 발기부전 치료에 사용되는 실데나필(*Viagra*), 타다라필(*Cialis*), 바데나필(*Levitra*)은 포스포디에스테라제 효소(phosphodiesterase enzyme)를 억제하여 작용을 나타낸다. 이 효소를 억제하면 평활근을 이완시키는 산화질소(NO)가 많이 만들어진다. 음경에서 평활근의 이완과 그에 따른 혈류량 증가로 발기가 이뤄지고 유지된다. 질산염도 역시 산화질소를 증가시키기 때문에 발기부전 치료 약물은 질산염의 효과를 상승시켜 과도한 혈관 확장, 저혈압, 반사성 빈맥 및 경우에 따라 심근경색을 일으킨다. 결과적으로, 이 두 종류의 약물을 동시에 투여해서는 안 된다.

LO 19.3

베타–아드레날린성 차단 약물

BETA-ADRENERGIC BLOCKING DRUGS

베타–차단제는 운동과 기타 신체적·정신적 활동으로 야기된 교감신경 활성화의 효과를 길항시키거나 역전시킨다. 심장에서 교감신경 자극(베타-1 수용체)은 심박수, 심근 수축력 및 산소 소모를 증가시킨다. 협심증 치료에서 베타–차단제의 치료 작용은 이 약물이 심박수와 수축력을 감소시키는 것이다. 이러한 작용은 심장 활동을 감소시켜 산소 소모를 줄인다. 산소 소모의 감소는 심근 허혈과 통증을 예방할 수 있다.

베타–차단제는 협심증의 장기적(만성) 관리를 위해 사용된다. 베타–차단제를 복용하는 환자는 보통 협심증 발작 빈도가 감소하거나 신체 운동 중에 통증의 발현이 지연된다. 따라서 베타–차단제가 심장의 활동 능력과 운동 내성을 증가시키는 것을 알 수 있다. 모든 베타–차단제가 심장 활동과 산소 소모를 감소시킬 수 있으나 프로프라놀롤(propranolol)과 [표 19.2]에 명시된 약물이 협심증과 관상동맥질환 치료에 주로 사용되는 베타–차단제이다.

베타–차단제는 협심증 치료를 위해 질산염과 함께 병용할 수 있다. 질산염과 병용할 때 베타-1 수용체를 차단하면, 일반적으로 질산염에 의해 야기되는 반사성 빈맥을 예방할 수 있다.

유해 작용

Adverse Effects

베타–차단제의 유해 작용은 졸림, 피로, 메스꺼움과 설사 같은 위장장애이다. 베타–차단제의 과다 투여는 서맥, 저혈압, 심부전으로의 진행 등이 생길 수 있다. 프로프라놀롤 같은 비선택적 베타–차단제는 천식이나 만성 폐쇄성 폐질환 환자에게 투여해서는 안 된다. 호흡기의 베타-2 수용체 차단은 기관지 수축을 일으킬 수 있다. 베타–차단제의 약리학은 4장에서 논의되었다.

LO 19.4

칼슘 채널 차단제

CALCIUM CHANNEL BLOCKERS

작용 기전

Mechanism of Action

협심증과 관상동맥질환의 치료에서 칼슘 채널 차단제의 가장 중요한 작용은 칼슘 이온이 혈관 평활근으로 유입되는 것을 차단하는 것이다. 혈관 평활근의 수축은 평활근의 탈분극(활동전위) 동안 정상적으로 일어나는 칼슘 유입(세포 밖에서 세포 안으로의 이동)에 매우 의존한다. 협심증에 사용되는 용량의 칼슘 채널 차단제는 동맥 평활근을 이완시키고 정맥에는 거의 영향을 미치지 않는다. 주요 효과는 세동맥 혈관 확장과 혈압 감소로, 이것은 심장 활동(후부하)과 산소소모를 감소시킨다. 칼슘 채널 차단제는 주로 협심증 예방을 위해 매일 복용할 수 있으며, 변형 혹은 프린츠메

표 19.2

관상동맥질환에 사용되는 베타-아드레날린성 차단 약물		
약물(상품명)	**주요 적응증**	**일일 용량/경로**
비선택적 차단제		
Nadolol (*Corgard*)	협심증, 고혈압	80~240 mg 경구
Propranolol (*Inderal, Inderal LA*)	협심증 고혈압, 편두통 부정맥 생명을 위협하는 부정맥 심근경색 후	80~320 mg 경구 80~240 mg 경구 40~120 mg 경구 1~3 mg 정맥 180~240 mg 경구
선택적 베타-1 차단제		
Atenolol (*Tenormin*)	협심증, 고혈압	50~100 mg 경구
Metoprolol (*Lopressor, Toprol XL*)	협심증, 고혈압	100~400 mg 경구

탈 협심증 치료에 선호되는 약물이다. 칼슘 채널 차단제는 혈관 경련을 완화하는 가장 효과적인 약물이다.

세동맥 확장 외에도 베라파밀(verapamil)과 딜티아젬(diltiazem) 같은 칼슘 채널 차단제는 심근과 동방결절, 방실결절에서 칼슘 이온의 유입을 차단한다. 이미 18장 항부정맥 약물에서 논의된 대로 이러한 작용은 심박수, 방실전도, 심근 수축력을 감소시킨다. 베라파밀과 딜티아젬의 심장 작용은 심장 활동을 감소시켜 항협심증 효과에 기여한다. 나머지 칼슘 채널 차단제(화학적으로 디히드로피리딘계로 분류됨)는 심장에 대한 직접적인 작용이 거의 없는 동맥 확장제이다. [표 19.3]에 칼슘 채널 차단제와 심혈관계의 적응증이 요약되어 있다.

표 19.3

칼슘 채널 차단제		
약물(상품명)	**심혈관계 작용**	**주 임상 이용**
Nondihydropyridines		
Verapamil (*Calan, Calan SR*)	동맥확장 심박수, 방실전도 및 심근수축 감소	협심증, 심부정맥, 고혈압
Diltiazem (*Cardizem, Cardizem SR*)	상동	상동
Dihydropyridines		
Amlodipine (*Norvasc*)	동맥혈관 확장	협심증, 고혈압
Felodipine (*Plendil*)	동맥혈관 확장	고혈압
Isradipine (*Dynacirc, Dynacirc CR*)	동맥혈관 확장	고혈압
Nicardipine (*Cardene, Cardene SR*)	동맥혈관 확장	협심증, 고혈압
Nifedipine (*Procardia, Procardia XL*)	동맥혈관 확장	협심증, 고혈압
Nisoldipine (*Sular*)	동맥혈관 확장	고혈압

직접적인 심장 효과가 있는 칼슘 채널 차단제

Calcium Channel Blockers with Direct Cardiac Effects

베라파밀(*Calan, Isoptin*)

Verapamil (*Calan, Isoptin*)

베라파밀은 심실위부정맥(supraventricular arrhythmias)의 치료에 이용된다(17장 참조). 또한, 혈관확장 특성으로 협심증의 치료에도 이용된다. 심장의 탁월한 효과 때문에 베라파밀은 심박수, 방실 전도 및 심근 수축력을 감소시키고, 이러한 작용으로 심장 활동과 산소 소모를 감소시킨다. 그러나 과도한 심기능 억제는 심부전을 유발할 수도 있다.

딜티아젬(*Cardizem*)

Diltiazem (*Cardizem*)

딜티아젬(diltiazem)의 혈관 확장 작용과 심장에 대한 효과는 베라파밀과 유사하다. 그러나 딜티아젬은 베라파밀보다 심장 억제 효과는 약간 적지만 혈관 확장 작용은 더 크다.

직접적인 심장 효과가 없는 칼슘 채널 차단제

Calcium Channel Blockers without Direct Cardiac Effects

니페디핀(*Procardia*)

Nifedipine (*Procardia*)

니페디핀(nifedipine)은 심박수와 심근 수축력에 거의 영향을 미치지 않지만 혈압을 낮추고(후부하 감소) 관상동맥 경련을 이완시키는 매우 강력한 동맥 혈관 확장제이다.

니카르디핀(*Cardene*)

Nicardipine (*Cardene*)

니카르디핀(nicardipine)은 주요 약리학적 효과가 혈관 확장과 관상동맥 경련 이완이라는 점에서 니페디핀과 유사하다.

기타 칼슘 길항제

Other Calcium Antagonists

암로디핀(*Norvasc*), 펠로디핀(*Plendil*), 이스라디핀(*DynaCirc*)은 칼슘 길항제이다. 이러한 약물은 심장에 직접 작용이 거의 또는 전혀 없으며 주로 니카르디핀과 유사한 작용 및 유해 작용을 갖는 동맥 혈관 확장제이다.

유해 작용

Adverse Effects

칼슘 채널 차단제의 흔한 유해 작용은 두통, 안면홍조, 어지럼증, 저혈압 및 가벼운 위장장애이다. 변비는 베라파밀의 흔한 유해 작용 중 하나이다. 니페디핀과 같은 직접적인 심장 작용이 없는 칼슘 채널 차단제는 혈압이 정상 이하로 떨어지면 반사성 빈맥을 야기하는 강력한 혈관 확장제이다. 베라파밀과 딜티아젬의 과량 투여 시에는 심근 수축력이 감소되어 서맥, 방실 차단, 심부전을 초래할 수 있다. 베라파밀 혹은 딜티아젬과 베타-차단제를 함께 사용하는 것은 과도한 심장 억제와 심부전을 일으킬 수 있으므로 일반적으로 금기이다.

항협심증제: 라놀라진(*Ranexa*)

Antianginal Agent: Ranolazine (*Ranexa*)

라놀라진(ranolazine)은 심박수나 혈압을 변화시키지 않고 항협심증 및 항허혈 효과를 나타낸다. 세포 내 칼슘 감소와 나트륨/칼슘 채널 억제를 통해 심실 긴장과 심근 산소 요구량이 감소한다. 유해 작용으로는 어지러움, 변비, 두통, 메스꺼움 등이 있다. 라놀라진은 QT 간격도 연장시킬 수 있다.

LO 19.5

협심증 치료의 선호 요법

PREFERRED THERAPY FOR TREATMENT OF ANGINA PECTORIS

모든 관상동맥 질환 환자는 갑작스러운 협심증 발작의 즉각적인 치료를 위해 설하 투여용 질산염 약물을 가지고 다녀야 한다.

운동성, 고정성 혹은 안정성 협심증

Exertional, Fixed, or Stable Angina

질산염, 베타-차단제 및 칼슘 채널 차단제는 모든 운동성 협심증을 조절하는 데 매우 효과적이다. 이러한 약물의 선택은 환자의 다른 심혈관계 상태에 달려 있다. 예를 들면, 고혈압 환자는 칼슘 채널 차단제와 베타-차단제로 치료하는 것이 가장 좋다. 두 약물 종류 모두 고혈압 치료에 효과적이기 때문이다. 교감신경계의 활성이 증가된 상태라면 베타-차단제가 더 효과적이다.

변형 또는 프린츠메탈 협심증

Variant or Prinzmetal Angina

이 유형의 협심증의 주요 특징은 혈관 경련이다. 동맥 평활근을 이완시키는 칼슘 채널 차단제가 우선적으로 사용된다. 질산염도 역시 효과적이지만 장기간 사용하려면 약물의 내성을 피하기 위해 일반적으로 밤에 약물을 끊는 시간이 필요하다. 결과적으로 이 시간에는 환자가 혈관 결연으로 보호받지 못한다.

불안정 협심증

Unstable Angina

불안정 협심증 환자는 심근경색으로의 진행될 위험이 크다. 항혈소판제와 항응고제 치료가 동맥이 막힌 부위에서의 혈전 생성을 예방하기 위해 필수적이다. 관상동맥우회술, 스텐트 삽입 같은 경피적 관상동맥 중재술이 고려될 때도 이러한 점이 중요하다. 협심증 발작 예방에 항협심증 약물이 사용되나 협심증의 진행을 예방하기 위해서는 생활방식, 식이요법, 지질 양상, 운동 및 흡연 습관을 재평가해야 한다.

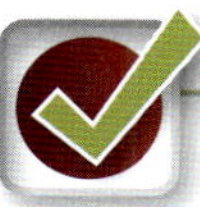

환자 안전과 교육

급성 협심증 치료 동안 약물 투여 시 활력 징후를 모니터해야 한다.

설하 투여용 니트로글리세린 혹은 유사 제제의 적절한 자가 투여법을 환자에게 교육한다.

혈관을 확장시키는 약물의 일반적인 유해 작용인 어지럼증, 두통, 홍조, 현기증, 메스꺼움 등을 환자에게 설명한다.

혈압과 맥박의 과도한 변화 또는 기타 중요한 변화를 보고하도록 환자에게 설명한다.

체중 조절, 저지방과 저콜레스터롤 식이, 금연, 의사가 허용한 범위의 운동 등의 중요성을 환자에게 설명한다.

환자가 협심증을 유발하는 상황이나 스트레스를 인지하고, 이를 피하는 방법을 모색하도록 돕는다.

복습 문제 _Chapter Review

업무에 필요한 지식 _Applying Knowledge on the Job

※ 비판적 사고를 통해 다음 질문에 답하시오.

1. 심장 병동에 입원 중인 A 환자에게 오늘 배변하였는지 질문하였다. 그는 3일 동안 배변하지 않았다고 하였다. 의무 기록을 보니 환자는 4일 전부터 Lasix, 경피적 니트로글리세린 패치(Niter-Dur), 베라파밀 및 칼륨 보충제를 복용하기 시작하였다. 어떤 약물이 변비를 일으킬 가능성이 가장 높은가? **(19.4)**

다중 선택 문제 _Multiple Choice

※ 다음 중 옳은 답을 고르시오.

1. 협심증 발작을 예방하기 위한 propranolol의 치료 작용은? **(19.3)**
   A. 심박수 감소
   B. 심근 수축력 감소
   C. 산소 소비 감소
   D. 심장 활동 감소
   E. 이상 모두

2. 베라파밀의 약리 작용 중 아닌 것은? **(19.4)**
   A. AV 전도 감소
   B. 심근 수축 증가
   C. 심박수 감소
   D. 방실전도 및 심박수 감소
   E. 이상 모두

3. 협심증 치료에서 전부하(정맥 환류)를 감소시키는 정맥 확장제는? **(19.2)**
   A. 프로프라놀롤(propranolol)
   B. 베라파밀(verapamil)
   C. 니페디핀(nifedipine)
   D. isosorbide dinitrate
   E. 암로디핀(amlodipine)

4. 질산염의 주 작용 기전은? **(19.2)**
   A. 심장으로의 정맥 환류 증가
   B. 동맥의 죽상경화증 감소
   C. 심장 활동 증가
   D. 전신 정맥 및 동맥의 이완
   E. 산소 소비 증가

5. 변형 협심증은 다음의 어떤 약물로 가장 잘 치료가 되는가? **(19.5)**
   A. 칼슘 채널 차단제
   B. 베타-차단제
   C. 질산염
   D. 오직 칼슘 채널 차단제와 질산염만
   E. 이상 모두

제 5 부

혈관계와 신장계의 약리학

Pharmacology of the Vascular and Renal Systems

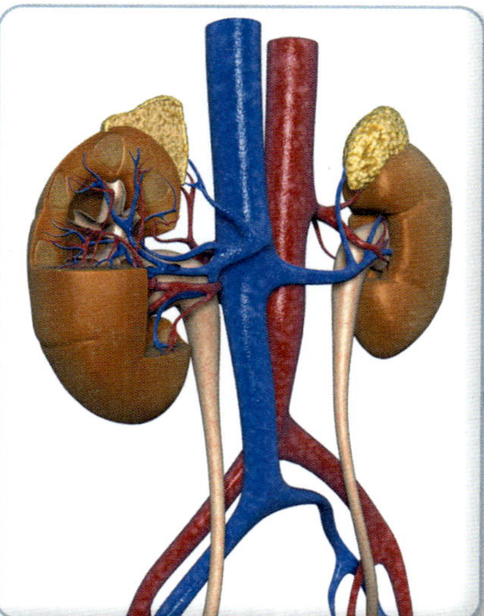

제 20 장

MedicalRF.com

이뇨제

Diuretics

핵심 용어 _Key Terms

aquaporins: 이온과 같은 하전된 물질은 통과시키지 않고, 수분을 통과시킬 수 있는 채널을 세포막에 형성하는 특수 단백질

aquaresis: 전해질 손실 없이 신장을 통해 물이 배설되는 것

고염소혈증(hyperchloremia): 혈액 내 순환하는 염화 이온의 농도가 비정상적으로 높은 수준

고장성(hypertonic): 염의 농도가 정상 세포 내부의 염의 농도보다 큰 상태

곱슬(convoluted): 스스로 코일을 이루거나 접혀 있는 상태, 나선형의 구조

근위세뇨관(proximal convoluted tubule, PCT): 사구체와 가장 가까운 네프론의 일부

대사성 노폐 물질(metabolic waste products): 세포가 기능을 가질 수 있게 하는 일련의 화학 과정에서 생성된 물질(일반적으로 이 물질은 체내에서 배설됨)

무뇨(anuria): 소변이 생성되지 않는 상태

방수(aqueous humor): 안구 체액으로 눈의 각막 뒤, 렌즈 앞에 있는 물질

복수(ascites): 복부 조직과 복부 장기 조직(복강) 사이의 물질(일반적으로 장기 부전과 연관되어 있음)

부종(edema): 신체 조직에 체액이 축적되어 부어오른 상태

불응(refractory): 약물의 양이나 자극이 증가된 경우에도 그에 대한 반응이 증가하지 않는 상태

산성화(acidification): pH를 7 이하로 만드는 과정

산증(acidosis): pH가 7.45 미만이거나 정상 조직보다 상대적으로 산 폐기물 양이 많은 상태

삼투수용체(osmoreceptors): 혈액 중의 나트륨(Na) 농도(삼투압)의 변화에 대응하는 특이적 세포

삼투질 농도(osmolality): 체액에 용해된 입자들의 농도

세포 바깥(extracellular): 세포의 바깥 부분

알칼리증(alkalosis): pH가 7.45보다 높거나 정상 조직보다 상대적인 산 폐기물 양이 적은 상태

정상체액증(euvolemia): 정상적인 체액의 부피

요독증(uremia): 질소노폐물(우레아 등)이 혈액 속에 축적되어 발생하는 중독 증세

요세관 분비(tubular secretion): 나트륨이온의 재흡수를 용이하게 하고 산-염기 균형을 유지하는 물질들(이온, 산, 염기)을 네프론에서 생산 및 방출하는 과정

요세관 재흡수(tubular reabsorption): 네프론은 사구체에서 혈액을 거른 후 걸러진 물질들을 다시 혈액 속으로 재흡수하는 과정

원위세뇨관(distal convoluted tubule, DCT): 집합관에 가장 가까운 네프론의 일부

이뇨(diuresis): 소변이 배설되는 상태(일반적으로 소변의 양이 많은 것과 연관)

저나트륨혈증(hyponatremia): 혈액 내 순환하는 나트륨(Na) 이온의 농도가 비정상적으로 낮은 수준

저염소혈증(hypochloremia): 혈액 내 순환하는 염화물 이온의 농도가 비정상적으로 낮은 수준

저장성(hypotonic): 염의 농도가 정상 세포 내부의 염의 농도보다 낮은 상태

저칼륨혈증(hypokalemia): 혈액 내 순환하는 칼륨(K) 이온의 농도가 비정상적으로 낮은 수준

축동제(miotic): 동공의 수축을 유발하는 약물

콩팥염(nephritis): 구균 감염에 의해 발생하는 사구체의 염증

핍뇨(oliguria): 소량의 소변만을 생성하는 상태

학습 목표 _Learning Outcomes

이 장을 학습한 후 다음 사항을 할 수 있어야 한다.

20.1 이뇨제의 주요 임상적 적용과 이뇨제의 종류를 설명할 수 있다.

20.2 물의 분비 측면에서 신장의 생리학적 기능에 대하여 설명할 수 있다.

20.3 삼투성 이뇨제의 작용을 설명하고 그들의 임상적 유용성에 대해 설명할 수 있다.

20.4 탄산탈수효소저해제의 신장에 대한 추가적인 효능을 설명할 수 있다.

20.5 티아지드계 이뇨제와 불응(refrectory) 반응에 대하여 설명할 수 있다.

20.6 유기산이뇨제(루프이뇨제)와 그것들과 관련된 부작용에 대하여 설명할 수 있다.

20.7 칼륨보존성 이뇨제의 임상적인 적용에 대하여 설명할 수 있다.

20.8 항이뇨호르몬 길항 이뇨제의 효능에 대하여 설명할 수 있다.

20.9 이뇨제와 관련된 임상적으로 중요한 부작용에 대하여 설명할 수 있다.

들어가며 _Introduction

신장의 주된 기능은 수분, 전해질, 산염기 평형을 유지하는 것이다. 이러한 기능을 유지하기 위해 신장은 심장박출량의 상당한 부분을 차지하고 있다(25%). 혈액은 신장을 관통해서 지속적으로 흐르면서 혈액 속 물질을 끊임없이 여과한다. 이때 큰 분자량의 물질(혈장 단백질)은 신장의 막을 통과하고 작은 분자량의 물질(이온, 물, 포도당)과 세포 노폐물은 혈액으로부터 깨끗이 여과된다.

신체 기능을 정상적으로 유지하기 위해서는 물과 전해질이 필요하다. 예를 들어, 중탄산염 완충액은 체내 pH를 7.35~7.45를 유지하며, 전해질(나트륨, 칼륨, 염소)은 세포막의 안정성을 유지하는 역할을 한다. 따라서 신장은 필수적인 물질은 재흡수하고 쓸모없는 대사산물은 배설한다. 결과적으로 소변의 양에 따라 재흡수와 분비가 균형적으로 이루어진다. 이러한 균형을 통해 질병 또는 환경의 변화에 대비하여 신장은 신체 조직에 필수적인 이온과 물, 체액을 축적하고 처리할 수 있다.

LO 20.1

이뇨제의 사용을 위한 임상 적응

CLINICAL INDICATIONS FOR DIURETIC USE

이뇨제의 종류

Classes of Diuretics

이뇨제는 주로 무뇨, 고혈압, **부종(edema)**의 관리에 이용된다. 이러한 상태는 신장에서 소변을 정상적으로 생성하지 못하거나 다른 조직에 체액들이 축적되었을 때 나타난다. 예를 들어, 간경변이나 심부전 같은 경우 결과적으로 신체 조직에 체액들이 축적되어 발생하는 급성 또는 만성적인 장기의 질병과 연관이 있다. 또한, 부종은 뇌, 눈, 신장에 발생하는 염증과 관련성이 있을 수 있다. 신장의 기능이 정상인 경우, 소변 생성과 수분의 배설로 축적된 체액을 제거할 수 있다. 이는 신장을 통과하는 혈액의 양을 증가시키거나 물의 재흡수를 감소시킴으로써 이루어진다. 일부 이뇨제는 사구체의 여과를 증가시켜 소변의 생성을 원활하게 한다. 다른 종류의 이뇨제는 신장에서 나트륨과 물의 재흡수를 감소시켜 고혈압과 부종과 관련된 과도한 체액을 감소시킨다. 물의 재흡수가 감소하게 되면 소변의 양이나 흐름이 증가하게 된다.

이뇨제는 크게 6가지로 나누어진다. 삼투성 이뇨제, 티아지드(thiazide) 계열 및 탄산탈수효소억제제, 유기산 이뇨제(루프 이뇨제), 칼륨보존성 이뇨제 및 ADH 길항제가 그것이다[표 20.1]. 이러한 각각의 이뇨제들은 신장에서의 나트륨과 물의 재흡수를 억제하며 소변을 생성한다. 이러한 약물들은 네프론에 작용하는 방식이 다르기 때문에 물의 재흡수에 미치는 영향은 약물마다 다르다. 일반적으로 소변의 생성은 Na^+이 소변으로 배설되는 정도에 의존한다. 어떤 이뇨제의 효과가 가장 좋은지, 어떠한 부작용을 가지고 있는지 결과를 알아보기 위해선 신장 내의 신세뇨관이 어떻게 작용하는지 알아야 할 필요가 있다.

LO 20.2

신장 생리와 신장기능이상과 관련된 상태

RENAL PHYSIOLOGY AND CONDITIONS ASSOCIATED WITH RENAL DYSFUNCTION

소변 생성

Urine Formation

필수적인 영양소, 수분, 전해질은 혈액으로 재흡수가 가능하기 때문에 소변 생성은 정상적인 신체 기능에 필수적이다. 또한, **대사적 노폐물(metabolic waste products)**은 소변을 통해 체내에서 배설된다.

이 과정은 네프론(콩팥 단위)으로 알려진 신장의 기능적 단위에서 일어난다. 신장은 수백만 개의 네프론으로 되

[표 20.1]

이뇨제의 종류

분류	약물	부작용*
탄산탈수효소저해제	Acetazolamide, methazolamide	식욕부진, 졸음, 위장관장애, 두통, **대사성산증**
유기산(루프이뇨제)	Bumetanide, ethacrynic acid, furosemide, torsemide	**고혈당증, 저칼륨혈증, 저혈압, 난청**
삼투성 이뇨제	Glycerin, isosorbide, mannitol (우레아의 경우 미국에서는 쓰이지 않지만 다른 나라에서는 사용됨)	오한, 어지러움, 두통, 메슥거림, **심기능장애**(혈장부피증가), 구토
칼륨보존성 이뇨제	Amiloride, eplerenone, spironolactone, triamterene	여유증**, 고칼륨혈증, 메스꺼움, 구토
Thiazide계, Thiazide계 유사이뇨제	Chlorothiazide, chlorthalidone, hydrochlorothiazide, hydroflumethiazide, indapamide, methychlothiazide, metolazone	현기증, 두통, **고혈당증, 저칼륨혈증, 고요산혈증, 저혈압,** 약한 어지러움, 메스꺼움
Xanthine 유도체 (처방전 없이 구매 가능)	Caffeine, pamabrom, theobromine, theophylline	설사, 불면증, 과민증, 초조, 심계항진, 주의산만

위의 표는 종합적인 부작용을 다 나타내지 않았다. 임상적으로 잘나타나는 부작용은 굵은 글씨로 표시함.
부작용은 발생 순서에 따라 나타나지 않고 알파벳 순으로 제시된다. 임상적으로 가장 의미 있는 부작용은 굵은 글씨체로 표시된다.
*** 스피로놀락톤만.*

어 있고, 각 네프론은 여러 개의 구획, 즉 사구체, **근위세뇨관(proximal convoluted tubule, PCT)**, 헨레고리, **원위세뇨관(distal convoluted tubul, DCT)** 및 집합관[그림 20.1] 등으로 되어 있다. 소변은 여과, 재흡수 및 분비 과정을 통해 네프론에서 생성된다. 소변의 생성 이외에도, 네프론의 중요한 기능은 혈압 조절이다. 혈압조절은 재흡수 및 분비 기구의 일환으로 수분과 나트륨(Na^+)이온의 재흡수를 통해 부분적으로 수행된다. 또한 이것은 사구체 주위의 모든 네프론에 있는 방사구체(JG) 세포의 활성을 통해 수행된다. 이러한 전문화된 세포는 혈압의 변화에 반응한다. 혈액량이 낮을 때, JG 세포는 레닌을 분비하여 안지오텐신의 생성을 촉진한다. 안지오텐신은 혈관을 수축하여 혈압을 높인다. 안지오텐신은 또한 알도스테론의 분비를 촉진하여 신장에서 나트륨(Na^+)이온과 수분의 재흡수량을 증가시켜서 혈액량과 혈압을 증가시킨다. 혈압이 정상적일 때, 안지오텐신 성성과 알도스터론의 분비는 감소된다. 이러한 호르몬의 작용을 통해 혈압이 유지된다.

그림 20.1 네프론은 사구체, 근위세뇨관(PCT), 네프론 루프(헨레고리), 원위세뇨관(DCT), 집합관으로 구성되어 있다.

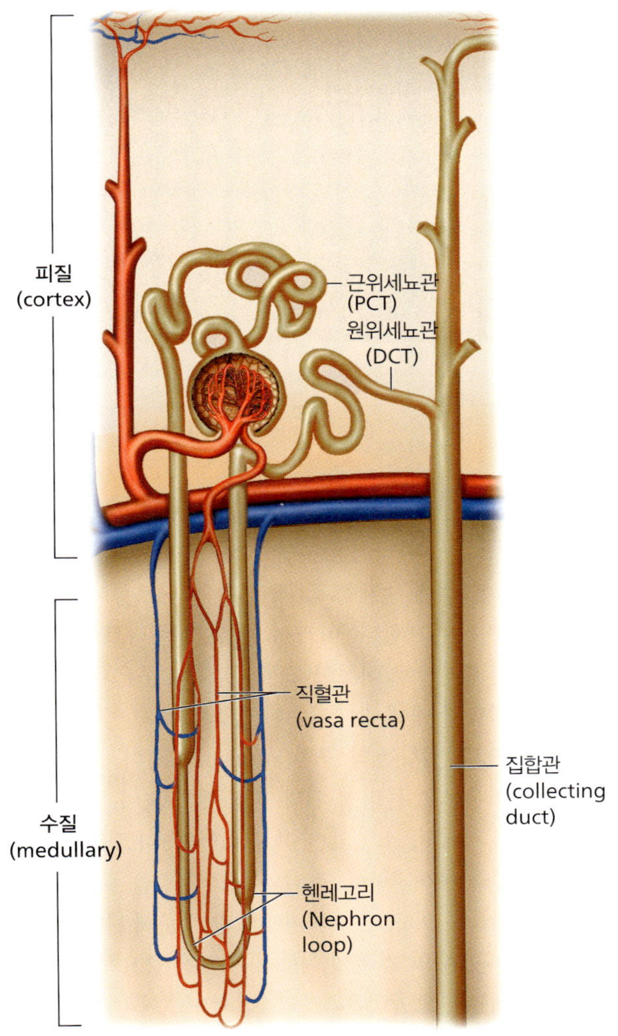

직혈관은 각 네프론의 혈관 네트워크이다.

여과
Filtration

혈액에서 네프론으로 물질의 여과는 사구체에서 일어난다. 사구체로 들어가는 혈액의 압력은 사구체 내의 압력에 비해 높고, 이것이 작은 분자들의 움직임과 사구체 여과 흐름을 용이하게 한다. [그림 20.2]에서 보여지듯이, 비타민, 아미노산, 그리고 전해질들은 사구체에서 여과된다(결과적으로 소변이 된다.). 그러나 적혈구와 혈청 단백질과 같은 큰 분자는 여과되지 않는다. 나머지 물질들은 재흡수와 분비에 관여된다. 근위세뇨관, 헨레고리(네프론루프), 원위세뇨관은 이온을 세관 내강에서 다시 혈액으로 되돌려 보내는 특수 수송 시스템을 포함한다(세뇨관 재흡수). 가장 중요한 세뇨관 재흡수 기전들 중 하나는 나트륨이온의 수송이다. 이러한 물질은 또한 나트륨이온 재흡수를 촉진하고 산-염기 균형을 유지하는 물질(이온, 산, 염기)을 분비한다(**세뇨관 분비**).

세뇨관 재흡수
Tubular Reabsorption

사구체에서 여과된 이온과 영양소의 대부분은 신세뇨관에서 재흡수된다. 신세뇨관은 가능한 한 많은 나트륨(99%)을 재흡수한다. 나트륨이온은 세포 외액의 주요 양이온이며, 세포 밖의 높은 농도가 물 분자를 끌어와 삼투압 경사를 형성하기 때문에 매우 중요하다. 따라서 신장에서의 수분 평형 유지 기전은 세뇨관에서의 나트륨 재흡수에 직접적으로 의존한다.

나트륨이온은 네프론을 다라서 2가지 기전, 즉 양이온 교환과 염소(Cl^-)이온 수송으로 재흡수된다. 근위 및 원위세뇨관에서의 나트륨이온 재흡수는 수소이온의 교환으로 이루어진다. 수소이온은 탄산탈수효소의 작용을 통해서 세뇨관 세포에서 생성된다. 이 효소는 이산화탄소와 물을 결합하여 탄산(H_2CO_3)을 형성한다. 이렇게 생성된 탄산은 수소이온과 중탄산이온(HCO_3^-)으로 빠르게 분해된다(그림 20.3 참조).

$$CO_2 + H_2O \xleftrightarrow{CAH} H_2CO_3 \rightarrow HCO_3^- + H^+$$

수소이온은 근위 및 원위세뇨관에서 나트륨이온과 교

그림 20.2 소변의 생성

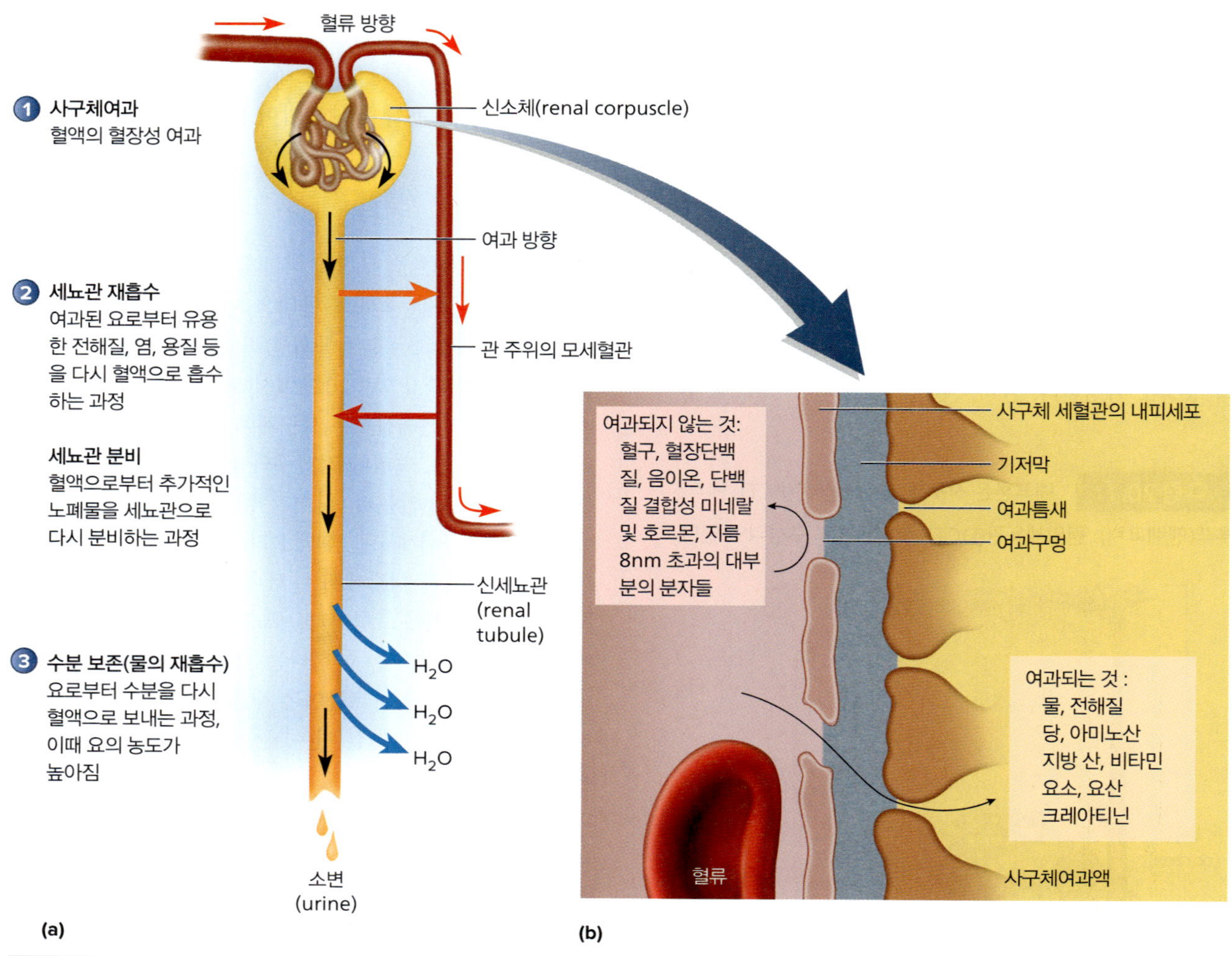

(a) 소변 생성의 기본적 단계 (b) 사구체막에서의 물질의 여과

환되면서 분비된다(그림 20.4 참조). 이어서, [그림 20.3]과 [그림 20.4]에서 보듯이 나트륨이온과 중탄산이온이 세관 모세혈관의 혈액으로 수송된다. 수소이온 교환 외에도 원위세뇨관에서 칼륨이온이 나트륨이온과 교환되어 분비된다. 분비된다. 칼륨이온의 분비는 주로 부신의 무기질 코르티코이드인 알도스테론에 의해 조절된다. 알도스테론은 세뇨관 내부에 있는 알도스테론 수용체와 상호 작용하여 세포 내 칼륨이온이 세뇨관 내의 소변으로 분비되도록 한다. 칼륨이온이 분비되면서 나트륨이온은 재흡수된다[그림 20.5].

헨레고리에서 나트륨이온은 재흡수되지만, 이온-교환기전을 통해서 일어나는 것은 아니다. 나트륨이온은 염소이온(Cl^-)과 함께 헨레고리에서 재흡수된다. 다시 말해서, 염화 이온은 능동적으로 재흡수되고 나트륨이온이 따라간다[그림 20.5].

신세뇨관이 이러한 기전을 통해 나트륨이온을 재흡수할 경우, 네프론을 따라서 삼투압 구배가 형성된다. 많은 나트륨이온은 혈액에 존재하고, 적은 수의 나트륨이온은 신세뇨관 내부에 존재한다. 따라서 물 분자는 나트륨이온을 향하게 되어 혈액으로 이동한다(물 재흡수). 물은 주로 근위세뇨관과 집합관 내에서 재흡수된다. 뇌하수체 항이뇨호르몬의 영향으로, **집합관의 구멍(aqua-porin)**이 열리고 물이 나트륨이온으로 몰리게 된다. 결과적으로, 수분은 소변으로부터 제거되고, 소변의 양이 감소한다. 나트륨과 물의 신장 재흡수를 통해 혈장의 부피와 물의 균형을 유지한다.

이 기전들은 이뇨 작용의 기초이기 때문에 나트륨이온의 세뇨관 재흡수의 기전을 이해하는 것은 중요하다. 대부분의 이뇨제는 나트륨이온과 물의 신세뇨관 재흡수를 억제함으로써 요 흐름(**이뇨, diuresis**)을 증가시킨다.

그림 20.3 탄산(H_2CO_3)의 탄산수소염(HCO_3^-)과 수소이온(H^+)으로의 분리

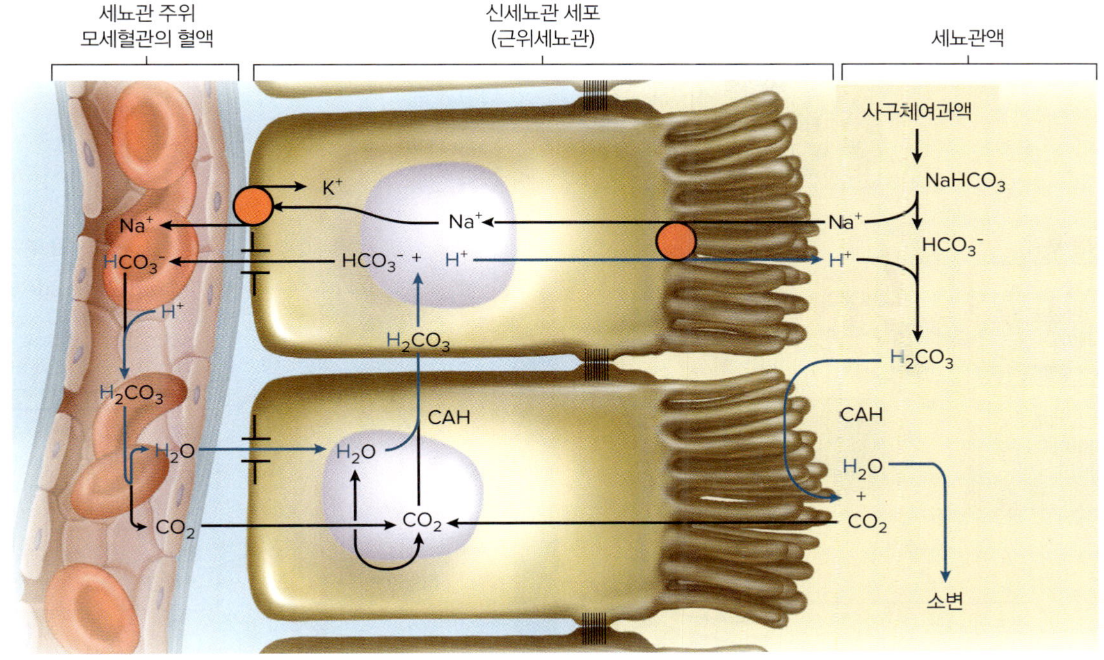

세뇨관에서 H^+ 이온은 Na^+ 이온과 교환되고, Na^+ 이온은 재흡수된다. 탄산(H_2CO_3)의 형성은 탄산탈수효소(CAH)에 의해 이루어진다.

그림 20.4 근위세뇨관(proximal convoluted tubule, PCT)에서의 이온 재흡수

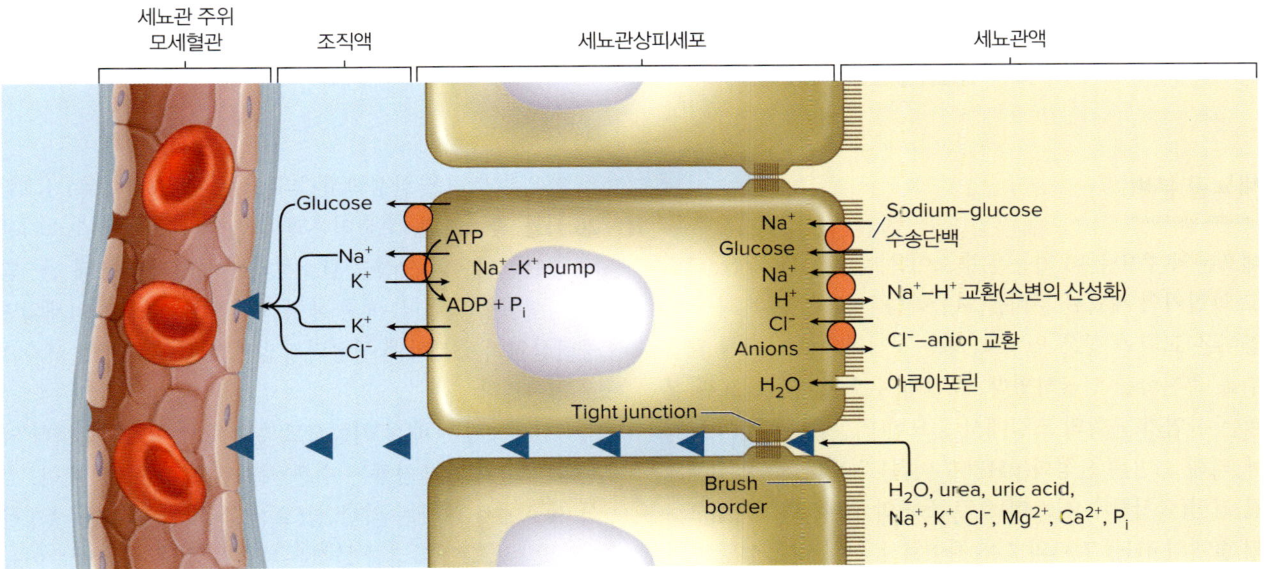

세뇨관 액속의 물과 용질(당)은 아쿠아포린, 이온 교환과 같은 다양한 방식에 의해 세뇨관 상피를 통과하여 운송된다.

그림 20.5 네프론에서의 재흡수와 분비 및 이뇨제 작용 부위

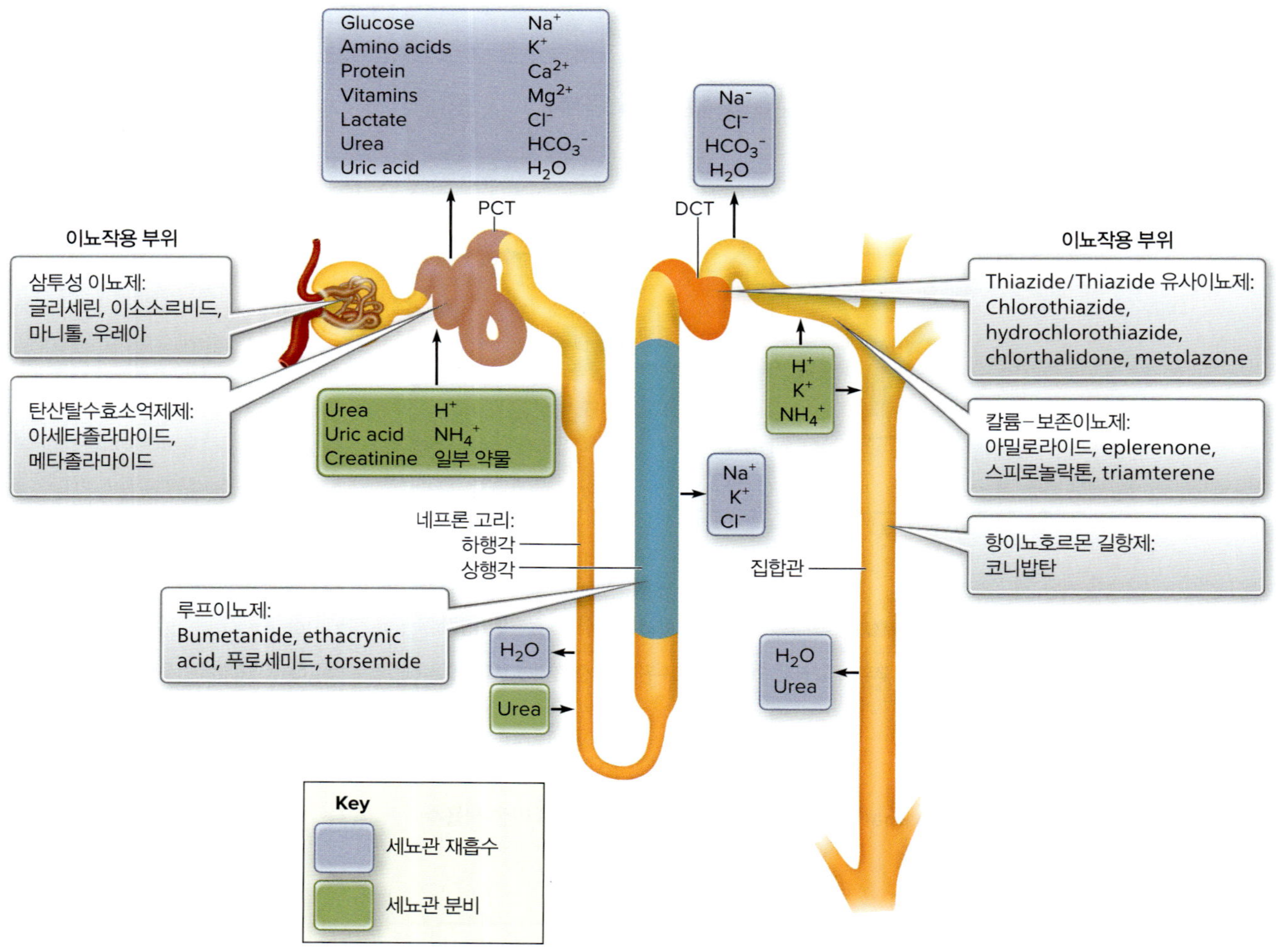

세뇨관 분비

Tubular Secretion

네프론의 주요 분비 기능은 수소이온, 칼륨이온, 약산, 그리고 약염기의 세뇨관 분비를 포함한다. 세뇨관 분비 과정 중 양이온 교환과 같은 일부 과정은 직접적으로 나트륨 재흡수를 촉진함을 언급하였다. 그런데 수소이온의 세뇨관 분비는 산염기 균형의 조절에서 중요한 역할을 한다. 이 효과에 의해 소변은 산성화(pH가 7 이하)가 된다. 특정 신세뇨관 기전(탄산탈수 시스템)으로 소변의 pH를 변화시킴으로써 혈액의 pH를 7.35와 7.45 사이로 유지시킨다. 설명된 바와 같이, 탄산탈수효소 시스템은 이산화탄소와 물로부터 수소이온(H^+)과 중탄산이온(HCO_3^-)을 형성한다. 중탄산염은 혈액으로 수송되어 젖산과 같은 세포 노폐물을 중화(완충)한다. 그 결과 혈액의 pH는 중탄산이 이용 가능한 한 중성으로 남아 있다. 동시에 신세뇨관액으로 분비된 수소 이온은 소변을 산성화시킨다(pH 4에서 6사이로). [그림 20.4]를 참조하면, 수소이온과 중탄산 신장에서 수소이온과 중탄산이온의 생성을 감소시키는 상태라면 체내 산-염기 평형이 변화된다. 예를 들어, 탄산탈수 효소가 억제되면 중탄산염이 충분하게 생성되지 않기 때문에 대사성 산증으로 이어진다.

신세뇨관은 배설 기능으로 일부로서 혈액으로부터 약산과 약염기를 제거하는 수송 시스템으로 특수화된다. 정상 세포에서 대사는 약한 산(요산)과 약한 염기를 생성한다. 일반적으로, 이러한 물질은 배설을 위해 신장으로 이동한다. 근위 세뇨관은 약산과 약염기를 소변으로 분비한다. 많은 약물은 약산(aspirin, barbiturates, penicillin) 또는 약염기(opioid analgesics, antihistamines)이기 때문에 근위세뇨관을 통해서 세뇨관액으로 분비된다. 이러한 약물은 약산 또는 약염기의 대사 노폐물과 동일한 배설 수송 운

반체에 대해 경쟁한다. 이러한 경쟁으로 약물 배설이 방해를 받게 되면 혈액 중 축적된다. 신장이 소변을 계속해서 생산하는 동안, 혈액에서 노폐물과 독성(약물) 물질을 제거한다.

신장기능이상과 연관된 조건

Conditions Associated with Renal Dysfunction

신장의 기능은 신장의 질병 상황이나 심혈관계 기능부전에 의해서 변화될 수 있다. 보통 신장 조직의 염증이나 **감염(nephritis)**은 신기능을 감소시킨다. 감소된 신기능은 사구체신염과 신우신염에서 발병한다. 반면, 만성심부전(CHF), 고혈압, 쇼크 등과 연관된 순환계 문제는 신장으로의 혈류량을 감소시켜 신장의 기능을 감소시킨다. 이와 같은 순환계 기능부전은 신부전까지 유발할 수 있다.

신장 조직이 손상되거나 혈류량이 감소되면 결국 소변의 흐름과 소변량이 감소하게 되며(**핍뇨, oliguria**), 소변이 아예 배출되지 않기도 한다(**무뇨, anuria**). 그 결과로 혈액이 적절하게 걸러지지 않아 독성 물질과 이온이 축적된다. 이러한 축적이 계속될 경우 요독증, 부종, 고혈압을 유발한다.

요독증(uremia)은 손상된 신장 여과 기능으로 인해 혈액에 질소함유노폐물(nitrogenous waste)이 축적되는 것이다. 부종과 고혈압은 순환계 내의 체액 보유량과 관련이 있으며 불충분한 나트륨 청소율을 나타내게 된다. 체액은 과도한 양의 나트륨이 지속적으로 조직과 순환계에 남아 있을 때 세포 외 공간에 축적된다. 순환하는 나트륨이온은 삼투압 농도 경사를 만들며, 물을 순환계로 흡수한다. 이러한 작용으로 체액 부피는 팽창하게 되고 혈압의 상승을 야기한다. 부종도 같은 기전에 의해 발생하며 조직으로 이동한 수분으로 인하여 특히 다리와 발이 부풀게 된다. 증가된 체액 보유량과 압력은 심장과 신장에 부담을 준다.

LO 20.3

삼투성 이뇨제

OSMOTIC DIURETICS

임상 적응증

Clinical Indications

글리세린(glycerin), 이소소르비드(isosorbide), 마니톨(mannitol), 우레아(urea) 같은 삼투성 이뇨제 중에서, 마니톨(*Osmitrol*)이 가장 많이 사용되는 이뇨제이다. 이 약물은 소변의 흐름을 자극하여 비가역적인 신장 손상의 전단계인 무뇨와 핍뇨(anuria and oliguria)를 치료하는 데에 사용한다. 마니톨은 급성 신부전과 신장 기능이 심각하게 손상된 심혈관계 수술에서 필요하다. 증가된 소변의 흐름은 약물 독성 및 과용량 복용 시의 치료 요법으로도 필요하다. 마니톨로 유도된 이뇨는 신장의 기능을 유지시키며, 묽어진 소변의 흐름을 지속하여 독성 물질을 분비하게 한다. 마니톨은 뇌수종(cerebral edema)과 녹내장(glaucoma)의 치료에도 사용된다. 국부적인 안구 내 혹은 대뇌, 부종, 압력은 마니톨로 감소시킬 수 있다. 약한 강도의 이뇨 작용과 적용 방법은 마니톨의 임상적 사용을 제한할 수 있다.

작용 기전

Mechanism of Action

삼투성 이뇨제는 사구체에 의해 여과되지만 세뇨관에서 재흡수되지 않는 물질이다. 이러한 약물은 세포막을 투과하지 못하기 때문에 오로지 정맥주사로만 투여되어야 한다[표 20.2]. 신장 내에서 이 약물은 삼투적으로 작용하여 부종성 조직으로부터 액체를 흡수한다. 삼투성 이뇨제는 세뇨관막을 통과하지 못하기 때문에 신세뇨관강 내에 계속 존재하여 삼투압 농도 경사를 형성한다[그림 20.6]. 물 분

그림 20.6 신세뇨관강에 남아 있는 삼투성 이뇨제

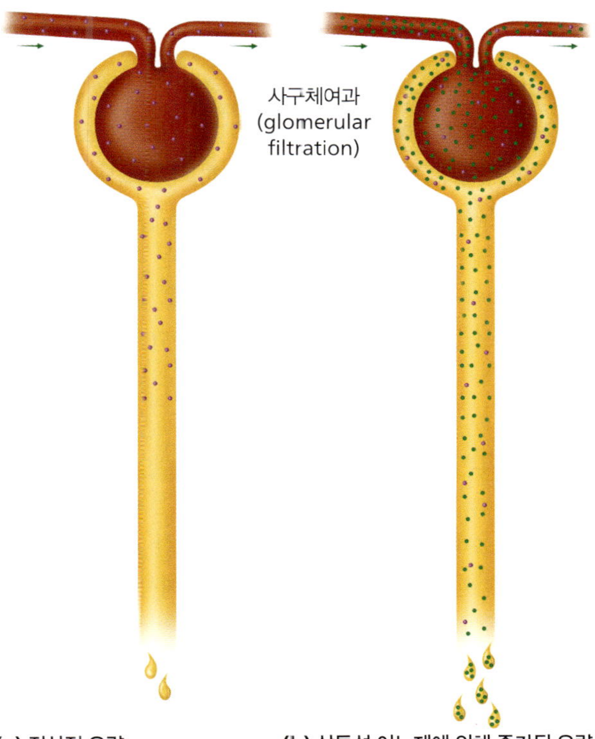

세뇨관 속 삼투성 용질의 양은 물을 끌어당기는 삼투성 농도 경사를 형성한다. 이런 이뇨제는 세뇨관막을 통과하지 못하기 때문에 재흡수되지 않고 소변과 함께 배출된다.

표 20.2

약물(상품명)*	사용	매일 성인복용량
삼투성 이뇨제		
Glycerin (*Osmoglyn*)	안구 내 압력 감소 급성 녹내장 처치용	수술 1~1.5시간 전 1~2 g/kg (4~6 oz) 경구 투여
Isosorbide (*Ismotic, Bidil*)	안구 내 압력 감소 급성 녹내장 처치용	1~5 g/kg (1~3 g/kg) 하루 2회, 4회
Mannitol (*Osmitrol*)	핍뇨 두개내압, 안구내압 감소 독성 물질의 배출 비뇨기계 관개	50~100 g in 24 hr 15% 또는 25% 용액, IV 1.5~2 mg/kg의 15%, 20% 또는 25% 용액, IV 5~25% 용액 주입 IV(최대 200 g) 2.5% 용액 IV
Urea*	두개내압, 안구내압 감소	1~1.5 g/kg(3.3~5 ml) 천천히 용액 IV 주입 (최대 120 g/day)
탄산탈수 억제제		
Acetazolamide (*Diamox*)	녹내장 부종 간질	250~1,000 mg/day 4시간마다 경구 투여, IV 250~375 mg 경구 투여 375~1000 mg 나눠서 경구 투여
Methazolamide	녹내장	50~100 mg 경구 투여 하루 2회, 3회

삼투성 이뇨제와 탄산탈수효소억제제제의 용도와 용량 범위

*우레아는 미국 외의 다른 곳에서 더 흔히 사용됨.

자는 이뇨제 분자를 따라 이동하는 성향이 있다. 결과적으로 물은 재흡수되지 않고 이뇨제와 함께 소변으로 배출된다. 물은 재흡수 되지 않음에도 불구하고 나트륨의 재흡수에는 큰 변화가 없다. 그러므로 이러한 종류의 이뇨제는 전해질균형 및 산-염기 균형의 변화가 없는 가벼운 이뇨를 유도한다. 마니톨과 우레아는 정맥주사로 투여된다. 글리세린, 이소소르비드는 경구 투여되어 6시까지 이뇨를 유도한다.

유해 작용
Adverse Effects

마니톨은 유해 작용을 줄이기 위해 면밀한 감시하에서 투여되어야 한다. 가장 흔한 부작용은 메스꺼움, 어지러움, 두통, 오한 등이 있다. 가장 심각한 부작용은 순환계의 삼투압 증폭 효과인데, 이는 혈장의 부피를 증가시켜 심장 기능에 부하를 줄 수 있으므로 만성 심부전 환자에서의 투여 시 중요하게 고려해야 한다. 그러므로 마니톨은 심혈관계에 문제가 있거나 폐부종, 두개강내 진행성 출혈이 있는 경우 임상적으로 금기이다.

LO 20.4

탄산탈수효소억제제
CARBONIC ANHYDRASE INHIBITORS

임상 적응증
Clinical Indications

아세타졸라마이드(*Diamox*)와 메타졸라마이드는 만성 심부전이나 약물 치료를 요하는 부종의 부가적인 치료제로 쓰이는 탄산탈수효소억제제이다. 이 두 약물은 만성 단순 녹내장[simple (open-angle) glaucoma]이나 협우각녹내장[narrow-angle (angle-closure) glaucoma]에서 부종에 의한 압박을 억제하기 때문에 개별적으로 사용된다. **방수(aqueous humor)**는 탄산탈수효소의 작용에 의해 형성되는데, 이런 이유로 아세타졸라마이드는 방수의 생성을 억제하여 통증이 동반된 높은 안압을 감소시킨다. 녹내장을 치료할 때 안압을 빠르게 감소시키기 위하여 정맥 내 투여 방법을 선택하게 된다. 탄산탈수효소억제제는 동공 축소제, 삼투성 약물과 함께 만성 단순 녹내장 환자에게 쓰인다. 탄산탈수효소억제제는 간질을 치료하는 데도 유용하다. 산과다증을 유도하는 것은 몇몇 간질 상황에서 발작 작용을 감소시키는 것으로 보인다. 비록 그것은 적절한 이뇨를 하도록 하지만 아세타졸라마이드(acetazolamide)는 다른 부종의 개별적 치료제로 많이 대체되어 왔다.

아세타졸라마이드는 재미있게도 극심한 고산병의 치료제로도 쓰인다. 고산병은 신체가 대기 변화에 적응하기에는 부족한 시간 동안 큰 고도 변화가 일어났을 때의 반응이다. 상승 전과 후의 48시간 동안 500~1000 mg/day만큼 투여하면 산소 부족, 근육 약화, 경련, 두통을 완화할 수 있다.

작용 기전

Mechanism of Action

아세타졸라마이드(*Diamox*)는 탄산탈수효소의 작용을 억제함으로써 나트륨과 물의 배뇨량을 증가시키는 이뇨제이다. 이 단원의 시작 부분에서 설명하였듯이, 이 효소는 이산화탄소와 물로부터 수소이온과 중탄산이온을 만든다. 이러한 반응은 근위세뇨관과 원위세뇨관에서 일어난다(그림 20.3 참조). 아세타졸라마이드는 탄산 탈수효소의 작용을 막는다. 그로 인해 매우 적은 수소이온과 중탄산이온이 생성된다. 그러므로 나트륨이온(나트륨 재흡수의 감소)과 교환될 수소이온이 없다. 결과적으로 나트륨이온은 더 많은 양의 물과 함께 소변으로 배설된다.

추가적인 신장의 영향

Additional Renal Effects

수소이온 교환이 막혀 있기 때문에 원위세뇨관은 칼륨이온 교환을 늘림으로써 나트륨을 재흡수하려는 경향을 보인다. 증가된 칼륨이온의 분비는 소변으로 잃는 칼륨이온의 양을 증가시킨다. 결국 이러한 칼륨 손실이 **저칼륨혈증(hypokalemia)**을 초래한다. 탄산탈수효소의 억제는 나트륨과 물의 재흡수를 억제하는 것뿐만 아니라 신체 산-염기 균형에도 영향을 미친다. 나트륨이온은 항상 동반되어야 하므로 중탄산 이온과 함께 배설된다. 이 작용은 중탄산을 소변으로 배설하기 때문에 중탄산을 버리게 만든다. 중탄산은 소변을 더 알칼리성으로 만든다. 소변의 pH는 중성에 가깝지만 보통 6.5에서 7.4까지로 다양하다. 탄산탈수효소가 억제되기 때문에 혈액에서 완충 작용을 해주는 중탄산이 거의 생산되지 않는다. 이러한 상황은 대사성 산성 혈액증을 야기한다. 이용 가능한 수소이온은 염소이온과 함께 혈류로 들어오고, 이는 결국 염소 과잉혈의 **대사성 산증(hyperchloremic metabolic acidosis)**을 야기한다.

투여 방법

Route of Administration

아세타졸라마이드와 메타졸라가이드는 경구 투여로 잘 흡수된다. 두 약물은 체내에서 대사되지 않고 그대로 신장에 의해 배설된다. 이 두 약물이 약산이기 때문에 근위 세뇨관에 의해 소변으로 분비된다.

대사성 산증에 의해 배설은 증가하고 이뇨는 감소한다. 산-염기 균형이 변경되면 약물 작용이 억제되기 때문에 아세타졸라마이드는 다루기 힘든 이뇨제이다. 부종, 녹내장, 간질을 치료하기 위한 아세타졸라마이드의 투여량 범위는 [표 20.2]에 명시되어 있다. 주로 환자는 가장 적은 투여량부터 시작하여 성공적인 결과가 나올 때까지 양을 늘리곤 한다.

근육 내 투여는 알칼리성인 이 용액이 투여 부위에 통증을 유발할 수 있기 때문에 하지 않는다. 그러나 안압을 줄이기 위해 급하게 완화가 필요할 때는 약물을 정맥 내로 투여하곤 한다.

유해 작용과 금기사항

Adverse Effects and Contraindications

자주 발생하는 이 약물의 유해 작용에는 졸음, 거식증, 위장 장애, 두통, 우울, 알레르기성 발진, 산증 등이 있다. 저칼륨혈증(hypokalemia)과 고요산혈증(hyperuricemia)도 발생하곤 한다. 고요산혈증(요산염 배설의 악화로 인한 혈액 내 요산 과다)은 통풍의 성향이 있는 사람에게서만 주로 생기는 문제이다. 신부전증에 의한 대사성 산증이나 극심한 호흡기 산증을 겪는 환자는 탄산탈수효소를 투여받아서는 안 된다. 이 약물은 산증을 악화시키기 때문이다. 이 치료법은 신장 장애, 정신적 우울, 또는 전해질 불균형을 겪는 녹내장 환자는 피해야 한다.

LO 20.5

티아지드와 티아지드 유사 이뇨제

THIAZIDE AND THIAZIDE-LIKE DIURETICS

임상 적응증

Clinical Indications

티아지드와 티아지드 유사 약물은 가장 큰 이뇨제 약물군이다. 이 약물은 고혈압을 동반하는 부종의 치료에 널리 사용되고 만성심부전이나 신장질환에 관련된 만성 부종을 포함하여 모든 부종을 경감시켜 준다. 혈장의 양을 줄이고 혈관 평활근을 이완시키기 때문에 이러한 이뇨제는 심하지

표 20.3

Thiazide 및 thiazide 유사이뇨제의 추천 복용량			
약물(상품명)	**지속 시간**	**고혈압**	**부종**
Thiazides			
Chlorothiazide (*Diuril*)	6~12시간	500~2,000 mg	500~2,000 mg
Hydrochlorothiazide	6~12시간	25~50 mg	25~100 mg
Methylclothiazide	24시간	2.5~5.0 mg	2.5~10 mg
Thiazide유사 이뇨제			
Chlorthalidone (*Thalitone*)	24~72시간	15~50 mg	30~120 mg
Indapamide	최대 36시간	1.25~5.0 mg	2.5~5 mg
Metolazone (*Zaroxlyn*)	12~24시간	2.5~5.0 mg	5~20 mg

않은 고혈압을 관리할 때 특히 유용하다. 항고혈압 작용의 효능은 나타나는 데 4~6주 정도 걸리는 반면 이뇨 작용은 즉시 시작된다.

메톨라존(metolazone)과 같은 티아지드 이뇨제는 심장수축성 기능장애에 의한 심부전을 위한 루프이뇨제 치료요법에 추가된다. 루프이뇨제에 추가되는 티아지드제는 이뇨를 자극하고, 나트륨과 물을 없애고, 심장이 해야 할 일을 줄일 수 있다.

비록 티아지드와 티아지드 유사 이뇨제는 화학적으로 연관성이 없지만, 이들은 세뇨관에 같은 약리학적 작용을 한다. 이 둘 모두 이뇨 작용을 위하여 경구 투여할 수 있다. 이러한 이뇨제는 효력과 작용 지속 시간에서만 차이를 보인다[표 20.3]. 이들 중 널리 쓰이는 것은 클로로티아지드(*diuril*), 클로르탈리돈, 메톨라존(*zaroxolyn*)이다.

작용 기전
Mechanism of Action

티아지드와 티아지드 유사 이뇨제는 산증을 유발하지 않는 탄산탈수효소억제제를 만들기 위해 개발되었다. 그러나 이들은 그저 약한 탄산탈수효소억제제에 불과하다. 이들은 주로 네프론의 말단부위에서 나트륨 운반을 방해하여 이뇨를 야기한다. 이 방해는 나트륨과 물의 양적 손실을 초래하며 극심한 이뇨를 낳는다[그림 20.5]. 결과적으로 이 약물은 저염소 알칼리혈증(hypochloremic alkalosis)과 **저칼륨혈증(hypokalemia)**을 야기한다. 티아지드와 티아지드 유사 이뇨제는 다루기 쉽다. 이 약물이 지속적으로 투여되는 동안은 심지어 알칼리혈증을 겪고 있더라도 이뇨가 발생한다. 신장 작용의 연장 작용으로 티아지드로 유도된 저나트륨혈증(hyponatremia)이 나이가 많은 환자에서 발생한다고 알려져 있다. 이 이뇨제는 칼슘이온의 신장 분비를 줄인다. 비록 지속적으로 투여하였을 때 혈장 칼슘 농도가 약간 증가하긴 하지만 이것으로 인해 고칼슘혈증을 초래하지는 않는다. 칼슘 항상성은 부갑상샘에 의해 철저히 조절되어 골흡수(뼈로부터 칼슘이온이 나오는 것)가 줄어든다. 이는 골다공증 환자에게 뼈를 지켜주는 효과가 있다고 생각되어 왔다.

유해 작용
Adverse Effects

티아지드와 티아지드 유사 이뇨제가 체내에서 물과 나트륨을 빠르게 제거하기 때문에 혈장의 부피가 줄어들 수 있고 그로 인해 혈압이 갑자기 떨어질 수 있다. 이러한 이뇨제를 투여한 환자는 기립성 저혈압(환자가 앉았다가 일어날 경우 급격한 혈압 감소를 보이는 증상)을 겪는다. 급격한 혈압 감소는 어지러움, 머리가 몽롱해짐, 기절 등을 초래한다. 고혈당은 감소된 글루코오스 이용이 그 원인일 수 있다. 이러한 영향은 혈당을 변화시켜 진성 당뇨병을 초래할 수 있다. 효과적인 전해질 이동 때문에 환자가 근육 경련과 쥐가 나는 현상을 겪게 된다.

단기간 티아지드 이뇨제 요법은 투여량에 따라 총혈장 콜레스테롤 수치, 저밀도 지질단백질 콜레스테롤, 트리글리 세리드 수치를 증가시킬 수 있다. 이것은 활발한 이뇨 반응과 혈장 부피의 감소를 위해 다량의 이뇨제를 투여 시 발생한다. 이러한 혈장 부피의 감소는 레닌-안지오텐신-알도스테론계의 반사 반응을 유발하여 교감신경계와 콜레스테롤 수치를 변화시킬 수 있다. 장기간 티아지드를 사용하면 이뇨제에 노출되기 이전과 비교하여 콜레스테롤 수치 변화가 거의 없다. 인다파마이드(indapamide)는 치료 기간(장/단기)에 관계 없이 콜레스테롤과 지질단백질에 영향이 없다.

피부 발진과 같은 과민반응은 이러한 약물 사용과 동반된다고 알려져 있다. 이 이뇨제는 메스꺼움, 설사, 변비, 거식증, 두통, 무력, 혈액 요소성 질소 증가나 혈장 크레아틴 수치의 증가 등을 초래할 수 있다. 부작용의 종류와 정도는 환자의 상태와 건강에 연관되어 있다. 일반적으로 투여량을 줄이거나 중단하면 부작용이 사라진다.

LO 20.6

루프이뇨제

ORGANIC ACID(LOOP) DIURETICS

임상 적응증

Clinical Indications

티아지드(thiazide)보다 큰 이뇨 작용을 갖는 유기산(루프) 이뇨제는 티아지드 이뇨제에 저항성이 생긴 환자의 부종을 경감시키는 데 사용하곤 한다. 루프이뇨제는 상당한 이뇨 작용을 요하는 극심한 말초부종과 폐부종에 유용하다. 그렇지 않으면 만성 심부전, 간경변, 신장질환과 관련된 부종의 감소를 위하여 사용한다. 에타크린산(ethacrynic acid)은 악성종양과 림프부종에 의한 **복수(ascites)**를 위한 단기 요법에 쓰인다. 비경구 투여는 빠른 반응이 요구될 때나 위장의 흡수가 악화되어 경구 투여가 불가능할 때 사용된다.

작용 기전

Mechanism of Action

부메타나이드(bumetanide), 에타크린산(*Edecrin*), 푸로세미드(*Lasix*), 토르세미드(*Demedex*)는 유기산 이뇨제(또는 루프이뇨제)이다[표 20.4]. 이러한 약물은 루프이뇨제라고 알려져 있다. 왜냐하면 나트륨(Na^+)과 염소(Cl^-)의 이온을 헨레고리에서 운반하는 것을 억제하여 이뇨를 촉진하기 때문이다. 이 작용에 의하여 막대한 양의 나트륨, 염소, 물 손실이 발생한다. 활발한 이뇨는 주로 저염소 알칼리혈증과 동반된다. 루프이뇨제는 산-염기 변화에도 불구하고 소변 흐름을 증가시키므로 다루기 쉽다. 루프이뇨제를 사용하면 저칼륨혈증이 생길 수 있다. 푸로세미드나 에타크린산은 다른 이뇨제(특히 metolazone)에 추가하여 사용하는 경우가 많다. 심부전은 다양한 심장병의 마지막 단계와 관련 있는 일반적인 임상적 증후군이다. 이것은 어느 심장병(심실에 혈액을 채우고 내보내는 것에 문제가 있는)에서든 야기될 수 있다. 심장수축 기능장애에 의한 심부전이란 심장이 혈액을 보내는 양이 신체의 필요를 충족시키지 못하는 것을 말한다. 루프이뇨제(ethacrynic acid이나 푸로세미드)는 이뇨를 통한 수분 감소를 촉진시키고 심부전을 겪는 심장의 부하를 줄여주는 데 쓰이곤 한다. 루프이뇨제 작용으로 다루기 힘든 몇몇 환자들에서는 클로로티아지드(chlorothiazide)나 메톨라존(metolazone)과 같은 티아지드 이뇨제로 이뇨작용을 유지한다. 이러한 상승 효과를 통한 이뇨 반응은 부작용의 가능성을 높인다. 이 약물은 혈장 단백질과 결합되는데, 이는 약물 상호작용의 발생 가능 성을 증가시킨다. 모든 약물이 간에서 어느 정도 대사되고 소변으로 배설된다.

유해 작용

Adverse Effects

루프이뇨제에 의한 효과는 티아지드 이뇨제와 유사하고 메스꺼움, 저혈압, 저칼륨혈증, 고요산혈증, 고혈당을 수반한다. 또한 루프이뇨제는 몇몇 환자에게 청각 장애를 야기한다. 이러한 이뇨제는 아미노글리코사이드 항생제와 함께 투여되면 안 된다. 왜냐하면 아미노글리코사이드 항생제는 루프이뇨제의 이독성을 강화시키기 때문이다.

배뇨장애가 있거나, 전해질 고갈이 심한 환자에서는 루프이뇨제를 사용하지 않는다. 이러한 강력한 이뇨제를 사용하기 전에 기존 상태에 대하여 표준 절차를 통해서 환자의 상태를 조절해야 한다.

루프이뇨제를 사용하는 의료진은 주의를 요한다. 왜냐하면 이 약물은 *강력한 효력이* 이뇨제이고 물과 전해질 결핍을 초래할 정도로 너무 많은 이뇨를 야기할 수 있기 때문이다. 주의 깊은 의학적 관리가 필요하고 투여량은 개인마다 달라야 한다.

LO 20.7

칼륨-보존이뇨제

POTASSIUM-SPARING DIURETICS

임상 적응증

Clinical Indications

칼륨-보존이뇨제는 티아지드, 루프이뇨제와 함께 부종을 관리할 때 유용하다. 아밀로라이드(amiloride), 스피로놀락톤(spironolactone), 트리암테렌(triamterene)은 다른 효

표 20.4

유기산과 칼륨 보존 이뇨제의 사용 및 복용량

약물(상품명)	지속 시간, 복용량	사용	성인 복용량
유기산(루프이뇨제)			
Bumetanide Ethacrynic acid (*Edecrin*)	4~6시간 6~8시간	울혈성 심부전, 신부전, 혹은 간경변이나 신장 증후군과 연관된 부종, 복수의 단기간 처치	0.5~10 mg/day 50~200 mg/day > 200 mg/day (난치 환자들)
Furosemide (*Lasix*)	6~8시간	또한 고혈압과 급성 폐부종에 사용	20~120 mg/day 최대 600 mg
Torsemide (*Demadex*)	6~8시간	ethacrynic acid와 동일, 간경변	10~200 mg/day 5~40 mg/day 5~10 mg/day
칼륨-보존성 이뇨제			
Amiloride (*Medamor*)	24시간	고혈압 CHF 울혈성 심부전에서 thiazide나 루프이뇨제에 부가적인 요법으로 사용. 저칼륨혈증 환자에서 칼륨의 유지를 위해 사용. 저칼륨혈증 방지	5~20 mg/day
Eplerenone (*Inspra*)	12~24시간	울혈성 심부전, 고혈압	25~50 mg 하루 1회, 2회
Spironolactone (*Aldactone*)	48~72시간	부종, 고혈압 고알데스테론증, 저칼륨혈증 CHF는 12.5~50 mg/day	25~200 mg/day 100~400 mg/day
Triamterene (*Dyrenium*)	12~16시간	부종, 고혈압	100~300 mg/day
혼합 제제			
Spironolactone (50 mg) & hydrochlorothiazide (50 mg) (*Aldactazide*)	48~72시간	고알도스테론증, 부종, 고혈압	50~200 mg/day (1~4 알/day)
Triamterene (37.5 mg) & hydrochlorothiazide (25 mg)(*Dyazide*)	12~16시간	부종, 고혈압	1 또는 2 알 하루 1회
Triameterene (50 mg) & hydrochlorothiazide (50 mg)	12~16시간	부종, 고혈압	1 또는 2 알 하루 2회
Triamteren (75 mg) & hydrochlorothiazide (50 mg)(*Maxzide*)	48~72시간	부종, 고혈압	1 하루 1알

력 있는 이뇨제로부터 생기는 저칼륨혈증을 억제한다. 그러므로 이 세 이뇨제는 칼륨을 보존한다. 이 이뇨제는 종종 경구 투여를 통한 칼륨 보충을 받을 수 없는 환자의 칼륨 결핍을 조절하기 위해 쓰이곤 한다. 스피로놀락톤과 트리암테렌은 고혈압을 치료할 때 보조 이뇨제로 주로 사용한다. 고혈압은 일생 동안 장기간의 치료(종종 티아지드와 티아

지드 유사 이뇨제로 하는)를 필요로 하기 때문에 칼륨-보존 약물이 저칼륨혈증을 막기 위하여 추가된다. 스피로놀락톤도 칼륨 손실을 막기 위해 알도스테론 과잉에 쓰인다.

작용 기전

Mechanism of Action

칼륨-보존성 이뇨제는 아밀로라이드(*Midamor*), 스피로놀락톤(*Aldactone*), 트리암테렌(*Dyrenium*)을 포함한다[표 20.4]. 이 약물은 경구 투여 후에 원위세뇨관에서 칼륨 분비를 막음으로써 이뇨를 발생시킨다[그림 20.7]. 스피로놀락톤은 이 세뇨관에 있는 알도스테론 수용체를 방해한다. 알도스테론 수용체가 부분적으로 칼륨 분비를 조절하기 때문에 나트륨 교환은 스피로놀락톤에 의해 억제된다. 비록 항알도스테론은 아니지만 아밀로라이드, 트리암테렌은 원위세뇨관의 나트륨 재흡수를 방해하여 칼륨이 분비되지 않게 된다. 이 세 약물은 전해질 변화나 산-염기 불균형을 초래하지 않으면서 약한 이뇨를 발생시킨다.

유해 작용

Adverse Effects

아밀로라이드, 스피로놀락톤, 트리암테렌에 관련된 부작용은 메스꺼움, 설사, 고칼륨혈증 등이 있다. 스피로놀락톤과 트리암테렌은 또한 여성형 유방을 유발하기도 한다. 다른 이뇨제와는 다르게 칼륨보존 이뇨제는 혈액 내 칼륨 정체를 촉진시켜 고칼륨혈증을 일으킨다. 이러한 반응은 종종 신장 기능에 손상을 입었거나 당뇨가 있는 환자에게서 일어난다. 약물 혹은 식이요법에 의한 칼륨 보충은 이러한 이뇨제를 투여받는 환자에게 주어져서는 안 된다. 고칼륨혈증의 발생 정도는 스피로놀락톤과 트리암테렌을 투여받는 사람에게 최소화된다. 왜냐하면 이 약물은 단독적으로 투여되는 경우가 드물기 때문이다.

아밀로라이드는 특수한 경고 사항이 있다. 고칼륨혈증은 아밀로라이드가 칼륨-분비 이뇨제를 빼고 투여하였을 때 10%의 환자에게서 발생한다. 이 발생 정도는 신장 기능 손상이나 진성 당뇨 환자, 나이가 많은 환자에서 높다. 아밀로라이드는 티아지드 이뇨제와 함께 이러한 합병증이 없는 환자에게 부수적으로 쓰인다. 이때 고칼륨혈증의 가능성은 1~2% 정도로 줄어든다. 따라서 아밀로라이드를 투여받는 모든 환자의 혈장 칼륨 수치를 주의 깊게 관찰하는 것이 필수적이며, 특히 첫 투여 시, 투여량 조절 시, 환자의 신장 기능에 영향을 줄 수 있는 질병을 가질 경우 더욱 주의한다.

이 특수한 스피로놀락톤의 주의는 처방자로 하여금 권장되는 상황에서만 처방하도록 상기시킨다. 왜냐하면 장기간, 과량 투여 동물실험에서 종양이 생기는 결과가 보고된 바가 있기 때문이다.

LO 20.8

항이뇨호르몬 길항제와 여러 가지 이뇨제

ADH ANTAGONISTS AND MISCELLANEOUS DIURETICS

항이뇨호르몬 길항제

Antidiuretic Hormone (ADH) Antagonists

항이뇨호르몬은 소변량을 조절하여 체내 수분의 양을 조절하는 물질이다. 시상하부에 **삼투수용기(osmoreceptor)**는 혈장의 전해질 농도의 변화를 인지하여 어느 정도의 물이 보존되어야 하는지 가늠한다. 혈장 나트륨은 체액 유입의 큰 변동에도 불구하고 135~145 mEq/L의 보통 상태를 유지한다. 혈액 내 너무 많은 나트륨이 있다면(**과긴장**, 혈청나트륨>145 mEq/L) 뇌하수체 후엽 에서 항이뇨호르몬이 분비된다. 항이뇨호르몬의 표적 기관은 신장이고 그곳에서 항이뇨호르몬은 세뇨관의 집합관에 있는 수용체에 결합한다. 항이뇨호르몬은 집합관 세포로 하여금 수분 통로 단백질을 합성하게 하여 혈액으로의 물의 재흡수를 늘린다. 소변의 물은 아쿠아포린이라는 채널을 통해 혈액으로 들어온다. 이 채널은 다른 이온이나 작은 분자들은 통과시키지 않고 물 분자만 통과시킨다. 따라서 혈액 **삼투압(osmolarity)**은 감소하고, 삼투수용기는 더는 작동하지 않고, 항이뇨호르몬은 억제되고, 물은 보존된다(음성 피드백). 결과적으로 혈액은 더 많은 물을 가지게 된다. 물이 재흡수되는 동안 적은 물과 많은 이온이 배설되므로 소변은 더 진해진다.

혈장 **삼투압**이 낮을 때(**과긴장**, 혈청나트륨>135 mEq/L), 즉 순환계에서 많은 양의 물이 정체되어 있을 때, 항이뇨호르몬은 억제된다. 보유되는 물의 양이 증가하는 것과 관련 있는 상태에는 간경변, 심부전, 극심한 구토, 설사 등이 있고 이 상태는 항이뇨호르몬 분비를 억제할 것이다.

저나트륨혈증은 장기간 입원하여 치료받는 환자에게서 종종 일어난다. 약과 함께 나이나 병에 의한 신장 기능의 변화는 **체내 수분**의 양적 변화 없이도 순환하는 나트륨 수치를 낮출 수 있다. 때때로 저나트륨혈증은 수분 섭취를 줄이고 이뇨제 사용을 제한하면 치료되기도 한다. 간경변, 심부전, 신장 기능 이상과 같은 만성적인 상태는 체내의 수분을 보존하도록 한다. 때때로 이뇨제와 같은 약물 조정은 나트륨은 남긴 채 물을 혈액에서 빼기 위해 필요하다. 이것은 나트륨 농도를 정상범위로 조정해준다.

밥탄계 약물

The Vaptans

밥탄(vaptan)계 약물은 바소프레신 수용체에 작용하여 물을 없애는 최신 약물이다. 비록 이 약물은 근육과 집합관에 위치한 바소프레신 수용체와 상호작용하지만 바소프레신 길항제뿐만 아니라 항이뇨호르몬 길항제라고 불린다. 그러므로 이것이 항이뇨호르몬 길항제이고 이뇨 작용을 일으킨다고 생각하면 쉽다.

코니밥탄(conivaptan)(*Vaprisol*)은 첫 번째 항이뇨호르몬 수용체 길항제이다. 톨밥탄도 현재 사용 가능하다. 코니밥탄은 집합관에 있는 항이뇨호르몬 수용체와 평활근에 있는 V_1 수용체에 길항한다. 순환하고 있는 항이뇨호르몬의 수치는 물과 전해질의 균형을 조절하는 데 중요하다. 신장 집합관에 있는 항이뇨호르몬 수용체의 억제는 전해질을 제외한 물의 배설을 촉진한다.

톨밥탄(tolvaptan)(*Samsca*)은 최초의 경구 투여 가능한 비펩티드 길항제인 반면, 코니밥탄은 정맥 내 투여할 수 있다. 다른 경구 투여 항이뇨호르몬 길항제는 아직 개발 단계다. 경구 투여는 환자로 하여금 스스로 치료할 수 있게 만들어 줬다. 이 경우 코니밥탄은 숙련된 의료진으로부터 투여받아야 한다(24시간마다 20 mg으로). 톨밥탄은 15 mg/day에서 시작하여 경우에 따라 30 mg/day에서 60 mg/day까지 늘려나갈 수 있다. 코니밥탄과 톨밥탄은 대부분 혈장 단백질과 결합된 상태이며 간에 의해 대사되고 대변으로 배출된다. 가장 일반적인 부작용은 갈증, 구강 건조, 주간 소변의 증가이다. 코니밥탄은 투여 부위에 반응을 일으킬 뿐만 아니라 두통, 저혈압, 구토, 변비 등을 야기한다고 보고된 바 있다.

환자가 케토코나졸(ketoconazole), 이트라코나졸(itraconazole), 클래리트로마이신(clarithromycin), 리토나비르(ritonavir), 인디나비르(indinavir)을 투여받고 있는 경우에는 코니밥탄이나 톨밥탄을 투여해선 안 된다. 이 약물은 밥탄계 약물을 대사하는 간의 효소계(P450)를 억제하기 때문이다.

크산틴 이뇨제 카페인

Xanthine Diuretics Caffeine

크산틴 유도체(카페인, 파마브롬, 테오브로민, 테오필린)는 가벼운 이뇨 반응을 하는 약물이다. 이 약물은 신장에 흐르는 혈류를 늘려서 요 흐름을 자극하여 결국 사구체 여과율과 소변 생성을 증가시킨다. 흔히 크산틴 이뇨제는 다른 이뇨제와 함께 쓰이곤 한다. 크산틴 이뇨제와 관련된 부작용은 중추신경계 자극, 저혈압, 두통이 있다. 카페인은 처방전 없이 살 수 있는 이뇨제들 중 효과 좋은 물질이다.

LO 20.9

선호되는 치료법, 유해 작용, 약물 상호작용

PREFERRED TREATMENT, ADVERSE EFFECTS, AND DRUG INTERACTIONS

선호되는 치료법

Preferred Treatment

항이뇨호르몬 길항제는 입원환자에서의 정상혈장 혹은 과혈장성 저나트륨혈증의 임상적 치료로 사용된다.

탄산탈수효소억제제는 녹내장, 알칼리혈증에서의 부종, 고산증에서 사용된다.

유기산 이뇨제(루프 이뇨제)는 폐부종(pulmonary edema), 말초부종, 고혈압, 급성 고칼슘혈증 혹은 급성 고칼륨혈증, 급성 신부전에서 사용된다.

티아지드는 고혈압, 가벼운 심부전, 신결석증, 신성요붕증에서 선호되는 치료 요법으로 사용된다.

삼투성 이뇨제는 횡문근융해증, 화학요법 등으로 인한 신부전증에서 사용되며, 증가된 두개내압을 감소시키고, 안방수액의 배출을 증가시켜 녹내장 환자의 안압을 감소시키는 데 사용될 수 있다.

칼륨보존성 이뇨제는 심근경색 후 증후군과 다른 이뇨제들로 인한 저칼륨혈증에 사용된다. 스피로놀락톤(spironolactone)은 모든 원인의 알도스테론증(aldosteronism)에 특이적인 치료법으로 사용된다.

유해 작용

Adverse Effects

대부분의 이뇨제는 임상적 사용 시 전해질 균형 변화와 산-염기 균형의 변화를 초래한다. 그러므로 혈장 전해질 수치는 시간에 따른 이뇨제의 효과와 함께 항상 모니터링 되어야 한다. 혈중 칼륨 수치의 변화는 심혈관계 및 근골격계의 기능을 변경시킬 수 있으므로 혈중 칼륨 농도는 특히 중요하다. 칼륨의 부족(저칼륨혈증)은 근육의 약화, 피로, 심부정맥을 유발할 수 있다.

저칼륨혈증

Hypokalemia

이뇨제에 의해 유도된 저칼륨혈증은 이뇨제 치료요법을 받는 환자의 10~40%에서 나타난다. 칼륨은 근육, 신경, 뼈의 기본 기능 및 체액의 pH 균형을 유지하는 데 중요한 역할을 한다. 강력한 이뇨제에 의한 칼륨의 감소(저칼륨혈증)를 막기 위해서, 환자는 보통 보충 요법(supplementation

표 20.5

칼륨이 풍부한 음식*			
과일	채소	유제품	기타
사과껍질	조리된 아티초크	코티지 치즈(2%)	아몬드
설탕을 넣지 않은 사과 주스	조리된 아스파라거스	바닐라 아이스크림	소고기 살코기
유황으로 건조된 살구	비트샐러드	우유(2%)	브라질 호두
아보카도	브로콜리	리코타 치즈	빵, 밀
바나나	신선한 싹양배추	요거트	달걀
네모로 썬 칸탈로프	조리된 양배추		큰 넙치
대추	신선한 당근		햄버거
건무화과	신선한 꽃양배추		당밀
키위	가르반조 콩		자연산 땅콩버터
망고	신선한 완두콩		소금에 절인 땅콩
오렌지	조리된 강낭콩		현미
오렌지 주스	아이스버그 상추		백미
파파야	조리된 버섯		연어찜, 연어구이
복숭아	조리된 핀토콩		연어통조림
배	껍질째로 구워진 감자		참치, 조리된 황다랑어
설탕을 넣지 않은 자두 주스	찐 시금치		칠면조, 구우면 검정빛을 띠는 고기
건포도	껍질을 벗기지 않은 고구마		
생딸기	신선한 토마토		
수박	토마토주스		

* *출처: USDA national nutrient database—potassium content of selected foods.*

schedule)을 따르도록 권고된다. 오렌지 주스와 바나나는 칼륨의 큰 공급원이다. 이러한 과일은 이뇨제에 의해 유도된 칼륨의 손실을 보충하기 위해 매일 섭취되어야 한다. 칼륨이 풍부한 또 다른 음식으로는 대추야자, 무화과, 말린자두, 행인, 건포도, 고구마, 감자, 그레이프푸르트, 자두 주스 등이 있다. [표 20.5]에 칼륨이 풍부한 음식을 정리해 놓았다.

강력한 이뇨제 치료법이 필요한 심각한 부종에서는 칼륨 보충제(*K-Lyte, Slow-K*)가 사용된다. 이 칼륨 보충제는 종종 위장관계 자극을 일으켜 환자의 복약 순응도를 감소시킬 수 있다. 그러므로 칼륨 보존성 이뇨제는 이뇨제 치료요법 동안의 칼륨 고갈을 막기 위한 부가적인 약물로 매우 유용하다.

기립성 저혈압 & 탈수

Orthostatic Hypotension and Dehydration

이뇨제는 순환계에서 전해질과 수분을 제거하기 때문에 혈압이 바뀔 수 있고 이로 인해 기립성 저혈압을 유발할 수 있다. 수분과 전해질의 제거는 혈장 부피의 수축을 일으킬 수 있으며 이는 저혈압을 유발한다. 따라서 이뇨제를 복용하는 환자는 혈압의 잠재적인 변화를 항상 주의해야 하며, 저혈압은 어지러움증과 실신까지 일으킬 수 있다. 혈압 및 순환계에 대한 효과를 확인하기 위해서 신체 활력 징후(vital sign)는 주기적으로 항상 모니터링되어야 한다.

종종 이뇨제의 사용은 혈중 나트륨의 농도를 감소시키므로, 이뇨제를 투여받는 환자에서는 식이 나트륨 섭취를 제한해야 한다. 소변의 빈도가 증가함에 따라 소변양을 기록하여 이뇨제의 효과를 확인한다. 강력한 이뇨제의 사용은 많은 수분의 제거로 인해 체중감소와 탈수가 발생할 수 있다.

혈당 모니터링
Blood Glucose Monitoring

장기간의 이뇨제 치료가 필요한 당뇨병 환자는 혈당 수치를 주기적으로 모니터링해야 한다. 설폰아마이드(sulfonamide) 약물에 민감한 환자는 푸로세미드(furosemide) 또는 티아지드 이뇨제에 알레르기 반응이 진행될 가능성이 있다.

과다복용
Overdose

복용 노출이 임상 효과에 필요한 것보다 클 경우, 이뇨제 과다 임상 효과를 일으킬 수 있다. 혈장 부피의 고갈은 저혈압, 현기증, 졸음을 일으킨다. 전해질 결핍은 혼란, 근육 약화, 위장장애를 유발한다. 어떠한 이뇨제도 해독제는 없다. 수분과 전해질 균형을 적절히 유지하고, 필요에 따라 호흡 치료와 병행하여 위세척, 구토가 필요할 수 있다.

약물의 상호작용 및 양립할 수 없는 성질
Drug Interactions and Incompatibilities

이뇨제는 혈장 단백질에 결합하고 산-염기 균형을 변화하고 신장 분비를 자극하기 때문에 이뇨제는 수많은 약물 상호작용에 관여한다. 가장 중요한 상호 작용은 디곡신 독성의 상승 작용이다. 이뇨제는 자주 CHF의 치료로 디곡신과 병용된다. 이뇨 유도 저칼륨혈증은 심근에서의 디곡신 독성을 증가시키고 결과적으로 부정맥을 유발한다. 따라서 이뇨제 치료 중에 칼륨 균형을 유지하는 것이 중요하다. 이뇨제는 리튬과 병용할 때 또 다른 중요한 상호작용이 발생한다. 이뇨제는 리튬 독성의 위험을 증가시켜 리튬이 신장에서 없어지는 것을 감소시킬 수 있다.

탄산탈수효소억제제는 코르티코스테로이드와 병용할 때 칼륨을 고갈시키고 산성 약물의 배설을 증가시킨다.

강력한 이뇨제, 티아지드와 유기산 이뇨제(루프 이뇨제)을 투여하는 중에 알코올, 항고혈압 약물, 바르비튜레이트, 그리고 아편 유사 진통제는 기립성 저혈압의 가능성을 증가시킨다. 티아지드 이뇨제를 투여할 때, 디아족사이드는 저혈압, 고혈당 및 고요산혈증의 위험을 증가시킨다.

아미노글리코사이드 항생제는 유기산(루프) 이뇨제로 인한 청력 손실을 증가시킬 수 있다. 항이뇨호르몬 길항제는 P450 효소의 강력한 억제제이기 때문에, 심바스타틴 또는 미다졸람(midazolam)과 함께 투여하면 안 된다. 이 상호작용으로 인해서 미다졸람과 심바스타틴의 혈중농도가 증가된다. 케토코나졸, 이트라코나졸, 클래리트로마이신, 리토 나비어, 인디나비르와 함께 주어질 때 유사한 상호작용이 밥탄의 혈당 농도를 증가시킨다.

일부 이뇨제는 비경구 투여용 용액으로서 제조될 수 있다. 일반적으로 근육 주사는 통증이나 국소 자극을 일으키기 때문에 직접 정맥주사 또는 정맥 주입이 선택되는 비경구 경로이다. 이뇨제가 주입 튜브를 통해 서서히 제공될 수 있기 때문에, 혼합용액으로 인한 약물이 양립할 수 없는 것을 방지하는 게 중요하다. 약물의 호환성은 총 약물 활성 또는 효능을 변경시킬 수 있는 약물 침전, 복합체 형성 또는 용액의 탈색과 연관될 수 있다. 마니톨(*Osmitrol*), 클로로티아지드(*Diuril*), 에타크린산(*Edecrin*), 푸로세미드(*Lasix*)는 특정 용액 또는 주입에서는 호환될 수 없는 것으로 보고되었다.

응집이 발생할 수 있기 때문에 마니톨(*Osmitrol*)은 혈액과 혼합할 수 없다. 마니톨과 시스플라틴의 사전 혼합이 복합체 형성의 원인이 될 수 있다. 클로로티아지드(*Diuril*)는 아미카신(amikacin), 클로르프로마진(chlorpromazine), 코데인(codeine), 인슐린(insulin), 메타돈(methadone), 모르핀(morphine), 프로카인(procaine), 프로메타진(promethazine), 스트렙토마이신(streptomycin), 테트라사이클린(tetracycline), 반코마이신(vancomycin)의 용액과 혼합할 때에는 호환될 수 없다고 보고되어 있다. 에타크린산은 5 미만의 최종 pH인 약물 용액과 호환할 수 없고 주입을 위해서 혈액과 혼합해서는 안 된다고 보고되었다. 푸로세미드는 아스코르브산(ascorbic acid), 에피네프린(epinephrine), 노르에피네프린(norepinephrine), 또는 테트라사이클린(tetracycline) 용액과 혼합될 경우, 침전될 수 있다.

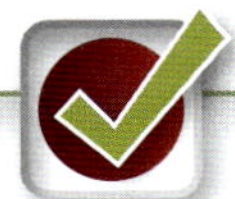

환자 안전과 교육

이뇨제, 즉 "water pill"은 환자에게 매우 친숙해서 이 약이 얼마나 효과적인지를 생각나게 하는 것이 복약 관리에 효과적일 수 있다. 일부 부작용은 환자를 불편하게 할 수 있지만 치료를 중단하지 않도록 의사의 주의가 필요하다. 이뇨 활동은 즉시 시작되기 때문에 취침 시 소변이 마려울 수 있다. 이를 최소화하기 위해 이뇨제는 하루 중 이른 시간에 복용해야 한다. 환자가 아프지 않을 경우에도 지시에 따라 약물을 복용해야 한다. 특히 과도한 이뇨에 매우 취약한 노인 환자는 주기적으로 체중을 측정해야 한다.

약물 투여

경구 이뇨제를 복용 후 위장장애를 경험한 환자는 식사 또는 우유와 함께 약을 복용하는 것을 권한다.

환자에게 지시

알코올은 이뇨제를 복용하는 동안 피해야 하는데, 알코올을 함유하는 것으로는 감기나 독감, 기침, 고초열(화분 알레르기) 치료제 등이 있다. 알코올은 ADH 분비를 억제함으로써 이뇨제와 함께 복용하면 탈수, 졸음, 현기증을 심화시킬 수 있다.

당뇨병 환자는 홈 모니터링 또는 포도당 테스트 기간 동안 혈당 값의 변화가 확인할 수 있다. 환자가 당뇨병 치료를 위해 또 다른 의사나 전문가(당뇨병 전문 의사, 내분비학자) 진찰을 받 는 경우, 해당 약물 치료 이력에 이뇨제가 추가되었다는 것을 환자에게 주지시킨다.

노인 환자에 대해 특별한 용량 조절은 필요하지 않다. 그러나 환자는 기립성 저혈압 때문에 침대나 의자에서부터 일어날 때 천천히 이동하도록 권고해야 한다.

감광성(photosensitivity)은 트리암테렌(triamterene)을 복용할 때 발생할 수 있다. 환자는 치료하는 동안 불필요한 태양의 노출을 피하도록 권고해야 한다.

의사에게 통보

근육통, 무기력 또는 경련, 메스꺼움, 구토, 설사 또는 두근거림이 발생할 경우 환자는 의사에게 알려야 한다.

갑작스러운 관절 통증은 앞으로의 진단을 위해 즉시 의사에게 보고해야 한다. 이는 통풍으로 발전할 수 있다.

임부에서의 사용

이 클래스의 약물은 FDA의 임신 카테고리 B 또는 C에 지정되어 있다. 임신 중 사용이 안전하다는 증거가 없거나 태아에 대한 위험성을 완전히 배제할 수 없다. 정상 임신 중 이뇨제를 일상적으로 사용하는 것은 부적절하며 중독증 치료에 유용하지 않다. 이 약들은 만성 심부전 또는 신장질환이라는 근본적인 조건을 갖춘 환자만, 치료를 위해 임심 중 사용하도록 지시되고 있다. 이 약은 태반을 통과하여 태아에 영향을 미칠 수 있다. 분명히 필요하고 잠재적 이점이 위험보다 클 때 이 약을 사용해야 한다.

복습 문제 _Chapter Review

업무에 필요한 지식 _Applying Knowledge on the Job

※ 비판적 사고를 통해 다음 질문에 답하시오.

1. 대부분의 이뇨제의 작용 기전은 무엇입니까? **(20.2)**

다중 선택 문제 _Multiple Choice

※ 다음 중 옳은 답을 고르시오.

1. 이독성이라는 독특한 부작용이 있는 이뇨제는? **(20.6)**
A. 유기산 이뇨제(루프이뇨제)
B. 티아지드(Thiazide)계 이뇨제
C. 칼륨보존성 이뇨제
D. 삼투성 이뇨제
E. 코니밥탄(Conivaptan)계 ADH 길항제

2. 다음 중 티아지드계 이뇨제와 관련된 것은 무엇인가? **(20.5)**
A. 고혈당증
B. 고칼륨혈증
C. 고나트륨혈증
D. 고칼슘혈증
E. aquaresis

3. 유기산이뇨제(루프이뇨제)와 관련하여 옳지 않은 것은? **(20.6)**
A. 고뇨산혈증을 일으킨다.
B. 고혈당증을 유발한다.
C. 악성종양으로 인한 부종을 감소시키는 데 사용한다.
D. 대사성 산증을 일으킬 수 있다.
E. 이뇨는 난치성이 아니다.

4. 급성 녹내장에서 안구내압을 감소시키는 데에 사용되는 이뇨제는? **(20.4)**
A. 루프이뇨제, ethachrynic acid
B. 티아지드(thiazide)계 이뇨제, indapamide
C. 칼륨보존성 이뇨제, 아밀로라이드(amiloride)
D. 삼투성 이뇨제, 마니톨(mannitol)
E. 푸로세미드(furosemide)

5. 모든 칼륨 보존성 이뇨제는? **(20.7)**
A. 산-염기 불균형이 없는 가벼운 이뇨를 촉진한다.
B. 알도스테론 수용체를 막는다.
C. 저칼륨혈증을 초래한다.
D. 티아지드계 이뇨제와 비슷한 부작용을 유발한다.
E. 칼륨이온의 분비를 증가시킨다.

제 21 장

항고혈압 약물
Antihypertensive Drugs

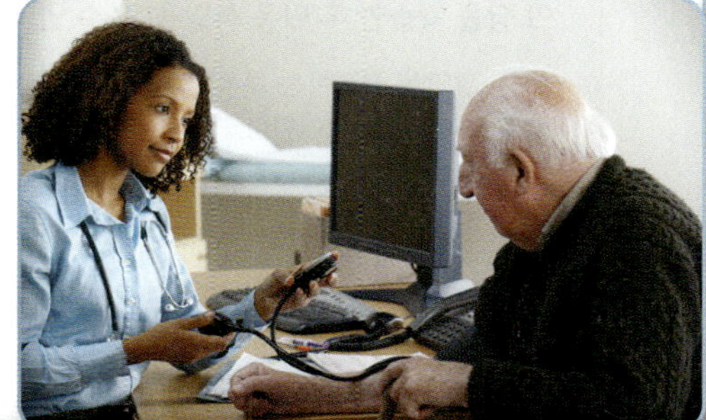
Monkey Business Images/Shutterstock

핵심 용어_Key Terms

고혈압(hypertension): 비정상적으로 높은 혈압

레닌(renin): 안지오텐지노젠(angiotensinogen)에서 안지오텐신(angiotensin)으로 전환하는 신장에서 유리되는 효소

말초저항(peripheral resistance, PR): 동맥을 통한 혈류에 의해 발생되는 저항

박출량(stroke volume, SV): 심장박동당 펌프되는 혈액량

본태성 고혈압(essential hypertension): 원인을 알 수 없는 대부분의 고혈압[동일어: 일차성, 원발성 고혈압(primary hypertension), 특발성 고혈압(idiopathic hypertension)]

심박수(heart rate, HR): 분당 심장 박동수

심박출량(cardiac output, CO): 심장에 의하여 분당 펌프되는 혈액의 양

악성 고혈압(malignant hypertension): 염증 및 혈관 손상과 관련된 고혈압성 위기

안지오텐신II(angiotensin II): 알도스테론과 항이뇨 호르몬의 유리를 자극하는 강력한 혈관수축제

안지오텐신 수용체 차단제(angiotensin receptor blocker, ARB): 안지오텐신(angiotensin) II 수용체를 차단하는 약물

안지오텐신 전환효소 억제제(angiotensin-converting enzyme inhibitor, ACEI): 안지오텐신(angiotensin) I에서 안지오텐신(angiotensin) II로의 효소적 전환을 억제하는 약물

알도스테론(aldosterone): 부신피질에서 유리되어 신장의 나트륨 정체를 일으키는 호르몬

이차성 고혈압(secondary hypertension): 원인이 알려진 고혈압(동일어: 속발성 고혈압)

항이뇨 호르몬(antidiuretic hormone, ADH): 신장에서 수분 정체를 일으키는 뇌하수체 후엽호르몬

혈압(blood pressure, BP): 동맥내 혈액의 압력으로 주로 심박출량과 말초저항에 달려 있음

학습 목표 _Learning Outcomes

이 장을 학습한 후 다음 사항을 할 수 있어야 한다.

21.1 혈압을 결정하는 주요 인자를 이해하고 혈압이 혈압계로 어떻게 측정되는지를 이해한다.

21.2 혈압을 결정하는 공식을 알고 신장과 레닌안지오텐신-알도스테론계(신승압계)의 혈압조절에 대한 역할을 설명할 수 있다.

21.3 티아지드와 루프이뇨제의 항고혈압 작용을 설명할 수 있다.

21.4 교감신경계 활동을 저하시키는 여러 가지 다른 종류 약물의 약리 작용을 비교할 수 있다.

21.5 혈관 확장제의 작용 기전을 설명할 수 있다.

21.6 ACEI와 ARB의 약리 작용을 비교할 수 있다.

21.7 고혈압성 위기의 치료법을 기술할 수 있다.

21.8 고혈압에 대한 환자 교육에 수반되는 주요 요소를 설명할 수 있다.

21.9 고혈압 치료에 주로 사용되는 약물의 종류를 열거할 수 있다.

들어가며 _Introduction

동맥혈압(blood pressure)이 비정상적으로 높은 **고혈압**(hypertension)은 뇌졸중, 심장마비 및 만성 심부전의 주된 원인 중의 하나이다. 만성 심부전에서 고혈압은 좌심실의 비대를 야기하며 결국은 심기능의 저하로 심부전에 이르게 한다[그림 21.1]. 미국인의 약 10%에서 15%는 고혈압 환자이다. 고혈압의 증상은 대부분 고혈압이 확실히 정착된 수년 후에 나타나며 그때는 이미 영구적인 기관 손상이 있을 수 있다.

고혈압 환자의 절반만 질병을 인지하고 있을 뿐이고, 고혈압 치료를 받는 다수의 사람들은 부적절하게 조절된다. 고혈압의 측정과 감지가 비교적 쉽다는 점에 비추어 보면 이러한 상황은 이해하기 힘들다. 항고혈압 약물에는 다양한 종류가 있으며, 대부분의 고혈압은 이제 한 가지 혹은 2가지의 약물로 조절된다.

대부분의 고혈압(약 90%)은 원인을 모른다. 이러한 형태의 고혈압을 **본태성 고혈압**(essential hypertension)이라고 한다. 원인을 아는 고혈압을 **이차성 고혈압**(secondary hypertension)이라고 한다. 본태성 고혈압은 원인을 모르기 때문에 고혈압으로 인한 심각한 결과를 예방 혹은 최소화시키기 위해 혈압을 정상범위로 낮추는 것이 약물 치료의 목적이다.

LO 21.1

혈압을 결정하는 생리적 인자

PHYSIOLOGICAL FACTORS THAT DETERMINE B LOOD P RESSURE

혈압은 주로 심박출량과 말초저항의 2가지 요인에 의해 결정된다. [그림 21.2]는 혈압계로 혈압을 측정하는 방법을 그림으로 설명해 주고 있다.

심박출량

Cardiac Output

심박출량(CO)은 분당 심장으로부터 펌프되는 혈액량이다. **심박수**(heart rate, HR)와 **박출량**(stroke volume, SV)

그림 21.1 고혈압 환자의 심장 단면

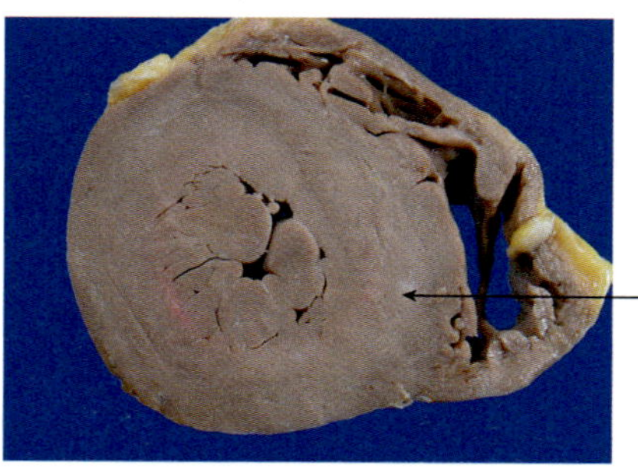

고혈압 환자는 좌심실의 후부하가 증가되어 좌심실 비대가 생긴다. 후부하 증가는 심근세포에서 수축 단백질량을 증가시켜 심비대, 심기능 저하 및 심부전을 일으킨다.

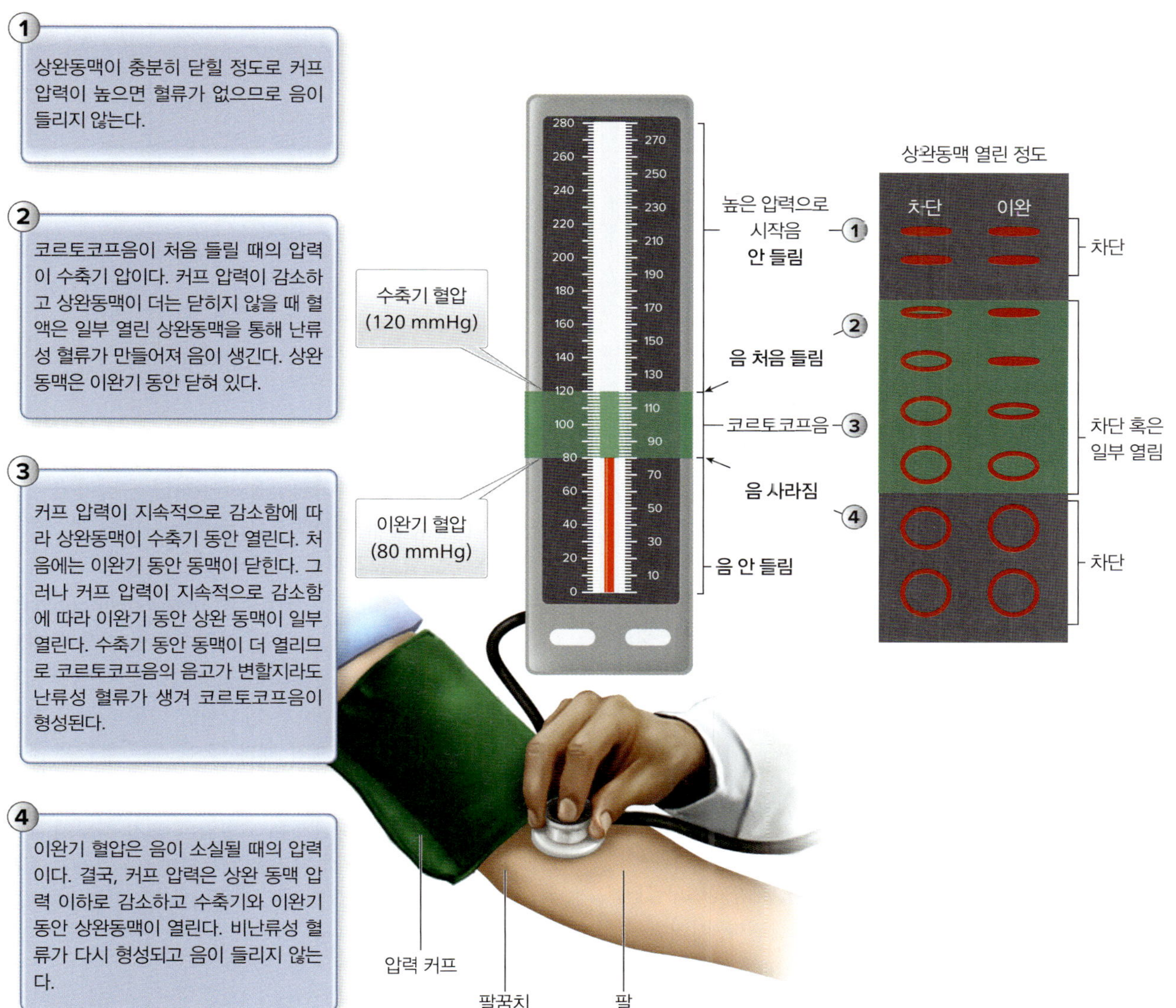

에 의해 심박출량이 결정된다. 공식은 아래와 같다.

심박출량 = 심박수 × 박출량

말초저항

Peripheral Resistance

말초저항(peripheral resistance, PR)은 동맥과 세동맥의 혈류에 대한 저항 또는 마찰이다[그림 21.3]. 말초저항을 증가시키는 주요 요인은 혈관수축이다. 혈관수축과 혈압상승은 교감신경 자극(노르에피네프린, 에피네프린), **안지오텐신 II (angiotensin II)** 및 기타 요인에 의해 일어난다. 혈관 확장을 일으키는 약물은 말초저항을 감소시킨다.

LO 21.2

혈압에 영향을 주는 인자

FACTORS AFFECTING BLOOD PRESSURE

혈압(blood pressure, BP)은 심박출량과 말초저항을 조절하는 모든 요인의 결과이다. 혈압 공식은 아래와 같다.

혈압 = 심박출량 × 말초저항

여러 인자(심박수, 박출량 혹은 말초저항)의 증가는 혈압을 상승시키고 교감신경계의 자극은 이러한 요인을 증가시킨다. 대부분의 본태성 고혈압에서 교감신경계의 활성이 증가되어 있기 때문에, 교감신경계는 혈압조절에 있어 중요한 요인이다.

그림 21.3 혈관계 전체의 혈압

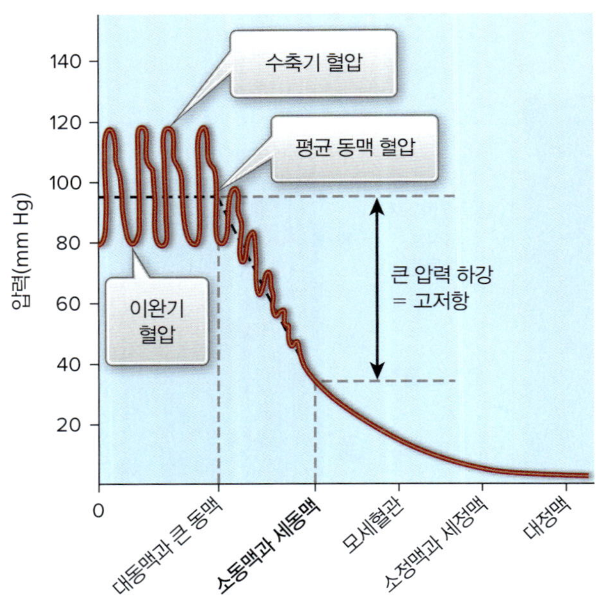

혈압은 큰 동맥에서 가장 높고 대정맥에서 가장 낮다. 세동맥을 지나면서 혈압이 가장 많이 하강하는데, 이는 세동맥의 혈관 저항이 가장 크다는 것을 나타낸다.

고혈압에 영향을 주는 요인

Factors That Contribute to High Blood Pressure

혈압에 영향을 주는 많은 요인이 모두 고혈압의 원인은 아니지만, 이러한 요인들의 조절이 어느 정도 혈압을 감소시킬 수 있다. 이러한 요인에는 나트륨 제한, 체중 감소, 금연, 규칙적인 운동 및 스트레스 감소 등이 포함된다. 이러한 요인들을 성공적으로 조절하면 치료 약물의 복용량과 복용 횟수를 줄이거나 약물 치료를 하지 않을 수도 있다.

고혈압에서의 신장의 역할

Role of Kidneys in Hypertension

고혈압에서는 말초저항이 증가하고 신장을 통한 혈류가 감소한다. 신장은 체내에서 나트륨과 수분 균형 유지에 중요한 역할을 한다. 신혈류가 감소하면 신장에서 레닌(renin)이라는 혈액으로 방출된다. 레닌 방출은 레닌-안지오텐신-알도스테론계(신승압계)를 활성화하여 혈관을 수축시키고, 나트륨과 수분을 정체시켜서 혈압을 상승시키는데, 이것이 혈압상승의 주요 요인이다.

항고혈압 요법

Antihypertensive Therapy

고혈압에서 치료 목적은 혈압을 정상범위로 낮추는 것이다. 이로 인해 혈관, 심장, 신장 및 기타 장기에 대한 손상을 감소시킨다. 중요한 건 고혈압을 조절하면 수명이 증가한다는 점이다. 혈압을 효과적으로 낮추는 다양한 항고혈압 약물에는 이뇨제, 교감신경 억제제, 혈관 확장제, 칼슘통로 차단제, 안지오텐신전환효소억제제(**angiotensinconverting enzyme inhibitors, ACEI**), **안지오텐신 수용체 차단제(angio tensin receptor blockers, ARB)** 및 레닌 억제제가 있다. [그림 21.4]는 주요한 항고혈압 약물의 작용 부위를 보여주고 있다. 이뇨제와 베타-차단제는 혈압을 조절하고 사망률을 낮추는 가장 효과적인 약물로 간주된다. 따라서 이뇨제와 베타-차단제는 고혈압의 초기 치료에 대개 추천되는 약물이다. 좀 더 진전된 고혈압에서는 2가지 혹은 3가지의 병용약물이 요구된다. 고혈압의 단계적 분류는 [표 21.1]에 도식화되어 있다.

표 21.1

고혈압의 분류

분류	혈압(mmHg)
정상혈압(normotensive)	<120/80
고혈압 전단계(prehypertension)	120~139/80~89
고혈압(hypertension)	>140/90
1기 고혈압(stage 1)	140~159/90~99
2기 고혈압(stage 2)	>160/100

LO 21.3

이뇨제

DIURETICS

이뇨제는 20장에서 논의되었고, 이 장에서는 고혈압 치료와 연관된 응용만 논의한다. 소금제한 식이요법이 혈압을 낮춘다는 건 오래전부터 알려져 왔으며 최신약이 개발되기 전부터 고혈압 치료에 사용되었다. 이뇨제는 신장에서 나트륨의 배설을 증가시켜 혈압을 감소시킨다. 따라서 소금제한과 이뇨제 치료는 혈압을 낮추는 데 효과적이다.

작용 기전

Mechanism of Action

티아지드와 유사 약물은 고혈압 치료에 선호되는 약물이다. 이들 약물은 초기에 나트륨과 수분 배설을 증가시키고,

그림 21.4 주요 항고혈압 약물의 작용 부위

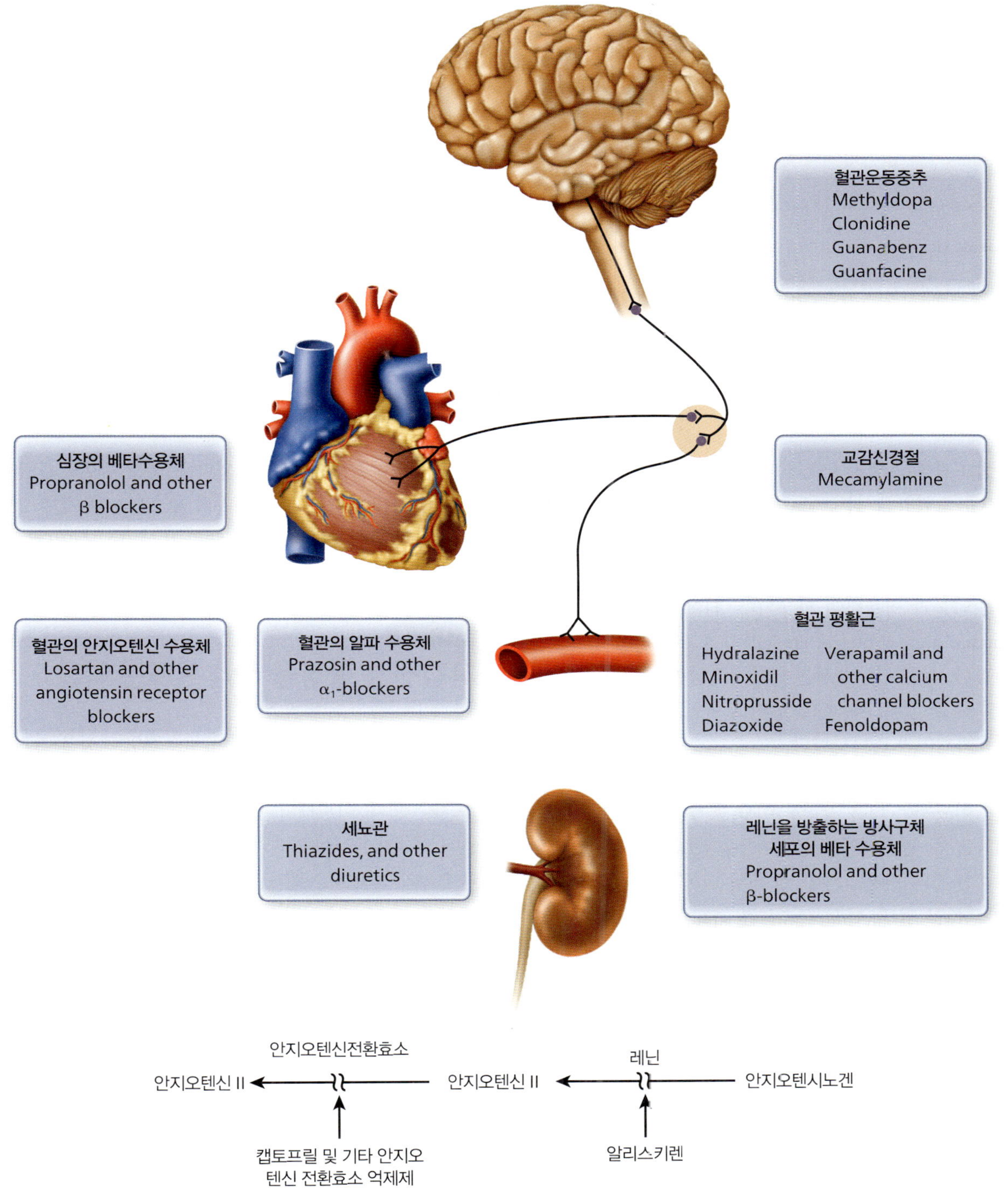

혈액 양과 심박출량을 감소시켜 혈압을 감소시킨다. 이뇨제를 지속적으로 사용하면 심박출량이 정상으로 재조정된다. 그러나 수주 지나면 2번째 장기적 항고혈압 효과가 생긴다. 2번째 장기적 항고혈압 효과는 혈관 평활근 안쪽의 세포내 나트륨 농도의 감소를 수반한다. 이것은 순환하는 노르에피네프린, 에피네프린, 안지오텐신 II 및 기타 혈관 수축제의 혈관수축 효과에 대한 혈관 평활근의 민감성을 감소시킨다. 그 결과 말초저항과 혈압의 점진적인 감소가 생긴다. 티아지드와 티아지드 유사 이뇨제의 항고혈압 효과는 저용량에서 나타난다. 고용량에서는 요량은 증가시키

표 21.2

고혈압의 치료에 사용하는 티아지드와 티아지드 유사 이뇨제

약물(상품명)*	흔한 일일 경구 용량 범위
Thiazide diuretics	
Chlorothiazide (*Diuril*)	500~2000 mg
Hydrochlorothiazide (*HydroDIURIL*)	12.5~50 mg
Thiazide-like diuretics	
Chlorthalidone (*Hygroton, Thalitone*)	12.5~50 mg
Indapamide (*Lozol*)	1.25~5 mg
Metolazone (*Zaroxolyn*)	2.5~5 mg

지만 말초저항은 크게 감소하지 않는다.

경증 고혈압에서는 이뇨제가 단독으로 사용되는데, 혈관 확장 효과가 충분히 생기려면 보통 수주 정도 치료를 해야 한다. 중등도 혹은 중증 고혈압에서 이뇨제는 다른 항고혈압 약물과 병용하여 사용된다. 티아지드 유사 이뇨제(chlorthalidone과 quinethazone)의 효과는 티아지드의 효과와 같다. 최근 연구에서는 티아지드와 티아지드 유사 이뇨제의 하루 한 번, 저용량 요법이 고혈압 치료와 환자 순응도에 효과적이라고 나타났다.

푸로세미드(*Lasix*)와 부메타나이드(*Bumex*)와 같은 유기산 이뇨제는 더욱 강력한 이뇨 효과를 필요로 하는 신장 기능 감소 환자에게 사용한다. 칼륨보존 이뇨제는 주로 다른 이뇨제와 병용되는데, 칼륨 손실이 문제가 될 때 사용된다. 예를 들면 *Aldactazide*는 히드로클로로티아지드(hydrochlorothiazide)와 스피로놀락톤(spironolactone)의 복합약이고, 히드로클로로티아지드와 트리암테렌(triamterene)의 복합약은 *Dyazide*이다. 티아지드는 그 외에도 베타-차단제, ACEI, ARB와 복합된 약이 많이 있다. [표 21.2]는 고혈압에 사용되는 티아지드와 티아지드 유사 약물을 설명한다(20장 이뇨제 참조).

유해 작용

Adverse Effects

티아지드와 루프 이뇨제의 가장 흔한 유해 작용은 수분, 나트륨 및 칼륨의 과도한 손실로 인한 탈수, 근 쇠약 및 피로다. 이뇨제는 또한 요산의 신장 배설을 방해한다. 어떤 환자에서는 증가된 요산이 통풍을 일으킨다. 그밖에 티아지드와 루프이뇨제는 인슐린 작용을 방해하여 당뇨 환자에서 포도당 과민증을 일으킬 수 있다. 칼륨보존 이뇨제 사용 시 주로 염려해야 하는 부분은 특히 ACEI, ARB, 칼륨 보충제를 복용하는 환자에서 고칼륨혈증이 생기는 것이다.

LO 21.4

교감신경 활성을 감소시키는 약물

DRUGS THAT REDUCE SYMPATHETIC ACTIVITY

교감신경계는 혈압을 조절하는 필수적인 기능을 가지고 있다. 고혈압에서는 교감신경의 활성이 증가되어 있는 경우가 자주 있다. 아드레날린성 신경전달물질인 노르에피네프린과 에피네프린이 알파-1과 베타-1 수용체를 자극하여 혈관수축과 심박출량 증가를 일으킨다. 알파-차단제, 베타-차단제 및 뇌에서 혈관운동중추에 작용하는 약물은 교감신경 활성을 감소시켜 혈압을 하강시킨다[표 21.3]. 알파-차단제와 베타-차단제의 약리는 4장에서 보여주고 있다. 여기에서는 고혈압 치료에 관련된 약물만 논의한다.

중추적으로 작용하는 교감신경 차단제

Centrally Acting Sympatholytic Drugs

중추신경계에 작용해서 교감신경 활성을 낮추고 혈압을 감소시키는 몇몇 약물이 있다. 이 약물에는 클로니딘(*Catapress*), 구아나벤즈(*Wytensin*), 구안파신(*Tenex*), 메틸도파(*Aldomet*)이 있다. 클로니딘은 중추에 작용하는 고혈압 약물이다. 클로니딘의 주작용은 연수에 있는 혈관운동중추에서 일어난다.

클로니딘과 기타 중추적으로 작용하는 약물은 억제성 알파-2 수용체를 자극하여 혈관운동중추에서 심장(심박수

표 21.3

교감신경계 활성을 감소시키는 약물	
약물(상품명)	**항고혈압 작용 기전**
중추적으로 작용하는 약물	
Clonidine (*Catapres*) Guanfacine (*Tenex*) Methyldopa (*Aldomet*)	연수에 있는 혈관운동중추의 억제성 알파-2 수용체를 자극하여 심장, 신장 및 혈관에 대한 교감신경 자극을 감소시킴 메틸도파는 혈관운동중추에 있는 억제성 알파-2 수용체를 자극하는 alpha-methylnorepinephrine (가성 신경전달물질)을 형성
알파-1 교감신경성 차단제	
Doxazosin (*Cardura*) Prazosin (*Minipress*) Terazosin (*Hytrin*)	혈관 평활근에 있는 알파-1 교감신경성 수용체를 차단하여 혈관확장과 말초저항 감소를 일으킴
베타-차단제	
Atenolol (*Tenormin*) Metoprolol (*Lopressor*) Nadolol (*Corgard*) Propranolol (*Inderal*)	심박출량과 혈압을 증가시키는 심장에 있는 베타-1 수용체를 차단하고, 레닌 방출과 레닌-안지오텐신-알도스테론계 활성을 증가시키는 신장에 있는 베타-1 수용체를 차단함
기타	
Carvedilol (*Coreg*) Labetalol (*Normodyne*) Nebivolol (*Bystolic*)	베타-차단제와 같음. 추가적으로 혈관평활근에 대한 직접적인 혈관확장 작용으로 혈압을 감소시킴

와 심박출량 감소), 신장(레닌 방출 감소), 혈관(혈관확장)으로 가는 교감신경의 활성을 감소시켜 혈압을 감소시킨다. 클로니딘은 경구적과 비경구적으로 투여될 수 있으며 주 1회의 경피 패치(*Catapress-TTS*)도 가능하다. 클로니딘의 유해 작용은 구갈(입마름), 변비, 졸림이다. 클로니딘 투여를 갑자기 중단할 경우 반동성 교감신경 활성과 고혈압 위기 등의 금단증상이 나타날 수 있으므로 감량 시에는 2주에 걸쳐 서서히 줄어야 한다.

알파 및 베타 아드레날린성 차단제

Alpha-and Beta-drenergic Blockers

알파-차단제인 독사조신(doxazosin), 프라조신(prazosin), 테라조신(terazosin)은 혈관 평활근에 있는 알파-1 수용체를 선택적으로 차단한다. 주 항고혈압 효과는 혈관 확장과 말초저항 감소다. 첫 용량 투여 후 어지럼증, 실신 혹은 기립성 저혈압이 생길 수 있다. 이것을 일차 선량 현상(first dose phenomenon)라고 한다. 반드시 환자에게 첫 용량을 취침 시 먹어야 한다고 알려주어야 한다. 흔한 부작용으로 어지럼증, 두통, 흐릿한 시야 및 피곤함이 있다. 과량 투여 시 저혈압과 반동성 빈맥이 생길 수 있다.

베타-차단제는 고혈압 치료에 도움이 되는 2가지 작용이 있다. 첫째, 특히 교감신경 활성이 증가되어 있을 때 심장에서의 베타-1 수용체를 차단하여 심박출량을 감소시킴으로써 혈압을 하강시킨다. 둘째, 신장에서 레닌 방출을 차단하고 레닌-안지오텐신-알도스테론계의 활성을 감소시킨다. 추가적인 혈관 확장을 일으키는 몇몇 베타-차단제가 있다. 라베탈롤(labetalol)과 카르베딜롤(carvedilol)은 베타 수용체뿐만 아니라 알파-1 수용체도 차단한다. 네비볼롤(nebivolol)은 베타-1 수용체를 차단하여 산화질소의 형성을 증가시켜 혈관 확장을 일으킨다. 이러한 약물은 교감신경 활성을 보다 더 균형 잡히게 차단하므로 좀 더 진행된 고혈압의 치료에 이용된다. 베타-차단제의 가장 흔한 부작용은 심장 기능의 과도한 억제로 인한 서맥, 방실전도 감소 및 심부전 증상이다. 또한 비선택성 베타-차단제는 천식과 만성 폐쇄성 폐질환 환자에서 기관지 경련을 일으킬 수 있다

LO 21.5

혈관확장제

VASODILATOR DRUGS

혈관확장제는 혈관 평활근에 직접 작용하여 혈관을 이완시킴으로써 혈관이 확장되고 혈압이 하강된다. 혈관확장제는 체액 저류와 반사성 빈맥을 초래할 수도 있어서 주로 이뇨제 및 베타–차단제와 병용하여 사용한다.

히드랄라진(*Apresoline*)

Hydralazine (*Apresoline*)

히드랄라진(hydralazine)은 이뇨제 및 베타–차단제(삼중요법)와 병용하여 중등도에서 중증 고혈압에 사용하는 세동맥 확장제이다. 주요 유해 작용은 메스꺼움, 두통, 저혈압 및 반사성 빈맥이다. 장기간 사용 시 류마티스관절염 혹은 전신성홍반성루프스(systemic lupus erythematosus, SLE) 유사 증상이 생길 수 있다.

미녹시딜(*Loniten*)

Minoxidil (*Loniten*)

미녹시딜(minoxidil)은 히드랄라진보다 더 강력한 동맥 확장제로 기타 병용 약물과의 삼중요법에 반응하지 않는 환자에 사용한다. 이뇨제와 베타–차단제와의 병용으로 사용하는 상용량은 하루에 10 mg에서 40 mg이다. 미녹시딜은 심근허혈과 심낭삼출 같은 심각한 유해 작용을 일으킬 가능성이 있다. 미녹시딜은 또한 다모증을 일으킬 수 있으며, 국소제제인 *Rogaine*은 발모 목적으로만 판매된다.

칼슘채널차단제(*CCB*)

Calcium Channel Blockers (*CCB*)

18장과 19장에서 논의된 바와 같이 CCB는 심장 및 혈관 평활근에서의 칼슘 유입을 방해하는 약물이다. 고혈압 치료에서 CCB의 주요 작용은 세동맥 혈관을 확장시켜 말초저항을 줄이고 혈압을 하강시키는 것이다. CCB는 2가지의 소분류로 나누어진다. 베라파밀(verapamil)과 딜티아젬(diltiazem)은 비디히드로피리딘(nondihydropyridine)계 약물로 분류되는데, 심박수, 방실전도 및 심근 수축력의 감소를 일으키는 혈관 확장제다. 이 약물은 관상동맥질환이나 상심실성 부정맥이 있는 고혈압 환자에서 특히 유용하다. 나머지 CCB는 디히드로피리딘(dihydropyridine)계 약물로 분류되는데, 심장에 직접작용하지 않는 동맥 확장제

표 21.4

칼슘채널차단제

약물(상품명)	심혈관계 작용	임상적용
Nondihydropyridines		
Diltiazem (*Cardizem, Cardizem SR*)	동맥확장, 심박수, 방실전도 및 심근수축력 감소	고혈압, 관상동맥질환/협심증, 심부정맥
Verapamil (*Calan, Calan SR*)	동맥확장, 심박수, 방실전도 및 심근수축력 감소	고혈압, 관상동맥질환/협심증, 심부정맥
Dihydropyridines		
Amlodipine (*Norvasc*)	동맥확장	고혈압, 관상동맥질환/협심증
Clevidipine (*Cleviprex*)	동맥확장	고혈압, 정맥주사
Felodipine (*Plendil*)	동맥확장	고혈압, 관상동맥질환/협심증
Isradipine (*Dynacirc, Dynacirc CR*)	동맥확장	고혈압, 관상동맥질환/협심증
Mibefradil (*Posicor*)	동맥확장	고혈압, 관상동맥질환/협심증
Nicardipine (*Cardene, Cardene SR*)	동맥확장	고혈압, 관상동맥질환/협심증
Nifedipine (*Procardia, Procardia XL*)	동맥확장	고혈압, 관상동맥질환/협심증
Nisoldipine (*Sular*)	동맥확장	고혈압, 관상동맥질환/협심증

SR—서방형, CR—방출조절성, XL—지속적 작용성

이며, 니페디핀(nifedipine), 암로디핀(amlodipine) 및 그 유사 약물 등이 있다. 이 약물은 관상동맥질환, 특히 이형 혹은 프린츠메탈 협심증이나 고혈압 환자의 치료에 사용한다. CCB는 [표 21.4]에 요약되어 있다.

LO 21.6

안지오텐신 II의 활성을 감소시키는 약물

DRUGS THAT REDUCE THE ACTIVITY OF ANGIOTENSIN II

레닌-안지오텐신-알도스테론계의 활성을 방해하는 약물에는 여러 가지가 있다. ACEI(안지오텐신 전환효소 억제제)와 ARB(안지오텐신 수용체 차단제)가 효과적인 혈압 강하제다.

새로운 약물군으로는 안지오텐신 II와 레닌-안지오텐신-알도스테론계의 활성을 감소시키는 레닌 억제제가 있다. 처음 승인된 약은 알리스키렌(*Tekturna*)이다. 알리스키렌은 레닌의 활성을 억제한다. 이 작용은 안지오텐시노겐이 안지 오텐신 I로 전환되는 것을 감소시켜 안지오텐신 II의 형성을 줄인다. 알리스키렌은 고혈압 치료에 사용되며 ACEI와 ARB와 유사한 항고혈압 효과를 나타낸다. 알리스키렌은 단독으로 사용되거나 이뇨제 및 다른 항고혈압 약물과 같이 병용되어 사용된다. 부작용은 소화불량, 복통 및 설사 같은 위장장애이다. 말초부종, 발진, 통풍을 일으킬 수 있는 요산 증가 및 신장결석을 야기할 수도 있다. [표 21.5]에 안지오텐신 II와 레닌-안지오텐신-알도스테론계의 활성을 감소시키는 약물이 요약되어 있다.

ACEI(안지오텐신 전환효소 억제제)

Angiotensin-Converting Enzyme Inhibitors

ACEI는 고혈압 치료에서 우선적으로 사용하는 중요한 약물이다. 캡토프릴(captopril)은 ACEI 중에서 가장 짧은 혈장 반감기와 작용 시간을 가지고 있어 하루에 2~3번 투여한다. 다른 ACEI는 반감기가 길어서 하루에 한 번만 투여해도 된다.

작용 기전

Mechanism of Action

안지오텐신 II는 혈액량과 혈압의 정상적인 조절에 관여하

표 21.5

안지오텐신 II의 활성을 감소시키는 약물

약물(상품명)	작용 기전	치료 효과
정상혈압(nor		
Benazepril (*Lotensin*) Captopril (*Capoten*) Enalapril (*Vasotec*) Fosinopril (*Monopril*) Lisinopril (*Prinivil, Zestril*) Moexipril (*Univasc*) Perindopril (*Aceon*) Quinapril (*Accupril*) Ramipril (*Altace*) Trandolapril (*Mavik*)	ACEI는 안지오텐신 I의 안지오텐신 II로의 전환을 차단, 알도스테론과 항이뇨호르몬 방출을 감소시켜 혈관확장을 일으키고 나트륨, 수분저류의 감소를 일으킴. 혈관확장을 일으키는 브라디키닌 수준을 증가시킴	혈관확장, 말초저항과 혈압감소, 심부전에서 전부하와 후부하 감소, 심박출량 증가 및 심장 리모델링 역전
안지오텐신 수용체 차단제		
Candesartan (*Atacand*) Irbesartan (*Avapro*) Losartan (*Cozaar*) Olmesartan (*Benicar*) Telmisartan (*Micardis*) Valsartan (*Diovan*)	ARB는 안지오텐신 II의 안지오텐신 I 수용체 결합을 차단함. 효과는 ACEI와 비슷하나 브라디키닌 수준을 증가시키지 않음	혈관확장, 말초저항과 혈압감소, 심부전에서 전부하와 후브하 감소, 심박출량 증가 및 심장 리모델링 역건
레닌억제제		
Aliskiren (*Tekturna*)	레닌의 활성을 억제하고 안지오텐신 I과 안지오텐신 II의 형성을 감소시킴	혈관확장, 말초저항과 혈압감소

며 알도스테론과 항이뇨 호르몬의 방출을 자극하는 강력한 혈관 수축제다. ACEI는 안지오텐신 II의 형성을 억제하여 **알도스테론(aldosterone)**과 **항이뇨 호르몬(antidiuretic hormone, ADH)**의 방출을 감소시킨다. 이러한 작용은 동맥과 정맥을 확장시켜 혈압을 낮춘다. 게다가 혈관을 확장시키는 브라디키닌의 비활성화를 억제한다.

ACEI는 잘 내량되어 일부 교감신경차단제와 비교했을 때, 정신적 및 육체적 수행 정도에 지장이 적게 나타나며, 혈장 지질을 증가시키거나 인슐린의 혈당조절을 방해하지 않는다. 신질환 환자에서는 대체로 신기능이 증가된다.

유해 작용
Adverse Effects

ACEI와 연관된 흔한 부작용은 두통, 어지럼증, 위장장애 및 발진이다. 과량 투여 시에는 저혈압과 반사성 빈맥이 생길 수 있다. ACEI는 알도스테론의 작용을 감소시키므로 칼륨의 저류와 고칼륨혈증을 일으킬 수 있다. 덜 빈번한 유해 작용으로 마른기침과 안면과 구강의 혈관부종 같은 알레르기 반응이 있다. 기침과 알레르기 반응은 브라디키닌의 증가와 연관되어 있다고 생각되고 있다. ACEI는 영아 신부전과 사망의 위험성 때문에 임신 시에는 금기이다.

ARB(안지오텐신 수용체 차단제)
Angiotensin Receptor Blocking Drugs

ARB는 안지오텐신-1 수용체에 결합하여 안지오텐신 II의 작용을 경쟁적으로 길항한다. 따라서 레닌-안지오텐신-알도스테론계의 활성을 억제하고, 혈관확장 및 나트륨과 수분의 배설을 야기하며, 이는 ACEI와 비슷한 작용이다.

ACEI와 달리 ARB는 브라디키닌의 농도를 증가시키지 않는다. 로사르탄(*Cozaar*)이 처음 허가된 약물이다. 다른 ARB와 달리 로사르탄은 일부가 활성대사체로 대사되며, 원래 약물보다 더 강력한 안지오텐신수용체 차단 효과를 낸다. ARB는 경구 투여가 가능하며 대개 하루에 한 번 투여한다.

유해 작용
Adverse Effects

ARB의 부작용은 ACEI와 비슷하며, 두통, 어지럼증, 저혈압, 고칼륨혈증, 위장장애 등이다. ARB는 브라디키닌의 농도를 증가시키지 않기 때문에 ACEI와 연관된 마른기침과 알레르기 반응이 대부분 생기지 않는다. ACEI와 마찬가지로 ARB도 임신 중에는 금기이다.

LO 21.7

고혈압성 위기의 치료
TREATMENT OF HYPERTENSIVE CRISIS

고혈압성 위기는 치료받지 않은 고혈압 환자나 급성 질병 상태에 반응하여 심한 고혈압이 갑자기 생기는 상태다. 혈압이 극도로 높아 혈관염증과 혈관 괴사가 생기는 상태를 **악성 고혈압(malignant hypertension)**이라고 한다. 혈압을 낮추고 심각한 합병증을 막기 위해 즉각적인 비경구적 치료가 요구된다. 몇몇 혈관 확장제를 정맥으로 투여하면 효과가 빠르게 나타난다. 여기에는 디아족사이드와 나이트로프루사이드 나트륨(sodium nitroprusside)이 포함된다.

디아족사이드(*Hyperstat*)
Diazoxide (*Hyperstat*)

구조상으로 디아족사이드는 티아지드 이뇨제와 비슷하다. 디아족사이드는 매우 강력한 혈관 확장제이나 이뇨 작용은 없으며, 급격히 혈압을 줄이는 것이 필수적인 고혈압성 위기에서 사용된다. 디아족사이드는 정맥주사로 투여된다. 300 mg의 1회분이 10분 이상 간격으로 주사된다. 혈압 하강 효과는 대개 6 내지 12시간 지속된다. 주요 유해 작용은 체액저류, 빈맥 및 고혈당증이다.

나이트로프루사이드 나트륨 (*Nipride*)
Sodium Nitroprusside (*Nipride*)

나이트로프루사이드 나트륨(sodium nitroprusside)은 고혈압성 응급상황 시 사용되는 강력한 혈관확장제로 점적정맥주사로 투여되며 정상 용량은 분당 약 3 mcg/kg이다. 빛에 노출되면 약물이 화학적으로 변화하므로 포일로 수액병과 수액 라인을 포장하는 등 차광하도록 한다. 작용 시간은 1 내지 5분으로 짧다.

LO 21.8

환자교육과 모니터링
PATIENT EDUCATION AND MONITORING

본태성 고혈압은 만성질환이며 평생 치료해야 하고 의학적 관리를 받아야 한다. 흔히 고혈압 환자는 증상이 없는 경우가 많다. 그러나 약물치료를 시작하고 나면 약물 부작용이 나타나기도 하는데, 이 때문에 약물치료를 안 할 때가 더 낫다고 주장하기도 한다. 환자는 부작용을 줄이거나 돈을 절약하려고 제때에 약을 복용하지 않거나 복합 약물요법에서 단 한 가지만 복용하기도 한다. 환자는 제때에 모든 약물을 복용하는 것이 얼마나 중요한지 이해해야만 한다. 또한 혈압이 조절되고 있는지, 약물 요법이 부작용을 일으키지는 않는지 확인하기 위한 정기 검진도 중요하다.

LO 21.9

고혈압 치료의 우선 요법

PREFERRED THERAPY FOR TREATMENT OF HYPERTENSION

대부분의 심혈관계 질병과 마찬가지로 약물 요법의 선택은 환자가 가지고 있는 다른 기존의 질병 상태에 따라 달라진다. 이뇨제와 베타-차단제는 오래전부터 고혈압 치료 효과가 증명된 약으로 혈압을 낮추고 사망을 방지한다. 이 약물은 경증에서 중등도의 합병증이 없는 고혈압에 우선적으로 사용한다. ACEI와 ARB는 이뇨제와 베타-차단제와 함께 가장 자주 사용하는 항고혈압 약물이다. ACEI와 ARB는 신 기능을 향상하므로 신장질환이 있는 환자에서 우선적으로 사용한다. CCB나 베타-차단제는 허혈성 심장질환이나 심장부정맥이 있는 고혈압 환자를 효과적으로 치료할 수 있다. 아드레날린성 차단 약물(알파-차단제, 베타-차단제 및 중추작용 약물)은 과도한 교감신경 활성이 있는 환자에서 사용된다. 따라서 약물의 선택과 우선 요법은 각 개인 환자의 임상 상황과 잠재적인 부작용을 고려하여 결정한다. 동일한 약물을 사용하여도 환자마다 그 반응은 다르게 나타날 수 있으므로 환자에게 가장 효과적인 약물을 결정하기 위한 사용 기간을 두기도 한다.

보건의료인을 위한 참고사항

환자들은 치료하지 않거나, 조절되지 않는 상태의 고혈압이 죽음과 장애를 유발한다는 점을 반드시 자각해야 한다. 합병증으로 뇌졸중, 심장질환, 신장질환, 실명이 있다. 혈압을 조절하는 데에는 비약물적 방법도 중요하다. 나트륨을 제한한 식이요법, 정상 체중 유지, 금연, 운동 및 스트레스 감소는 혈압을 낮추고 필요 약물 용량을 감소시킨다.

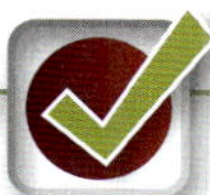

환자 안전과 교육

항고혈압 약물을 비경구적으로 투여하는 동안, 특히 고혈압성 위기를 치료하는 동안 활력 징후를 모니터하도록 한다.

혈압을 낮추는 비약물 요인과 처방된 약물을 정확히 복용해야 하는 중요성에 대해 설명한다.

처방된 약물의 흔한 부작용을 설명한다.

지나친 쇠약, 어지러움 혹은 고도한 혈압 하강의 징후와 맥박 혹은 호흡수의 중요한 변화를 보고하도록 교육한다.

일반 의약품을 복용하기 전에 의사나 약사와 상담하도록 한다.

과도한 음주는 고혈압약의 효과를 강화할 수 있으므로, 음주에 대하여 상담한다.

복습 문제 _Chapter Review

업무에 필요한 지식 _Applying Knowledge on the Job

※ 비판적 사고를 통해 다음 질문에 답하시오.

1. 한 여성이(Goodman씨는) 2기 고혈압으로 chlorothiazide(Diuril)과 lisinopril(Prinivil)을 수년간 복용하고 있다. 약물 복용에도 불구하고 그녀의 혈압이 155/97이어서 확인해 보니, 이뇨제만 복용하고 다른 약은 비용 문제로 복용하지 않았다고 한다. **(21.8)**
   a. 이 환자에게 무엇을 말해 주어야 하나?
   b. 약물의 순응도를 증가시키기 위해 할 수 있는 것은 무엇인가?

다중 선택 문제 _Multiple Choice

※ 다음 중 옳은 답을 고르시오.

1. 아드레날린성 베타-차단제의 항고혈압 효과는? **(21.4)**
   A. 심박수의 감소
   B. 레닌 방출의 감소
   C. 심박출량의 감소
   D. 심박수와 심박출량의 감소
   E. 이상 모두

2. 히드로클로로티아지드의 항고혈압 작용은? **(21.3)**
   A. 혈액량 감소
   B. 알파 아드레날린성 수용체의 차단
   C. 혈관 평활근의 이완
   D. 혈액량의 감소와 혈관 평활근의 이완
   E. 이상 모두

3. 안지오텐신 II 형성의 감소와 브라디키닌의 농도의 증가에 의해 혈관확장 작용을 일으키는 것은? **(21.6)**
   A. 알파-차단제
   B. 베타-차단제
   C. ACEI
   D. ARB
   E. 레닌억제제

4. 동맥혈관확장제로서 심박수와 심수축력을 직접 감소시키는 약물은? **(21.5)**
   A. 베라파밀(verapamil)
   B. 프로프라놀롤(propranolol)
   C. 프라조신(prazosin)
   D. 캡토프릴(captopril)
   E. 니페디핀(nifedipine)

5. 연수에 있는 혈관운동 중추에 작용하여 교감신경 활성을 감소시키는 항고혈압 약물은? **(21.4)**
   A. 히드랄라진(hydralzine)
   B. 클로니딘(clonidine)
   C. 딜티아젬(diltiazem)
   D. 로사르탄(losartan)
   E. 캡토프릴(captopril)

제 22 장

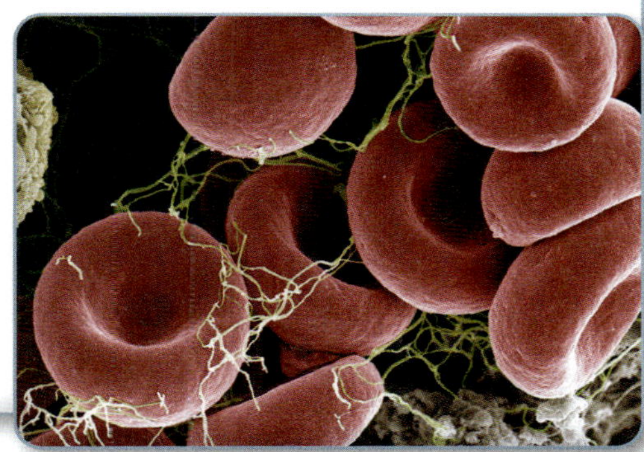
Science Photo Library/Alamy Stock Photo

항응고제와 응고제

Anticoagulants and Coagulants

핵심 용어_Key Terms

경색증(infarction): 혈액의 급격한 차단으로 인해서 조직이 죽는 것

급성관상동맥증(acute coronary syndrome): 급성심근허혈에 따라서 나타나는 모든 임상적 증상을 통칭하는 용어

급성심근경색(acute myocardial infarction): 관상동맥질환으로 인해서 심장근육에 대한 혈액 공급의 부족으로 인한 심장근육의 손상

깊은정맥혈전증(deep vein thrombosis, DVT): 신체의 깊은 정맥에서 형성된 혈병(피떡)

말초동맥질환(peripheral artery disease, PAD): 다리나 발에 있는 동맥이 좁아지거나 경화되는 것

무과립구증(agranulocytosis): 백혈구 특히 과립구의 숫자가 정상보다 적은 상태

응고(coagulation): 국소 조직 손상에 대한 반응으로 혈액이 액체 상태에서 고체의 덩어리(plug)로 변하는 과정. 정상적인 혈병(피떡)의 형성 과정

점액다당류(mucopolysaccharide): 탄수화물(당류)과 단백질이 결합하여 자연적으로 형성된 물질

출혈(hemorrhage): 혈관으로부터 혈액의 소실

탈모증(alopecia): 대머리 또는 탈모

혈뇨(hematuria): 혈액이나 적혈구가 요를 통해 나오는 것

혈소판(thrombocyte): 혈액에 있는 세포로서 응고에 필요하며 일반적으로 platelet이라고 함

혈전(thrombus): 응고 인자와 순환하는 혈액세포에 의해서 형성된 혈병(피떡)

혈전색전증(thromboembolism): 혈소판과 다른 응고인자의 작용에 의해 형성된 혈병(피떡)이 혈관을 막는 현상

혈전정맥염(thrombophlebitis): 혈병과 관련된 정맥 혈관벽의 염증

학습 목표_Learning Outcomes

이 장을 학습한 후 다음 사항을 할 수 있어야 한다.

22.1 혈병의 형성과 용해에 관한 과정을 설명할 수 있다.

22.2 일반적으로 사용되는 혈병 형성을 억제하는 항응고제의 작용 기전을 설명할 수 있다.

22.3 헤파린의 특성을 설명할 수 있다.

22.4 두 그룹의 경구용 항응고제의 차이점을 설명할 수 있다.

22.5 항혈소판 항응고제의 작용을 설명할 수 있다.

22.6 헤파린 투여에 필요한 특별한 고려사항을 설명할 수 있다.

22.7 혈전용해/섬유소용해 약물의 기능을 설명할 수 있다.

22.8 응고제와 지혈대의 임상적 사용에 대해서 설명할 수 있다.

들어가며_Introduction

혈병(피떡)의 형성은 생존에 있어서 필수적이다. 일반적으로 혈병은 손상 부위로부터 혈액, 산소 및 영양분이 추가적으로 손실되는 것을 막는 역할을 한다. 혈병에 있는 인자는 손상 부위에 축적된 노폐물과 죽은 세포를 제거하도록 세포(탐식세포)에 신호를 전달함으로써 상처 치유를 촉진한다. 이러한 보호기전, 즉 지혈 반응은 항상성을 유지하기 위하여 언제나 작동한다. 때때로 혈병의 형성기 전이 과도하게 활성화되거나, 죽상동맥경화증 등으로 혈관이 너무 좁아져서 혈병이 쉽게 통과하지 못하게 된다. 결과적으로 혈병 은 혈관에 끼인 채로 멈추게 되어 다른 조직으로 정상적인 혈액의 흐름을 방해하는 **혈전색전증(thromboembolism)**이 형성된다. 심장, 폐, 뇌는 혈전에 따른 혈액의 흐름이 막히거나 감소될 때 유발되는 손상에 특히 민감하다. 항응고제는 혈액에서 안정된 혈병이 형성되는 것을 방해하기 때문에 혈전색전질환이 있는 환자에서 정맥혈전의 생성을 막기 위해서 사용된다.

LO 22.1

혈병(피떡) 형성

BLOOD CLOT FORMATION

응고

Coagulation

응고(coagulation) 과정에 영향을 미치는 약물(항응고제, 항혈소판제, 혈전용해제)은 혈전 생성에 앞서 예방 목적으로 투여하거나 말초혈관질환이나 심장마비 후 혈전 재발을 억제하거나 혈병(blood clot)의 생성을 예방하는 데 있어서 중요하다. 이러한 약물의 작용을 이해하기 위해서는 정상적인 **혈액응고** 과정에 대한 이해가 필요하다. 혈소판과 응고인자는 초기 응고를 담당한다.

상처가 발생하면 **혈소판(thrombocytes)**이 즉시 손상된 부위로 이동한다. 활성화된 혈소판은 서로 달라붙을 수 있는 점착성이 있으며(응집), 혈관벽에 붙어서(부착) [그림 22.1]에 설명된 바와 같이 손상된 조직 주변에 마개를 형성한다. 혈장응고 인자가 혈소판 마개에 도달하면 상호작용을 통해서 안정된 형태의 혈병을 형성한다. 지혈 과정은 종일 일어나는 혈병 생성과 혈병 용해 간의 균형을 통해서 이뤄진다. 이러한 과정은 4가지 단계에 걸쳐서 일어난다.

응고단계

Stages of Coagulation

안정된 혈병은 3단계를 거치며 형성된다.

단계 1. 트롬보플라스틴으로 알려진 물질이 생성된다.

트롬보플라스틴은 내인성 시스템과 외인성 시스템 등 2가지 서로 다른 기전을 통해서 형성된다[그림 22.2]. 내인성 시스템은 많은 응고인자와 혈소판이 트롬보플라스틴의 생성을 촉진하기 위해서 필요하다. 반면에 외인성 시스템은 factor VII와 손상된 세포로부터 유리되는 물질인 조직 추출물이 필요하다. 관여된 경로와 상관없이 일단 트롬보플라스틴이 형성되면 자동적으로 응고 과정이 진행된다.

단계 2. 트롬보플라스틴이 프로트롬빈을 트롬빈으로 변화시킨다.

단계 3. 트롬빈은 피브리노겐을 피브린으로 변화시키

그림 22.1 지혈반응

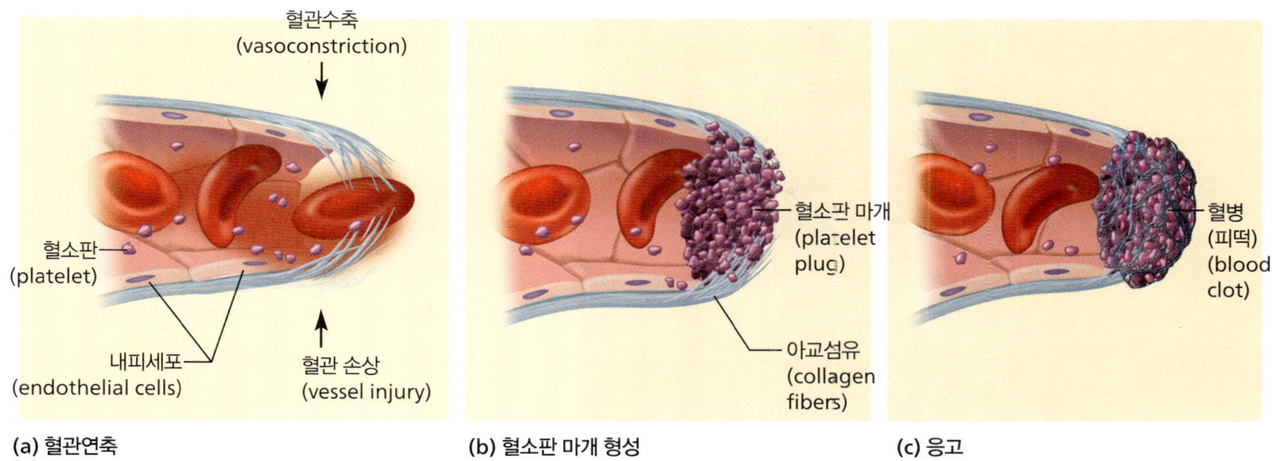

(a) 손상된 혈관의 수축으로 출혈을 감소시킨다. (b) 노출된 혈관의 아교섬유에 부착된 혈소판들이 혈소판 마개를 형성한다. (c) 혈소판이 피브린 섬유와 그물처럼 얽혀들어서 혈병(피떡)을 형성한다. 오랫동안 지속되는 봉인을 형성하여 혈관이 자체적으로 치료될 수 있도록 한다.

그림 22.2 응고인자 연쇄반응

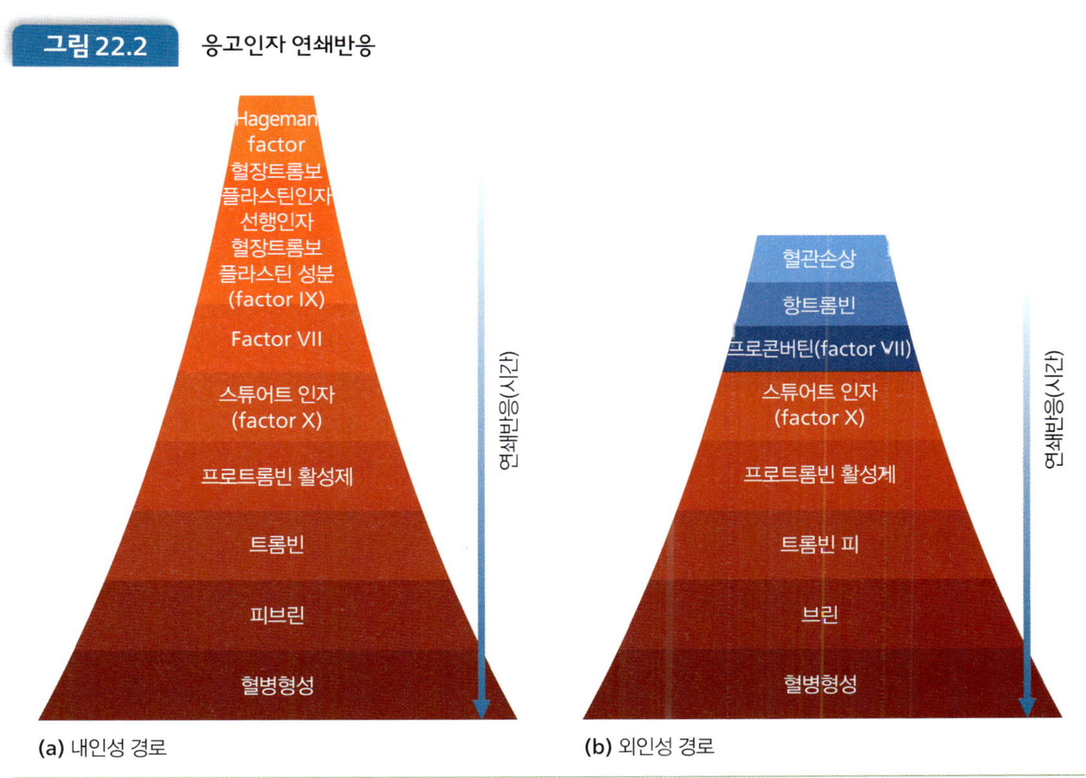

혈병이 형성되는 2가지 경로. 각각의 응고인자는 다음 단계의 분자를 많이 만들어 내어 많은 수의 활성화된 응고인자가 빠르게 증가하도록 하고 다량의 피브린이 빠르게 형성되도록 한다.

고 factor V, VIII, XIII 및 Protein C 등의 응고인자를 활성화한다. 피브린은 혈병의 주요 구성인자이며 활성화된 응고인자는 피브린 그물을 형성하도록 하여 혈소판을 지지하는 역할을 한다.

[그림 22.3]에 나타난 것처럼 혈소판과 적혈구는 점착성을 가진 피브린 섬유와 얽혀서 혈병 형성을 위한 구조를 형성한다. 응고인자가 혈병 형성에 효과적으로 작용 하기 위해서는 칼슘이온이 필요하다. 비타민 K는 응고 과정에 있어서 많은 응고인자의 합성에 필수적이며 특히, 프로트롬빈(factor II), 프로콘버틴(factor VII), 혈장트롬보플라스틴

그림 22.3 **혈병(피떡, 주사 전자 현미경)**

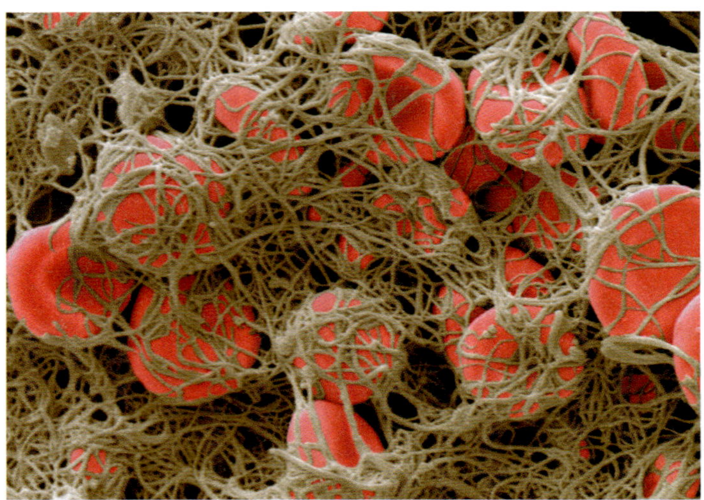

Science Photo Library/Alamy

적혈구 세포가 점착성 피브린 그물에 붙어 있다.

성분(factor IX), 스튜어트 인자(factor X) 합성에 필수적이다.

혈병의 용해
Clot Resolution

일반적으로 혈병은 일단 그 기능이 끝나면 용해된다.

단계 4. 조직플라스미노겐 활성화제(tissue plasminogen activator, tPA)에 의해서 플라스미노겐으로부터 플라스민(plasmin)이 형성된다. 플라스민은 피브린 요소에 작용하여 용해 가능한 형태로 변화시키는 역할을 하는 효소이다.

LO 22.2

항응고제의 작용기전
ANTICOAGULANT MECHANISMS OF ACTION

혈장응고인자의 억제
Inhibition of Plasma Clotting Factors

항혈소판 약물 및 항응고 약물은 혈전색전증을 예방하는 목적으로 투여하건, 말초혈관질환 또는 심장마비에 따른 혈전 생성의 재발을 줄일 목적으로 투여하건 간에 혈병의 생성을 예방하는 것이 주요 작용이다. 임상적으로 유용한 항응고제는 혈장응고인자를 방해하거나 혈소판응집을 억제하거나 혈전을 용해하여 약리 효과를 나타낸다.

헤파린, 항트롬빈제, 와파린 및 직접 작용 경구용 항응고제(direct-acting oral anticoagulants, DOACs)는 혈장응고인자를 억제한다. 이들 약물은 작용하고 있는 단백질에 부착하여 정상적인 기능을 억제하거나 응고과정에 필수적인 특정한 단백질의 기능을 변화시킨다.

헤파린과 항트롬빈 억제제인 알가토로반(*Acova*) 및 다비가트란(*Pradaxa*)은 순환하는 응고인자에 결합하여 트롬빈의 형성을 막는다. 헤파린은 응고인자 II (트롬빈), III, X, 및 XIII에 결합한다. 알가토로반, 비발루딘(*Angiomax*) 및 다비가트란은 트롬빈의 활성 부위에 직접 결합한다. 이러한 작용은 트롬빈이 활성화되었을 때 발생하는 응고연속 반응을 억제한다[표 22.1]. 경구용 항응고제인 와파린은 비타민 K 의존적 응고인자인 VII, IX, X 및 프로트롬빈의 합성을 억제한다. 비타민 K는 이들 응고인자가 활성화하여 혈관벽 표피세포에 결합할 수 있도록 하는 데 필수적이다. 만약, 비타민 K가 제거되면 응고인자는 비활성 전구체로 남아 있게 되어 혈병의 형성이 억제된다. 와파린은 비타민 K가 생화학적 활성 경로에 참여할 수 있도록 조절하는 효소에 작용한다.

최근에 등장한 DOAC 약물인 리바록사반(*Xarelto*)와 아픽사반(*Eliquis*)은 인자 Xa에 특이적으로 작용한다. 이 인자는 내인성 또는 외인성 경로에서 프로트롬빈을 트롬빈으로 변화시키는 과정을 억제하여 응고를 방해한다. 항응고제의 작용기전에 따라 약물의 작용발현 시간과 작용 지속 시간이 달라진다. 헤파린은 빠른 작용 발현 시간과 짧은 작용 지속 시간을 가지고 있는데, 이는 트롬보플라스틴약물 복합체가 형성되자마자 항응고제로서의 효과가 발현되기 때문이다. 와파린은 효과가 나타나기 전 순환계에서 정상적인 응고인자가 제거되기까지 며칠이 소요되므로 작용 발현 시간과 작용 지속 시간이 길다. 마찬가지로, 일단 정상적인 단백질 합성이 방해되면 약물 투여를 중단하더라도 제대로 기능하는 응고인자를 다시 만들어 내는 데 며칠이 소요된다. DOAC는 경구 투여의 편리함과 함께 와파린보다 빠른 작용 발현 시간(1~4시간)을 갖는 특징이 있다.

혈소판억제
Platelet Inhibition

항혈소판약물에는 아스피린, 디피리다몰(*Persantine, Aggrenox*) 클로피도그렐(*Plavix*) 및 티클로피딘 등이 포함된다. 이들 약물은 혈소판응집을 억제하여 혈소판 마개의 형성을 막거나 혈소판의 부착을 억제함으로써 마개가 혈관벽에 부착되지 못하게 하고 혈액의 흐름을 차단하지 못하게 작용한다. ADP가 매개하는 혈소판응집을 직접적으로 억제하여 혈소판의 점착성을 감소시킨다. 약물 작용 발현 시간은 수 시간에서 수일까지로 다양하다.

표 22.1

인자에 영향을 미치는 항응고제

항응고제	영향을 받는 응고인자	비타민 K 의존성
헤파린(heparin)	II 트롬빈 III 항트롬빈 X 스튜어트-프라워 인자 XIII 섬유소 안정화 인자	No No Yes No
경구용 항응고제 와파린(warfarin)	II 프로트롬빈 VII 프로콘버틴 IX 혈장 트롬보플라스틴 성분 X 스튜어트-프라워 인자 – Protein C 및 S	Yes Yes Yes Yes Yes
직접 작용 경구용 항응고제 (DOAC) apixaban rivaroxaban dabigatran	Xa 활성화된 X 인자 IIa 트롬빈	No No
트롬빈 억제제 argatroban bivalirudin dabigatran	IIa 트롬빈	No
킬레이터	IV 칼슘 이온	No
항혈소판 약물 aspirin, anagrelide, clopidogrel, dipyridamole, prasugrel, ticlopidine, ticagrelor	– 혈소판 점도, 응집 및 부착	No

킬레이터

Chelators

어떤 물질은 혈액에서 필수적인 이온을 방해하여 응고를 억제한다. EDTA 및 옥살산(oxalic acid)과 같은 킬레이트 약물은 칼슘이온에 결합하여 응고 과정을 방해한다. 이러한 약물은 일반적으로 전신 항응고제로서 사용하지 않는다. 옥살산의 경우, 혈액 검사 시 혈액이 응고되지 않도록 처리한 검사 튜브에 들어 있다.

혈병용해

Clot Dissolution

혈전용해제는 스트렙토키네이즈와 같은 플라스미노겐 활성화 단백질 복합체이거나 알테플레이즈, 레테플레이즈와 같은 조직플라스미노겐 활성화제(tissue plasminogen activator, tPA)의 활성화 단백질이다. 약물의 작용 발현은 작용 부위에 약물이 분포되자마자 시작되지만 플라스미노겐 활성화 단백질과 복합체를 형성하는 약물에서 더 느리다. 최근 tPA가 널리 사용되고 있으며, 혈병으로 인한 폐쇄가 의심될 때 12시간 이내 사용하면 효과적이다.

LO 22.3

헤파린의 특징

CHARACTERISTICS OF THE HEPARINS

말초 항응고제

Peripheral Anticoagulants

헤파린은 표준 헤파린과 저분자량(low-molecular-weight, LMWH) 헤파린(에녹사파린, 달테파린) 2개의 그룹으로 구성되어 있다. 헤파린은 1928년에 처음으로 발견된 내인성 **점액다당류(mucopolysaccharide)**이다. 현재는 주로 송아지나 돼지의 폐와 소장에서 추출한다. 표준 헤파린은 미분획 헤파린으로도 부르는데, 내인성 헤파린의 모든 구성 당류를 포함하고 있다. 최근에는 몇 가지의 저분자량 헤파린이 등장했다. 저분자량 헤파린은 돼지에서 주로 추출하는 데 헤파린의 활성 항응고 분획만 포함하고 있어 더 작고 낮은 분자량을 갖는다. 저분자량 헤파린은 응고 단계를 방해하지만 표준 헤파린과 동일한 범위의 응고억제 작용을 나타내지는 못하기 때문에 저분자량 헤파린과 표준 헤파린을 서로 대체할 수는 없다.

저분자량 헤파린을 포함하여, 헤파린은 음이온성 특성으로 순환하는 응고인자와 복합체를 형성하므로 말초에 작용하는 항응고제로 간주한다. 헤파린이 응고인자와 접촉하고 있는 동안에는 응고 과정이 억제되며 혈전의 생성이 억제된다. 모든 헤파린은 항트롬빈과 결합하며 factor X의 불활성화 속도를 증가시킨다. 저분자량 헤파린은 활성화된 factor X와 보다 효과적으로 결합할 수 있는 반면, 표준 헤파린은 factor XIII (fibrin-stabilizing factor, 섬유소 안정화 인자)를 불활성화하고 트롬빈(active factor II)과 결합하는 데 효과적이다. 표준 헤파린의 이러한 장점은 저분자량 헤파린에는 없는 추가적인 당 연쇄 고리 때문이다. 또한 미분획 헤파린은 혈소판응집을 억제할 수도 있는데, 저분자량 헤파린은 이러한 억제 작용이 없다.

지방용해
Lipolysis

항응고 작용에 추가하여, 헤파린은 혈장에서 지방분자를 청소하는 능력을 가지고 있다. 헤파린은 지단백 리파제(lipoprotein lipase)라는 효소를 활성화하여 혈액에서 중성지방(triglyceride)을 가수분해한다. 이러한 효소반응은 혈장에서 대량의 지질분자를 감소시킨다. 이러한 효과는 헤파린의 항응고 작용에는 영향을 미치지 않으며, 이것의 생리학적 중요성은 아직까지 완전히 밝혀지지 않았다.

투여 경로
Route of Administration

헤파린은 점액다당류가 위산에 분해되므로 경구 투여가 불가능하다. 따라서 헤파린은 일반적으로 병원에서 정맥주사 또는 피하주사한다. 저분자량 헤파린은 피하주사만 가능하며, 근육주사는 고통스런 혈종을 유발할 수 있으므로 피해야 한다. 저분자 헤파린의 장점은 표준 헤파린(30%)과 비교하여 피하주사하면 거의 완전한 수준(90%)의 생체이용률을 나타낸다는 점이다. 추가적으로 신장 기능이 정상적인 환자에서는 저분자량 헤파린은 응고 반응에 대한 모니터링 없이 신체의 크기에 근거하여 용량을 정할 수 있다. 가장 중요한 점은 미리 용량이 채워진 주사기를 이용해서 환자가 집에서 피하주사를 통해서 약물을 투여할 수 있다는 것이다. 표준 헤파린은 치료적 용량을 조정하여 출혈 가능성을 최소화하고 적절하게 혈전 생성 억제를 유지하기 위해서 정기적으로 응고 반응을 모니터해야 한다. 최종적으로 헤파린은 간에서 대사되거나 대사되지 않은 형태로 소변을 통해서 배설된다.

작용 발현
Onset of Action

정맥주사 헤파린의 작용발현 시간은 5분 이내로 매우 신속하며 작용 지속 시간은 대략적으로 2~5시간이다. 피하주사로 투여한 저분자량 헤파린의 작용발현 시간은 20~60분이며 12시간 정도 작용이 지속된다. 헤파린은 동물에서 추출하므로 약물의 순도, 정량, 효능을 결정하기 위해서 표준 생물학적 분석을 시행해야 한다. 헤파린과 같은 약물은 밀리그램 단위보다는 활성 단위로 투여한다. 100 USP 단위(100 unit)는 대략 상업적으로 조제된 헤파린 1 mg에 해당한다. 생물학적 동등성 문제로 인해서 다른 제조회사가 만든 헤파린을 개별적인 환자에서 서로 바꾸어 사용해서는 안 된다. 비록 저분자량 헤파린은 동일한 원료로부터 얻은 분획이지만 항응고 작용의 변수로 인해서 표준 헤파린과 교환하여 사용할 수 없다. 더욱이 표준 헤파린의 용량과 동등한 생물학적 동등성에 맞는 용량으로 변환할 방법도 없다. 현재 저분 자량 헤파린과 미분획 헤파린은 둘 다 이용되고 있다.

임상 적응증
Clinical Indications

현재 임상에서 사용하는 헤파린 중에서는 완전한 점액이다당류 헤파린이 가장 광범위한 적응증에 사용이 허가되어 있다. 헤파린은 정맥혈전증 및 말초동맥 및 심방세동과 관련된 색전 발생의 예방과 치료에 승인되었다. 또한 수술 후 **깊은정맥혈전증(deep vein thrombosis, DVT)**의 예방과 복강 수술을 받은 환자 또는 혈전색전증질환 위험이 높은 사람에게서 폐색전증의 예방 목적으로 사용한다. 표준 헤파린은 심혈관 수술, 수혈, 투석, 체외순환, 파종성 혈관 내 응고의 진단과 치료에서 혈전 생성을 막기 위해서 사용한다.

헤파린은 임신한 여성에게 항응고제를 투여해야 할 때 항상 선호되는 약물이다. 헤파린의 분자의 크기로 인해서 태반을 통과하지 못하며 태아의 발달에 영향을 미치지 않는다.

저분자량 헤파린은 깊은정맥혈전증의 예방 목적으로 승인되었는데, 달테파린(dalteparin)은 복강 수술, 에녹사파린(enoxaparin)은 무릎 및 엉덩이 관절 교체 시술 및 복강 수술 시에 사용된다. 이러한 주사용 항응고제는 투여 시간에 대한 권장 지침에 따라서 환자 개인에 맞게 용량이 조정되어야 한다.

무릎이나 엉덩이 관절 수술 후 회복기에 있는 환자, 크론병과 같은 만성적인 염증질환, 뇌졸중, 허혈성 심장질환과 같은 혈관 손상 및 임신기 여성에서는 깊은정맥혈전증이 생길 가능성이 있다. 이러한 환자는 종종 활동이 없는 휴식 기간에 혈액의 흐름이 느려지거나 정체되므로 순환계 정체 현상이 나타나게 되어 응고인자와 혈소판이 응고 반응을 시작하게 된다. 국소적인 응고 반응은 흡연이나 고혈압과 같은 추가적인 위험인자가 있을 때 발생하기 쉽다. 국소적인 혈전은 혈관 경련, 통증, 다리의 압통, 부종, 발열 등과 관련되어 있으나 환자 절반에서 임박한 위험을 경고하는 아무런 증상도 나타나지 않는다. 깊은정맥혈전증의 가장 심각한 임상적 위험은 혈전이 떨어져 나와 폐순환계로 들어가서 호흡계 내에서 중요 부위의 혈액 흐름을 막는 것이다. 이러한 혈액의 차단은 정체된 혈액 흐름으로 조직에 산소 공급을 방해하고 조직괴사를 유발한다. 폐색전증은 치명적인 질환이다.

유해 작용

Adverse Effects

헤파린 사용에 따른 가장 중요한 독성 작용은 **출혈(hemorrhage)**이다. 고농도에서 헤파린은 점상 출혈 같은 점막에 발생하는 출혈을 유발하고 긁히거나, 베이거나 쓸린 부분의 상처에서 출혈을 유발한다. 만약 출혈이 위장관 점막에서 발생하면 외형상으로는 출혈이 없음에도 불구하고 환자의 혈압과 헤마토크리트 수치가 떨어진다. 출혈이 발생하면 투여 용량과 빈도를 감소시켜야 한다. 노인 환자에게 사용할 때에는 에녹사파린의 배설이 지연되므로 특히 주의해야 한다. 신장 기능이 손상되었거나 신장질환이 있는 환자에서는 혈액으로부터 효과적으로 약물을 제거할 수 없기 때문에 헤파린이 축적되는 경향이 있다. 에녹사파린에서는 빈혈이 보고되었다.

만성적인 헤파린 사용과 관련된 다른 부작용으로는 과민반응, 발열, **탈모(alopecia)**, 골다공증 및 혈소판감소증 등이 있다. 혈소판감소증은 정형외과적 수술이나 심폐우회술을 받는 환자에게 헤파린을 투여할 때 가끔 발생한다. 부작용의 발생은 용량과 관련이 있으며 돼지에서 유래한 헤파린보다 소에서 유래한 헤파린 사용 시에 더 빈번하게 발생한다. 혈소판감소증은 치료를 시작한 후 2주 이내에 혈소판의 50%가 감소했을 때(50,000/mm^3 이하) 확진된다. 혈소판 감소증이 발생하더라도 환자는 혈소판 감소증이 발생한 것을 나타내는 출혈과 같은 증상이 나타나지 않을 수도 있다. 혈소판 감소는 면역반응을 통해서 매개되는 것으로 보이지만 헤파린 분자가 항체의 생성을 유발하지는 않는다. 그러나 헤파린은 혈소판 인자 4 (PF-4)와 복합체를 형성하고 혈소판막에 결합하는데, 이 복합체가 면역반응을 유발한다.

저분자량 헤파린은 경막 또는 척수마취제를 투여받은 환자에게 동시에 투여했을 때 경막 또는 척수 혈종을 유발할 잠재적인 위험이 있으므로 주의해서 사용하도록 제품에 표시가 되어 있다. 척수 혈종으로 인한 비가역적 마비의 위험은 환자가 추가적인 항응고제를 투여받고 있거나 진통제, 비스테로이드성소염진통제(NSAIDs), 또는 다른 혈소판억제제를 투여하기 위해서 내재 카테터를 사용하고 있을 때 증가한다. 환자에게 신경적 손상의 증상과 증후가 있는지 관찰해야 한다.

헤파린 해독제

Heparin Antidotes

프로타민황산염(protamine sulfate)은 헤파린 독성에 특이적인 해독제이다. 프로타민황산염 1 mg은 90~120 USP unit의 헤파린, 1 mg의 에녹사파린 또는 100 IU의 달테파린을 중화한다. 프로타민은 헤파린 분자에 결합하여 항응고 작용을 억제한다. 헤파린 또는 프로타민의 투여는 혈전억제 정도를 결정하기 위해서 항상 응고 반응시험을 시행해야 한다.

트롬빈억제제인 알가트로반(argatroban)과 비발리루딘(bivalirudin)(*Angiomax*)는 트롬빈과 가역적으로 결합하여 트롬빈이 촉매하는 factor V, VII, XIII, protein C 및 혈소판응집의 활성을 감소시킨다. 이 약물은 트롬빈에 매우 선택적으로 작용하여 특히 헤파린으로 유도된 혈소판감소증의 예방과 치료에 사용된다. 이 약물은 헤파린을 투여하지 않는 동안 응고 반응을 억제한다. 트롬빈억제제인 알가트로반은 합성 약물로서 거머리 타액에서 추출된 폴리펩타이드의 항응고 작용과 유사하다. 비발리루딘은 경피경혈관심장동맥확장술(PTCA)을 받은 환자에서 비정형 협심증이 있거나 혈소판 억제를 위해서 아스피린을 복용하는 환자에게 사용이 승인되었다.

LO 22.4

경구용 항응고제

ORAL ANTICOAGULANTS

신, 구 항응고제의 특징

Characteristics of the Old and New Anticoagulants

와파린

Warfarin Sodium (*Coumadin*)

경구용 항응고제는 지난 50년 동안 와파린(*Coumadin*,

Jantoven)이 대표적인 약물이었는데, 최근에 직접 작용 경구용 항응고제(DOAC)가 등장하였다[표 22.2]. 와파린은 처음에 쿠마딘이란 상품명으로 승인되었고 오랫동안 사용된 유일한 경구용 항응고제로 환자에게는 쿠마딘으로 알려져 있다. 역사적으로 이 약물은 오염된 전동싸리에서 처음 발견되었다. 오염된 전동싸리를 먹은 소가 출혈병이 발생했으며 추가적으로 이런 젖소에서 나온 우유를 마신 사람에서도 활성 항응고 성분의 섭취로 인해서 출혈이 발생했다. 와파린은 헤파린과는 완전히 다른 약물로서 경구 투여가 가능하며 몇 가지 비타민 K 의존적 응고인자의 생성을 억제한다. 와파린은 비타민 K 길항제이다.

와파린의 항응고 작용의 발현은 12~72시간으로 느리다. 비반응성 응고인자가 충분하게 형성될 때까지는 수일이 소요될 수도 있다. 유사하게 작용 지속 시간은 2~10일로 길며 약물 투여가 중단된 후에도 효과가 지속된다. 개별 환자에서 적절한 용량을 설정하고 유지하기 위해서는 응고 반응의 모니터가 필수적이다. 일부 환자에서는 이것을 위한 검사가 매우 불편하고 고통스러울 수가 있다(단락 22.6 참조). 환자는 응고 반응에 영향을 미치는 음식에 대해서 교육을 받아야 하며 식품으로부터 흡수되는 비타민 K를 억제할 수 있도록 항상 관심을 기울여야 한다. 비타민 K가 풍부한 음식은 소나 돼지의 간, 녹색 잎채소, 브로콜리 등이다. 식이성 비타민 K는 항응고제 작용을 억제하고 너무 낮은 비타민 K는 약물의 작용을 증강시킨다. 와파린은 혈장 단백질과 매우 잘 결합하며 간에서 대사된다. 이 2가지 특징으로 인해서 많은 약물이 와파린과 상호작용할 수 있다[표 22.3].

직접 작용 경구용 항응고제

Direct-Acting Oral Anticoagulants (DOAC)

직접 작용 경구용 항응고제에는 아픽사반(*Eliquis*), 에독사반(*Savaysa*), 베트릭사반(*Bevyxxa*), 리바록사반(*Xarelto*) 및 다비가트란(*Pradaxa*)가 있다. 이 약물은 개별적인 응고인자에 특이성이 높은 항응고 제로 대부분 최근에 승인되었다. 아픽사반, 에독사반, 베트릭사반(betrixaban)과 리바록사반(rivaroxaban)은 응고인자 factor Xa를 불활성화시키며 다비가트란(dabigatran)은 직접적으로 트롬빈 IIa(활성화된 트롬빈)을 억제한다. 각각의 약물은 관련 응고인자에 대한 가역적인 억제 작용을 한다. 다비가트란 에텍실레이트는 전구 약물로 조직 에스테레이스(esterase)에 의해서 체내에서 활성형 다비가트란(dabigatran)으로 전환된다. 이 약물은 정해진 일일 복용량으로 투여할 수 있으며 대개는 용량 조절이 필요하지 않다. 하루에 한 번 또는 2번 복용한다. Factor Xa 또는 트롬빈에 대한 최대 억제 효과는 1~3시간 이내에 나타나며, 최종 투여 후 24~36시간 정도에서 약효가 사라진다. 정맥성 혈전색전증을 예방하고 장기적인 항응고 효과를 유지하기 위해 일일 투여량을 준수하는 것이 매우 중요하다. 복용을 안 했을 경우에는 약물 반감기가 짧아서 응고가 완전하게 억제되지 않는다.

와파린과는 달리 항응고 작용에 영향을 미치는 음식 효과는 없다. 적절한 항응고제 용량 결정을 위한 정기적인 응고 검사가 필요하지 않다. 전통적인 응고 검사는 와파린이나 헤파린에서처럼 DOAC 활성을 반영하지 않는다. 이들 약물에서 각각의 임상 적응증에 대한 일상적인 약물 용량은 [표 22.2]에 정리하였다.

> **보건의료인을 위한 참고사항**
>
> **작용기전**
>
> 와파린은 이미 형성된 혈전에는 효과가 없으나 이차적인 혈전색전증으로 인한 합병증을 예방할 수 있다. 비타민 K를 감소시키는 모든 것(일부 항생제, 비타민 E, 어유 등)은 와파린의 항응고 작용을 증가시킨다.

경구용 항응고제의 차이점

How the Oral Anticoagulants Differ

모든 경구용 항응고제는 잠재적인 혈전색전증을 억제한다. DOAC는 저분자량 헤파린이나 와파린과 동등한 효과를 나타낸다. DOAC가 출혈 경향에 대해서는 보다 안전한 것으로 예상되지만, 이들 약물의 사용은 아직까지도 의사들에게는 생소한 편이다. 와파린에 대해서는 투여와 관리 및 해독에 대해 잘 알려져 있지만, DOAC의 경우는 임상적으로 투약 경험이 많지 않다. DOAC와 비교하여 와파린의 단점은 수술에 앞서 약물 투여 조정이 필요하다는 점이다. 심방세동이나 인공판막 때문에 장기간 와파린을 투여한 환자는 와파린을 일시적으로 중단해야 한다. 이러한 환자가 수술적 처치를 받는 경우에는 종종 와파린 투여를 중단하고 단기 작용 헤파린을 사용한다. 이러한 과정을 항응고제의 연결(bridging)이라고 한다. 와파린의 추가적인 단점으로는 면밀한 응고 작용 모니터링이 필요하다는 것과 음식 문제 및 많은 다른 약물과 상호작용을 한다는 것이다. DOAC의 장점은 응고 검사나 정기적인 용량 조정이 필요치 않다는 점이다. 단점으로는 심각한 출혈이 발생하면 해독제가

표 22.2

항응고제 및 혈전용해제 비교

약물(상품명)	유지 용량	적응증*	약물치료 효과 모니터를 위한 응고 검사
경구용 항응고제			
Apixaban (*Eliquis*)	• 10 mg 1일 2회, 경구 투여, 7일 투여 후 5 mg 1일 2회 • 2.5 mg 1일 2회 경구 투여 • 5 mg 1일 2회 경구 투여 • 노인 또는 신장질환자 2.5 mg 1일 2회 경구 투여	• 깊은정맥혈전증, 폐색전증 예방 • 고관절 또는 무릎수술 후 • 비판막성 심방세동	시험법 없음
Betrixaban (*Beyxxa*)	• 첫날 160 mg, 이후 80 mg 1일 1회 경구 투여	• 깊은정맥혈전증, 폐색전증 예방	
Dabigatran etexilate (*Pradaxa*)	• 150 mg 1일 1회 경구투여 • 하루 110 mg, 고관절 수술 후 220 mg 1일 1회 경구 투여 • 150 mg 1일 2회 경구투여 • 노인 또는 신장질환자 75 mg 1일 2회 경구 투여	• 깊은정맥혈전증, 폐색전증 예방 • 비판막성 심방세동	
Edoxaban (*Savaysa*)	• 60 mg 1일 1회 경구 투여 • 비판막성 심방세동 • 60 mg 1일 1회 경구 투여	• 깊은정맥혈전증, 폐색전증	
Rivaroxaban (*Xarelto*)	• 처음 21일간 15 mg 1일 2회 경구 투여 이후 20 mg 1일 1회 • 10 mg 1일 1회 경구 투여 • 20 mg 1일 1회 저녁 식사 시 경구 투여	• 깊은정맥혈전증, 폐색전증 예방 • 고관절 또는 무릎수술 후 • 비판각성 심방세동	시험법 없음
Warfarin sodium (*Coumadin, Jantoven*)	• 2~10 mg 경구 투여	• 깊은정맥혈전증 및 재발성 심근경색	프로트롬빈 시간 (protime, PT) 또는 INR
항혈소판약물			
Anagrelide (*Agrylin*)	0.5 mg 1일 4회 또는 1 mg 1일 2회 경구 투여	혈소판 감소증	일반적 혈액 및 혈소판 계수
Aspirin and dipyridamole (*Aggrenox*)	asprin 25 mg/dipyridamole ER 200 mg 혼합제 1일 2회 경구 투여	뇌졸중 예방	
Cilostazol (*Pletal*)	100 mg 식전에 1일 2회, 경구 투여	간헐파행	일반적 혈액 및 혈소판 계수
Clopidogrel (*Plavix*)	75 mg 매일 경구 투여	죽상동맥경화사례 감소 급성관상동맥증 심근경색, 말초동맥질환	일반적 혈액 및 혈소판 계수
Dipyridamole (*Persantine*)	75~100 mg 1일 4회	심근지경색 예방을 위해 아스피린과 병용 투여	일반적 혈액 및 혈소판 계수
Prasugrel (*Effient*)	5~10 mg 음식과 함께 1일 1회 경구 투여	급성관상동맥증	일반적 혈액 및 혈소판 계수
Ticagrelor (*Brilinta*)	부하용량 180 mg, 9 0mg 1일 2회 경구 투여	급성관상동맥증, 심근경색, 말초동맥질환, 관상동맥성형술, 예방	
Ticlopidine (*Ticlid*)	250 mg 1일 2회 경구 투여	아스피린을 사용할 수 없는 뇌졸중	일반적 혈액 및 혈소판

(계속)

표 22.2 (계속)

약물(상품명)	유지 용량	적응증*	약물치료 효과 모니터를 위한 응고 검사
항응고제, 주사용 헤파린			
Dalteparin (*Fragmin*)	수술 전 1~2 시간에 3,500 IU/일 피하주사, 최대 수술 후 10일까지	깊은정맥혈전증, 폐색전증 유무에 따른 정맥혈전의 치료와 예방	일반적 혈액 및 혈소판 계수
Enoxaparin (*Lovenox*)	무릎수술 전 30 mg 1일 2회 피하 주사, 최대 수술 후 12일까지 복부 수술 시 40 mg 1일 1회 피하 주사 깊은정맥혈전 40 mg 피하주사	깊은정맥혈전증, 폐색전증 유무에 따른 정맥 혈전의 치 료와 예방	일반적 혈액 및 혈소판 계수
Heparin sodium injection	시작용량 10,000~12,000 units 후속용량 15,000~20,000 units 매 12시간, 피하주사, 5,000~10,000 units 매 4~6시간 정맥주사	↓	활성화 부분 트롬보플라스틴 시간 (activated partial thromboplastin time, APTT)
Heparin sodium lock flush solution	**치료 목적으로 사용되지 않음, 유치 정맥 카테터 유지 목적**		
혈전 용해제 / Tissue plasminogen activators			
Alteplase recombinant (*Activase, Cathflo Activase*)	2 mg/ml 정맥주사	급성심근경색관리	모든 잠재적 출혈 가능 부 위에 대해 주의
Reteplase recombinant (*Retavase*)	10 + 10 unit 2배 용량 일시 주사	급성 허혈성 뇌졸중	
Tenecteplase (*TNKase*)	체중에 따른 개별용량	급성심근경색	

* *DVT—깊은정맥혈전증, MI— 심근경색, PAD—말초동맥질환.*

존재하지 않는다는 것이다.

임상 적응증
Clinical Indications

모든 경구용 항응고제는 정맥혈전증, **혈전성 정맥염(thrombophlebitis**, 정맥벽에 생기는 염증), 폐색전증 및 색전이 있는 심방세동 등의 예방과 치료 목적으로 승인되었다. 또한 고관절이나 무릎관절 치환 수술에 따른 혈전색전증을 예방적으로 억제하기 위해서 사용한다. 와파린은 인공판막이 있는 환자에게도 사용할 수 있는데, 이들은 대부분 고령이며, 고령의 환자는 일반적으로 혈전색전증의 발생 위험이 더 크다. 현재는 DOAC의 경우에는 비판 막성 심방세동 환자에서만 사용이 허가되어 있다. 경구용 항응고제는 환자가 쉽게 복용할 수 있으며 투여과정이 고통스럽지 않으므로 일차 선택약이 된다. 특히 와파린은 상대적으로 가격이 저렴하다. 와파린의 다른 용도로는 수혈 전에 혈전을 억제하거나 개흉 수술 중 혈전 억제를 위해 사용된다.

유해 작용 및 금기사항
Adverse Effects and Contraindications

경구용 항응고제를 사용할 때 나타나는 부작용으로는 메스꺼움, 설사, 두드러기, 저혈압, 피로감, 두통, 탈모증 등이 있다. 위장관 증상을 감소시키기 위해 와파린을 분할하여 투여할 수 있다.

출혈은 모든 항응고제의 사용에 있어서 가장 심각한 독성 작용이다. **혈뇨(hematuria)**, 잇몸출혈 및 점상 출혈 등은 치명적이 아닌 국소적 출혈로서 일반적인 부작용이다.

심각한 또는 치명적 출혈과 관련된 위험인자에 대해 경고하는 문구가 포장 용기에 표시되어 있다. 이러한 위험인자에는 65세 이상의 연령, 위장관 출혈의 기왕력, 심장이나 뇌혈관의 심대한 질환, 4 이상의 INR 및 장기간의 와파린 사용 등이 포함된다. 이런 경우에는 최적의 용량을 맞추기 위해 보다 빈번한 응고 검사 모니터링이 권장된다(INR에 대한 응고 반응 모니터링 참조). 모든 경구용 항응고제에 대한 경고 사항으로 신경축 마취(neuraxial anesthesia)

또는 요추 천자를 받은 환자에서 경막 또는 척수 혈종이 발생할 위험이 있다. 이 경우 영구적인 마비가 발생할 수 있다. DOAC 약물에서는 약물의 조기 중단이 출혈의 위험을 증가시키며 대체 항응고제가 반드시 사용되어야 한다는 경고가 있다.

금기사항
Contraindications

와파린은 비타민 K 결핍 환자에게 사용해서는 안 된다. 모든 경구용 항응고제는 태반을 통과하므로 임신기에는 사용해서는 안 된다. 이들 약물은 태아에서 출혈을 발생시킬 수 있다. 태아는 비타민 K와 응고인자를 모체에 의존하고 있다. 임신기에 경구용 항응고제의 투여는 신생아 출혈병으로 알려진 현상을 유발한다. 와파린에 노출되면 비타민 K1(피토나디온)을 임신부에게 투여하거나 신생아 출혈병이 예상되는 경우 신생아에게 투여한다. 단 회 근육주사로 0.5~1 mg을 신생아에게 출생 후 1시간 이내에 투여할 수 있다. 임산부에게는 분만 12~24시간 전에 경구 또는 주사로 예방 목적으로 투여한다. 용량은 1~5 mg을 근육주사 또는 2 mg을 경구로 투여한다. DOAC에 의해 유발된 출혈에는 해독제가 없다. 임신기에 항응고제의 투여가 필요한 경우에는 헤파린이 태반을 통과하지 않으므로 헤파린이 일차 선택 약물이 된다.

와파린 작용의 역전
Warfarin Reversal

대규모 출혈이 있을 때 단순히 와파린 투여를 중단하는 것만으로는 와파린의 작용을 빠르게 역전시킬 수 없다. 심한 출혈이 있는 경우에는 정상적인 응고인자의 활성을 위해서 농축된 프로트롬빈 복합체나 신선동결혈장(FFP)을 비타민 K와 함께 투여해야 한다. 프로트롬빈 복합체 농축액은(*Beriplex, Kcentra*) 건강한 사람의 혈장으로부터 얻을 수 있다. 수혈받는 사람의 혈액형을 확인할 필요가 없으므로 혈장보다는 더 빠르게 사용할 수 있다. 와파린 과량에 대한 해독제로써 합성 비타민 K1(피토나디온) 2.5~25 mg을 일반적으로 근육주사 또는 피하주사로 투여한다. 주사용 비타민은 효소와 결합하여 응고 과정을 활성화한다. 피토나디온의 반응은 프로트롬빈 시간(PT)으로 모니터해 보면 해독제를 투여한 지 2시간 이내에 명확하게 나타난다. 피토나디온은 체내에서 자연적인 비타민과 동일한 정도의 활성을 갖는다. 환자의 응고반응 상태에 따라서 소량의 경구용 비타민 K1으로도 충분할 수 있다. *Mephyton*이 경구용 합성 비타민 K1 피토나디온이다. 흡수되기 위해서는 담즙염이 필요하다.

DOAC의 역전
DOAC Reversal

DOAC 약물에서는 출혈, 특히 생명을 위협하는 출혈이 발생했을 때 이를 관리하는 것이 큰 어려움이다. 특별한 해독제가 없으므로 출혈이 안정화될 때까지 일시적으로 약물의 투여를 중단한다. 잠재적인 폐색전증의 위험과 대비하여 잠재적인 심대한 출혈 위험에 따라서 행동의 선택이 결정된다. 물리적인 압박과 신선 동결혈장이나 혈소판 치환과 같은 국소적 지혈 수단이 사용된다. 다비가트란은 오직 투석만이 효과가 있다. 심각한 출혈에서는 프로트롬빈 복합체 농축액을 투여할 수도 있다.

LO 22.5

항혈소판 약물
ANTIPLATELET DRUGS

작용기전
Mechanism of Action

경구용 항혈소판 약물로는 아스피린, 디피리다몰(dypyridamole), 클로피도그렐(clopidogrel), 티클로피딘(ticlopidine) 등이 있다. 이 약물은 경구 투여를 통해서 잘 흡수된다. 아스피린은 비스테로이드성 소염진통제(NSAIDs)에 관한 장에서 설명한 것처럼 강력한 프로스타글란딘 억제제이다. 혈소판에서는 강력한 혈소판응집과 혈관수축을 유발하는 트롬복산 A2가 생성된다. 혈소판에서 트롬복산 A2가 유리되면, 혈관이 수축하고 혈류의 흐름이 느려져서 혈소판끼리 붙거나 혈관벽에 붙을 수 있는 기회가 증가한다. 혈관 세포막에서 유리되는 또 다른 사이클로 옥시게나아제(COX) 경로의 생성물인 프로스타사이클린은 트롬복산의 작용과 반대로 혈관을 이완시키고 혈소판응집을 억제한다. 일반적으로, 프로스타사이클린과 트롬복산 A2의 활성이 균형을 이룸으로써 혈소판 마개가 혈류나 조직의 산소화를 막지 않게 되는 것이다. 세동맥혈전증, 깊은정맥혈전증, **심근경색(infraction)** 및 뇌졸중과 같은 상태에서는 혈소판의 트롬복산 생성이 증가하고 응집에 대한 민감도가 증가한다.

아스피린은 81 mg(소아용량)에서 325 mg(성인진통제용량) 용량 범위에서 혈소판의 사이클로 옥시게나아제를 비가역적으로 변화시킨다. 혈소판은 핵이 없으므로 새로운 사이클로 옥시게나아제를 생성할 수 없다. 새로운 혈소판이 만들어질 때까지 트롬복산이 생성되지 않는다. 비록 아스피린 이 프로스타사이클린을 차단하지만 혈관은 수 시간

내에 새로운 사이클로 옥시게나아제를 생성할 수 있다.

클로피도그렐(*Plavix*), 실로스타졸(*Pletal*), 프라스그렐(*Effient*), 티클로피딘은 ADP가 세포막 수용체에 결합하지 못하도록 하여 응고 단계 반응에서 ADP가 당단백질(glycoprotein) IIa/IIIB를 활성화하지 못하게 하여 혈소판의 응집을 억제한다. 이 약물은 아스피린과는 달리 사이클로 옥시게나아제 경로에 대해 전혀 영향을 미치지 않는다. 수용체는 비가역적으로 변화되어 혈소판의 수명인 8~11일 동안 혈소판이 ADP에 반응하지 않는다.

디피리다몰(*Persantine*)과 디피리다몰과 아스피린 복합제(*Aggrenox*)는 혈소판을 약하게 억제한다. 이 약물은 혈소판 반응 억제제인 아데노신을 증가시키고 혈소판 내의 포스포디에스테라아제(phosphodiesterase)를 억제하여 가역적으로 혈소판의 응집을 방해한다. 실로스타졸(*Pletal*)과 대사물은 포스포디에스테라아제(PDE)를 차단한다.

임상 적응증

Clinical Indications

항혈소판 약물은 심장마비, 뇌졸중 및 협심증을 예방하기 위하여 관상동맥질환에 사용한다. 클로피도그렐과 아스피린은 치사율을 감소시키며 재경색이나 뇌졸중의 발생을 감소시키는 것으로 알려져 있다. 여기에는 새로운 허혈성 뇌졸중과 새로운 심근경색의 발현을 감소시키는 것도 포함된다. 항혈소판 약물은 폐색되었던 혈관에 혈전이 생성되지 않도록 하기 위해 혈관성형술 및 관상동맥 스텐트 등에 관례적으로 사용한다.

아스피린은 가장 저렴하고 효과적인 항혈소판 약물로 심장을 손상시킬 수 있는 혈병의 발생을 감소시키므로 의사들이 사용을 권장하는 약물이다. 혈전, 뇌졸중 및 심장마비를 예방하기 위해서는 하루에 최대 325 mg의 용량이 권장된다. 아스피린은 뇌졸중 환자에서 일과성 허혈발작(TIAs)도 예방할 수 있지만, 이미 형성된 혈전에는 영향을 미치지 못한다. 아스피린은 직접 작용 항혈소판 약물과 비교하여 심각한 부작용이 더 적으면서도 동등하거나 더 나은 효과가 있을 것으로 간주된다. 하루에 아스피린 1,000 mg 이상을 복용할 경우 항혈전 효과는 더는 효과적이지 않으며, 일반적으로 부작용이 증가한다. 클로피도그렐은 아스피린보다 훨씬 고가의 약품으로 아스피린에 의한 위장관 출혈에 민감한 환자에서 심근경색, 뇌졸중 및 사망을 감소시키기 위해 사용한다. 디피리다몰은 심장판막 치환술을 받은 후에 혈전색전증을 예방하기 위해 사용한다. 항혈소판 약물은 심근경색에 따른 사망이나 재경색을 임상적으로 유의한 정도로 감소시키기 위해서 병용하여 사용한다.

실로스타졸은 이러한 광범위한 적응증에 사용되지 않는다. 이 약물은 간헐적으로 나타나는 다리의 통증, 경련 및 작열감이 있는 간헐파행에만 사용이 승인되어 있다. 간헐파행은 일반적으로 걸을 때 나타나고 쉬면 사라지지만, 심한 경우에는 휴식 상태에서도 증상이 나타난다. 이는 다리에 있는 동맥에 혈액순환이 잘되지 않아서 발생한다.

티클로피딘(ticlopidine)은 치명적인 혈액병의 발생과 관련이 있기 때문에 아스피린 치료에서 반응하지 않거나 알레르기 또는 아스피린을 사용할 수 없는 환자에서만 사용되어야 한다.

유해 작용

Adverse Effects

항혈소판 약물과 관련된 일반적으로 심각하지 않은 유해작용은 아스피린에서와 마찬가지로 두통, 구토, 발진, 설사 및 어지럼증 등이 있다. 실로스타졸은 울혈성 심부전 환자에게는 금기이다. 티클로피딘과 클로피도그렐은 심한 혈소판 감소증을 유발하여 지혈이 되지 않으므로 내부출혈이 발생할 수 있다. 티클로피딘은 호중구감소증, **무과립구증(agranulocytosis)**, 혈전성 저혈소판 자색반병 및 재생불량성 빈혈 등의 치명적인 빈혈을 유발할 수 있어 사용에 매우 주의해야 한다.

LO 22.6

항응고제의 특별한 고려사항, 금기사항 및 약물 상호작용

SPECIAL CONSIDERATIONS, CONTRAINDICATIONS, AND DRUG INTERACTIONS WITH ANTICOAGULANTS

약물 투여

Drug Administration

항응고제 치료는 매일 동일한 시간에 약물을 투약하는 것이 이상적이다. 항응고제를 투약하는 환자의 처방에서 약물을 추가하거나 빼는 경우에는 항상 환자의 응고 상태가 변동될 수 있다. 그러므로 출혈이 증가하는 증상을 주의 깊게 관찰해야 한다. 항응고제 치료 도중에 발생하는 열이나 발진은 잠재적인 합병증의 가능성으로 간주되어야 한다. 환자는 경구용 항응고제의 처방 용량과 투여 시간을 엄격하게 지켜야 한다. 경구 약물 투여는 담당 의사의 특별한 지시가 없는 한 중단되어서는 안 된다.

헤파린 용량의 확인

Confirmation of Heparin Dosage

약물을 투여하기 전에 헤파린 약물의 강도를 확인하기 위해 헤파린 주사약이 들어있는 바이알을 주의 깊게 확인해야 한다. 헤파린나트륨주사(heparin sodium injection, HSI)을 바로 헤파린락(heparin lock) 관류에 사용해서는 안 된다. HSI는 1,000~40,000 units/ml 범위에서 다양한 농도의 헤파린 이 담긴 바이알 형태로 공급된다. 도관을 청소하고 개방성을 유지하기 위해서 사용되는 헤파린락 관류액(flush)은 10~100 units/ml의 농도 범위로서 HSI(5,000 units 또는 그 이상)와 비교하면 농도에서 매우 큰 차이가 있다. HSI 바이알 1 ml와 헤파린락 관류액 1 ml를 혼동하여 소아 환자에게 투약 오류가 발생하면 치명적인 출혈이 발생한다. 따라서 많은 병원에서는 헤파린 포장을 변화시키고 헤파린 분주 기법을 엄격하게 관리하고 있다. 투약 오류 가능성을 최소화하기 위해서 사전 충전형 헤파린 주사기는 [그림 22.4]에서처럼 내용물을 나타내는 색으로 구분하여 표시한다.

헤파린은 종종 간헐적인 정맥 주입으로 투약한다. 동시에 투여하는 주사 약물은 항응고제를 불활성화시킬 수 있는 잠재적인 부적합 반응을 피하기 위해서 헤파린 주입관에 함께 투여해서는 안 된다. 저분자량 항응고제는 다른 주사나 주입 약물과 혼합해서는 안 된다. 헤파린과 물리적으로 부적합한 것으로 알려진 약물 용액은 [표 22.3]에 정리되어 있다.

금기사항

Contraindications

모든 형태의 항응고제는 아급성 세균성 심내막염, 위장관의 궤양성 병소, 내장의 상피암, 낙태위험, 고도 고혈압이 있거나 최근에 뇌 또는 척수 수술을 받은 환자에서는 사용 금기에 해당한다. 활동성 출혈 경향이 있는 모든 환자에는 항응고제를 투약해서는 안 된다.

개별적인 헤파린이나 돼지 유래 물질, 아황산염, 벤질알코올 등에 과민반응이 있거나 헤파린 유도 혈소판 감소증이 있는 환자에게는 모든 종류의 헤파린이 사용 금기이다.

와파린은 비타민 K 결핍 환자에게 사용해서는 안 된다. 경구용 항응고제에서 가장 중요한 금기사항은 임신기간 중의 사용이다. 경구용 항응고제는 태반을 통과하여 태아에서 출혈을 유발할 수 있다는 것을 명심한다.

응고반응 모니터링

Monitoring Coagulation

모든 항응고제의 용량은 환자 개개인에 따라 다르다. DOAC를 제외하고, 치료 용량은 환자의 응고 시간을 평가하여 결정하고 유지해야 한다. 일단 환자가 안정화되면 응고 반응은 4~6주마다 관찰한다. 과량의 항응고제로 인한 출혈 위험을 피하기 위해서는 약물을 더 투여하기 전에 혈액의 응고 능력을 측정해야 한다. 응고 상태를 모니터하기 위한 검사에는 부분적 트롬보플라스틴 시간(partial thromboplastin time, PTT), 프로트롬빈 시간(prothrombin time, PT) 및 국제표준화비율(international normalized ratio, INR)이 있다. 항응고제에 대한 시약의 반응이 제조회사에 따라 달라지기 때문에 검사 때마다 달라져서 INR을 사용하고 있다. INR은 토끼에서 유래한 시판 트롬보플라스틴을 국제 인간 참조 표준에 대비하여 보정한다.

헤파린의 효과는 활성화 부분 트롬보플라스틴 시간(activated partial thromboplastin time, APTT)이 가장 빈번하게 평가에 사용된다. 이 검사는 통상적으로 헤파린의 다음 용량 투여 1시간 전에 시행된다. 헤파린을 정맥 점적 주입하는 경우에는 PTT를 매일 모니터한다. 일반적으로 PTT는 헤파린이 투약되면 평소의 2배로 유지된다. 특히 환자의 응고 반응 상태를 평가하기 위해서 채혈할 때 혈액 시료는 가성 APTT 값을 피하기 위해서 주사를 맞지 않은 팔에서 채혈해야 한다. 저분자량 헤파린은 APTT 모니터링 시약과 관련된 응고인자를 선택적으로 억제하기 때문에 정확하게 모니터링할 수가 없다. 저분자량 헤파린의 치료 효

그림 22.4 생리식염수와 헤파린 희석액이 충전된 주사기

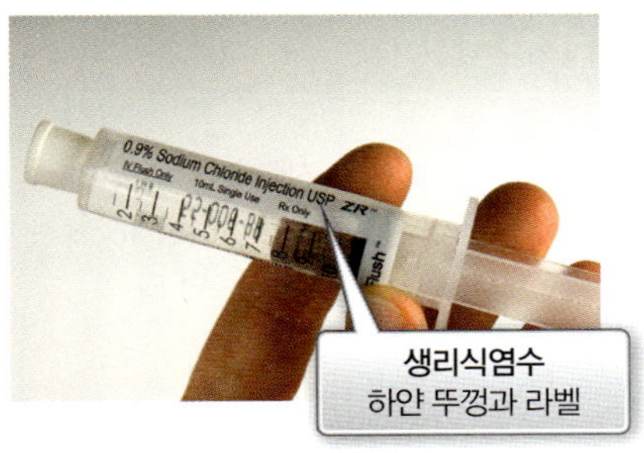

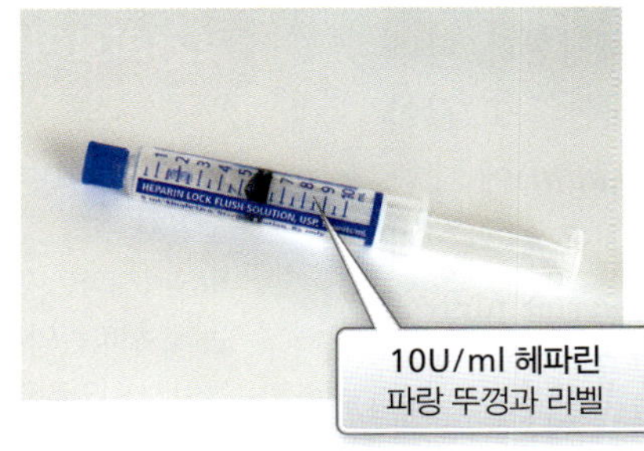

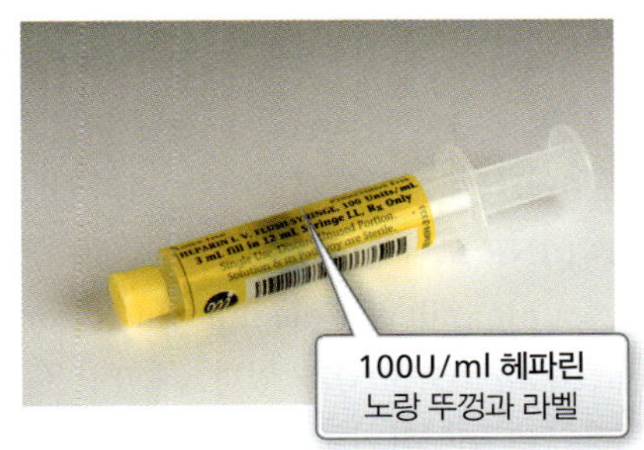

충전된 주사기는 함유물과 헤파린 농도의 오류를 최소화하기 위하여 다른 색의 뚜껑과 라벨로 표시된다.

표 22.3

헤파린의 약물 상호작용

헤파린과 상호작용하는 약물	반응	헤파린과 상호작용하는 약물	반응
Aspirin, NSAIDs Cephalosporins Dextran Oral anticoagulants Platelet inhibitors Penicillin (high doses) Ticlopidine	출혈 경향 증가	Antibiotics Amikacin Aminoglycosides Cephaloridine Erythromycin Penicillins Polymyxins Tetracyclines Dopamine Hydrocortisone Hydroxyzine Methylprednisolone Opioid analgesics Codeine Morphine Meperidine Methadone Prochlorperazine Promethazine Vitamins (multiple)	정맥 주입 시에 혼합 금지
Antihistamines Digitalis Nicotine Nitroglycerin IV Tetracyclines	항응고제 작용 감소		

과는 일상적인 전혈 및 혈소판 계수와 치료 기간 동안의 전반적인 환자 상태를 통해서 평가한다. 목표로 하는 혈소판 숫자는 환자의 전체적인 임상상황에 따라서 다양하다. 일반적으로는 조정된 혈소판 숫자가 정상 범위의 30~50% 수준 이하로 떨어지지 않도록 해야 한다.

와파린은 일 단계 프로트롬빈 시간(one-stage prothrombin time)이나 protime (PT) 또는 INR로 모니터링해야 한다. 이 약물은 작용 발현 시간이 매우 길어서 초기 용량을 3~5일 동안 변경할 수 없다. 최고의 항응고 반응에 도달할 때까지 시간이 오래 걸린다. 이 동안 정기적인 PT 평가는 혈병 억제 정도를 나타낸다. 경구용 항응고제를 복용하지 않는 사람은 PT값이 12초이며 NR은 1이 된다. 경구용 항응고제를 복용하면 PT값이 15~18초로 증가해서 응고하는 데 더 오랜 시간이 걸린다. PT는 대조군의 1.2~1.5배로 유지하는데, 이는 INR 2~4에 해당한다. 따라서 INR 2~3이 와파린의 치료 효과를 확인하는 목표 값이다. 미국국립의학도서관에는 와파린(*Coumadin*)에 대한 PT와 INR 모니터링 간에 관계를 보여 주는 교육 웹 페이지(www.nlm.nih.gov/medlineplus/tutorials/warfarinintroduction/ct059305)가 있다. 헤파린은 경구용 항응고제와 병용하여 투여하면 정확한 PT검사를 결정하는 것을 방해하는 것으로 알려져 있다. 병용 투여가 필요한 경우 경구용 항응고제는 헤파린 정맥주사 후 적어도 5시간 후에 투여하거나 마지막 피하주사 후 24시간 이후에 투여해야 정확한 PT 결과를 얻을 수 있다. 응고 반응을 모니터하기 위해 사용하는 전통적인 검사법으로는 DOAC의 항응고 작용을 측정할 수 없다. 현재는 이 약물을 시험할 수 있는 방법이 없다.

약물 상호작용

Drug Interactions

헤파린은 경구용 항응고제인 와파린보다는 소수의 약물과 상호작용을 한다. 헤파린과 상호작용하는 임상적으로 중요한 약물의 예는 [표 22.3]에 정리되어 있다. 혈소판응집에

보건의료인을 위한 참고사항

모든 헤파린 바이알은 약물 투여 전에 정확한 강도의 약물인지 주의 깊게 확인해야 한다. HSI는 "catheter lock flush(헤파린락 관류액)" 제품으로 사용되어서는 안 되는데, 헤파린의 농도가 희석액보다 10~4,000배 높아서 치명적인 상황을 만들 수 있기 때문이다.

영향을 미치는 모든 약물은 헤파린과 동시에 복용할 경우에 출혈을 증가시킬 확률이 높다. 아스피린, 이부프로펜, 인도 메타신과 같은 NSAIDs와 덱스트란 및 고용량의 페니실린 등이 포함된다. 디기탈리스와 테트라사이클린계 항생제 등도 헤파린의 항응고 작용을 억제하는 것으로 보고되었다. 이러한 약물의 작용기전은 밝혀지지 않았다. 디아제팜의 혈장 농도는 헤파린 치료와 동시에 증가하는 것으로 알려져 있다. 헤파린은 산성 점액다당류이기 때문에 알칼리성 약물과 함께 투여하면 침전을 형성한다.

경구용 항응고제

Oral Anticoagulants

와파린은 다른 약물과 임상적으로 심각한 상호작용을 할 수 있는 큰 잠재력을 가지고 있다[표 22.4]. 이들 약물은 세 지점에서 상호작용이 발생할 수 있다. 우선, 경구용 항응고제는 혈장단백질 결합 부위로부터 떨어져 나와서 혈장 농도를 증가시키고 독성이 발생할 수 있다. 또한 간 대사에 간섭하는 모든 약물은 항응고제의 반응을 증가시키거나 감소시킬 수 있다. 마지막으로 경구를 통해서 투여되므로 항응고제에 결합하는 다른 경구용 약물에 의해서 흡수가 억제될 수 있다. 일부 일반 약 중에서 아세트아미노펜과 같은 약물은 와파린의 출혈을 증가시키는 것과 관련되어 있으나 기전이나 작용점이 아직 밝혀지지 않았다.

간효소에 의해 대사되는 DOAC는 다른 약물에 의해서 촉진되거나 억제될 수 있다. 이러한 대사효소나 수송체 효소에 의존하는 약물의 병용 투여는 효소에 대한 경쟁으로 인해서 DOAC의 대사를 지연시킬 수 있다. 클로피도그렐, 코니밥탄(conivaptan), 이트라코나졸(itraconazole), 경구용 케토코나졸(ketoconazole) 및 다른 아졸(azole)류와 리토나비르(ritonavir) 같은 약물은 대사 효소에 대한 경쟁으로 DOAC를 순환혈액에 축적시키고, 이에 따라 항응고 반응이 증가한다. 유해 작용을 피하기 위해서는 DOAC의 용량 감소가 필요하다. 카르바마제핀(carbamazepine), 페니토인(phenytoin), 리팜핀(rifampin), HIV protease 억제제 및 Saint-John's wort와 같은 약물은 대사효소를 증가시켜 DOAC의 대사를 증가시키므로 순환계에서 DOAC의 농도를 감소시켜 항응고 반응을 감소시킨다. 다른 항응고제나 만성적으로 사용하는 NSAIDs와 DOAC를 동시에 사용하면 상승작용으로 인해서 출혈 위험이 증가된다.

항혈소판 약물

Antiplatelet Drugs

아스피린은 가격이 비싸지 않고 처방 없이도 구할 수 있기 때문에 누구든지 필요하면 복용할 수 있어 가장 빈번하게 사용하는 약물이다. 심장병 예방은 저용량 아스피린을 매일 복용함으로써 유지되는 항혈소판 효과에 달려 있다. 마찬가지로 일반 의약품인 이부프로펜을 아스피린과 함께 매일같이 사용하면 아스피린의 항혈소판 효과가 없어질 수 있다. 이부프로펜은 COX-1 억제제로 혈소판에서 동일한 효소 부위에 결합하지만 COX의 활성 부위를 변화시키지 못하거나 트롬복산의 생성을 억제하지 못한다. 이렇게 되면 환자는 심장 보호 효과를 기대할 수 없게 된다. 이러한 상호작용은 나프록센이나 케토프로펜과 같은 다른 종류의 COX-1억제 제에도 나타날 수 있다. 이부프로펜을 가끔 사용하는 것은 문제가 없지만 매일 NSAIDs를 복용하면서 아스피린의 예방 효과도 필요하다면 다른 종류의 NSAIDs를 선택하는 것이 좋다. 일반적으로 아스피린은 이부프로펜보다 2시간 전에 복용하여 아스피린이 먼저 혈소판과 반응하도록 해야 한다.

[표 22.3]과 [표 22.4]에는 항응고 약물에서 일어날 수 있는 수많은 약물의 상호작용이 기술되어 있다. 주의 깊은 모니터링과 적절한 용량 조절을 하면 항응고제를 복용하는 환자의 안전한 약물 병용 치료가 가능할 것이다.

LO 22.7

섬유소용해제 및 혈전용해제

FIBRINOLYTIC/THROMBOLYTIC DRUGS

임상 적응증

Clinical Indications

혈전용해 효소는 울혈성 심부전과 사망을 줄이기 위해서 **급성심근경색(acute myocardial infarction)**, 급성 허혈성 뇌 졸중 및 폐색전을 관리하는 데 사용할 수 있도록 승인되었다. 알테플라제(alteplase)는 급성 허혈성 뇌졸중에서 신경학적 회복을 개선하기 위하여 유일하게 승인되었다. 또한 스트렙토키나아제(streptokinase)는 깊은 정맥혈전의 용해를 위해 승인되었다. 스트렙토키나아제는 막힌 동정맥관이나 응고된 혈액 또는 피브린에 의해 막힌 카테터를 청소하는 데 사용되어 왔다.

혈병의 용해

Dissolution of Clots

섬유소용해 약물은 이미 형성된 **혈전(thrombus)**이나 섬유소 혈전에 작용하므로 섬우소 용해제 또는 혈전 용해제라고 한다. 이 효소는 플라스미노젠을 활성플라스민으로 전환시켜서 혈전을 용해 가능한 산물로 분해한다. 이런 종

표 22.4

경구용 항응고제 와파린의 약물 상호작용

와파린과 상호작용하는 약물	반응	와파린과 상호작용하는 약물	반응
Chloral hydrate Loop diuretics Penicillins Salicylate	단백질결합 이탈로 인한 출혈 증가	Amiodarone Azole antifungals Chloramphenicol Cimetidine Ifosfamide Methylphenidate Omeprazole Phenylbutazone Propafenone Quinidine Quinine Statins HMG-CoA reductase inhibitors Sulfinpyrazone Sulfamethoxazole-trimethoprim	와파린의 간대사 감소로 인한 출혈 증가
Antibiotics Kanamycin Neomycin Sulfonamides Tetracyclines Vitamin E, fish oil	비타민K 부족으로 인한 출혈 증가		
Aspirin, NSAIDs Cephalosporins Heparin Olsalazine Steroids Ticlopidine	혈소판응집감소 또는 다른 응고기전의 방해로 인한 출혈 증가		
Acetaminophen Androgens Beta-blockers Chlorpropamide Clofibrate Corticosteroids Cyclophosphamide Dextrothyroxine Disulfiram Erythromycin Glucagon Hydantoins Influenza vaccine Isoniazid Quinolone antibiotics Ranitidine Tamoxifen Thyroid hormone	잘 알려져 있지 않은 기전에 따라 출혈 증가	Cholestyramine Sulcralfate	와파린 흡수 감소로 인한 항응고제 효과 감소
		Oral contraceptives Estrogens Vitamin K	응고인자 합성 촉진으로 인한 항응고제 효과 감소
		Aprepitant Barbiturates Carbamazepine Griseofulvin Nafcillin Terbinafine	와파린의 간대사 증가로 인한 항응고제 효과 감소
Adrenal corticosteroids Ethacrynic acid Potassium products Salicylates, NSAIDs	궤양 유발 효과	Ascorbic acid Ethanol Spironolactone Thiazide diuretics Vitamin K Sucralfate	다양한 기전에 따른 항응고제 효과 감소

류의 약물로는 스트렙토키나아제, 알테플라제(*Activase*), 테넥테플라제(*TNKase*), 레테플라제(*Retavase*)가 포함된다. 또한 알테플라제는 조직플라스미노겐활성제(tissue plasminogen activator, tPA)로 부르며 레테플라제는 혈전용해 효소로서 유전자 재조합 기술을 통해서 만든다. 알테플라제는 527개의 아미노산으로 구성된 정제된 당단백질

로 혈전에서 피브린에 결합하여 플라스미노젠을 플라스민으로 전환하는 것을 촉진하여 혈전용해(섬유소 용해)를 시작한다. 레테플라제는 527개의 아미노산으로 구성된 알테플라제 당단백질로부터 355개의 아미노산을 추출하여 얻어진다.

혈전용해 효소는 폐색전과 급성심근경색에서 관상동맥 혈전을 용해하기 위해 사용된다. 최대 효과를 얻기 위해서는 혈전이나 경색이 발생한 후 가능한 한 빨리 투여해야만 한다. 급성심근경색 치료에서 성공적인 혈병 용해를 위해 증상의 발현으로부터 1~6시간 이내에 약물을 투여해야 한다. 폐색전의 경우에는 치료의 시작 시간이 최대 며칠까지 가능하다. 알테플라제(alteplase)는 스트렙토키나아제보다 훨씬 비싸지만 2가지 약물의 효과는 비슷하다. 약품의 가격은 약물의 생명 공학적 발전 과정에 따른 가격일 뿐 임상적으로 기존 제품보다 유의하게 증가된 치료 효과를 반영하지는 않는다.

약물 투여

Dose Administration

혈전용해 효소는 단백질이기 때문에 일반적으로 정맥을 통해서 주사로 투약한다. 천연물 또는 재조합 기술로부터 얻어진 단백질은 활성 성분 용량을 국제단위(IU) 또는 밀리그램 동등성으로 나타낸다. 스트렙토키나아제는 깊은 정맥 또는 동맥혈전증 치료를 위해서 30분 이상에 걸쳐서 250,000 IU를 정맥으로 투여하며 시간당 100,000 IU를 72시간까지 투여한다. 급성심근경색은 1,500,000 IU짜리 바이알을 45 ml로 희석하여 60분 이내에 전체 용량을 투여한다. 스트렙토키나아제 및 유로키나제는 막힌 동정맥관을 관류하는 데 2 ml 당 250,000 IU로 사용한다. 알테플라제는 2~3시간 동안에 걸쳐서 100 mg (58,000,000 IU)을 분할하여 투여한다. 테넥테플라제(tenecteplase)는 전체 용량을 5초 정도 한 번에 투여하며 추가적인 주입이나 2번째 용량이 필요하지 않다.

스트렙토키나아제나 유로키나제(urokinase) 주입이 끝나면 일반적으로 헤파린 주입으로 치료를 계속한다. 헤파린은 통상 유로키나제 주입이 끝나고 3~4시간이 지난 후 트롬빈 시간이 보통의 2배 이하로 감소했을 때에만 시작한다. 4,400 unit/kg/hr로 일정하게 정맥 주입한 후에 투여된 유로키나제는 20분 이 내에 간에 의해서 제거된다. 스트렙토키나아제의 배설 기전은 알려지지 않았다. 알테플라제와 레테플라제는 주입이 중단된 후 각각 5~10분 및 15분 이내에 혈액으로부터 빠르게 제거된다. 테넥테플라제는 간에서 대사되며 초기 반감기는 22분이고 최종 반감기는 90분이다.

유해 작용

Adverse Effects

혈전용해 효소 사용과 관련된 중요한 유해 작용은 출혈이다. 헤파린, 경구용 항응고제 또는 아스피린이나 NSAIDs와 같이 혈소판의 기능을 변화시키는 것으로 알려진 약물과의 병용 투여는 출혈의 위험을 증가시키므로 권장되지 않는다. 이 약물은 단백질 효소이기 때문에 경미한 알레르기 반응이 발생할 수 있다. 알레르기 반응으로는 피부발진, 가려움, 메스꺼움, 두통, 발열, 기관지 경련 및 근육통이 나타난다. 치료 중에 심각한 알레르기 반응이 나타나면 치료를 중단해야 하지만 경미한 경우에는 항히스타민이나 코르티코스테로이드를 투여한다. 혈전용해제 사용은 장관 출혈, 지난 2개월 내에 뇌졸중(CVA), 뇌 또는 척수 수술이나 뇌종양 등에는 사용 금기이다. 알테플라제와 레테플레제는 심인성 쇼크, 부정맥, 재발성 허혈 등의 부작용이 보고되었으나 이것은 심근경색의 빈번한 후유증으로 이 약물에 의해 발생한 부작용이 아닐 수도 있다.

혈전용해 효소는 다양한 용량의 활성물질이 포함된 가루 형태로 주사 전에 용액으로 간들어야 한다. 이 약물은 가루 상태에서는 실온(15~30°C)에 보관하거나 용액에 섞은 후 투여 전에는 냉장 보관(2~8°C)한다.

약물의 용해는 반드시 사용 직전에 해야 하며 스트렙토키나아제의 경우에는 용해 후에 8시간까지 사용할 수 있다. 사용하지 않은 용액은 그 시간 이후에는 폐기해야 한다. 알테플라제는 밝은 빛에 노출되지 않도록 한다. *이들 효소 약물을 주입하는 용액에는 다른 약물을 혼합해서는 안 된다.*

LO 22.8

응고제 및 지혈제의 임상적 사용

CLINICAL USES OF COAGULANTS/HEMOSTATICS

응고제

Coagulants

때로는 출혈의 발생이나 심한 출혈을 줄이기 위한 약물이 필요하다. 비타민 K1 및 프로타민황산염이 항응고제의 과량 복용에 따른 특별한 해독제로 사용되는 것은 이미 기술하였다. 다른 원인으로 인해서 발생한 출혈을 멈추는 데 유용한 약물은 제한적이다. 구체적으로는 아미노카프론산(*Amicar*)은 과도한 혈전용해로 인해 발생한 출혈에서 섬유소 용해소(fibrinolysin)의 활성을 억제한다. 아미노카프론산 5 g을 경구 또는 정맥으로 투여하면 응고를 촉진하고 새로 형성된 혈전(thrombus)(혈병)에서 농축되어 더는 혈전용해가 일어나지 않는다. 이 약물 투여에 따른 가장 큰 위험은 전신적 혈전의 생성이다. 그 외 부작용으로 두통, 설사, 경련 및 발진 등이 있다.

트롬빈(*Thrombin-JMI, Thrombin*)은 가축이나 재조합 유전자 기술을 통해서 얻을 수 있는데, 피브린(fibrin)형성을 직접적으로 활성화한다. 이 혈장 단백질은 삼출이 되고 있는 상처에 국소적으로 적용하면 혈병 형성을 시작한다. 멸균 가루 형태로 된 5,000, 10,000, 20,000 units 바이알이 시판되어 이용 가능하다. 재조합 트롬빈은 현저하게 항원성이 낮은데 소에서 유래한 것과 비교하면 항체형성 빈도가 매우 낮다. 트롬빈은 전신적 혈전 생성이나 항원 반응의 잠재적 위험 때문에 절대로 정맥주사해서는 안 된다. 사전 조제된 재조합 트롬빈과 같이 가공 트롬빈이 담겨진 주사기는 잠재적인 치명적 사고를 피하기 위해서 "주사하지 말 것"이라고 반드시 표시해야 한다.

지혈대/지혈스펀지

Hemostatic Sponges

시술하면서 봉합이 잘되지 않은 경우에 과도한 혈액과 체액을 흡수하고 출혈을 조절하기 위해서 젤라틴 또는 셀룰로오스 스펀지의 3가지 제형이 사용된다. 이러한 시술에는 경구, 치과 영역, 안과, 전립샘 수술 등이 포함된다. 젤라틴 스펀지(*Gelform*), 젤라틴 필름(*Gelfilm*), 섬유성흡수형 콜라겐(*Hemopad*) 및 산화셀룰로오스(*Oxycel, Surgicel*) 등은 많은 양의 혈액과 접촉하면 팽창한다. 이런 거즈나 스펀지는 상처드레싱이나 수술 시 패킹에 쓰이며, 그 표면을 따라 혈병이 형성되도록 한다. 사지 절단, 내장기관 절제 및 일부 신경학적 수술과 같은 상황에서 출혈을 조절하기 위해 국소적으로 사용한다. 대부분은 결국 체내에서 흡수되는데, 거의 또는 전혀 해롭지 않다. 그중에서 산화셀룰로오스는 뼈의 재생을 방해하므로 영구 이식 형태로는 사용해서는 안 된다. 또한 낭종이 생겨서 표면 상처의 표피화(상처 치유)가 잘 안 될 수 있다.

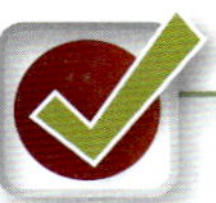

환자 안전과 교육

많은 항응고제가 병원에서 사용되고 있기 때문에 유해 작용의 발생 위험을 최소화하기 위하여 환자를 면밀하게 관찰하여야 한다. 병원에서는 아스피린이나 비스테로이드성 소염진통제와 같이 출혈 반응을 증가시킬 수 있는 약물과 항응고제가 상호작용할 수 있으므로 병원 약제부에서 일상적인 차트 확인이 필요하다. 장기적으로 혈전의 예방을 위해서 환자는 분명히 퇴원 후에도 경구용 항응고제를 계속해서 복용할 수도 있다. 그러므로 명확한 지침이 환자와 환자 보호자에게 제공되어야 한다. 항응고제의 유해 작용은 잠재적으로 생명에 위협이 될 수 있으므로 발생 시 즉각적으로 의사와 연락하는 것이 필요하다.

환자 지침

일반적 주의사항으로는 항응고제를 복용하는 환자는 복용하는 약물과 그 이유 및 잠재적으로 출혈 가능성이 있다는 것을 나타내는 신분증을 지참해야 한다. 헤파린과 와파린의 경우는 용량 설정에 있어서 개인차가 매우 심하므로 최적의 약물 효과를 얻기 위해서 여러 차례 용량 조절이 필요하다는 것을 환자가 알고 있어야 한다. 이러한 이유로 환자는 약물의 복용 지시를 잘 따라야 하며 응고 상태를 확인할 병원 방문 약속을 잘 지켜야 한다. 경구용 항응고제는 매일 같은 시간에 복용하여야 한다. 항응고제 치료를 받는 환자는 멍이 생기거나, 잇몸 출혈, 혈뇨 또는 비정상적으로 심한 생리혈 등이 나타나는지 주의를 기울여야 하는데 이러한 증상은 출혈 경향이 증가되었음을 나타낸다. 추가적으로 환자는 알코올이나 아스피린 또는 살리실레이트와 같은 성분을 함유한 일반약은 혈소판의 기능을 변화시키므로 동시에 사용하는 것을 피하도록 주의한다. 치과치료를 받거나 또는 다른 수술을 받기 전에 환자는 의사에게 항응고제 치료를 받고 있다는 것을 알려야 한다.

병용 투여

의사의 특별한 지시가 없는 한 환자는 다른 약물 치료를 중단해서는 안 된다. 다른 약물의 갑작스러운 중단은 경구용 항응고 제의 약효를 변화시킬 가능성이 있다. 환자는 심장마비 이후에 예방 목적을 제외하고는 아스피린의 복용을 피해야 하며 이부프로펜과 같은 혈소판의 응집을 방해하는 것으로 알려져 있는 성분을 포함하는 일반약의 복용도 피하도록 한다.

의사에게 알려야 할 사항

환자와 보호자는 출혈의 증상이 나타나면 의사에게 즉시 보고 해야 한다. 어떤 이유에서건 용량이 변하거나 약물 투여가 중단되면 환자는 잇몸 출혈, 멍, 출혈점, 코피, 혈뇨, 토혈 또는 평소보다 더 많은 생리혈 등과 같은 응고 상태의 변화를 나타내는 증상을 관찰하도록 지도한다. 환자는 출혈을 유발할 가능성이 있는 자극을 피하고자 부드러운 칫솔이나 전기 면도기를 사용할 필요가 있다.

임신 중 사용

경구용 항응고제는 FDA의 임신 중 투여약물 분류 기준상 Category X에 해당한다(www.drugs.com/pregnancy-categories.htm).

임신할 계획이 있거나 임신한 상태라면 환자는 즉시 의사에게 알려야 한다. 이 약물은 태반을 통과하여 출혈을 유발하며, 태아의 뇌, 안구 및 중추신경계의 기형을 유발할 수 있다. 혈전 용해제를 포함한 주사용 항응고제는 임신 중 투여 약물 분류 기준상 범주 B와 C로 분류되어 있다. 임신 중의 사용은 오직 태아에 대한 위험보다 잠재적인 이익이 더 크다고 판단하는 경우에만 사용할 것을 권장한다.

복습 문제 _Chapter Review

업무에 필요한 지식 _Applying Knowledge on the Job

※ 비판적 사고를 통해 다음 질문에 답하시오.

1. 와파린은 광범위한 약물과 상호작용을 하기 때문에, 환자는 복용 중이던 약물들을 보류하는 것이 권장된다. 약물요법의 추가나 제거와 관련하여 권장 사항은 무엇인가? 어떤 일이 발생할 것으로 예상하는가? **(22.6)**

다중 선택 문제 _Multiple Choice

※ 다음 중 옳은 답을 고르시오.

1. 와파린이 치료적으로 유용한 이유는? **(22.4)**
A. 정맥혈전의 형성을 억제할 수 있다.
B. 2시간 이내의 빠른 작용발현 시간을 가지고 있다.
C. 항응고제 반응을 증가시키기 위해 아스피린과 상승 작용을 하지 않는다.
D. 정맥주사할 수 있다.
E. dabigatran과 동일한 작용점을 가지고 있다.

2. 다음 중 섬유소 용해제(fibrinolytic)로 분류되는 약물은? **(22.4, 22.7)**
A. 에녹사파린(enoxaparin)
B. warfarin
C. 티클로피딘(ticlopidine)
D. 알테플라제(alteplase), tissue plasminogen activator
E. 아픽사반(apixaban)

3. 헤파린에 대한 다음의 설명 중 옳지 않은 것은? **(22.3)**
A. 다당류의 연결체이다.
B. LMW 헤파린은 저분자량 헤파린을 뜻한다.
C. 비타민 K와 복합체를 형성한다.
D. 임신 중 항응고제가 필요할 때 사용이 권장된다.
E. 말초 항응고제이다.

4. 다음 중 혈소판의 부착력을 줄여서 혈병의 생성을 억제하는 것은? **(22.4, 22.7, 22.8)**
A. warfarin
B. 클로피도그렐(clopidogrel)과 아스피린(aspirin)
C. standard(unfractionated) heparin
D. recombinant DNA thrombin
E. rivaroxaban

5. 다음 중 항응고제의 작용기전에 대한 설명 중 옳은 것은? **(22.3. 22.4, 22.5)**
A. 와파린은 비타민 K를 차단하여 응고인자II, VIII, IX, X 의 활성을 막는다.
B. dalteparin은 수 시간 내에 발생한 혈전을 용해한다.
C. 와파린은 응고인자 II, VIII, IX, X에 결합한다.
D. 헤파린은 tissue plasminogen과 복합체를 이룬다.
E. 디피리다몰(dipyridamole)과 클로피도그렐(clopidogrel)은 응고인자 Xa와 결합하는 DOAC이다.

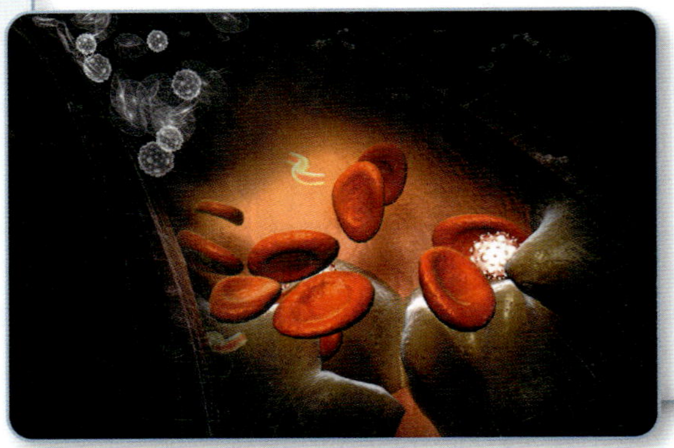
MedicalRF.com

항고지혈증 약물

Hypolipidemic Drugs

핵심 용어_Key Terms

C-반응 단백질(C-reactive protein, CRP): 간에서 정상적으로 생산되는 단백질로서 급성 염증 상태에서 혈액 내 농도가 상승되는 염증의 지표

간헐적 파행(간헐절 절뚝거림, intermittent claudication): 걷는 동안 발생하는 종아리의 심한 통증, 휴식으로 진정됨

거품세포, 포말세포(foam cells): 혈관벽의 대식세포가 LDL-콜레스테롤을 탐식하여 세포 내에 지방이 많이 축적되어 변형된 세포

고밀도 지질단백질(high-density lipoprotein, HDL): 지질단백질과 함께 혈액 내에서 수송되는 콜레스테롤의 한 형태. 좋은 콜레스테롤로 알려져 있음

고지질혈증(고지방혈증, hyperlipidemia): 혈장 내 지방(지질) 수치가 비정상적으로 높은 상태

관상동맥심장병(심장동맥, coronary artery disease, CAD): 심장에 혈액과 산소를 공급하는 작은 동맥의 협착

근육통(myalgia): 단일 근육 또는 근육군의 통증

내인성(endogenous): 유기체, 조직, 세포 내에서 발생 또는 생산된 것

뇌졸중(stroke): 혈액 공급의 손실로 인한 뇌 기능 상실

동맥류(자루, 꽈리, aneurysm): 혈관벽이 약해진 동맥의 일부분이 비정상적으로 넓어지거나 팽창된 상태

말초동맥질환(peripheral artery disease, PAD): 팔다리 큰 동맥의 혈류장애로 인한 질환

불안정 플라크(unstable plaque): 동맥벽에서 형성된 후 해당 동맥을 벗어나 혈류를 막거나 혈전을 형성하는 플라크

세포 내 섭취(endocytosis): 세포 외부의 분자(단백질 등)를 세포막으로 감싸 내부로 흡수하는 과정

아포단백(apoprotein): 단백질이 아닌 이차 분자에 부착되는 단백질

안정 플라크(stable plaque): 동맥벽에서 형성된 후 해당 동맥에 남아 있는 플라크

외인성(exogenous): 유기체나 신체 외부에서 발생 또는 생산된 것

이환/이환률(morbidity): 병적 상태, 병에 걸리는 정도를 표시하는 통계적 지표

일과성 허혈발작(transient ischemic attack, TIA): 일시적인 뇌혈류의 차단으로 뇌졸중과 유사한 증상이 나타나지만 영구 손상은 발생하지 않은 상태

저밀도 지질단백질(low-density lipoprotein, LDL): 지질단백질과 함께 혈액 내에서 수송되는 콜레스테롤의 한 형태. 나쁜 콜레스테롤로 알려져 있음

저지질혈증 약물(hypolipidemic drug): 혈장 지질 수치를 낮추기 위해 사용하는 약물, 항고지혈증 약물로도 불림

죽종형성(atherogenic): 동맥벽에 지방과 칼슘이 침착되는 죽상동맥경화증을 야기하거나 가속화시키는 능력

중성지방(triglyceride): 3개의 지방산과 1개의 글리세롤 분자가 결합된 형태로, 근육 세포에 에너지를 공급하는 지방

지질단백질(lipoprotein): 단백질과 지질(지방)을 포함하고 있는 분자

초저밀도 지질단백질(very-low-density lipoprotein, VLDL): 콜레스테롤, 중성지방 및 간에서 각 기관 및 조직으로 콜레스테롤을 운반하는 단백질로 구성된 분자. 저밀도 지질단백질(low-density lipoproteins; LDL)의 전구체이기도 함

콜레스테롤(cholesterol): 세포의 구조와 기능에 필수적인 물질로서 간에서 정상적으로 합성되는 지방(지질)

킬로미크론(chylomicron): 지방이 혼합된 미세입자로서 혈액과 림프에서 관찰되고 지방 소화 과정에서 형성됨

플라크(plaque): 콜레스테롤, 죽은 세포 잔해, 칼슘을 포함한 물질로서 동맥의 가장 안쪽 층에 축적됨

항고지혈증 약물(antilipemic drug): 혈액의 지질 농도를 감소시키는 약물

항죽종형성(anti-atherogenic): 동맥의 가장 안쪽 층에 지질을 함유한 플라크가 침착되는 죽상동맥경화증을 예방하거나 중지시키는 능력

허혈(ischemia): 조직과 기관에 필요한 혈액과 산소 공급이 부족한 상태

협심증(가슴조임증, angina): 심장근육에 충분한 혈액과 산소가 공급되지 않을 때 발생하는 가슴 통증 또는 불편감

횡문근융해(가로무늬근융, rhabdomyolysis): 근육 손상으로 뼈대 근육이 빠르게 파괴되는 것

학습 목표 _Learning Outcomes

이 장을 학습한 후 다음 사항을 할 수 있어야 한다.

23.1 플라크 형성의 중요성과 죽상동맥경화증과 관상동맥심장병에서 플라크의 역할에 대해 설명할 수 있다.

23.2 동맥질환의 발생에서 지질, 지질단백질, 콜레스테롤의 중요성에 대해 논의할 수 있다.

23.3 5가지 항고지혈증 약물을 구별하고 임상 적응증에 대해 파악할 수 있다.

23.4 HMG-CoA 환원효소 억제제(HMG-CoA reductase inhibitor)가 다른 항고지혈증 약물보다 효과적인 이유에 대해 설명할 수 있다.

23.5 콜레스테롤 흡수 억제제의 작용 기전에 대해 설명할 수 있다.

23.6 담즙산 수지(bile acid sequestrants)에 대해 파악할 수 있다.

23.7 그 외 다른 항고지혈증 약물, 니아신(niacin), 피브린산 유도체(fibrinic acid derivatives)의 작용 기전에 대해 설명할 수 있다.

23.8 항고지혈증 약물의 금기사항과 약물 상호작용에 대해 설명할 수 있다.

들어가며 _Introduction

"당신이 먹은 것이 곧 당신이다."라는 말이 있다. 균형 잡힌 식이는 탄수화물, 단백질 및 지질(지방)을 포함한다. 중요한 식이지방에는 지방산, **중성지방**, **콜레스테롤**이 있는데 이 물질들은 세포막, 신경조직, 혈장 지질단백질(lipoprotein)의 형성에 필수적이다. 과잉 섭취한 지질은 지방조직(adipose tissue)에 지방으로 저장되어 예비 에너지로 사용되고, 콜레스테롤은 담즙산의 구성 성분으로 담낭에 저장된다. 특히 과잉 섭취된 지방은 대사 과정을 거쳐 혈관을 따라 축적되어 정상적인 혈액순환과 조직으로의 관류를 방해하게 된다.

LO 23.1

죽상동맥경화증과 동맥질환

ATHEROSCLEROSIS AND ARTERIAL DISEASE

플라크의 형성

Plaque Formation

이 장에서는 지방의 농도를 낮추는 **항고지혈증(hypolipidemic)** 약물에 대해 배운다. 이 약물의 일차적인 작용은 증가된 순환 지질(지방)을 감소시키는 것이지만, 치료적 초점은 관상동맥심장병(coronary artery disease, CAD) 및 이와 관련된 심장마비(heart attack)와 뇌졸중을 예방하는 것이다. **죽상동맥경화증(atheriosclerosis, CAD)** 및 **말초 동맥질환(peripheral artery disease, PAD)**으로 진행되는 상태로서 질병과 사망의 주요 원인이기도 하다.

죽상동맥경화증은 성인 초기(early adulthood)에 시작되나 아동기에도 시작될 수 있는 질병으로 지방이 동맥의 평활근층(smooth lining)을 따라 축적되는 것이다. **플라크(plaque)**는 대부분이 콜레스테롤이며, 칼슘, 세포 잔해 및 혈액 내 기타 물질을 포함하는 축적된 지방이다. 플라크는 동맥벽의 지방 줄무늬(fat streaks) 병변으로 시작된다. 감염, 흡연, 당뇨병 또는 고혈압으로 인해 혈관이 손상되면 특히 저밀도 지질단백질(low-density lipoproteins; LDL)콜레스테롤이 손상 부위로 이동한다. 손상된 동맥벽 내에서 산화된 LDL은 직접 대식세포의 식균 작용을 유도하는 화학적 신호를 보내게 된다. 대식세포는 LDL을 탐식하면서 콜레스테롤이 풍부한 **거품세포(foam cell)**로 변형된다. 산화된 LDL은 더 많은 대식세포를 유입시키고 이동을 억제하면서, 대식세포의 축적이 더 많은 거품세포를 형성하는데 이렇게 동맥의 지방 줄무늬가 만들어지기 시작한다. 거품세포 생산은 계속 진행되는 국소 염증 반응의 일부로서 플라크를 야기한다.

플라크의 종류

Types of Plaque

플라크는 안정형과 불안정형 두 종류가 있다. **안정 플라크(stable plaque)**는 섬유성 덮개(fibrous cap)가 있는 콜레스테롤 코어(core)로 구성되고 세포 내 축적되어 경화되는 칼슘을 함유하기도 한다. 이 플라크는 결국 동맥 내부로 융기되어 조직으로 가는 국소 혈류 및 산소 공급을 감소시킨다. 플라크는 수년에 걸쳐 서서히 형성되므로 동맥이 급격히 좁아지거나 막혀 조직으로 공급되는 산소가 감소되는 **허혈(ischemia)**이 발생하기 전까지는 증상이 나타나지 않는다. 다른 종류인 **불안정 플라크(unstable plaque)**도 콜레스테롤 코어가 있지만 불안정 플라크의 덮개는 약해지고, 파열되거나, 떨어져 나갈 수 있기 때문에 안정 플라크보다 더 위험하다. 파열된 물질은 혈류로 방출되어 조직으로 가는 혈류 및 산소 공급을 차단하는 혈전(thrombus)을 형성할 수 있다. 동맥에서 플라크의 형성 과정은 [그림 23.1]에서 볼 수 있다.

그림 23.1 플라크의 형성

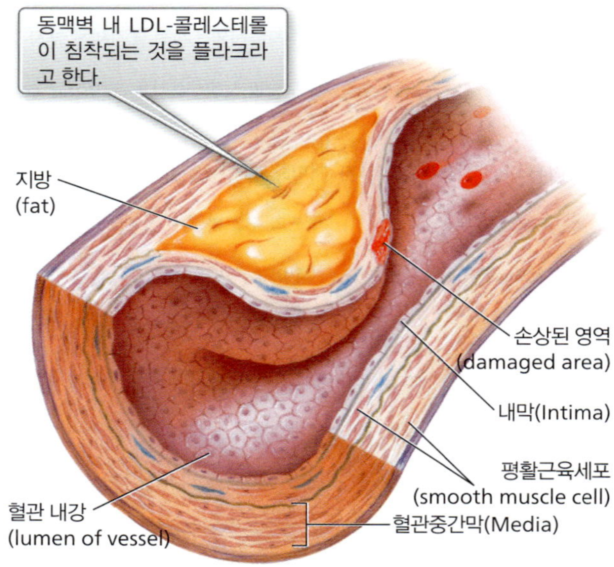

동맥내 LDL-콜레스테롤이 침착되는 것을 플라크라고 한다.

혈관 폐색의 영향

Conditions Resulting from Vessel Blockage

심장에 폐색이 발생하면, 부정맥이나 생명을 위협하는 급성 심장마비가 발생할 수 있다. 심장에 혈액을 공급하는 동맥의 폐색은 **CAD**를 유발한다. 심장마비의 특징적인 증상은 **협심증(angina)**이라고 불리는 쥐어짜는 듯한 가슴의 통증이다. 뇌에 혈액을 공급하는 경동맥과 같은 부위에 폐색이 발생하면 **일과성 허혈발작(transient ischemic attack, TIA)** 또는 뇌졸중이 발생할 수 있다. 동맥벽이 약해지면 부풀어 올라 **동맥류(aneurysm)**가 형성되고, 이는 누출이나 출혈을 일으켜 조직의 혈액과 산소가 부족해진다. 말초 동맥질환에서 다리, 골반 또는 팔로의 혈류가 손상되면 **간헐파행(intermittent claudication)**이라 불리는 팔다리의 마비(numbness)와 통증이 발생한다.

LO 23.2

지질, 지질단백질과 콜레스테롤

LIPIDS, LIPOPROTEINS, AND CHOLESTEROL

콜레스테롤

Cholesterol

항고지혈증 약물의 작용을 이해하기 위해 몸이 콜레스테롤을 처리하는 방식과 식이 콜레스테롤이 플라크 형성에 미치는 영향을 이해하는 것이 중요하다. 콜레스테롤은 스테로이드 호르몬(성호르몬, glucocorticoids, aldosterone)의 핵심적인 구성 요소로서 인체에 매우 중요한 기본 물질이다. 세포막, 신경을 절연시키는 말이집(myelin sheath), 뇌의 형성에 필수적이고, 담낭에서 분비되어 식이 지방의 소화를 돕는 담즙산염의 핵심 구성 요소가 된다. 세포에는 적정량의 콜레스테롤이 필요하기 때문에 몸에서는 콜레스테롤 순환과 저장의 균형(항상성)을 맞추기 위한 미세한 조정이 발생한다.

인체는 하루 콜레스테롤의 20~25%는 균형 잡힌 식이요법을 통해 흡수하고 75~80%는 간과 소장의 세포 합성(**내인성**)을 통해 생산한다. 내인성 콜레스테롤은 2개의 탄소 분자 아세틸 CoA로 시작하여 27개 탄소 원자를 가진 콜레스테롤로 끝나는 복잡한 생화학적 경로를 통해 합성된다(약물요법의 표적이 되는 이 경로의 초기 단계는 스타틴 약물 부분에서 언급된다).

지질단백질: LDL, HDL,

VDL Lipoproteins: LDL, HDL, VDL

간으로부터 콜레스테롤은 담낭에 저장되거나 콜레스테롤이 필요한 세포로 운반된다. 콜레스테롤은 수용성이 아닌 지방이므로 단독으로는 혈류를 따라 운반될 수 없고 **아포단백(apoprotein)**이라 불리는 특화된 단백질에 의해 운반된다. 아포단백이 콜레스테롤과 결합했을 때 **지질단백질(lipoprotein)**이라고 부른다. 지질단백질은 콜레스테롤 코어를 둘러싸고 있는데, 이것은 마치 삶은 달걀에서 노른자(콜레스테롤)를 흰자(지질단백질)가 둘러싸고 있는 것과 같다. 이러한 지질단백질은 결합된 분자의 단백질 양에 따라 밀도가 달라진다[그림 23.2]. 다음에서는 5개의 지질단백질 중 3개만 언급된다. **LDL (low-density lipoprotein)**은 아포단백 B-100과 콜레스테롤로 형성되고 **VLDL (very-low- density lipoprotein)**과 **HDL (high-density lipoprotein)**은 아포단백 A-1과 E, 콜레스테롤로 형성된다. 아포단백 B (LDL)와 E (HDL)는 지방을 운반할 뿐만 아니라 세포 표면에서 수용체 매개세포 내 섭취(receptor-mediated **endocytosis**)를 유도하는 LDL 수용체에 의해 인식되어 세포로 들어갈 수 있다[그림 23.3]. 이후 콜레스테롤은 세포 특이적 생합성을 위해 지질단백질로부터 추출된다.

LDL 콜레스테롤은 콜레스테롤을 동맥의 손상된 영역으로 운반하여 플라크를 형성하므로 나쁜 콜레스테롤이며 **죽상경화증(atherogenic)**을 야기할 수 있다. HDL 콜레스테롤은 콜레스테롤을 간으로 운반하여 제거하므로 좋은 콜레스테롤이며 실제로 동맥벽에서 콜레스테롤을 회수하고, LDL의 산화를 억제하며, 플라크 부위의 혈소판 응집을 억제한다. HDL은 보호적인 지질단백질로서 **항죽종형성(anti-atherogenic)**의 특징을 가진다.

그림 23.2 지질단백질별 인지질, 단백질, 콜레스테롤의 구성

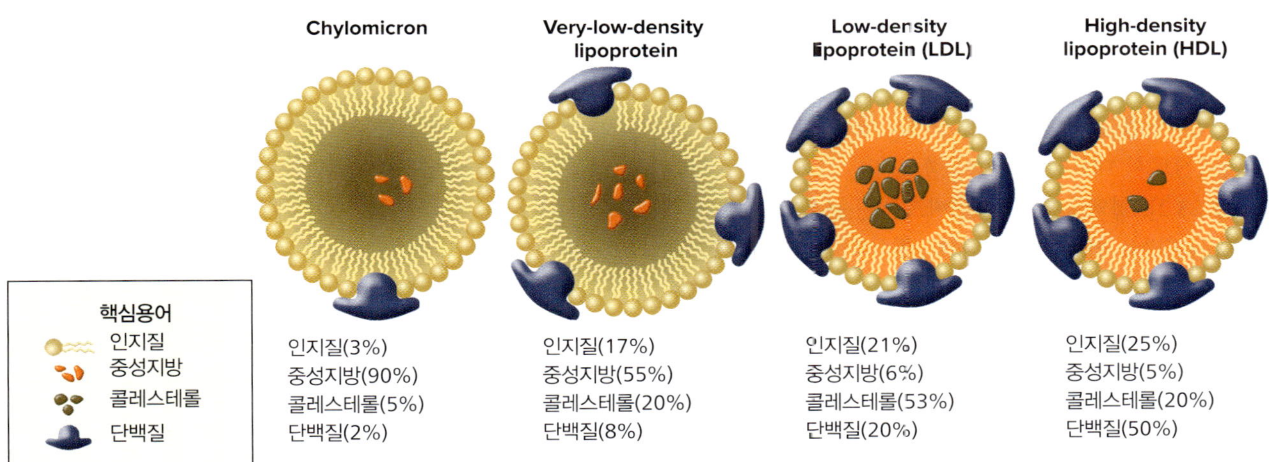

그림 23.3 지질단백질 처리 경로

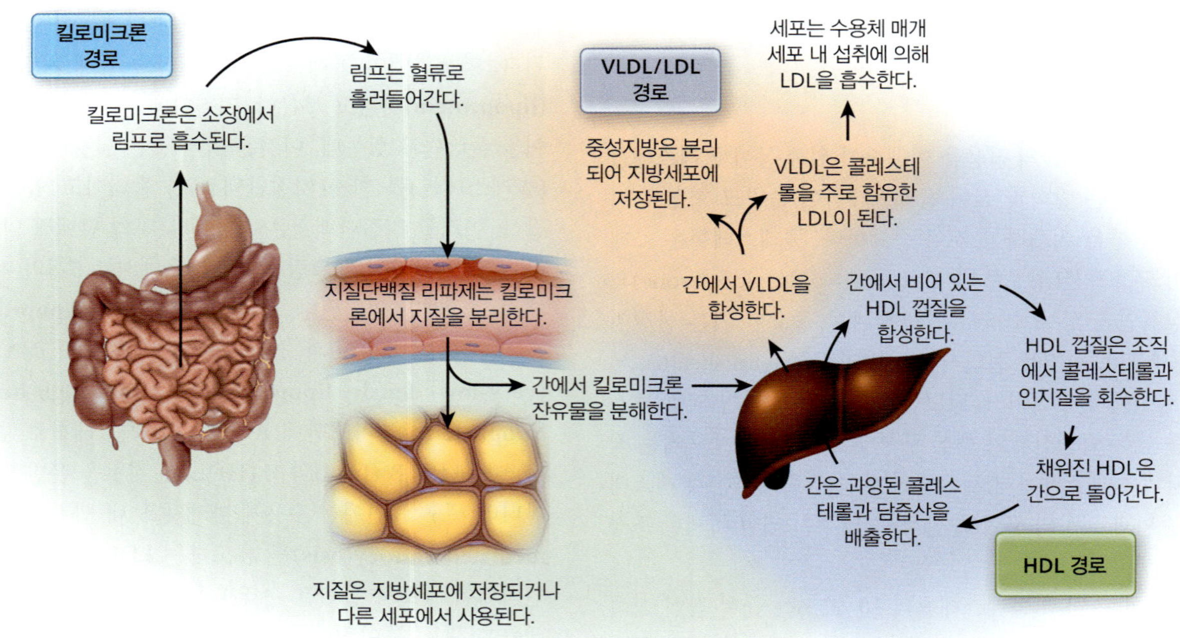

소장에서 형성된 킬로미크론은 혈류로 이동된 후 지질단백질 리파제에 의해 유리 지방산으로 분해된다. 킬로미크론의 잔유물은 간에서 분해된다. 간은 지질단백질 처리에 중심 역할을 한다. 간에서 합성된 VLDL은 지방 조직으로 지질을 운반하여 저장하거나 콜레스테롤을 주로 포함하는 LDL이 된다. 간에서 단백질 껍질로 둘러싸여 생성된 HDL은 다른 기관에서 콜레스테롤과 인지질을 흡수하여 간으로 운반한 후 콜레스테롤을 콜레스테롤로서 담즙에 포함하거나 담즙산에 포함시켜 제거한다.

중성지방
Triglycerides

콜레스테롤이 임상적으로 모니터링되는 방식을 이해하려면 또 다른 유형의 혈액 내 지방인 중성지방에 대해 알아야 한다. 중성지방은 탄수화물, 지방, 단백질과 같은 공급원에 무관한 식이 지방의 주요 형태이다. 인체는 즉시 사용되지 않는 여분의 칼로리를 중성지방으로 바꾸어 지방 조직(adipose tissue)에 저장하고, 중성지방은 에너지로 사용된다. **킬로미크론(chylomicrons)**은 식이(**외인성**) 콜레스테롤과 중성지방을 운반하기 위해 장에서 합성되는 매우 큰 지질단백질로서 대부분(85%)이 중성지방 코어로 구성된다[그림 23.2]. 혈액순환 중 킬로미크론은 근육과 지방 조직에 중성지방을 공급하고, 장에서 흡수된 콜레스테롤을 간으로 운반한다. 순환하는 킬로미크론이 근육과 지방 조직의 모세혈관에 머무르는 동안 중성지방은 지질단백질 리파아제(lipase)에 의해 가수분해된다. 중성지방은 근육에서 에너지로 사용되거나 지방으로 저장되는 유리 지방산(free fatty acid)이 된다. 식이 지질의 공급이 불가능한 경우에는 간에서 콜레스테롤과 중성지방을 합성한다(내인성). 간에서 중성지방은 VLDL로 둘러싸여 운반되고 지질단백질 리파제에 의해 가수분해되어 표적 조직에 에너지를 공급한다. 중등도로 상승된 중성지방 수치는 심혈관질환의 위험을 증가시키고 중증의 고중성지방혈증은 췌장염의 위험을 증가시킨다.

죽상경화증의 위험요인
Risk Factors for Atherosclerosis

몸은 간, 장 및 지질단백질 간의 활발한 소통을 통해 매일 필요한 콜레스테롤 합성의 균형을 유지한다. 지질은 세포 구조와 기능에 필수적이지만, 비정상적으로 높은 혈장 내 지질 농도는 당뇨병, 홍반성 루푸스(lupus erythematosus), 지방이상증(lipodystrophy), 갑상샘저하증, 조기죽상경화증과 같은 여러 질환과 관련 있다. 일부 개인에서 유전적으로 혈청 콜레스테롤(고콜레스테롤 혈증)이나 중성지방 농도(고중성지방 혈증)가 상승되는 경우가 있지만, 지질 농도 상승은 주로 식습관이 원인이다.

다량의 콜레스테롤이 포함된 육류, 달걀 및 유제품으로 구성된 식사를 하는 경우, 혈장 콜레스테롤 농도가 매일의 신진대사에 필요한 것보다 몇 배나 높을 수 있다. 식품으로 섭취한 과도한 칼로리는 중성지방과 지방산으로 바뀌므로 혈장의 중성지방 농도가 상승할 수 있다.

죽상 동맥경화증의 발병과 관련된 위험요인은 다음과 같다.

- 나이(남자 45세 이상, 여자 55세 이상)
- 흡연, 고혈압, 조기 폐경(premature menopause), 비만, 항고혈압 약물의 사용력
- 호르몬 불균형(당뇨병, 갑상샘저하증)
- 체중(30% 이상의 과체중)
- 지질단백질 상태(낮은 HDL, 높은 LDL 농도)

식이 조절과 같은 생활 습관 교정은 비만, 당뇨병 및 지질단백질 상태 등의 많은 위험요인을 극적으로 개선할 수 있다. **고지혈증(hyperlipidemia)**의 치료에는 포화지방(saturated fats), 콜레스테롤, 탄수화물 식이 제한이 포함된다. 식이 조절은 항상 첫 번째 방어선이다. 미국심장협회(American Heart Association)에서는 단계적으로 하루 콜레스테롤 섭취량을 100~150 mg으로 하고 지방은 총칼로리의 20%로 제한할 것을 권장한다.

지질단백질 농도 모니터링

Monitoring Lipoprotein Levels

혈액의 지질과 지질단백질의 농도를 검토하여 전반적인 건강 상태를 평가할 수 있다. 통상적인 지질 분석에는 공복 상태에서 총콜레스테롤, 중성지방, HDL 콜레스테롤 농도가 포함된다. 혈청 콜레스테롤의 정량 분석은 일상적인 분석이 아니므로 구체적인 처방 분석을 해야 하고 유리 콜레스테롤과 콜레스테롤 에스테르(esters)의 순환 농도를 확인할 수 있다. 중성지방과 콜레스테롤은 12~14시간 공복 상태의 혈액 샘플에서 측정하는데, 환자는 24시간 이내 알코올을 섭취해서는 안 된다. 기존 문헌에서 혈장에서 분석한 지질 또는 지질단백질의 농도에 대한 언급이 있지만, 분석을 위한 혈액 샘플은 혈청이다. 혈액 응고 후에 남아 있는 액체인 혈청은 측정에 필요한 콜레스테롤과 중성지방을 많이 포함하고 있으므로 측정에 선호된다.

지질단백질 계수

The Lipoprotein Profile

지질단백질 전기영동(electrophoresis)은 혈액 샘플에서 지질단백질을 분리하는 것으로 지질 패널(lipid panel) 또는 지질계수(lipid profile)라고 불리는 테스트에서 지질단백질 계수를 구별하기 위해 수행된다. 지질 패널에서는 총콜레스테롤(TC), HDL 콜레스테롤(HDL), 중성지방(TG)을 측정한다. LDL 콜레스테롤은 총콜레스테롤, HDL- 콜레스테롤 및 중성지방의 값을 이용해 다음과 같이 계산한다: LDL = TC-HDL-TG/5. 심장질환을 예방하기 위한 혈청 지질단백질 농도는 [그림 23.4]에 제시되어 있다. 일반적인 대중의 콜레스테롤 농도 범위는 120~330 mg/dL이다. 콜레스테롤 농도가 높아지면 간에서는 운반을 위해 더 많은 LDL을 생산한다. 순환 중성지방의 농도는 나이에 따라 다양한데 10~190 mg/dL이다. 임상적으로 총콜레스테롤과 중성지방을 줄이고, 좋은 콜레스테롤인 HDL을 **늘림**으로써 나쁜 콜레스테롤인 LDL을 가능한 한 **낮게** 유지하는 것이 치료 전략이다.

HDL 농도는 활발한 신체 활동, 어류 또는 omega-3-고도불포화지방산(어유)을 함유한 식이보충제, 적당한 알코올 섭취를 포함한 식단을 통해 증가시킬 수 있다. HDL을 감소시키는 요인은 흡연, 비만, 간 손상, 요독증(uremia) 및 기아(starvation)가 있다.

죽상경화성 심혈관질환의 위험을 감소하기 위한 지침

Guidelines to Reduce the Risk of Atherosclerotic Cardiovascular Disease (CVD)

수년간 미국 심장 협회는 성인의 죽상경화성 심혈관질환(atherosclerotic CVD)의 위험을 줄이기 위한 지침을 마련해왔다. 첫 번째 방어선은 가능한 경우에서 항상 체중, 운동, 식이, 금연의 생활 습관을 조정하는 것이다. 미국심장협회는 이전 지침보다 "잠재적 위험을 가진 성인"에게 더 많은 영향을 디치는 새로운 지침을 발표했다. 생활 습관의 변화가 중요하며, 특히 금연이 권장된다. 새로운 지침에서는 모니터링한 지질단백질 농도(LDL > 160 mg/dL, [그림 23.4])만을 고려한 기본 약물 중재(intervention) 대신, 약물 중재가 필요한 환자를 4개의 하위 그룹으로 나누어 규정하고 있다. 이 환자들은 특히 스타틴계 약물[아토르바스타틴(atorvastatin), 로바스타틴(lovastatin)]으로 약물 중재를 하는 환자들로서 좀 더 일찍, 더 낮은 LDL 농도(70 mg/dL 이상)에서 약물 중재를 시작하게 된다. 하위 그룹은 다음과 같다.

- 임상적으로 명백한 죽상경화성 CVD 환자
- 일차적인 LDL 농도가 190 mg/dL 이상인 환자
- 1형 또는 2형 당뇨병이 있으면서 LDL 농도가 70 mg/dL 이상인 40세에서 75세 사이의 환자
- 10년 내 죽상경화성 CVD의 발생 위험이 7.5% 이상이고, LDL 수치가 70 mg/dL인 40세에서 75세 사

그림 23.4 혈중 총 콜레스테롤, 중성지방 및 HDL의 농도로부터 산출한 LDL 농도의 관계

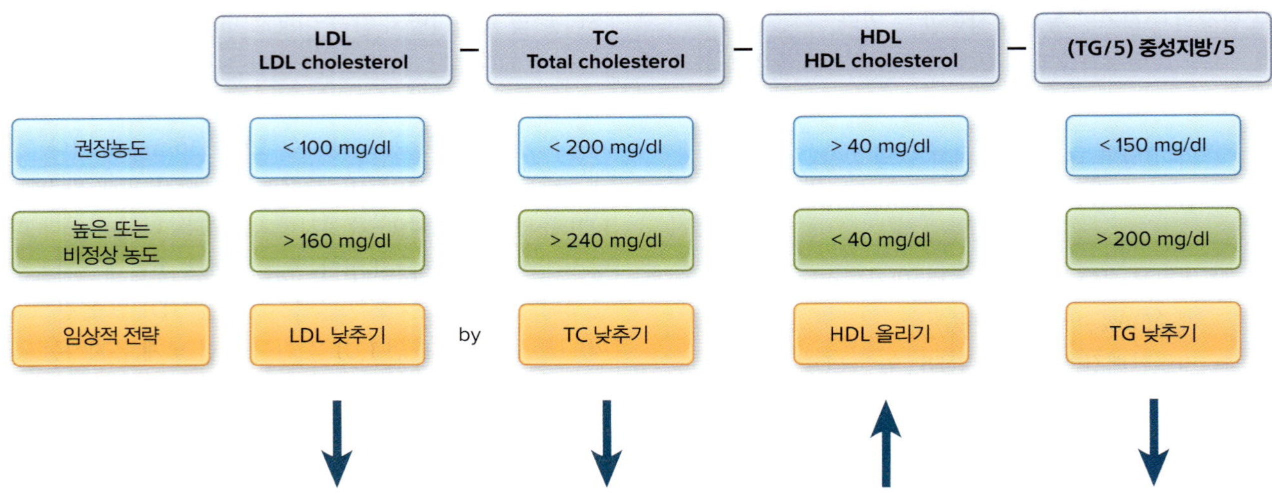

이의 CVD 위험이 낮은 환자

임상 문헌을 검토한 결과, 스타틴은 CVD 위험이 낮은 환자의 경우에도 심혈관계 사건(뇌졸중, 심장마비) 및 심혈관 관련 사망을 감소시킨다는 사실이 밝혀졌다. 새로운 지침을 따르면 특히 CVD 위험 및 LDL 농도가 낮은 경우, 노인, 여성을 포함한 수많은 사람들이 평생 스타틴에 노출될 것이다. 의사들 간에는 70세에서 90세의 노인의 경우 위험(risk) 대 이익(benefit)에 대한 논란이 있는데, 노인의 경우 스타틴으로 인한 기억상실(인지장애)에 취약하고, 스타틴 요법을 중지하게 만드는 일반적인 원인인 **근육통(myalgias)**은 운동 능력을 손상시킬 수 있기 때문이다. 기억 손상과 스타틴 약물 사용의 관계에 대한 FDA 조사에서는 회복 가능한 기억 손상이나 혼돈이 발생할 수 있다는 결론이 났지만 단기간의 스타틴 사용과 관련된 안전성 문제는 없다.

일차성, 이차성 고지혈증

Primary and Secondary Hyperlipidemia

유전 질환에 의한 지질 농도의 중요한 상승은 *일차성* 고지혈증이다. 하나 이상의 지질이 영향을 받을 수 있다(고콜레스테롤혈증, 고중성지방혈증, 복합형 이상지질혈증(mixed lipidemia). *이차성* 고지혈증 또한 하나 이상의 지질이 영향을 받지만, 일차성과 다르게 식이(diet), 약물, 질병에 의해 발생한다(3D: diet, drug, disease). 식이–콜레스테롤과 중성지방은 나이, 포화지방이 많은 식단, 비활동적인 생활습관과 함수관계를 가지고 증가한다. 약물–급성 알코올 중독, 티아지드 및 루프(loop) 이뇨제, 베타 차단제, 레티노익산(retinoic acid), 프로게스테론 및 스테로이드는 콜레스테롤 및/또는 중성지방, LDL을 상승시킬 수 있다. 질병–급성 췌장염, 만성 신부전, 당뇨, 갑상샘저하증, 통풍 및 간질환은 콜레스테롤 및/또는 중성지방을 증가시킬 수 있다. 식이 또는 질병으로 인한 이차성 고지혈증은 죽상동맥경화증과 심장질환의 발병에 영향을 주는 위험요인이다.

일차성 또는 이차성 고지혈증의 치료 여부에 관계 없이 식이 조절은 항상 시작한다. 포화지방은 그 어떤 식이보다 LDL 콜레스테롤을 많이 상승시킨다. 식물성 오일을 수소화(hydrogenated)하여 만든 트랜스 *지방*(*trans fat*) 또한 콜레스테롤을 상승시킨다. 유전적 요인은 불가피하지만 식이는 보다 많은 불포화 지방을 섭취하고 트랜스 지방을 제거하여 개선할 수 있다. 식이요법으로 조절하고자 하는 지질이 적절하게 낮아지지 않는다면 약물을 추가적으로 사용하여 나쁜 지질을 줄이고 좋은 콜레스테롤을 상승시킬 수 있다. 대규모 임상 시험에서 콜레스테롤 감소는 20~30%의 CAD 감소와 관련이 있음이 입증되었다. 식이요법과 약물 치료의 병행이 **이환율(morbidity)**과 CAD 관련 사망률이 감소할 수 있다.

LO 23.3

항고지혈증 약물의 종류

CLASSES OF HYPOLIPIDEMIC DRUGS

항고지혈증 약물

Hypolipidemic and Antilipemic Drugs

단독 또는 식이요법의 보조 치료로 사용되는 5가지 종류의 약물이 있다.

- 고지혈증 관리를 위해서
- 위험군 환자의 관상 동맥 질환 예방을 위해서
- 임상적으로 명백한 관상 동맥성 심장질환의 치료를 위해서
- 죽상동맥경화증의 진행을 늦추기 위해서

이들 약물은 HMG-CoA 환원효소 억제제(스타틴으로 알려짐), 콜레스테롤 흡수 억제제, 담즙산 수지, 피브린산 유도체 및 니코틴산이다. 각 그룹의 약물은 간이나 장 내 특정 부위에서 작용하며 콜레스테롤, 중성지방 및 지질단백질에 영향을 주는 각각 다른 작용 기전을 나타낸다. 항고지혈증 약물의 예는 [표 23.1]과 [그림 23.7]에 제시되어 있다.

임상 적응증

Clinical Indications

모든 항고지혈증 약물은 일차성 고콜레스테롤혈증 환자에서 상승된 콜레스테롤 농도 감소와 식이요법으로는 적절히 조절되지 않아 상승된 LDL 감소를 위한 보조요법으로 제시된다. 이 종류의 약물은 일차성 혹은 이차성의 복합형 이상지질혈증을 감소시키기 위해 사용되고, 특히 고위험군 환자[당뇨병과 신장성(nephrotic) 지질혈증]가 다른 치료에 반응하지 않는 경우 사용된다.

LO 23.4

HMG-CoA 환원효소 억제제: 스타틴

HMG-CoA Reductase Inhibitors: STATINS

임상 적응증

Clinical Indications

스타틴은 일차성 고지혈증을 치료하고 죽상동맥경화증의 진행을 늦추어 급성 관상동맥 에피소드(episode) 및 돌연사(sudden death)의 위험을 감소시키기 위해 사용된다.

작용 기전

Mechanism of Action

로바스타틴(*Mevacor*)은 HMG-CoA 환원효소를 억제하여 간에서의 콜레스테롤 합성을 변화시키는 신약 중 최초의 약물이다. 로바스타틴은 곰팡이인 *Monascus ruber*의 발효 제품(적색 효모 쌀)에서 개발되었다. 널리 사용되는 스타틴 약물 중 4가지는 각각 다른 곰팡이에서 유래되었고 3가지는 합성(*) 약물이다. 이 계열의 아토르바스타틴(*Lipitor**), 플루바스타틴(*Lescol**), 로바스타틴(*Mevacor*), 프라바스타틴(*Pravachol*), 피타바스타틴(*Livalo**), 로수바스타틴(*Crestor**), 심바스타틴(*Zocor*)은 작용 부위가 동일하고 총

표 23.1

항고지혈증 약물(Hypolipidemic Drugs)

약물(상품명)	하루 경구 투여 용량
담즙산 수지	
Cholestyramine (*Prevalite*)	4~16 g
Colestipol (*Colestid*)	5~20 g
Colesevelam (*Welchol*)	2.6~8 g
HMG-CoA 환원효소 억제제	
Atorvastatin (*Lipitor*)	10~80 mg
Fluvastatin (*Lescol, Lescol XL*)	20~80 mg
Lovastatin (*Altoprev*)	20~80 mg/day
Pitavastatin (*Livalo*)	2~4 mg
Pravastatin (*Pravachol*)	20~80 mg
Rosuvastatin (*Crestor*)	5~40 mg
Simvastatin (*Zocor*)	20~80 mg
지질 및 지질단백질 대사의 변경	
Gemfibrozil (*Lopid*)	600 mg BID 식사 30분 전
Fenofibrate (*Antara, Lofibra, Tricor, Trilipix*)	54~160 mg
Niacin (*Niacor*)	2~6 g
콜레스테롤 흡수 억제제	
Ezetimibe (*Zetia*)	10 mg
병용 약물	
Ezetimibe and simvastatin (*Vytorin*)	10 mg/10~80 mg
PCSK9 Inhibitors	
Alirocumab (*Praluent*)	75~150 mg 피하 주사(SC) 2주 1회/ 300 mg 피하 주사(SC) 월 1회
Evolocumab (*Repatha, Repatha Sureclick*)	140 mg 피하 주사 2주 1회/ 420 mg 피하 주사 월 1회

그림 23.5 콜레스테롤 생합성에서 HMG-CoA의 작용 부위: Acetoacetyl CoA에서 메발론산까지의 경로

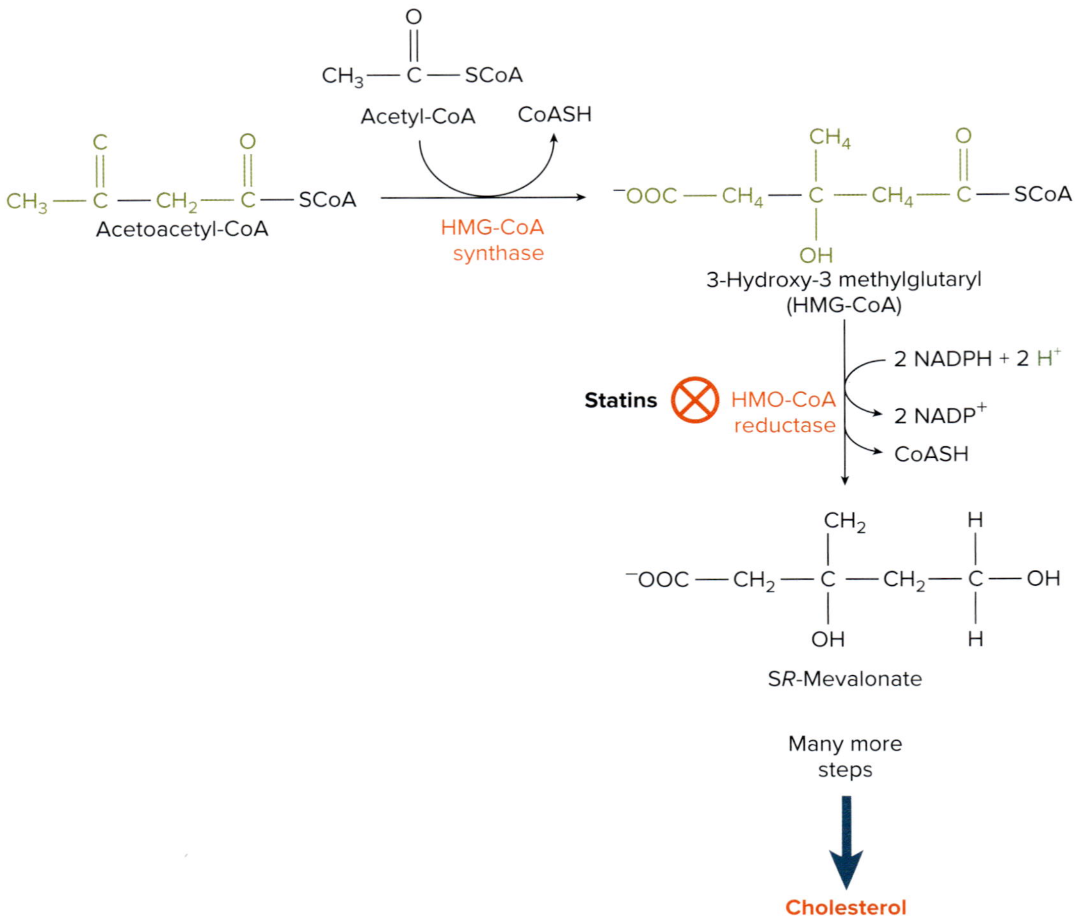

콜레스테롤 및 LDL 혈장 농도를 효과적으로 감소시킨다.

콜레스테롤 합성 경로는 두 개의 아세틸 CoA 분자로 시작한다(그림 23.5 참조). 이 과정에서 매우 중요한 초기 단계는 아세틸 CoA 분자가 *HMG-CoA*로 전환된 다음 HMG-CoA 환원효소에 의해 메발론산(mevalonic acid)으로 전환되는 것이다. 메발론산은 스테로이드와 콜레스테롤 합성에서 속도를 결정짓는(rate-limiting) 핵심 단계이다. 간에서 하루 콜레스테롤 필요량의 2/3를 만들기 때문에 합성 경로에 대한 약물의 작용은 순환 콜레스테롤 농도에 중요한 영향을 미친다. 메발론산은 콜레스테롤을 운반하는 LDL의 구성 성분인 아포단백 B와 E의 생산 필요성을 낮추어 순환 LDL을 감소시키고 혈장 LDL과 콜레스테롤도 저하시킨다. 이와 유사하게 스타틴은 VLDL을 감소시켜서 중성지방도 낮아진다. 동시에 순환 HDL은 상승한다. 이들은 매우 효과적인 항고지혈증 약물이다. 순환 지질에 대한 효과는 치료 2주 이내에 나타나며 최대 효과는 약물 치료 후 6주가 필요하다. 약물 치료 중단 시 혈장 지질단백질 농도 감소 효과는 6주 이내에 사라진다. 치료 효과를 유지하기 위해서는 식이 조절을 하고 다년간 약물 치료를 유지하는 것이 필요하다. 물론 치료 기간 동안 가장 적절한 약물을 선택하고 용량을 조절할 수 있다.

효과 비교

Comparative Effects

HMG-CoA 환원효소 억제제인 로수바스타틴(*Crestor*)은 미국에서는 18~64세 성인에게 두 번째로 많이 처방되는 약물이다. 아토르바스타틴(*Lipitor*), 에제티미브(ezetimibe)와 심바스타틴(*Vytorin*)의 병용 요법은 상위 100개 처방 중 하나이다. 이 종류의 약물은 콜레스테롤 농도를 낮추는데, 총콜레스테롤, LDL, 중성지방 농도를 감소시키는 정도는 약에 따라 다르다. 모든 스타틴은 LDL을 최대 30%까지 감소시킨다. LDL 농도를 더 많이 낮춰야 하는 경우 LDL를 45% 이상 감소시키는 심바스타틴(*Zocor*), 아토르바스타틴(*Lipitor*) 및 로수바스타틴(*Crestor*)이 사용되며

표 23.2

항고지혈증 약물의 콜레스테롤과 지질단백질에 대한 효과 비교

약물	감소			증가
	TC **Total cholesterol**	**LDL** **Low-density lipo-proteins**	**TG** **Triglycerides**	**HDL** **High-density lipo-proteins**
HMG-CoA 환원효소 억제제(스타틴)*	19~37%	25~50%	14~29%	4~12%
흡수 억제제				
에제티미브(Ezetimibe)	13%	18%	9%	1%
담즙산 수지(Bile acid sequestrants)	7~10%	10~18%	**	3%
기타				
니코틴산(Nicotinic acid)	10~20%	10~20%	30~70%	14~35%
피브린산유도체(Fibric acid derivatives)	19%	4~8%	30%	12%

** 40 mg의 스타틴에 의한 콜레스테롤과 지질단백질의 변화임*
*** 소량의 증가 또는 아무 변화 없음*

특히 로수바스타틴과 아토르바스타틴은 60%까지 감소시킬 수 있다. 이러한 감소량은 환자 개인 및 약물 용량에 좌우되며, 대부분의 환자의 경우 40% 이상 감소는 필요하지 않다. 모든 스타틴은 HDL 농도를 최대 20%까지 증가시키고 심바스타틴(*Zocor*), 아토르바스타틴(*Lipitor*) 및 로수바스타틴(*Crestor*)은 HDL을 30% 이상 증가시킨다([표 23.2]에 있는 다른 항고지혈증 약물과의 비교 참조).

항염증 효과
Anti-inflammatory Effect

LDL은 플라크 생성 과정에서 염증 반응을 야기한다. 대식세포를 유도하고 거품세포를 발생시키는 것은 죽상경화된 동맥의 국소 염증의 일부이다. C-반응 단백질(**CRP**)은 손상 및 염증 발생 시와 관절염과 같은 만성 상태에서 방출되는 단백질이다. 혈액 내 CRP 수치가 높으면 죽상경화증의 위험이 높아질 수 있다. 스타틴은 지질을 감소시키는 동시에 CRP를 감소시키는 추가적인 임상적 이점이 있으며 항염증 작용에 대한 광범위한 연구가 진행 중이다. 한편, 심바스타틴과 아토르바스타틴은 다발경화증 환자와 성인 및 청소년 관절염 환 자에게 사용되고 있다.

투여
Administration

이 약물들은 모두 경구 투여 후 잘 흡수되고, 특히 로바스타틴은 식사와 함께 복용할 때 더 잘 흡수된다. 로바스타틴은 간에서 활성대사체(active metabolite)로 대사된다. 이 종류의 다른 약물은 모두 치료 효과에 영향을 주지 않고 식사 유무와 관계없이 복용할 수 있다. 프라바스타틴을 제외한 다른 약물은 혈장단백 결합율이 매우 높다(95~98%). HMG-CoA 환원효소 억제제의 권장 유지 용량은 [표 23.1]에 제시되어 있다. 일반적으로 대부분의 콜레스테롤은 밤에 합성되므로 저녁에 스타틴을 복용하는 것이 좋다. 아토르바스타틴(*Lipitor*)은 하루 중 어느 때에나 복용할 수 있다.

로바스타틴과 심바스타틴은 다른 항고지혈증 약물과 성공적으로 병용되고 있으며 두 가지 제품이 있다. *Advicor*는 니아신(500, 750 또는 1,000 mg)과 로바스타틴 20 mg을 결합한 것이고. *Vytorin*은 10, 20, 40 또는 80 mg의 심바스타틴(*Zocor*)과 10 mg의 에제티미브(*Zetia*)를 병용한 것이다. 로바스타틴과 심바스타틴은 콜레스테롤 농도를 낮추기 위해 콜레스티라민(cholestyramine)과 병용할 수 있다. 이러한 병용 요법은 단독 사용 시보다 콜레스테롤과 LDL을 훨씬 두드러지게 감소시킨다. 콜레스티라민과 병용 시 스타틴은 담즙산 수지 복용 후 4~6시간이 지나서 복용해야 한다. 이것은 수지가 장에서 스타틴과 결합할 가능성을 피하기 위해서이다.

금기사항과 유해 작용

Contraindication and adverse effects

금기사항

Contraindications

과민증의 임상적 징후, 활동성 간질환, *알 수 없는* 지속적인 간 기능 효소의 증가는 스타틴의 사용 및 지속적 사용에 대한 금기이다. 스타틴은 태아 발달에 필수적인 지질 대사를 억제할 수 있으므로 임신 중에 절대 금기이다. 인체에서의 자료는 없으나 동물에서 골격 기형이 발생한 바 있다.

유해 작용

Adverse Effects

유해 작용에는 두통, 어지러움, 맛의 변화, 불면증, 설사, 위창자 내 공기참(고창, flatulence), 복부경련(cramping) 및 광감수성(photosensitivity)이 있다. 어떤 사람들은 기억상실이나 집중력 저하를 경험한다. HMG-CoA 환원효소 억제제는 흡수되어 다양한 조직의 지질대사에 영향을 주므로 유해 작용의 범위는 다른 항고지혈증 약물보다 넓다. 스타틴은 일부 환자에게서 근육통(myalgia), 다리 통증(leg ache) 및 근력 약화를 유발하는데, 이것은 심각한 것은 아니며 약물요법의 변화를 필요로 하지 않는다.

횡문근 융해

Rhabdomyolysis

드물게 발생하지만 근육 대사에 영향을 주는 유해 작용이 있다. 세리바스타틴(*Baycol*)은 근육 손상에 관한 안전성 문제로 시장에서 철회되었다. 세리바스타틴(*Baycol*)을 장기간 사용한 환자에서 근육의 붕괴(**횡문근융해**)가 나타났다. 생명을 위협할 수 있는 이 부작용의 발생률은 다른 스타틴 약물보다 세리바스타틴(*Baycol*) 단독 투여군에서 유의하게 높았다. 횡문근 융해는 뼈대근육세포의 내용물[효소, 크레아티닌(creatinine), 미오글로빈(myoglobin)]이 순환계로 누출되는 상태이다. 환자는 근육통과 근육 약화를 겪고, 큰 분자인 미오글로빈이 정상적인 신장의 혈류를 막으면 콩팥기능상실(신부전, renal failure)이 발생할 수 있다. 근육 통증 전이나 근육 통증이 있을 때 크레아틴 포스포키나아제(CPK)가 일시적으로 상승할 수 있다. 환자의 의학적 특성에 따라 간 기능 효소[알라닌 아미노전이효소(ALT)와 asparate aminotransferase (AST)] 및 CPK를 비롯한 혈청 효소의 주기적 모니터링을 통해 용량 조정 또는 약물 중단의 필요성을 파악할 수 있다.

다른 스타틴의 경우 횡문근 융해는 매우 드물게 발생하는 유해 작용으로 백만 개의 스타틴 처방당 1번 미만으로 나타날 수 있다. 스타틴에 의한 횡문근 융해와 덜 심각한 근육통 차이를 이해하는 것은 중요하며 환자에게 근육 압통(tenderness)이나 약화가 발생하면 주치의에게 알리도록 교육해야 한다. 때때로 다리 통증이 단지 다리 통증일 뿐일 때도 있지만, 환자에게는 중요하다. 스타틴의 혈액 내 농도를 증가시켜 근육통의 위험을 증가시킬 수 있는 약물에 대해서는 약물 상호작용 부분에서 배우도록 한다.

간 기능 상태

Liver Function Status

HMG-CoA 환원효소 억제제의 경우 특별한 박스 경고(boxed warning)가 *없다*. FDA는 스타틴에 의한 간 손상은 드물게 발생한다고 하였다. 현재는 약물 치료를 시작하기 전에 간 기능 검사를 받는 것을 권장한다. 환자에서 ALT와 AST의 상태를 확인하기 위해 간 기능 검사를 시행할 수 있다. 간 기능 검사는 매 6~12주마다 반복하지 않아도 되지만 임상 상황에 따라 적절하게 반복될 수도 있다.

과다복용

Overdose

일차성 고지혈증 치료를 받는 성인과 어린이에서 우발적인 과다 복용(최대 6 g)이 발생한 바 있다. 특별한 해독제가 없기 때문에 과다 복용에 대한 일반적인 대처 방법을 적용하여 합병증 없이 회복되었다.

LO 23.5

콜레스테롤 흡수 억제제: 에제티미브

CHOLESTEROL ABSORPTION INHIBITORS: EZETIMIBE

작용 기전

Mechanism of Action

스타틴은 간 대사 과정에서 지질 강하 효과를 나타낸다. 항고지혈증 약물 중 담즙산 수지와 에제티미브는 식이 콜레스테롤의 흡수를 방해한다.

에제티미브(*Zetia*)는 선택적 콜레스테롤 흡수 억제제 중 첫 번째 약물이다. 다른 항고지혈증 약물과 작용 기전이 다른데 식이 콜레스테롤 흡수를 차단하기 위해 솔 가장자리(brush border)라고 불리는 소장의 표면에서 작용한다(그림 23.4 참조). 이 약물은 킬로미크론(유미입자)의 콜레스테롤 함량을 줄여서 간으로 운반되는 콜레스테롤 양을 감소시킨다. 이는 LDL 전구체인 VLDL 입자를 감소시키고 결과적으로 순환 LDL 콜레스테롤이 감소한다. 이 약물은 매우 선택적으로 작용하므로 다른 식이 지질이나 지용성 비타민의 흡수를 막지는 못한다.

에제티미브는 장벽에서 에제티미브보다 더 효력이 큰 활성대사체로 대사된다. 활성대사체는 바로 간으로 갔다가 다시 소장으로 돌아와 콜레스테롤 흡수를 지속적으로 감소시킨다. 에제티미브는 이러한 장간 순환(enterohepatic recirculation)을 하여 반감기가 길기 때문에(22시간) 하루에 한 번 복용할 수 있다. 콜레스테롤 균형(항상성)은 매우 엄격하게 조절되므로 장에서 콜레스테롤의 흡수가 감소되어 간에 식이 콜레스테롤이 제공되지 않으면, 콜레스테롤 합성이 시작된다. 이것은 에제티미브에 의한 총 콜레스테롤 감소 효과를 부분적으로 상쇄시킨다. 따라서 에제티미브는 스타틴에 비해 지질계수 감소 효과가 낮다[표 23.2].

투여
Administration

하루 한 번 복용하는 에제티미브(10 mg)는 총 콜레스테롤, LDL, 중성지방의 혈중 농도를 완만하게 감소시키고 작용 기전, 작용 부위 및 안전성 프로파일은 다른 항고지혈증 약물과 병용하기 적합하다. 이 약물은 주로 간과 장 사이 혈액 내에 존재하고(장간 순환) 다른 기관에 작용하지 않으며 부작용이 거의 없다. 임상에서 에제티미브(*Zetia*) 단독 요법은 LDL 농도를 완만하게 낮추어야 하거나, 다른 항고지혈증 약물에 대한 내성이 없는 환자에게 사용한다. 다른 약물과 병용하면 잠재적 유해 작용을 증가시키지 않으면서 보완적으로 작용한다. 스타틴과 병용하면 순환 LDL이 20 % 이상 감소하므로 스타틴을 단독으로 고용량으로 사용하는 것이 힘들거나 스타틴을 최대로 복용해도 LDL 감소가 더 필요한 환자에게 유익하다. 이 병용 치료의 성공으로 에제티미브와 심바스타틴(*Vytorin*)의 고정 용량 병용 약물이 개발되었다. 에제티미브는 모든 항고지혈증 약물과 병용할 수 있지만 담즙산 수지와 병용하는 경우에는 흡수 상호작용을 피하기 위해 담즙산 수지 투여 후 2~4 시간 후에 에제티미브를 투여해야 한다. 담즙산 수지가 에제티미브에 결합하여 소장에서의 작용을 방해할 수 있기 때문이다.

유해 작용
Adverse Effects

Zetia 또는 *Vytorin*을 복용한 환자가 보고한 유해 작용에는 복통, 피로, 기침, 설사, 요통 및 관절통이 있다. *Vytorin*을 사용할 때는 스타틴과 관련하여 특히 근육통이 발생할 수 있다.

에제티미브에서 발생할 수 있는 몇 가지 약물 상호작용은 [표 23.3]을 참조하면 된다.

LO 23.6

담즙산 수지: 콜레스티라민, 콜레스티폴 및 콜레세벨람
BILE ACID SEQUESTRANTS: CHOLESTYRAMINE, COLESTIPOL, AND COLESEVELAM

작용 기전
Mechanism of Action

담즙산염은 콜레스테롤에서 합성되어 담즙의 일부로 십이지장으로 방출된다. 담즙산염의 주요 기능은 식이 지방을 흡수 가능한 형태로 분해하는 것이다. 담즙산염은 장에서 재흡수되어 장간 순환을 거쳐 담낭 내에 저장된다. 콜레스티라민(*Questran*)은 담즙산염 및 콜레스테롤과 장내에서 결합하는 이온 교환 수지(resin)이다. 이 불용성 결합은 담즙산염 및 콜레스테롤의 흡수를 방해하므로 대변을 통해 담즙산염, 콜레스테롤 및 다른 지방이 제거된다. LDL과 콜레스테롤 농도는 치료 중 감소한다. 간에서 콜레스테롤 합성이 증가될 수 있지만 콜레스테롤이 혈장에서 제거되므로 순환 콜레스테롤 농도는 감소한다[표 23.2]. LDL 농도 변화는 치료 1주일 내에 나타나지만, 순환 콜레스테롤의 변화에는 1개월이 필요할 수 있다. 콜레스티라민은 부분적인 담관 폐쇄의 관리에도 권장된다. 콜레스티폴(*Colestid*)의 작용은 콜레스티라민과 유사하며 장관에서 담즙산과 콜레스테롤의 흡수를 방해한다.

투여
Administration

4~6 g의 콜레스티라민을 액체와 혼합하여 하루 두 번, 식사 전에 복용한다. 콜레스티라민은 물, 과일 주스, 무탄산 음료 등과 혼합해야 하는 분말이다. 분말을 사과 소스나 갈아놓은 파인애플에 섞을 수도 있다. 콜레스티폴 정(tablet)의 하루 경구 투여량은 2~1 6 g/day으로 한 번에 또는 나눠서 복용한다. 환자는 종종 하루 2 g을 한 번 또는 두 번으로 나누어 복용을 시작하여 1~2개월 간격으로 지질계수가 적절한 상태가 될 때까지 하루에 2 g을 한 번 또는 두 번으로 나누어 증량한다. 콜레스티폴은 정 또는 과립(glanule) 형태로 복용할 수 있다.

콜레세벨람(*Welchol*)은 식사와 함께 하루 두 번 3정, 또는 하루 한 번 6정 복용으로 시작하는 것을 권장한다. 한 정에 625 mg의 활성 약물이 포함되어 있으므로 최대 용량은 하루 3 g 이상이 된다.

유해 작용
Adverse Effects

콜레스티라민은 위장관에서 흡수되지 않으므로 일반적으

표 23.3

항고지혈증 약물과의 상호작용		
항고지혈증 약물	**상호작용하는 약물**	**반응**
담즙산 수지	Aspirin, clindamycin, clofibrate, dextrothyroxine digitalis glycosides, furosemide, glipizide, imipramine, methyldopa, niacin, penicillin, phenytoin, tetracyclines, thiazides, diuretics, tolbutamide, ursodiol, vitamins A, D, K, E, warfarin	상호작용하는 약물의 흡수가 감소되어 혈액 내 농도가 감소함
Cholestyramine	HMG-CoA 환원효소 억제제 항응고제(Anticoagulants)	한 시간 이내에 복용하면 환원효소 억제제의 생체이용률(bioavailability)이 감소함 출혈 증가
	Cycloprorine, fenofibrate, Cholestyramine Warfarin	Ezetimibe의 혈중 농도 증가 및 담석 형성 가능성 증가 Ezetimibe의 혈중 농도 감소 와파린 모니터링의 증가
Gemfibrozil, fenofibrate	HMG-CoA 환원효소 억제제 Warfarin	중증 근육병증 항응고제의 혈중 농도 증가
HMG-CoA 환원효소 억제제(스타틴)	Alcohol Cycloprorine, clarithromycin, erythromycin, grapefruit/grapefruit juice, itraconazole, ketoconazole, oral contraceptives, protease(HIV) inhibitors Digoxin, warfarin Rifampin Nicotinic acid, propranolol, digoxin Propranolol	HMG-CoA 환원효소 억제제 의 혈중 농도 증가 CYP3A4 효소의 억제에 의한 스타틴의 혈중농도 증가; 근육병증의 발생 가능성 있음 디곡신과 와파린의 혈중농도 증가 fluvastatin의 혈장 청소율 감소 fluvastatin 농도 감소 스타틴의 항고지혈증 효과의 감소
Lovastatin은 다음 약물과 사용하는 것이 금기임	Boceprevir, cycloprorine, clarithromycin, erythromycin, telithromycin, itraconazole, ketoconazole, posaconazole, protease(HIV) inhibitors, teleprevir, nefazodone	CYP3A4 효소의 억제에 의한 스타틴의 혈 중농도 증가; 근병증(myopathy)의 발생 가능성
Nicotinic acid	Alcohol Antihypertensive drugs Ganglionic blocking drugs	혈관 확장 및 홍조 증가 저혈압 증가

로 전신 효과는 발생하지 않는다. 장의 내강(lumen)에 남기 때문에 위장장애(GI disturbance)가 가장 흔한 유해 작용이며 특히 변비가 생길 수 있다. 일부 환자는 대변 막힘(fecal impaction)을 동반한 심각한 변비를 겪기도 한다. 담즙산 수지로 인한 가장 심각한 유해 작용은 장 폐쇄이다. 많은 용량을 복용하기 때문에 메스꺼움과 구토가 발생할 수 있다. 약물을 지속적으로 사용하면 변비, 위창자 내 공 기참 및 메스꺼움이 사라질 수 있다. 일부 환자에서는 두통, 현기증, 졸음 및 불안의 발생이 보고되었다.

콜레스티폴은 AST, ALT, 알칼리인산분해효소(alkaline phosphatase)를 일시적으로 상승시킬 수 있다. 담즙산 수지는 스타틴, 항응고제와 중요한 약물 상호작용을 나타낸다[표 23.3][그림 23.7].

LO 23.7

다른 항고지혈증 약물

OTHER HYPOLIPIDEMIC DRUGS

니코틴산, 니아신

Nicotinic Acid, Niacin (Niacor, Niaspan)

니아신은 비타민 B_3으로 니코틴산과 그 유도체인 니코틴아미드(nicotinamide)와 이노시톨 니코티네이트(inositol nicotinate)를 일컫는 일반적인 용어이며 탄수화물의 신진대사에 중요한 비타민이다. 니아신의 결핍은 심한 피부염, 말초신경염 및 감광성을 나타내는 펠라그라(pellagra)를 유발한다. 일일 비타민 요구량인 15 mg과 비교하여 고용량(2000 mg)의 니코틴산 형태의 니아신은 혈장 지질 농도를 낮춘다.

작용 기전
Mechanism of Action

니코틴산은 VLDL과 LDL을 감소시키고, 지질단백질은 용량 의존적으로 중성지방과 콜레스테롤을 운반한다. 작용 기전은 불분명하지만 최근에 니코틴산과 결합하는 G 단백질 결합 수용체(G protein-coupled receptor)를 통해 간에서 콜레스테롤 합성에 영향을 미치는 것이 발견되었다. HDL도 상당히 증가한다[표 23.2][그림 23.6]. 동시에, 지방 조직의 지방 대사에도 영향을 준다. 지방 조직에서 니코틴산은 중성지방 리파제를 억제하고, 지질단백질 리파제를 촉진하여 유리지방산의 방출을 감소시키고 중성지방을 제거한다. 결과적으로 혈장 지질 농도를 현저히 감소시킨다. 지질단백질에 대한 니코틴산의 효과는 치료 4일 이내에 나타나며 최대 효과는 3~5주 이내에 나타난다. 다른 형태의 니아신인 니코틴아미드 및 이노시톨 니코티네이트는 콜레스테롤을 낮추는 효과가 없다.

니아신은 1정당 500 mg까지 일반의약품으로 이용 가능하다. 니코틴산(500 mg)와 니아스판(niaspan)(500, 750, 1000 mg)은 전문의약품으로 구입할 수 있다. 이들 약물은 모두 경구 복용되지만 제제 간에 상호교환되지 않는다. 니아스판은 하루 1회 지속정(extended-release)이다. 흥미롭게도 비타민 제형에 따라 순환 지질에 대한 영향이 달라진다. 속방정(immediate-release)은 HDL을 증가시키지만 서방정(sustained-release)은 총 콜레스테롤 및 LDL을 우선적으로 감소시킨다. 니코틴산(Niacor) 속방정은 하루에 여러 번 경구 복용한다. 초기 용량(100 mg 하루 3번)은 하루 3번 1~2 g 복용으로 점차 증량한다. 최대 복용량은 보통 하루 8 g이다. 니아신은 HDL을 증가시키는 효과가 좋아서 다른 항고지혈증 약물의 작용을 보완한다. 콜레스티폴, 로바스타틴과 병용은 매우 효과적이어서 로바스타틴(*Advicor*)과 고정 용량 병용제제가 개발되었다[표 23.1]. 대단히 적극적인 지질 농도 감소 전략을 필요로 하는 환자의 경우, 삼중 병용 요법은 니코틴산과 다른 약물의 이중 병용 요법보다 LDL 감소에 효과적이다.

유해 작용
Adverse Effects

일반적인 유해 작용은 메스꺼움, 구토, 설사 및 혈관 확장이다. 니코틴산은 혈관을 확장시켜 피부 홍조를 야기한다. 홍조는 얼굴과 상체의 열감을 동반하고 때로는 따끔거림(tingling), 가려움(itching) 또는 두통을 동반한다. 이것은 해롭지는 않지만 지속적으로 홍조를 경험하는 환자의 경우 견디기가 어렵다. 환자에게 혈관이 더 많이 확장될 수 있으므로 투여 직전/후에 뜨거운 음료를 마시지 않아야 한다는 교육이 필요하다. 아스피린을 투여 30분 전에 복용하면 혈관 확장을 완화할 수 있다.

니코틴산은 또한 혈액에서 요산 농도를 상승시킬 수 있다(고요산혈증). 요산 농도가 높은 사람은 통풍 증상이 발생할 수 있다. 하루 용량 2 g을 초과하는 서방형 제품의 복용은 황달, 빌리루빈 증가, 메스꺼움 및 프로트롬빈 시간(prothrombin time)의 연장을 유발할 수 있다. 이러한 작용은 간 기능의 변화에 의한 것으로 보인다. 첫해에, 특히

그림 23.6 항고지혈증 약물의 작용 부위

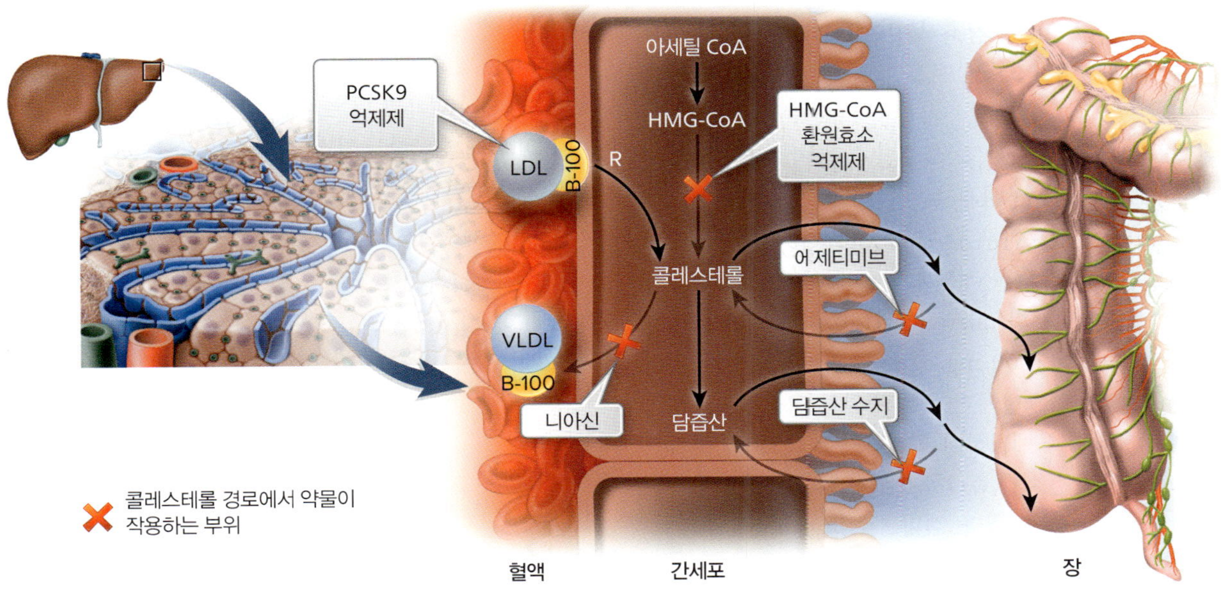

스타틴 약물과 병용하는 경우 6~12주마다 간 효소 수치를 정기적으로 모니터링하면 간의 상태를 충분히 파악할 수 있다. 니코틴산을 혈당이 상승된 환자나 당뇨 환자에게 사용하면 혈당 조절을 저해할 우려가 있다. 당뇨병은 죽상동맥경화증의 중요한 위험 요소이기 때문에 당뇨병 환자가 니코틴산 요법을 사용할 수도 있다. 최근 연구 결과에서는 속방정 니코틴산 및 새로 개발된 하루 1번 복용하는 서방정의 지질혈증 치료에 일반적으로 사용되는 용량(하루 최대 2 g)에서 혈당 조절에 대한 영향은 미약한 것으로 나타났다. 하루 1번 복용하는 제형으로 치료하는 환자의 경우 홍조, 간 기능 검사치 상승, 근병증 발병 등의 이상 반응 및 내약성 프로파일이 당뇨병 유무에 관계없이 동일하며 특별한 모니터링이나 추가적인 모니터링이 필요하지 않다. 더욱이, 니코틴산은 공복 혈당이 상승된 환자, 대사 증후군 환자 또는 당뇨에 해당하는 혈당 수치를 나타내는 환자를 포함한 모든 수준의 기준 혈당 환자에서 동일하게 심혈관 사건 및 장기 사망율을 감소시킨다. 니코틴산은 이들 환자에서 치료의 선택 사항으로 고려되며, 심혈관 위험 요인을 감소시키는 종합적인 프로그램의 일부로서 단독, 또는 스타틴과 병용할 수 있다. 니코틴산과 관련된 중요한 약물 상호작용은 [표 23.3]과 이 장의 마지막 부분의 약물 상호작용 부분을 참고하면 된다.

피브린산 유도체

Fibric Acid Derivatives

겜피브로질(*Lopid*)과 페노피브레이트(*Tricor*)는 중성지방과 VLDL을 감소시키고 HDL을 증가시키는 피브린산(fibric acid)의 유도체로서 중성지방의 생산에 직접적으로 작용한다. 지방 조직에서 중성지방의 분해를 억제하고, 간에서의 유리지방산 흡수를 감소시키며 VLDL-중성지방 합성을 감소시킨다. 전반적으로 보통 정도의 콜레스테롤 감소 효과가 있다.

두 약물 모두 장관으로 잘 흡수된다. 겜피브로질의 경구 용량은 보통 600 mg 하루 두 번이고 페노피브레이트(fenofibrate)의 용량은 하루 54~160 mg이다. 페노피브레이트는 피브린산의 흡수를 촉진하기 위해 입자를 매우 작은 크기로 축소한 미분화(micronized) 제형이다. 이 약물은 중성지방 농도가 1000 mg/dL을 초과하고(정상범위 10~190 ml/dL) 식이요법에 반응하지 않는 고중성지방혈증 환자에서 췌장염을 예방하기 위해 사용된다. 또한 추가적으로 중성지방의 감소를 촉진하기 위해 다른 콜레스테롤 저하제와 함께 사용할 수 있다. 겜피브로질(gemfibrozil)은 아침과 저녁 식사 30분 전, 하루 2번 복용한다.

유해 작용

Adverse Effects

일반적인 유해 작용은 위장관계에서 나타나며 메스꺼움, 구토, 설사 및 고창(위창자 내 공기참)이 있다. 또한 어지러움과 흐릿한 시야(blurred vision) 증상이 나타나 복잡한 수작업이나 장비 조작이 어려울 수 있다. 이 약물은 근육통과 근육 약화를 일으킬 수 있으므로 HMG-CoA 환원효소 억제제와 병용하면 근육병증이 발생하거나 CPK (creatine phosphokinase) 수치가 증가할 가능성이 있다. 겜피브로질은 담즙으로의 콜레스테롤 배설을 증가시켜 담석을 형성할 수 있다. 담석증이 있거나 CPK가 상승된 경우 이 약물은 중단해야 한다.

프로단백질 전환효소 섭틸리신 케신 9형 (PCSK9) 억제제

Proprotein Convertase Subtilisin Kexin Type 9 Inhibitors

프로단백질 전환효소 섭틸리신 케신 9형(PCSK9) 억제제로 알려진 새로운 종류의 약물이 항고지혈증 약물 목록에 추가되었다.

알리로쿠맙(*Praluent*)과 에볼로쿠맙(*Repatha*)은 PCSK9에 결합하고 간이 혈액을 순환하는 LDL 수치를 낮추는 데 도움을 줌으로써 작동하는 인간 단일 클론 항체이다. 그들은 추가적인 LDL 감소가 필요한 최대 허용 스타틴 요법을 받은 후에야 이형접합 가족성 고콜레스테롤혈증에서 보조 요법으로 표시된다.

행동 메커니즘

Mechanism of Action

일반적으로 PCSK9는 간세포 표면의 저밀도 지단백 수용체(LDLR)와 결합하여 간 내 LDLR 분해를 촉진한다. 그러나 LDLR은 혈액 내 순환하는 LDL을 제거하는 것이며, 이러한 수용체가 없으면 더 높다.

LDL의 혈중 농도. 이러한 종류의 약물은 LDLR에 대한 PCSK9의 결합을 억제하고, 실제로 LDL을 제거할 수 있는 LDLR의 수를 증가시켜 LDL 콜레스테롤 수치를 낮춘다.

유해 작용

Adverse Effects

PCSK9억제제는 다른 항지질혈증 치료제와 달리 피하주사로 투여되어 환자의 순응도에 영향을 미칠 수 있다. 가장 흔한 부작용으로는 일반적인 감기와 유사한 증상(예: 콧물, 인후통), 독감과 같은 증상, 요통, 발적, 주사 부위의 통증 또는 타박상 등이 있다.

LO 23.8

금기사항과 상호작용

CONTRAINDICATIONS AND DRUG INTERACTIONS

금기사항

Contraindications

담즙산 수지를 제외한 전신으로 흡수되는 모든 항고지혈증 약물에서 임상적인 과민증의 징후, 활동성 간질환, 간 기능 효소치의 지속적 상승되는 경우 약물 사용 및 지속적 사용이 금기이다. 담즙산 수지는 약물에 과민반응을 나타내거나 담관 또는 장관 폐쇄가 있는 환자에게 사용하면 안 된다. 니코틴산은 담낭질환, 녹내장, 간 기능장애, 소화성궤양 환자에게 금기이다.

HMG-CoA 환원효소 억제제는 태아 발달에 필수적인 지질대사를 억제할 수 있기 때문에 임신 중에는 절대 금기이다. HMG-CoA 환원효소 억제제(FDA Pregnancy Category X)를 제외한 항고지혈증 약물은 범주 B 또는 C이다. 임신 중의 항고지혈증 약물에 대한 안전성은 잘 통제된 임상시험(well-controlled clinical trials)을 통해 명확하게 확립된 바 없으며 콜레스테롤 농도를 낮추는 용량에서의 니아신 사용에 대해서도 연구된 바 없다. 보통 임신이 확인되면 치료를 중단하고, 수유를 중단한 후 다시 시작하는 것이 권장된다. 고지혈증 치료를 일시적으로 중단시켰을 때의 위험은 태아에게 해를 입힐 가능성보다 훨씬 적다.

약물 상호작용

Drug Interactions

담즙산 수지는 장의 내강에 머무르고 장을 통과하면서 다른 물질을 흡착한다. 콜레스티라민은 지용성 비타민(A, D, K), 엽산 및 많은 약물과 결합하여 위장에서의 흡수를 감소시킨다. 비타민 결핍을 피하기 위해서 비타민 보충제를 담즙산과 시간 간격을 두고 복용해야 할 수도 있다. 다른 약물의 경우 콜레스티라민의 복용 1시간 전, 또는 적어도 4시간 후에 복용하여 장관에서 흡수가 지연되거나 저해되는 상호작용을 피하는 것이 권장된다.

약물 대사의 억제–스타틴

Inhibition of Drug Metabolism–Statins

약물은 종종 간에서 시토크롬(cytochrome) P-450(CYP)에 의해 대사된다. 소장벽에 있는 CYP3A4는 많은 약물을 대사하는데 최근 이 효소가 자몽 과육(pulp) 및 자몽 주스에 의해 억제될 수 있다는 것이 잘 알려졌다. 자몽 하나를 다 먹는 것은 주스를 마시는 것과 같은 효과를 나타내는데 둘 다 효소 억제제인 베르가모틴(bergamottin)을 함유하기 때문이다. 즉, 자몽 주스를 마시고 약물을 복용하면 장벽에서 약물 대사가 현저하게 감소하여 약물의 생체이용률이 증가하게 된다. 예를 들면, 심바스타틴의 생체이용률은 약 5 %로서 95 %의 심바스타틴은 혈액에 도달하기 전 대사된다[그림 23.7]. 단지 5%만으로 지질단백질을 감소시킬 만큼 약물은 강력하다. 자몽 주스와 같은 CYP3A4 억제제가 존재하면 정상적인 경우 대사되었을 많은 양의 약물이 전신에 흡수된다. 약물의 생체이용률이 증가하면 유해 작용의 발생 위험도 증가한다. 자몽 주스는 경구 투여된 약물의 경우에만 상호작용을 야기한다. 억제 정도는 환자마다 다양하게 나타나지만, 주스 한 잔을 마신 경우 최대 24시간, 여러 잔을 마신 경우 최대 72시간까지 억제 효과가 지속된다. 아토르바스타틴, 로바스타틴, 심바스타틴은 자몽 주스에 확실히 영향을 받는다. 프라바스타틴, 플루바스타틴, 로수바스타틴의 경우 자몽과의 상호작용 연구에서 유의한 결과가 나타나지 않았지만, 이 약물들을 복용하기 전후 몇 시간은 자몽을 섭취하지 않는 것이 바람직하다. 오렌지 주스는 이들 약물의 흡수에 아무런 영향을 미치지 않는다.

CYP3A4의 강력한 억제제로서 스타틴 혈중 농도를 증가시키는 약물에는 사이클로스포린(cyclosporine), 이트라코나졸(itraconazole), 케토코나졸(ketoconazole), 에리트로마이신(erythromycin), 클래리트로마이신(clarithromycin), 그리고 HIV protease 억제제가 있다. 항진균 치료가 필요한 환자의 경우 진균 치료가 끝날 때까지 스타틴은 중단해야 한다. 로바스타틴의 라벨링만 개정되어 아졸(azole)계 항진균제, HIV protease 억제제, 에리트로마이신, 클래리트로마이신, 텔리트로마이신(telithromycin), 네파조돈(nefazodone), 보세프레비르(boceprevir), 텔라프레비르(telaprevir)와 병용이 금기라는 내용이 기재되었다. 사이클로스포린과 겜피브로질의 또한 로바스타틴과 병용은 피해야 한다.

근육병증

Myopathy

겜피브로질은 스타틴과 병용한 환자에서 횡문근 융해증이 발생했기 때문에 스타틴과 병용 금기이다. 이 병용 요법은 환자가 심한 근육병증을 야기하기 쉽게 만든다. 유사하게 심한 근육병증이 1 g 이상의 니코틴산과 스타틴을 병용한 환자에게서 발생했다. 항고지혈증 약물과 상호작용하는 특정 약물의 목록은 [표 23.3]에 나와 있다.

그림 23.7 콜레스테롤 저하제의 예

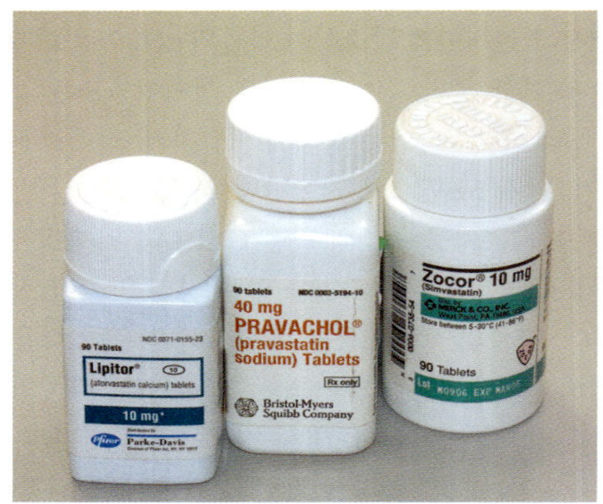

(a)

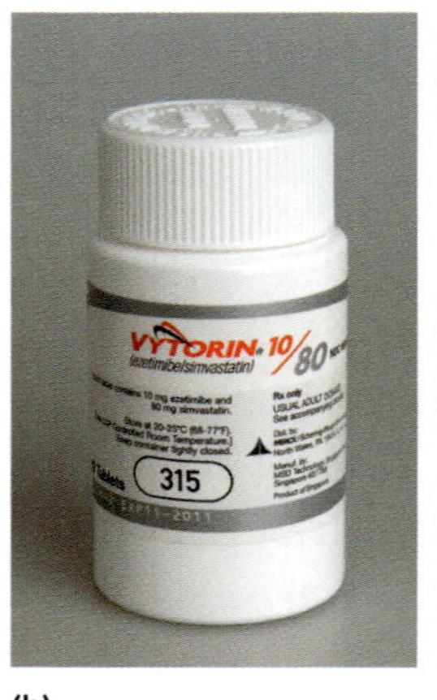

(b)

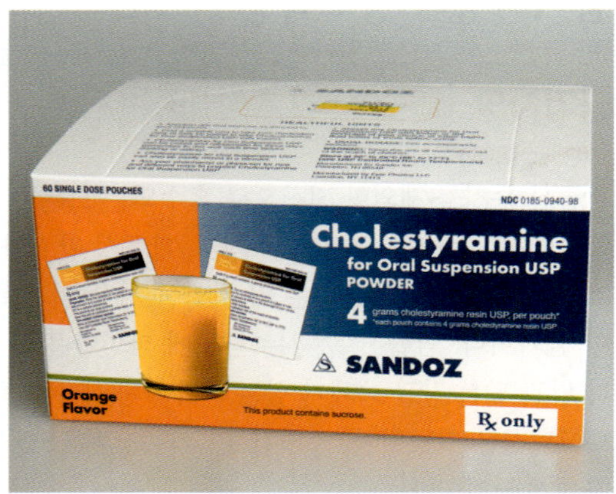

(c)

(a) HMG-CoA 환원 효소 억제제(statins) (b) 심바스타틴과 에제티미브의 병용 조합 (c) Cholestyramine resin

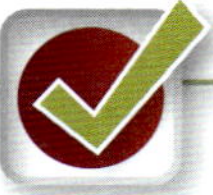

환자 안전과 교육

약물요법에 대한 순응은 콜레스테롤 및 LDL의 혈중 농도 감소와 CHD 예방 효과 달성에 중요하다.

환자 지침

적절한 약물 사용을 위해 순응하는 습관을 들이는 환자를 돕기 위해 약물에 대한 정보, 투여 일정, 특정 유해 작용을 환자와 함께 검토해야 한다.

약물 투여

약물은 일반적으로 식사 전에 복용한다. 로바스타틴은 최대 치료 용량을 흡수하기 위해서 식사와 함께 복용해야 한다. 니아신은 투약 시 위장 장애(GI upset)가 있는 환자의 경우 식사와 함께 복용할 수 있다. 분말은 음료, 수프, 시리얼 또는 과육과 혼합할 수 있지만 콜레스티폴 정은 으깨거나 씹지 말고 통째로 삼켜야 한다. 니아스판(niaspan) 제제는 동일한 용량의 속방정 니아신으로 대체해서는 안 된다.

약물 상호작용

환자에게 약물 투약 시간 전후의 주스 섭취에 대해 물어보고 환자가 자몽주스를 마시는 경우 스타틴 약물대사를 방해하지 않는 투약 계획을 제안하라. 주스 섭취량을 제한하고 아침 식사로 주스를 마시고, 몇 시간 후(취침 시간) 약물을 복용하는 사이의 간격을 늘리도록 권하라. 환자와 함께 환자가 복용하는 다른 약물을 검토하라. 베타 차단제는 스타틴 약물의 혈중 농도를 낮추어 치료에 영향을 줄 수 있고, 항진균제 또는 와파린은 스타틴의 약물 농도를 증가시켜 유해 작용을 유발할 수 있다. 담즙산 수지와 다른 약물을 병용하는 경우 담즙산 수지 복용 1시간 전, 혹은 6시간 후에 병용 약물을 복용해야 한다. HMG-CoA 환원효소 억제제를 담즙산 수지와 병용하는 경우 담즙산 수지 복용 4~6시간 후에 복용해야 한다. 로바스타틴을 아졸계 항진균제, protease HIV 억제제, "마이신(mycin)" 계열의 항생제와 병용하는 것은 금기이다.

의사에게 알려야 할 사항

환자에게 치료 기간 중 콜레스테롤 및 LDL/HDL 비율이 정상범위 내에 있는지를 확인하기 위해 정기적으로 혈청 생화학적 검사를 받아야 한다는 것을 알려주어야 한다. 환자에게 치료 기간에 바람직하지 않은 변화가 발생하는지를 확인하기 위해 간 기능 효소 AST, ALT 및 alkaline phosphatase를 평가한다. 환자에게 잇몸이나 직장(rectum)에서 비정상적인 출혈이 발생하면 의사에게 알리도록 교육해야 한다. 약물을 복용하는 동안 근육통, 압통(tenderness), 약화, 권태감, 또는 열이 있으면 즉시 의사에게 알려야 한다. 스타틴과 관련된 근육 문제는 대개 약물 치료를 시작하여 몇 주 이내에 나타난다. 관절염, 최근의 격렬한 운동, 낙상, 또는 다른 일반적인 원인으로 설명되지 않는 근육통, 경련(cramps), 경직, 연축(spasms) 및 약화를 주의해야 한다.

겜피브로질은 어지러움이나 흐린 시력을 유발하여 집중이나 협동(coordination)이 필요한 업무의 판단력을 방해할 수 있으므로 운전 또는 중장비를 조정해야 하는 환자들은 본 사항을 검토해야 한다.

니아신 치료로 얼굴과 상체에서 열감을 느끼는 홍조를 경험하는 환자는 혈관 확장의 유발을 최소화하기 위해 투여 직전/후에 뜨거운 음료를 피해야 한다. 지속적인 홍조를 겪는 환자는 니아신 복용 30분 전에 아스피린 300 mg를 복용하는 것이 유용하다.

임신 중 사용

Hydroxy-HMG-CoA 환원효소 억제제는 단독/병용에 무관하게 태아 발달 과정의 대사와 중요한 성장 인자에 영향을 줄 수 있기 때문에 임신 중에 복용해서는 안 된다. 임신 가능성이 있는 환자는 즉시 의사에게 알리도록 교육하여 약을 중단하고 다른 적절한 치료를 시작하도록 해야 한다.

복습 문제 _Chapter Review

업무에 필요한 지식 _Applying Knowledge on the Job

※ 비판적 사고를 통해 다음 질문에 답하시오.

1. HMG-CoA 환원효소 억제제는 간 기능에 영향을 줄 수 있다. 이러한 약물로 치료 중 특정 시점에 간 기능 검사(ALT 및 AST)를 받아야 한다. 이 검사를 언제 받아야 하는지 설명하시오. **(23.2)**

다중 선택 문제 _Multiple Choice

※ 다음 중 옳은 답을 고르시오.

1. 다음은 __________만 제외하고 모두 나쁜 콜레스테롤에 대한 것이다. **(23.1, 23.2)**
A. 고밀도 지질단백질이다.
B. 고농도의 LDL은 죽상 동맥 경화증의 원인이 된다.
C. 지질단백질이다
D. 좋은 콜레스테롤보다 더 많은 지방과 더 적은 단백질을 함유한다.
E. 간은 콜레스테롤 농도가 상승하면 콜레스테롤을 운반하기 위해 더 많은 LDL을 생성한다.

2. 다음은 __________만 제외하고 모두 콜레스테롤 또는 항고지혈증 약물에 대한 옳은 내용이다. **(23.2, 23.7)**
A. 콜레스테롤은 포화지방이 많은 식이요법으로 감소한다.
B. 콜레스테롤은 일차 고콜레스테롤혈증 환자에서 상승한다.
C. 니코틴산은 고콜레스테롤혈증 치료에 사용된다.
D. 페노피브레이트(fenofibrate)는 주로 VLDL 및 중성지방에 영향을 준다.
E. 대식세포는 콜레스테롤이 풍부한 거품세포를 형성하기 위해 LDL을 탐식한다.

3. 다음 작용 기전 중 옳은 것은? **(23.4, 23.5, 23.6, 23.7)**
A. 에제티미브(ezetimibe)(Zetia)는 장의 내강에서 콜레스테롤을 흡착한다.
B. 피브린산 유도체는 장벽의 솔 가장자리에서 작용한다.
C. 니코틴아미드는 지질단백질 리파제를 자극하여 중성지방을 낮춘다.
D. 로바스타틴(lovastatin)(mevacor)은 콜레스테롤 합성 경로의 효소를 억제한다.
E. 니아신은 콜레스테롤 합성 경로를 방해한다.

4. 다음 중 고지혈증의 치료제가 아닌 것은? **(23.3, 23.4, 23.7)**
A. 스타틴
B. 티아지드
C. 니코틴산
D. 피브린산 유도체
E. 겜피브로질(gemfibrozil)(Lopid)과 페노피브레이트(fenofibrate)(Tricor)

5. 순환 LDL을 가장 크게 감소시키는 약물은? **(23.4, 23.5, 23.7)**
A. 겜피브로질(gemfibrozil)(Lopid)
B. nicotinic acid(Niacor)
C. 아토르바스타틴(atorvastatin)(Lipitor)
D. 콜레스티라민(colesevelam)(Welchol)
E. clopidogrel(Plavix)

제 24 장

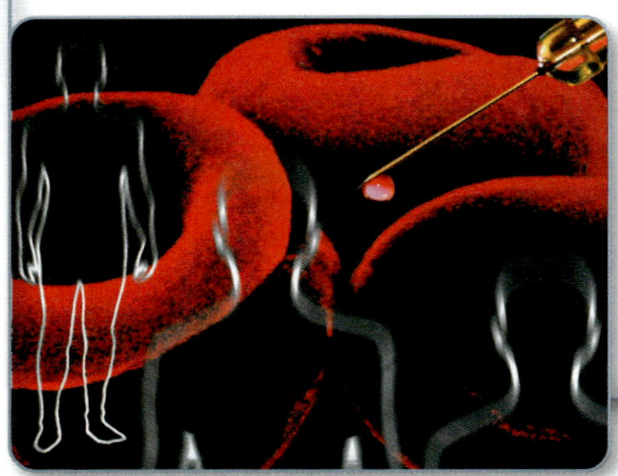
Steve Allen/Getty Images

조혈제

Hematinics

핵심 용어_Key Terms

chromic: 색깔을 의미하는 접미사

cytic: 세포를 의미하는 접미사

CERA: continuous erythropoietin receptor activator의 약어

ESA: erythropoietin stimulating agent의 약어

gastric lavage: 위세척

hematinic: 철 화합물을 함유하는 약물(헤모글로빈 생성을 증가시키는 사용)

mega-: 큰 상태를 의미하는 접두사

micro-: 작은 상태를 의미하는 접두사

RBC: red blood cell의 약어

거대적혈구모세포(큰적혈모세포 megaloblast): 거대적아구로 크고 기능을 못하는 미성숙한

내인자(intrinsic factor): 비타민 B_{12}의 장내 흡수를 위해 필요한 물질로 부족 시 악성빈혈 유발

만성적(chronic): 일반적으로 한 달이나 1년처럼 장기적인 기간의 상태

빈혈(anemia): 적혈구가 조직으로 산소를 운반하는 기능이 감소된 상태

악성(pernicious): 치료가 힘들고 치명적이며 심각한 증상을 갖는 질병

장용해(enteric-coated): 위에서 용해되지 않도록 코팅된 정제로 위벽을 자극하지 않고 장에서 방출되도록 만들어진 약물

재생불량성빈혈(무형성빈혈, aplastic anemia): 혈액을 생성하는 기관인 골수의 결함으로 인하여 야기된 빈혈

저색소(hypochromic): 정상보다 혈색소가 감소된 상태

정상적 혈구빈혈(normocytic anemia): 적혈구의 크기나 헤모글로빈의 수치는 정상이나 조직에 산소를 충분히 운반하기에는 불충분한 적혈구의 수치로 나타나는 빈혈

킬레이트(chelate): 금속이온에 영구적으로 결합하는 화학적인 작용

혈색소(hemoglobin): 우리 몸의 조직으로 산소를 운반하는 적혈구 내의 단백질

형태(morphology): 세포의 형태나 구조

흡수장애(malabsorption): 장내에서 영양분 흡수가 적절하지 못한 상태

학습 목표_Learning Outcomes

이 장을 학습한 후 다음 사항을 할 수 있어야 한다.

24.1 빈혈의 원인과 그 결과로 인한 적혈구의 특징적인 변화를 설명할 수 있다.

24.2 일반적인 철의 저장과 철의 부족을 특징으로 하는 빈혈을 설명할 수 있다.

24.3 조혈제를 철 부족 빈혈에 사용하는 이유를 설명할 수 있다.

24.4 코발라민(비타민 B_{12}) 부족 시 나타나는 특징을 설명할 수 있다.

24.5 엽산 결핍의 결과를 설명하고 비타민 B_{12}와 엽산 보충이 빈혈의 치료에 대체될 수 없는 이유를 설명할 수 있다.

24.6 에리트로포이에틴(erythropoietin) 자극 약물의 사용법을 설명할 수 있다.

들어가며_Introduction

헤모글로빈은 혈액에 색상을 제공하며 **적혈구**(RBCs)에서 발견되는 단백질이다(그림 24.1 참조). 헤모글로빈의 주요 기능은 모든 조직에 산소를 운반하는 것으로 적혈구의 기능이나 헤모글로빈의 생성을 변화시키면 산소 운반에 결핍이 성기는 **빈혈**이 발생한다. 산소 결핍 시 신체는 허약, 피로, 과민과 창백함과 같은 빈혈의 특징적인 증상을 나타낸다.

LO 24.1

빈혈과 적혈구의 기능

ANEMIA AND RED BLOOD CELL(RBC) FUNCTION

빈혈의 원인

Causes of Anemia

헤모글로빈의 합성이 유전적으로 조절되기 때문에 특정 빈혈이 유전된다. 쿨리빈혈(Cooley's anemia)과 겸상적혈구 빈혈은 헤모글로빈 이상과 효율적으로 산소 운반을 할 수 없는 유전질환이다. 유전된 빈혈은 **만성**질환이며 치료약물 대체요법으로 치료될 수 없다. 적혈구의 순환 수치가 감소하거나 헤모글로빈 수치의 결핍에 의해 빈혈 증상이 초래된다. 혈액의 손실(출혈), 적혈구의 파괴 증가(용혈) 또는 적혈구의 생성 감소는 순환 헤모글로빈의 양을 감소시키게 되며, 벤젠, 항암제 등의 화학약품에 의해 골수가 피독(posioned)되는 경우 정상적인 혈액세포의 생성이 손상될 수 있다. 그러나 더 일반적으로, 식이에 필수 비타민과 미네랄이 부족할 때 혈액세포 생산이 감소된다. 가장 일반적으로 발생하는 결핍 빈혈은 철, 시아노코발라민(비타민 B_{12}), 또는 엽산 부족에 의해 일어난다.

형태학: RBC의 모양

Morphology: RBC Shapes

적혈구 생성 감소 외에 결핍성 빈혈은 적혈구와 백혈구의 크기와 형상의 변화와 연관될 수 있다. 이 때문에 결핍성 빈혈은 적혈구의 형상이나 **형태학(morphology)** 및 혈액세포의 색상에 따라 분류된다.

소적혈구성 빈혈(microcytic anemia)은 비정상적으로 작은 적혈구를 특징으로 한다. 소적혈구성 빈혈은 헤모글로빈 결핍과 연관될 때 적혈구의 비정상적인 색을 띤다. 대적혈구 빈혈(macrocyte anemia)은 비정상적으로 큰 적혈구를 가지며 혈액세포 생성이 방해를 받아 **거대 적아구성(megaloblasts)** 세포로 알려진 큰 미성숙 세포가 혈액 내로 방출된다. 거대적아구성 빈혈에 있어서, 적혈구가 크게 보이지만 색 변화는 없다. [표 24.1]에서 비교된 여러 심각한 빈혈은 형태학적 변화와 관련된다. 유전된 빈혈과는 달리, 결핍성 빈혈은 대체 치료에 매우 좋은 반응을 보인다. 일단 부족한 물질을 확인하여 식이를 보충하고, 빈혈 증상을 복원하면 형태 및 혈액세프 생성은 정상으로 돌아온다.

그림 24.1 적혈구(red blood cell)

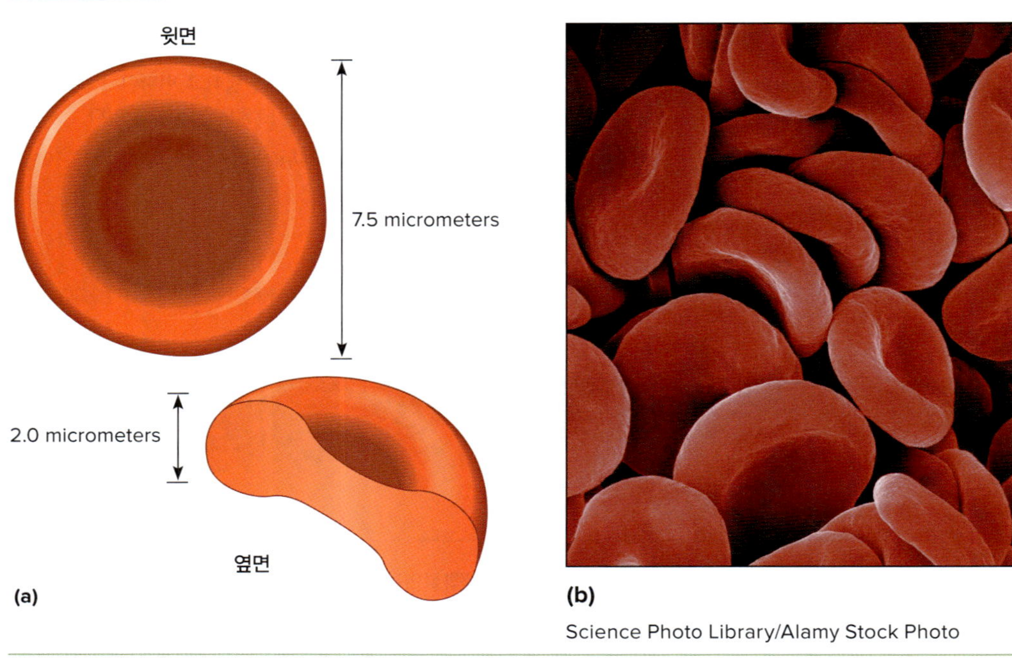

(a) 적혈구의 양면이 오목 모양. (b) 적혈구의 주사 전자현미경 사진

표 24.1

빈혈의 기원과 치료

기원	원인	RBC 특징	치료
다량의 혈액 손실	출혈	정상적혈구형 정상색소성	지혈, 수혈
RBC 생성 감소			
결핍성 빈혈	철분 부족 구리 부족	소구성 저색소성	식이 시 철분이나 구리 보충
	엽산 부족 시아노코발라민 부족	큰적혈구형(거대적혈구모세포) 정상 색소성	식이 시 엽산이나 시아노코발라민 보충
골수부전	화학물질 항암제 방사선조사	정상적혈구형 정상색소성	수혈
증가된 적혈구파괴	손상된 적혈구 대사 미생물 독소 약물 알레르기	정상적혈구형 정상색소성	수혈
적혈구 생성과 파괴 이상	손상된 헤모글로빈 합성 만성감염 간질환	낫모양 소구성 저색소성 정상적혈구형 정상색소성	수혈 수혈

LO 24.2

철결핍성 빈혈

IRON DEFICIENCY ANEMIA

일반적인 철 저장

Normal Iron Stores

체내에서 철의 양은 2~5 g 사이에서 상대적으로 일정한 레벨을 유지한다. 고기, 생선 또는 콩 제품을 포함한 식이는 적당량의 철을 공급한다. 철은 주로 헤모글로빈과 연관하여 적혈구에 분포되거나 골수, 비장, 간 등의 조직에 저장된다. 페리틴(ferritin)은 이들 조직에서 철의 저장소로서 작용하는 철결합단백질이다. 혈중 페리틴의 양은 체내에 저장된 철의 양을 반영한다.

철을 조직으로 전달하는 간에서 만들어진 혈장단백질은 트랜스페린(transferrin)이라 불린다. 이것은 가역적으로 소장에서 흡수된 2개의 철이온(Fe^{+3})과 결합하고 그들을 다른 조직으로 보내준다. 철 수송은 매우 효율적이며, 트랜스페린도 노화 적혈구에서 철을 재활용한다. 트랜스페린은 표적세포에 위치하는 트랜스페린 수용체와 상호작용하고 철 이온이 세포로 운반된다[그림 24.2]. 몸이 매일 약간의 철을 배설하기 때문에, 철 저장은 효율적으로 보존된다(간과 같은 동물의 장기는 가장 많은 양의 철을 제공하는 이유이다). 내부에 철 저장이 고갈되었을 때 철 결핍이 발생한다.

철결핍의 특징

Characteristics of Iron Deficiency

적절한 철 균형을 유지하기 위해, 국립과학아카데미연구위원회(National Academy of Sciences Research Council)는 철에 대한 영양 권장량(RDA)는 10~18 mg의 사이에 있어야 한다고 제안한다. 영양권장량은 개인의 연령, 성별, 건강에 따라 달라진다. 20세 이후, 건강한 남성은 여성보다 적은 철분 섭취가 필요하다. 성인 남성에서 철 보유량의 고갈이 쉽게 발생하지 않으며 대부분의 경우, 내부출혈(NSAID에 의한 위장관 출혈 포함), 만성질환(암이나 궤양) 또는 철의 영양결핍보다는 투석에 의해 발생한다. 식이를 제대로 하지 않는 노인과 심한 채식주의자는 철 영양 결핍을 가질 수 있다.

만성질환과 내부출혈은 여성의 철을 고갈시키며 생리기간(철의 1~20 mg이 손실될 수 있는) 중에 혈액이 일정하게 감소하는 결과, 철 결핍에 걸리기 쉽게 된다. 이 때문에, 철결핍성 빈혈은 여성에게 쉽게 나타나며 특히 영양학적으로 부족한 다이어트를 하는 여성에게 나타난다. 임신과 수유는 여성에게 철의 필요량을 증가시키고 철 결핍을 유발한다. 출생 시 유아는 어머니로부터 저장된 철을 받으며 어머니의 건강 상태와 임신 중에 섭취한 식이 중의 철과 보충제의 양에 따라, 유아의 저장 철은 4~6개월 동안 사용할 수 있다. 미숙아 및 저체중 아기는 철 결핍성 빈혈이 나타날 수 있는 위험성을 가지고 있다.

또한, 여성과 어린이는 점토와 세제와 같은 특이한 물질을 먹는 파이카(pica) 상태에서 철 결핍이 될 수 있다. 이

그림 24.2 혈액으로 철분 전송

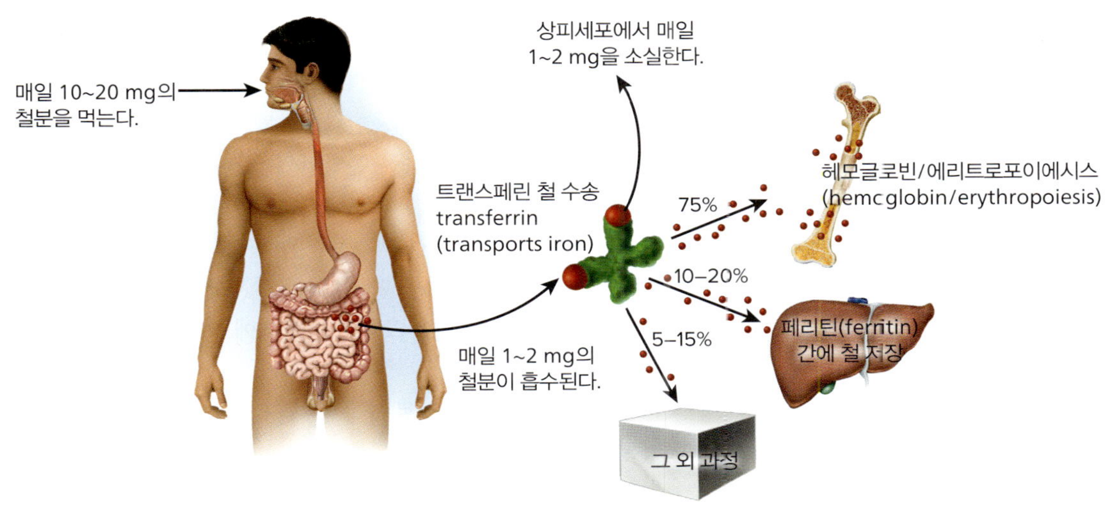

트랜스페린에 의해 철분은 혈액으로 운반된다. 일부는 간에서 저장되기도 하지만 철분의 대부분은 적혈구의 생성에 관여한다.

그림 24.3 철분부족-소구성(소적혈구성) 빈혈

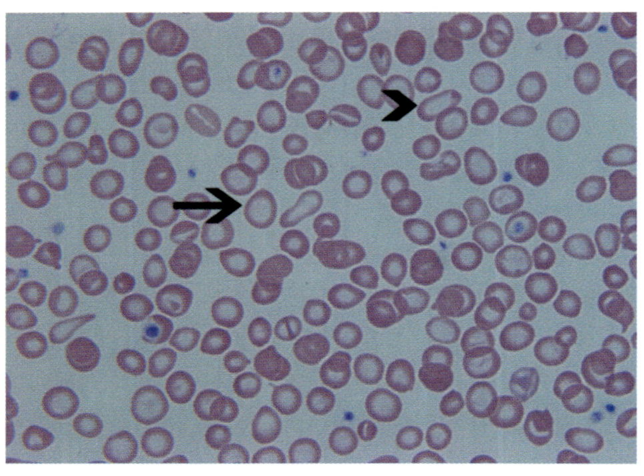

적혈구의 대부분 중앙이 창백함(투명, 무색, 화살표). (1000배 배율)

그림 24.4 철분제제: 경구용 정제

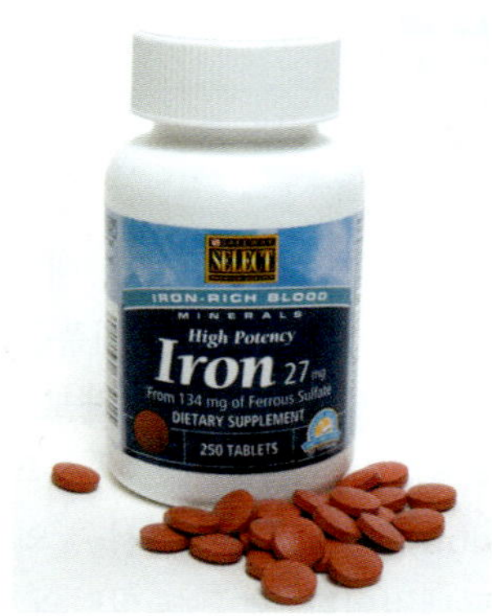

John Flournoy/McGraw-Hill

것은 흙이나 비누 등과 같은 비식이 제제를 먹고자 하는 갈망을 만드는 강박섭식장애이다. 이 상태가 장기간 계속되면, 더는 철분이 흡수되지 않으며, 결국 내부 철 저장이 고갈되어 빈혈을 유발한다. 삼키는 물, 페인트 조각, 또는 흙에 포함된 납에 노출된 아이들은 빈혈이 나타날 수 있으며, 납은 헤모글로빈 생성을 방해한다.

여러 원인에 의한 만성 철결핍은 소적혈구성 저색소성 빈혈(microcytic hypochromic anemia)을 유발한다[그림 24.3]. 철은 정상적인 산소 운반을 위해 필수적이기 때문에 적혈구와 헤모글로빈의 영향을 받는다. 산소 분자는 헤모글로빈에 결합된 철에 의해 운반된다. 만성 철분 결핍에서 헤모글로빈이 기능이 심각하게 손상된다. 이것은 혈액에서 측정된 헤모글로빈의 수치에 반영된다. 헤모글로빈의 정상 성인 수준은 남성 14~18 g/dl이고 여성은 12~16 g/dl이나 중년 이후, 남성은 12.4~14.9 g/dl로 떨어지고 여성은 11.7~13.8 g/dl로 떨어진다.

가벼운 빈혈의 증상은 없으나 빈혈의 정도가 진행됨에 따라 만성 철 결핍은 극도의 피로, 창백한 피부, 호흡곤란, 현기증 및 다리에 따끔거림과 같은 불편함이 나타나는 하지 불안증후군(RLS)을 유발한다.

LO 24.3

철결핍 치료: 조혈제

TREATMENT OF IRON DEFICIENCY: HEMATINICS

철 대체

Iron Replacement

철의 영양 부족에 의한 빈혈은 쉽게 경구용 철 보충제로 치료된다. **조혈제(hematinics)**는 주로 헤모글로빈 생성을 증가시키기 위해 만들어진 철(ferrous) 화합물을 함유한 약물이다. 조혈제는 OTC, 즉 처방전 없이 구입할 수 있는(over-the-count) 일반 의약품으로 정제, 캡슐 제품 및 액체 형태[그림 24.2]로 사용할 수 있다. 많은 철 보충제는 철 영양 권장량의 100%를 포함하는 멀티 비타민의 일부로 포장된다. 그러나 [표 24.2]에 나열된 여러 조혈제는 철분 권장량의 5~20배가 포함되어 있으며 푸마레이트, 황산 및 글루코네이트 등의 철 화합물은 동일하게 경구 흡수가 된다. 아스코르브산(비타민 C)의 첨가는 철의 장내 흡수를 향상한다. 장기 철 결핍 환자는 6개월 이상 하루에 3번씩 100~200 mg의 철이 필요하다. 특히 임신 말기에서 임신과 관련된 철 결핍은 하루 20~50 mg 철 보충으로 보정할 수 있다.

때때로, 철결핍은 경구용 약물복용과 철분(**흡수장애**) 흡수가 불가능한 경우에도 원인이 된다. 이러한 상황에서, 철 덱스트란(*InFeD*)은 근육내 또는 정맥내 투여될 수 있다. 주사 부위의 통증이 덜하기 때문에 정맥내 경로가 일반적으로 바람직하며 주사 부위에서 피부의 착색이 발생할 수 있다. 제조업체의 권장 투여량은 환자의 체중과 헤모글로빈 수치에 기초한다. 철 덱스트란의 비경구 사용은 아나필락시형 반응을 유발할 수 있다. 환자는 과민반응을 방지하기 위해 철 덱스트란을 투여하기 전에 민감도를 테스트해야 한다. 철 덱스트란은 위장관(GI) 흡수기전이 손상되어 구강 투여를 할 수 없는 환자에게만 사용되며, 옥시테트라사이클린을 포함하는 용액에 사용할 수 없다.

새로운 치료법

New Treatment

신규의 철분 제품은 만성환자의 철결핍 치료에 사용할 수 있다. 페루목시톨(*Feraheme*)은 특히 만성 신장질환을 가진

표 24.2

철분제제		
상품명	**철분**	**다른 성분**
비경구철분제제		
Feraheme (ferumoxytol)	30 mg/ml elemental iron	Mannitol 44mg, 보존제 없음
Ferrlecit (sodioum ferric gluconate complex in source)	12.5 mg/ml elemental iron	–
INFeD (iron dextran)	50 mg/ml iron dextran	–
Venofer (iron sucrose)	20 mg/ml iron sucrose	–
Injectafer (ferric carboxymaltose injection)	50 mg/ml elemental iron	Dextran free
경구용 철분제제		
Femiron	63 mg ferrous fumarate	–
Chromagen	70 mg elemental iron	내인인자 vitamins B_{12}과C
Feosol Tablets	200 mg ferrous sulfate	crosprovidine and polyethylene glycol
Fergon Tablets	225 mg ferrous gluconate	–
Fer-in-Sol Drops	75 mg ferrous sulfate/0.6ml	0.02% alcohol
Fero-Gradumet 500	525 mg ferrous sulfate	500 mg ascorbic acid
Ferro-Sequels	150 mg ferrous fumarate	Docusate sodium
Geritol tonic liquid	18 mg iron ammonium citrate	Niacin, thiamine, pyridoxine, choline, cyanocobalamin, methionine, 12% alcohol
Mol-Iron Tablets	195 mg ferrous sulfate	–
Mol-Iron with Vitamin C	39 mg ferrous sulfate	Ascorbic acid
Tri-Tinic Capsules	36.3mg ferrous fumarate	folic aid, cyanocobalamin, 농축 내인인자
Vitron-C	66mg ferrous fumarate	Ascorbic acid, tartrazine

* *This is not an inclusive list of avaliable oral iron products*

철결핍 빈혈 환자에서 사용하는 비경구 철제제이다. 이는 탄수화물이 씌여진 초상자성 산화철로, 나노입자라고 알려진 매우 작은 입자로 용액에 산소와 결합된 철을 의미한다. 철은 대식세포에 의해 섭취된 후 철 탄수화물 복합체에서 분리된다. 분리된 철은 페리틴 저장 형태로 있거나 또는 헤모글로빈에 혼입에 필요한 혈장 트랜스 페린으로 전달된다. (철이 운반되고 저장되는 방법을 www. feraheme.com/about/mechanism에서 애니메이션으로 보여준다).

정맥주사용 용액으로 제공되는 페하혬(*Feraheme*)은 희석하지 않은 정맥주사로 투여해야 하며 초기 용량으로 510 mg을 정맥주사한 다음 3~8일 후 510 mg을 주사한다.

임상 적응증

Clinical Indications

비경구 투여를 포함한 철 보충제제는 모든 경우에서 철 결핍성 빈혈의 예방 및 치료에 승인된다. 페루목시톨(ferumoxytol)은 특히 만성 신장질환을 가진 철결핍 환자들의 치료에 사용된다.

유해 작용 및 독성 작용

Adverse and Toxic Effects

경구 조혈제에서 가장 자주 발생하는 부작용은 위장 자극, 메스꺼움, 변비이다. 보충제는 흡수를 최적화하기 위해 공복에 섭취하는 것을 권장한다. 그러나 민감한 환자에 서 위 자극이 유발될 수 있다. 위 자극이 발생했을 때 철 보충 복용량을 줄이거나 식사와 함께 섭취할 수 있다. 서방형이나 **장용 코팅된 철분제**는 장에서 저농도로 분비되어 위 자극을 감소시킨다. 불행히도 이러한 제제의 철은 잘 흡수되지 않고, 보통 다른 철보조제보다 더 비싸며 씹거나 삼키기 전에 부서지지 않도록 주의해야 한다. 일부 조혈제는 변비에 대응하기 위해 대변 연화제가 포함되어 있으며 또는 메스꺼움을 완화하는 제산제를 포함하는 것도 있다.

액체 철 보조제는 치아의 얼룩을 방지하기 위해 주스 또는 물과 함께 섭취할 것을 권한다. 환자는 치아 오염을 감소하기 위해 빨대로 액체 보조제를 섭취할 것을 권고할 수 있다.

페루목시톨 같은 비경구 철제제는 발생률은 더 적을 수 있지만 동일한 스펙트럼의 부작용을 가지며 발진, 위장 자극, 현기증, 설사, 저혈압 등이 나타날 수 있다. 철은 자성을 갖기 때문에, 이 약물을 투여한 환자는 특별한 고려가 필요하다. 초상자성 산화철로서 페루목시톨 마지막 투여 후 최대 3개월 동안 자기공명영상(MRI)에 영향을 줄 수 있다. X-선, CT(컴퓨터단층촬영), PET(양전자방출단층촬영) 검사와 초음파 영상은 영향을 받지 않는다.

치료 용량에서 흡수되지 않은 철은 검은색과 타르처럼 보이는 대변으로 배설된다. 대변의 외형이 출혈이 발생한 것과 유사하여 출혈로 착각하지 말아야 한다. 철 과부하(과도한 철 저장)는 경구용 철제제 치료에서 거의 발생하지 않는다. 그러나 급성 철독성은 어린이의 과다복용이나 중독의 결과로서 발생할 수 있다. 독성 용량(0.3~1 g)에서, 철은 위내벽을 침식하고 통증유발, 출혈, 구토를 유발한다. 심한 경우에는 산증, 저혈압 및 심장혈관에 문제가 발생한다. 급성 철독성의 치료는 데페록사민 메실레이트(deferoxaminemesylate 5~10 g)와 함께 **위세척**(위플러싱)을 한다. 철분과 결합하거나 **킬레이트(chelates)**된 데페록사민(deferoxamine)은 흡수되지 않는다.

약물 상호작용

Drug Interactions

조혈제와 약물 상호작용은 몇 가지 있다. 테트라사이클린 및 제산제는 경구용 철 보충제와 동시에 섭취할 경우 철을 킬레이트해서 철의 흡수를 감소시키며, 테트라사이클린 흡수도 감소한다. 다른 메커니즘을 통해 시메티딘도 철의 흡수를 감소시키므로 각각 2시간 이내에 섭취하면 안 된다. 철분 보충제는 페니실라민, 퀴놀론, 메틸도파, 레보도파의 흡수를 감소시킨다. 알로푸리놀(*Zyloprim*)의 경구 투여 시 철의 흡수를 증가시킨다고 보고되었고, 아스코르브산(비타민 C 200 mg 당 30 mg의 철)은 위장관에서 철의 흡수를 향상한다. 음식과 경구 철분 보충제와 관련된 임상효과는 많이 알려져 있지 않으나 커피, 차, 우유, 계란 식이는 철분의 흡수를 감소시킨다.

LO 24.4

코발라민결핍 빈혈

COBALAMIN DEFICIENCY ANEMIA

결핍 유발

Development of Deficiency

시아노코발라민으로 알려진 코발라민(비타민 B_{12})는 고기, 계란, 우유, 해산물 등의 식이 제품에서 섭취될 수 있다. 유아는 엄마의 젖에서 코발라민(0.3~2 mcg)의 적절한 공급을 받을 수 있다. 성인의 일일권장량은 3 mcg이다.

성인은 식이 섭취량의 감소로 인해 코발라민 결핍은 드물다. 코발라민은 매우 효율적으로 간에 저장되나 엄격한 채식 위주 식이를 시행할 때 비타민 보충이 필요할 수 있다. 임신과 수유도 코발라민에 대한 요구가 증가한다. 이 비타민 결핍은 대개 질환이나, 수술, 또는 감염, **내인자(intrinsic factor)** 합성의 어려움에 의해 흡수 과정이 중단될 때 일어난다. 위액과 타액에 분비된 단백질(R-단백질)은 식이로 섭취된 코발라민과 결합한다. 췌장에서 분비된 단백질분해효소는 십이지장에서 R-단백질을 대사시키고, 분리된 코발아민은 또다른 당단백 내인성 인자와 결합한다. 위벽세포는 염산과 함께 단백질 내인자를 분비하며, 이는 회장에서 흡수되도록 코발라민을 운반한다. 회장의 상피세포에서 내인자 수용체는 코발라민을 세포에 넣을 수 있다. 이 코발라민은 다른 수송 단백질인 트랜스코발라민(transcobalamin) II와 결합한다. 이 단백질은 골수와 같은 표적조직에 쉽게 코발라민을 분비한다. 코발라민의 장내 흡수는 내인자의 존재에 의존한다[그림 24.5].

어떤 사람은 내인자의 합성이 중단 또는 손상될 수 있다. 자가면역반응에서 몸은 실수로 내인자가 더는 생성되지 않도록 위벽세포를 공격하는 항체를 생성할 수 있다. 그 결과 이들은 코발라민 결핍과 **악성빈혈(pernicious)**을 야기한다. 악성빈혈은 내인자의 부족으로 인한 코발라민 흡수 결핍을 의미한다. 악성빈혈은 위절제술(위의 제거)을 하

그림 24.5 섭취된 비타민 B_{12}(cobalamin)는 특수 단백질에 의해 운반된다.

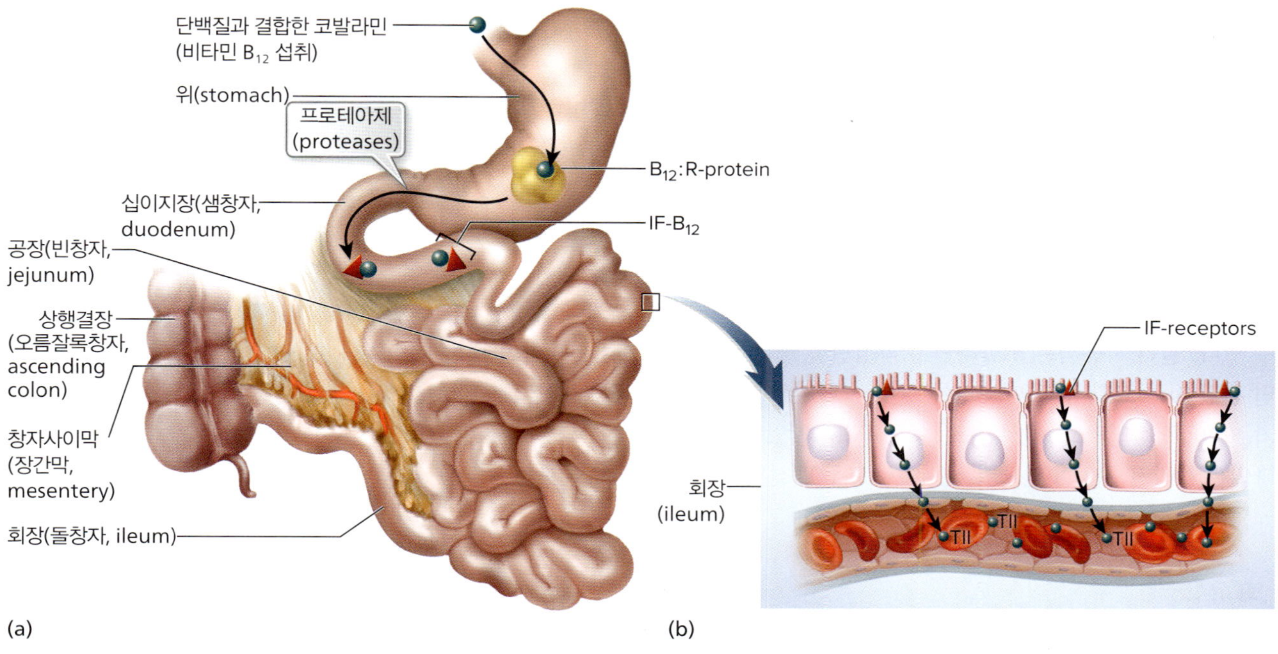

(a) 먼저 타액과 위액에 의해 분비되는 단백질과 염산(HCL)과 함께 위벽세포에서 분비되는 내인성 인자(IF)가 있으며, IF-B_{12} 복합체는 회장에서 상피세포에서 흡수된다. (b) 마지막으로, 코발라민은 골수와 신경세포와 같은 곳으로 전송을 위해 혈액에서 트랜스코발라민 II와 결합한다.

거나 위암에 의해 위의 분비 부분이 손상된 성인에서 발생할 수 있다. 코발라민 흡수는 만성적으로 장내 세균이나 촌충이 과다 성장하여 비타민이 장내 흡수가 되기 전에 이들이 먼저 이용할 경우에 감소될 수 있다. 실링 테스트는 코발라민 투여 후 소변으로 배설되는 양을 측정하기 위해 수행된다. 이 테스트는 위장에서 내적 인자의 부재, 비정상적인 세균 성장에 의한 흡수장애, 코발라민 흡수를 저해하는 췌장 기능 장애를 구별할 수 있다.

결핍의 특성

Characteristics of Deficiency

코발라민결핍으로 인한 빈혈증은 거대적아구성빈혈이다. 시아노코발라민은 핵단백질의(디옥시리보핵산(DNA)) 합성에 필수적이기 때문에 많은 조직이 영향을 받는다. 특히, DNA 합성과 세포분열에서 코발라민과 엽산이 필요하다. DNA의 핵단백질 전구체를 합성하기 위해 필요한 N10-methyltetrahydrofolic acid (FH_4)의 형성을 위해 이 비타민이 모두 사용된다. 코발라민과 엽산 결핍은 모든 분열하는 세포 변화의 원인이 되고, 그 결과, 거대적혈구 및 거대적혈구모세포가 생성된다. 조혈 시스템(조혈)은 거대혈소판과 적혈구, 짧은 수명을 가진 백혈구의 순환에 변화를 일으킨다.

코발라민은 말초신경과 척수를 둘러싸고 있는 수초형성에 필수적이며, 이 생화학적 공정은 지방산 및 수초에 들어 있는 지질 형성에도 관여한다. 코발라민 결핍은 수초가 제대로 형성되지 않으며 신경퇴화 및 신경학적 변성을 유도한다. 신경퇴화는 말초신경을 따라 발생하여 신경의 감각 이상이 생성된다. 신경척수의 대부분의 퇴화는 빈약한 근육을 형성하고 약해진다. 시신경 위축 및 설염이 발생하며, 결핍 환자는 신경과민에서 정신병에 이르기까지 기분 변화를 경험할 수 있다. 만약 이 비타민의 결핍이 몇 년 동안 지속된다면 신경학적 변화가 비가역적이 된다.

임상 적응증 및 제품

Clinical Indications and Preparations

코발라민은 비타민 B_{12} 결핍증(악성빈혈)에 사용되거나 질병에 의한 결핍과 비타민의 요구가 증가되는 신체적 조건을 예방하기 위해 승인되었다. 가장 일반적으로 사용되는 의료 적응증은 임신, 출혈, 악성종양, 위절제술 후, 간 또는 신장질환에 사용한다.

코발라민(비타민 B_{12})은 정제, 비강 스프레이, 주사액으로 사용할 수 있으며, 영양 부족인 경우 50 mcg 정도 포함된 경구제가 보충제로 사용된다. 코발라민 주사액은 최대 10일 동안 하루에 30 mcg 근육주사 또는 피하주사로 투여하고, 그다음에 차도가 있을 때까지 매달 100~200 mcg 투여한다. 그 후, 유지농도로 한 달에 한 번씩 100 mcg 투여로 충분하다. 악성빈혈이 있는 환자는 건강을 위해 매달 주사가 필요하다고 조언한다. 정맥주사와 같은 비경구 투여는 치료 효과가 나타나기 전에 코발라민이 배설될 수 있기 때문에 피해야 한다.

멀티비타민과 같은 OTC 제품에 코발라민은 정제당 1~25 mcg까지 다양하게 포함되어 있다. 많이 사용되는 상품명은 [표 24.3]에 나열되어 있다. 영양실조에 걸린 사람과 노인 환자는 경구용 보조식품(하루 1 mcg)이 도움이 될 수 있다. 널리 사용되는 코발라민은 악성빈혈 또는 코발라민 결핍 시 치료할 수 있다. 그것은 간염, 식욕부진, 알레르기, 불임, 정신병, 노화에서 치료는 입증되지 않았다. 이 비타민은 알려진 독성이 없으며 신장에서 모두 배설된다.

약물 상호작용

Drug Interactions

코발라민 흡수는 콜히친, 네오마이신, 아미노살리실산, 지효성 칼륨과 약물 상호작용에 의해 감소하는 것으로 보고되었다. 만성적인 알코올 섭취 환자는(2주 이상) 코발라민의 흡수장애가 발생할 수 있다. 클로람페니콜과 다른 약물은 골수에 영향을 주어 적혈구의 형성이 방해되도록 비타민 B_{12} 기능 부족을 유발한다. 그 결과, 환자에서 비타민 B_{12}에 대한 부적절한 치료 반응을 볼 수 있다. 항궤양 약물(H_2-수용체 길항제, 시메티딘)은 위산분비를 저해해서 비타민 B_{12}가 위의 내인성 인자와 결합할 수 없도록 하여 비타민 B_{12}의 흡수를 억제한다.

표 24.3

코발라민제제

상품명	투약 형태	단위당 복용량	다른 성분
처방제제			
Nascobal	비강분무	분무당 500 mcg	Sodium citrate, citric acid, glycerin과 benzalkonium chloride
Hydroxocobalamin	주사	1,000 mcg/ml	—
OTC제제			
Enviro-Stress Tablets	경구	25 mcg	Ascorbic acid, niacin, riboflavin, thiamine
Feminins	경구	10 mcg	Ascorbic acid, folic acid, iron, niacin, pantothenic acid, pyridoxine, riboflavin, thiamine과 vitamins A, D와 E
Geritol Complete	경구	6 mcg	Ascorbic acid, iron, niacin, pantothenic acid, pyridoxine, riboflavin, thiamine, vitamin K와 assorted minerals
Geritonic Liquid	경구	9 mcg/15 ml	Iron, desiccated liver, niacin, pyridoxine, riboflavin, thiamine, yeast concentrate, assorted minerals, 20% alcohol
Golden Bounty B Complex	경구	25 mcg	Ascorbic acid, niacin, riboflavin, thiamine
Multi 75 Tablets	경구	75 mcg	Ascorbic acid, niacin, riboflavin, thiamine과 assorted minerals
One-A-Day	경구	6 mcg	Ascorbic acid, folic acid, niacin, riboflavin, thiamine, pyridoxine과 vitamins A와 D
Livitamin Liquid	경구	5 mcg/15 ml	Iron, desiccated liver, niacin, pyridoxine, riboflavin, thiamine과 copper
Rogenic	경구	25 mcg	Ascorbic acid, desiccated liver, iron과 pyridoxine
Surbex-T Filmtabs	경구	10 mcg	Ascorbic acid, niacin, pantothenic acid, pyridoxine, riboflavin, thiamine

* *This is not an inclusive list of commercially avaliable products*

LO 24.5

엽산결핍

FOLIC ACID DEFICIENCY

엽산의 역할

Role of Folic Acid

녹색 잎이 많은 채소와 고기를 포함하는 식이는 엽산의 영양권장량 400 mcg에 충분하다. 엽산의 영양결핍은 사람들이 그들의 식이에 채소를 충분히 보충하지 않았기 때문에 발생한다. 또한 식이를 균형 있게 하여도 통조림 가열과 엽산을 파괴하는 가열 요리 방법은 엽산 결핍을 유발하므로 엽산은 열에 불안정한 것으로 간주된다. 신체의 많은 조건은 엽산의 요구를 증가시킨다. 특히, 임신, 용혈성 빈혈, 류마티스관절염 및 갑상샘기능항진증은 엽산을 필요로 하는 혈액합성과 관련이 있다.

엽산은 단백질의 합성에 필요하기 때문에 세포의 성장과 재생을 위해 필수적이다. 엽산은 핵 단백질의 DNA 필수성분인 티미딘의 합성에 이용된다. 또한, 아미노산의 합성 시 FH4로 알려진 엽산의 활성화된 형태가 필요하다. 따라서 엽산과 시아노코발라민 결핍은 동일한 빈혈을 유발한다. 엽산 결핍은 적혈구(거대적아)빈혈과 연결되어 있다. 하루에 0.1~1 mg의 엽산 경구 투여는 엽산 결핍 치료에 사용된다. 이 엽산 제품은 처방(엽산 또는 *Folvite*라고도 함)에 의해 사용하거나 또는 OTC 제제로 활용된다. 비경구(IM, IV, SC) 제형은 빈혈이 심한 환자나 위장관 흡수가 심각하게 손상된 환자에서 사용할 수 있다. 엽산에 대한 독성은 알려진 게 없고 알레르기 반응은 거의 발생하지 않는다.

임상 적응증

Clinical Indications

엽산은 엽산 결핍에 기인한 거대적아구성빈혈에 사용하기 위해 승인되었다. 유아, 어린이 또는 불충분한 영양상태인 성인이나 임신에 의한 요구도 증가에서 엽산 결핍은 발생한다. FDA에서 엽산은 태아의 성장에 중요한 역할을 하기 때문에 카테고리 A에 지정했다. 임신 중 충분한 엽산의 양이 직접적으로 적절한 신경 발달과 관련이 있으며, 결핍 시 신경관 결손(NTD)의 가능성을 증가시킨다.

금기사항

Contraindications

엽산은 코발라민결핍 빈혈(비타민 B_{12})의 치료를 위해 제공해서는 안 된다. 코발라민 결핍에 엽산의 투여는 거대적아세포의 생산을 억제하여 빈혈이 조절될 수도 있으나, 수초의 합성에 효과가 없다. 다라서 엽산은 코발라민 결핍과 관련된 신경학적 변화를 바꿀 수 없으며 손상은 비가역적이 될 수 있다. 거대적아구성빈혈이 존재하는 경우, 환자는 빈혈의 원인을 진단해서 적절한 대체요법이 시행할 수 있도록 검사를 받아야 한다. 엽산은 **재생불량성** 및 **정상혈구성(normocytic)** 빈혈의 치료에는 효과가 없다.

약물 상호작용

Drug Interactions

엽산과 약물 상호작용은 엽산의 흡수나 FH_4의 생성이 감소될 수 있다. 페니토인(*Dilantin*), 프리미돈(*Mysoline*), 바르비튜레이트 등의 항경련제와 경구피임약은 알 수 없는 기전에 의해 엽산의 장내 흡수를 방해한다. 엽산 흡수 감소가 임상적으로 중요한 거대적아구성빈혈을 유발하는 것은 드물다. 그러나 발작 빈도수 증가나 페니토인 혈청 농도의 감소는 하루에 엽산 15~20 mg을 투여받은 환자에서 보고되었다. 아스피린, 살리실아마이드, 카페인의 장기간 사용은 엽산 흡수장애를 유발한다.

또한 메토트렉세이트(methotrexate)(항암제), 트리메소프림(*Septra*), 및 피티메타민(pyrimethamine)(말라리아)와 같은 특정 약물은 엽산에서 테트라히드로엽산(tetrahydrofolic acid)으로 변환 효소를 억제하기 때문에 FH_4의 형성을 차단한다. 거대적아구성빈혈 치료를 위해 최대 1 mg의 류코보린(leucovorin)은 근육주사를 할 수 있다. 또한 시트로보룸(citrovorum) 인자로 알려진 이 화합물은 처방에 의해 사용할 수 있고 경구 또는 근육주사로 사용된다. 이 화합물은 비타민 B_{12} 의존에 의한 수초에 영향을 주지 않기 때 문에 악성빈혈과 다른 비타민 B_{12} 연관된 빈혈 치료에는 금기이다. 류코보린은 종양의 임상적 관리에 사용하는 메토트렉세이트(methotrexate)의 심각한 독성을 치료하거나 예방하는 데 사용한다.

LO 24.6

에리트로포이에틴 결핍 빈혈

ERYTHROPOIETIN DEFICIENCY ANEMIA

에리트로포이에틴의 자극물질

Erythropoietin Stimulating Agents

에리트로포이에틴은 일반적으로 적혈구생성에 관여하는 신장에서 생성되는 단백질이다. 조직의 산소포화의 변화에 대응하기 위하여 에리트로포이에틴은 골수에서 적혈구의 생성을 자극하고, 이는 조직에 더 많은 산소를 운반하여, 산소포화를 향상할 수 있다. 만성신부전 환자의 경우 내인성 물질인 에리트로포이에틴 생성 감소로 인한 빈혈이 초래될 수 있다. 에리트로포이에틴을 모방한 합성 단백질인 에리트로포이에틴 자극물질(**ESAs**)은 에포에틴알파로 소개되었다. 에포에틴알파(EPO)는 재조합 DNA 기술을 통해 생성된 합성 당단백질이다. 165개의 아미노산은 적혈구생성을 자극하는 내인성 에리트로포이에틴의 작용을 모방하고 빈혈 환자의 헤모글로빈, 적혈구 용적률을 증가시킨다. 그 외의 합성 에리트로포이에틴인 다베포에틴알파(Aranesp)와 에포에틴알파(*Epogen*, *Procrit*)는 동일한 기전을 가지고 있다.

*MIRCERA*는 에톡시 폴리에틸렌 글리콜-에포에틴 베타에 대한 상품명이다. 이 3세대 ESA는 **CERA** (continuous erythropoietin receptor activator)로서 언급된다. *MIRCERA*은 적혈구와 헤모글로빈의 생성을 자극하는 골수의 특수 세포에 있는 에리트로포이에틴 수용체와 상호작용한다. *MIRCERA*는 쉽게 수용체에 결합하고 해리하여 수용체와 상호작용을 유지하여 치료 반응을 유지한다. *MIRCERA*는 다른 ESAs처럼 효과적이지만 모든 ESAs에서 가장 긴 반감기(22시간)를 갖는다. 그것은 다베포에틴알파보다 6배 이상 길고 에포에틴 알파보다 20배 이상 긴 반감기를 갖는다. 이 긴 반감기는 헤모글로빈 형성을 촉진하고 장시간의 투약 간격 사이에 헤모글로빈 수치를 유지하도록 한다.

임상 적응증
Clinical Indications

에리트로포이에틴(*Epogen*, *Procrit*)과 다베포에틴 알파(*Aranesp*)는 만성신부전, 암 화학요법 또는 빈혈 상태에서 적혈구 용적과 헤모글로빈 수치가 문제가 되는 투석 환자에 사용하기 위해 승인되었다. *MIRCERA*는 만성신부전에 사용하기 위해 승인했다. 지도부딘(zidovudine) 관련 빈혈을 가진 HIV 환자는 에리트로포이에틴을 사용한다. 이러한 경우의 빈혈은 환자의 건강을 위협하며 적절한 적혈구 용적 및 헤모글로빈 수치를 유지하기 위해 수혈을 의무화한다. 치료 목표는 수혈의 필요성을 감소시키고 적절한 조직의 산소포화를 제공하는 데 있다.

용량 관리
Dose Administration

에리트로포이에틴은 100~300 Unit/kg, 일주일에 3번 정맥주사하거나, 주당 4만 Unit으로 피하주사한다. 용량은 치료를 위한 의료 지시에 따라 다르다. 다베포에틴은 긴 반감기를 가지며 일주일에 한 번 정도 주사하나 에포에틴 알파는 동일한 임상효과를 위해 주당 2, 3회 주사한다. 다베포에틴의 초기 용량은 0.45 mcg/kg의 정맥주사 또는 피하주사이다. 환자가 투석을 받지 않는 경우, 초기 용량은 2주에 0.75 mcg/kg이다. ESAs와 CERAs의 모니터링에 대한 표준 표시는 전체 혈액에서 헤모글로빈 수치이다. 헤모글로빈은 수치의 상승을 보기 위해 모니터링하고 통상 10~12 g/dl를 목표 범위로 한다. 헤모글로빈 수치 증가는 일반적으로 치료 시작 후 2~6주까지 관찰되지 않는다. 이 시점에서 투여량은 조절될 수 있다. 적혈구 용적률과 헤모글로빈을 모니터링한 기반으로 한 용량 조절은 헤모글로빈 수치가 수혈을 하지 않아도 되는 경우나 마지막 조정 이후 2주 정도에 가능하다. 300 Unit/kg 투여를 통한 8주 치료 후 반응하지 않는 환자는 에리트로포이에틴에 비반응자이다. 헤모글로빈 수치 목표가 달성될 때까지 *MIRCERA*의 처음 투여량은 2주마다 0.6 mcg/kg의 정맥주사 또는 피하주사한다. 헤모글로빈이 10 g/dl일 때 월별 유지 요법을 시작할 수 있다.

특별 고려사항
Special Considerations

심한 빈혈 또는 철, 엽산 및 비타민 B_{12} 결핍으로 인한 빈혈에서 에리트로포이에틴은 효과가 없다. 이 빈혈은 적혈구의 형태 및 총 양이 정상으로 돌아갈 때까지 부족한 요소의 적절한 교체가 필요하다.

에리트로포이에틴은 당단백질이 깨지거나 변성을 일으키기 때문에 동결시키거나 격렬한 흔들림은 하지 않아야 한다. 일반적으로, 에리트로포이에틴은 다른 약액에 추가되어서는 안 된다. 그러나 벤질 알코올 0.9%는 방부제로서 역할과 주사액의 불안정성을 최소화하기 위해 첨가될 수 있다.

유해 작용
Adverse Effects

에리트로포이에틴과 관련된 유해 작용의 스펙트럼은 기저 질환의 증상을 반영하며 직접적으로 에리트로포이에틴에 기인할 수 없다. 일반적인 부작용은 두통, 관절통, 구토, 고혈압(투석 환자), 설사이며 에리트로포이에틴을 투여한 환자의 상당수는 투석을 한다. 이러한 환자는 만성질환의 한 부분으로 고혈압이 있다. 과민반응을 나타내는 피부 발진은 가볍고 일시적이다. 어떤 ESA 또는 CERA 약물에 대한 경고가 있다. ESAs를 투여 후 헤모글로빈 수치가 13 g/dl 이상인 경우에 더 많은 사망, 심각한 심혈관질환이 발생한다. 적절한 헤모글로빈 수치 범위는 10~12 g/dl이다.

*MIRCERA*는 암 화학요법으로 인한 빈혈 치료에 사용

하지 않는다.

ESAs가 종양의 진행이나 재발의 위험 증가 및 유방암, 비소세포 폐암, 두부와 목, 림프 및 자궁경부암 환자의 일부 임상 연구에서 재발을 단축했다. ESAs는 암 화학요법에 사용할 수 있지만 용량은 수혈을 피할 수 있는 가능한 가장 낮아야 한다.

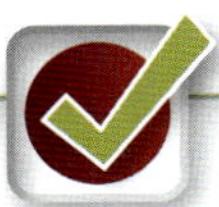

환자 안전과 교육

경계 범위에 있는 결핍을 개선하기 위해 식이 권장 사항 준수가 항상 성공하지 못한다. 따라서 빈혈보충제는 정상의 범위를 벗어나지 않은 빈혈 치료에서 중요한 요인이 된다. 환자는 약물 선택과 혈액 프로필의 지속적인 개선 방향이 필요하다. 다음의 제안은 환자가 치료 일정에 순응하도록 도움을 줄 수 있다.

- 공복에 경구 철분제제 복용 시 위 내벽을 자극할 수 있다. 보충제를 식사할 때 복용하면 메스꺼움과 자극을 줄일 수 있다.
- 서방형 제제는 오랜 기간에 걸쳐 약물을 전달해야 하기 때문에 씹거나 분쇄할 수 없다. 한꺼번에 분비된 많은 양의 철이 위장관 자극을 촉진할 것이다.
- 알약이나 캡슐제제를 먹을 수 없는 환자는 액제 철제제를 빨대로 마실 것을 권고한다. 이것은 치아의 변색을 방지한다.
- 제산제, 테트라사이클린 또는 퀴놀론을 복용하고 있는지 환자의 약물 치료 기록을 검토한다. 이들 약물은 철분 보충제와 킬레이트화되지 않도록 적어도 2시간 전에 투여해야 한다.
- 악성빈혈의 치료하기 위해 비타민 B_{12} 보충제는 필수적이다. 비가역적인 신경의 손상을 방지하기 위해 매월 주사할 필요가 있다.
- 여러 보충제를 복용하는 환자는 엽산이 비타민 B_{12}를 대체할 수 없다는 것을 기억해야 한다.
- 빈혈의 치료에 사용되는 보조제는 FDA에서 지정된 임신 범주 C (www.drugs.com/pregnancy-categories. html)에 포함되며, 임신한 여성의 비경구제제의 안전성은 임상 시험을 통해 확립되어 있지 않다. 그렇지만 태아에 대한 위험보다 산모에게 분명한 이익이 있을 때는 이러한 보조제가 사용된다. 특히, 엽산은 태아의 신경계의 정상적인 발전을 위해 절대적으로 필요한 성분으로 범주 A에 지정되었다.

복습 문제 _Chapter Review

업무에 필요한 지식 _Applying Knowledge on the Job

※ 비판적 사고를 통해 다음 질문에 답하시오.

1. 당신의 직무는 환자가 복용하는 여러 약물과의 상호작용의 가능성을 환자가 생각하도록 하는 것이다. 왜 테트라사이클린과 철분 보충제를 복용하지 않도록 제안해야 하는가? **(24.3)**

다중 선택 문제 _Multiple Choice

※ 다음 중 옳은 답을 고르시오.

1. 다음 중 철결핍 빈혈을 유발하는 방법에 대해 맞는 것을 고르시오. **(24.1, 24.2)**
   A. 철은 내부 출혈을 통해 손실된다. (궤양, NSAID에 의한 출혈, 암)
   B. 중년 남성에서 발생할 수 없다.
   C. 거대적아적혈구는 통상적으로 존재한다.
   D. 헤모글로빈은 영향을 받지 않아서 진단을 통해 확인할 혈액 검사는 없다.
   E. 그것은 노인에서 발생하지 않는다.

2. 악성빈혈의 원인을 고르시오. **(24.3)**
   A. 엽산결핍
   B. 비타민 B_{12}
   C. 내인성 인자의 과잉생산
   D. 위장의 분비 부분을 제거하는 절제술과 내인성 인자
   E. 장내 전문 수송 단백질의 과도한 활동

3. 에리트로포이에틴에 대한 설명이 아닌 것을 모두 고르시오. **(24.6)**
   A. 그것은 신장에서 생성된다.
   B. 철 또는 엽산의 심각한 결함이 합성 에리트로포이에틴에 의해 치료된다.
   C. 기본 사용은 암 화학요법 또는 만성신부전의 임상 관리이다.
   D. 치료의 목적은 수혈에 대한 필요성을 감소시키는 것이다.
   E. 흔들거나 동결은 에리트로포이에틴을 파괴한다.

4. 다음 중 맞는 것을 고르시오. **(24.4, 24.5)**
   A. 엽산은 녹색 채소와 고기에서 발견되는 비타민 B이다.
   B. 메토트렉세이트는 거대적아구성빈혈에 대한 구제 요소이다.
   C. 엽산은 재생불량성빈혈을 치료한다.
   D. 시아노코발라민은 주사(IV 또는SC)에 의해서만 가능하다.
   E. 항경련제와 경구피임약은 엽산의 흡수를 증가시킨다.

5. 엽산을 사용하여 치료하는 빈혈의 기전을 고르시오. **(24.5)**
   A. 재생불량성빈혈의 치료에 유용하다.
   B. 에리트로포이에틴 분비를 촉진한다.
   C. 미엘린의 합성을 증가시킨다.
   D. 거대적아구성 세포의 생성을 감소시킨다.
   E. 골수에서 신장으로 적혈구생성을 바꾼다.

제 6 부

호흡기계에 영향을 미치는 약물

Drugs That Affect the Respiratory System

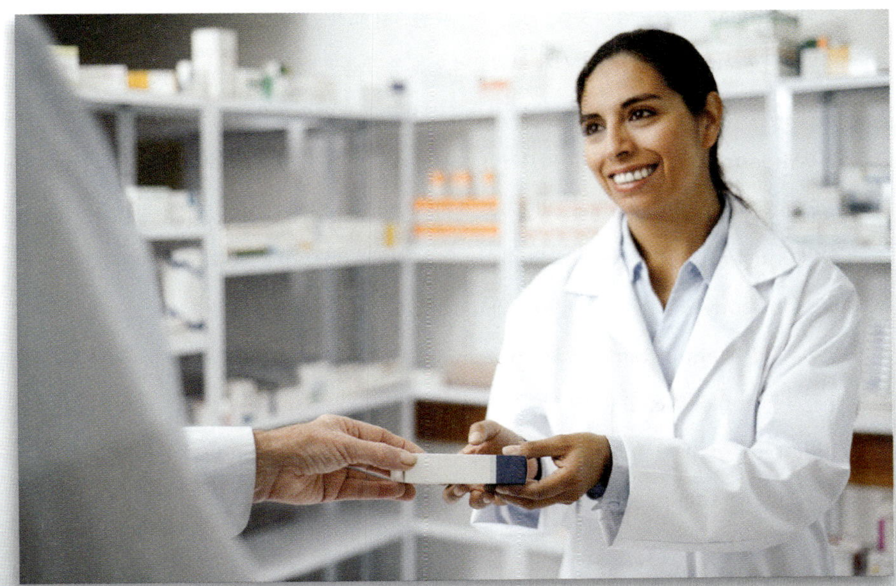

wavebreakmedia/Shutterstock

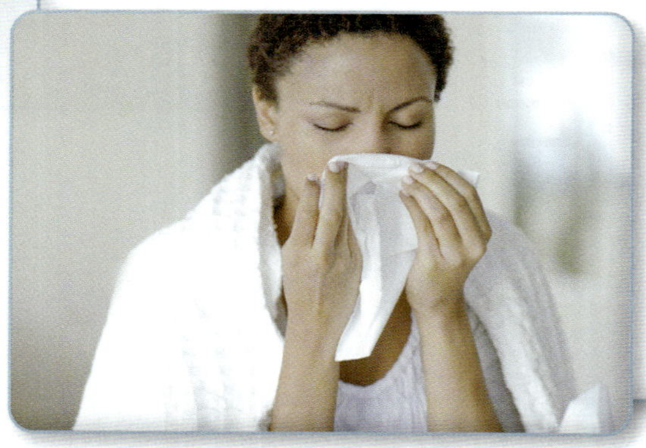

Sam Edwards/Age Fotostock

항히스타민제 및 비만세포 안정제

Antihistamines and Mast Cell Stabilizers

핵심 용어_Key Terms

감작(sensitize): 반복적인 노출의 결과로 알레르겐에 대한 반응을 유도하거나 영향을 주는 것

구강 건조증(xerostomia): 자연적으로 침샘 분비물의 습윤 작용이 억제되거나 장액성 물질이 아닌 타액 점액의 분비가 증가하여 발생하는 구강 건조증

담마진(urticaria): 알레르기 반응으로 인해 피부가 부어오른 부위가 심하게 가려워짐. 두드러기라고도 함

두드러기(hives): 알레르기 반응으로 인해 심한 가려움증이 나타나는 피부 상태, 담마진이라고도 함

벗겨짐(excoriation): 일반적으로 기계적(화학적이 아닌) 원인으로 인한 표피(피부)의 마모, 흠집

비선택적(nonselective): 모든 하위 유형 수용체와 상호작용

선택적(selective): 여러 수용체 중 한 가지 하위 유형의 수용체와 상호작용

습진성 피부염(eczematoid dermatitis): 피부 병변에서 스며 나오고 비늘 모양의 딱지가 생기는 상태

알레르기 항원(allergen): 알레르기 반응을 일으킬 수 있는 물질

예방적(prophylactic): 약물 반응과정이 발생하기 전에 노출로 인해 증상(또는 질병)의 발병을 미리 예방하는 과정 또는 약물

천식(asthma): 평활근의 수축, 천명음, 부종과 관련된 세기관지의 염증

충혈(hyperemia): 눈과 같은 신체 부위로의 혈류 증가 울혈

팽진(wheal): 피부가 단단하고 부어오르는 증상으로 종종 옅은 붉은색을 띠고 가려움증이 생김. 알레르기의 징후

피부염(dermatitis): 가려움증, 화끈거림, 부종성 수포 형성과 관련된 피부의 염증 상태

항알레르기 약물(antiallergic): 비만세포가 히스타민 및 기타 혈관 활성 물질을 방출하는 것을 방지하는 약물

항원(antigen): 면역 반응을 자극할 수 있는 물질, 대개 단백질이나 탄수화물

항체(antibody): 생산 촉진된 항원을 인식하는 특수 단백질(면역글로불린)

항히스타민제(antihistaminic/antihistamine): 표적 기관에서 히스타민의 작용을 차단하는 약물

혈관부종(angioedema): 피부 아래의 부종 및 부기

홍반(erythema): 피부가 붉어지는 현상. 흔히 모세혈관 확장으로 인해 발생

히스타민(histamine): 조직과 상호작용하여 가장 많은 알레르기의 증상을 일으키는 물질

학습 목표_Learning Outcomes

이 장을 학습한 후 다음 사항을 할 수 있어야 한다.

25.1 알레르기 반응을 일으키는 히스타민의 역할을 설명할 수 있다.

25.2 히스타민이 심장과 혈관에 미치는 영향을 설명한다.

25.3 항히스타민제(H_1) 길항제의 특성을 설명한다.

25.4 비만세포 안정제의 사용을 설명한다.

들어가며_Introduction

재채기, 기침, 가려움증, 두통 및 코막힘은 종종 사람들이 알레르기 반응을 경험하고 있음을 나타낸다. 알레르기 반응의 증상은 개인이 환경의 특정 항원에 민감해졌음을 나타낸다. 항원은 혈액과 조직에서 **항체(antibodies)** 생성을 자극하는 꽃가루, 곰팡이, 먼지, 곤충 독과 같은 물질이 감작된 사람의 경우, 이러한 **항원(antigens)**에 반복적으로 노출되면 다음과 같은 결과가 발생할 수 있다. 항원-항체 반응으로 인한 알레르기 반응, 심한 알레르기성 반응은 호흡 및 심혈관 부전을 초래할 수 있다. (아나필락시스).

항원이 알레르기 반응을 일으키면 신체의 특정 세포(비만세포)가 활성 물질을 혈액으로 방출한다. 염증에서 비만세포의 역할은 다른 장에 설명되었다. 이 장에서는 알레르기에서 비만세포와 히스타민의 역할에 중점을 둘 것이다. 비만세포에서 방출되는 활성 물질 중 하나는 히스타민인데, 이는 다른 세포에 있는 히스타민 수용체와 상호작용하여 대부분의 알레르기 증상이 나타나게 한다.

LO 25.1

비만세포 탈과립

Mast Cell Degranulation

히스타민은 비만세포와 호염기성 백혈구에서 몸 전체에 걸쳐 발견된다. 일반적으로 혈관 옆에서 발견되는 비만세포에는 생리 활성 물질의 과립이 포함되어 있다. 비만세포의 가장 큰 농축물은 폐, 위장관 및 피부에 있다[그림 25.1]. 사람이 처음 나무의 꽃가루, 먼지 진드기 또는 기타 **알레르기원 항원(allergens)**(항원)과 접촉하면 백혈구는 항체, 특히 IgE 면역글로불린을 생성한다. 처음 접하는 동안에는 증상이 없다. IgE는 비만세포의 표면에 부착된다. 반복 노출 시 항원에 노출되고 피부나 폐에 접촉되거나 민감화된 혈류로 유입되는 경우, 알레르기 항원은 IgE와 결합하여 비만세포 내용물의 방출을 촉진한다. 이것을 비만세포의 탈과립이라고 한다. 혈액으로 즉시 방출되는 물질 중에는 히스타민, 헤파린, 세로토닌, 프로스타글란딘, 류코트리엔, 혈소판 및 호산구 활성화 인자가 있다. 이들 물질은 모두 다양한 효과를 나타내지만 이 장에서는 히스타민의 작용에 중점을 둘 것이다.

히스타민 수용체

Histamine Receptors

히스타민은 특정 조직의 막 수용체와 상호작용하여 알레르기 증상(가려움증, 발적, 두드러기, 코막힘)이 나타난다. 이는 지연되지 않은 즉각적 반응이므로 type I(급성) 과민 반응이다. 일부 약물, 항생제와 아편계 진통제(morphine)가 비만세포로부터 히스타민의 분비를 유발하고, 그 결과 알레르기와 유사한 증상이 나타난다.

히스타민과 관련된 수용체에는 H_1-, H_2-, H_3- 및 H_4-수용체의 네 가지 유형이 있다. 히스타민은 혈관, 기관지 평활근 및 장 평활근에 위치한 시냅스후 H_1- 수용체와 상호작용하여 알레르기 반응을 조절한다. 알레르기 증상의 강도는 방출되는 히스타민의 양에 비례한다.

시냅스후 H_2-수용체는 위, 심장, 혈관 및 자궁 조직 내에 위치한다. H_2- 수용체에 의해 매개되는 가장 중요한 반응은 위에서 위산 분비가 증가하는 것이다. 이 반응은 일반적으로 알레르기와 관련이 없다. 그러나 H_2- 수용체의 작용은 위장관 궤양 관리에 임상적으로 중요하므로 27장에서 논의할 것이다. H_3- 및 H_4-수용체는 통증과 염증에 대한 신

그림 25.1 비만세포(mast cell)

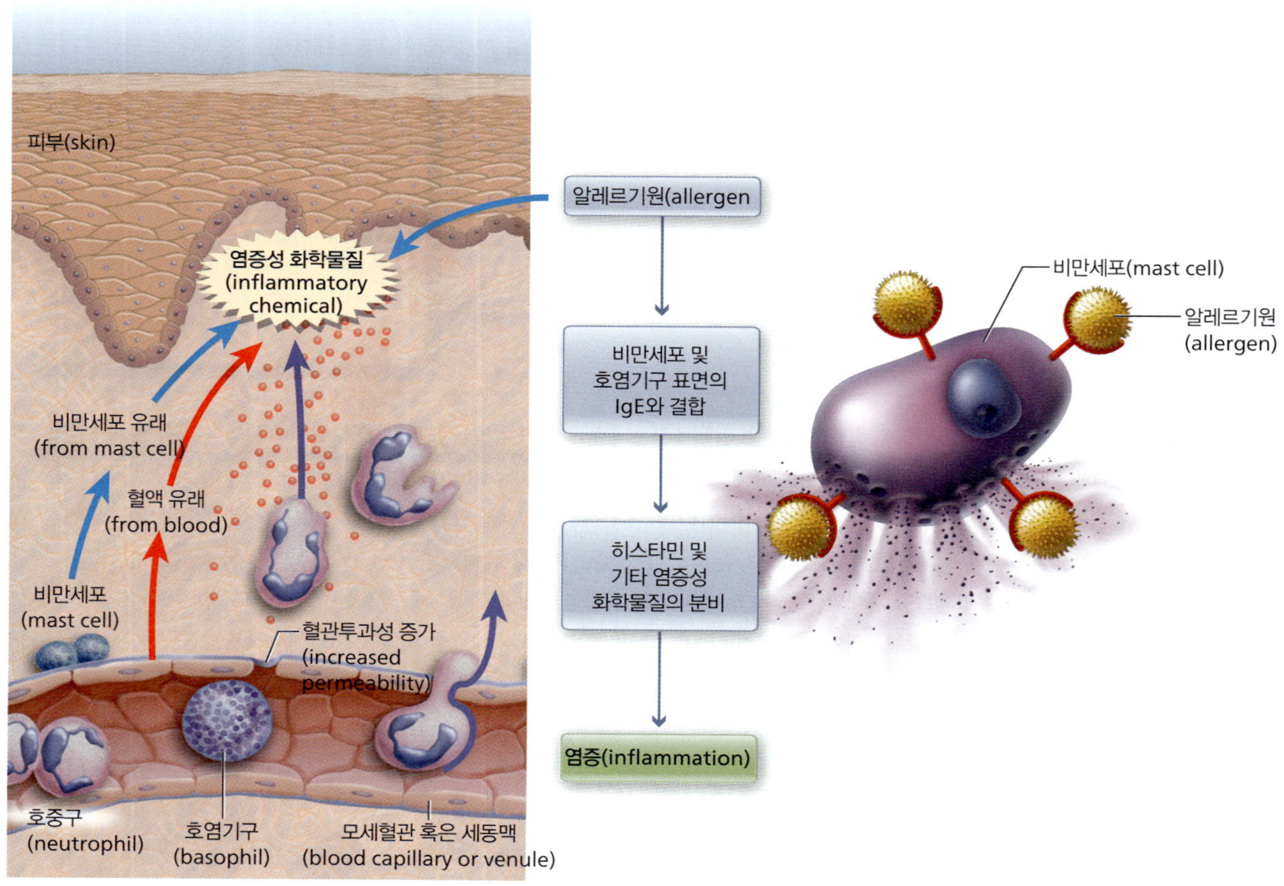

비만세포는 혈관 주위에 존재하거나 호중구처럼 순환 중에 존재한다. 알레르기원 자극에 반응하여 비만세포는 히스타민을 유리한다.

체의 반응을 조절하는 역할을 한다. H_3-수용체는 뇌의 뉴런과 시냅스전 영역에서 확인되었으며, H_4- 수용체는 백혈구(호중구, CD_4- 및 T 세포)와 연관되어 있다. 히스타민 수용체를 차단하고 히스타민 반응을 중단시키는 약물을 **항히스타민제(antihistamines)**라고 한다. 이러한 약물은 대부분의 알레르기 반응에 수반되는 편함을 완화하고, 다른 장에 설명된 바와 같이 히스타민에 의한 위산 분비를 감소시켜 궤양 발생을 완화시킨다.

그에 반해서 비만세포가 히스타민을 방출하는 것을 방지하는 약물이 **항알레르기제(antiallergic)** 또는 비만 세포 안정제이다. 이 약물은 비만세포에 포함된 다른 활성 물질(세로토닌 및 브래디키닌)의 작용을 차단한다. 항알레르기 약물은 향후 알레르기 반응을 예방하는 데 도움이 되기 때문에 **천식(asthma)** 예방 요법에 유용하다.

LO 25.2

히스타민의 효과

EFFECTS OF HISTAMINE

혈관에 미치는 영향

Effects on Blood Vessels

히스타민은 일반적으로 작은 혈관과 모세혈관을 확장시키기 때문에 일시적으로 혈압을 떨어뜨린다. 히스타민 농도가 높으면 이러한 압력 감소로 인해 저혈압 및 순환계 허탈이 발생할 수 있다. 뇌혈관의 확장은 두개골의 통증 수용기를 자극한다. 이런 현상이 욱신거리는 두통을 나타낸다. 이는 히스타민성 두통으로 알려져 있다. 피부의 모세혈관 확장으로 인해 **홍반(erythema)**이라는 국소적인 발적도 발생한다. 눈의 국소적 팽창과 충혈은 알레르기성 결막염의 특징이다.

히스타민은 체액과 단백질이 모세혈관 밖으로 누출되도록 한다. H_1-수용체는 모세혈관의 내피세포를 분리시킨

그림 25.2 알레르기에서 히스타민 반응의 증상: 붉고 눈물이 나는 가려운 눈과 콧물이 나는 코

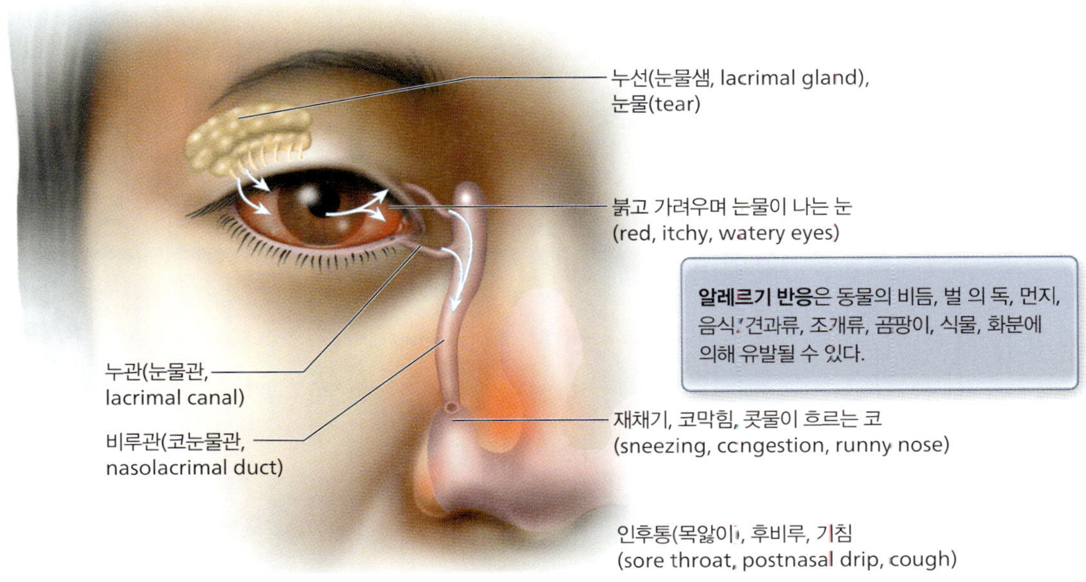

다. 이로 인해 체액과 혈장 단백질이 혈관 주변 공간으로 누출될 수 있다. 코점막에 모세혈관 누출이 생기면 코막힘이 발생한다[그림 25.2]. 피부에 모세혈관 누출이 발생하면 부종, 팽진, **두드러기(wheals)**가 발생한다[그림 25.3]. 가려움증과 통증은 히스타민이 국소 감각 신경 말단의 수용체에 결합하고 가려움증 관련 섬유가 정보를 척수와 뇌(척수시상관)로 보내기 때문에 발생한다. 히스타민에 의해 피부에 생성되는 홍반과 부종은 루이스 반응이다. 부종과 부기가 표면이 아닌 피부 아래에 있을 경우는 **혈관부종(angioedema)**이라고 한다. 히스타민은 또한 코와 기관지 점액의 생성을 증가시킨다.

그림 25.3 알레르기 반응으로 인한 두드러기

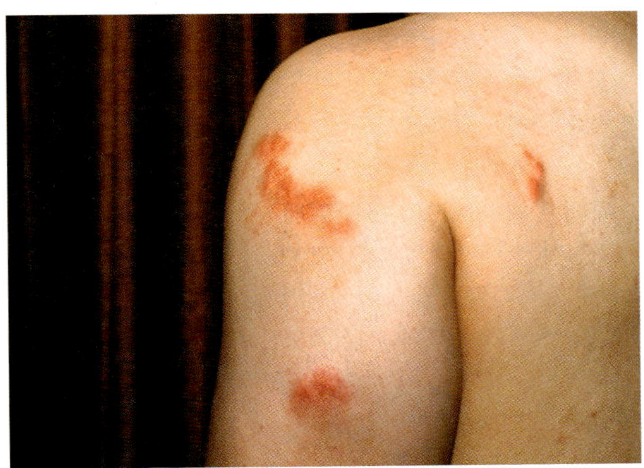

Sugrit Jiranarak/Shutterstock

혈관외 평활근 효과

Extravascular Smooth Muscle Effects

히스타민은 H_1 수용체를 자극하여 장의 평활근과 세기관지를 수축시킨다. 장 평활근의 수축은 연동 운동 증가 및 설사와 같은 장 활동 장애를 초래한다. 기관지 평활근의 수축으로 인해 기관지 수축이 발생하여 호흡이 어려워진다.

인간은 장 활동의 교란보다는 히스타민에 의한 기관지 수축에 더 민감하다. 특히, 폐질환(천식 및 폐기종)이 있는 사람은 히스타민의 호흡 작용에 1,000배 더 민감할 수 있다. 알레르기 반응의 강도와 성질에는 항알레르기 접근 방식이 필요하기 때문에 항히스타민제는 천식에는 치료적으로 유용하지 않다(26장 참조).

심장에 미치는 영향

Cardiac Effects

히스타민은 심장에 히스타민의 양과 직접적으로 관련된 여러 가지 영향력을 가진다. 히스타민은 일반적으로 심장 박동을 빠르게 한다. 그러나 히스타민 수치가 높으면(히스타민 쇼크) 심장 전도가 손상된다. 이러한 손상은 부정맥 및 심혈관 허탈을 유발할 수 있다. 히스타민의 주요 효과는 [표 25.1]에 요약되어 있다.

표 25.1

히스타민 자극에 따른 생리적 반응

기관계 혹은 조직	히스타민 영향	수용체	생리적 반응
혈압	감소	H_1, H_2	저혈압
심박수	증가	H_2	빠른 심박수
세기관지	수축	H_1	호흡 곤란
장관	수축	H_1	변비/설사
피부 모세혈관	이완, 부종	H_1	루이스 삼중 반응: 발적, 확장, 팽진
척수시상로의 신경	가려움-특이적 신경자극	H_1	가려움증
위산 분비	증가	H_2	메스꺼움, 속 쓰림

항히스타민제 H_1 길항제(H_1)

ANTIHISTAMINE H1 ANTAGONISTS

항히스타민제의 특성

Characteristics of (H_1) Antihistamines

항히스타민제는 이미 방출된 히스타민의 급성 반응 징후와 증상을 완화하는 데 사용된다. 이 장에서 논의된 모든 항히스타민제는 히스타민이 H_1 수용체와 상호작용하는 것을 차단한다. 그리하여 히스타민의 H_1 매개 알레르기 반응(가려움증, 발적, 두드러기, 코막힘)이 예방된다. 홍반, 알레르기성 결막염, 코막힘, 부종(두드러기), 기관지 수축은 항히스타민제를 단기간 사용하면 감소하거나 제거될 수 있다.

항히스타민제는 일반적으로 장관에서 잘 흡수되기 때문에 경구로 투여된다[표 25.2]. 이들 약물은 간에서 빠르게 대사되므로 치료 반응을 유지하려면 반복적인 약물 투여(보통 하루 2~4회)가 필요하다.

1세대 항히스타민제

First-Generation Antihistamines

1세대 항히스타민제는 브롬페니라민(brompheniramine), 클로르페니라민(*Chlor-Trimeton*), 클레마스틴(*Tavist-1*), 디펜히드라민(*Benadryl*), 디멘히드리네이트(dimenhydrinate), 메클리진(meclizine), 및 프로메타진(promethazine)이 있다. 이들은 특징적으로 말초 및 중추(CNS) 히스타민 수용체와 비선택적 상호작용을 한다 . 그러므로 이런 초기 항히스타민제는 활성 정도만 다를 뿐 동일한 치료 반응 스펙트럼을 보인다. 이들 약물은 서로 바꿔 사용할 수 있으며 알레르기 증상 완화와 함께 진정(CNS)을 유발하는 경우가 많다. 히스타민의 작용을 억제하는 것 외에도 이들 약물은 국소 마취제와 항콜린 작용도 가지고 있다. 디펜히드라민은 나트륨 채널을 차단하여 국소 마취 작용을 보인다. 항히스타민제는 가려움증과 물림, 쏘임, **찰과상(excoriations)**으로 인한 국소 표면 통증을 완화할 수 있다. 디펜히드라민(*Benadryl*)은 꾸준히 선택적 항히스타민제로 간주된다.

디멘히드리네이트와 메클리진(*Antivert*)은 뇌에서 독특한 작용을 보여주어 현기증과 멀미, 그리고 그에 수반되는 메스꺼움을 완화한다. 시프로헵타딘(*Periactin*)은 히스타민과 세로토닌의 작용을 억제한다. 이러한 이유로, 매우 민감한 개인에게 더 넓은 범위의 증상 완화 또 다른 치료 대안을 제공하는 경우가 많다.

2세대 및 3세대 항히스타민제

Second-and Third-Generation Antihistamines

2세대 항히스타민제는 아스테미졸(astemizole)과 테르페나딘(terfenadine)으로 시작되었다. 이 두 약물은 심장 안전상의 이유로 시장에서 제외되었다(자세한 설명은 주의 및 금기 사항 참조). 세티리진(*Zyrtec*, 현재 OTC 전용), 펙소페나딘(*Allegra*), 데스로라타딘(*Clarinex*), 레보세티리

[표 25.2]

자주 사용하는 H1 차단 항히스타민약물*				
약물(상품명)**	권장 용량			
	성인 경구	어린이 경구	성인 비경구	진정 용량
Brompheniramine (*Veltane*)	매 12시간 12~24 mg	1일 1회 12~24 mg	2.5~10 mg IM, SC	–
Cetirizine (*Zyrtec*)	1일 1회 10 mg			–
Chlorpheniramine (*Chlor-Trimeton*)	4~6시간 4 mg	매 4~6시간 2 mg		–
Clemastine (*Tavist-1*)***	1.34~2.68 mg 1일 2회	0.67~1.34 mg 1일 2회	–	–
Cyproheptadine	4~6 mg/일	2~4 mg 1일 2회, 1일 3회	–	–
Dexchlopheniramine	매 8~10시간 2 mg	취침 시 4 mg	–	–
Desloratadine (*Clarinex*)	5 mg/일	2.5~5 mg/일	–	–
Dimenhydrinate***	매 4~6시간 50~100 mg	매 6~8시간 12.5~50 mg, 최대 150 mg/일	50 mg IV, IM	–
Diphenhydramine*** (*Benadryl Allergy, Triaminic Multi Symptom*)	매 4~6시간 25~50 mg	6.25~25 mg 1일 3회, 4회	10~50 mg IV, deep IM 최대 400 mg/일	취침 시 50 mg
Doxylamine (*Unisom NB*)	2정 4~6회/일	1~2정 4~6회/일	–	–
Fexofenadine (*Allegra*)	60 mg 1일 2회 또는 180 mg 1일 1회	30~60 mg 1일 2회	–	–
Hydroxyzine (*Vistaril*)	25 mg 1일 3회, 4회	50~100 mg 매일 분복 (daily in divided doses)		마취 전 50~100 mg
Loratadine*** (*Claritin, Alavert*)	10 mg/일	5mg/일	–	–
Levocetirizine (*Xyzal*)	저녁 2.5~5 mg	저녁 2.5~5 mg	–	–
Meclizine*** (*Antivert, Bonine*)	25~50 g/일	–	–	–
Promethazine	12.5 mg 1일 3회 또는 취침 시 25 mg	6.25~12.5 mg 1일 3회 또는 취침 시 25 mg	25 mg deep IM	취침 시 25~50 mg IM, IV

* 상품명을 모두 열거한 것은 아니다.

** 멀미 예방에 사용하는 디멘히드리네이트와 멀미와 어지러움증에 사용하는 메클리진을 제외한 모든 약물은 급성 알레르기(담마진, 비염, 건초열, 접촉성 피부염, 소양증)에 사용됨. 디펜히드라민은 진토제로도 사용되며, 히드록시진은 항불안 및 진정 목적으로도 사용한다.

*** *These drugs are available OTC and by prescription depending on the dose and the label. All other drugs in this table are prescription only.*

진(*Xyzal*) 및 로라타딘(*Alavert*, 현재 OTC 전용) 등의 2세대는 말초 H_1 수용체에 대해 더 **선택적**인 것으로 여겨진다. 이들 제제는 진정 작용이나 건조 효과가 없어도 1세대 약물과 동등한 효과가 입증되었다. 이 약물들은 1세대 항히스타민제보다 항콜린 활성이 훨씬 적다. 1세대 약물에 반응하지 않는 환자가 최신 항히스타민제로 증상이 완화될 것이라는 큰 이점이 증명되지는 않았다. 새로운 항히스타민제는 1세대 약물에 비해 항히스타민 활성이 우수하지는 않지만 권장 용량에서는 진정 효과가 떨어진다. 하지만 더 많은 용량을 사용하면 이러한 항히스타민제도 모두 진정 효과를 나타낸다. 최근에는 레보세티리진(*Xyzal*)이 항히스타민제 계열에 추가되었다. 이 약물은 수년 만에 처음으로 출시된 새로운 경구용 항히스타민제이자 3세대 항히스타민제이다. 이 약물은 세티리진(cetirizine)과 유사한 화학 구조를 가지고 있지만 수용체에 대한 친화력은 두 배이다. 이는 수용체에 더 잘 맞고 적어도 세티리진만큼 효과가 있을 것으로 예상된다는 것이다. 다른 항히스타민제에 비해 졸음이 덜할 것으로 예상되지만, 여전히 약간의 부작용을 경험하는 사람도 있다.

가용성: OTC 교체

Availability: OTC Switch

몇몇 항히스타민제는 단일 성분 처방에서 단일 성분 OTC 상태로 전환되었다. 가장 최근에 세티리진(*Zyrtec*)과 로라타딘(*Claritin*, *Alavert*)이 있다. 식품의약국(FDA)과 제품 제조업체는 소비자/환자에게 제품을 제공하기 위해 광범위한 노력을 기울였다. 자세한 사용 지침이 포함되어 있다. OTC 제품이 되려면 (1) 환자가 치료할 상태(예: 계절성 알레르기)를 자가 진단할 수 있어야 한다. (2) 환자는 해당 증상을 성공적으로 치료할 수 있어야 한다(예: 자세한 사용 지침). (3) 제품은 설명된 사용 조건하에서 안전하고 효과적이어야 한다. 특정 항히스타민제는 이러한 기준을 성공적으로 충족했으며 OTC 약물로 이용 가능하다. OTC 항히스타민제 제품의 예가 [그림 25.4]에 나와 있다. 이러한 모든 약물을 추적하는 것은 어렵다. 7개는 OTC로 이용 가능합니다(표 25.2 참조). 세티리진과 로라타딘은 OTC 전용이다. 클레마스틴(clemastine), 디멘히드리네이트(dimenhydrinate), 디펜히드라민(diphenhydramine), 및 메클리진은 복용량과 라벨 사양에 따라 OTC 및 처방이다. [표 25.2]에 나열된 이외의 다른 제품들은 처방되는 약물이다. 소비자에 대한 OTC 의약품 비용은 동등한 처방 제품보다 훨씬 낮을 것으로 예상되며, 이런 면이 이러한 의약품을 무리 없이 OTC 시장으로 이동하는 데에 기여했다.

또한, 항히스타민제는 비강 분비물을 건조시키는 능력 때문에 감기약과 기침 시럽에서 자주 보인다. 일반적인 OTC 진통제 및 기침 감기약에는 항히스타민제가 활성 성분으로 포함되어 있다. 가장 일반적인 성분은 클로르페니라민(chlorpheniramine), 브롬페니라민(brompheniramine), 및 독실아민(doxylamine)이다. H_1길항제에는 항콜린성 성분이 있어 감기 및 알레르기 반응과 관련된 콧물과 같은 증상을 완화시킨다. 또한, 복합성분 냉제품에 함유된 항히스타민제에 의한 진정 효과는 침상 안정을 촉진하

그림 25.4 OTC 항히스타민약물 제품

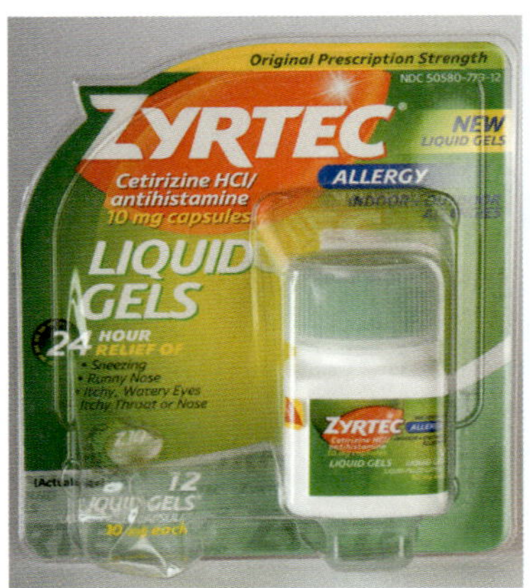

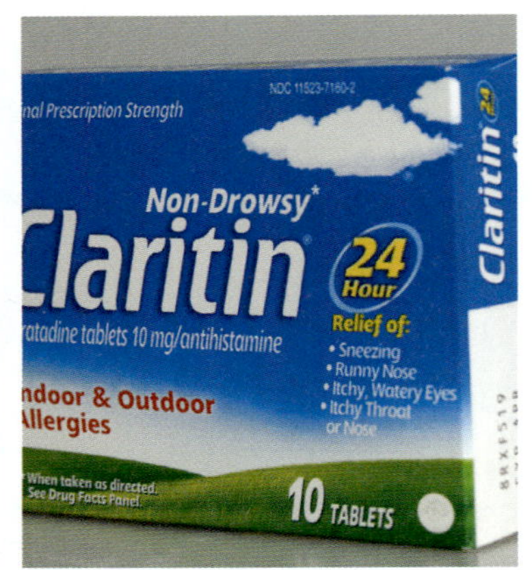

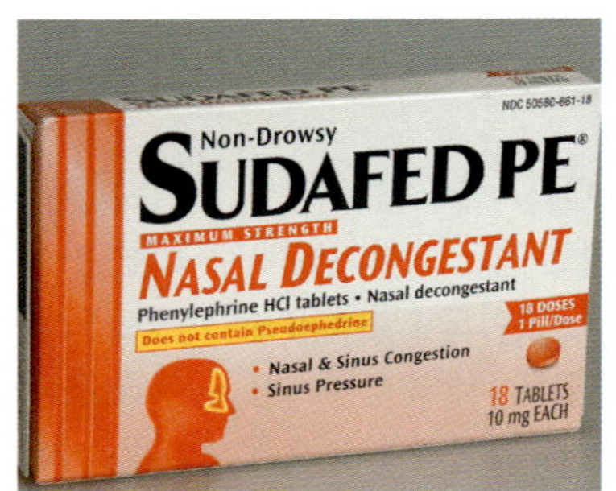

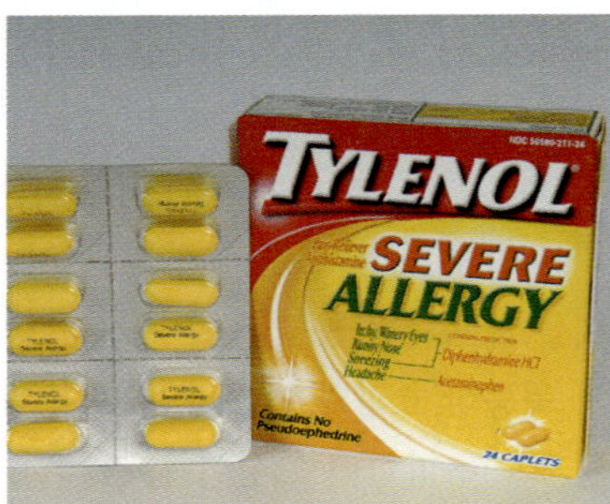

(a) Jill Braaten/McGraw-Hill; (b, c, d, e) Jill Braaten

표 25.3

항히스타민약물을 함유하는 처방전 없이 살 수 있는 감기 및 알레르기용제*			
상품명	**항히스타민제**	**제형**	**기타 활성 성분**
Advil Allergy and Sinus	2 mg chlorpheniramine	정제	Ibuprofen 200 mg
Allerest Maximum Strength	12 mg chlorpheniramine	정제	Pseudoephedrine 30 mg
Drixoral Plus	3 mg dexbrompheniramine	정제, 서방형	Acetaminophen 500 mg, pseudoephedrine 60 mg
Nyquil Nighttime Cold/ Flu Medicine Liquid	6.25 mg doxylamine/ml	액제	Alcohol 10%, acetaminophen 500 mg, dextromethorphan 15 mg
Tussionex Pennkinetic	8.0 mg chlorpheniramine/5 ml	현탁제	Hydrocodone 10 mg
Benadryl Skin Allergy Relief Lotion	1% diphenhydramine	로션제	Alcohol, camphor, parabens, zinc oxide 2%

** 전체 제품이 모두 포함된 것은 아님*

여 회복을 돕는다. 항히스타민제가 함유된 OTC 감기 및 알레르기 제품의 예가 [표 25.3]에 나와 있다.

임상 적응증
Clinical Indications

항히스타민제는 두드러기, 꽃가루 알레르기, 벌레 물림, 비염, **피부염(dermatitis)** 등의 급성 알레르기 반응에 자주 사용된다. 내재된 진정 작용으로 인해 항히스타민제는 OTC 수면 보조제(예: Advil PM)에서 수면을 유도하거나 멀미 또는 현기증(*Antivert*)을 완화하는 데 사용될 수 있다. 특정 항히스타민제(클로르프로마진, 페페나진, 프로클로르페라진(*Compro*) 및 프로메타진)은 메스꺼움과 구토를 줄이는 데 매우 효과적이다. 이러한 약물은 마취 과민성을 최소화하고 환자의 회복을 촉진하기 위해 수술 전후 보조 약물로 사용된다(27장 참조).

투여 경로
Routes of Administration

이러한 약물은 일반적으로 단일 제제로 복용하거나 기침 감기 및 알레르기 제제의 다른 약물과 병용하여 경구로 복용한다. 비경구 투여에 사용할 수 있는 항히스타민제는 디멘히드리네이트, 디펜히드라민(*Benadryl*)과 프로메타진이다. 복용량과 투여 경로는 [표 25.2]를 참조한다.

피부와 점막에 바르는 데 사용할 수 있는 국소 제제, 연고, 크림, 로션, 스프레이가 있다. 디펜히드라민(0.5~2%)은 가려움증을 완화하고 벌레 물린 증상을 관리하기 위해 대부분의 국소 제품에 함유된 항히스타민제이다. 항히스타민제가 함유된 국소 제품에는 종종 여러 가지 추가 성분이 포함되어 있다. 다양한 항히스타민제가 포함된 국소 제품의 예가 [표 25.3]에 나와 있다.

항히스타민제는 비강 스프레이나 점안약으로도 이용 가능하다. 아젤라스틴(*Astelin*, *Astepro*)과 올로파타딘(*Patanase*)은 알레르기성 비염 증상 완화에 사용된다. 일반적인 복용량은 하루에 두 번씩 각 콧구멍에 2번씩 스프레이한다.

안과용(눈 점안) 항히스타민제는 히스타민 방출의 즉각적(제1형) 반응으로 인한 충혈, 눈물, 가려움증의 증상을 완화한다. 이러한 약물은 선택적 H_1수용체 길항제, 에메다스틴(*Emadine*) 또는 H_1수용체 길항제(아젤라스틴, 에피나스틴, 올로파타딘) 외에 히스타민 방출을 차단하는 비만세포 안정제이다. 케토티펜(*Zaditor*)은 알레르기성 결막염 증상을 최대 12시간 동안 완화시키는 선택적이고 비경쟁적인 H_1수용체 길항제이자 비만세포 안정제이다. 2006년부터 처방전과 OTC로 판매되고 있다. 일반적인 복용량은 환부쪽 눈에 8~12시간마다 한 방울이다. 다른 안과용 항히스타민제는 처방전이 필요하다. 복용량은 제품에 따라 하루에 한 번 환부 눈에 1방울[2% 올로파타딘(*Pataday*)], 하루 2회 1방울[아젤라스틴(*Optivar*) 및 에피나스틴(*Elestat*)] 또는 하루 4회[에메타스틴(*Emadine*)까지 다양하다]. 알레르기, 꽃가루 알레르기, 습진 병력이 있는 환자는 비만세포 안정제 항히스타민제에 잘 반응한다. 안과용 항히스타민제의 예가 [그림 25.5]에 나와 있다.

그림 25.5 점안제 항히스타민 약물과 비만세포 안정약물

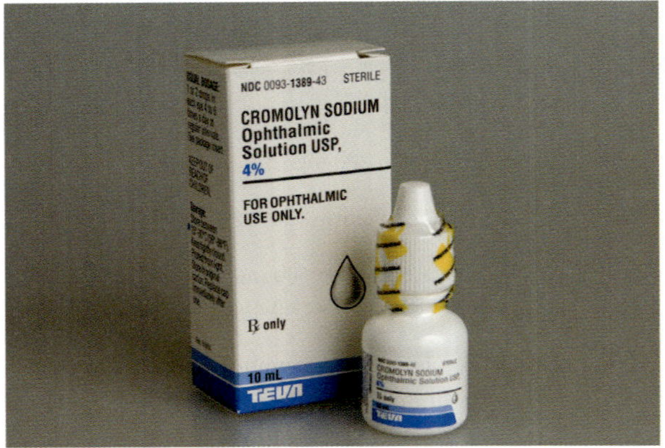

Jill Braaten

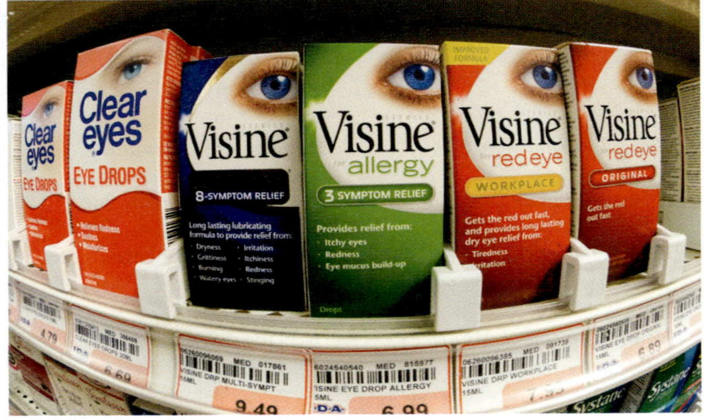

Roberto Machado Noa/LightRocket via Getty Images

유해 반응

Adverse Reactions

항히스타민제는 일반적으로 유사한 부작용을 일으키지만 한 부작용의 우세나 강도는 다른 부작용과 다르다. 항히스타민제의 가장 흔한 부작용은 졸음과 진정이다. 자주 발생하는 또 다른 부작용은 구강건조[**입마름(xerostomia)**]이다. 복용량에 관계없이 대부분의 이러한 약물은 입과 비강의 점액 내막을 건조시키는 항콜린 효과가 나타난다. 이 부작용은 감기에 걸린 콧물을 치료하는 데 치료적으로 유용하다. 이러한 항콜린 작용은 동공 확장을 유발하여 안압을 증가시킬 수도 있다. 이 작용은 안내액의 흐름을 차단하고 압력을 증가시키며 폐쇄각 녹내장 발병을 촉진할 수 있다. 다른 부작용으로는 저혈압, 빠른 심장박동, 식욕부진, 상복부 불쾌감, 요정체 등이 있다. 항히스타민제 계열 내에서 디펜히드라민(*Benadryl*), 프로메타진, 및 히드록시진(*Vistaril*)은 가장 자주 진정을 유발하는 것으로 보고된 반면, 클로르페니라민(*ChlorTrimeton*)과 사이프로헵타딘은 권장 용량 범위에서 진정 효과가 거의 나타나지 않는다. 평소와 다른 상황에서 환자가 클로르페니라민을 복용하는 동안 불안해지고 잠을 이루지 못할 수 있다(불면증). 60세 이상의 환자에서는 진정 작용보다는 역설적인 자극이 발생할 수 있으며 이러한 부작용을 없애기 위해 용량 감량이 필요할 수 있다.

주의 및 금기 사항

Cautions and Contraindications

항콜린 작용으로 인해 항히스타민제는 심혈관 질환, 고혈압, 전립선 비대 또는 요정체가 있는 환자에게 사용해서는 안 된다.

과민증

Hypersensitivity

항히스타민제는 피부에 사용되는 많은 연고, 스프레이, 크림 제제에서 활성 성분으로 발견된다. 국소 항히스타민제 제제를 장기간 무분별하게 사용하면 일부 사람들에게 과민증이 발생할 수 있다. 이러한 과민 반응에는 발진에서부터 피부 표면의 병변이 흘러나오고 비늘 모양의 딱지가 생기는 **습진성 피부염(eczematoid dermatitis)**에 이르기까지 다양하다. 항히스타민제는 또한 약물 발열을 일으킬 수 있으며, 발열은 약물을 중단해야만 가라앉는다. 이런 약물 유발성 발열의 메커니즘은 땀샘에서 작용하는 항히스타민제의 항콜린 작용으로 인한 것으로 여겨진다. 땀샘을 통한 열 손실이 감소하여 발열 상태를 유발한다. 항히스타민제는 무해한 약물은 아니다. 많은 OTC 제품에서 부작용이 발견된다[표 25.3]. 개인이 복용하면 부작용의 가능성이 증가한다. 이런 경우 매일 3~5개 이상의 약물을 복용하고, 노인 환자는 여러 약물을 복용할 가능성이 높다. 노인을 포함하여 여러 가지 약물을 복용하는 환자는 현기증, 과도한 진정, 역설적 자극 또는 이러한 약물과의 혼동을 경험할 가능성이 더 높다. CNS(진정) 및 심혈관계(뇌로의 혈류 변화)에 영향을 미치는 약물은 환자가 정신적 혼란을 일으키기 쉽다. 항히스타민제는 기침감기, 두통, 수면제의 주요 성분이 아니기 때문에 환자들은 자신이 항히스타민제를 복용하고 있다는 사실을 인식하지 못하는 경우가 많다. 기침감기, 독감, 알레르기를 위한 항히스타민 복합제 중 다수에는 덱스트로메돌판(dextromethorphan), 에페드린(ephedrine), 슈도에페드린(pseudoephedrine), 및 페닐프로파놀아민(phenylpropanolamine)과 같은 성분이 포함되어 있다. 덱스트로메돌판 함유 제품은 학교 아이들 사이에서

"각성제" 역할을 위해 사용되었다. 에페드린, 슈도에페드린과 페닐프로파놀아민은 연방법인 "2005년 메스암페타민(methamphetamine) 남용 퇴치법"의 특정 주제였습니다. 이러한 약물은 구매 한도 규정, 고객이 직접 접근할 수 없는 곳에 제품 배치, 재고 및 판매에 대한 매우 상세한 기록 유지 등으로 소매 OTC 판매를 규제한다. 이런 약물은 메스암페타민 및 암페타민(amphetamine)의 불법 제조에 사용되는 전구체 화학물질이며 일반의약품 Schedule II 약물을 만드는 데 사용되었다.

QTc 간격 연장

QTc Interval Prolongation

2세대 항히스타민제인 아스테마졸(astemazole)과 테르페나딘(terfenadine)은 일부 환자에게 치명적일 수 있는 심각한 심혈관 및 간 효과를 유발했기 때문에 시장에서 사라졌다. 이들 약물은 심장 내 전도를 지연시키고 QTc 간격을 지연시켰다. 심전도(ECG)에서 QTc 간격의 지연은 생명을 위협하는 심실성 부정맥이 발생할 수 있는 심장 전도의 변화를 반영한다. 이 메커니즘은 정상적인 심박동을 방해하는 심근의 선택적 이온 채널(K^+, Na^+, Ca^{++})과의 직접적인 상호작용이다.

여전히 시판 중인 4가지 항히스타민제(데스로라타딘, 디펜히드라민, 펙소페나딘, 및 히드록시진)는 QTc 간격을 연장하지만 치명적인 결과와는 관련이 없다. 부작용으로 인한 QTc 간격 연장은 약물 개발에서 뜨거운 주제이다. 이러한 부작용을 일으키는 것으로 확인된 다수의 약물이 있다. 심각한 부정맥 및 사망 가능성 때문에 개발 중인 신약은 치료 초점(항생제, 항우울제, 암 화학 요법)에 관계없이 치료 중에 QTc 연장이 발생할 수 있는지의 여부를 결정해야 한다. 제품 라벨에 특별한 주의 경고가 표시되거나 심지어 제품 개발이 종료될 수도 있다. [QTc 간격을 연장하는 약물의 최신 목록을 보려면 www.azcert.org(또는 crediblemeds.org)로 이동한다.]

금기 사항

Contraindications

항히스타민제에 과민증이 있는 것으로 알려진 환자나 협우각 녹내장, 협착성 소화성 궤양, 전립선 비대증 환자는 항히스타민제를 사용해서는 안 된다.

히드록시진은 임신 초기에 사용이 금기이다. 항히스타민제는 임신 중 사용에 대한 안전이 확립되지 않았기 때문에 임신 중에는 사용하지 않는 것이 좋다. 동물 연구에서는 특정 항히스타민제를 사용하는 후손에게 이상이 있는 것으로 나타났다. 신생아 미숙아도 부작용에 더 민감하기 때문에 항히스타민제를 사용해서는 안 된다. 임신 후기에 항히스타민제에 노출된 후 신생아의 경련이 보고되기도 했다. 이 약물은 모유로 분비되어 신생아에게 전달되므로 수유부에게 사용해서는 안 된다.

근긴장이상(비정상적인 조직 긴장)이 발생할 수 있으므로 탈수된 어린이에게도 이러한 약물을 투여해서는 안 된다. 프로메타진(promethazine)에는 사용 지침에 특별한 주의 경고(black box)가 있다. 프로메타진은 2세 미만의 어린이에게 사용해서는 안 된다. 치명적인 호흡억제의 가능성이 있기 때문이다. 프로메타진과 같은 페노티아진(phenothiazine) 항히스타민제는 중추신경계 우울증이 있거나 페노티아진 유발 황달 병력이 있는 환자에게 사용이 금기이다.

약물 상호작용

Drug Interactions

첫째, 최신 항히스타민제인 세티리진(cetirizine)과 레보세티리진(levocetirizine)은 약물 상호작용을 일으키지 않는 것으로 여겨진다. 일반적으로 다른 항히스타민제는 많은 약물과 상호작용한다. 일부 항생제, 근육 이완제(curare), 마약성 진통제(morphine)는 비만세포에서 히스타민을 방출한다. 환자가 그러한 약물을 복용하는 경우, 히스타민의 영향을 상쇄하기 위해 항히스타민제를 투여하는 것은 흔하다. CNS 활동을 억제하는 약물(진정제, 진정제, 아편성 진통제, 알코올)을 비강용 항히스타민제를 포함한 항히스타민제와 함께 복용하면 졸음 발생률이 높아진다. 이러한 시너지 효과는 알코올 외에 항히스타민제를 유효성분으로 함유한 액상 OTC 제품에서 발생할 가능성이 높다.

제산제, 특히 알루미늄이나 마그네슘을 함유한 제산제는 장에서 펙소페나딘과 같은 약물과 결합하여 흡수를 억제하고 효과적인 약물 혈중 농도를 감소시킨다. 펙소페나딘은 제산제 복용 후 1시간 이내에 복용해서는 안 된다. 시메티딘(cimetidine)은 비강으로 투여되는 아젤라스틴의 혈중 농도를 증가시켜 환자에게 부작용을 일으킬 수 있다. QT 간격을 지연시키는 것으로 알려진 항히스타민제(데스로라타딘, 디펜히드라민, 펙소페나딘, 히드록시진)는 심각한 부정맥과 심근경색을 피하기 위해 심장에 영향을 미치는 항부정맥제, 항바이러스제, 항생제를 환자가 투여받을 때 주의 깊게 모니터링해야 한다[표 25.4]. 2세대 항히스타민제 중 일부는 음식 상호작용을 보인다. 펙소페나딘은 지방이 많은 식사나 오렌지, 자몽 주스 등의 과일 주스와 함께 섭취할 경우 흡수가 지연된다. 다른 항히스타민제는 식사 시간이나 구성에 영향을 받지 않는 것으로 여겨진다.

표 25.4

항히스타민약물의 약물상호작용

약물	상호작용
알루미늄, 마그네슘 함유 제산제	펙소페나딘의 혈장 농도 감소
항생제: azithromycin, clarithromycin, erythromycin	간 대사 저해로 펙소페나딘의 혈장 농도 증가
항콜린성 약물: atropine	신경과민(nervousness), 불면증, 변비 부작용 증가
항우울제: imipramine	항콜린성 효과 증가로 요 저류, 안압 증가
항진균제: azole drugs fluconazole, itraconazole	간 대사를 저해로 펙소페나딘 혈장 농도 증가
항바이러스제: ritonavir	Levocetirizine의 반감기 및 혈장 농도 증가
Cimetidine	Hydroxyzine, azelastine의 대사 저해
중추신경계 억제제: alcohol, barbiturates, hypnotics, opioid analgesics, phenothiazines, tranquilizers	1세대 항히스타민약물, azelastine, 올로파타딘의 경우 졸음, 진정, 기면 증가
Corticosteroids: 경구 약물	감수성 환자(susceptible patient)에서 녹내장 위험성 증가
MAO* 억제제: amphetamines, tranylcypromine	1세대 항히스타민약물의 건조 부작용을 강화하고 phenothiazine과 병용 시 저혈압 유발
QT 연장 약물: amiodarone, chlorpromazine, clindamycin, dofetilide, droperidol, mefloquine, moxifloxacin, oxafloxacin, pentamidine, procainamide, quinidine, sotalol, tacrolimus 등	Desloratadine, diphenhydramine, fexofenadine, hydroxyzine 병용 시 QT 간격을 연장하는 부가효과
Theophylline	Cetirizine의 혈중 농도를 감소로 약효 억제

**MAO: monoamine oxidase*

보건의료인을 위한 참고사항

항히스타민제는 중추신경계를 저하시킬 수 있으므로 환자에게 이 약을 복용하는 동안 차량이나 중장비를 조작하지 않도록 주의해야 한다.

LO 25.4

비만 세포 안정제

MAST CELL STABILIZERS

알레르기 반응은 2가지 방법으로 차단할 수 있다. 비만세포가 내용물을 방출하는 것을 방지하거나 시냅스후 H_1수용체가 히스타민과 상호작용하는 것을 차단할 수 있다. 크로몰린 나트륨(cromolyn sodium)은 비만세포에서 히스타민의 방출을 선택적으로 방지하는 항알레르기 약물이다. 크로몰린 나트륨은 기관지 확장제, 평활근 이완제 또는 히스타민 수용체 길항제가 아닌 비만세포 안정제로 알려진 약물 중 하나이다. 이 약은 히스타민 수용체에 영향을 미치지 않으므로 히스타민 방출이 시작되기 전에 크로몰린 나트륨을 투여해야 한다.

반응 과정이 일어나기 전에 노출로 인한 증상이나 질병의 발병을 예방하는 크로몰린 나트륨과 같은 약물을 **예방약물(prophylactic)**이라고 한다. 크로몰린 나트륨은 코와 눈의 점막에 점적하거나 국소적으로 도포한다. 약물은 항원이 알레르기 반응을 유발하기 전에 비만세포에 한다.

투여 경로

Routes of Administration

크로몰린은 경구 투여용 액체 농축액 앰플(*Gastrocrom*)과 비강 및 안구 내 사용을 위한 희석 용액으로 제공된다. 사용 및 복용량에 대한 적응증은 [표 25.5]에 나와 있다. 정량의 경구용 앰플제제(*Gastrocrom*)를 개봉하여 뜨거운 물 한 컵에 녹인다. 적절한 양을 투약하려면 액체 한 잔을 모두 마셔야 한다. 과일 주스, 우유 또는 음식은 약물의 용해 및 흡수를 방해하므로 투여 후 0.5시간이 될 때까지 섭취하지 않아야 한다.

안과용 비만세포 안정제

Ophthalmic Mast Cell Stabilizers

크로몰린 외에도 비만세포에서 히스타민 및 기타 염증 매개체의 방출을 억제하는 4가지 약물이 있다. 베포타스틴(*Bepreve*), 크로몰린(*Crolom*), 로독사민(*Alomide*), 네도크로밀(*Alocril*) 및 페미롤라스트(*Alamast*)는 처방전을 통해서만 구입할 수 있는 안과 용액이다. 이들 약물 중 어느 것도 시냅스후 히스타민 수용체나 사이클로옥시게나아제(cyclooxygenase) 또는 프로스타글란딘(prostaglandin) 합성과 같은 염증 진행에 어떤 활성도 갖지 않는다. 작용 기전은 완전히 알려져 있지 않지만, 비만세포는 이러한 약물이 있을 때 항원 자극 후 히스타민이나 류코트리엔을 방출하지 않는다. 이들 모두는 염증 반응을 증가시키는 특수 백혈구의 모집을 차단하는 호산구 운동성을 억제한다. 이들 모두는 알레르기성 결막염 및 각결막염의 치료에 사용된다.

결막염은 각막을 제외한 눈의 흰자위 부분과 눈꺼풀 안쪽 및 눈의 노출된 부분을 덮고 있는 얇고 투명한 가장 바깥쪽 막인 결막의 염증이다. 때로는 기계적(먼지나 모래) 또는 화학적(샴푸, 오물, 연기, 수영장 염소) 자극으로 인해 이러한 현상이 발생하기도 한다. 감염성 바이러스나 세균이 원인인 경우 "pink eye."라고 한다. 대부분의 경우 민감한 개인이나 콘택트 렌즈 착용자의 꽃가루나 다른 항원에 대한 알레르기 반응으로 인해 발생한다. 각결막염은 각막과 결막에 동시에 염증이 생기는 것이다. 위 눈꺼풀에 단단하고 융기된 조약돌 같은 돌기가 나타나는 것이 특징이다. 결막이 붓고 두꺼워지는 현상도 나타날 수 있다. 증상으로는 흰색 또는 안쪽 눈꺼풀이 붉어지는 현상이 있다. 눈에서 노란색, 녹색 또는 흰색 분비물, 가려움, 화끈거림, 그리고 빛에 대한 민감도가 증가한다. 심한 경우 제대로 치료되지 않으면 흉터를 남길 수 있는 각막 궤양이 발생할 수 있다.

비만세포 안정제는 가려움증, **충혈(hyperemia)**(눈이 충혈되는 현상), 점액 분비물을 줄이는 데 효과적이다. 심한 경우에는 가벼운 코르티코스테로이드(corticosteroids)와 동시에 사용할 수 있다. 각 한 방울의 약물을 환부측 눈에 넣는다. 치료 기간은 일반적으로 증상이 해결될 때까지 계속한다. 비만세포 안정제의 용량과 적응증은 [표 25.5]에 제시되어 있다.

보건의료인을 위한 참고사항

환자가 크로몰린 나트륨을 복용하는 동안 발진이 발생하면 더 민감해지기 전에 약물을 중단해야 한다. 크로몰린 나트륨은 히스타민이 이미 방출된 급성 알레르기에는 사용할 수 없다.

표 25.5

비만세포 안정약물의 적응증

제형	예방적 적응증	일일 용량
Cromolyn Sodium		
Nasal solution Metered Inhalation	알레르기성 비염	각 비공에 1일 3~6회 일정 간격 분무
Oral (*Gastrocrom*)	비만세포증(mastocytosis)	1일 4회 식전 30분 및 취침 전 200mg
Ophthalmic drugs		
Bepotastine (*Bepreve*)	알레르기성 결막염	해당 눈에 1방울(1.5% 용액) BID
Cromolyn (*Crolom Opticrom*)	봄철 각결막염, 봄철 결막염, 봄철 각막염	각 눈에 1~2방울 일정 간격 4~6회 점적
Lodoxamide (*Almomide*)	봄철 각결막염, 봄철 결막염, 봄철 각막염	해당 눈에 1~2방울 1일 4회 점적(최대 3개월)
Nedocromil (*Alocril*)	가려움증을 동반한 알레르기성 결막염	각 눈에 1~2방울 1일 2회 점적(2% 용액)
Pemirolast (*Alamast*)	가려움증을 동반한 알레르기성 결막염	1~2방울 1일 4회 점적(0.1% 용액)

임상 적응증

Clinical Indications

크로몰린은 현재 기관지 경련과 눈 알레르기를 예방하기 위해 만성 알레르기성 비염 관리의 예방적 보조제로 사용된다. 환자는 반복되는 일정 투여 간격을 유지해야 한다. 그렇지 않으면 약물의 만족스러운 반응을 기대하기 힘들다. 모든 안과용 약물은 알레르기성 결막염 및 각결막염 치료에 사용된다. 봄철 각결막염은 봄철인 4월과 8월 사이에 따뜻하고 건조한 지역에서 발생하는 특별한 질환이다. 경구용 크로몰린은 일부 비만세포증 환자의 설사, 홍조, 두통, 두드러기, 복통, 메스꺼움을 개선할 수 있다. 이 상태에서는 비만세포가 장기와 조직에 과도한 양으로 축적된다. 환자는 가려움증부터 소화성 궤양 및 만성 설사에 이르기까지 과도한 히스타민 방출과 관련된 증상을 경험할 수 있다.

유해 작용 및 금기 사항

Adverse Effects and Contraindications

비만세포 안정제의 유해 작용은 미미하며 천명음, 코 가려움증, 코 작열감, 메스꺼움, 졸음, 크로몰린 분무로 인한 두통 등이 있다. 이들 약물은 모두 약물에 과민증이 있는 환자에게는 금기이다. 안과 용액의 일반적인 부작용으로는 눈의 따가움이나 작열감, 과민증, 메스꺼움, 코 건조 등이 있다.

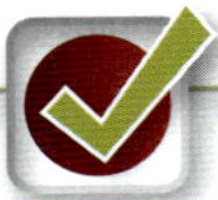

환자 안전과 교육

항히스타민제는 권장 복용량과 정기적이고 승인된 간격으로 사용될 때 다양한 급성 및 만성 질환에 대한 증상 완화를 보인다. 이들 제품은 널리 이용 가능한 OTC이기 때문에 환자들은 종종 해당 약물이 부작용을 일으킬 가능성이 적다고 가정한다. 항히스타민제가 OTC 및 처방 약으로 제공되는 모든 경우, OTC 제품에는 동일한 활성 성분이 포함되어 있으며, 처방 약으로 제공되는 것보다 복용량 단위당 더 적은 양만 포함되어 있다. 따라서 어린이, 노인, 바쁜 직장인의 경우 처방 항히스타민제와 비슷한 수준의 OTC 복용량을 여러 번 복용하는 것이 매우 쉽다. 가능하면 항히스타민제나 크로몰린을 사용하는 환자와 함께 다음 사실을 검토하는 것이 좋다.

환자 지침

제품이 지정된 양의 약물을 적절하게 전달하는지 확인하기 위해 환자와 함께 특수 제제를 점검해야 한다. 서방형(SR) 제제는 씹거나 부수어서는 안 된다. 이 캡슐을 개봉하여 복용량을 나누어서는 안 된다. 펠렛 알약은 코팅되어 환자의 의지와 다르게 다양한 시간 간격으로 약물을 방출한다. 서방형 제제는 물과 함께 그대로 삼켜야 한다.

경구용 크로몰린은 물에 용해되도록 설계되었다. 이 약은 흡수되지 않으므로 과일 주스, 우유, 음식과 함께 복용하지 않도록 환자에게 주의시켜야 한다.

투약 일정

적절한 약물 흡수를 확보하기 위해 필요한 경우 투여 시간을 서면으로 제공해야 한다. 경구용 크로몰린은 약물 흡수가 지연되는 것을 방지하기 위해 식사 30분 전에 복용해야 한다.

식사와 함께 투여

경구용 항히스타민제는 일부 환자에게 위장장애를 일으킬 수 있다. 환자는 자극을 최소화하기 위해 대부분의 항히스타민제를 식사와 함께 복용할 수 있지만, 알루미늄/마그네슘 개미산, 자몽 주스 또는 고지방 식사 후 60분 이내에 펙소페나딘을 복용해서는 안 된다는 점을 환자에게 상기시켜야 한다. 이들 모두는 펙소페나딘의 흡수를 감소시킨다.

부작용

항히스타민제는 감광성을 유발할 수 있으므로 환자에게 햇빛에 장기간 노출되지 않도록 교육해야 한다. 비진정성 항히스타민제를 사용하더라도 부작용을 악화시킬 수 있는 알코올과 중추신경계 억제제를 피하도록 환자에게 교육한다. 여기에는 기침, 감기, 독감 및 알레르기 완화를 위한 OTC 제제가 포함된다. "elixir"로 지정된 모든 제품에는 항히스타민 효과와 상호작용할 수 있는 양의 알코올이 포함되어 있다.

의사에게 알려야 할 사항

환자는 비자발적인 근육 경련, 천명음 또는 부종이 발생하는 경우 즉시 의사에게 알려야 한다. 이는 근육 장애나 과민증의 징후일 수 있다.

환자의 병력 변화 또는 녹내장, 소화성 궤양 또는 요정체의 징후 및 증상이 시작되는 것은 항히스타민제의 항콜린 작용으로 인해 이러한 상태가 악화될 수 있으므로 의사에게 알리는 것이 중요하다.

임신 중 사용

항히스타민제는 식품의약청(FDA) 임신 카테고리 B 또는 C(www.drugs.com/pregnancy 카테고리.html)로 지정되어 있다. 사람에 대한 안전성이 확립되지 않았기 때문에 임신 중에는 사용하지 않는 것이 좋다. 치료 중 환자가 임신하게 되면 의사에게 알려야 한다. 히드록시진은 임신 초기에 금기이다.

복습 문제 _Chapter Review

업무에 필요한 지식 _Applying Knowledge on the Job

※ 비판적 사고를 통해 다음 질문에 답하시오.

1. 항콜린성 항히스타민제의 금기사항은 무엇입니까?

다중 선택 문제 _Multiple Choice

※ 다음 중 옳은 답을 고르시오.

1. 급성 알레르기 반응은? **(25.2)**
A. 히스타민에 의해서만 차단될 수 있다.
B. 예방적으로 치료할 수 없다.
C. 가려움증, 재채기, 부종이 특징이다.
D. 발진과 두드러기가 특징이다.
E. type IV형 지연 알레르기 반응과 동일하다.

2. 항히스타민제 사용과 관련된 부작용은 포함되지 않는다. **(25.3)**
A. 습진성 피부염
B. 안압 증가
C. 요정체
D. 혈액 응고에 대한 헤파린 반응
E. 빠른 심장박동

3. levocetirizine(Xyzal)은? **(25.3)**
A. OTC 제품에서만 있다.
B. 호산구 주화성을 자극한다.
C. 최신 항히스타민제이다.
D. 세티리진(cetirizine)과 관련이 없다.
E. H_2 및 H_4 수용체에만 결합한다.

4. 비만세포 안정제는 __________의 차단작용을 한다. **(25.2)**
A. 방출된 후의 히스타민
B. 히스타민 결합으로부터의 H_1 수용체
C. 세포에서 히스타민 및 기타 활성 물질의 방출
D. 결합 후 히스타민의 효과
E. 습진성 피부염 치료에 있어서 히스타민 단독 사용

5. 1세대 항히스타민제를 선택하시오. **(25.3)**
A. 프로메타진(promethazine)
B. 세티리진(cetirizine)
C. 로라타딘(loratadine)
D. levocetirizine
E. bepotastine

제 26 장

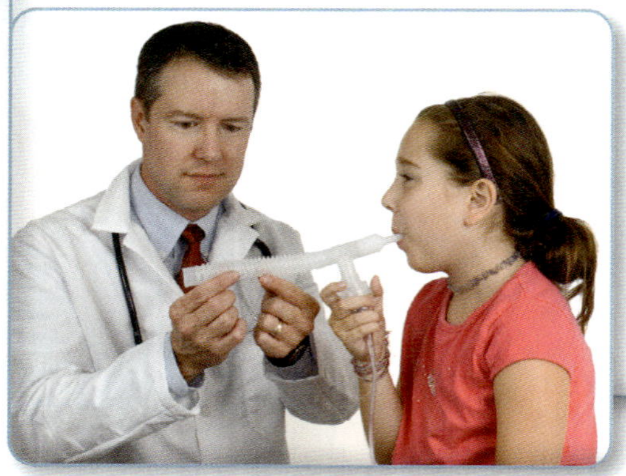

Kenneth C. Zirkel/Getty Images

호흡기계 약리학 천식 및 COPD 치료약물

Respiratory Pharmacology, Treatment of Asthma and COPD

핵심 용어_Key Terms

COPD(Chronic Obstructive Pulmonary Disease): 만성 폐쇄성 폐질환. 폐기종과 만성기관지염으로 인해 발생한다.

거담제(expectorant): 폐의 호흡기 분비물을 제거하는 데 도움이 되는 약물

기관지 확장제(bronchodilator): 기관지 평활근을 이완시키고 하부 호흡기 통로를 확장시키는 약물

류코트리엔(leukotriene): 염증과 천식에 관여하는 화학 매개체

만성기관지염(chronic bronchitis): 점액 분비를 증가시키고 호흡기 내막의 변성을 일으키는 만성 자극으로 인한 호흡기 질환

점액 용해제(leukotrienes): 기관지 분비물을 액화시키는 약물

천식(asthma): 기관지 수축, 숨 가쁨, 천명음 등을 특징으로 하는 호흡기 질환

폐기종(emphysema): 폐포 벽을 파괴하는 질병 과정

프로스타글란딘(prostaglandins): 염증 및 알레르기 질환과 관련된 비만 세포와 기타 세포에서 방출되는 화학 매개체

화학적 매개체(chemical mediator): 염증 및 알레르기 반응 중에 비만세포와 백혈구에서 방출되는 물질

학습 목표_Learning Outcomes

이 장을 학습한 후 다음 사항을 할 수 있어야 한다.

26.1 만성폐쇄성폐질환(COPD)과 천식이 호흡 기능에 미치는 영향을 설명한다.

26.2 COPD 및 천식과 관련된 염증성 화학 매개체의 작용을 이해한다.

26.3 호흡 기능에 대한 자율신경계의 교감신경과 부교감신경의 작용을 설명한다.

26.4 3가지 유형의 기관지 확장제의 작용 기전과 주요 약리학적 효과를 설명한다.

26.5 천식 및 COPD 치료에 있어서 코르티코스테로이드와 류코트리엔 억제제의 치료 작용을 설명한다.

26.6 크로몰린과 오말리주맙의 작용 기전과 임상적 사용법을 설명한다.

26.7 점액 용해제와 거담제의 사용을 설명한다.

26.8 천식 및 COPD에 대한 선호 치료법을 확인한다.

들어가며_Introduction

호흡계는 호흡 가스, 산소(O_2) 및 이산화탄소(CO_2)의 교환에 중요한 역할을 한다. 기능적으로 호흡계는 폐의 공기주머니(폐포)로 공기를 전달하는 일련의 해부학적 관(기관, 기관지, 세기관지 및 폐포관)로 구성된다[그림 26.1]. 각 폐포는 모세혈관 네트워크로 둘러싸여 있다. 폐포와 모세혈관은 모두 단일 세포층으로 구성되어 있어 O_2가 혈액 내로 빠르게 확산되고 CO_2가 혈액 밖으로 빠르게 확산된다[그림 26.2].

기관 및 기관지와 같은 더 큰 호흡 기도는 평활근과 연골(C-고리)로 구성된다. C-링은 이러한 기도를 지지하고 붕괴되는 것을 방지한다. 세기관지나 폐포관과 같은 더 작은 기도에는 C-고리가 없다. 작은 기도의 직경은 기관지 평활근의 상태에 따라 결정된다. 기관지 평활근의 긴장도는 자율신경계의 교감신경(기관지 확장)과 부교감신경(기관지 수축)에 의해 조절된다. 호흡기도의 내벽은 섬모상피세포로 구성되어 있다. 내막의 점액샘은 일반적으로 흡입된 입자와 파편을 가두는 역할을 하는 얇은 물 같은 점액층을 분비한다. 섬모의 빠른 상향 박동은 점액과 잔해물을 기도 밖으로 이동시키며 호흡 기능의 중요한 구성 요소이다. 섬도 기전은 점액섬모 자동운반 시스템이라고 한다[그림 26.3]. 호흡기계 자극(먼지, 담배 연기, 호흡기 감염)이 증가하여 점액 분비물이 두꺼워질 수 있다. 이는 점액섬모 활동의 효율성을 감소시키고 폐울혈 및 감염의 발병 요인이 될 수 있다.

기도와 호흡 가스 교환에 영향을 미치는 가장 흔한 질병에는 천식, 만성기관지염, 폐기종이 있다. 만성기관지염과 폐기종은 주로 흡연과 기타 환경 오염 물질에 대한 만성 노출로 인해 발생한다. 이 2가지 질환을 총칭하여 만성폐쇄성폐질환(COPD)이라고 한다. 천식 및 COPD 치료에 사용되는 약물에는 기관지 확장제와 다양한 항염증제 및 항알레르기제가 포함된다.

LO 26.1

호흡기 질환

RESPIRATORY DISEASES

호흡 가스 교환을 방해하는 모든 질병 과정이나 상태는 혈액 내 산소와 이산화탄소 농도에 심각한 변화를 일으킨다. 호흡곤란의 가장 흔한 원인은 만성폐쇄성폐질환과 천식이다.

만성폐쇄성폐질환

Chronic Obstructive Pulmonary Disease

만성폐쇄성폐질환(COPD)은 폐기종과 만성기관지염으로 인해 발생하는 일반적인 호흡기 질환이다. 2가지 조건 모두 호흡기계에 비가역적인 변화를 일으킨다.

만성기관지염

Chronic Bronchitis

만성기관지염(chronic bronchitis)은 호흡기의 만성 자극으로 인해 발생한다. 담배 연기와 기타 환경 오염 물질은 호흡기 점액 분비물을 증가시키고 끈끈하게 만든다. 이러한 오염물질에 만성적으로 노출되면 호흡기 점막과 점액섬모 운동에 퇴행성 변화가 발생한다. 점액 분비물이 두꺼워지고 축적되면 호흡 가스 교환을 방해할 수 있다. 만성기관지염의 증상으로는 심한 기침, 호흡 곤란, 호흡기 감염 증가, 신체 활동 제한 등이 있다. 약물 치료는 어느 정도 증상을 완화시킬 수 있지만 이미 호흡기 점막에 발생한 퇴행성 변화를 되돌릴 수는 없다. 흡연자에게 가장 효과적인 치료법은 흡연을 중단하는 것이다. 주로 기관지 확장제와 항염증제를 사용하는 약물 치료는 호흡 가스 교환을 개선하고 점액 분비량을 줄이는 것을 목표로 한다.

폐기종

Emphysema

폐기종(emphysema)은 폐포(공기낭)의 염증과 파괴를 포함하는 질병 과정이다. 폐포 벽을 파괴하는 프로테아제 효소는 대기 오염, 담배 연기 및 기타 호흡기 자극 물질로 인해 증가한다. 이로 인해 폐 내부의 공기 공간이 확장되어 과도팽창이 발성한다. 폐기종이 있는 환자는 폐에서 공기를 배출하는 데 어려움을 겪는다. 호흡 교환이 감소되고 호흡곤란이 발생한다. 회복 불가능한 폐 손상이 발생하여 개인이 일상 활동을 제한하게 된다. 치료에는 호흡 효율성을 높이기 위한 호흡 운동, 산소 요법, 기관지 확장제 및 항염증제 투여 등이 포함된다.

그림 26.1 기관 및 기관지 기도의 해부학적인 관계

공기 통로의 직경은 감소하나 수는 증가함
후두(larynx)
기관(trachea)
분기점(기관용골, carina)
위엽(superior lobe)
주기관지[일차 기관지, main(primary) bronchus]
엽기관지[이차 기관지, lobar(secondary) bronchus]
구역기관지[삼차기관지, segmental (tertiary) bronchus]
세기관지(bronchiole)
심절흔(cardiac notch)
아래엽(inferior lobe)
중간엽(middle lobe)
종말세기관지(terminal bronchiole)
횡격막(가로막, diaphragm)

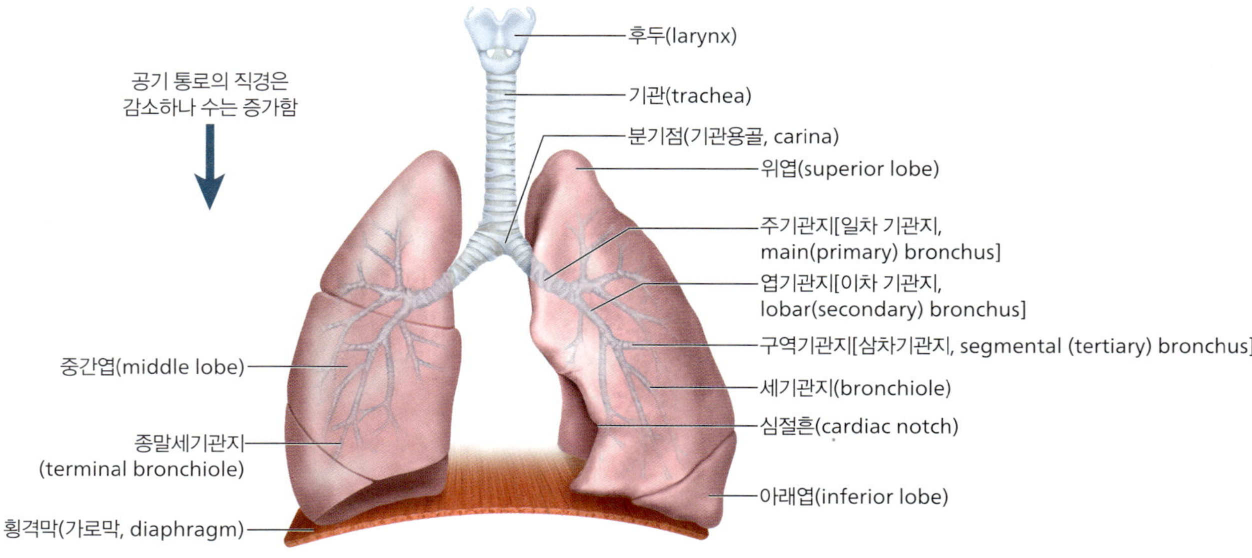

그림 26.2 허파꽈리(폐포, pulmonary alveoli

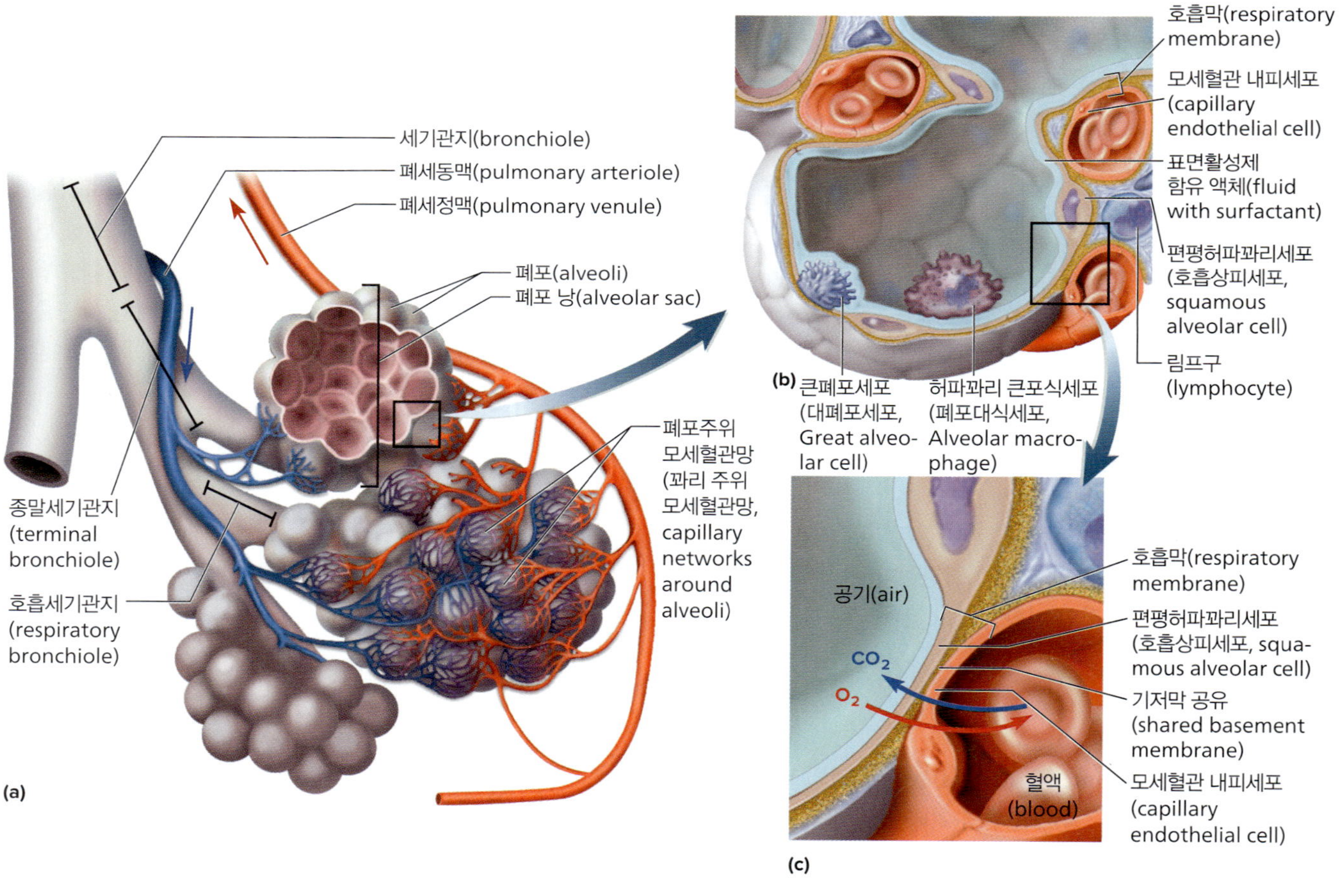

세기관지(bronchiole)
폐세동맥(pulmonary arteriole)
폐세정맥(pulmonary venule)
폐포(alveoli)
폐포 낭(alveolar sac)
폐포주위 모세혈관망 (꽈리 주위 모세혈관망, capillary networks around alveoli)
종말세기관지 (terminal bronchiole)
호흡세기관지 (respiratory bronchiole)
(a)
호흡막(respiratory membrane)
모세혈관 내피세포 (capillary endothelial cell)
표면활성제 함유 액체(fluid with surfactant)
편평허파꽈리세포 (호흡상피세포, squamous alveolar cell)
림프구 (lymphocyte)
(b)
큰폐포세포 (대폐포세포, Great alveolar cell)
허파꽈리 큰포식세포 (폐포대식세포, Alveolar macrophage)
공기(air)
CO_2
O_2
혈액 (blood)
호흡막(respiratory membrane)
편평허파꽈리세포 (호흡상피세포, squamous alveolar cell)
기저막 공유 (shared basement membrane)
모세혈관 내피세포 (capillary endothelial cell)
(c)

(a) 폐포 및 모세혈관 혈액 공급 (b) 단일 폐포 및 모세혈관 내피세포 구조. 폐포 대식세포가 폐포에서 파편 제거 기능 수행 (c) 폐포와 모세혈관 막을 통한 산소와 이산화탄소 가스 교환

그림 26.3 점액섬모 운동시스템의 작용을 보여주는 기관의 내층

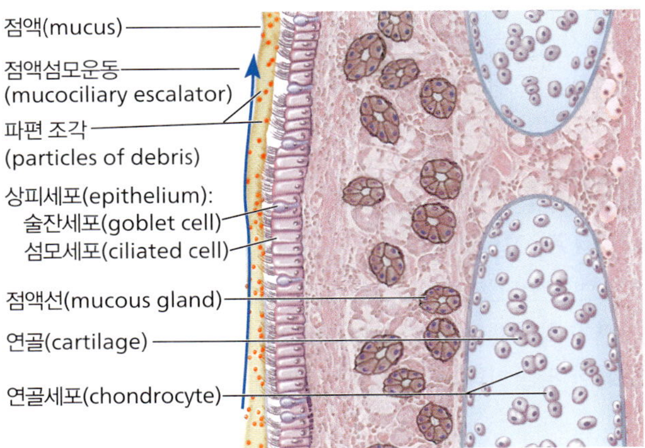

천식

Asthma

천식(asthma)은 기관지 수축, 숨가쁨, 천명음 등을 특징으로 하는 호흡기 질환이다. 천식은 염증성 질환이다. 천식 환자는 다양한 환경 요인에 과민 반응을 보인다. 알레르기 유발 물질, 대기 오염 물질, 차가운 공기, 특정 약물, 감염 및 운동은 천식 발작을 유발할 수 있는 요인이다. 이러한 요인은 비만 세포 및 염증 과정에 관여하는 기타 세포에서 화학적 매개체의 방출을 자극한다. 화학적 매개체는 천식의 2가지 주요 증상인 기관지 수축 및 염증을 초래한다.

알레르기성 천식의 경우 환자는 알레르기의 원인이 되는 외부 단백질(항원)에 대한 항체를 생성한다. 항원에 노출된 후 호흡기에서 항원-항체 반응이 일어나 화학 매개체의 방출을 자극한다. 즉각적인 결과는 숨가쁨, 쌕쌕거림, 무서운 질식 느낌이다. 또한 일반적으로 점막 부종이 있고 점액 생성이 증가한다. 호흡 기관의 섬모 활동은 일반적으로 저하된다. 이는 하기도에서 점액과 기타 잔해물을 제거하는 것을 방해한다. 기관지 수축, 부종 및 점액 증가가 결합되어 기도의 직경과 호흡 능력이 크게 감소한다. 급성 천식 발작 완화 및 천식의 만성 치료에는 기관지 확장제와 다양한 항염증제 및 항알레르기제 등이 이용된다.

LO 26.2

화학적 매개체

CHEMICAL MEDIATORS

염증 반응 동안 호흡기의 손상된 조직, 비만 세포 및 백혈구에서 **화학적 매개체**가 형성되어 방출된다. 이러한 매개물은 천식과 COPD의 대부분의 증상과 합병증을 담당한다. 관련된 화학적 매개체에는 히스타민, 아나필락시스의 호산구성 화학주성 인자(ECF-A), 프로스타글란딘 및 류코트리엔(LT)이 포함된다. 천식 발작과 관련된 수많은 화학적 매개체는 질병을 이해하고 치료하는 데 있어 복잡한 상황을 나타내준다.

히스타민

Histamine

히스타민(histamine)은 신체조직이 손상되거나 손상될 때마다 비만 세포에서 빠르게 방출된다. 히스타민의 약리학은 25장에 나와 있다. 히스타민은 기관지 수축, 점막 부종을 유발하는 혈관 투과성 증가, 백혈구, 특히 호산구 침윤을 유발한다. 항히스타민제는 일반적으로 천식 치료에 별 효과가 없으며 이러한 이유로 히스타민은 천식에서 가장 중요한 매개체로 여겨지지 않는다.

아나필락시스의 호산구성 화학주성 인자

Eosinophilic Chemotactic Factor of Anaphylaxis

ECF-A는 호산구와 비만세포에서 분비되며 호산구를 세포 손상이나 자극 부위로 유인하는 기능을 한다. 호산구는 천식의 기도 내벽에서 흔히 발생하는 일반적인 염증 및 알레르기 반응의 일부이다. 염증성 및 알레르기 반응은 천식 과정을 악화시키고 지연시킨다.

프로스타글란딘과 류코트리엔

Prostaglandins and Leukotrienes

프로스타글란딘(prostaglandins)과 **류코트리엔(leukotrienes)**은 둘 다 아라키돈산에서 파생되는 서로 다른 화학 매개체이다. 아라키돈산은 세포막, 특히 비만 세포와 기타 염증 세포에서 발견되는 물질이다. 프로스타글란딘과 류코트리엔은 모두 천식과 같은 염증성 질환에서 형성되고 방출된다. 두 매개체 모두 기관지 수축, 부종 및 점액 생성을 유발할 수 있다. 염증이 있는 동안 효소인 포스폴리파아제(phospholipase) A는 세포막에서 아라키돈산의 방출을 자극한다. 아라키돈산은 두 가지 다른 효소에 의해 작용한다.

사이클로옥시게나제와 프로스타글란딘

Cyclooxygenase and Prostaglandins

하나의 효소인 사이클로옥시게나제(cyclooxygenase)는 아라키돈산을 여러 가지 다른 프로스타글란딘으로 전환한다. 프로스타글란딘은 다양한 생리적 기능과 염증 및 통증 생성에 관여한다. 아스피린과 비스테로이드성 항염증제(NSAID)로 알려진 약물은 프로스타글란딘의 형성을 억

제한다. 프로스타글란딘은 천식에 관여하지만 아스피린과 NSAID는 효과적으로 항천식 작용을 나타내지는 않는다.

리폭시게나제 및 류코트리엔
Lipoxygenase and Leukotrienes

두 번째 효소인 리폭시게나제는 아라키돈산을 류코트리엔으로 전환시킨다. 류코트리엔은 장기간 작용하는 강력한 기관지 수축 물질이며 천식에서 가장 중요한 화학적 매개체 중 하나이다. 류코트리엔은 LTB_4, LTC_4, LTD_4 및 LTE_4 형태로 다양하다. LTB_4는 백혈구, 호산구 및 기타 염증 세포를 염증 부위로 유인하는 화학주성 인자이다. LTC_4, LTD4 및 LTE4는 각각 시스테이닐 류코트리엔-1 (LT-1) 수용체로 지정된 일반적인 류코트리엔 수용체를 자극한다. 이 수용체의 활성화는 기관지 수축, 부종 및 기타 염증 작용을 유발한다. 류코트리엔 억제제 또는 안티류코트리엔이라고 불리는 류코트리엔의 작용을 억제하는 약물이 개발되었으며 천식 조절에 중요한 약물이다. [그림 26.4]는 아라키돈산으로부터 프로스타글란딘과 류코트리엔이 형성되는 것과 이러한 화학적 매개체를 차단하는 약물의 작용 부위를 보여준다.

LO 26.3

자율신경계의 역할
ROLE OF THE AUTONOMIC NERVOUS SYSTEM

기관지 평활근의 긴장도와 점액 분비는 자율신경계의 교감신경과 부교감신경의 영향을 받는다. 에피네프린(베타-2 수용체)에 의한 교감신경 자극은 기관지 확장을 유발한다. 아세틸콜린 방출을 통한 부교감신경 활성화는 기관지 수축을 일으키고 점액 분비를 증가시킨다. 호흡기의 유해한 자극제는 미주신경 반사를 자극하여 부교감 신경을 활성화시킨다.

베타-2 아드레날린 수용체의 교감신경 활성화는 고리형 아데노신일인산(adenosine monophosphate) 또는 cyclic AMP로 알려진 세포내 뉴클레오티드(nucleotide) 형성을 증가시킨다. cAMP 수준의 증가는 기관지 평활근의 이완(기관지 확장)을 유발한다. 또한 비만 세포에서 염증 매개체의 형성과 방출은 cAMP 수준의 증가에 의해 억제된다. 결과적으로 천식과 COPD의 치료 목적은 베타-2 아드레날린 수용체를 자극하는 교감신경 흥분제나 부교감신경 활동을 감소시키는 항콜린제를 투여하는 것이다.

LO 26.4

기관지 확장제
BRONCHODILATOR DRUGS

기관지 확장제(bronchodilators)는 천식과 COPD 관리에 중요한 약물이다. 기관지 확장제에는 베타-2 아드레날린성

그림 26.4 아라키돈산으로부터 프로스타글란딘과 류코트리엔의 합성

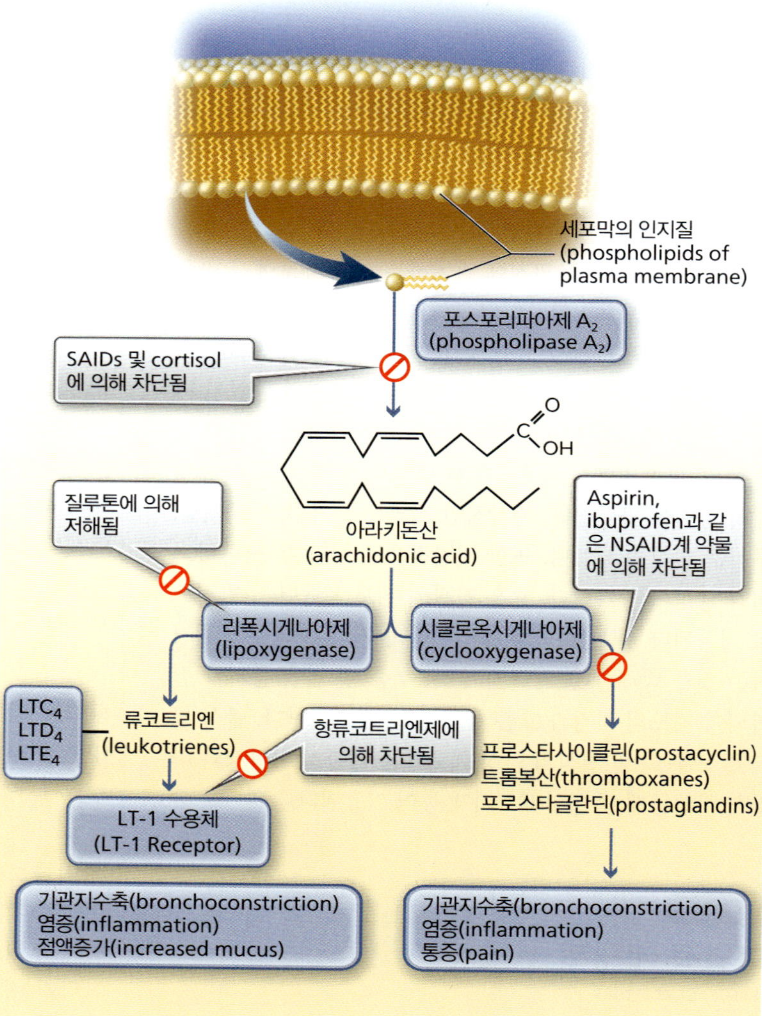

스테로이드성 소염제(SAIDs)와 비스테로이드성소염제(NSAIDs), 질루톤(리폭시게나아제 억제제), 류코트리엔-1(LT-1)수용체를 차단하는 항류코트리엔제(montelukast, zafirlukast)의 작용부위에 대한 도식

그림 26.5 기관지확장제의 작용 기전

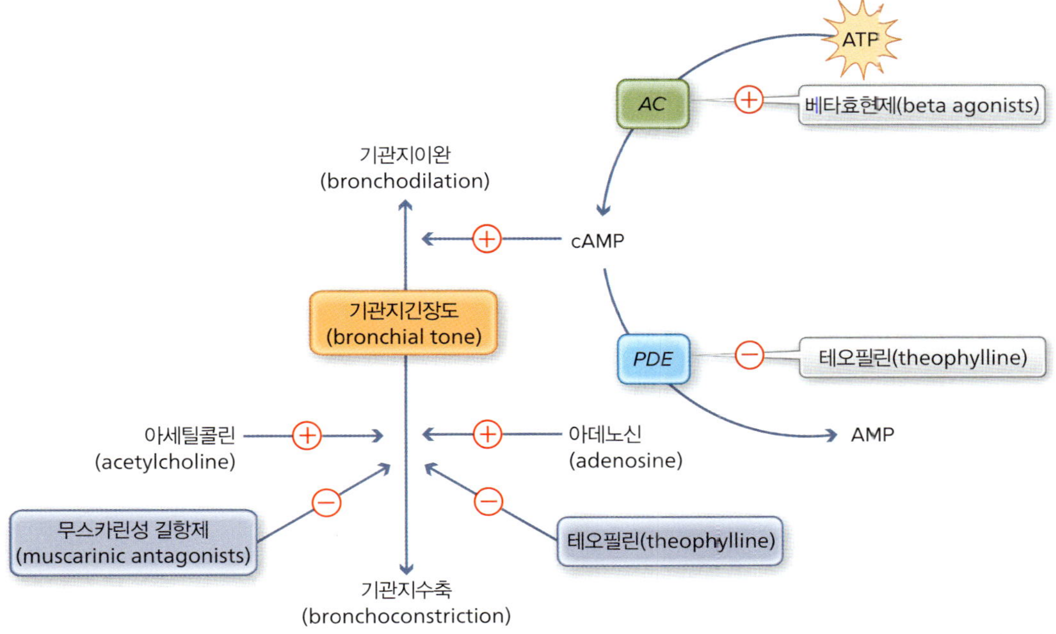

베타아드레날린성약물은 효소인 아데닐산고리화효소(adenylyl cyclase, AC)를 자극하여 고리형 아데노신 일인산(cAMP)을 증가시켜 기관지를 이완시킨다. Theophylline은 효소 인산이에스테르가수분해효소(phosphodiesterase)를 저해하여, 고리형 아데노신 일인산의 대사 및 불활성화를 지연시킨다. 또한 theophylline은 기관지수축제인 아데노신을 길항한다. 무스카린성 길항제(항콜린제)는 아세틸콜린의 작용을 차단하고 부교감 활성을 차단하여 기관지를 이완시킨다.

수용체를 자극하는 교감신경흥분제, 콜린성(무스카린성) 수용체를 차단하는 항콜린제, 테오필린과 같은 메틸크산틴제 등 3가지 유형이 있다. 이들 약물은 천식에서 기관지 수축을 완화시키는 것이므로 "완화제"라고 한다. "구조"라는 용어는 작용 개시가 빠르고 기관지 수축을 즉각적으로 완화시키는 기관지 확장제에 적용된다. 기관지 확장제의 작용 기전에 대한 개요가 [그림 26.5]에 나와 있다. 천식 및 COPD 치료에 사용되는 기관지 확장제 및 투여 형태는 [표 26.1]에 나열되어 있다.

베타-아드레날린성 약물

Beta-Adrenergic Drugs

비선택적 베타-아드레날린성 약물

Nonselective Beta-Adrenergic Drugs

기관지 평활근의 교감신경 자극은 기관지 확장을 유발한다. 이 효과는 세포내 cAMP의 형성을 증가시키는 베타-2 아드레날린 수용체에 의해 매개된다. 또한 증가된 cAMP는 비만세포에서 매개물질의 방출을 억제한다. 에피네프린(보통 부신에서 분비됨)과 이소프로테레놀(isoproterenol)이 강력한 베타-아드레날린성 약물이다. 4장에서 앞서 논의한 바와 같이, 이 두 약물은 비선택적이며 베타-1(심장)과 베타-2(평활근 이완) 아드레날린 수용체를 모두 자극한다. 기관지 확장제로 사용하면 심박수를 증가시키고 빈맥과 심장 부정맥을 유발할 수 있다. 두 약물의 작용 시간은 약 1시간으로 상대적으로 짧다. 에피네프린은 급성 천식 및 아나필락시스와 같은 즉시형 알레르기 반응의 치료를 위해 피하 주사로 투여한다. 에피네프린의 일반 의약품 분무 제제가 이용 가능하지만 심장 자극 때문에 만성 치료에는 권장되지 않는다. 같은 이유로 이소프로테레놀은 천식의 만성 치료에 더 이상 권장되지 않는다.

선택적 베타-2 아드레날린성 약물

Selective Beta-2 Adrenergic Drugs

선택적 베타-2 아드레날린성 약물은 천식과 COPD의 만성 조절을 위해 선택되는 기관지 확장제이다. 치료 농도에서 심장 자극을 거의 일으키지 않으며 전신 약물 효과도 거의 발생하지 않는다. 그러나 복용량을 늘리면 이러한 약물은 심장 자극을 유발할 수 있다. 일반적인 투여 경로는 정량 흡입이다. 알부테롤(albuterol), 필부테롤(pirbuterol), 테르부탈린(terbutaline)은 작용 시간이 4~6시간이다. 이들 약물의 기관지 확장 효과는 흡입 후 거의 즉시 시작되며 "구조" 약물로 간주된다. 비선택적 베타-아드레날린성 약물과 마

표 26.1

기관지확장제(bronchodilator)

약물(상품명)*	투여	작용(시간)	주요 적응증
비선택적 베타효현제			
Epinephrine (*Adrenaline*) (*Primatene Mist, others*) (*Epipen, Epi E-Z Pen*)	SC injection, nebulization Inhalation (OTC) Auto-injector, IM	1 1 1	급성 천식/알레르기 반응 천식 치료 급성 알레르기 응급 상황
Isoproterenol (*Isuprel*)	SC injection, nebulization	1	천식 치료
선택적 베타-2효현제			
Albuterol (*Proventil, Ventolin*)	Inhalation, oral tablets	4~6	천식/COPD의 만성 조절
Arformoterol (*Brovana*)	Nebulization	12	COPD 만성 조절
Formoterol (*Foradil*)	Inhalation	12	상동
Isoetharine (*Bronkometer*)	Nebulization	1~2	천식 치료
Levalbuterol (*Xopenex*)	Nebulization	4~6	상동
Metaproterenol (*Alupent*)	Inhalation	2~4	상동
Pirbuterol (*Maxair*)	Inhalation	4~6	천식/COPD 만성 조절
Salmeterol (*Serevent*)	Inhalation	12	상동
Terbutaline (*Brethaire*) (*Brethine*) (*Bricanyl*)	Inhalation Oral tablets SC injection	4~6 4~6 4~6	천식/COPD 만성 조절 상동 급성 천식/알레르기 반응
메틸잔틴계(Methylxanthines)			
Aminophylline (*generic*)	Oral tablets, IV injection	6	천식/COPD 치료
Dyphylline (*Lufyllin*)	Oral tablets	6	상동
Theophylline (*Elixophyllin*, many) (*Slo-Bid*, many)	Oral tablets/capsules/syrup Extended-release capsules	6~8 8~12	상동 상동
항콜린성약물			
Ipratropium (*Atrovent*)	Inhalation	4~6	천식/COPD 치료
Tiotropium (*Spiriva*)	Inhalation	24	상동
기관지확장제/소염 스테로이드 복합제			
Formoterol/budesonide (*Symbicort*)	Inhalation	12	천식/COPD 만성 조절
Formoterol/mometasone (*Dulera*)	Inhalation	12	천식치료
Salmeterol/fluticasone (*Advair*)	Inhalation	12	상동
Vilanterol/fluticasone (*Breo Ellipta*)	Inhalation	24	COPD 치료
기관지확장제 복합제			
Albuterol/ipratropium (*Combivent*)	Inhalation	4~6	천식/COPD 치료
Formoterol/aclidinium (*Duaklir Pressair*)	Inhalation	12	천식/COPD 치료
Vilanterol/umeclidinium (*Anoro Ellipta*)	Inhalation	24	COPD 치료

찬가지로 이들 약물도 비만세포에서 매개물질의 방출을 억제한다. 이러한 약물 중 일부(알부테롤, 메타프로테레놀, 테르부탈린)는 경구 투여용 정제 형태로도 제공된다. 경구 투여는 일반적으로 정량 흡입기를 사용할 수 없는 환자에게만 제한되어 사용된다. 경구 투여는 더 많은 용량과 증가된 전신 약물 효과를 나타낸다. 테르부탈린은 급성 천식 발작 시 피하 주사에도 사용 가능하다.

살메테롤(salmeterol)과 포르모테롤(formoterol)은 베타-2 수용체 선택성이 증가된 2가지 지속성 베타-2 약물이다. 투여는 보통 흡입을 하며, 각각 약 12시간의 작용 지속 시간을 가진다. 이 두 약물은 "완화제"이지만 보통 작용 시작 시간이 10~20분이 걸리기 때문에 "구조 약물"로 여기지 않는다. 또한, 이러한 지속성 기관지 확장제는 항염증성 코르티코스테로이드(corcosteroids) 중 하나와 함께 투여하는 것이 권장된다. [표 26.1]에는 기관지 확장제와 그 주요 적응증이 소개되어 있다.

선택적 베타-2 약물은 일반적으로 자구성이 좋으며 일반적으로 흡입을 통해 폐에 직접 투여되므로 전신 부작용이 거의 발생하지 않는다. 특히 경구 투여 시 신경과민, 골격근 떨림, 심박수 증가 등의 부작용이 흔히 발생한다.

베타-아드레날린성 기관지 확장제, 특히 지속성 약물의 장기간 사용은 천식 관련 사망률과 적지만 중요한 연관이 있다. 미국 식품의약국(FDA)은 의사들에게 이러한 위험을 경고하는 "black box"를 권고했다. 지속성 베타-약물의 고용량 사용을 피하는 것이 좋다. 사망 위험이 증가하는 이유는 알려져 있지는 않다.

메틸잔틴계 약물: 테오필린
Methylxanthine Drugs: Theophylline

카페인, 테오필린(theophylline), 및 테오브로민(theobromine)은 차, 코코아, 커피에서 자연적으로 발견되는 식물 화합물이다. 메틸잔틴(methylxanthines)으로 분류되는 이 화합물은 중추신경계(CNS), 심장 및 신장을 자극한다. 다른 생리적 작용으로는 평활근 이완(기관지 확장), 골격근 긴장도 증가, 수축 강도 증가 등이 있다. 테오필린은 기관지 확장 작용에 사용되는 유일한 천연 메틸잔틴이다. 다이필린(dyphylline)은 테오필린과 유사하지만 덜 강력한 약물이다.

작용 기전
Mechanism of Action

테오필린은 일반적으로 cAMP를 비활성화하는 세포내 효소인 포스포디에스테라아제(phosphodiesterase)를 억제한다. 포스포디에스테라아제를 억제함으로써 세기관지 평활근과 비만세포에서 cAMP 수준이 증가한다. cAMP는 기관지 확장을 생성하고 비만 세포에서 매개물질의 방출을 억제한다. 기관지 확장 외에도 테오필린은 호흡근 수축성(호흡근과 횡격막은 골격근임)과 점액섬모 청소율을 증가시키는 것으로 나타났다. 수축성과 점액섬모 청소율을 증가시키는 것은 만성기관지염과 폐기종(COPD) 치료에 중요하다.

약동학
Pharmacokinetics

테오필린은 경구로 투여하거나 정맥 주사로 투여할 수 있다. 흡수 및 대사와 관련하여 환자마다 상당한 차이가 있다. 그러므로 복용량을 신중하게 조절해야 한다. 테오필린의 혈장 농도는 티오필린 수치가 치료 범위(10~20 mcg/ml) 내에 있는지 주기적으로 측정해야 한다.

서방형 정제를 포함하여 다양한 테오필린 제제를 사용할 수 있다. 아미노필린(aminophylline)은 일반적으로 급성 천식 발작 중에 정맥 투여에 사용되는 수용성 테오필린 제제이다. 테오필린은 한 가지 약물만으로 천식 증상을 조절할 수 없는 상황에서 교감신경흥분제와 함께 투여할 수 있다.

유해 작용
Adverse Effects

테오필린 경구 투여로 인한 가장 흔한 유해 작용은 메스꺼움과 구토이다. 테오필린은 혈관 확장을 유발할 수 있으며 홍조, 두통 및 저혈압을 유발할 수 있다. 기존 심혈관 질환이 있는 환자는 테오필린이 과도한 심장 자극을 유발할 수 있으므로 주의가 필요하다. 티오필린은 또한 중추신경계를 자극하여 특히 혈장 농도가 치료 범위를 초과할 때 불안, 불면증, 떨림 및 경련을 유발할 수 있다.

항콜린 약물
Anticholinergic Drugs

기도에서 부교감신경의 활성화와 아세틸콜린의 방출은 기관지 수축과 점액 분비의 증가를 유발한다. 항콜린제는 아세틸콜린의 작용을 차단하여 기관지 확장을 일으키고 호흡기 분비량도 감소시킨다. 항콜린제는 베타-아드레날린성 약물만큼 강력한 기관지 확장제가 아니며 천식의 경우 다른 기관지 확장제가 금기이거나 추가적인 기관지 확장이 필요할 때 주로 사용된다. COPD, 특히 만성기관지염에서는 콜린성 활동이 증가하는 것으로 보인다. 결과적으로 항콜린 작용은 COPD 치료에 유용하며, 이들 약물은 1차 약물로 간주된다. 사용 가능한 항콜린 작용 약물은 경구 흡입으로 투여된다. 화학적으로 이들은 4차 화합물이며 폐에서 전신 순환으로 흡수되는 약물이 거의 없으므로 항콜린성 부작용은 제한된다.

브롬화 이프라트로피움(*Atrovent*)

Ipratropium Bromide (Atrovent)

이프라트로피움(ipratropium)은 아트로핀(atropine)의 4차 유도체로 천식과 COPD 치료에 사용된다. 이프라트로피움은 경구 흡입으로 투여된다. 발현은 느리지만 작용 시간은 6시간으로 길다. 전신 순환계로 잘 흡수되지 않기 때문에 부작용이 거의 없다. 입과 상부 호흡 기관의 과도한 건조는 가장 흔한 부작용으로 불편함을 유발할 수 있다. 티오트로피움(*Spiriva*)은 이프라트로피움과 유사하지만 작용 시간이 더 긴 또 다른 항콜린성 기관지 확장제이다. 빌란테롤(vilanterol)(베타-2 아드레날린 작용제)과 umeclidinium(항콜린성 약물)의 새로운 조합이 최근 COPD 치료용으로 승인되었다[표 26.1].

LO 26.5

항염증제

ANTI-INFLAMMATORY DRUGS

항염증성 스테로이드와 항염증 작용을 하는 기타 약물은 염증 반응을 감소시키고 조절하기 때문에 "조절제"라고 한다. 염증이 통제되면 기관지 확장제의 작용이 더 효과적이며 종종 복용량을 줄일 수 있다. 복용량을 낮추면 약물 부작용의 발생률과 심각도가 감소한다.

코르티코스테로이드

Corticosteroids

코르티코스테로이드(corticosteroids)는 일반적으로 부신피질에서 분비되는 스테로이드 호르몬인 코르티졸(cortisol)의 유도체이다. 코르티코스테로이드 약물은 가장 강력한 항염증 및 항알레르기 약물이다. 이들은 염증 및 알레르기 반응의 모든 단계를 억제한다. 코르티코스테로이드는 염증 세포의 활동, 비만 세포에서 염증 매개체의 방출, 알레르기 항체 생성, 부종 및 기타 여러 항염증 작용을 억제한다. 부신 스테로이드 및 당질코르티코이드(glucocorticoids)라고도 알려진 코르티코스테로이드의 일반적인 약리학은 30장에 나와 있다. 이 약물의 주요 용도 중 하나는 천식과 같은 염증성 및 알레르기성 질환을 치료하는 것이다. 천식 치료에서 스테로이드의 주요 효과는 호흡기 기도에서 발생하는 염증 반응을 억제하는 것이다. 스테로이드의 항염증 작용 중 하나는 아라키돈산의 활성화를 억제하는 것이다. 이 작용은 프로스타글란딘과 류코트리엔의 형성을 감소시킨다[그림 26.4].

급성 천식 발작 동안 프레드니손(prednisone), 프레드니솔론(prednisolone) 등과 같은 코르티코스테로이드[표 26.2]는 경구 또는 비경구 경로로 투여한다. 이들 약물은 전신 약물 효과를 제공하며 잠재적으로 심각한 여러 가지 부작용을 초래한다. 결과적으로 이러한 스테로이드는 염증의 초기 급성 단계에서 주로 사용된다. 이 스테로이드의 작용 시간은 12~48시간이다. 부작용을 제한하는 데 도움이 되는 한 가지 방법은 이러한 스테로이드를 격일로 투여하는 것이다.

천식과 COPD의 만성 조절을 위해 선호되는 투여 경로는 정량 흡입기를 이용한 경구 흡입이다. 흡입의 장점은 더 적은 양의 스테로이드가 호흡기로 직접 전달된다는 것

표 26.2

경구 및 전신 투여 코르티코스테로이드제

약물(상품명)	투여	작용 기간(시간)
Hydrocortisone (*Cortef, SoluCortef*)	Oral, IM, IV	12~24
Methylprednisolone (*Medrol, Depo-Medrol*)	Oral, IM, IV	24~36
Prednisolone (*Millipred, Flo-Pred*)	Oral, IM, IV	24~36
Prednisone (*Sterapred, Sterapred DS*)	Oral	24~36
Betamethasone (*Celestone*)	Oral, IM, IV	48~72
Dexamethasone (generic)	Oral, IM, IV	48~72

표 26.3

경구흡입 및 비강 스프레이로 투약하는 코르티코스테로이드제		
약물(상품명)	**제형**	**성인 상용량**
천식 및 COPD 치료		
Beclomethasone (*QVAR*)	MDI: 40, 80 mcg/puff	2 inhalations BID
Budesonide (*Pulmicort*)	Powder: 90, 180 mcg	360~720 mcg inhalation BID
Ciclesonide (*Alvesco*)	MDI: 80, 160 mcg/puff	80~320 mcg inhalations BID
Flunisolide (*Aerobid*)	MDI: 250 mcg/puff	2 inhalations BID
Fluticasone (*Flovent*)	MDI: 44, 110, 220 mcg/puff	88~220 mcg inhalations BID
Fluticasone (*Flovent Diskus*)	Powder: 50, 100, 250 mcg	100~250 mcg inhalations BID
Mometasone (*Asmanex HFA*)	MDI: 50, 100, 200 mcg/puff	1~2 inhalations BID
Mometasone (*Asmanex Twisthaler*)	Powder: 110, 220 mcg	1~2 inhalations daily or BID
Triamcinolone (*Azmacort*)	MDI: 100 mcg/puff	2 inhalations TID or QID
알레르기성 비염 치료		
Beclomethasone (*Beconase AQ*)	Nasal spray: 42 mcg/spray	1 또는 2 sprays/nostril BID
Budesonide (*Rhinocort Aqua*)	Nasal spray: 32 mcg/spray	2~4 sprays/nostril once daily
Flunisolide (*Nasarel*)	Nasal spray: 29 mcg/spray	2 sprays/nostril BID
Fluticasone (*Flonase*)	Nasal spray: 50 mcg/spray	1 또는 2 sprays/nostril BID
Mometasone (*Nasonex*)	Nasal spray: 50 mcg/spray	2 sprays/nostril once daily

약어: MDZ, 계량 흡입기

이다. 이 투여 경로를 사용하면 전신 흡수와 스테로이드 사용과 관련된 부작용이 크게 제한된다. 항염증성 스테로이드는 꽃가루 알레르기 및 기타 알레르기 항원으로 인한 상기도 염증 및 알레르기 질환의 치료에도 사용된다. 31장에서는 이러한 질환의 치료에 항히스타민제를 사용하는 방법을 논의했다. 비강 스프레이로 투여되는 스테로이드 제제도 있다. 천식 및 COPD 치료에서 경구 흡입에 사용되는 코르티코스테로이드와 알레르기 비염 치료에서 비강 스프레이로 투여되는 스테로이드가 [표 26.3]에 나열되어 있다.

유해 작용

Adverse Effects

전신 스테로이드 사용과 관련된 유해 작용으로는 체액 저류, 근육 소모, 대사 장애 및 감염에 대한 감수성 증가 등이 있다. 이러한 효과는 분무요법에서는 일반적으로 관찰되지 않는다. 그러나 스테로이드는 구강 감염(보통 곰팡이 감염)의 발생률을 높이고 쉰 목소리와 기타 성대 장애를 일으킬 수 있다. 이러한 부작용의 발생률은 흡입 후 물로 입을 헹구어 구강 내에 남아 있는 스테로이드의 양을 최소화함으로써 줄일 수 있다.

류코트리엔 억제제 약물

Leukotriene Inhibitor Drugs

천식 연구의 주요 초점은 류코트리엔으로 알려진 아라키돈산 유도체의 작용을 억제하는 약물을 발견하는 것이었다. 이러한 화학적 매개체는 기관지 수축, 점액 생성 및 염증을 유발한다. 류코트리엔 억제제 또는 안티류코트리엔으로 알려진 약물이 개발되어 천식의 만성 조절에 사용된다. 질루톤(*Zyflo*)은 리폭시게나제(lipoxygenase) 효소를 억제하고 모든 류코트리엔의 합성을 방지한다[그림 26.4]. 일반적인 복용량은 600 mg을 1일 4회 투여한다. 질루톤(zileuton)은 하루에 두 번 투여되는 서방형 정제(*Zyflo CR*)로도 제공된다. 유해 작용으로는 메스꺼움, 설사, 발진, 두통 등이 있다. 더 심각한 부작용 중 하나는 간과 관련이 있다. 간 효소의 비정상적 증가와 발열, 어두운 소변, 점토색 변 또는 황달의 발생은 간 독성의 징후이므로 의사에게 보고해야 한다.

자필루카스트(*Accolate*)와 몬테루카스트(*Singulair*)는 시스테인일(cysteinyl) LT-1 수용체라고 불리는 류코트리엔 수용체를 차단하는 류코트리엔 수용체 길항제이다(그림 26.4 참조). 만성 천식의 치료를 위해 약물은 각각 20 mg 1일 2회와 10 mg을 1일 1회 경구 투여한다. 몬테루카스트는 또한 다년생 또는 계절성 알레르기 비염 치료에도 사용된다. 이 약물은 일반적으로 내구성이 잘생기고 두통, 메스꺼움, 설사 등의 부작용이 있다. 질루톤과 마찬가지로 이 약물도 간 효소를 증가시킬 수 있다. 매우 드물기는 하지만 이러한 류코트리엔 억제제 각각은 처그 스트라우스(Churg-Strauss) 증후군으로 알려진 혈관염의 한 종류와 관련이 있다.

보건의료인을 위한 참고사항

작용 기전

미국식품의약국(FDA)은 최근 류코트리엔 억제제인 질루톤, 몬테루카스트 및 자필루카스트에 대한 라벨 변경 사항을 발표했다. FDA는 이 약물들이 신경정신과적 부작용을 일으킬 수 있다는 "주의사항" 경고를 추가했다. 이러한 효과에는 행동 변화, 수면 장애, 불안, 동요, 공격성, 우울증 및 자살 충동이 있다. 이러한 증상이 나타나면 의사에게 연락하도록 환자에게 경고해야 한다.

LO 26.6

항알레르기 약물

ANTIALLERGIC AGENTS

크로몰린 나트륨

Cromolyn Sodium

알레르기 질환은 항원(이종 단백질)과 항체(신체에서 생성)의 상호 작용과 관련이 있다. 이러한 상호 작용으로 인해 비만 세포에서 히스타민 및 기타 화학적 매개체가 방출되어 천식 발작을 유발한다. 크로몰린 나트륨(cromolyn sodium)은 비만세포 매개물질을 방출하는 항원-항체 반응을 방해하는 약물이다. 이 약물은 매일 예방적으로(알레르기 노출 전) 복용한다. 크로몰린은 눈, 코, 위장관에 영향을 미치는 알레르기 질환에도 유용하다.

천식 치료에서 크로몰린은 하루 3~4회 경구 흡입 투여한다. 천식에는 여러 가지 크로몰린 약물 제제를 사용할 수 있다. 분무용 경구 흡입 용액, 정량 흡입기, 캡슐에 구멍을 뚫어 경구 흡입이 가능한 특수 장치가 필요한 흡입기 캡슐이 있다. 크로몰린은 기관지 확장제가 아니며 급성 천식 치료에는 사용되지 않는다. 천식 발작을 예방하는 치료 효과가 완전히 나타나려면 몇 주가 필요하다.

크로몰린은 결막염에 대한 안구 용액(*Opticrom*)으로도 이용 가능하며, 위장관 알레르기에는 크로몰린 경구 용액(*Gastrocrom*)이 사용된다.

크로몰린의 가장 빈번한 부작용은 코 따가움, 코 자극, 두통 및 나쁜 맛이다. 또한 발진, 두드러기, 기침, 혈관부종 등의 알레르기 반응이 발생한다.

네도크로밀(*Tilade*)은 기전과 약리학적 효과가 크로몰린과 유사한 약물이다. 경구 흡입으로 투여하며, 보통 하루 한 번에 2회씩 하루 4차례 흡입한다.

오말리주맙(*Xolair*)

Omalizumab (*Xolair*)

오말리주맙(omalizumab)은 천식 치료에 사용되는 항-IgE 단클론 항체이다. 항-IgE 단클론 항체는 면역글로불린 IgE에 결합하여 이를 비활성화시킨다. IgE는 외부 항원에 대한 알레르기 반응의 일부로 신체에서 생성되는 항체이다. IgE는 비만 세포를 외부 항원에 민감하게 만든다. 알레르기 또는 천식 반응 중에 외부 항원이 IgE 항체와 결합하여 비만세포 탈과립을 유발한다. 이 항원-항체 반응은 알레르기 반응과 천식 발작을 일으키는 비만 세포 매개체(히스타민, 프로스타글란딘, 류코트리엔 등)의 방출을 자극한다. 오말리주맙은 IgE 항체를 결합하고 IgE의 순환 수준을 감소시킨다. 이는 천식 발작의 심각성과 빈도를 감소시킨다.

오말리주맙은 2~4주마다 피하 투여한다. 이 약물은 가격이 비싸며 현재 다른 약물로 조절되지 않는 중증 천식 환자에게 사용한다. 약물 부작용에는 주사 부위의 통증 및 염증 반응과 단일클론항체에 대한 알레르기 반응이 있다.

인터루킨-5 수용체 길항제

Interleukin-5 Receptor Antagonists

인터루킨-5 (IL-5) 수용체 길항제인 메폴리주맙(*Nucala*), 레술리주맙(*Cinqair*), 그리고 벤라리주맙(*Fasenra*)은 호산구성 표현형을 갖는 중증 천식의 치료에 사용되는 최근의 생물학적 제제이다. IL-5 길항제는 중증 천식 환자에서 나타나는 염증의 주요 요인인 호산구의 생성과 생존을 감소시키는 단일클론 항체이다. 메폴리주맙(mepolizumab)과 벤라리주맙은 4주마다 피하 주사로 투여한다. 레슬리주맙(reslizumab)은 4주마다 정맥 투여한다. 부작용으로는 인후염, 근육통, 항체 발생, 주사 부위 반응 등이 있다.

LO 26.7

점액 용해제 및 거담제

MUCOLYTICS AND EXPECTORANTS

점액 용해제

Mucolytics

점액 용해제(mucolytics)는 기관지 점액을 액화시키는 화학 물질이다. 천식, 기관지염, 호흡기 감염 등 다양한 상태에서 점액 생성이 증가한다. 이러한 상태에는 점액이 두꺼워지고 당단백질, 세포 잔해 및 염증성 삼출물도 포함된다. 호흡기 감염 진행 중에는 점액이 화농성으로 변한다. 점액의 이러한 변화는 호흡기가 점액 섬모 자동운반 시스템을 통해 점액을 제거하는 것을 어렵게 만든다. 증가된 점액 생성 및 농축이 기도 폐쇄를 유발하고 정상적인 호흡을 방해하는 경우, 분비물을 묽게 하거나 액화시키기 위해 점액 용해제를 에어로졸로 투여한다. 그런 다음 기침이나 흡인 장치를 사용하여 점액과 기타 호흡기 분비물을 제거할 수 있다. 수분 자체가 분비물을 액화시키고 동원하는 데 도움이 될 수 있으므로 환자에게 적절하게 수분을 공급하는 것도 중요하다.

아세틸시스테인(*Mucosil*)은 기관지 분비물에서 당단백질을 분해시키는 화학 그룹(sulfhydryl)이 포함된 효과적인 점액 용해제이다. 이 작용은 기관지 분비물의 점성(흐름에 대한 저항성)을 감소시키고 더 쉽게 이동 및 제거를 촉진한다. 아세틸시스테인은 자극적이며 기관지 경련을 일으킬 수 있다. 이러한 이유로 기관지 확장제가 흡입 혼합물에 첨가된다. 투여는 일반적으로 하루 3~4회 분무로 이루어지며, 필요하면 체위 배액 및 기관 흡입을 한다.

거담제

Expectorants

거담제(expectorants)는 폐에서 농축된 점액 분비물의 제거를 촉진하는 약물이다. 거담제의 주요 작용은 호흡기 분비물을 증가시켜 점액을 윤활하고 액화시키는 것이다. 거담제에는 염분(염화암모늄 및 구연산칼륨)과 구아이페네신(guaifenesin)이 포함된다. 구아이페네신(*Mucinex*)은 일반 의약품으로 구입할 수 있으며 가장 자주 사용되는 거담제이다. 감기, 기관지염 및 기타 호흡기 질환으로 인해 발생하는 마른기침을 완화한다. 거담제는 많은 기침 시럽과 감기약에 첨가된다.

LO 26.8

다음 환자에게 선호되는 치료법

PREFERRED THERAPY FOR ASTHMA AND COPD

천식 치료의 치료 계획은 환자가 가능한 한 정상적인 폐 기능과 신체 활동 수준을 거의 유지하도록 하는 것이다. 약물 선택은 질병의 중증도와 증상의 빈도에 따라 달라진다.

경미한/간헐적인 증상

Mild/Persistent Symptoms

일주일에 2회 미만의 천식 발병을 경험하는 환자는 매일 약물 치료가 필요하지 않은 경우가 많다. 알부테롤(albuterol)과 같이 즉각적인 작용 개시를 제공하는 경구 흡입용 선택적 베타-2 아드레날린성 기관지 확장제는 환자가 휴대할 수 있으며 갑작스러운 증상 발생에 사용할 수 있다.

경미한/지속적인 증상

Moderate/Persistent Symptoms

천식이 일주일에 2회 이상, 하루에 1회 미만 발생하는 환자에게는 일반적으로 저용량 흡입 항염증 코르티코스테로이드를 매일 치료하도록 처방된다. 대체 요법에는 흡입형 크로몰린과 항류코트리엔 약물의 경구 투여가 있다. 즉시 작용이 나타나는 흡입형 베타-부기관지 확장제 중 하나를 필요에 따라 휴대하고 사용할 수 있다.

보통/지속적인 증상

Moderate/Persistent Symptoms

매일 천식 증상을 경험하는 환자는 저용량에서 중등도 용량의 흡입용 항염증 코르티코스테로이드와 흡입용 선택적 베타-2 아드레날린성 기관지 확장제로 매일 치료한다. 알부테롤이나 파르부테롤과 같은 선택적 베타-2 아드레날린성 약물이나 살메테롤(salmeterol)과 같은 지속성 약물이 일반적으로 만성 치료에 선호된다. 기관지 확장제와 코르티코스테로이드(*Advair* 또는 *Symbicort*)의 조합은 하나의 제제로 2가지 약물 작용을 모두 제공한다.

심각한/지속적인 증상

Severe/Persistent Symptoms

심각한 증상을 보이는 천식 환자에게는 일반적으로 고용량 흡입용 코르티코스테로이드와 지속성 베타-아드레날린성 기관지 확장제가 필요하다. 증상이 심해지면 경구 또는 비경구 스테로이드가 필요할 수 있다. 임상 상황과 환자 반응에 따라 기관지 확장제와 항류코트리엔을 추가로 투여할 수 있다.

COPD 치료

Therapy for COPD

COPD의 치료 목표는 폐 기능과 운동 능력을 최대한 향상시키는 것이다. 기관지 수축은 COPD의 주요 증상은 아니지만 호흡 가스 교환을 최대화하는 것이 가장 중요하다. 기관지 확장은 가스 교환을 촉진하며 기관지 확장제는 선호되는 치료법이다. 베타-아드레날린성 약물은 가장 강력한 기관지 확장제이다. 항콜린제와 메틸잔틴(methylxanthine) 기관지 확장제는 COPD에 유익한 추가 작용을 한다. 항콜린제는 호흡기 분비물의 생성을 감소시키며 이는 특히 만성기관지염에 유용하다. 호흡근 수축을 개선하고 점액섬모 활동을 자극하는 테오필린의 능력은 가스 교환 및 분비물 제거를 향상시킨다. 염증은 COPD의 한 원인이지만 코르티코스테로이드 치료 결과는 기관지 확장제만큼 극적이지 않다. COPD에서는 흡입 코르티코스테로이드가 선호되지만, 폐 기능 개선 여부를 확인하기 위해 흡입용 코르티코스테로이드 사용이 권장된다. 스테로이드 요법이 필요한 경우, 복합 제제(*Advair*, *Symbicort* 및 *Breo Ellipta*)가 연장된 작용 기간을 제공한다. 빌란테롤(vilanterol)과 플루티카손(fluticasone)의 복합제인 Breo Ellipta는 COPD 환자의 기류 폐쇄를 장기간, 1일 1회 유지 치료하는 데 사용되는 새로운 약물이다. COPD에서 점액 용해제와 거담제는 분비물을 액화하고 제거하는 데 도움이 될 수 있지만 이러한 약물의 이점은 임상적으로 유의미한 것으로 보이지는 않는다.

복습 문제 _Chapter Review

업무에 필요한 지식 _Applying Knowledge on the Job

※ 비판적 사고를 통해 다음 질문에 답하시오.

1. Willard씨는 COPD를 치료하기 위해 병원에 있는 동안 ventolin과 atrovent 흡입 에어로졸을 처방받았다. 오후에 환자사정을 하기 위해 Willard씨의 방에 들어갔을 때 Willard씨가 3일 전 입원했을 때보다 더 많이 쌕쌕거림이 있다는 것을 알게 되었다. Willard씨는 앞으로 30분 이내에 두 가지 약물에 대한 흡입 치료 예정이다. Willard씨 의 빠른 회복을 위해 어떤 흡입 약물을 먼저 투여하는 것이 좋을까요? **(26.4)**

다중 선택 문제 _Multiple Choice

※ 다음 중 옳은 답을 고르시오.

1. 크로몰린 나트륨의 작용 기전으로 맞는 것은? **(26.6)**
   A. 기관지 확장
   B. 점액 객담 증가
   C. 비만세포 매개물질의 방출을 억제
   D. 기관지 분비물을 액화
   E. 류코트리엔 차단

2. 다음 중 COPD 치료에서 테오필린의 약리학적 작용은 무엇인가? **(26.4)**
   A. 기관지 확장
   B. 호흡 근육의 수축성 증가
   C. 점액섬모 활동 증가
   D. 기관지 확장 및 점액섬모 활동 증가
   E. 이상 모두

3. IgE 항체를 차단하기 위해 천식에 사용되는 약물은 무엇인가? **(26.5)**
   A. 크로몰린(cromolyn)
   B. 오말리주맙(omalizumab)
   C. 이프라트로피움(ipratropium)
   D. 구아이페네신(guaifenesin)
   E. 네도크로밀(nedocromil)

4. 테르부탈린의 작용 기전을 선택하세요. **(26.4)**
   A. 비만세포로부터 매개물질의 방출을 억제한다.
   B. 베타-2 수용체 차단
   C. 평활근 이완
   D. 비만 세포에서 매개체의 방출을 억제하고 평활근을 이완시킨다.
   E. 이상 모두

5. 다음 중 천식 치료에 코르티코스테로이드(corticosteroids)는 어떤 효과를 나타내는가? **(26.5)**
   A. 아라키돈산의 활성화 감소
   B. 염증 매개체의 방출을 증가시킨다.
   C. 알레르기 항체 생성을 감소시킨다.
   D. 아라키돈산의 활성화와 알레르기 항체 생성을 감소시킨다.
   E. 이상 모두

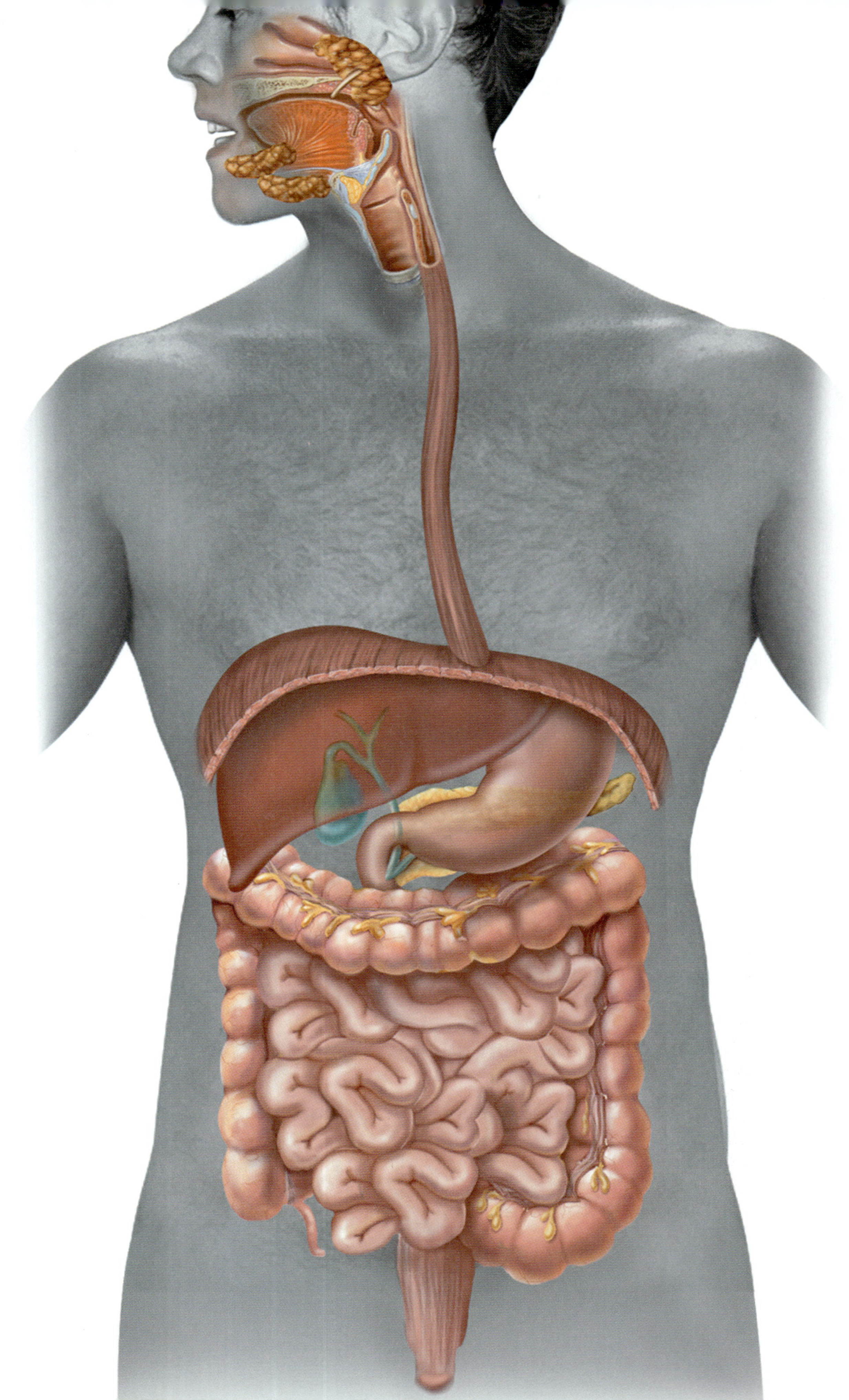

제 7 부

위장관 약리학

Pharmacology of the GI Tract

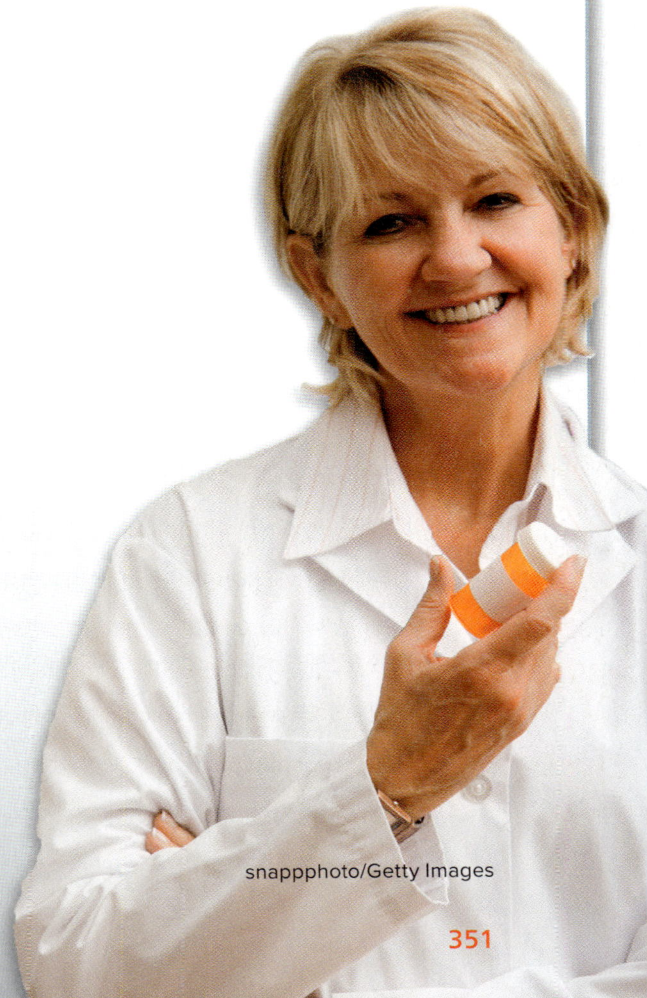

snappphoto/Getty Images

제 27 장

위장관 질환의 치료: 소화성궤양, 위-식도역류질환 및 구토

Therapy of Gastrointestinal Disorders: Peptic Ulcers, GERD, and Vomiting

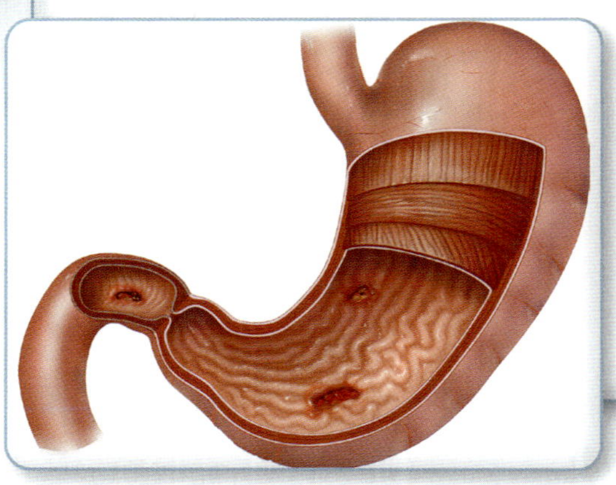

핵심 용어_Key Terms

(유)미즙(chyme): 소화 중인 음식물이 위산이 섞인 형태로 위장에서 소장으로 이행하는 단계의 죽상 형태

간장 미세소체 물질대사(hepatic microsomal metabolism): 간에 존재하는 시토크롬P_{450} 미세효소계에 의한 흡수된 양분과 약물의 대사

고칼슘혈증(hypercalcemia): 혈액 속에 칼슘이온 농도가 상승된 상태

구토(emesis): 토함

궤양 유발의(ulcerogenic): 점막 내벽의 통합적인 손상에 있어 경미한 자극 또는 병변을 발생 가능

궤양(ulcer): 소화관 내벽을 둘러싸고 있는 점막이 손상된 상처

낙태제(약)(abortifacient): 유산을 유도하는 약물

단백질가수분해의(proteolytic): 단백질의 분해 또는 파괴를 일으키는

명치쓰림, 속쓰림(heartburn, acid indigestion): 식도로 위산이 역류하여 생기는 가슴(흉곽 안쪽) 부위의 타는 듯한 통증

반동적 산분비(acid rebound): 위에서 제산제에 의해 위산이 중화된 경우, 이에 반하여 다량의 위산이 분비되는 것

벽세포[parietal (oxyntic) cell]: 위장 내벽에 위치하며 염산의 합성과 분비를 담당하는 세포

산과다(증), 위산과다(증)(hyperacidity): 위장 내 산도(수소이온농도)가 비정상적으로 낮아지는 것(pH 1 이하)

소화(digestion): 섭취한 음식이 단순 구조로 분해되는 과정

소화불량(dyspepsia): 소화가 안 됨

위산과다(증)(hyperchlorhydria): 위장 내 염산량이 증가된 상태

위-식도역류질환(GERD): 위 내용물이 식도로 역류하여 발생되는 질환, 식도의 상부(upper esophagus)와 혼돈을 피할 목적으로 '–'표기

위장운동촉진제(prokinetic drug): 식도 하부 괄약근과 상부 위장관 평활근의 운동을 촉진하는 약물

장크롬친화성세포(enterochromaffin-like cells, ECL cells): 히스타민을 합성하고 분비하는 세포

저인산혈증(hypophosphatemia): 혈액 내 인산의 농도가 비정상적으로 낮은 상태

제산제(antacid): 위장에서 분비된 산을 중화시키는 약물

천공(perforation): 장벽의 파손과 같이 속이 빈 기관에 구멍이 나는 것

펩신(pepsin): 위장에서 단백질 소화를 위해 분비되는 효소

항분비제(antisecretory): 소화 효소, 호르몬 또는 산의 분비를 억제하는 물질

흡수(absorption): 소화기관으로부터 양분을 받아들이는 과정

학습 목표_Learning Outcomes

이 장을 학습한 후 다음 사항을 할 수 있어야 한다.

27.1 소화 과정과 주요 소화효소에 대해 설명할 수 있다.

27.2 위-식도역류질환과 소화성궤양을 설명할 수 있다.

27.3 소화기에 궤양 치료 약물의 용도 및 그 작용 기전을 설명할 수 있다.

27.4 위산 분비를 저해시키는 위산분비 억제제를 3가지로 구분하고 설명할 수 있다.

27.5 위산중화제를 이용한 궤양 치료를 설명할 수 있다.

27.6 위벽 보호 효과 약물을 설명할 수 있다.

27.7 위-식도역류질환 치료에 사용되는 장 운동 촉진약물을 설명할 수 있다.

27.8 구토 기전을 설명할 수 있다.

27.9 항구토제를 구분하고 설명할 수 있다.

들어가며_Introduction

상부위장관은 주로 영양소의 **소화**와 **흡수**에 관여한다. 위와 소장(특히 십이지장)은 영양소의 소화 흡수에 도움이 되는 몇 가지 호르몬과 효소를 분비하는데, 이러한 소화액의 분비는 음식에 대한 생각, 시각 또는 냄새, 즉 음식 섭취로 인한 위 장 근육의 팽창, 음식물의 양, 연동 운동, 가스트린과 같은 호르몬에 의해 자극을 받는다. 위장에 존재하는 특수하게 분화된 세포들은 음식물 입자를 흡수 가능한 형태로 분해하는 데 필요한 염산(HCl)과 **단백분해**효소(예: 펩신)를 생성한다.

LO 27.1

소화 기전

PROCESS OF DIGESTION

소화효소

Digestive Enzymes

음식을 소화시키기 위한 위산 분비(gastric acid secretion)는 머리(뇌, cephalic), 위장(gastric), 소장(intestinal)에서 조절되기 때문에 세 부분으로 구분하여 설명된다. 뇌(cephalic phase)는 음식을 보고, 냄새와 맛을 느끼며, 상상하는 것만으로도 위산 분비를 자극하는데, 실제 음식이 위장에 도달하지 않았더라도 위산 분비는 일어난다. 위산은 염산(HCl)과 **펩신(pepsin)**이라는 효소로 이루어졌다. 위에서 위산 분비(gastric phase) 과정은 실제 음식물이 위장으로 이행되어 위가 팽창되었을 때 분비 자극 신호가 형성된다. 위장의 **벽 세포(parietal cell)**는 **산분비세포(oxyntic cell)**로 알려져 있으며, 위산을 분비하는 역할을 한다. HCl의 분비는 음식에 있는 단백질을 부분적으로 소화할 수 있도록 펩신과 같은 소화효소를 활성화시키는 pH를 감소시킨다. 부분적으로 소화된 위장 내 음식물은 **유미즙(chyme)** 형태로 십이지장으로 이행되어 십이지장을 팽창시키고 위액 분비를 자극한다. 유미즙 내의 단백질 부산물인 펩티드와 아미노산 또한 위액의 분비를 자극한다. 소장의 소화액 분비 후기 과정(later phase)에서는 잔류되어 있는 산(acid)과 지방(fat)이 위산분비를 억제하여 소화기계 조직에 손상을 주는 염산과 펩신의 과도한 분비를 억제하는데, 이를 [그림 27.1]에 표시하였다.

그림 27.1 위장관 기능 조절: 위산 분비 조절에 관여하는 신경 및 호르몬 자극

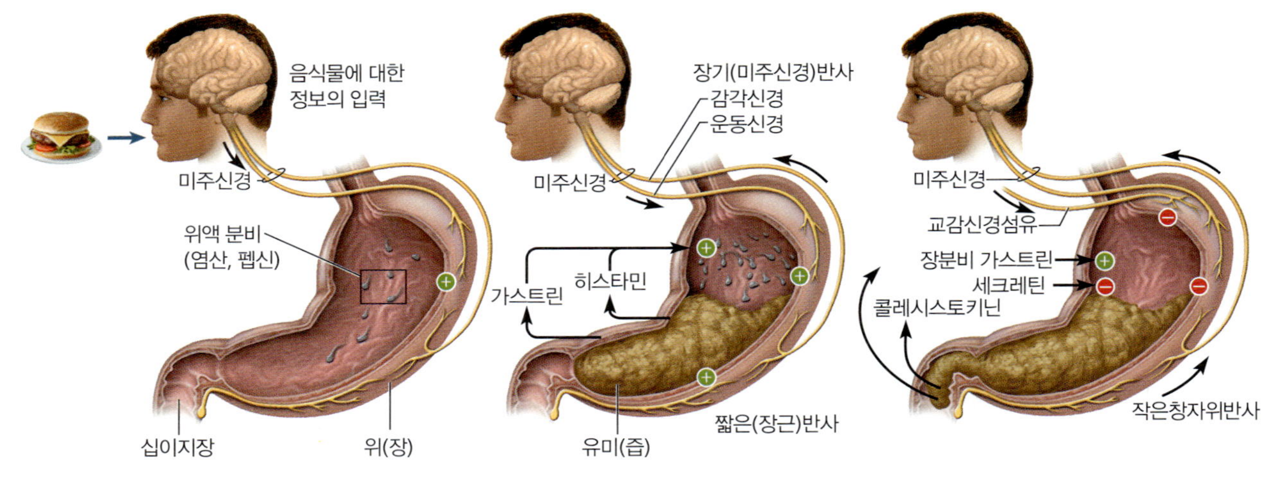

1 뇌에서 반응하는 초기 단계 미주신경은 음식을 삼기기 전이라도 위액 분비를 자극한다.

2 위장(반응) 단계 부분적으로 소화된 유미(즙)은 위장을 팽창시키며 장근 및 미주신경 반사를 활성화시킨다. 위장에서 음식물에 대한 반사는 위산 분비를 촉진시키며, 분비된 히스타민과 가스트린은 소화 효소와 위산 분비를 자극한다.

3 소장(반응) 단계 소장에서 분비된 가스트린은 위장을 자극하지만, 소장에서 분비된 세크레틴과 콜레시스토키닌(cholecystokinin, CCK)은 위장에 억제 작용을 하며, 작은창자위반사는 위액 분비와 운동성을 억제한다. 교감신경 섬유는 미주신경 신호(부교감신경)에 의한 위장의 움직임 활성을 억제시킨다.

Key
⊕ 자극
⊖ 억제

아세틸콜린(ACH), 가스트린(gastrin)과 히스타민(histamine)이 소화액 분비 과정에서 분비 촉진을 일으키는 주요 자극원으로 작용한다. 아세틸콜린은 [그림 27.2]에서 보는 것과 같이 주세포(chief cell), G세포(G cell), **장크롬친화성 세포(enterochromaffin-like cell, ECL) 벽세포**에 존재하는 고유한 수용체에 결합하여 펩신, 가스트린, 히스타민의 유리를 촉진한다. 가스트린은 벽세포와 장크롬친화성 세포에 수용체(gastrin receptor)가 존재하며, 염산과 히스타민의 분비를 촉진한다. 벽세포에 위치한 히스타민 수용체는 알레르기 또는 과민반응과 관련이 있는 H_1 수용체와 구분하기 위해 H_2 수용체로 지정되었다. 히스타민은 벽세포에 있는 H_2 수용체와 결합하여 염산의 분비와 농도 증가에 관여한다. 히스타민의 유리를 억제시키고, 벽세포에 존재하는 이온펌프를 억제하는 약물은 염산의 분비를 감소시킨다. 위장 내에서 분비되는 염산은 매우 강한 산성(pH 0.8)이며, 이러한 강한 산성 pH가 필요한 이유는 펩신 같은 소화 효소를 활성화하는 데 반드시 필요하기 때문이다.

위산 생성과 분비는 적절한 자극에 반응하여 식사 사이에 일어난다. 또한 음식 섭취가 없는 식사 시간 사이, 저녁 식사 이후의 야간 시간 그리고 수면 중에도 위산 생성과 분비는 일어나는데, 위장 내 박테리아 증식을 억제하여 감염의 위험성을 줄이기 위한 목적이다. 정상적으로, 소화기관의 세포는 산과 펩신에 의한 손상으로부터 보호하기 위하여 점성과 알칼리성의 점액질(mucose)을 분비하고, 내벽을 포장하여 자가소화[autodigestion (self-destruction)]를 방지한다. 또한 상피세포는 빠르게 재생되어 점막손상[미란, 짓무름(erosion)]을 최소화하는 데 도움을 준다. 이와 같은 위장벽에 대한 신체의 보호 기전은 음식물 섭취가 없는 야간 시간에 매우 중요한데, 이 시간은 위장이 비어 있는 공복 상태이지만 위산은 지속적으로 생성되고 분비되기 때문이다. 이러한 위장점막은 보호 장벽과 같은 효과를 갖고 있기 때문에, 점막층의 생성과 유지를 저해하는 모든 것들은 궤양 형성을 초래한다.

보건의료인을 위한 참고사항

흡연은 궤양 부위의 회복을 늦추며, 궤양 재발의 위험성을 증가시키고, 궤양 치료 약물의 효과를 반감시킨다.

그림 27.2 위액분비

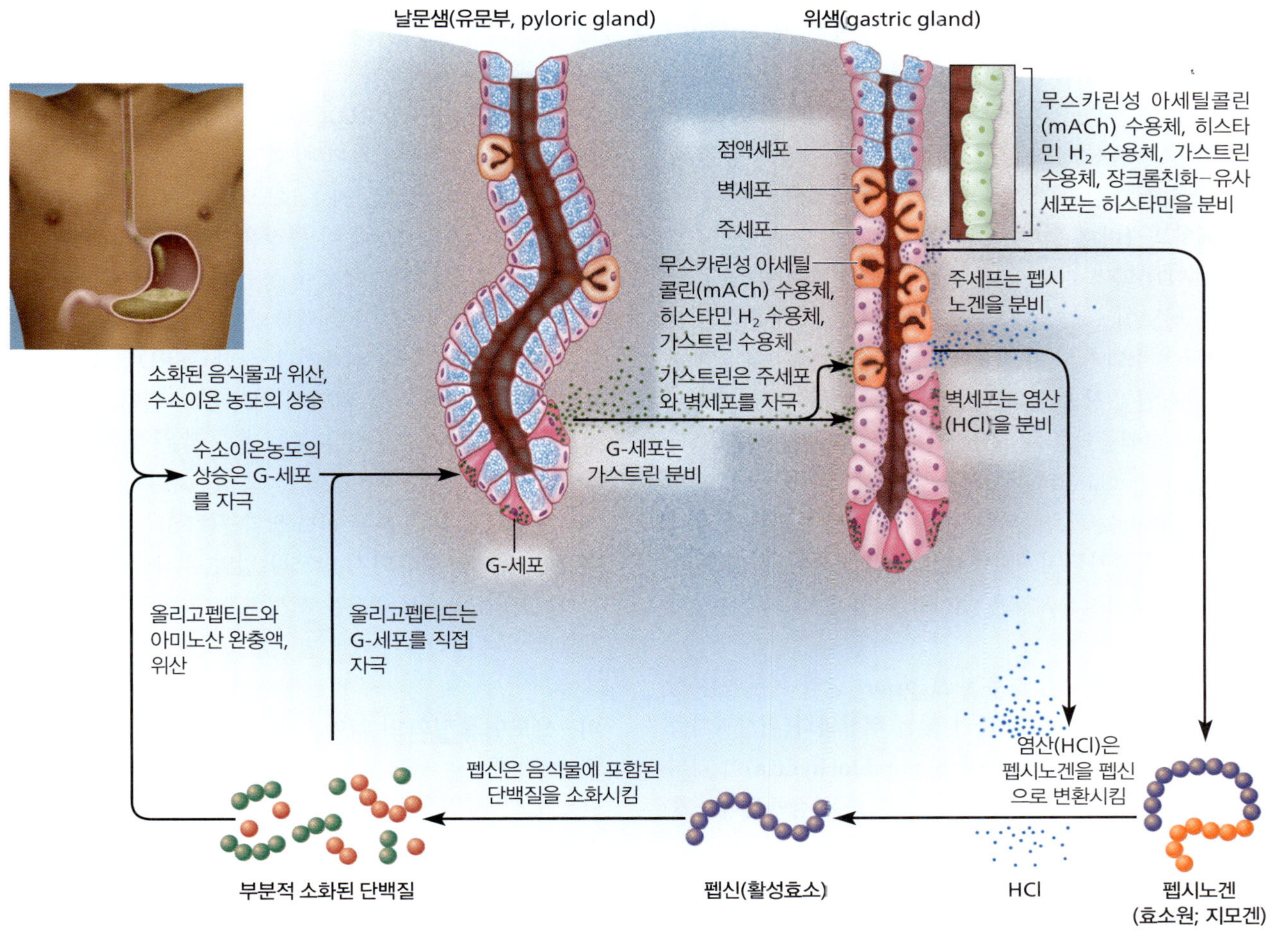

G-세포는 가스트린(gastrin) 분비; 주세포는 펩시노겐 분비; 벽세포는 염산과 내인성 인자 분비; 그리고 장크롬친화-유사 세포는 히스타민 분비. 무스카린성 아세틸콜린 수용체(mACh-receptor), 히스타민 H_2 수용체 및 가스트린 수용체는 벽세포에 존재한다. mACh 수용체와 가스트린 수용체는 장크롬친화-유사 세포에도 존재하며 히스타민 분비에 관여하며, 분비된 히스타민은 벽세포를 자극하여 보다 많은 염산 분비를 가능하게 한다.

LO 27.2

소화성궤양과 위-식도역류질환

PEPTIC ULCER AND GERD

소화성궤양의 원인

Causes of Peptic Ulcers

소화성궤양은 위장(stomach)과 십이지장(duodenum)의 점액(mucose)으로 둘러싸인 부분이 개방되어 손상을 입은 상처를 말하며, 산과 펩신(acid and pepsin)의 과도한 활성에 의한 보호점막(mucosal lining)의 손상에 기인한다[그림 27.3].

궤양의 형성 원인은 단순하지 않은데, 대부분의 소화성궤양(peptic ulcer)은 *헬리코박터 파일로리 박테리아*(*H. pylori*)의 감염에 기인한다. 2005년 노벨생리의학상 수상자들은 이 세균을 발견한 공로를 인정

그림 27.3 소화성궤양 질환

궤양이 생긴 상부소화관 내부

받았으며, 최근 임상 연구 결과를 보면 만성활동성 십이지장궤양(chronic active duodenal ulcer)을 가진 환자에서는 100% *H. pylori*가 검출되고 있다. 미국질병통제센터(CDC)의 보고에 의하면 소화성궤양 환자의 90% 정도가 *H. pylori* 보균자로 관찰되었으며, 오염된 물, 덜 헹구어진 식재료, 조리되지 않은 음식 등이 감염 경로이며, 또한 음식 공유 등에 의한 타액이 감염 경로로 인식되고 있다. 미국의 경우 소화성궤양의 2번째 원인으로는 비스테로이드성 항염증약물(NSIADs)의 장기 복용이다. 비스테로이드성 항염증 약물과 스테로이드 약물은 **궤양을 유발시키**는 작용을 갖는데, 이것은 소화기 내벽을 보호하는 점액질 분비를 억제하고, 정상적인 위장 점막 형성을 저해하기 때문이다. 비스테로이드성 항염증약물은 위장관 분비를 억제하는 프로스타글란딘(prostaglandins) 합성을 저해시키는데, 만약 위액 분비를 억제하는 프로스타글란딘이 차단되는 경우, 위장내 위산 분비가 증가되며 이는 궤양의 발달을 촉진하게 된다. 위궤양 및 십이지장궤양은 위산에 의한 점막층의 손상에 기인한다.

물론 일부 환자의 경우는 *H. pylori* 감염 여부와는 상관없이, 음식물의 섭취와 관련 없는 **위산과다**(위산과다증(hyperacidity) 또는 **과염산증(hyperchlorhydria)**이 나타나기도 한다. 어떤 사람은 보호 작용을 하는 점액분비가 충분하지 않거나, 위산 분비를 중단시키는 저해 효소가 부족한 경우도 있는데, 이는 궤양 형성에 취약한 유전적 성향을 지닌 경우이다. 일반적으로 소화성궤양은 궤양 유발 요인들의 복합적인 작용에 의해 발생하는데, 그 예로 알코올, 흡연, 부교감신경 흥분 작용에 의한 위산 분비 과다가 요인이 될 수 있다.

소화성궤양 증상

Symptoms of Peptic Ulcer

여러 원인에도 불구하고 소화성궤양은 주기적인 복부 통증, 오심, 식욕 감퇴 그리고 구토(구역) 등을 동반한다. 궤양에 의한 통증은 묵직하고, 긁는 듯하고, 타는 듯한 감각이 특징인데, 종종 **속쓰림(heartburn**, 흉골 뒤쪽의 불에 데인 듯한 통증)과 비슷하다. 십이지장궤양의 통증은 모두 그런 것은 아니지만 보편적으로 음식물을 섭취하는 경우에는 경감되는 반면, 위(궤양)의 통증은 음식에 의해 유발된다. 2가지 경우 모두 잠이 깰 정도로 통증이 극심하며 만성 미란(점막층의 헐어버림, 짓무름)은 소화기 벽에 **천공(perforation)**을 만들기도 하는데, 이때의 증상은 피가 섞인 배변이나 구토를 유발한다. 이와 같은 소화관 천공은 출혈, 저혈압 그리고 쇼크를 수반하게 되므로 매우 위험하다.

위-식도역류질환

Gastrointestinal esophogeal reflux disease (GERD)

위-식도역류질환(GERD)은 타는 듯한 가슴 부위의 속쓰림(heartburn)이 특징적이다. 환자는 가슴과 목의 자극적이고 타는 듯한 증상을 자주 호소한다. 속쓰림은 흔한 통증이지만, GERD에서의 이 증상은 만성질환의 일부이다. 위-식도역류질환 환자에서 속 쓰림은 식사 후에 나타나며, 이 증상은 소화액이 식도로 역류되어 나타나므로 통증으로 인해 환자가 눕는 경우 심해진다. 심한 GERD인 경우, 환자는 만성적인 혈액 손실, 궤양성 식도염 및 협착, 식도의 만성적 손상으로 야기된 섬유 조직 밴드 같은 징후가 나타날 수 있다.

정상인의 경우, 하부 식도 괄약근(LES)의 수축에 의해 위산이 식도로 역류되지 않으나 만약 위산이 역류되어도 삼키는 침에 의해서 위산은 희석되고, 연동운동에 의해 위장으로 다시 내려가게 되어 별다른 증상을 보이지 않는다.

위-식도역류질환의 원인

Causes of GERD

위-식도역류질환은 하부식도 괄약근(LES)이 부적절하게 이완되어 위산이 식도로 역류되어 발생하는데 연동운동과 동시에 작용하면 위산은 식도 조직과 더 오래 접촉해 남아 있다. 음식물 종류에 따라서 하부식도 괄약근이 이완되는데(식도 압력을 낮춤), 이를 [표 27.1]에 정리하였다. GERD가 있는 경우 정상적인 장벽은 손상을 유발하는 요인에 적절하게 대응할 수는 없다. 식도열공 탈장(식도열공 헤르니아, hiatal hernia)과 같이 소화시킬 음식의 흐름을 지연시키는 추가적인 합병증 또는 약물에 의한 괄약근의 이완은 환자를 지속적으로 위산에 접촉하게 하고, 결국 미란을 형성하게 된다. 일단 점막이 손상되면 위액 내의 염산은 세포를 직접 손상시키게 된다.

LO 27.3

소화기 질환의 관리

MANAGEMENT OF GASTROINTESTINAL DISORDERS

소화성궤양의 치료는 위산에 의한 염증과 통증의 원인을 제거하고, 소화관 벽을 보호하는 점막층 손상을 복구하는 데 주안점을 둔다.

표 27.1

하부식도 괄약근 압력에 영향을 주는 약물과 식품

식품	약물
초콜릿	알코올, 칼슘통로차단제
Fat	담배(흡연), 모르핀
양파	도파민
커피	디아제팜(발륨(R)
서양박하	바르비튜레이트
녹양박하	프로스타글란딘, 소화호르몬

헬리코박터 필로리에 대한 항생제 처방

Antibiotic Therapy for *H. pylori*

*H. pylori*에 감염된 소화성궤양 환자는 항생제를 투여하여 박테리아를 제거하는 치료가 필요하다. 단일 약물 항생제 치료(antibiotic monotherapy)는 균의 내성을 가져오게 되므로 권장하지 않으며, 표준 처방은 2가지 이상의 항생제와 bismuth salts 복합제제 처방(일반적으로 *pepto-bismol*과 *kaopectate*와 같은 OTC 제품에서 발견됨)을 권장한다. Bismuth는 박테리아 세포벽을 용해시켜 박테리아가 점막에 달라붙지 않도록 하는 작용을 하기 때문에 병용 요법은 박테리아 감염을 박멸하는 데 효과적이다. 항생제는 아목시실린(amoxicillin), 테트라사이클린(tetracycline), 메트로니다졸(*Flagyl*), 클래리트로마이신(*Biaxin*) 가운데 선택하는데, 모두 *H. pylori*에 효과적이다. 다양한 처방이 존재하는데, "병용요법(dual therapy)"은 2가지 항생제를 동시에 투여하며, "세 약물 처방(triple therapy)"은 2가지 항생제와 bismuth를 그리고 "네 약물 처방(quadruple therapy)"은 삼중 처방에 PPI(양성자펌프억제제, proton pump inhibitor)를 추가한다. 란소프라졸(lansoprasole)과 오메프라졸(omeprasole)과 같은 PPI(양성자펌프억제제)는 다른 항궤양 약물보다 산 분비를 감소시키고 궤양 부위의 회복에 효과적이다. 궤양의 약물 치료는 8주 이상의 유지 요법(maintenance therapy)이 필요성이 없어졌다. 한 번 미생물이 제거되었으면 재감염이 일어날 가능성은 줄어들고, 궤양의 재발을 극적으로 감소시키기 때문이다.

궤양의 약물 치료(항궤양 치료제)

Antiulcer Drug Therapy

궤양치료 약물은 *H. pylori* 원인이 아닌 경우, 항생제가 필요하지 않으며 주로 소화성궤양과 위-식도역류질환에 대한 치료 목적으로 사용한다. 약물에 의한 궤양 부위의 회복은 2가지 기전으로 설명되는데, 하나는 위산 분비 억제이며, 다른 1가지는 점막층 방어 효과의 증대이다. 위산 분비량과 농도를 경감시키는 약물은 **위산 분비(antisecretory)**억제제라고 하며, 히스타민 H_2 수용체 길항제(항히스타민제), 프로스타글란딘, 그리고 양성자 펌프 억제제가 해당된다. 반면 **제산제(antacids)**는 이미 존재하는 위산을 중화시키는 작용을 하며, 제산제 또는 위산 분비 억제제도 아닌 수크랄페이트(*Carafate*) 약물은 오직 궤양 부위에만 작용하며 점막에 의한 방어를 증진시키는 효과를 갖는다.

활동성궤양의 치료를 목적으로 하는 위산분비 억제제 처방은 4~8주 정도의 단기간 사용을 필요로 한다. 8주 이상의 장기간 치료는 유지요법(maintenance therapy)에 해당되며 궤양의 재발(recurrent ulcer) 위험도를 최소화하는 효과를 갖는다. 궤양 치료 약물이 언제나 효과적이지는 않은데, 재발성궤양의 경우에 손상 부위의 확장이나 통증 그리고 출혈을 방지하기 위해 외과(수술)적 처치가 필요하다. 소화성궤양 치료 및 관리에 사용되는 약물을 [표 27.2]에 요약하였다.

위-식도역류질환의 약물 치료

GERD Drug Therapy

위-식도역류질환 치료를 위한 주된 목표는 위산 생성 억제, 미란 예방, 그리고 증상의 완화이다. 드문 GERD, 속쓰림을 앓는 많은 사람이 증상 완화를 위해 제산제 혹은 OTC용(일반 의약품, over the count) H_2-receptor antagonists를 복용하고 있다. 시메티딘(*Tagamet*), 라니티딘(*Zantac*), 파모티딘(*Pepcid*)이 최초의 H_2-수용체 길항제로 개발되었으며, 현재는 일반 의약품(OTC)으로 판매되고 있다. 이들 약물은 위산을 중화시키는 제산제에 비해 작용 시간이 길고 효력이 우수하다. H_2 수용체 길항제는 가벼운 증상에서 중간 정도 위-식도역류질환의 증상 해소에 효과적이지만, 심각한 증상을 동반하는 위-식도역류질환은 궤양성 손상을 동반하고 있는 경우이므로 일차적인 치료는 양성자펌프억제제(proton pump inhibitors)를 고려한다. 메토크로프라미드(*Reglan*)는 장운동을 촉진하는 위장관 운동 **촉진제**

표 27.2

궤양과 위-식도역류질환의 치료 및 관리에 사용되는 위산분비억제제 및 성인에서 경구 투여 용량					
	십이지장궤양				
약물일반명 (상품명)	활동성궤양의 단기처방	유지용량	위궤양	위-식도역류질환	위산과다분비
히스타민 H_2-수용체 길항제*					
Cimetidine (*Tagamet*)	800 mg 취침 전에 또는 400 mg 하루 2번 또는 300 mg 하루 4번	400 mg 취침 전에	800 mg 취침 전 또는 300 mg 하루 4번	800 mg 하루 2번 또는 400 mg 하루 4번	300 mg 하루 4번 초과 금지 2,400 mg/day
Cimetidine OTC (*Tagamet-HB*)	–	200 mg 하루 1번 2주에 2번	–	–	–
Famotidine (*Pepcid*)	40 mg 취침 전에 또는 20 mg 하루 2번	20 mg 취침 전에	40 mg 취침 전에	20 mg 하루 2번 또는 식사 1시간 전	20 mg 6시간마다
Famotidine OTC (*Pepcid-AC*) Famotidine and ibuprofen OTC (*Duexis*)	–	–	10 mg(1 tablet) 하루 2번 식사 1시간 전 식전 복용(do not exceed 2 tablets/day)	–	–
Nizatidine	300mg 취침 전에 또는 150mg 하루 2번	150 mg 취침 전에	300 mg 취침 전에 또는 150 mg 하루 2번	150 mg 하루 2번	–
Nizatidine OTC (*Axid AR*)	–	–	–	75~150 mg	–
Ranitidine (*Zantac*)	300 mg 취침 전에 또는 150 mg 하루 2번	150 mg 취침 전에	150mg 하루 2번	150 mg 하루 2번	150 mg 하루 2번
Ranitidine OTC (*Zantac 75*)	–	–	–	75~150 mg	–
프로스타글란딘(위점막 형성촉진)					
Misoprostol (*Cytotec*)	200 mcg	–	100~200 mcg 하루 4번 식후 또는 식사와 함께 비스테로이드 항염증약물에 의한 소화기궤양의 예방	–	–
양성자펌프 저해제*					
Dexlansoprazole (*Dexilant*)	–	–	–	1일 30 mg	1일 60 mg
Esomeprazole (*Nexium*)	–	–	–	1일 20 또는 40mg	–
Lansoprazole (*Prevacid*)	15 mg 매일	15 mg 하루 1번	–	30 mg/day	60 mg/day up to 120 mg
Lansoprazole OTC (*Prevacid 24*)	–	–	–	150 mg 매일 for 14 days, 속쓰림에 국한하여 처방	
Omeprazole (*Prilosec*)	1일 20 mg	–	1일 20 mg	1일 20 mg	60 mg once a day to 120 mg 하루 3번

(계속)

표 27.2 (계속)

	십이지장궤양				
약물일반명 (상품명)	**활동성궤양의 단기처방**	**유지용량**	**위궤양**	**위-식도역류질환**	**위산과다분비**
Omeprazole OTC (*Prilosec OTC, Zegerid OTC*)	20 mg*** 최소 식사 1시간 전	–	20 mg*** 최소 식사 1시간 전	20 mg*** 최소 식사 1시간 전	–
Pantoprazole (*Protonix*)	–	–	–	1일 40 mg	–
Rabeprazole (*Aciphex*)	매일 20 mg	–	–	1일 20 mg	60~120 mg daily
헬리코박터 피롤리 제균 복합처방**					
Lansoprazole plus clarithromycin plus amoxicillin (*Prevpac*)	1일 30 mg 500 mg 500 mg	–	–	–	1 dose 하루 2번
Omeprazole plus clarithromycin	40 mg 1일 1회 500 mg TID	–	–	–	–
Triple therapy***					
Omeprazole or esomeprazole Clarithromycin Amoxicillin	20 mg 하루2번 매일 40 mg 500 mg 하루 2번 1,000 mg 하루 2번	–	–	–	–
Lansoprazole Clarithromycin Amoxicillin	30 mg 하루 2번 500 mg 하루 2번 1 g 하루 2번	–	–	–	–
소화기 자극제(위장관운동촉진제)					
Metoclopramide (*Reglan, Metozolv ODT*)	–	–	–	10~15 mg 1일 4회 처방 가능하며, 식전 30분	–

** 4~8주 처방　** 헬리코박터 피롤리 제균 항생제 전부를 포함하지 않음　*** 최대 14일 동안 처방*

(prokinetic) 약물로서 상부 위장관의 근육 수축을 선택적으로 증가시키는데, 하부식도 괄약근의 수축 작용이 증가하면 위액이 식도로 역류하는 것을 감소시키는 데 효과적이다. 심한 증상을 동반하는 위-식도역류질환의 경우에는 평생 동안 약물로 치료하는 것을 피하기 위해, 수술을 통해서 손상된 조직을 제거하고 미란의 확대를 억제하는 것도 고려된다. [표 27.3]에 약물을 정리하였다.

생활양식의 변경

Life Style Modification

식사와 생활양식의 변경은 소화성궤양과 위-식도역류질환의 유지 요법에서 중요한 역할을 한다. 환자는 금연과 카페인과 알코올 절제, 그리고 심리적 스트레스를 덜 받도록 해주어야 한다. 가능하다면, 비스테로이드성 항염증약물(NSAIDs)의 복용도 중단하는 것이 좋은데, 류마티스 관절염(rheumatoid arthritis) 환자의 경우에는 지속적인 NSAIDs 복용이 필수적이므로, 이러한 경우에는 양성자펌프억제제(PPI)를 처방한다. 연구 보고에 의하면 식사량 제한(식사 절제 또는 절제된 식단)의 효과는 아직까지 불명확하며, 소화성궤양 환자는 **소화불량**을 유발하거나 그들의 증상을 증가시키는 음식을 제거하도록 권장된다.

특히 위-식도역류질환(GERD) 치료과정의 유지 요법에서, 환자는 식사량을 줄이거나 소식 또는 증상을 줄이기 위해 특정한 음식과 약물의 섭취를 제한해야 한다[표 27.1]. 과체중 또는 비만 환자의 경우 체중 감량이 필요하며, 야간 시간 동안 증상이 심해지는 경우에는 침상에서 머

표 27.3

위-식도역류질환의 치료약물과 약물	
약물	**반응**
제산제(antacids)	역류 위액의 수소이온농도를 증가시킴 국소 세포보호작용
소화기 운동자극 약물	
Bethanechol (*Urocholine*)	부교감신경 활성으로 하부식도 압력을 증가시킴 장관의 연동운동 촉진
Metoclopramide (*Reglan*)	위장과 식도 연동운동 촉진 음식물의 위장배출이 빨라짐
히스타민 H_2-수용체 길항제	
Cimetidine (*Tagamet*) Famotidine (*Pepcid*) Nizatidine (*Axid*) Ranitidine (*Zantac*)	위산분비 감소 위액감소
양성자펌프억제제	
Dexlansoprazole (*Dexilant*) Esomeprazole (*Nexium*) Lansoprazole (*Prevacid*) Omeprazole (*Prilosec*) Pantoprazole (*Protonix*) Rabeprazole (*Aciphex*)	위산분비 억제 위액감소

리 위치를 몸보다 높게 유지하는 것도 위산의 역류를 감소시키는 데 도움이 된다.

LO 27.4

위산분비억제 약물: 위산 억제

ANTISECRETORY DRUGS: SUPPRESSION OF GASTRIC ACID

히스타민 H_2 수용체 길항제

Antihistamine (H_2) Receptor Antagonists

히스타민 H_2 수용체 길항제는 최초의 위산분비억제 약물로서 의학사적으로도 큰 의미를 갖는다. 이 새로운 약물은 수십 년 만에 처음으로 위산 억제 관리의 중요한 돌파구가 되었다. 히스타민은 위산을 분비시키는 강력한 자극원으로 알려져 있으며, 소화기 점막층 안쪽의 비만세포(mast cell)에서 생성되고 유리된다. 히스타민 H_2 수용체는 점막층에 존재하며, 위산과 펩신의 분비에 관여하는데, 과민반응(hypersensitivity)과 알레르기(allergy) 반응에 관여하는 히스타민 H_1 수용체 기능과는 구분된다. 벽세포 또는 산분비세포는 위장벽에 있으면서 위산을 생산하는데, 이는 위분비에 관여하는 수용체가 벽세포에 위치한다는 것을 시사한다. 이때 세포막에 존재하는 콜린성 수용체와 히스타민 수용체가 위산 분비에 관여하며, 가스트린에 의해서도 위산 분비를 촉진한다. 아세틸콜린과 히스타민에 의한 수용체 활성화는 위산분비량을 증가시키고 위산의 산도를 높여준다(pH 감소). 콜린성 수용체와 히스타민 수용체 중 하나가 차단되는 경우는 위산 분비가 감소되는데, 가스트린에 의한 위산 분비도 억제된다.

[그림 27.4]처럼 시메티딘(*Tagamet*), 파모티딘(*Pepcid*), 니자티딘(*Axid*)과 라니티딘(*Zantac*)은 H_2 수용체에 대한 가역적인 길항작용을 나타내며, H_2 수용체 차단은 위에서 위산과 펩신이 분비하는 것을 효과적으로 감소시킨다. 이 약들은 항콜린제도 항진경제도 아니다. H_2 수용체 길항제의 궤양 억제는 직접 작용 효과인데, 위산 분비 신호(secretory stimuli)가 존재하는 경우에도 **분비를 억제(antisecretory)**하기 때문이다. 이들 약물의 효력과 약동학적 특성(생체 내 이용률 또는 혈장단백 결합)은 다양하며, 간장미세 효소대사 체계에 영향을 미친다. 히스타민(H_2) 수용체 길항제 투여에 의한 위산분비 억제는 양성자펌프억제제 투여한 경우에 비해 효과가 적다. 이는 히스타민(H_2) 수용체 길항제는 히스타민 수용체만 차단되어 있는 반면, 양성자펌프억제제는 염산 분비 자체를 차단하기 때문이다. 현재 사용 중인 히스타민 H_2 수용체 길항제를 [표 27.2]에 요약하였다.

임상 적응증

Clinical Indications

히스타민(H_2) 수용체 길항제는 양성 위궤양, 십이지장궤양 및 위산과다의 병리 소견이 있을 때 8주 이내의 단기 처방에 추천된다. 또한 위-식도역류질환과 스트레스 궤양에 의한 위급한 환자(화상, 두개 손상, 외상), 그리고 비스테로이드성 항염증 약물의 장기 복용과 같은 소화관 자극에 민감한 환자에도 유용하다. 이 경우, 약물 치료 후 4주 이내에 환자의 60~80% 궤양이 치료된다. 그러나 4주 이후에도 종종 약물을 복용하는 경우가 있는데, 전체적인 치료나 모든 병변의 박멸과 관련 있지는 않다. H_2 수용체 길항제는 지금도 위산분비 억제를 위해 많이 처방되는 약물이지만, 한때 소화성궤양의 치료의 선택 약물로 인정받던 적도 있었다. 하지만 지금은 양성자펌프억제제(PPI)가 궤양의 회복이나 위산분비 감소 효과에 있어서는 히스타민 H_2 수용체 길항제보다 더욱 효과적이다.

다발성 내분비 선종(multiple endocrine adenomas),

그림 27.4 항궤양(궤양치료)약물의 작용 부위

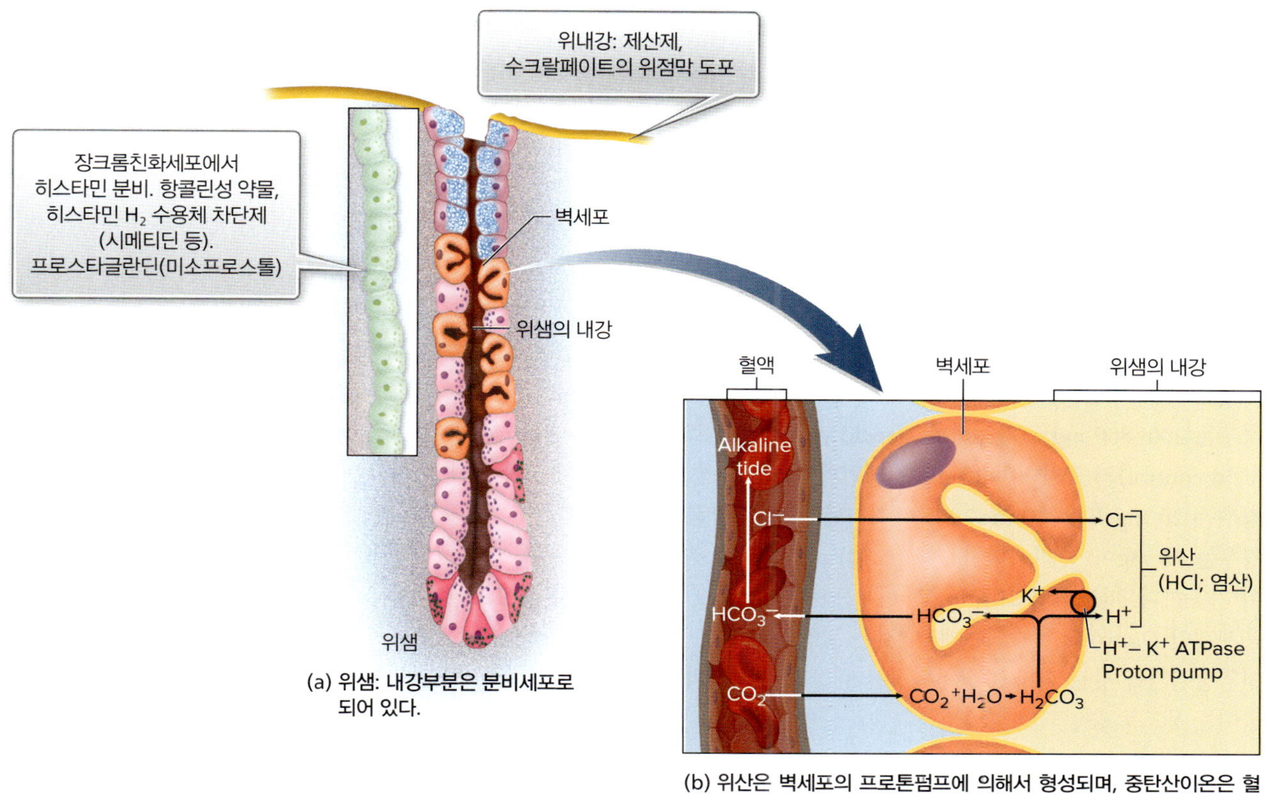

(a) 위샘: 내강부분은 분비세포로 되어 있다.

(b) 위산은 벽세포의 프로톤펌프에 의해서 형성되며, 중탄산이온은 혈액으로 되돌아가며 남은 염소이온과 양성자가 만나서 염산을 형성한다. 양성자펌프억제제(오메프라졸, 란소프라졸), 항콜린성 약물, 히스타민 H_2-수용체 길항제(시메티딘, 니자티딘)과 프로스타글란딘(미소프로스틸)은 염산 형성을 저해한다.

(a) 위장 내강(제산제, 수크랄페이트), 벽세포에서 염산분비 저해(항콜린성약물, 히스타민 H_2 수용체 길항제, 양성자펌프억제제, 그리고 프로스타글란딘 저해제, 위장운동 촉진 약물), 장크롬친화세포에서 히스타민 분비 억제(항콜린성약물), 프로스타글란딘, 히스타민 H_2 수용체 길항제. (b) 벽세포의 양성 자펌프와 위산 형성

비만세포 과활성(systemic mastocystis), 졸링거-엘리슨증후군[Zollinger-Ellison (ZE) syndrome] 등과 같은 분비과다 증상이 있는 경우에도 H_2 수용체 길항제를 사용한다. 졸링거-엘리슨증후군은 가스트린분비세포 종양(gastrinomas)으로 소화기관의 궤양을 일으키는 질병이며, 환자 대부분에서 위산분비 과다가 나타난다. 과도하게 분비된 염산이 소장으로 흘러가는 경우 심한 설사가 유발되며, 위산과 펩신은 소화기관에 미란을 형성하고 소화성궤양을 일으킨다. 졸링거-엘리슨증후군 환자의 치료에서 증상의 호전이 없는 경우에 H_2 수용체 길항제 1일 3회 처방이 효과적이다. 시메티딘과 라니티딘을 3~6 g/day 처방하여 궤양치료에 사용하며, 궤양의 재발을 방지할 목적으로 H_2 수용체 길항제를 무기한 처방하기도 한다.

[표 27.2]에 H_2 수용체 길항제의 치료 적응증과 권장 용량을 표시하였다.

투여 경로와 용량

Route of Administration and Dosing

니자티딘(nizatidine)을 제외한 모든 H_2 수용체 길항제는 경구 및 비경구 투여로 사용 가능하다. 경구투여의 경우, 약물은 혈액 내로 흡수되고 시메티딘은 90분 이내에, 파모티딘, 니자티딘, 타니티딘은 2~3시간 이내에 혈중최고 농도에 도달한다. 소화기관에 음식물이 존재하는 경우에도 전체적인 약물의 흡수는 영향을 받지 않기 때문에 식사와 함께 투약한다. 시메티딘은 제산제와 함께 복용하는 경우 흡수가 지연된다는 보고가 있지만, 파모티딘, 니자티딘, 라니티딘의 경우는 자료가 명확하지 않다. 그러므로 약물의 흡수에 영향을 미치는 제산제는 시메티딘과 라니티딘을 복용하는 경우 1시간 이후에 복용하여 약물 간의 상호작용을 배제하도록 한다. 그 외의 H_2 수용체 길항제와 제산제의 병용에서 특별한 예방책은 없다. 비록 간 대사가 어느 정도 발생

하긴 하지만 약물의 주요한 대사 경로는 신장이다.

활동성궤양의 치료에 있어서 약물의 처방 용량은 자기 전에 한 번 또는 하루에 2번(BID), 4번(QID) 등으로 다양하다. 궤양 예방 목적 또는 유지 요법에서 처방은 하루 한 번 잠자리에 들 때 복용한다[표 27.1]. 하루 한 번 복용하는 처방 약물은 시메티딘(*Tagamet-HB 200*), 파모티딘(*Pepcid-AC*), 니자티딘(*Axid AR*), 라니티딘(*Zantac 75, 150*) 등으로 약국에서 일반 의약품으로 구매할 수 있으며, 1정당 약물 성분이 몇 mg이 함유되어 있다고 표시되어 있으며, 용량이 클수록 약물 효과도 크다. 하지만, 의사의 처방이 있는 경우보다는 종류가 다양하지 않다[그림 27.5]. 시메티딘(*Tagamet-HB 200*)은 200 mg 정(tablet)인데, 처방이 있는 경우는 200~800 mg도 가능하다. Pepcid-AC는 위산 조절(acid control)의 약자이며 10 mg 정제인데 처방전이 있는 경우는 20 mg 또는 40 mg이다. 나지티딘 일반 의약품의 경우는 75 mg이며, 라니티딘은 75 (150) mg 정제로 구입이 가능하다. 파모티딘 27.6 mg과 이부프로펜 800 mg 병용제제인 *Duexis*도 처방되는데, 이것은 관절염과 같은 만성염증질환을 갖는 환자의 상부위장관 궤양발생의 위험을 줄이는 용도로 승인되었다.

유해 작용
Adverse Effects

히스타민(H_2) 수용체 길항제를 고용량으로 투여하는 경우에는 단기간 처방하거나 장기간 유지 요법을 시행하는 과정에서 약물내성이 쉽게 나타난다. 일반적인 유해 작용은 두통과 변비를 동반하며, 시메티딘은 대개 중증 환자에서 중추신경계 부작용으로 정신혼란, 지남력 상실 등이 나타난다. 간이나 신장질환을 갖고 있는 경우는 시메티딘의 대사 또는 배설이 감소되어 시메티딘의 혈중 농도가 증가하며, 중추신경계 부작용은 노인 환자의 경우에 심하게 일어난다. 니자티딘과 라니티딘은 AST (aspartate amino-transferase), ALT (alanine aminotransferase) 그리고 알칼리인산화효소(alkaline phosphatase) 등의 간 효소 증가와 연관되며, 약물 복용을 중지한 경우 정상 수준으로 회복된다.

이 범주에 속하는 약물에 대한 16세 이하 청소년에 대한 안전 규범은 아직까지 없는데, H_2 수용체 길항제를 필요로 하는 위산과다 또는 소화성궤양의 소아 청소년 환자의 수가 상대적으로 적기 때문이다. 유아에 대해서 이 범주의 약물은 모유 수유를 통해 전달될 수 있으므로 주의하여야 한다.

약물 과다 복용과 관련된 심각한 부작용은 없었으며, 과다 복용에 대한 치료는 대증적 또는 지지적 치료를 사용한다.

약물 상호작용
Drug Interactions

시메티딘은 약물대사 과정에 영향을 주므로 몇몇 약물의 경우 혈중 농도가 상승되는데, 시토크롬 P_{450}에 결합하여 간 미세효소계(hepatic microsomal system) 기능을 억제하고 또한 간으로 유입되는 혈류량의 감소가 이들 약물이 대사되거나 제거되는 것을 감소시키게 된다. 시메티딘은 많은 약물의 대사와 관계 있는 CYP2C9, CYP2D6과 CYP3A4를 포함한 많은 효소의 활성을 저해한다. 라니티딘은 시토크롬 P_{450}에 대한 작용이 시메티딘에 비해 작으며, 파모티딘과 니자티딘은 이 대사경로와는 상관이 없다. 그러므로 간 미세효소계 대사 억제로 인한 다른 약물의 혈중 농도 상승을 피하기 위한 약물의 선택으로는 파모티딘과 니자티딘이 효과적이다. H_2 수용체 길항제에 의한 약물대사가 억제되

그림 27.5 제산제와 궤양 치료 약물

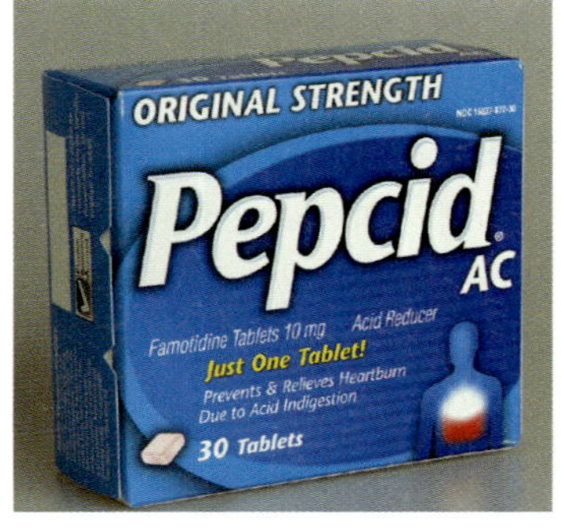

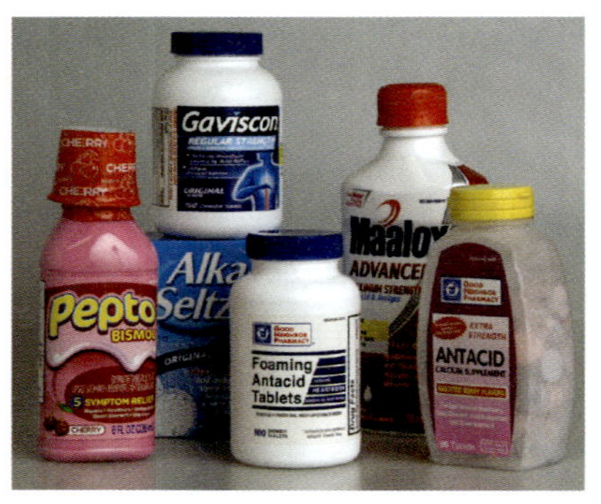

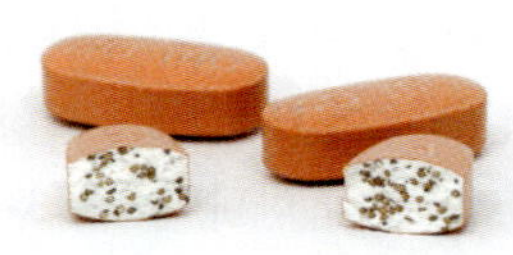

(a) 히스타민 H_2 수용체 길항제인 파모티딘(*Pepcid*). (b) 다양한 제산제. (C) 양성자펌프억제제 오메프라졸(*Prilosec*). 여기에 있는 약물은 일반 의약품(OTC)으로 처방전 없이 구매할 수 있다.

는 약물을 [표 27.4]에 정리하였다. 따라서 이러한 약물의 치료적 혈중 농도를 유지하기 위해, H_2 수용체 길항제 투여 개시 또는 투여 중단에 따라 병용하는 약물에 대한 용량 조정이 필요하다. 항응고약물인 와파린을 시메티딘과 함께 투약하는 환자는 항응고 작용에 변화가 초래되기 때문에 프로트롬빈 시간을 감시해야 한다. 라니티딘은 간장 약물 대사에 영향을 미치지 않지만 제산제와 병용 투여하는 경우에는 약물 상호작용으로 인해 흡수가 지연된다. 디아제팜이나 메토프롤롤과 같은 약물은 라니티딘과의 동시 사용에 영향을 받으며 이를 [표 27.4]에 정리하였다.

H_2 수용체 길항제와 다른 약물을 혼합하여 비경구 투여하는 경우는 시메티딘이 가능하다. 그러나 시메티딘은 바르비튜레이트, 세파만돌나페이트, 세파졸린나트륨, 세파로틴나트륨, 테오필린 용액에 첨가될 때 함께 사용할 수 없다. 이 약물들은 시메티딘과 동일한 주사기에 혼합하는 경우 시메티딘이 침전되기 때문이다.

양성자펌프억제제

Proton Pump Inhibitors (PPIs)

위산분비는 벽세포에 존재하는 수소이온(H^+)과 칼륨이온(K^+)을 수송하는 ATPase 펌프를 억제하면 줄어든다. [그림 27.4]에서처럼 수소이온과 칼륨이온 교환은 염산 생성의 기본인데, 1939년에 양성자펌프억제제라는 새로운 약물이 승인을 받았으며 그중 오메프라졸(omeprazole)이 최초였다. 이들 약물은 수용체를 통하는 것이 아니고, 염산을 유리시키는 분비 체계에 직접 작용하여 이를 억제시키는데, 덱스-란소프라졸(dex-lansoprazole), 란소프라졸(lansoprazole), 라베프라졸(rabeprazole), 판토프라졸

표 27.4

위산분비억제제와 다른 약물의 상호작용

위산분비억제제	상호작용 약물	작용 기전	반응
Cimetidine or ranitidine	제산제, 수크랄페이트	약물흡수 지연	시메티딘 혹은 라니티딘의 약물 효능 감소
Cimetidine	카페인, 칼슘통로차단제, 카바마제핀, 클로르디아제폭시드, 클로르퀸, 디아제팜, 라베타롤, 리도카인, 메페리딘, 메토르롤롤, 메트로인다졸, 펜톡시필린, 페노바르비탈, 페니토인, 프로프라놀롤, 퀴니딘, 퀴니네, 설포닐유레아, 타크린, 테오필린, 트리암테린, 삼환계 항우울제, 와파린	간장(약물)대사 효소억제	상호작용 약물의 혈중 농도를 증가시킴
Lansoprazole, omeprazole	수크랄페이트	흡수지연	란소프라졸과 오메프라졸의 약물 효능 감소
Metoclopramide	알코올, 시클로스포린	위배출 촉진	알코올과 시클로스포린 흡수 증가
Metoclopramide	시메티딘	위배출 촉진	시메티딘 흡수 감소
Metoclopramide	단가아민 산화효소 억제제	카테콜아민류 유리증가	고혈압 초래
Nizatidine	아스피린(하루 3 g 초과 경우)	알려지지 않은 기전	혈청 살리실산 농도 증가
Omeprazole	클래리트로마이신	알려지지 않은 기전	오메프라졸과 클래리트로마이신 모두 혈장 농도 증가
Omeprazole, lansoprazole	디아제팜, 플루라제팜, 트리아졸람, 페니토인, 와파린	대사체계와 간섭	상호작용 약물의 혈중 농도를 증가시킴
Ranitidine	디아제팜, 미다졸람	약물 흡수에 영향	미다졸람의 혈중농도 증가; 디아제팜의 혈중농도 감소
Ranitidine, omeprazole	와파린	와파린 제거율 감소 가능성	저프로트롬빈혈증 증가

(pantoprazole), 에스오메프라졸(esomeprazole) 5종류가 있으며, 이 화합물들은 다른 수용체의 활동에 영향을 미치지 않는다.

현재 이 등급에서 사용 가능한 약물인 오메프라졸, 에스오메프라졸, 란소프라졸, 덱스란소프라졸, 판토프라졸, 라베프라졸은 궤양 관리에 사용된다. 오메프라졸(*prilosec*), 란소프라졸(*nexium*), 에스오메프라졸(*Prevacid*)은 처방전 없이 일반 의약품으로 시판되며[그림 27.5], 최근 FDA 승인을 받은 PPI인 *Dexilant*(덱스란소프라졸)는 2중 구조의 서방형 제제로서 투여 후 1~2시간 동안 1차 흡수가 되고, 4~5시간 후에 2차로 약물이 유리되는 특성을 갖는다.

임상 적응증
Clinical Indications

양성자펌프억제제는 *H. pylori* 감염이 있는 궤양의 치료에 대해 항생제와 함께 투여하는 1차 선택 약물이다. 또한 양성 소화성궤양, 활동성 십이지장궤양, 위-식도역류질환의 단기 치료에 처방되며, 위산 과다분비 때 장기간 치료에도 사용된다. 양성자펌프억제제는 히스타민(H_2) 수용체 길항제에 비해 궤양의 회복과 통증 개선에 효과가 크기 때문에 궤양의 치료에 있어서 선택 약물이다. 궤양은 약물치료 4~8주 이내에 치유되며 그 이상 지속하는 것은 필요하지 않다. 이 약물은 궤양의 치료를 촉진하고 궤양이 자주 발생하는 환자들에서 재발을 예방하는 데 사용한다. 클래리트로마이신(clarithromycin)과 아목시실린(amoxicillin), 그리고 양성자펌프억제의 병용 투여도 궤양 부위의 상처 회복에 도움을 주며, 새로운 양성자펌프억제제인 덱스란소프라졸은 식도의 미란 치료에 승인된 약물이다.

유해 작용
Adverse Effects

경구로 투여하는 양성자펌프억제제는 내성이 쉽게 생긴다. 자주 관찰되는 유해 작용으로는 두통, 복부통증, 설사, 메스꺼움, 변비 등이다. 오메프라졸이 사람의 소화관 세포 기능을 변동시켜 종양에 취약하게 만든다는 증거는 아직까지 발견되지 않았다. 하지만 지속적으로 산 생성을 억제하는 이 약물의 능력 때문에 실험동물을 이용한 연구에서 이 소화관 세포의 변화를 초래한다는 것이 보고되었기 때문에 제품 라벨에 주의사항이 표기되었으며 설명된 조건과 용량 내에서만 약물을 사용할 것이 권장된다. PPI의 장기 사용으로 인한 잠재적 부작용에는 바뀐 GI 산도 및 바뀐 미생물상으로 인한 클로스트리듐 디피실리균(*Clostridium difficile*) 감염과 폐렴, 치매, 만성신질환의 진행 및 말기신부전, 오메프라졸 및 클로피도그렐(clopidogrel)의 사용과 관련된 심혈관질환, 마그네슘 흡수 감소, 골다공증 및 골다공증으로 인한 골절을 포함한다. 그러나 결정적인 자료는 부족하다.

과도한 또는 고용량의 약물을 사용하는 경우에는 적절한 해독제가 존재하지 않기 때문에 증상에 따른 대증요법이 사용된다. 오메프라졸의 경우 혈장단백과 과도하게 결합하는 경우에는 투석(dialysis)을 진행하더라도 약물을 중단하지 않는다.

약물 상호작용
Drug Interactions

오메프라졸(*Prilosec*)은 간 미세효소계에 의해 대사되지만, 디아제팜(diazepam), 페니토인(phenytoin), 와파린(warfarin) 등의 약물과 동시 복용하는 경우 다른 약물의 혈중농도를 올리는 것으로 보고됐다. 오메프라졸은 위장 내용물의 수소이온농도(pH)에 영향을 끼치는데, 이것은 산성 환경에 의존적으로 흡수되는 약물의 흡수를 감소시킨다. 식품의약품안전처는 항응고제제인 클로피도그렐(*plavix*)과 오메프라졸(*Prilosec/Prilosec OTC*)의 약물 상호 작용에 대해 주의경보를 발표하였다. 최근 연구 결과에 의하면 클로피도그렐과 오메프라졸을 함께 복용하는 경우 클로피도그렐의 효과가 저해되어 혈액에서 항응고 작용이 감소되었다. 따라서 혈전을 예방하기 위해 클로피도그렛을 복용하는 환자의 경우 이 약의 효과는 완전히 발현되지 못할 것이다. 덱스란소프라졸은 간의 시토크롬 P_{450}계에 의해 활발하게 대사되는데, 클로피도그렐과 상호작용은 보고된 바는 없다. 란소프라졸, 판토프라졸, 라베프라졸 또한 간 미세효소계에 의해 대사되지만 아직까지 다른 약물과의 상호작용이 보고된 적은 없다.

프로스타글란딘
Prostaglandins

위산분비와 위벽 보호 점막을 생성하는 과정에는 여러 가지 경로와 수용체가 관여한다. 프로스타글란딘 PGE_2와 PGI_2는 지질로 지방산에서 생성되며, 소화기 점막층에 고유한 수용체가 존재하는데, 수용체는 중조(중탄산나트륨) 생성과 점액질을 분비를 매개하며, 생성물질은 결과적으로 위장 내벽의 보호 환경에 영향을 미친다. 또한 이 프로스타글란딘은 강력하게 히스타민 분비를 억제하고 국소 혈관을 확장함으로써 손상 부위의 회복에 도움을 준다. 프로스타글란딘 합성을 억제하는 비스테로이드성 항염증 약물(NSAIDs)은 소화성궤양을 일으키는데, 이것은 프로스타글란딘의 작용이 차단되어 발생하는 것으로 보인다. 그러므로 프로스타글란딘은 이런 역할로 인해 비스테로이드성 항염증 약물에 의한 소화성궤양을 예방하는 데 효과적으로 생각되지만, 궤양의 치료 또는 회복에 널리 사용되지는 않는다.

보건의료인을 위한 참고사항

출산시기 및 가임기 여성의 경우에는 프로스타글란딘 약물의 효과에 대해 알아야 하며, 특히 자신이 처방받은 약을 친구나 친척들에게 주어서는 안 된다.

투여 경로
Route of Administration

비스테로이드성 항염증 약물 또는 아스피린에 의한 소화기궤양의 치료 목적으로 사용되는 프로스타글란딘 약물은 합성약물로서 몇 가지가 인가되어 있다. PGE_1의 전구물질인 미소프로스톨(*Cytotec*)은 경구 투여가 가능하며, 100~200 mcg을 4회 식사와 함께 처방하여 국소 자극을 최소화한다. 200 mcg 농도 처방에서 내성이 생기지 않는 환자의 경우는 100 mcg을 권고한다. 미소프로스톨은 비스테로이성 항염증 약물을 복용하는 동안 발생할 수 있는 소화기궤양 발생에 대한 위험을 회피할 목적으로 동일 기간 동시 처방하는데, 장기간 비스테로이드성 항염증약물(NSAIDs) 치료를 받고 있었던 환자에서 이미 생겨난 십이지장궤양에는 효과가 없다.

유해 작용 및 금기사항
Adverse Effects and Contraindications

프로스타글란딘은 인체에서 많은 생리 효과를 매개하는데, 미소프로스톨 복용은 소화기 및 비뇨생식기계 평활근에 대한 프로스타글란딘의 효과를 나타나게 한다. 미소프로스톨은 설사와 관련이 있으며, 복부 통증, 두통, 복부팽만감, 메스꺼움 그리고 변비 등을 동반한다.

프로스타글란딘은 말초에서 유입되는 통증 매개 경로 외에도, 자궁근육 수축에 직접적으로 관여한다. 미소프로스톨은 매우 특별한 경고 문구를 약병에 부착하고 있으며 그 내용은 '자궁 수축을 통한 **임신중절(abortifacient)** 또는 유산을 초래함'이며, 임신부에 대한 사용은 금기이다. 만약 임신부가 복용한 경우에는 즉시 복용을 중단시키고, 태아에 미치는 위험에 대한 조언을 받도록 해야 한다. 미소프로스톨은 임신중절 또는 부작용 위험 때문에 가임기 여성에 대해 처방할 때는 다른 효과적인 피임법에 대한 설명이 필요하다.

고용량 프로스타글란딘의 득성 효과는 잘 알려져 있지 않지만, 진정, 진전, 심계항진, 고혈압, 서맥, 고열 등이 나타난다.

LO 27.5

위산 중화제: 제산제
ACID NEUTRALIZATION: ANTACIDS

임상 적응증
Clinical Indications

제산제는 속쓰림(haertburn)을 동반하는 위장 통증과 위-식도역류질환의 해소 또는 소화불량, 소화성궤양과 동반된 위산과다의 감소에 승인된 약물이다. 제산제의 사용은 제한된 식단이나 알코올중독 그리고 마그네슘의 결핍을 초래하는 약물(magnesium hydroxide)에 대한 보충적 치료를 하는데, 이외에도 과인산증상(hyperphosphatemia)의 치료에 알루미늄탄산염(aluminum carbonate), 그리고 폐경 후 골다공증(postmenopausal osteoporosis)과 연관 있는 칼슘 결핍에는 칼슘탄산염(calcium carbonate)을 선택하도록 한다.

작용 기전
Mechanism of Action

제산제는 소화액의 산성을 중화시키는데, 분비된 염산을 물과 염으로 변화시킨다[표 27.5]. 수소이온은 물로 수화되면서 위산의 산성을 감소시키고 소화액의 수소이온 농도를 증가시킨다. 위장 내 소화액의 수소이온 농도가 4~5에 이

표 27.5

제산제에 의한 위산(HCl)의 중화

제산제	위산	녹지 않는 염
$Mg(OH)_2$ 수산화마그네슘	$+ 2\ HCl \longrightarrow$	$MgCl_2 + 2\ H_2O$ 염화마그네슘
$CaCO_3$ 탄산칼슘	$+ 2\ HCl \longrightarrow$	Ca_2 + 칼슘이온 + H_2O + 이산화탄소 기체
$Al(OH)_3$ 수산화알루미늄	$+ 3\ HCl \longrightarrow$	$AlCl_3 + 3\ H_2O$ 염화알루미늄

표 27.6

처방전 없이 약국에서 구입할 수 있는 제산제 목록

상표명	제산제 성분	제산제 외 활성성분	제형(형태)
Alka-Seltzer Plus	중탄산나트륨(중조)	시트르산, 나트륨, 아스피린 325 mg으로 나트륨 함량은 1,700 mg 이상	발포정제(물에 넣으면 거품이 발생)
Extra Strength Alka-Seltzer	중탄산나트륨(중조)	시트르산, 나트륨, 아스피린 500 mg	발포정제
Di-Gel	수산화알루미늄, 수산화마그네슘	시메티콘, 사카린, 소르비톨	정제, 액제
Gaviscon	수산화알루미늄, 수산화마그네슘	알긴산, 삼규산마그네슘	정제, 액제
Gelusil	수산화알루미늄, 수산화마그네슘	시메티콘, 사카린, 소르비톨	정제, 액제
Maalox	수산화알루미늄, 수산화마그네슘	시메티콘, 사카린, 소르비톨	정제, 액제
Milk of magnesia	수산화마그네슘	—	정제, 현탁액
Riopan	수산화마그네슘 알루미네이트	시메티콘, 사카린, 소르비톨	정제, 현탁액, 액제
Rolaids	이수산화알루미늄 탄산나트륨	—	정제
Tums	탄산칼슘	—	정제, 액제

르면, 펩신의 활성은 완벽하게 차단되며 점막층에 대한 자극도 완화된다.

제산제는 액상 또는 정제로 경구 투여되며 위장벽에 쉽게 도포되는 특징을 갖는다. 제산제의 단점은 작용 시간이 매우 짧은 데 있는데, 공복 때는 30분 정도이고, 음식물이 있는 경우는 완충 역할을 하기 때문에 식사 후 1시간 후에 제산제를 복용하는 경우에는 작용 시간이 2~3시간으로 연장된다.

대부분의 제산제가 직접 위산을 중화시키는 효과와 범위는 대개 비슷하다. 하지만 위산을 중화시키는 능력이 어떤 제산제를 선택해야 하는 것에 대한 기준이 된다. 무수히 많은 제산제가 시판되고 있으며, 단일 또는 복합제제로서 약국에서 처방전 없이 판매되고 있다. [표 27.6]에 표시한 것처럼 대다수 제산제는 마그네슘, 알루미늄, 칼슘이온은 포함하고 있으나, 가장 오래된 제산제는 중조(bicarbonate)로서 대부분 가정에서 모두 구비하고 있는 베이킹소다(baking soda)이다. 제산제는 내복약이므로 자체의 분필 가루 혼합액과 같은 맛의 극복과 풍미를 더하기 위해서 사카린을 첨가하였다. 시메티콘(simethicone)은 가스 제거제가 포함되어 있으며, 두통의 감소나 근위축에 의한 근육통을 감소시킬 목적으로 아스피린 또는 아세트아미노펜을 함유하는 약제도 있는데 [표 27.6]에 정리하였다.

주의점 및 유해 작용

Special Considerations and Adverse Effects

국소작용이 아닌 전신흡수

Systemic Absorption

대부분의 제산제는 전신작용 약물이 아니므로 혈액 내로 흡수되어 효과를 나타낼 필요가 없는 약물군에 속한다. 산을 중화시키는 작용은 소화관 내에서만 필요한 효과이며, 마그네슘이나 알루미늄 또는 칼슘이온 등의 양이온이 소량이라도 혈액 내로 흡수되면 대부분은 신장을 통해서 체외로 배설된다. 제산제는 전신작용을 나타내지 않으며 다른 약물과 상호작용은 소화관 내에서 대부분 일어난다.

중탄산나트륨은 전신작용을 나타내기 때문에 대사성 알칼리증(metabolic alkalosis)을 보이는데, 이는 나트륨 양이온(Na^+) 및 중탄산 음이온(HCO_3^-)의 흡수에 기인한 것이다. 중탄산나트륨의 과량 처방 또는 장기간 처방에 의해 나타나며, 과량의 중탄산염은 혈액 내로 흡수되더라도 신장을 통해 배설되기 때문에 이때 소변은 알칼리성을 띠게 된다. 흡수된 나트륨 이온은 체액 저류를 일으키며 이것은 부종을 야기하거나 혈압 상승을 초래한다. 체액량은 신장 기능이 불완전하거나 심장 기능의 부전 혹은 고혈압을 갖고 있는 환자의 경우에는 매우 민감하고 중요한 사항이므로 이러한 증상을 갖는 환자의 경우 저염식단(sodium/salt restricted diet)을 처방받고 있으므로 이 경우에는 제산제 처방이 역효과를 나타낼 수 있는 상황이 일어날 수 있다.

유해 작용
Adverse Effects

마그네슘이 함유된 위산중화제 처방의 유해 작용은 설사가 나타나며, 알루미늄이 함유된 위산중화제를 장기간 처방하는 경우에는 변비와 **저인산증(인산결핍, hypophosphatemia)**이 유해 작용으로 나타나는데, 이는 수분과 인산의 흡수 저해에 기인되는 효과이다.

전신작용을 나타내는 위산중화제와 우유 또는 칼슘제제를 복합 처방하는 경우 우유–알칼리증후군(milk-alkali syndrome)이 초래되는데, 대사성 알칼리증(metabolic alkalosis), **고칼슘증(hypercalcemia)**, 메스꺼움, 두통, 허약, 그리고 정신혼미 등이 나타난다. 이러한 증상은 위산중화제 처방을 중단함으로써 회복된다.

장기간 위산중화제를 처방하는 경우 **위산의 반동**이 관찰되는데, 위산중화제를 사용하는 동안 수소이온 농도(pH)는 알칼리성으로 증가되나 위산분비세포의 분비는 증가되어 있는 현상으로 위산중화제의 위산 중화 효과에 기인된 것이다.

중탄산나트륨 성분과 관련된 나트륨은 고혈압, 울혈성 심부전 또는 저나트륨 식단을 유지해야 하는 기타 질환이 있는 환자에게 고려될 수 있다. 환자는 제산제를 선택하기 전에 영양분 함량을 읽고 확인해야 한다.

약물 상호작용
Drug Interactions

위산중화제는 다른 약물의 흡수 또는 제거에 영향을 미치는데, 다른 약물과 화학반응을 통해 용해도를 낮추거나 위장관 또는 소변의 수소이온 농도를 변화시킴으로써 나타난다. 경구용 테트라사이클린은 마그네슘이나 칼슘 함유 위산중화제에 의해 흡수가 저해되는데, 이는 위산중화제가 테트라사이클린에 부착되어 용해되지 않는 형태로 화학적 구조 변화를 일으키기 때문이다[표 27.7]. 소변 pH(알칼리성)의 변화는 약염기성 약물의 혈중 농도를 증가시킨다. 퀴니딘(quinidine), 모르핀(morphine), 슈도에페드린(pseudoephedrine)과 같은 약물은 제산제 치료 중에 혈액으로 재흡수된다. 이와 반대로 아스피린, 페니실린, 이소니아지드 같은 산성 약물은 위산중화제를 처방하는 경우 소변이 알칼리성을 띠게 되어 배설이 촉진된다.

LO 27.6

위벽보호제: 수크랄페이트
BARRIER ENHANCERS: SUCRALFATE

작용 기전
Mechanism of Action

수크랄페이트(*Carafate*)는 알루미늄수산화물(aluminum hydroxide)과 황화수크로즈(sulfated sucrose)의 복합제로서 소화성궤양의 회복에 효과가 있는 약물이다. 수크랄페이트는 전신작용을 나타내지 않는 것이 위산중화제와 비슷

표 27.7

제산제와 상호작용을 일으키는 약물

약물	상호작용	반응
알로퓨리놀, 항콜린성약물, 클로르퀸, 클로르프로마진; 페노치아진류, 크르티 코스테로이드, 디곡신, 에탐부톨), 히스타민 H_2 길항제, 철, 이소니아지드, 페니실라민, 살리실산, 테트라사이클린, 갑상샘호르몬	제산제와 결합하여 물에 녹지 않는 복합체 형성	경구 투여 약물의 흡수 감소
약산 약물		
페노바르비탈, 살리실산	제산제에 의해 소변의 알칼리화	약물의 신장 배설증가(약물의 혈중 농도 감소)
약염기 약물		
모르핀, 슈도에페드린, 키니네, 키니딘, 벤조디아제핀류	제산제에 의해 소변의 알칼리화 (독성의 증가)	약물의 신장 재흡수 증가

하며 소화관에만 국소적으로 작용한다. 하지만 위산중화제와는 달리 수크랄페이트는 위장관 수소이온 농도(pH) 변화에는 영향을 미치지 않는다.

수크랄페이트는 손상된 점막층 주변에 보호 장벽을 형성하는데, 알부민 또는 피브리노겐과 같은 단백질에 결합하여 일종의 코팅층을 형성함으로써 소화액이나 펩신 등이 점막층 손상을 가속화시키는 것을 차단하거나 예방하는 효과가 있다. 게다가 수크랄페이트는 펩신의 활성을 억제시키고 담즙염(bile salts)을 흡수하여 이것에 의한 소화관 내벽의 자극을 억제한다. 수크랄페이트는 소량만이 소화관에서 흡수되며 대부분은 소변을 통해 체외로 배설된다. 가장 일반적인 부작용은 변비이다.

임상 적응증

Clinical Indications

수크랄페이트는 십이지장궤양의 단기간 치료에 사용하도록 권고되며 알약 형태(tablet)로만 처방되고, 일반적으로 1 g을 하루에 4번 공복 때 또는 음식물을 섭취하거나 잠자리에 들기 전 1시간에 복용하도록 한다. 궤양 치료에 있어서 수크랄페이트와 위산중화제를 병용 투여하는데, 주의할 것은 수크랄페이트를 복용하기 전후 30분 이내에는 위산중화제를 복용하지 않도록 한다.

약물 상호작용

Drug Interactions

디곡신계 강심배당체(digoxin), 퀴놀론계 항생제(quinolone), 케토코나졸(ketokonazole), 그리고 항응고약물인 와파린(warfarin) 등은 수크랄페이트와 동시에 복용하는 경우 약물의 흡수에 영향을 받게 되어 생체이용률(bioavailability)이 감소하는데, 이는 수크랄페이트가 이들 약물에 직접적으로 결합하여 소화관 내에서 약물의 흡수를 저해하는 형태로 나타나는 약물 상호작용이다. 수크랄페이트는 항간질 약물인 페니토인(phenytoin)의 생체이용률도 감소시키므로 수크랄페이트를 처방받는 환자에서 치료 효과를 유지하기 위한 약물 농도 조정이 필요하다. 이러한 약물 상호작용을 피하기 위해서는 수크랄페이트를 복용하는 시간과 적어도 2시간의 간격을 두고 다른 약물을 복용하도록 한다. 수크랄페이트는 지용성 비타민류(fat-soluble vitamins)의 흡수에도 영향을 끼쳐 장기간 약물을 투여하는 경우에는 지용성 비타민 결핍을 초래할 수 있다. 수크랄페이트를 복용하는 경우에 소량의 알루미늄 흡수가 일어나는데, 만성 신부전(chronic renal failure) 환자의 경우 배설이 원활하지 못하여 알루미늄 축적이 나타나는 임상적 특징이 발생한다. 다른 환자의 경우 수크랄페이트와 알루미늄 함유 제산제를 병용하면 알루미늄이 축적될 수 있다. 그러나 신부전이 없는 환자에서의 임상적 의의는 알려져 있지 않다.

LO 27.7

위-식도역류질환에 사용되는 위장운동 촉진 약물

PROKINETIC DRUGS FOR THE MANAGEMENT OF GERD

메토크로프라미드

Metoclopramide

위장운동 촉진 약물은 상부 위장관 내에서 위산 역류를 방지하고 위 배출을 촉진하는 수축을 일으킨다. 이러한 복합 작용은 잠재적으로 손상을 줄 수 있는 소화 물질을 하부 식도에서 멀리 이동시킨다. 메토클로프라미드(*Metozolv ODT, Reglan*)는 내인성 아세틸콜린의 작용을 강화하여 하부 식도 괄약근의 수축을 자극한다. 메토클로프라미드는 아세틸콜린에 대한 조직 민감도를 증가시키지만 콜린성 수용체와 상호작용하거나 콜린성 신경을 자극하지는 않는다. 상부 위장관 평활근에 대한 선택적 작용은 위식도역류질환의 임상 치료에 유용하며, 특히 치료 과정에서 필요하지 않은 소화액이나 담즙 분비를 동반하지 않는다.

메토크로프라미드는 활동 시기인 낮 시간 동안의 속쓰림(heart-burn)을 감소시키는 데 효과적이며, 특히 음식 섭취 후에도 효과는 지속된다. 약물은 경구 투여로 쉽게 흡수되므로 식사 30분 전에 10~15 mg을 복용하도록 한다. 위식도역류질환에서 메토크로프라미드 치료는 식사 전과 취침 전 복용으로 하루에 4회 처방하며(QID) 8~12주 동안 복용한다. 당뇨 환자는 소화관 공복이 늦어지는 증상이 있는데, 이를 당뇨성 위마비(diabetic gastroparesis)라고 하며 환자는 지속적인 복부팽만, 메스꺼움, 속쓰림을 동반한다.

메토클로프라미드는 다른 치료적 용도와 비경구 투여에도 사용 가능하다. 당뇨병 환자는 지연된 위 내용물 배출을 경험할 수 있다. 당뇨병성 위 마비로 알려진 이러한 생리적 변화는 대개 지속적인 포만감, 구역, 속쓰림을 동반한다. 환자를 안정시키기 위해 정맥 투여가 정당한지 여부는 위의 상태 정도와 동반된 증상의 강도에 따라 결정된다.

메토크로프라미드는 중추신경계의 도파민 D2 수용체를 길항하기 때문에 항암화학요법 환자의 구토를 치료하는 데 있어서도 임상적으로 매우 유용하다.

유해 작용 및 금기사항

Adverse Effects and Contraindications

메토크로프라미드는 심계항진과 빈맥(sinus tachycardia)과 같은 심혈관계 효과를 초래한다. 피로, 불안, 메스꺼움, 설사 등이 일반적인 부작용으로 알려져 있으며 용량 의존적으로 나타난다. 이것은 사용상의 주요 주의사항이므로, 약물의 사용은 위식도역류질환을 갖고 있으면서 다른 약물치료에 반응하지 않거나 당뇨성 위마비를 동반하는 환자의 단기 치료에 시용한다. 처방은 3개월이 넘지 않도록 하며 장기간 고용량의 메토크로프라미드를 처방하는 경우 지연성이상운동증(tardive dyskinesia) 위험성이 증가하는데, 이는 약물을 중단할 경우에도 가능성이 있다. 운동완서는 불수의적이고 반복되는 움직임이 사지에서 관찰되며, 입술의 쩝쩝거림(lip smacking), 찡그림, 혀 내밀기, 빠른 안구 움직임과 깜박임, 입 모양의 일그러짐 또는 손가락의 부정확한 움직임 등이 동반된다. 이러한 증상은 회복이 더디며 치료 약물도 존재하지 않는다. 하지만 몇몇 환자의 경우, 메토크로프라미드를 중단하는 경우 증상은 약해지거나 사라지는 경우가 관찰된다. 어린이 환자나 젊은 환자의 항암화학요법 치료에서 구토억제를 위해서 사용하는 경우에는 추체 외로 효과가 나타나기도 한다.

메토크로프라미드(*Reglan*)는 다음 4가지 조건에서 사용되는 것은 금기이다. 소화관 장운동이 촉진되는 경우 출혈 경향이 커지거나 혹은 천공이 있는 상태에서 처방되는 경우에는 환자는 소화관 출혈, 장천공 또는 장폐색의 위험에 노출된다. 부신수질에서 카테콜아민 분비가 촉진되는 부신 종양인 크롬친화세포종 환자는 이와 같은 소화관 운동이 촉진되는 경우에 부신에서 카테콜아민의 분비가 증가되어 고혈압의 위험성이 증대된다. 환자가 위장관 운동 촉진 약물에 과민성 또는 민감하게 반응하는 경우에도 약물을 처방해서는 안 된다.

마지막으로 간질 환자나 이 약물에 의해 추체외로 반응이 나타나는 경우에도 금기인데, 간질환자의 경우 발작의 빈도나 세기가 증가되기 때문이다.

LO 27.8

구토 조절

MANAGEMENT OF EMESIS

구토가 일어나는 과정

Process of Vomiting

구토는 신체의 자연스러운 방어 기전 중 하나로 장기의 기능 이상 또는 질병에 대한 신호이며, 섭취한 음식물에 유해물질이 포함된 경우 이를 제거하는 경로를 제공한다. **구토(emesis)**는 수의적일 수도 있고(bulimia, 폭식증 환자의 게워내기), 불수의적일 수도 있으며 감기나 독감, 임신, 멀미, 내이도 감염, 또는 약물에 의해서도 나타난다. 구토는 2개의 조절 중추와 5종류 이상의 신경전달물질과 선택적인 수용체가 관여하는 잘 구성된 조절계의 상호작용으로 나타난다. 구토중추(vomiting center, VC)와 화학수용기 방아쇠영역(chemoreceptor trigger zone, CTZ)이 조절중추가 되며, 주요한 신경전달물질로는 세로토닌(serotonin, 5-HT), 아세틸콜린(acetylcholine, ACH), 도파민(dopamine, DA), 히스타민(histamine), 그리고 물질 P(substance P) 등이다. 소화관 또는 내이의 상태 및 움직임에 대한 균형감각 등에 대한 정보는 구심성 콜린성 신경인 미주신경을 통해 구토중추로 직접 전달된다. 혈액 가운데 해로운 화학물질이 있는 경우에는 미주신경을 통해서 화학수용기 방아쇠영역(CTZ)으로 전달된다. 위험한 환경, 독성 물질이 음식에 함유된 경우 또는 대사 과정에서 독성 물질이 생성되었다는 정보가 구토중추나 화학수용기방아쇠영역에 감지되면 신경전달물질이 분비되고, 이는 복부 및 호흡 근육의 수축을 조절하여 죄수를 추방시키듯 입 밖으로 게워내게 만든다[그림 27.6].

구토중추는 내장의 팽창, 뇌압 상승, 회전감각, 내이 미로의 불균등한 자극 또는 통증이 감지되면 바로 흥분되는데 시각, 냄새, 기억 등도 구토중추를 활성화한다. 이와 같은 자극이 전해지면 구토중추는 침샘을 자극하여 침 분비를 증가시키고 횡격막과 상부 위장관 근육을 수축시키며 소화관 연동 운동을 반대 방향으로 일어나게 한다.

구토는 감기 또는 독감과 같은 바이러스 감염의 경우에도 자주 나타나는데, 약물치료가 없는 경우에도 보통 2~3일 지나면 사라진다. 급성 또는 지연된 메스꺼움이나 구토는 방사선 치료나 항암화학요법과 관계가 있다. 급성이라는 것은 치료 24시간 이내에 나타나는 것을 말하며, 24시간이 경과 후에 나타나는 것을 지연 또는 늦은 구토로 구분한다. 조절되지 않은 메스꺼움과 구토는 병원이 아닌 가정에서 치료를 받는 환자의 항암약물 투여와 간호에 악영향을 끼친다. 지속되는 구토는 결과적으로 전해질과 체내 수분 그리고 산-염기 불균형을 일으키는데, 영유아 또는 노인 환자는 이러한 구토 제어가 되지 않는 경우 나타나는 전해질 불균형에 취약하며 생명이 위태롭게 된다. 암이 진행될수록 환자는 만성적인 메스꺼움과 구토를 호소하게 된다. 구토가 위험을 초래하는 다른 상황으로는 일반 환자의 경우 수술 이후에 나타나는 구토로 인해 꿰맨 곳이 찢어지거나 더 위험한 경우로는 눈이나 뇌수술을 받은 환자의 경우, 구토로 인해 압력이 증가되는 경우이다. 멀미는 메스꺼

그림 27.6 메스꺼움과 구토 작용에 대한 중추신경계 조절

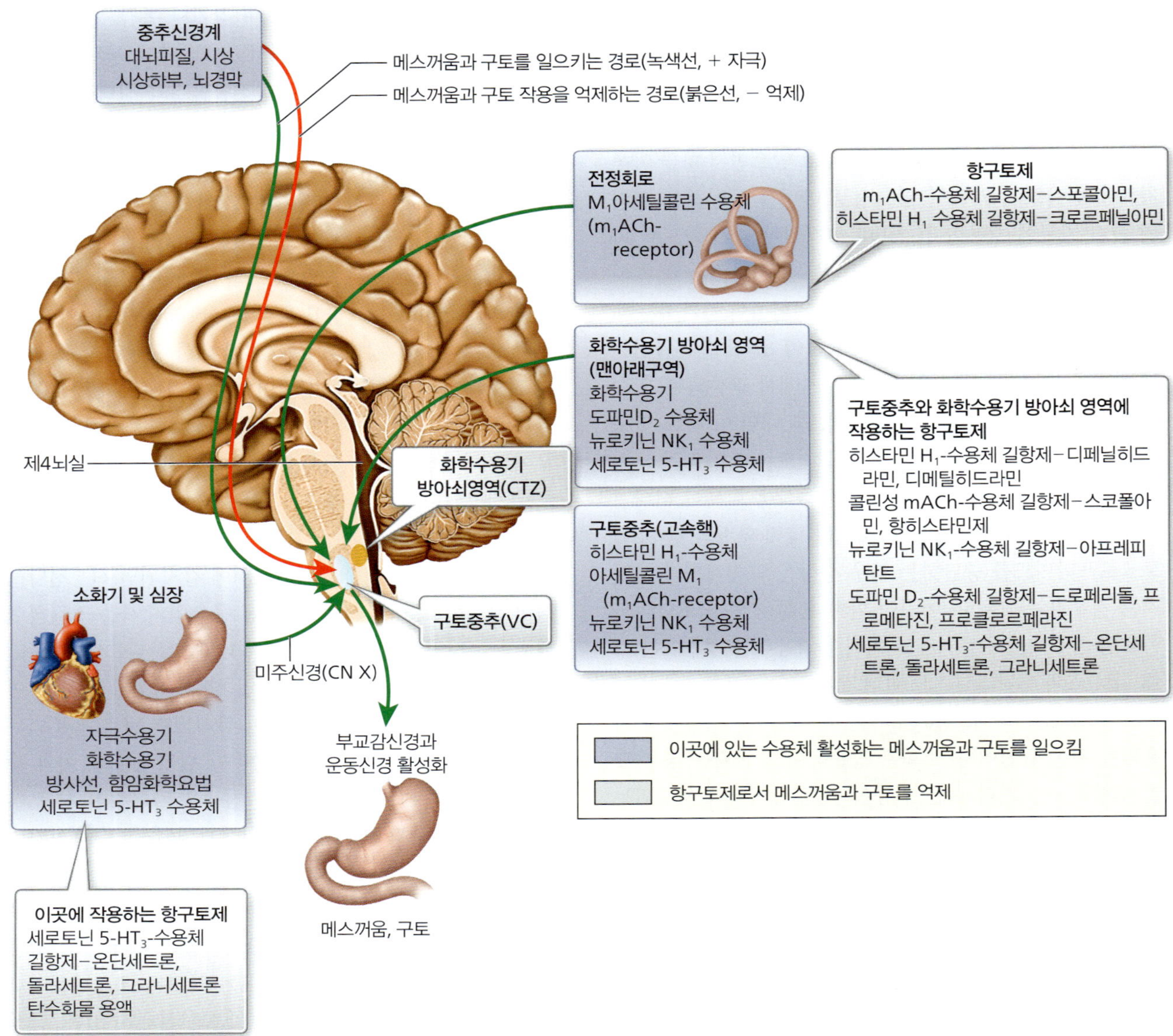

움이나 구토가 종종 동반되는데, 내이의 미로에서 시작되기 때문에 약물을 처방하여 자극이 발생되지 않도록 하면 예방할 수 있다.

LO 27.9

구토억제약물: 항구토제 또는 진토제

DRUGS THAT INHIBIT VOMITING: ANTIEMETICS

임상 적응증

Clinical Indications

항구토제 또는 구토억제제는 임신부의 입덧에서부터 항암화학요법을 받는 환자의 중증도 증상까지 모두 증상을 억제하는 데 주안점이 있으며, 세로토닌 길항제(antagonist)가 항암치료를 받는 환자의 구토 예방 목적으로 사용되고 있다. 항암치료제 사용 전에 투여하는 것이 구토를 감소시키거나 예방할 수 있으며, 이는 환자의 화학요법 도중에 나타나는 불편감이나 치료 중지를 피할 수 있는 방법이다. 이러한 선제적인 조치는 연속되는 화학요법 과정에서 환자 순응도를 증대시키며, 치료과정을 완주할 수 있도록 도움을 준다. 구토억제제는 수술 후 또는 방사선 치료 이후에 발생하는 구토의 억제에도 효과적이지만, 이 경우에는 구토의 발생 빈도가 그리 높지 않으므로 권장되는 상항은 아니다.

극심한 구토의 경우에는 항구토제 단독 처방으로는 어

러움이 있다. 극심하고 지속되는 구토는 체액이나 전해질 균형에 크게 영향을 주는데, 이때 전해질이나 수액 공급은 환자 상태를 안정화하는 데 기본적으로 도움을 준다.

항구토제 종류

Types of Antiemetics

일반적으로 처방되는 구토억제제는 항히스타민제(antihistamines, H_1-antagonists)와 페노티아진(phenothiazine)으로 중추신경계 도파민 수용체와 콜린성 수용체를 억제하여 구토 완화 효과를 나타낸다. 프로메타진(promethazine)은 수술 과정에서 일어날 수 있는 메스꺼움과 구토를 예방할 목적으로 마취 전에 투약한다. 클로르프로마진(chlorpromazine)은 지속되는 딸꾹질을 억제하는 효과도 있다. 항히스타민제는 효과적으로 구토를 억제하는 동시에 콜린성 작용을 억제하는 효과가 있어서 중추신경계 여러 곳에 영향을 미친다. 또한 항히스타민제는 멀미와 관련된 메스꺼움이나 구토를 완화하는 데 효과적이다. 메토크로프라미드(*Reglan*)는 도파민 수용체 억제와 콜린성 수용체 억제 효과를 동시에 갖고 있어서 구토반사(vomiting reflex)를 억제한다.

온단세트론(*Zofran*)과 그라니세트론(granisetron)은 세로토닌 길항제로서 항암화학요법이나 항암방사 선 요법에 의한 구토를 예방하는 데 효과적이다. 드로나비놀(*Marinol*)은 대마의 주성분인 테트라히드로카나비놀(tetrahydrocannabinol)의 유도체로서 일반적인 항구토제와 다른 기전으로 구토억제 효과를 나타내며, 항암화학요법에서 생기는 구토에 약물이 효과적이지 않을 경우 사용된다.

대부분 항구토제의 작용 기전과 작용 장소는 알려진 대로 화학수용기방아쇠영역, 구토중추 또는 두 영역 모두에 작용한다는 것이 확인되었다[그림 27.6]. 구토나 멀미에 사용되는 약물은 [표 27.8]에 제시하였다.

세로토닌 3 수용체 길항제

Serotonin (5-HT_3) Antagonists

세로토닌 3 수용체(5-HT_3 receptor) 길항제는 시스플라틴(cisplatin), 카보플라틴(carboplatin) 등의 구토를 유발시키는 항암제 또는 방사선 치료 및 수술 후 메스꺼움과 구토를 억제하거나 줄여주는 새로운 약물이다. 그라니세트론(granisetron), 온단세트론(*Zofran*), 돌라세트론(*Anzemet*), 팔로노세트론(*Aloxi*)이 이 범주에 속하는 약물로서, [그림 27.5]에서 보듯이 척수의 교감신경과 미주신경을 통해서 중추신경계로 전달되는 구심성 신호전달에서 세로토닌 신호를 차단하여 메스꺼움과 구토를 예방한다. 초기 세로토닌 유발요인은 위장관 점막의 크롬친화성 세포에서 유래되는데, 5-HT_3 길항제는 화학수용기방아쇠영역과 구토중추에서 세로토닌 작용을 억제한다. 제1세대 5-HT_3길항제인 돌라세트론, 그라니세트론, 온단세트론의 항암화학요법으로 초래된 메스꺼움과 구토에 대한 억제 효과에는 약물 간의 차이는 없다. 제1세대 및 팔로노세트론과 같은 제2세대 5-HT_3 길항제는 덱사메타손(dexamethasone)과 아프레피탄트(*Emend*, 뉴로키닌-1 수용체 길항제) 등의 약물과 함께 사용하면 효과가 증대된다. 팔로노세트론을 제외하고는 이 계열의 약물은 [표 27.8]과 같이 경구 및 정맥투여가 가능하며 간장에서 대사되고 신장을 통해서 배출된

표 27.8

구토와 멀미 증상 해소에 사용되는 약물

약물(상표명)	메스꺼움과 구토	멀미
항도파민성 약물		
Phenothiazines		
Chlorpromazine	10~25 mg을 4~6시간마다 경구 투여 처방	해당 없음
Prochlorperazine (*Compro*)	25 mg을 하루 2회 좌약 처방	해당 없음
Promethazine (*Promethgan*)	12.5~25 mg을 4~6시간마다 경구 또는 좌약	해당 없음
	25 mg을 하루 2회, 여행 전 1시간 전 투약	해당 없음
항도파민성 약물		
Metoclopramide (*Metozolv, ODT Reglan*)	항암화학요법 30분 전 1~2 mg 정맥주사 후 2시간마다 2번 용량으로 반복투여 또는 매 3시간 간격으로 3회까지 반복 투여하며, 수술 마칠 무렵 10~20 mg 근육주사	해당 없음

(계속)

표 27.8

약물(상표명)	메스꺼움과 구토	멀미
항히스타민약물(히스타민 H_1-수용체 길항제)		
Antihistamines (H_1-antagonists)		
Diphenhydramine	25~50 mg 하루 3회 또는4회 경구 투여	해당
Dimenhydrinate	50~100 mg 4~6시간마다 경구 투여하며, 하루에 투여 총량이 400 mg 넘지 않도록	해당
Meclizine (*Antivert***)	여행 1시간 전 25~50 mg, 필요한 경우 24시간마다 반복 투여	해당
Methscopolamine (*Pamine*)	하루에 4번 2.5 또는 5 mg 경구 투여	해당
항콜린성약물		
Methscopolamine (*Trans-derm-Scop*)	필요한 경우 귀 뒤쪽에 붙임(키미테)	해당
Trimethobenzamide (*Tigan*)	250 mg 하루 3회 또는 4회, 경구 또는 좌약	해당 없음
뉴로키닌 길항제		
Aprepitant (*Emend*) Fosaprepitant (*Emend*)	4일 처방, 125 mg에 80 mg의 덱사메타존과 세로토닌 길항제를 병용	해당 없음
세로토닌 길항제		
Alosetron (*Lotronex*)	항암화학요법과 함께 1 mg 하루 2회	해당 없음
Dolasetron (*Anzemet*)	항암화학용법 시행 1시간 전 100 mg, 항암화학용법 시행 30분 전 1.8 mg 정맥주사 또는 수술 후 메스꺼움과 구토를 예방할 목적으 로 수술 마치기 2시간 전에 100 mg 경구 투여, 마취 후 메스꺼움과 구토를 예방할 목적으로 마취 끝내기 15분 전에 12.5 mg 정맥주사	해당 없음
Granisetron (*Sancuso*) transdermal patch	암화학요법 시작 1~2일 전에 부착	해당 없음
Ondansetron (*Zofran*)	마취 후 또는 마취 전 2~5분 전에 4 mg 정맥주사하며, 항암화학요법 개시 30분 전 24 mg 경구 투여 또는 8 mg 하루 2회 경구 투여	해당 없음
Palonosetron (*Aloxi*)	화학요법 개시30분 전 0.25 mg 30초 동안 정맥주사 마취 유도 30분 전에 0.075 정맥주사	해당 없음
기타 약물		
Dronabinol (*C-III Marinol*)	화학요법 개시 1~3시간 전 제곱미터당 15 mg 경구투여하며, 2~4시간마다 하루 6회까지 증량	해당 없음
Carbohydrate solution (*Emetrol, Formula EM, Nausea Relief***)	멀미에 15분마다 15~30 ml 복용하고 최대 5회 처방하며, 멀미에는 15 ml	해당
Dextrose, fructose, phosphoric acid	6~8시간마다 300 mg 경구 투여 또는200 mg 근육주사	해당 없음
Trimethobenzamide (*Tigan*)	300 mg PO or 200 mg IM every 6−8 hr	해당 없음
Fosnetupitant/palonosetron (*Akynzeo IV*) combination neuro-kinin/serotonin antagonis	235 mg/0.25 mg IV × 1 dose 30 min prior to chemotherapy given along with a corticosteroid	
Netupitant/palonosetron (*Akynzeo*)	300 mg/0.5 mg PO × 1 dose 1 hr before chemotherapy given along with a corticosteroid	

** 심한 메스꺼움과 구토에 사용　　** 의사의 처방전 없이 약국에서 구매 가능(일반 의약품)*

다. 약물은 내성이 잘 생기며, 부작용으로는 설사, 변비, 어지러움, 두통, 피로, 졸음, 신경과민, 근육경련 등이다. 세로토닌 길항제는 경련이나 운동장애를 초래하지 않는데, 이들 약물은 도파민이나 항콜린성 작용이 없기 때문이다.

뉴로키닌-1 수용체 길항제

Neurokinin-1 Receptor(NK_1) Antagonists

아프레피탄트(*Emend*)는 뉴로키닌-1 수용체 길항제로 최초 개발된 약물이다. 물질 P는 중요한 신경펩티드로서 NK_1-수용체와 결합하여 신경 신호를 전달하는데, 구심성 신경에서 통증 자극을 매개하며 이는 감정이나 구토에 관여한다. 물질 P와 수용체는 도파민, 세로토닌, 아편 유사물질(오피오이드)과 같은 다른 신경전달물질과 함께 뇌간(뇌줄기, brainstem)에서 고농도로 존재한다. 구토 자극이 있을 때, 물질 P와 NK_1 수용체는 구토 조절의 마지막 단계에 작용한다. 아프레피탄트는 NK_1 수용체 선택적 길항제로 물질 P의 작용을 억제하며, 세로토닌이나 도파민 수용체에 대한 효과는 없다. 경구 투여 제제이며 포스아프레피탄트(*Emend*)는 정맥 투여용 제제이며, 간 효소계 CYP3A4에 의해 대사된다. 아프레피탄트는 CYP2C9의 유도인자로서 와파린(warfarin), 톨부타민(tolbutamine)의 대사를 촉진시켜 혈중 농도를 낮추는 작용이 있다. 간 효소계 CYP3A4에 중등도의 길항 효과가 있어 덱사메타손, 메틸프레드니솔론(methylprednisolone), 미다졸람(midazolam), 트리아졸람(triazolam), 파크리탁셀(paclitaxel)의 혈중 농도를 증가시키는 효과가 있다. 아프레피탄트 또는 포스아프레피탄트를 덱사메타손이나 5-HT_3 수용체 길항제와 병용 투여하는 경우에는 4일 처방 일정을 따른다. 온단세트론, 그라니세트론, 팔로노세트론이 세로토닌 길항제의 표준 선택 약물이다.

이외의 항구토제

Other Antiemetics

탄수화물 용액(carbohydrate solution)은 수용체 특이적인 약물이 효과적이지 못할 때 대안으로 사용되는데, 위장에 직접 작용하여 효과를 나타낸다. 인산화탄수화물 용액(*phosphorated carbohydrate solution, Emetrol, 메스꺼움 외환*)은 메스꺼움을 억제하며, 과당(fructose) 또는 덱스트로즈(dextrose) 같은 당과 인산(phosphoric acid)으로 구성되어 있는데, 고삼투용액으로 위장 공복을 지연시키며, 위장관 벽에 작용하여 위장관 평활근 수축을 감소시킨다. 임산부에 효과적이며, 특히 임신 초기 3개월 기간의 멀미 해소 및 유아 또는 어린이에게 유용하다.

작용 기전은 알려져 있지만 트리메토벤자미드(*Tigan*)는 구토중추보다는 화학수용기방아쇠영역을 억제하는 것으로 보인다. 드로나비놀(*Marinol*)은 또 다른 주목할 만한 약물로서 정신활성 물질인 *대마초* 성분을 함유하고 있으며, 사용은 일반적인 항구토제 처방에도 효과를 보이지 않는 경우로 국한된다.

유해 작용 및 금기사항

Adverse Effects and Contraindications

대부분의 경우 페노티아진, 항히스타민제, 세로토닌 길항제의 부작용은 치료 목적으로 장기간 사용하는 경우 나타난다. 부작용은 다양하여 앞 장에서 설명한 것처럼 구강건조, 진정, 어지러움, 설사 그리고 시야혼미 등이 나타난다. 페노티아진, 메트크로프라미드(*Reglan*), 온단세트론(*Zofran*)은 항구토 효과를 나타내는 용량에서 추체외로 효과가 나타낸다. 디페니돌(*Vontrol*)은 항콜린성 효과로 인하여 환각, 지남력 상실, 혼돈 등을 초래한다. 따라서 약물의 투여는 입원환자의 경우처럼 잘 관리된 환경에서 투여할 것을 권고하고 있다.

드로나비놀은 마약류 범주인 Schedule C-III로 구분되며, 남용 가능성이 매우 높기 때문에 다른 항구토제 효과가 없는 경우에 사용한다. 노인 환자의 경우 도취감, 혼돈, 우울, 어지러움 등이 나타나며, 약물 치료를 중단하는 경우에는 조급함(irritability), 불면, 불안 등을 특징으로 하는 금단증상이 나타난다. 드로나비놀은 중추성 교감신경 활성을 증가시키기 때문에 고혈압, 조증, 조현병 환자의 경우에는 주의해야 한다.

탄수화물 인산염을 제외한 다른 약물의 사용에서 주의해야 될 금기사항은 과민성을 나타내는 환자와 임산부이다. 특히 임신부의 사용은 사람에서 안전성이 아직 입증되지 않았다.

당뇨병 환자의 경우에 탄수화물 인산염의 사용은 프룩토즈에 대한 과민성 발현의 가족력이 있는지 주의해야 하며, 이 경우 사용을 피해야 한다. 또한 일반적으로 나타나는 부작용으로는 복부 통증과 설사이며, 고삼투성 용 액이 장에 직접 작용하여 나타나므로 투여 용량 또는 농도와 밀접한 관련이 있다.

환자 안전과 교육

환자에 대한 약물 투여 및 관찰

급성 또는 반복적인 속쓰림, 메스꺼움, 식도염 또는 GI 궤양과 같은 증상 완화에 효과적인 약물은 종종 의사의 처방보다 환자에 의해 사용된다. 환자는 궤양 또는 식단변경이 요구되는 진단을 받기 두려워하기 때문에 정확한 평가를 받는 것이 지연되는 것은 드문 일이 아니다. 이러한 약물들 중 많은 것들이 OTC를 판매되기 때문에, 증상이 재발되면 환자들은 주기적인 재평가를 받기보다 자가 치료(self-medicate)를 한다. 이러한 약물군은 시장 이 확대되고 있으며, 정제(tablet), 액상(liquid), 현탁액(suspension), 좌약(suppository) 등 다양한 형태의 약품이 존재하는데, 반복적인 자가 복용은 치료 효과를 감소시키므로, 환자는 약물 투여에 대한 지도를 받는 것이 치료에서 매우 중요하다.

소화성궤양 치료약물 처방의 법칙

궤양 치료 약물은 매우 효과적이며, 환자의 안전과 성공적인 치료를 위해서는 기본적인 2가지 원칙이 필요하다.

- 증상이 지속되는 경우, 1~2주 약물 복용을 한 후에 의사에 의한 환자 상태 평가가 이루어져야 한다.
- 변이 검게 변하거나, 구토한 후 토사물에서 커피가루(coffee grounds) 같은 검은 물질이 검출되는 것과 같이 출혈이 의심되는 경우에는 지체 없이 의사에게 알려야 한다.

환자의 상태에 관한 평가가 충분하게 이루어진 경우에 국한하여, 적절한 효과를 얻기 위한 방법으로 치료 약물 변화가 필요하다. 출혈은 점막 손상의 발생 또는 손상이 반복되는 것이므로, 출혈성 손상이 추후 생명에 위협을 가져올 수도 있다는 것을 예측해야 한다.

약물 제형에 대한 환자 지도

약물의 제형은 증상을 완화하는 데 효과적으로 구성되었으므로 적절한 복용 시기와 약품의 작용 특성에 대한 설명을 환자에게 해야 한다. 씹어먹는 정제(tablets)는 바로 삼키면 잘 녹지 않아 효과가 나타나기 어려우므로 삼키기 전에 꼭꼭 씹어야 하며, 일반 정제 또는 캡슐 형태 약물은 음식물과 함께 복용하면 안 된다. 오메프라졸은 일반 의약품으로 약국에서 구입할 수 있는데, 복용할 때 씹거나, 부수거나, 쪼개서 먹는 것은 안 되며, 적어도 음식 섭취 1시간 전에 복용하도록 한다. 오메프라졸의 약국 구입 복용은 하루에 1정을 가득 채운 물 한 잔과 함께 복용하며, 14일까지 복용하는데, 최소 4일 이상 복용해야 효과를 볼 수 있다. 만약 약물 복용을 잊어버린 경우, 이를 만회할 목적으로 한꺼번에 2정을 복용하는 것은 피해야 한다. 란소프라졸 캡슐은 약물 복용이 어려운 경우에 캡슐을 분리하여 가루를 사과즙 등에 섞어서 복용해도 된다.

서방정은 쪼개거나 씹어서 먹는 것은 안 된다. 이러한 제형의 약물이 약물의 일정 시간 동안 치료 혈중 농도를 유지하도록 특별히 고안해서 제작되었기 때문이다. 발포형(effervescent) 정제는 삼키기 전에 물에 완전히 녹여야 하므로 거품이 만들어지는 시기에 복용해서는 안 된다.

고삼투성 용액을 메스꺼움이나 구토 치료에 사용할 경우 희석시켜서는 안 된다. 이들 약물은 함유된 고농도 당성분이 효과를 나타내기 때문에 용제의 희석은 약물의 효과를 감소시킨다. 부착 형태인 패치(transdermal patch) 제형은 피부에 털이 많거나, 상처 부위, 그리고 잘라서 사용해서는 안 된다.

스코폴라민(scopolamine)의 경우, 귀 바로 뒤에 접착하여야 하며, 패치 부착 전에 환자는 반드시 손을 청결하게 하고, 부착 후에는 손을 반드시 비누로 씻어내야 하는데, 손에 묻어 있는 약물에 의해 눈을 비비거나 하면 동공이 확대되고, 시야가 흐릿해지는 등의 약물 부작용이 우려되기 때문이다.

위산중화제 상호작용

위산중화제를 다른 소화관 궤양 치료 약물과 동시에 복용하는 경우에는 궤양 치료 약물의 용법이나 피해야 되는 경우를 명확하게 알려주어야 한다. 환자의 경우 산부인과나 안과 등 다른 의사에서도 다른 질환에 대한 처방을 받을 수 있으므로, 위산중화제를 복용하고 있다는 것을 해당 의사에게 알려주어야 처방 약물의 상호작용이나 호환되지 않는 경우를 대비할 수 있다.

시메티딘과 라니티딘 등의 히스타민(H_2) 길항제(H_2-antagonists)는 위산중화제와 함께 복용해서는 안 되며, 반드시 1시간 간격의 복용 시간 차이가 나도록 해야 한다.

수크랄페이트는 반드시 공복 상태에서 복용해야 되므로, 식사 전 1시간 이전에 복용하도록 한다. 위산중화제는 수크랄페이트 복용 2시간 전이나, 복용 2시간 이후에 복용하도록 한다. 마그네슘 함유 위산중화제는 과량 복용하는 경우 하제로 작용하여 설사를 유발시키며, 알루미늄 또는 칼슘을 함유한 위산중화제는 변비를 일으킨다.

헬리코박터피롤리 박테리아 치료

H. pylori 치료를 위한 병용요법 환자의 경우 약물복용은 많은 양의 물과 함께 하도록 한다. 약제에 함유된 테트라사이클린은 하부 식도에 자극을 주므로 충분한 물과 함께 복용하는 것이 자극을 줄이는 방법이 된다.

H. pylori 박멸을 위한 병용요법에서 테트라사이클린은 여성 환자의 경우, 피임약 복용 여부를 확인해야 하는데, 테트라사이클린은 경구 피임약의 효과를 감소시키기 때문이다. 때때로, 환자는 항생제 처방을 받는 경우 복용하고 있는 경구피임약 효과 감소에 따른 다른 형태의 피임약에 대한 조언을 받아야 한다.

메트로니다졸(metronidazole)이 항생제로 포함된 경우에는 환자에게 치료 기간 동안 음주하지 말 것을 설명해야 하는데, 알코올이 함유된 약제도 여기에 포함된다. 메트로니다졸은 디설피람과 같은 알코올의 존증 치료제와 같은 반응을 나타내므로, 알코올 대사를 저해하여 음주 후 메스꺼움과 구토를 유발한다.

비스무스염은 혀를 검게 변하게 하는 미용에 대한 문제를 발생시키는데, 위험한 것은 아니며, 약물 중단 후에는 사라진다. 위산중화제는 란소프라졸의 경우 함께 사용한다.

일반적으로 나타나는 부작용

항구토제는 졸음이나 진정 효과 그리고 판단장애를 유발한다. 환자는 이러한 부작용이 있기 때문에 운전, 기계장치의 조작 등의 숙련된 작업에 대한 부작용의 위험에 대해 설명과 안내를 받아야 한다. 환자는 음주 또는 중추 신경 안정제 등의 동시 복용은 진정 효과, 정신혼미, 우울 등의 증상이 심해지므로 이에 대한 설명을 해주어야 한다.

임신 중 사용

미소프로스톨을 제외한 위식도역류질환 또는 소화성궤양 치료 약물은 식약처(FDA)에서 정한 임신 범주 B, C 등급의 약물이다. 미소프로스톨은 임신부에게 사용해서는 안 되는 임신 범주 X에 해당되며, 안전성에 대한 어떠한 연구도 임신부에 대해 이루어지지 않았다. 예전부터 위산중화제는 단기간 사용하여도 태아에 대한 유해 반응은 없는 것으로 알려져 있어, 임신부에 대한 약물 처방은 오직 위산중화제만 경확한 안전성을 가지고 있다.

미소프로스톨은 임시 범주 X에 해당하는 약물로서 유산을 일으키거나 위험한 자궁출혈을 일으키므로 임신부에 대한 사용은 금기이다. 여성 환자는 미소프로스톨 처방에 있어 임신과의 연관성을 반드시 안내받아야 하며, 환자가 임신이 된 경우에는 의사는 바로 약물의 위험성을 알려야 한다.

임상시험에서 임신부에 대한 사용 안전성이 확립되지 않았으므로 탄수화물인산염 용액을 제외한 항구토제는 임신부에게 사용이 권고되지 않는다. 항생제 병용 처방을 통한 *H. pylori* 치료를 하는 과정에서 환자가 임신이 된 경우에는 지체 없이 의사에게 임신 사실을 통보해야 한다.

복습 문제 _Chapter Review

업무에 필요한 지식 _Applying Knowledge on the Job

※ 비판적 사고를 통해 다음 질문에 답하시오.

1. 타가메트 혹은 잔탁은 흔히 궤양 환자에게 처방되는데, 아래 환자에게 필요한 처방을 둘 중에서 고르고 이유를 설명하시오.
   a. 환자A는 고혈압으로 인해 토프롤을 복용하고 있다. **(27.4)**
   b. 환자B는 혈전증으로 인해 쿠마딘을 복용하고 있다. **(27.4)**
   c. 환자C는 불안 때문에 바리움을 복용하고 있다. **(27.4)**

다중 선택 문제 _Multiple Choice

※ 다음 중 옳은 답을 고르시오.

1. 소화성궤양의 가장 흔한 원인은? **(27.3)**
   A. alcohol
   B. GERD(gastroesophageal reflux disease)
   C. NSAIDs(nonsteroidal antiinflammatory drugs)
   D. Helicobacter pylori
   E. hypersecretory conditions

2. 시스플라틴 항암화학요법을 받은 환자가 심한 메스꺼움과 구토 증상을 보였다. 어떤 약물을 선택하는 것이 환자의 메스꺼움과 구토를 감소시킬 수 있는가? **(27.9)**
   A. bismuth subsalicylate 같은 위장운동촉진제
   B. serotonin(5-HT_3) antagonists
   C. proton pump inhibitors
   D. antisecretory drugs
   E. diphenhydramine

3. 소화성궤양의 원인은? **(27.2)**
   A. 위내 점액질 부족
   B. 억제된 위산 생성
   C. 식도로 답즙산의 역류
   D. 유전적 원인
   E. 위내 점액 과다 분비

4. 위-식도역류질환과 위궤양을 앓고 있는 환자의 일차적인 치료 목표는? **(27.2, 27.5)**
   A. 점액생성 증가
   B. 위산생성 억제와 증상완화
   C. 돌창자(회장)의 미란 예방
   D. 제산제로 마그네슘과 칼슘 수치 유지
   E. 프로스타글란딘을 투여하게 한다.

제 28 장

장운동에 영향을 미치는 약물

Agents That Affect Intestinal Motility

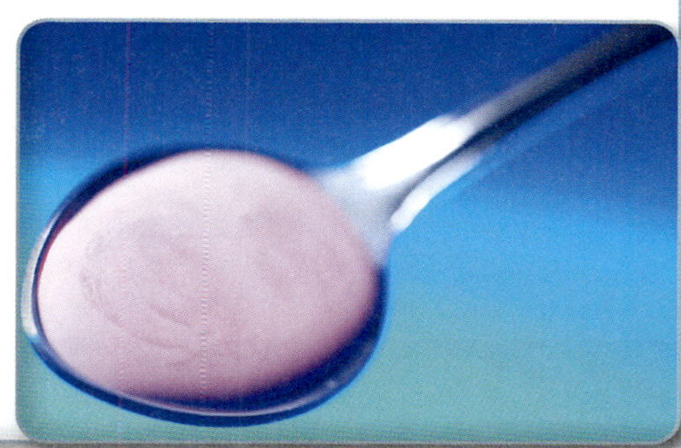

Ingram Publishing/AGE Fotostock

핵심 용어_Key Terms

mu-opioid 수용체 길항제(μ-opioid receptor antagonist): mu-opioid 수용체를 차단하는 약물

과민성대장증상(irritable bowel syndrome, IBS): 복부 통증, 경련, 팽창, 설사, 변비 등을 동반한 대장의 기능성 문제

발효(fermentation): 대장 미생물을 이용하여 탄수화물을 기체와 알콜로 대사하는 과정

배변(defecation): 장 내용물이 변을 통해서 몸 밖으로 나가는 과정

배설(evacuation): 장으로부터 쓸데없는 물질을 제거하는 과정

변비(constipation): 배변 횟수가 정상보다 적거나 배변하기 어렵도록 변이 만들어지는 현상

삼투질 농도(osmolality): 액체에 녹아 있는 입자의 농도

삼투현상(osmosis): 이온의 움직임을 따라서 막을 통해 물이 움직이는 과정

설사(diarrhea): 변의 빈도나 양의 변화를 동반한 묽은 변의 상태

설사제(cathartic): 배변을 촉진하는 물질

연동운동(peristalsis): 장의 특징인 파도 모양의 움직임으로, 근육의 수축과 이완으로 장 내용물을 직장으로 옮기는 것

연화제(emollient): 피부나 점막에 대한 자극을 줄여주는 물질

염화채널 활성제(chloride channel activators): 염화이온의 투과를 촉진하는 물질

완화제(laxative): 장의 움직임을 촉진하는 물질

저나트륨혈정(hyponatremia): 혈액 중 나트륨이 정상 농도보다 낮은 것

저칼륨혈증(hypokalemia): 혈액 중 칼륨이 정상 농도보다 낮은 것

전해질(electrolyte): 나트륨, 칼륨, 염화물 등의 용액 중에 존재하는 이온

체류시간(transit time): 음식이 입에서부터 항문으로 이동하는 데 걸리는 총시간

탈장(hernia): 정상적으로 안에 존재하여야 하는 장기가 밖으로 나오는 것으로, 예를 들면 복강 밖으로 장기의 조직이 나오거나 위가 횡격막을 통해 올라가는 현상(hiatal hernia–틈새탈장)

흡착제(adsorbent): 다른 물질에 흡착하는 능력을 갖고 있는 물질

학습 목표_Learning Outcomes

이 장을 학습한 후 다음 사항을 할 수 있어야 한다.

28.1 장의 기능과 배변 과정을 설명할 수 있다.

28.2 설사의 주요 원인과 유형에 대해 설명할 수 있다.

28.3 단순 설사를 조절하는 약의 기전을 설명할 수 있다.

28.4 완화제와 하제를 사용하는 변비의 주요 원인을 설명할 수 있다.

28.5 각 완화제의 작용 기전을 설명할 수 있다.

들어가며_Introduction

영양소와 물은 소장과 대장에서 흡수된다. **'연동운동'**으로 알려진, 장 근육의 율동적인 파도형의 수축은 장 내용물의 이동을 촉진한다. [그림 28.1]에서와 같이 결장 혹은 대장에서는 소화된 물질 중 물을 흡수한다. 결장으로 이동한 약 90%의 액체와 결장에 존재하는 미생물에 의해서 생성된 비타민 K가 이곳(결장)에서 흡수된다. 최종적으로 흡수되지 못한 물질들은 변으로 만들어져서 몸 밖으로 제거된다. 일반적인 배변 과정이나 빈도가 중단될 때 설사나 변비가 발생할 수 있다. 이러한 상태에 적합한 약을 이해하기 위해서는 장의 움직임과 배변 과정에 대한 이해가 필요하다.

그림 28.1 대변의 생성

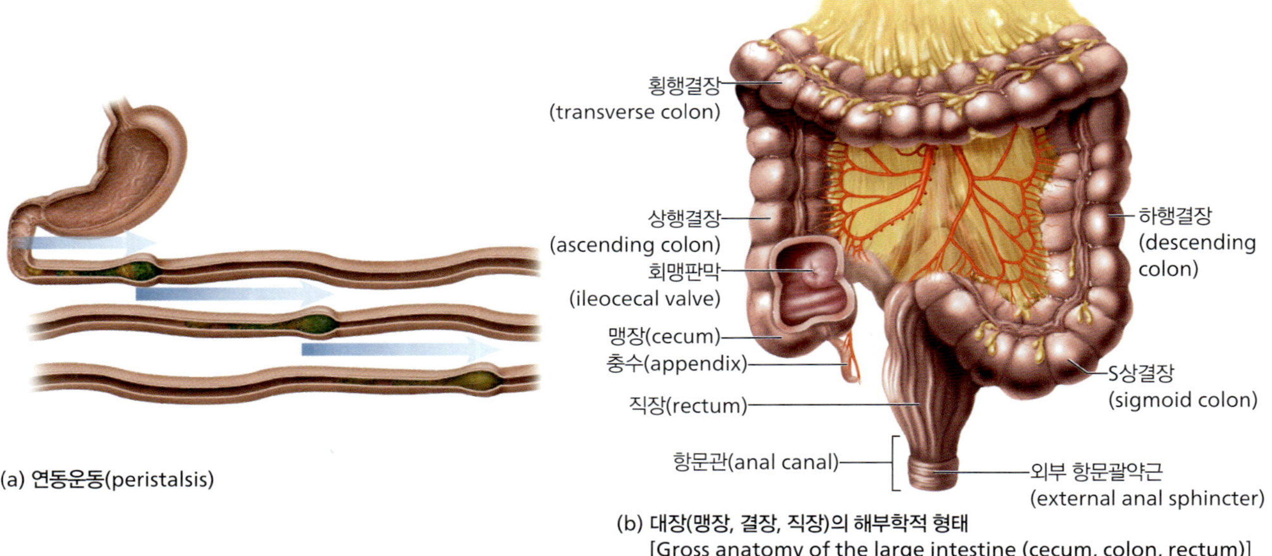

(a) 연동운동(peristalsis)

(b) 대장(맹장, 결장, 직장)의 해부학적 형태 [Gross anatomy of the large intestine (cecum, colon, rectum)]

(a) 연동 운동: 소장의 수축(연동 운동)으로 소화된 음식이나 유미즙(chyme)이 결장으로 이동하는 것

(b) 대장(맹장, 결장, 직장)의 해부학적 형태: 대장은 흡수되지 않은 물질로부터 물과 무기물을 흡수하고 배변을 위해서 변을 직장으로 옮긴다.

LO 28.1

장의 기능
BOWEL FUNCTION

배변 과정
Process of Defecation

부교감신경계의 조절을 통해서 비어 있는 직장으로 변이 움직이면 직장의 압력이 증가하고 변의가 촉진된다. 항문 괄약근이 이완되고 연동 운동이 촉진되면 배변이 시작된다. **배변(defecation)**이 적절하다고 판단되는 경우(자발적 통제), 외부 항문괄약근이 이완되고 배변이 촉발된다[그림 28.2]. 배변을 위해서 개인은 자발적으로 복압을 상승시키고 대장 내에 존재하는 찌꺼기를 **제거**하도록 한다. 그러나 대장은 정서적인 스트레스나 변화에 매우 민감해서 자율신경계의 자극에 의해서 촉진되거나 억제될 수 있다. 부교감신경 섬유(cholinergic)의 자극은 장운동을 촉진하지만 교감신경 섬유(adrenergic)의 자극은 장운동을 억제한다.

그림 28.2 배변의 수의·불수의적 신경 조절

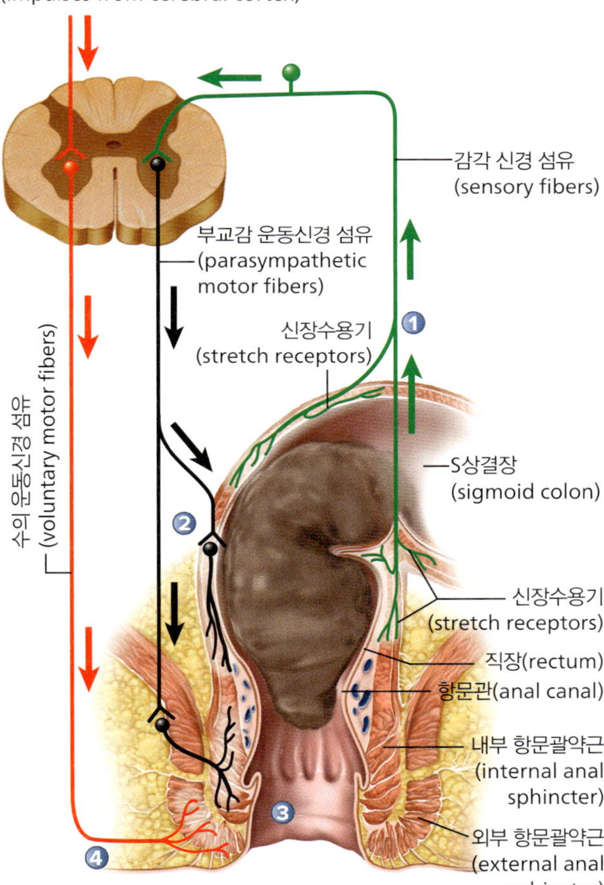

1 대변이 직장으로 늘어지며 척수로 신호(대변이 직장으로 늘어지는 자극)를 전달하는 신장 수용기(stretch receptor)를 자극한다.

2 척수반사는 직장 수축을 자극한다.

3 척수반사는 2과 함께 항문 내부 괄약근의 자극을 줄인다.

4 뇌로부터의 부적절한 배변 자극을 억제하고 항문 외부 괄약근을 수축하며 괄약근이 이완할 때만 배변이 이루어진다.

때때로 장운동은 극단적으로 변화해서 정상적인 장 기능을 손상시킨다. 장운동의 증가는 대변을 장으로부터 직장으로 빠르게 옮기기 때문에 대변의 **운반 시간**은 단축되며 이렇게 증가된 운동은 대장의 물 흡수를 저해하기도 하여 결국 설사를 유도한다. 반대로 장운동이 저하되면 대변이 장내에 머무는 시간이 증가되어 대장의 물 흡수가 증가되고 대변이 단단하게 되어 배변의 어려움을 가져올 수 있으며 배변 빈도도 적게 된다. 변비는 대표적인 장 기능 이상이다.

LO 28.2

설사
DIARRHEA

설사는 장운동의 증가에 따른 하나의 증상이다. 급성 설사는 활변(loose stools)의 생성과 관련이 있으며 건강한 사람은 14일 이상을 넘지 않는다. 30일 이상 설사가 유지되는 것을 만성 설사라고 정의하며 체중감소, 근육약화, 전해질 불균형을 동반한다. 오랜 시간 설사가 지속되면 많은 양의 물과 나트륨, 칼륨, 염화물이 변을 통해 소실되며 이러한 소실의 결과로 탈수와 **전해질** 불균형이 초래된다. 만성 설사가 어린이에게 더 많이 발생하지만 건강상태/영양상태가 좋지 않거나 특히 노인인 경우 심각한 건강상 문제를 초래한다.

설사의 유형
Types of Diarrhea

설사는 발생 기전에 따라 운동 증가, 분비성, 염증성 혹은 삼출성, 삼투압으로 구분한다. 운동성 증가에 의한 설사는 [표 28.1]과 같이 구분할 수 있다. 설사의 원인에 근거한 정확한 진단은 설사 치료를 위한 적합한 약의 선택에 매우 중요하다. 예를 들면 박테리아나 바이러스, 아메바 등의 미생물이 위장관 내에 감염되면 국소 염증이나 자극을 유도하며 이들을 배출하기 위해서 위장관 운동이 증가된다. 감염으로 유도되는 설사는 적합한 항생제나 항바이러스제를 복용함으로써 치료된다. 만성감염 중 발생할 수 있는 수분이나 전해질 불균형은 경구 혹은 정맥으로 수분이나 전해질을 공급함으로써 해결할 수 있다.

특정한 약물치료의 경우 장관계 운동 증가, 분비, 삼출, 삼투압 등으로 인한 부작용으로 설사를 유도할 수 있다. 젖당에 대한 내성은 젖당 입자가 장관 내로 물을 끌어들여서 삼투압으로 인한 설사를 유도할 수 있다. Sorbitol(무설탕 제품의 대량 감미료)을 과하게 먹는 경우도 삼투압으로 인한 설사를 유도할 수 있다. 부교감신경계를 자극하거나 교감신경계를 억제하거나 장관계를 직접적으로 자극하거나 장내 상재균을 억제하는 광범위 항생제를 사용하는 경우 설사를 유도할 수 있다. 이러한 경우 특정한 약의 용량을 줄이거나 중단하는 것으로 설사를 치료할 수 있다.

표 28.1

장운동의 촉진을 통해 설사를 유도하는 요소들

요소		치료법
장운동을 촉진하는 요소		
a. 급성 위장관 감염 Bacteria *Salmonella* *Shigella* *Escherichia coli*	감염된 음식	적합한 항미생물제제
Virus Cytomegalovirus Herpes simplex virus, viral hepatitis Rotavirus(어린이), norovirus	면역약화 환자 장염바이러스 설사/염증(stomach flu)	항바이러스제(ganciclovir) 항바이러스제(valacyclovir) 알코올 및 염소계 소독제
Protozoa *Entamoeba histolytica* *Giardia lamblia*	감염된 물에 의한 “여행자 설사(traveler’s diarrhea)”	항생제 Rifaximin(*Xifavan*)
b. 약 제산제 지사제와 혈압약 항생제 화학요법제 콜히친(colchicine) 비스테로이드 항염증제(NSAIDs) 완하제		약의 사용량을 줄이거나 멈추기
c. 담즙산염 흡수저하		cholestyramine resin
다른 의학적 문제로 인한 장 운동 증가		
a. Chronic gastroenteritis resulting from Anemia Carcinoma Diabetes Neuropathies		Antidiarrheal drugs Loperamide (*Imodium*)
b. Colitis, irritable colon resulting from emotional stress Colon disorders (IBS, Crohn’s disease)		Antidiarrheal drugs Loperamide (*Imodium*)
장관 내 삼투압 증가		
젖당(lactose) Sorbitol(인공 감미제) 마그네슘 함유 제산제		약의 사용량을 줄이거나 멈추기

LO 28.3

단순 설사의 치료

TREATMENT OF SIMPLE DIARRHEA

흡착제

Adsorbents

단순한 기능성 설사는 대부분 잘못된 식습관과 정서적 스트레스와 관련 있다. 장운동의 증가 원인에 대한 이해는 매우 어렵거나 불가능하므로 약한 설사의 효과적 치료는 원인을 제거하기보다는 증상을 줄이는 것으로 진행된다. 비특이적 설사의 치료에는 흡착제, 항콜린제(anticholinergics), 오피오이드(opioid) 약물 등이 사용된다[표 28.2]. 이러한 지사제의 작용 기전은 장운동을 억제(항콜린제와 오피오이드)하거나 장의 자극을 제거(흡착제, 항생제)하는 것이다.

비스무스 염(bismuth salts)(*Pepto-Bismol, Kaopectate*)은 장에서 작용하며 알약이나 액상의 형태로 경구 적용된다. 이 약은 특정한 수용체에 작용하는 것이 아니며 생체 내로 흡수되지도 않는다. 장관 내에서 흡착제는 미생물, 소화 효소 혹은 독성 물질과 같은 자극적인 물질과 결합하여 변으로 배출한다. 이러한 약리 기전으로 흡착제는 비타민, 무기질, 다른 약과도 복합체를 이루어서 이러한 물질의 생체흡수를 저해한다. 따라서 일반적으로 흡착제는 음식이나 다른 약과 함께 사용하지 않으며, 다른 경구약의 투약과 2~3시간의 간격을 둔다. 제품에 따라서 하루 최대 6회에서 8회 투여하며 현탁액은 투여하기 전 흔들어서 약이 고르게 분산되도록 투여하여야 한다. 일반적으로 소화불량이 발생하지만 적용이 용이한 편이다.

여행자 설사(traveler's diarrhea)는 해외 여행자에게서 다발하는 질환이며 여행을 시작한 후 첫 1주에 다발하지만 귀국 후에도 발생하기도 한다. *Pepto-Bismol*과 같은 흡착제가 일반적으로 사용되며 특히 여행지에서 오염된 물이나 음식물을 제대르 세척하지 않아서 발생한다. 흡착제는 미생물의 감염 예방 목적으로 하루 4회 2정을 투여하며 미지의 미생물을 변으로 제거하기 위해 활용된다. 또한 항생제도 사용되며 리팍시민(*Xifaxan*)은 *E. coli*에 의해 야기되는 여행자 설사에 흔히 사용된다. 리팍시민(rifaximin)은 장관에서의 미생물 증식을 억제하며 성인에게 3일간 하루 200 mg씩 3회 처방하지만 시겔라(shigella)나 원충류에 의한 출혈성 설사에는 사용하지 않는다.

표 28.2

설사에 대한 임상 치료제

치료제(상품명)	적용방법	성인 대상 경구용량
흡착제		
Bismuth subsalicylate (*Kaopectate, Pepto-Bismol, Bismatrol, Pepto-Bismol Maximum Strength*)	OTC	30분에서 1시간마다 2정 혹은 30 mL으로 투여하되 24시간 내에 8회를 넘지 않도록
항생제		
Rifaximin (*Xifaxan*)	처방	3일간 200 mg을 하루 3번
Opioid 대사체		
Difenoxin과 atropine (*Motofen*)	CV	3~4시간마다 2정씩 투여하되 24시간 내 8정을 넘지 않도록
Diphenoxylate와 atropine (*Lomotil, Lonox*)	CV	하루 4회 5 mg까지
Loperamide (*Imodium A-D*)	OTC와 처방	4 mg씩 투여하되 하루 8 mg까지
아편계		
Paregoric (*Opium Tincture*)*	CII	하루 4회까지 투여하되 물에 섞어서 5~16 방울
Serotonin(5-HT_3) 길항제		
Alosetron (*Latronex*)	처방	하루 2회 0.5~1 mg

** 다른 약으로 대체되었으나 현재도 사용 중임*

보건의료인을 위한 참고사항

지사제는 짧은 기간(수일) 동안만 사용해야 하며 어린이의 손이 닿지 않는 곳에 보관하여야 한다. 5세 미만의 영·유아는 지사제, 특히 항콜린제에 매우 민감하므로 장 기능에 심각한 유해를 가할 수 있음을 명심해야 한다.

장운동 억제제

Antimotility Drugs

설사의 치료에 콜린성 수용체나 세로토닌성 수용체, 오피오이드(아편유사제) 수용체 등과 관련된 장운동 억제제가 사용된다. 항콜린제는 부교감신경의 신경절후 수용체(postganglionic receptor)의 억제를 통해서 장운동을 조절한다. [그림 28.3]은 대장에서의 신경분포를 보여준다. 이러한 부교감신경과 교감신경은 장점막에서 근육과 분비촉진 활동(secretomotor activity)을 조절한다. 아트로핀은 항콜린제제로 오피오이드 혹은 디페녹실레이트(*Lomotil, Lonox*), 디페녹센(*Motofen*) 등과 함께 사용된다. 디페녹실레이트(diphenoxylate)는 생체 내에서 디페녹센(difenoxen)으로 급격히 대사된다. 디페녹센은 뮤 수용체(μ-receptor)에 대한 효현제(agonist)로 소화관 신경얼기에 작용하여 연동 운동을 감소하거나 괄약근을 수축하며 또한 장의 환상근육(circular smooth muscle)에 직접 작용하여 위장관 운반 시간을 증가시킨다. 디페녹실레이트와 디페녹센은 화학적으로 메페리딘(*Demerol*)과 관련이 있으며 치료 용량(최대 하루 20 mg)에서 이상행복감(euphoria) 등 약한 오피오이드 작용을 나타내는 오피오이드 약물이다. 최대 용량(40~60 mg)에서는 졸음과 구토, 고혈압 등 다른 오피오이드 작용을 보이기도 하며 장기간 사용하는 것은 피해야 한다. 그러나 아트로핀과 함께 투여하면 약의 오남용의 가능성을 낮출 수 있다.

디페녹실레이트-아트로핀(diphenoxylate-atropine)은 Schedule V drug(1장 표 1.2 참조)이며 디페노신-아트로핀(difenoxin-atropine)은 Schedule IV drug이다.

로페라미드(loperamide)는 처방이 필요한 의약품은 아니며 OTC로 판매된다. 추천 경구 투여 용량은 4 mg이며 하루 16 mg을 초과해서는 안 된다. 이 약은 비특이적(비감염성) 설사, **과민성대장증후군(irritable bowel syndrome, IBS)**의 만성 설사에서 사용되며 트리메소프림(trimethoprim)과 설파메톡사졸(sulfamethoxazole)과 병용하여 여행자 설사에 대한 증상을 빨리 완화시키는 데 사용된다.

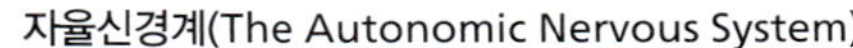

그림 28.3 대장에서의 부교감신경과 교감신경 분포(소화관 신경얼기)

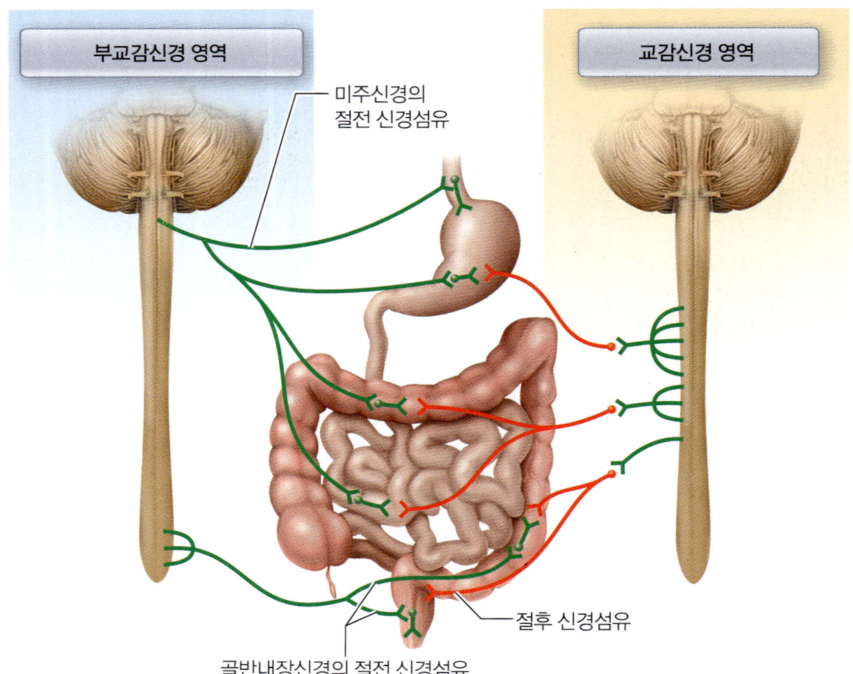

선택적 5-HT_3 (5-hydroxytryptamine$_3$) 수용체 길항제는 주로 화학요법제에 의해 유도되는 구토 치료에 사용된다(27장 참조). 생체에서 생산되는 세로토닌의 90% 이상은 장에 존재하므로 5-HT_3 수용체에 작용하는 약들은 자극성 대장 증상의 설사를 제어하는 주된 임상요법으로 사용되었다. 알로세트론(*Lotronex*)은 일반적인 치료법으로 증상이 개선되지 않는 과민성 대장증후군 여성 환자에 사용이 허가되었으며 온단세트론(*Zofran*)과 그라니세트론(*Sancuso*)은 구토를 억제하는 용량보다 높은 용량에서 과민성 대장 증후군에 의한 설사를 개선한다. 이러한 치료제는 설사를 개선하고 통증을 완화하며 장운동을 제어한다.

주의점과 금기사항

Cautions and Contraindications

대부분의 지사제는 흡수되어 전신 순환되지 않으므로 장기에 대한 독성이 덜하며 흔히 보이는 부작용은 변비다. 디페녹실레이트(diphenoxylate)는 흡수되므로 발적, 현기증, 흐릿한 시야와 메스꺼움을 유도한다. 디페녹실레이트는 흡수 후 간에서 디페녹실산(difenoxine)으로 대사되어 소변으로 배설되며 간질환자와 심각한 대장염 환자에게는 금기다. 디페녹실레이트의 독성 용량에서는 아편제(opiate)를 과다 복용할 때와 같은 호흡 억제와 혼수를 유도할 수 있다.

항콜린제는 녹내장 환자의 전안방에서의 방수 배출이 저하되어 안압이 증가하므로 항콜린제가 포함된 비처방 약물(OTC) 처방은 녹내장 환자에게는 금기다. 그러나 항콜린제는 사용량이 적기 때문에 부작용이 나타날 가능성은 적다.

세로토닌 길항제인 알로스테론의 사용에는 생명에 위해를 가할 만한 특별한 주의점이 있는데 국소 빈혈성 결장염, 심각한 변비 복합증, 그리고 드물지만 수혈, 수술에 이은 사망이다. 따라서 처방하기 전에 심각한 부작용에 대한 위험성을 고지하여야 한다. 알로스테론은 변비 혹은 빈혈성 결장염이 발생한 환자는 즉시 투약을 중단하여야 한다.

LO 28.4

변비의 원인

CAUSES OF CONSTIPATION

배변에 문제를 야기하는 요인들

Factors that Affect Bowel Evacuation

변비(constipation)는 환자와 보건전문가에게 따라서 달리 정의되는데, 환자들은 일반적으로 단단한 변(hard stool)이나 불완전한 배변으로 정의하며 보건전문가는 1주 동안 3번 이하의 배변으로 정의한다. 만성변비는 3달 이상 유지되는 것을 의미한다. 결장의 팽창을 통한 배변 자극을 무시하거나 고의적으로 배변을 늦추는 등의 잘못된 배변 습관이 변비를 유도하며 다이어트를 통해서 소량의 섬유소를 섭취하는 것이 변비의 증상을 키운다. 섬유소가 적은 음식은 장 내에서 수분이 머물 수 있는 시간을 많이 줄이며 이러한 음식을 소화할 때 정상적인 주기로 배변 자극을 유도하는 결장의 팽창(배변 자극)을 유도할 수 없다. 또한 변비는 파킨슨병, 척수손상, 당뇨, 갑상선 기능저하증과 유전적 장애 등의 병태생리학적인 원인으로도 발생한다. 불안, 공포, 그리고 다른 감정적인 문제 또한 장의 부교감신경 조절의 부조화로 변비를 유도한다. 스트레스 자극은 교감신경 자극을 통해서 장의 움직임 저하를 유도한다. 이러한 모든 요인은 딱딱하고 수분이 적은 대변을 유도하여 장내 통과를 어렵게 한다.

변비 관리에서 섬유소의 섭취를 늘리는 것이 가장 중요하며, 섬유소가 많은 변은 양이 많고 수분이 충분해서 장내 통과시간을 단축시킨다. 이렇게 결장의 통과시간을 줄이면 배변 횟수가 늘어난다. 즉 장내 통과시간이 길수록 변비가 유발된다. 환자는 음식 섭취 시 최소 10 g의 조섬유소(crude fiber)를 섭취해야 하며 과일, 채소, 그리고 정제되지 않은 곡물, 시리얼(cereal)은 섬유소가 많은 식품이다. 환자들은 장 기능을 평가하기 전에 최소 한 달 이상 고섬유소 식이를 권장하며 첫 몇 주는 복부의 팽창과 가스가 많이 발생하지만 이러한 증상은 장 기능의 변화로 해결된다.

완하제와 하제의 임상적 적용

Clinical Uses of Laxatives and Cathartics

완하제(laxatives)와 **하제(cathartics)**는 배변을 촉진하는 약물들로 용어가 종종 혼용되어 사용되지만 완하제는 배변을 유도하는 부드럽고 완만한 자극을 의미하는 반면, 하제는 장에 더 강한 자극을 유도하는 것을 의미한다. 모든 완하제와 하제는 장에 직접 작용하여 변의 생성을 변화시킨다. 완하제 적용에는 몇 가지의 기준이 제시되는데, 가장 중요한 것은 변비를 완화하고 수술이나 검사 전 장을 비우는 목적이다. 완하제와 하제의 임상 적용은 다음과 같다.

- 장기 이외의 비정상적인 상황, 의도적인 배변 억제, 부적절한 섬유소 함량, 감정적 문제 등에 의해 발생된 변비를 완화하기
- 장내 기생충 치료(구충제)와 음식이나 약의 중독에 따른 치료와 방사선 검사, 진단적 검사 혹은 수술을 위해서 장 내용물을 제거하기

• **헤르니아(hernia)**에 따른 탈장과 치질 수술에 따른 탈장 등을 피하기 위해서 변을 제거하기
• 심근경색환자 환자의 긴장을 예방하기

배변이 원활하지 않으면 복압이 상승하며 심장에 대한 부하 증가(workload) 혹은 허니아 환자나 치질 환자에서 탈장을 유도한다.

LO 28.5

변비조절에 사용되는 완하제의 종류

TYPES OF LAXATIVES USED IN THE MANAGEMENT OF CONSTIPATION

작용 기전

Mechanisms of Action

완하제는 작용 기전에 따라서 자극제, 팽창제, 삼투완하제, 연화제, 염소채널 촉진제와 mu-오피오이드 수용체 길항제로 구분한다[표 28.3]. 자극성 완하제는 장점막에 직접 작용하며 자극과 함께 히스타민을 분비하고 장운동을 촉진한다.

팽창제는 섬유소나 곡류로 장에서 물을 흡수하여 부피가 늘어나며 흡수한 물로 인해 대변이 연화되어 배변이 유도된다. **삼투완하제** 혹은 생리식염수는 소금과 마그네슘염이 혼합된 완하제로 이러한 이온들로 인해 대변이 더 연화된다. 락툴로오스(lactulose)는 갈락토오스(galactose)와 과당(fructose)의 복합물로 비흡수성의 설탕 분자와 관련된 나트륨의 양으로 인해 대변의 연화 작용을 하게 된다. Polyethylene glycol-electrolyte solution (PEG-ES)은 황산나트륨이 함유된 비흡수성 용액이며 대장내시경의 작업 전에 가장 많이 사용된다.

진정 · 연화제(emollient)는 수분이 대변으로 흡수되도록 도와주며 기름 성분은 직장의 통과를 돕는다.

새로운 연하제인 *Ceo-Two*는 좌약으로 이산화탄소를 발생시키며 중탄산나트륨과 중수석산칼륨도 이산화탄소를 발생시킨다. 이렇게 발생된 이산화탄소는 근육의 수축과 변의 이동을 촉진하여 직장벽을 압박한다.

표 28.3

발기부전 치료에 사용되는 약물

종류(작용 기전)	유효성분	상품명	1일 성인 용량	투여경로
Over-the-counter 치료제				
장 내용물 제거 (0.5~3시간)	polyethylene glycol- electrolyte solution(PEG- ES) senna 추출물	*GoLYTELY* *Colyte, OCL* *X-prep, X-prep Bowel, Fleet Prep Kits(1-6)*	10분마다 240 mL 최대 4 L 권고량에 따라서	경구 경구, 알약, 액상, 직장좌약
연화제(6~8시간)	mineral oil	*Kondremul*	5~45 mL	경구, 액상
삼투성완하제 (0.5~3시간) (2~15분)	Magnesium hydroxide 수산화 마그네슘 Magnesium citrate 시트로산 마그네슘 Sodium biphosphate and sodium phosphate 이인산나트륨과 인산나트륨	*Philips' Milk of Magnesia* *Citrate of Magnesia* *Fleet Enema*	30~60 mL 1잔 118 mL	경구, 현탁액 경구, 액상 액상
자극제 (0.6~10시간)	bisacodyl castor oil(피마자오일) senna(세나) 조제물	*Correctol, Dulcolax, Ex Lax Ultra, Fleet Laxative* *Castor oil, Emulsoil* *Fletcher's Castoria* *Black Draught Lax Senna, Senokot*	5~15 mg 하루 1회 좌약으로 10 mg 하루1회 15~60 mL 10~15 mL 2정	경구, 알약 직장 좌약(15~60분에 효과발현) 경구, 액상 경구, 액상 경구, 알약
대변연화제	docusate sodium docusate calcium	*Colace, D.O.S., Phillip's Liqui-Gels* *Surfak Liqui-Gels, DC-softgels*	매일 투여량을 증가하여 50~300 mg 매일 240 mg	경구, 1~4개 알약 혹은 캡슐 경구, 캡슐

(계속)

표 28.3

종류(작용 기전)	유효성분	상품명	1일 성인 용량	투여경로
팽창제 (12~72시간)	bran(밀기울), polycarbophil(폴리카보필)	Equalactin, Fibercon, Fiberlax	하루 4회, 2정(1 g)까지 6~12개	경구, 알약
	말린 자두	–		–
	Psyllium hydrophilic (차전자피 추출물)	Metamucil, Perdiem, Reguloid, Serutan	하루 4회, 1 티스푼을 227 mL으로 만들어서	경구, 현탁액
혼합제	mineral oil과 magnesium hydroxide	*Haley's MO*	잠자기 전 227 mL의 물과 함께 4~60 mL	경구, 액상 ,
	senna 농축액과 docusate sodium	*Peri-Colace, Senokot-5, Senna Plus Tablets*	2~4정	경구, 알약
CO_2 발생 좌약	Sodium bicarbonate와 potassium bitartrate	*Ceo-Two*	잠자기 전 1회	좌약
처방약				
염소채널 촉진제	lubiprostone	*Amitiza*	하루 2회 24 μg	경구, 캡슐
고삼투압성완하제	lactulose (galactose, fructose)	*Enulose, Generalac*	15~30 mL	경구, 시럽
Mu-opioid 수용체 길항제	methylnaltrexone bromide	*Relistor*	2일에 한 번, 체중 38~61 kg에 8 mg 또는 체중 62~114 kg에 12 mg	피하
	alvimopan	*Entereg*	최대 7일 동안 12 mg PO BID(15회 용량); 첫 번째 투여는 수술 30분~5시간 전, 수술 다음날 BID 시작	경구, 캡슐

* *Not an inclusive list of available preparations.*

염소채널 촉진제(chloride channel activators)는 미국 식약처(the Food and Drug Administration, FDA)의 승인을 받았으며 만성 변비와 변비를 동반한 과민성대장 증상에 사용된다. 염소채널 촉진제 중 최초로 승인받은 fatty acid prostaglandin E1 대사체인 루비프로스톤(*Amitiza*)은 장 점막에 국소적으로 작용한다. 염소채널은 수분의 이동과 세포의 크기, pH를 유지하는 데 중요하다. 루비프로스톤(lubiprostone)은 염소채널을 열어서 염소가 장으로 나가게 하여, 수분 내 이온이 등장평균(isotonic balance)을 유지하도록 하고 변의 장내 운반 시간을 줄이고 대변을 부드럽게 만든다. 그러나 장 근육과 프로스타글란딘(prostaglandin) 수용체에는 작동하지는 않는다. 루비프로스톤은 위에서 분해되고 소장에서 흡수되기 어려우며 일반적인 부작용은 두통, 설사와 메스꺼움이 있고, 성인 용량은 음식이나 물과 함께 하루 2회, 24 μg의 gel capsule 1정이다.

Mu-opioid 수용체 길항제는 오피오이드로 인해 발생되는 변비를 줄이는 데 사용되는 약이며 매틸날트랙슨(*Relistor*)은 말초의 mu-opioid 수용체를 선택적으로 차단하는 제제로 중추신경계의 수용체에는 작용하지 않는다. [그림 28.4]에서도 보듯이, 통증 완화를 위해서 오피오이드가 처방된 환자의 오피오이드로 인해 발생되는 변비를 줄이는 데 사용된다. 격일로 1회 피하 주사로 투여되며 하루 1회를 초과하지 않도록 한다. 용량은 환자의 체중에 따라 결정된다.

기타 약물
Miscellaneous

운동 촉진제인 프로칼로프라이드(*Motegrity*)는 위장관의 세로토닌4 수용체($5HT_4$ receptors)에 결합하여 연동운동을 자극하고 위장 운동성을 증가시킨다. 이 약은 만성 특발성 변비 치료에 사용되며 신장 기능이 정상인 환자에게 1일 1회 2 mg 정제(tablet)를 투여한다. 프루칼로프라이드(prucalopride)를 복용하는 환자는 우울증, 행동 변화, 자살 충동의 징후와 증상이 있는지 모니터링해야 한다.

그림 28.4 메틸날트랙손의 작용 부위

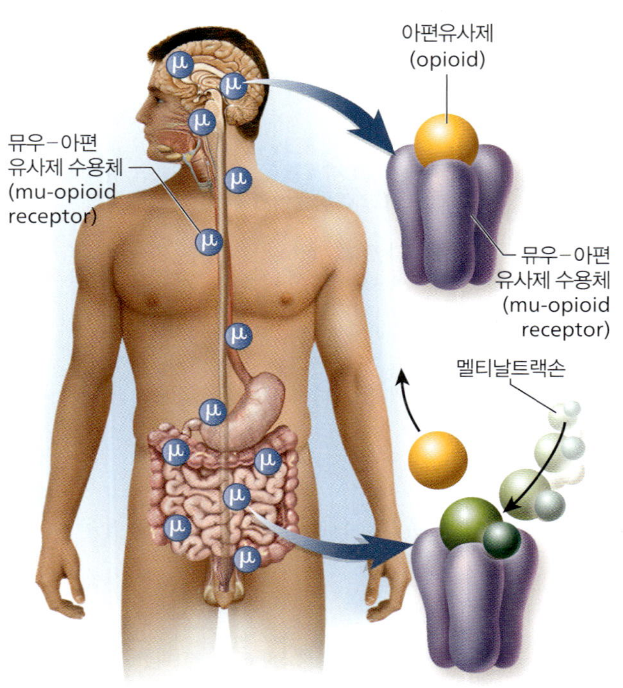

메틸날트랙손은 장에서 오피오이드가 μ-opioid 수용체와 작용하는 것을 차단한다.

투여 경로
Route of Administration

연하제는 대부분 경구로 투여하며 작용이 시작되는 시간은 강력한 연하제인 고삼투압성 연하제와 자극제는 투여 후 6시간에서 12시간이며, 대변 연화제와 팽창제는 투여 후 12시간에서 72시간이다. 특정한 연하제는 좌약이나 관장약으로 사용된다[표 28.3]. 관장약은 전통적으로 직장 내로 따뜻한 액체를 넣어서 사용하였으며 작용 시간은 5분에서 1시간으로 매우 짧고 수술이나 진단 검사를 하기 전에 장을 비우기 위해서 사용된다. 특히 장관 검사 등을 위해서 빠르고 완벽하게 장 내용물을 비우기 위해서 사용된다. 연하제를 처방하기 전 3~4시간 동안 금식한 환자의 장 내용물을 비우기 위한 방법으로 유리하다. 종종 장관 검사 전날 밤에 장 내용물을 비우거나 검사가 완료되기 전까지 물을 제외한 금식을 처방하는 데도 사용된다.

유해 작용
Adverse Effects

연하제는 심각한 부작용이 거의 없으며 대부분의 유해 작용은 속이 부글거림, 위경련, 메스꺼움, 복부팽창, 설사 등이다. 고삼투성 연하제는 경구로 투여하므로 전신작용을 나타내며 나트륨과 마그네슘은 신장을 통해서 배설된다. 그러나 체내 증가된 나트륨으로 신장 기능 이상이나 부종, 충혈성 심장질환이 있는 환자에게는 위험하다. 또한 예민하거나 심신이 약한 환자들에게 과도한 마그네슘 이온은 중추신경계와 근육 기능을 억압한다. 이러한 연하제는 배변으로 많은 수분이 손실되며 과용량 투여 시 환자에게 탈수가 유도된다.

보건의료인을 위한 참고사항

자극성 하제는 너무 자주 사용할 경우, 탈수와 전해질 변화(저칼륨혈증, 저나트륨혈증)를 초래할 수 있다. 세나 제제는 강한 반응을 일으키므로, 복통 및 오심을 일으킬 수 있다.

주의점과 금기사항
Cautions and Contraindications

연하제는 투명한 액상으로 대부분 227 mL의 물과 함께 복용하기를 권장한다. 완하제를 잘못 사용하여 오랜 기간 복용하면 의존성이 생기며 하제의존성 대장(cathartic colon) 증상은 장이 생체의 정상적인 자극에 반응하지 않는 것을 의미하며 매일 완하제를 투여해야만 배변이 되는 것을 의미한다. 비록 변비 증상을 완화할 수 있지만 암 등으로 인한 장 폐색으로 생긴 변비에는 사용하지 말아야 한다.

보건의료인을 위한 참고사항

연하제와 하제는 오랜 기간 사용하면 안 된다. 메스꺼움, 구토, 충수돌기염 혹은 진단되지 않는 복부 통증에서는 절대적으로 사용을 금해야 한다.

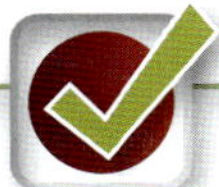

환자 안전과 교육

장에 영향을 미치는 약은 처방 없이 널리 사용되며, 특히 노인층은 주로 자가 처방을 한다. 이러한 약은 수일간 투여 후 효능이 발현되는데 효능이 발현되기 전에 환자들은 반복 투여하거나 효능 용량 이하로 투여하기도 한다. 섬유소와 과일, 채소와 수분의 적절한 섭취 및 운동은 정상적인 장 기능 유지에 매우 중요하다.

복약 지시

투약 시 충분한 양의 물과 과일 주스를 함께 먹어야 하며 특히 주스는 약의 쓴맛을 가릴 수 있다. 카스카라(cascara)와 세나(senna) 연하제는 요를 투명하게 만든다.

지사제는 아이들의 손이 닿지 않는 곳에 보관하여야 하며 실수로 먹게 되면 호흡 억제가 나타날 수 있다.

어른들에게도 치료 용량에서 현기증이나 졸음이 나타날 수 있으므로 운전이나 기계 조작 시 정신 부조화 등이 나타날 수 있다.

약의 복용

비스무트는 방사선 불투과성이며 X선을 방해할 수 있으므로 위장관 방사선 시술 전에는 피해야 합니다.

OTC 완하제는 적절한 효과를 발휘하는 데 하루 이상이 걸릴 수 있지만, 진단 절차나 검사 전의 장 배출을 위해 권장되는 제품은 일반적으로 1시간 이내에 효과가 있다.

약물 상호작용

비사코딜(Bisacodyl)이 함유된 제품의 경우 제산제나 우유와 1시간 이내에 함께 복용하는 것은 피해야 한다.

도큐세이트나트륨(docusate sodium)은 미네랄 오일의 흡수를 촉진하므로 함께 복용하는 것을 피해야 한다. 미네랄 오일은 위가 비었을 때 적용한다.

구연산 마그네슘(magnesium citrate)은 차게 복용할 경우 맛이 좋아진다.

의사에게 알려야 할 사항

이러한 약들은 메스꺼움, 구토, 혹은 복부 통증이 있을 경우 복용을 금해야 하며 직장 출혈, 근육경련, 유약, 현기증 등에 대해 숙지해야 한다.

완하제는 의사의 지시 없이 1주일 이상 사용하지 말아야 한다. 지속적인 변비는 추가 검사가 필요하다. 지사제는 2일 이상 사용을 금해야 하며 설사가 지속되면 추가 검사가 필요하다.

임신 중 사용

이러한 약은 FDA 임신 범주 중 B 혹은 C, NR(not rated)로 구분된다 (http://www.drugs.com/pregnancycategories.html). 피마자유(Castor oil)는 자극을 통해서 임신부의 움직임을 증가할 수 있으므로 임신 기간 중 투약을 금한다. 임신 중 다른 제품을 사용할 경우 명확한 사용 지침에 따라 의사와 상담한 후 복용해야 한다.

복습 문제 _Chapter Review

업무에 필요한 지식 _Applying Knowledge on the Job

※ 비판적 사고를 통해 다음 질문에 답하시오.

1. 당신은 식이장애와 관련된 긴급 전화의 일을 하고 있으며 다음 상담자는 완하제를 오남용하고 있다. 어떻게 그들에게 도움을 줄 수 있나?

a. 상담자는 폭식증을 갖고 있으나 정상 체중이다. 거의 매일 많은 양의 음식을 폭식하고 있으며 토하고 완하제를 복용함으로써 음식을 제거하고 있다. 그녀는 너무 많은 구토로 구토 반응을 항상 유도할 수 없으므로 완하제를 사용한다. 또한 이러한 모든 음식이 다시 비만을 만든다고 판단되어 완하제 복용을 중지할 수 없다. **(28.5)**

다중 선택 문제 _Multiple Choice

※ 다음 중 옳은 답을 고르시오.

1. 다음 중 자극 등이 복합된 단순한 설사에 사용하는 치료제는? **(28.3)**

A. 항생제
B. opioid derivatives
C. 항콜린제
D. 흡착제
E. lactulose

2. 다음 치료제 중 opioid analgesics에 의한 변비 환자에 적용할 수 있는 것은? **(28.5)**

A. 연화제
B. lubiprostone
C. 자극제
D. methylnaltrexone
E. 시트로산 마그네슘

3. 지사제 중 흡착제의 작용 기전은? **(28.4)**

A. 미생물 죽이기
B. serotonin 분비억제
C. 자극 물질과 복합체 형성
D. 혈관 내로 운반
E. 장 내에서 glucose와 복합체 형성

4. 다음 중 배변을 촉진하는 약은? **(28.3, 28.5)**

A. 5-HT_3 antagonists
B. 흡착제
C. 장 운동 저해제
D. 연화제
E. cholestyramine resin

5. 배변을 촉진하는 것 중 팽창제의 기전은? **(28.6)**

A. 물 흡수와 직장의 팽창
B. 장 점막 자극
C. 대장에서 대변 형성 억제
D. 대변 형성(to coat fecal matter)
E. 설사를 유도하기 위하여 담즙과 복합체 형성

제8부

내분비계 약리학

Pharmacology of the Endocrine System

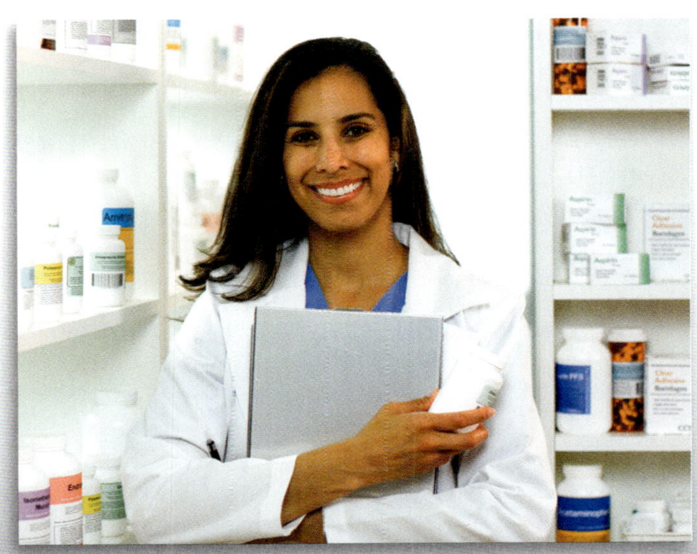

Steve Cole/Getty Images

제 29 장

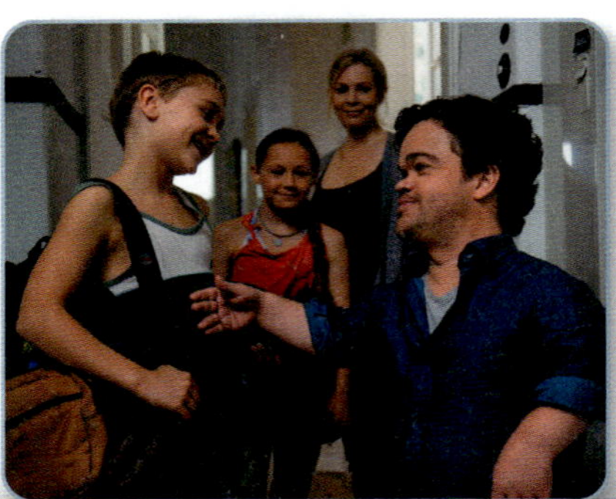
TCD/Prod.DB/Alamy Stock Photo

내분비계 서론

Introduction to the Endocrine System

핵심 용어_Key Terms

거인증(gigantism): 발달 시기 뇌하수체의 과도한 성장 호르몬의 생성으로 발생되는 병. 뼈끝의 연골에서 뼈가 생성되어서 뼈의 길이의 성장이 일어난다. 거인증은 소아기에는 매우 드물며, 대부분이 과도한 성장이 있는 사춘기에 일어난다. 치료는 외과적으로 뇌하수체에 생긴 종양을 절제하는 방법과 방사선을 쬐어서 그 종양을 없애는 방법이 있음

난쟁이증, 왜소증(dwarfism): 발달 시기 성장 호르몬의 분비 저하로 인한 발육 부진

내분비(endocrine): (내분비)샘에서 생성된 물질이 혈액 내로 직접 분비되는 것

말단비대증(acromegaly): 보통 성장호르몬의 과다 분비로 인한 중년 성인의 상태

분비관이 따로 존재하지 않는 분비샘(ductless gland): 분비샘의 호르몬이 분비관이 없으므로 혈관 또는 림프로 직접 분비됨

분비자극호르몬(tropic hormone): 뇌하수체 전엽에서 분비되는 호르몬으로 혈액을 타고 이동하여 선택된 내분비샘의 고유수용체 와 결합하여 호르몬 분비를 개시하는 신호 역할의 호르몬

생식샘, 성선(gonads): 난자와 정자 같은 생식세포를 생성하는 여성의 난소와 남성의 고환을 통칭하며 생식기관을 일컬을 때 성별 구분 없이 사용함

성장호르몬억제인자, 소마토스타틴(somatostatin): 갑상샘자극호르몬의 분비를 억제하는 호르몬

소마토메딘(somatomedins): 세포 성장을 자극하고 인슐린과 같은 활동을 하는 혈장에 있는 펩티드

소마토트로핀(somatotropin): 성장호르몬의 다른 이름

인슐린유사성장인자(insulin-like growth factor, IGF): 세포의 성장과 증식을 자극하는 인자

카르시노이드 종양(carcinoid tumor): 느린 성장을 특징으로 하는 종양으로 소화기관, 폐, 난소, 정소 등에서 발견되며, 신경내분비계에서 생기는 것으로 알려져 있음

크레틴증: 신체와 뇌의 발달이 억제된 상태

표적장기(target organ): 혈액 흐름을 타고 호르몬이 도달하여 고유한 효과를 나타내는 장기 또는 기관

호르몬(hormone): 한 기관 내에서 생성되고 멀리 있는 위치에서 효과를 발휘하기 위해 순환으로 직접 분비되는 물질

학습 목표_Learning Outcomes

이 장을 학습한 후 다음 사항을 할 수 있어야 한다.

29.1 호르몬의 기본 기능에 대해 설명할 수 있다.

29.2 시상하부-뇌하수체 전엽-표적 장기로 연결되는 축을 설명할 수 있다.

29.3 호르몬 분비 조절 과정을 이해하고, 음성 되먹임 효과를 예시를 설명할 수 있다.

29.4 뇌하수체 전엽의 내분비 기능에 대해 설명할 수 있다.

들어가며_Introduction

사람의 몸에서 다른 장기의 기능을 조절하는 2가지 주요 시스템(체계)은 신경계와 내분비계이다. 신경계는 다른 기관에 신경 자극을 전달함으로써 활동을 조절한다. 신경 자극은 효과를 내기 위해 특정 경로를 따라 빠르게 이동한다. 신경 자극에 대한 반응은 빠르고, 작용 기간이 짧다. 한 예로 골격근의 수축을 들 수 있다. 신경계와 대조적으로, 호르몬은 시작은 느리고 자극의 지속 시간은 더 길다. 호르몬 작용의 예는 혈당을 낮추기 위한 인슐린의 효과를 들 수 있다.

LO 29.1

호르몬의 기본 기능

BASIC HORMONE FUNCTION

내분비샘의 종류

Basic Hormone Function

내분비계(endocrine)는 신체에 관(duct)이 없는 **분비샘(ductless glands)**으로 구성되어 있으며, 혈액 속으로 호르몬을 분비하여 표적 장기에 영향을 줌으로써 활동을 조절한다. 주요 내분비샘에는 송과, 뇌하수체, 갑상선, 흉선(가슴샘), 부신, 췌장, 난소, 고환 등 8개가 있으며, 이 분비선들은 각각 성장, 신진대사, 생식을 조절하기 위해 특정 **호르몬**을 분비한다. 호르몬은 스테로이드, 아민류, 다중펩티드 및 당단백 등으로 구분되며, 각각의 구분에는 에스트로겐, 멜라토닌, 성장호르몬 및 여포자극호르몬이 포함되며 [표 29.1]에 정리하였다. 호르몬은 표적 세포에 대한 작용 기전을 바탕으로 2가지로 구분되는데, 하나는 지용성 호르몬으로(부신) 스테로이드 및 갑상샘 호르몬의 경우 세포 원형질막 확산을 통해 통과하여 핵에 존재하는 수용체에 결합하여, 유전자 전사를 개시하며 단백질 합성에 관여한다. 2번째는 수용성 호르몬으로 아민류와 다중 펩티드가 해당되며, 이는 확산에 의해 세포막을 통과하지 못하므로 세포 원형질막에 존재하고 있는 특정 수용체와 결합한 다음 2차 전령계를 활성화하여 효과를 나타낸다. 2차 전령은 수용체와 결합한 호르몬 신호를 전달하는 세포 내 화학물질로서, 예를 들어 친구가 나에게 "오는 길에 우유 좀 사오라고 내 여동생에게 전해줄래"라고 문자를 보낸 경우, 내가 친구 여동생에게 이것을 전달하는 경우라면 나는 2차 전령의 역할과 비슷하다. 가장 잘 알려진 2차 전령은 고리형아데노신일인산(cyclic adenosine monophosphate, cAMP)이며, 글루카곤, 칼시토닌, 카테콜아민 등이 2차 전령계를 이용하여 효과를 나타낸다.

위에 설명한 호르몬과는 별개로 체내에는 매우 다양한 물질이 혈액 내로 분비되고 혈액 흐름을 통해 표적 장기 또는 조직에 효과를 나타내는데, 콜레시스토키닌(CCK)과 가스트린은 소화에 관여하며, 적혈구형성인자(erythropoietin)는 적혈구 생성에 연관되어 있다. 이와 같은 역할을 나타내는 물질은 가끔 호르몬으로 간주되기도 하지만 시상하부 또는 뇌하수체를 통한 분비 조절을 받지 않기 때문에 내분비계에서는 제외한다. 안지오텐신 II, 에리트로포이에틴(erythropietin), 도파민, 에피네프린 그리고 노르에피네프린 등은 가끔씩 기능에 따라 호르몬으로 분류되기 때문에 [표 29.1]에 기술되었다.

표 29.1

호르몬의 분류

호르몬의 종류	29장에서 34장에 등장하는 호르몬	기타 호르몬
스테로이드 및 스테롤		
	Androgens(안드로겐) Calcitriol(칼시트리올) Corticosterone(코르티코스테론) Cortisol(코티졸) Estrogens(에스트로겐) Progesterone(프로스테론) Vitamin D(비타민D)	
다중펩티드 및 당단백류		
	Adrenocorticotropic hormone(부신피질자극호르몬) Antidiuretic hormone(항이뇨호르몬) Calcitonin(칼시토닌) Corticotropin-releasing hormone(코르티코자극호르몬분비호르몬) Follicle-stimulating hormone(난포자극호르몬) Glucagon(글루카곤) Gonadotropin-releasing hormone(성선자극호르몬방출호르몬) Growth hormone(성장호르몬) Growth hormone–releasing hormone(성장호르몬분비호르몬) Insulin(인슐린) Luteinizing hormone(황체형성호르몬) Oxytocin(옥시토신) Parathyroid hormone(부갑상선호르몬) Prolactin(프로락틴) Somatostatin(소마토스타틴) Thyroid-stimulating hormone(갑상선자극호르몬) Thyrotropin-releasing hormone(갑상선자극호르몬분비호르몬)	AngiotensinII Cholecystokinin Erythropoietin Gastrin Ghrelin Thymic hormones (흉선호르몬)
모노아민(Monoamines)		
	Thyroid hormone (갑상선호르몬)	Dopamine Epinephrine Melatonin Norepinephrine

호르몬 결핍

Effects of Hormone Deficiency

만약 어떤 종류의 호르몬이라도 결핍되는 경우에는 여러 특징적인 질병 상황을 초래하는데, 어린이들에게서 성장호르몬(트로핀)이 결여되는 경우는 **난쟁이증(dwarfism)**이 초래되며, 유아기의 갑상샘호르몬의 결여는 **크레틴병(cretinism)**을 유발한다. 호르몬을 치료 목적으로 사용하는 방법은 2가지로 구분할 수 있는데. 첫 번째로 호르몬이 결핍된 경우에는 호르몬 대체요법(replacement therapy)을 이용하여 정상적인 생리 기능이 수행 가능하도록 한다. 두 번째는 만성염증 상황과 같은 특정한 질병 상태에서 다양한 호르몬을 다량으로 투여하여 유익한 효과를 만들어 낼 수가 있다. 이러한 상황에서 호르몬이 약리학적으로 유용하다. 이 장에서는 시상하부와 뇌하수체의 연결고리를 살펴보고, 중추신경계 바깥 영역에 존재하는 표적 장기에 영향을 미치는 호르몬이 어디에서 생성되고 어떻게 다른 호르몬의 분비를 자극하는지를 설명하고자 한다. 성장호르몬에 대한 기능은 앞서 설명했지만, 부신, **갑상샘(gonads)**, 부갑상샘, 췌장, 뇌하수체 후엽 등과 같은 독자적인 내분비 기관에 대한 소개와 표적 장기에 대해 고유한 효과를 내는 호르몬을 조절하고 통제하는 코르티솔, 에스트로겐, 안드로겐, 칼시토닌, 인슐린, 글루카곤 등에 대하여 다음 장에서 다룰 것이다.

LO 29.2

시상하부-뇌하수체 연결 축

HYPOTHALAMIC-PITUITARY AXIS

중추 역할을 하는 대표 내분비샘

The Master Gland

뇌하수체는 내분비계에서 "대표 내분비샘(master gland)"으로 불리는데, 이는 뇌하수체가 다른 분비샘의 기능을 조절하기 때문에 붙여진 이름이다. 뇌하수체는 시상하부와 연결되어 있으며, 전엽은 선뇌하수체(adenohypophysis)로 후엽은 신경뇌하수체(neurohypophysis) 2개의 엽으로 구성되어 있다. [그림 29.1]에 표시한 바와 같이 뇌하수체 전엽과 후엽은 다양한 호르몬을 생산하여 혈류로 유리한다.

시상하부는 대표 내분비샘인 뇌하수체의 기능을 조절하는데, 전엽과 후엽에 대한 조절 방식이 다르다. 뇌하수체 전엽은 문맥(portal system)이라는 작은 혈관을 통해 시상과 연결되어 있으며, 시상하부는 자극(유리 촉진) 호르몬 또는 억제 호르몬을 정맥으로 유리하여 뇌하수체 전엽의 활동을 제어한다. 갑상샘자극호르몬유리호르몬(TRH), 코르티코트로핀 분비호르몬(CRH), 성장호르몬-방출호르몬(GHRH), 생식샘자극호르몬방출호르몬(GnRH)은 뇌하수

그림 29.1 시상하부-뇌하수체 전엽 표적 기관 관계

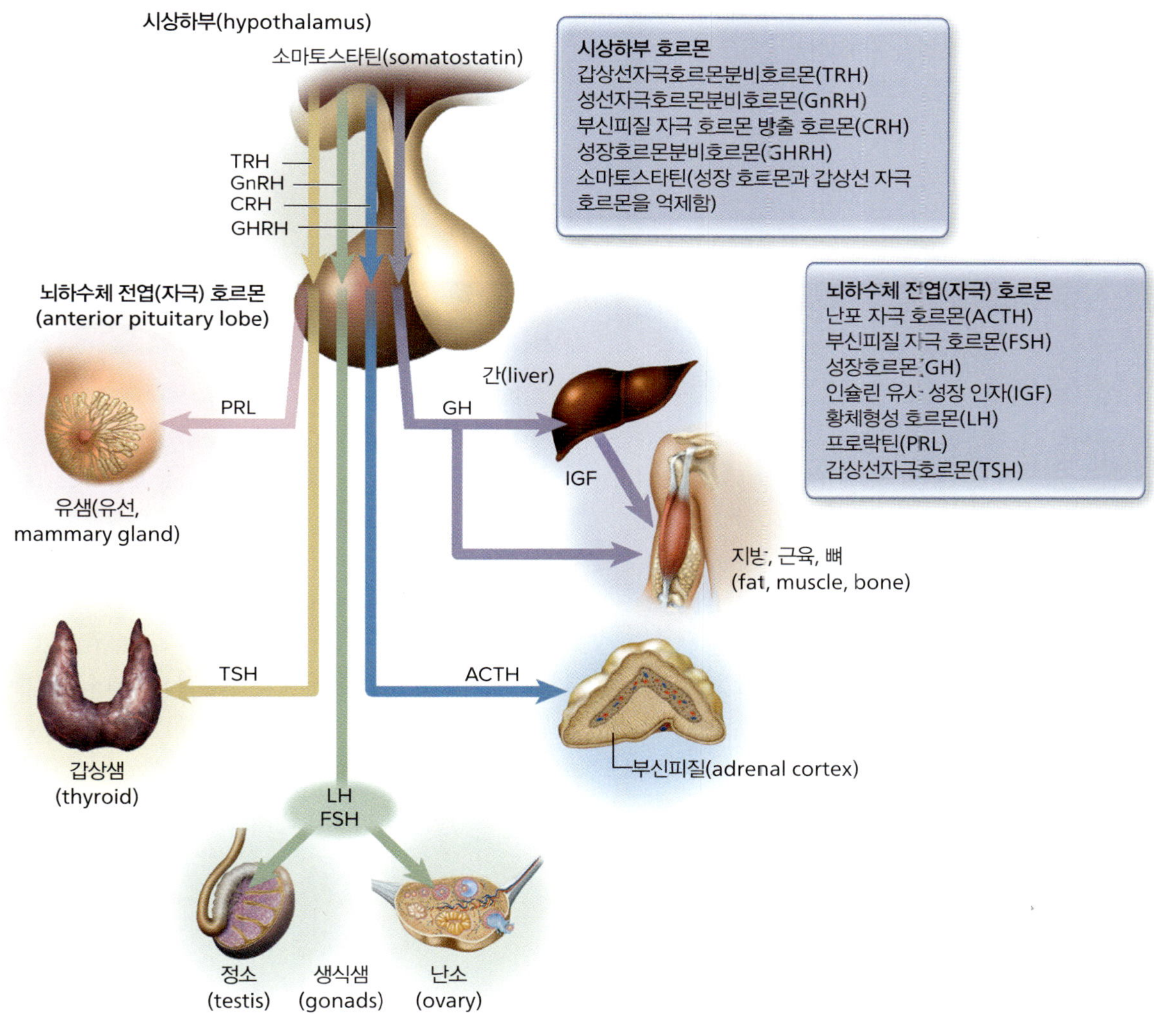

시상하부 유리 호르몬(TRH, GnRH, CRH, GHRH)는 프로락틴(PRL)을 제외하고 모든 뇌하수체 전엽 호르몬(PRL, TSH, GH, ACTH, LH, FSH)의 유리를 유발한다.

체 전엽에서 호르몬 생성과 유리를 촉진하는 역할을 하며 이때 유리되는 호르몬은 갑상샘자극호르몬(TSH), 부신피질자극호르몬(ACTH), 성장호르몬(GH), 그리고 인슐린유사성장인자(IGF)이다. 생식샘자극호르몬방출호르몬은 난포자극호르몬(FSH), 황체형성호르몬(LH)을 유리시키는데, 남성의 정소와 여성의 난소에 필요하다. 뇌하수체 전엽에서 분비되는 위와 같은 호르몬은 분비자극호르몬(또는 영양호르몬)이라고 한다. 뇌하수체 전엽 호르몬 가운데 성장호르몬을 제외한 분비자극호르몬은 뇌하수체 전엽에서 혈액 내로 분비되어 다른 곳에 위치한 갑상샘, 난소, 부신과 같은 특정한 내분비샘의 활동을 조절하는 역할을 한다. [표 29.2]에 뇌하수체 전엽에서 분비되는 호르몬과 영향을 주는 표적장기에 대해 요약하였다. 시상하부는 억제호르몬 또한 분비하는데, 이것은 뇌하수체의 분비 기능을 억제시킨다. 예를 들어, 성장억제호르몬(소마토스타틴)은 성장호르몬과 갑상샘자극호르몬 분비를 억제하며, 프로락틴유리저해호르몬은 프로락틴 분비를 저해한다.

시상하부에서 생성되는 호르몬은 뇌하수체 후엽도 제어하는데, [그림 29.2]에 표시한 것처럼 신경조직이 연장된 형태이다. 옥시토신과 항이뇨호르몬(ADH)은 연결된 신경축삭을 따라서 뇌하수체 후엽에 도달되며, 필요할 때까지 저장된 형태로 존재한다. 뇌하수체 후엽 호르몬은 신경 자극에 의해서만 분비되며, 뇌하수체 전엽의 분비 신호로 작용하는 자극 호르몬에 의한 유리는 없다(33장 참조).

그림 29.2 뇌하수체 후엽

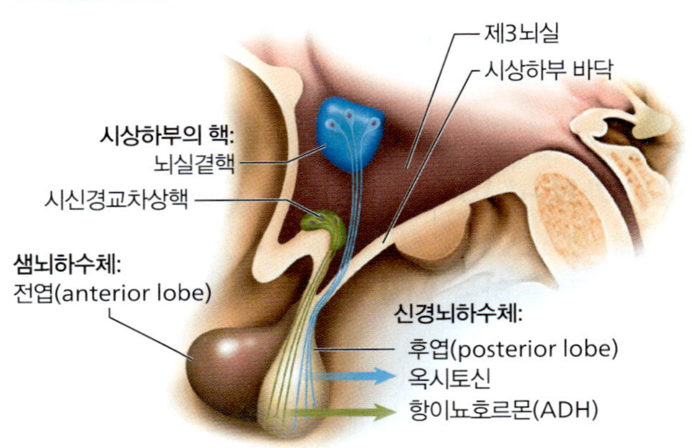

옥시토신과 항이뇨호르몬은 시상하부의 두 곳(핵)에서 생성되어 이후에 뇌하수체 후엽에서 유리된다.

표 29.2

뇌하수체 전엽 및 후엽 호르몬과 그 기능

뇌하수체 전엽 호르몬	표적 기관	효과
성장호르몬 Growth hormone (GH)	간, 뼈, 연골, 근육, 지방	모든 조직, 특히 표적 장기의 성장과 복원 자극
갑상선자극호르몬 Thyroid-stimulating hormone (TSH)	갑상샘	갑상샘의 성장 및 thyroxine의 생성과 유리 자극
부신피질자극호르몬 Adrenocorticotropic hormone (ACTH)	부신피질	cortisol(glucocorticoids)의 생성과 분비 자극
난포자극호르몬 Follicle-stimulating hormone (FSH)	남성과 여성의 생식샘	정자 및 난자의 발달 자극; estrogen과 testosterone의 분비
황체형성호르몬 Luteinizing hormone (LH)	남성과 여성의 생식샘	성호르몬인 estrogen과 testosterone의 생성조절; 여성–배란 및 황체의 유지; 남성 testosterone 분비
프로락틴 Prolactin	유샘-여성 정소	모유 생성 Testosterone 분비
뇌하수체 후엽 호르몬		
항이뇨호르몬 Antidiuretic hormone (ADH)	신장	수분저류
옥시토신 Oxytocin (OT)	자궁, 유샘	분만수축, 유즙분비; 사정, 정자수송, 성적 감정, 및 모자결속 (mother-infant bonding)에 연관 가능성

LO 29.3

호르몬 분비의 조절

REGULATING HORMONE SECRETION

음성 또는 양성 되먹임 반응

Negative and Positive Feedback Response

내분비계에 존재하는 호르몬은 1) 시상하부에서 유래되는 호르몬분비자극 또는 억제호르몬 2) 뇌하수체 전엽에서 분비되는 분비자극호르몬(tropic hormones), 3) 각각의 내분비샘에서 분비되는 호르몬으로, 크게 3가지로 구분된다. 호르몬 분비를 조절하는 기전은 대부분 음성 되먹임 작용을 통해 조절되며, 이것은 표적 장기 호르몬이 특정 뇌하수체 호르몬 분비를 억제하거나 차단하기 때문이다. 이러한 개념은 갑상샘호르몬의 분비 조절을 예로 들어 [그림 29.3]에 설명하였는데, 시상하부에서 최초 유리된 갑상샘자극호르몬분비호르몬(TRH)은 뇌하수체 전엽에 도달하여 갑상샘자극호르몬(TSH)을 분비를 자극하며, 이때 분비된 갑상샘자극호르몬(TSH)는 갑상샘에 도달하여 이곳에서 생성되는 호르몬인 티록신을 유리시킨다. 이후에 혈액 내 티록신 농도가 증가되어 근육 내 대사 조절이나 세포 성장에 필요한 수준에 도달하게 되면 갑상샘 자극 호르몬의 분비는 더는 필요하지 않게 되며, 분비 억제가 수반된다. 결과적으로 다양한 호르몬의 농도는 혈액 내에서 일정하게 유지되며, 호르몬 농도의 급격하고 갑작스러운 변화는 일어나지 않게 된다. 대분분의 경우 호르몬 분비 조절은 음성되먹임 기전에 의해 수행되는데, 이와 반대로 양성되먹임 반응도 존재한다. 수유하는 엄마의 경우에 아기가 엄마 젖을 빨 때 시상하부에서는 옥시토신을 유리시키는 신호를 보내는데 옥시토신은 젖을 생산하게 하고 아기의 수유를 지속할 수 있도록 한다. [그림 29.4]는 최종 산물이 호르몬의 생성을 촉진하도록 하는 양성 되먹임의 예를 나타낸 것이다.

그림 29.3 갑상샘에 의한 뇌하수체의 음성되먹임 억제

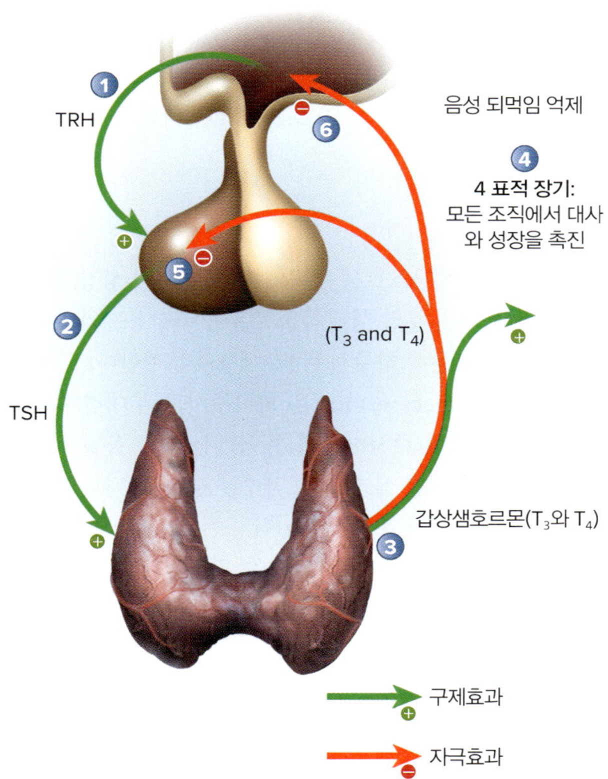

(1) 시상하부에서TRH(thyrotropinreleasing hormone) 분비; (2) TRH는 뇌하수체 전엽을 자극하여thyroid-stimulating hormone(TSH) 분비; (3) TSH는 갑상샘을 자극하여 갑상샘호르몬(T_3, T_4) 분비; (4) 갑상샘호르몬은 신체 전체에 걸쳐 모든 세포의 대사를 촉진; (5) 또한 갑상샘호르몬은 뇌하수체에 작용하여 TSH의 유리를 억제하고 시상하부에 작용하여 TRH의 유리를 억제 (6).

LO 29.4

뇌하수체 전엽의 내분비 기능

ENDOCRINE FUNCTIONS OF THE ANTERIOR PITUITARY GLAND

성장호르몬

Growth Hormone

성장호르몬(**소마토트로핀** 또는 GH)은 성장을 조절하고 연골, 뼈, 근육과 지방 조직을 유지하는 데 필요한 호르몬으로 알려져 있다. 성장호르몬은 조직에 직접 작용하지만, 이외의 조직이나 간에서는 **인슐린유사성장인자(IGF-1, IGF-2)** 또는 **소마토메드린(somatomedins)**과 같은 성장 촉진인자를 생성시킨다. 예를 들어, 인슐린유사성장인자-1은 어린이들의 뼈끝(골단)에서 뼈 성장을 촉진시킨다. 성장호르몬은 지방세포의 포도당 흡수를 억제하여 혈장 내 포도당, 지방산과 글리세롤 농도를 상승시키는데, 혈장 내에서 증가된 영양소는 성장에 필요한 에너지로 사용되게 한다. 어린이 시기의 성장호르몬 결핍은 난쟁이증 또는 왜소증을 초래하며, 성장호르몬의 과다는 **거인증(gigantism)**으로 나타난다. 어른에게 성장호르몬 과다분비는 **말단비대증(acromegaly)**을 초래하는데, 특징적으로 손과 발 그리고 얼굴의 뼈와 조직이 두꺼워지며, 뇌하수체 종양이 원인이다.

난쟁이증으로 의심되는 경우 성장호르몬 대체요법이 주된 약리학적 치료 방법이다. 사람 성장호르몬은 죽은 사람의 조직에서 채취하는데, 이것이 대체요법의 제한점으로 작용하였는데, 1985년 미국보건원(NIH) 산하 국립 호르몬과 뇌하수체 프로그램은 크로이츠펠트–야콥병(CJD)에

그림 29.4 양성되먹임 고리: 옥시토신(oxytocin)

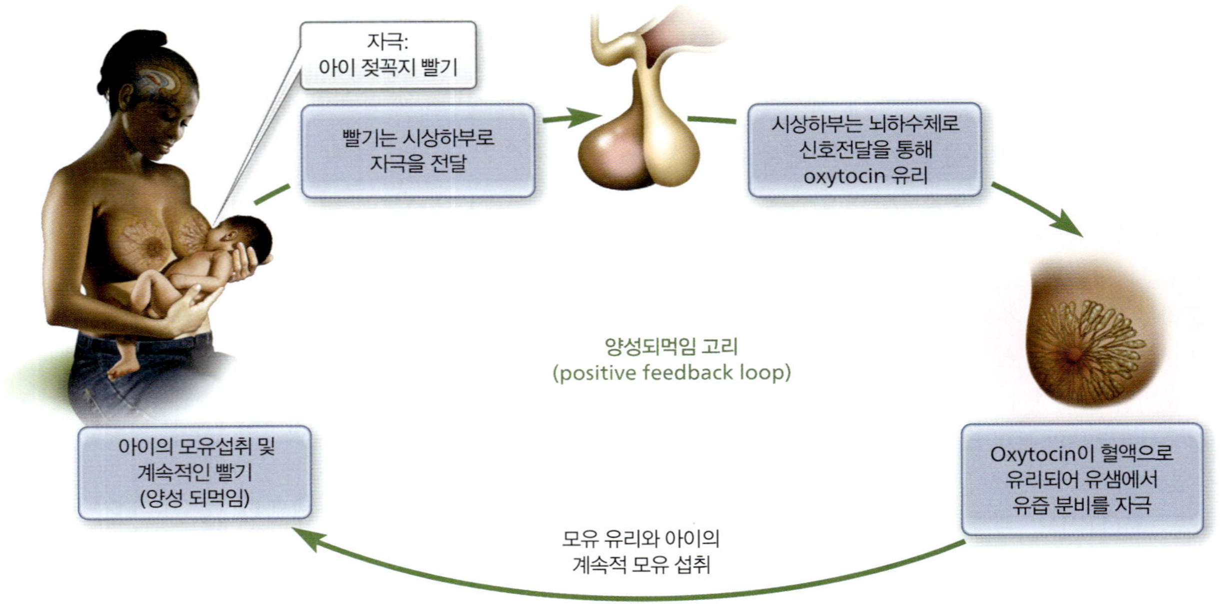

가슴의 포유 자극에 따른 추가적인 모유 생산 자극

오염된 사체에서 유래된 사람성장호르몬의 위험성을 밝힘으로써 시장에서 퇴출되었으나, 같은 해 재조합 성장호르몬(**rDNA**)이 정제되어 대체요법으로 상용화되었다. 소마트로핀(somatropin)은 사람 뇌하수체에서 분비되는 성장호르몬과 동일한 아미노산 배열을 갖고 있으며, 메카셀민(mecasermin)은 간에서 생성되어 성장호르몬 자극 및 활성을 매개하는 인슐린 유사성장인자-1의 재조합 단백으로 심각한 원발성 인슐린 유사성장인자-1 결핍 또는 성장호르몬 활성을 무력화시키는 항체가 발달된 경우에 장기간 사용할 수 있으나 성장호르몬 결핍인 경우에는 효과가 없다.

소마토스타틴(성장호르몬억제인자)은 시상하부, 위장, 이자에서 생성되는 억제호르몬으로, 성장호르몬(GH)과 갑상샘자극호르몬(TSH) 효과를 저해한다. 성장호르몬과 인슐린유사성장인자-1의 혈중 농도를 감소시킬 목적으로 사용되며, 2가지 형태가 존재한다. 옥트레오티드(octreotide)와 란레오티드(lanreotide)는 합성 단백질로서 뇌하수체 종양에 대한 수술적 처치로 치료가 충분하게 유효하지 않는 말단비대증 환자에게 사용한다. 환자에게 시행한 방사선 치료 요법에도 불구하고 종양의 감소와 임상 증상의 개선이 충분하지 않은 경우, 옥트레오티드는 100~500 mg을 하루 3번 피하 또는 정맥주사로 투여하는데, 성장호르몬, 인슐린, 글루카곤에 대한 저해 효과가 소마토스타틴에 비해 탁월하다. 옥트레오티드(octreotide)의 약동학 특성은 반감기가 7~10시간이며 신장을 통해 배설되므로, 신장 기능 저하 환자의 경우 청소율이 감소하게 된다. 란레오티드(lanreotide)는 서서히 약물이 방출되는 보관소형(depot) 제제이며 약 4주 간격으로 90 mg을 피하로 투여한다.

임상 적응증
Clinical Indication

소마트로핀은 성장호르몬 결핍에 의한 어린이 성장 장애에 장기간 사용하며 분말 형태의 호르몬을 주사용제와 혼합하여 근육주사 또는 피하주사로 1주에 3회 투여한다.

메카셀민(mecasermin)은 피하주사로 투여하며 식후 또는 식전 20분에 주사하는데, 처음에는 적은 용량에서 시작하여 차츰 농도를 올리는데, 약 7일 경과 후 나타나는 저혈당 증상이 없는 경우에 국한된다.

옥트레오티드와 란레오티드는 말단비대증 치료에 사용한다. 옥트레오티드는 세크레틴(secretin)과 혈관 작용성 장펩티드(VIP)와 같은 소장 호르몬의 유리를 억제하는데, 전이성 **카르시노이드 종양(carcinoid tumors)**에 의한 심각한 설사와 홍조를 제어하는 데 효과적이다.

유해 작용
Adverse Effects

재조합 성장호르몬과 인슐린유사성장인자-1의 투여에 의해 초래되는 유해 작용은 정상적인 생리기능의 연장선상에서 나타난다. 인슐린 농도의 급격한 증가와 감소로 인한 혈당의 변화로 저혈당증 또는 고혈당증이 초래된다. 성장호르몬 투여를 받는 환자에서 당화 헤모글로빈(glycosylated hemoglobin)이 관찰되며, 두통, 근육 위축, 무릎과 엉치의 통증, 일시적인 부종이 관찰된다. 일부 환자의 경우 외부에서 투여된 재조합 호르몬에 대한 항체가 형성되어 효과를 감소시킨다.

뇌하수체 전엽 기능 이상 진단을 위한 검사

Diagnostic Tests for Abnormal Anterior Pituitary Function

뇌하수체 전엽 기능이 충분한지에 대한 검사는 성장호르몬과 갑상샘자극호르몬에 대한 혈장 농도 측정이다. 성장호르몬과 갑상샘자극호르몬의 일주기(diurnal pattern) 분비 변화에 대한 검사는 깨어 있는 활동 시기에 호르몬의 농도 측정을 통해 가능하다. 뇌하수체와 뇌하수체에서 분비 되는 자극호르몬에 대한 표적 장기의 정상적인 기능 확인은 매일 오전 6~8시 사이에 채혈한 검체를 통해 시행하며, 갑상샘자극호르몬(TSH)은 0~15 mIU/ml, 성장호르몬(GH)은 0~16 ng/ml(최대치는 상이한데, 성인 남자 3 ng/ml, 성인 여자 10 ng/ml, 어린이 16 ng/ml)이 정상 호르몬 농도 범위로서 뇌하수체와 갑상샘의 기능은 정상적이라고 판정된다. 만약 갑상샘이 정상적으로 티록신을 생성하지 않는 경우에는 생성된 호르몬에 의한 음성되먹임(hormone feedback)의 기능 저하로 혈장 갑상샘자극호르몬의 농도가 정상범위보다 높게 상승하게 된다.

뇌하수체 전엽 기능 검사를 위한 호르몬 농도 측정에서 값이 "0" 또는 "검출 불가"인 경우는 기능 결핍의 개연성이 있으므로 환자에 대한 임상적인 관찰과 추적이 필요하다. 추가적인 검사는 뇌하수체 전엽에서 성장호르몬과 갑상샘자극호르몬 분비를 위한 자극 촉진을 하면서 혈중 호르몬 농도 검사를 동일한 시간에 수행한다. 이와 같은 검사 방법을 "갑상샘 자극검사(thyroid stimulation test)"라고 하며, 이것은 갑상샘자극호르몬유리호르몬(TRH) 검사법으로 정맥내로 주사한 다음 5, 10, 20, 60분에 채혈하여 갑상샘자극호르몬유리호르몬 자극에 의한 혈중 갑상샘자극 호르몬(TSH) 분비 증가를 측정한다. 이때 급격한 갑상샘자극호르몬(TSH) 증가(spike)가 관찰되는 경우 뇌하수체 전엽 기능은 정상이라고 판정되지만, 만약 환자에서 갑상샘자극호르몬(TSH)의 증가가 관찰되지 않거나 검출되지 않는 경우는 뇌하수체 기능 부전이라고 판정한다. 참고: 이와 같은 검사 과정 도중에 환자에서 엄청난 양의 갑상샘호르몬 증가가 관찰되는 경우를 갑상샘 항진 또는 갑상샘 중독(thyrotoxicosis)이라고 하며, 갑상샘자극호르몬(TSH)의 분비 저하가 호르몬에 의한 되먹임 효과로 관찰된다. 결과적으로, 갑상샘 항진을 갖는 환자의 경우 갑상샘자극호르몬유리호르몬(TRH) 주사에 의한 갑상샘자극호르몬(TSH)의 증가는 관찰되지 않는다.

복습 문제 _Chapter Review

업무에 필요한 지식 _Applying Knowledge on the Job

※ 비판적 사고를 통해 다음 질문에 답하시오.

1. 환자에게 갑상샘 기능검사를 위해서 주사를 먼저 시행한 후에 시간별로 채혈하는 과정을 환자가 쉽게 이해할 수 있도록 시도해 보자. **(29.4)**

다중 선택 문제 _Multiple Choice

※ 다음 중 옳은 답을 고르시오.

1. 호르몬은? **(29.1)**
   A. 자극에 빠르게 반응한다.
   B. 신경전달물질이다.
   C. 특이적 수용체에 결합하여 효과를 나타낸다.
   D. 신경 흥분을 생성한다.
   E. 특별화된 관(duct)을 통해서 유리된다.

2. 뇌하수체 전엽에서 유리되는 모든 호르몬은 다음에 의해 조절된다. **(29.2)**
   A. 시상하부
   B. 뇌하수체 후엽
   C. 지용성 유리 호르몬
   D. TSH
   E. 양성되먹임 반응

3. 환자가 혈액검사에서 새롭게 갑상샘기능항진증(hyperthyroidism)으로 진단되었다. TRH 기능과 TSH 수준도 정상이었다. 음성되먹임 반응에서 다음 중 과도한 호르몬이 분비될 가능성이 가장 높은 위치는? **(29.3)**
   A. 중추신경계(CNS)
   B. 뇌하수체 전엽
   C. 시상하부
   D. 표적기관(갑상샘)
   E. 부신피질

4. 다음 중 시상하부에 대한 설명 중 옳은 것은? **(29.2)**
   A. 주분비샘(master gland)을 제어한다.
   B. 2개의 엽으로 구성되어 있다.
   C. 뇌하수체 후엽과 문맥계(portal system)로 연결되어 있다.
   D. luteinizing hormone을 유리한다.
   E. 성장호르몬의 표적기관이다.

5. 수용성 호르몬이 작용하는 방식은? **(29.1)**
   A. 세포막의 수용체에 결합하여
   B. 세포막을 통과하여
   C. 이차전령(second messenger)으로써
   D. 유전자 전사를 자극하여
   E. 세포핵 내에 있는 수용체에 결합하여

제 30 장

부신피질스테로이드

Adrenal Steroids

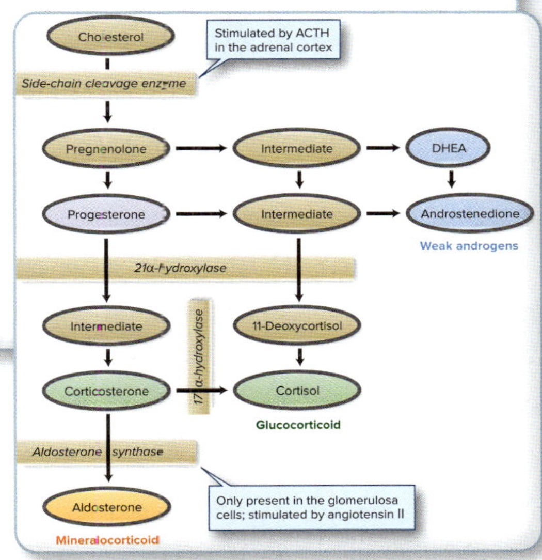

핵심 용어_Key Terms

격일요법(Alternate Day Therapy, ADT): (스테로이드) 약물의 장기 투여 시 첫날 두 번 투약 후 다음 날은 약물을 투여하지 않음

고유(자연, native): 몸 안의 천연 물질

관절내(intra-articular, IA): 약물이 관절강(joint space) 안으로 주입됨

당질코르티코이드(glucocorticoid): 부신피질에서 생산되는 스테로이드(또는 합성약물)로 탄수화물대사에 직접 영향을 미치며 염증반응을 억제

대치요법(보충요법, replacement therapy): 신체가 적절한 양을 생산하지 못하는 천연 물질을 투여하여 정상적인 기능을 유지함

등장성(isotonic): 대부분 체액의 정상 염류 농도, 즉 0.9%에 해당하는 염류 농도

리소좀(용해소체, lysosome): 조직/단백질을 소화하거나 파괴할 수 있는 효소를 포함하는 세포의 일

림포카인(lymphokine): T-세포에서 분비된 물질로서 대식세포와 같은 다른 면역세포를 응집시키는 신호

스테로이드(steroid): 코티손(tetracyclic cyclopenta-a-phenanthrene)과 유사한 구조를 가진 화합물(호르몬, 약물)군

애디슨병(Addison's disease): 당질코르티코이드와 염류코르티코이드가 적절하게 분비되지 않아서 피부색깔이 구리처럼 짙어지고, 저혈압, 피로, 우울증이 발생

염류코르티코이드(광물피질겉질호르몬, mineralocorticoid): 부신피질에서 생산되는 스테로이드로서 나트륨과 칼륨 대사에 직접 영향을 미침

염증유발성의(proinflammatory): 염증을 일으키는 경향이 있는

이화작용(분해대사, catabolism): 복합물질이 좀 더 간단한 분자로 분해되는 과정으로 대개 에너지 유리와 관련 있음

저장형제제(repository preparation): 대개는 근육주사 또는 피하주사를 위하여, 어떤 약물이 주사 부위로부터 천천히 새어 나와 약물 작용 기간을 연장시키는 것을 목적으로 한 약물제제

쿠싱병(Cushing's disease): 부신피질자극호르몬(adrenocorticotropic hormone, ACTH)의 과도한 분비

투쟁도피반응(맞섬도피, fight or flight response): 과도한 스트레스에 대한 신체의 반응으로 자율신경계의 교감신경계가 활성화되어 발생함

포도당신생합성(포도당신합성, gluconeogenesis): 아미노산이나 지방산 같이 탄수화물이 아닌 분자로부터 포도당을 합성함

학습 목표_Learning Outcomes

이 장을 학습한 후 다음 사항을 할 수 있어야 한다.

30.1 부신피질스테로이드(adrenocorticoid) 분비, 특히 당질코르티코이드(코티솔) 분비의 조절을 기술할 수 있다.

30.2 당질코르티코이드의 주된 기능을 설명할 수 있다.

30.3 당질코르티코이드의 임상적 이용을 기술할 수 있다.

30.4 염류코르티코이드 알도스테론의 기능을 설명할 수 있다.

30.5 스테로이드를 사용할 때 발생하는 약물 상호작용 및 특별한 주의사항을 기술할 수 있다.

들어가며_Introduction

부신은 양쪽 콩팥의 윗쪽에 위치한다. 부신은 부신수질(adrenal medulla)로 알려진 안쪽 부분과 부신피질(adrenal cortex)로 알려진 바깥 부분으로 이루어져 있다. 배아에서, 부신수질과 부신피질은 다른 조직으로부터 발달한다. 부신수질은 교감신경절(sympathetic ganglia)과 동일한 조직으로부터 발달하며, 부신피질은 중배엽 조직으로부터 발달한다. 부신수질은 교감신경이 활성화되어 "**맞섬 도피**" 반응이 필요할 때 카테콜아민을 유리한다. 부신피질은 3개의 층으로 구성되어 있다. 각 층은 한 가지 이상의 호르몬을 유리하며 각 호르몬은 생리적으로 중요한 기능을 한다. 이 장은 부신피질의 3개 층 중 2개 층에서 분비되는 코티솔, 코티손, 알도스테론을 중점적으로 설명할 것이다.

LO 30.1

부신피질스테로이드 호르몬의 조절

REGULATION OF ADRENOCORTICOID HORMONES

부신피질로부터의 유리물질

Secretions from the Adrenal Cortex

부신피질로부터의 유리물질 [그림 30.1]에서 보이는 것처럼 부신피질의 3개 층에는 사구층(토리층, zona glomerulosa), 속상층(다발층, zona fasciculate), 망상층(그물층, zona reticularis)이 있다. 각각의 층에는 다른 효소가 있어 다른 종류의 부신피질스테로이드호르몬을 생산한다. 토리층에서는 염류코르티코이드, 다발층에서는 당질코르티코이드, 그물층에서는 성호르몬을 분비한다. 부신피질의 호르몬은 일반적으로 코티코스테로이드 또는 간단하게 **스테로이드(steroid)**라고 부른다. 이 호르몬의 기능은 [표 30.1]에 제시되었다. 당질코르티코이드(코티솔과 코티손)는 신체 요구량이 변화함에 따라 세포의 에너지(포도당)를 만든다. 시상하부-뇌하수체 전엽 축의 조절 아래 당질코르티코이드는 분비된다. 이는 시상하부로부터 유리되는 유리인자(Corticotrophin Releasing Factor, CRF)가 뇌하수체 전엽으로부터 부신피질자극호르몬(부신겉질자극호르몬, Adreanal Corticotropic Hormone, ACTH) 분비를 자극하고, 부신피질자극호르몬은 부신피질을 자극하여 코티손과 코티솔을 분비하게 한다는 것을 의미한다.

주된 염류코르티코이드 호르몬인 알도스테론은 세포외액에서 나트륨, 칼륨, 수분을 조절하여 혈압 조절에 결정적 역할을 한다. 알도스테론 분비의 2가지 주요 조절인자는 신장에 위치한 효소 계통(renin-angiotensin)과 세포외액 칼륨이온 농도의 변화이다. 부신피질자극호르몬이 알도스테론 분비를 자극할 수 있으나, 레닌-안지오텐신이나 세포외 이온 농도보다는 훨씬 덜 효과적이다.

당질코르티코이드와 때로는 알도스테론 생산 결핍으로 **애디슨병(Addison's disease)**이 발병한다. 과량의 당질코르티코이드가 생산되면 쿠싱병(Cushing's disease)을 일으킨다. 부신스테로이드의 주요한 약리학적 이용 중의 한 가지는 애디슨병과 같은 호르몬결핍질환의 치료에 사용하는 것이다. 이러한 유형의 치료를 일반적으로 **대체요법(replacement therapy)**이라고 부른다.

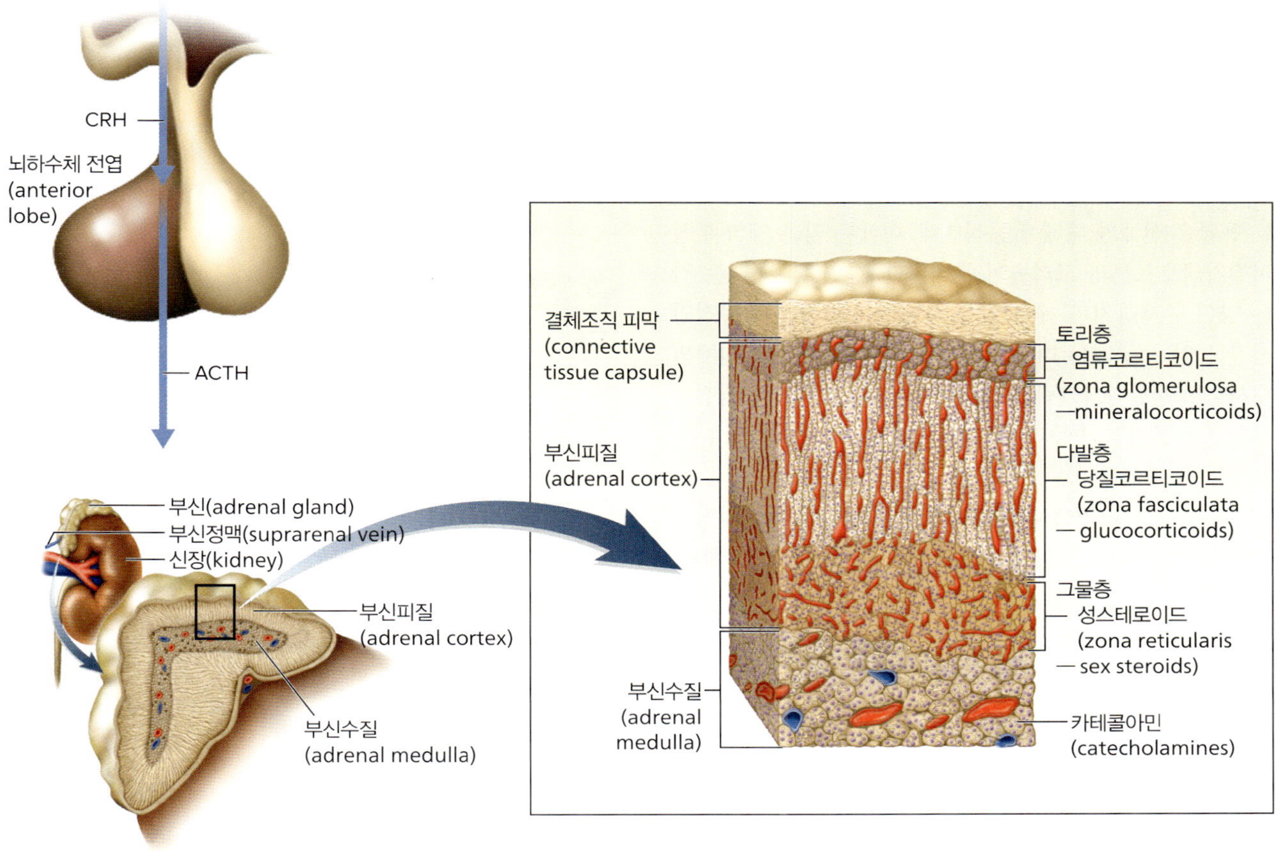

시상하부는 부신피질자극호르몬유리호르몬(corticotropin-releasing hormone, CRH)을 분비하고, 이것은 부신피질자극호르몬(adrenocorti- co-tropic hormone, ACTH)의 유리를 자극한다. 부신피질자극호르몬은 당질코르티코이드의 분비와 부신피질의 성장을 자극한다.

당질코르티코이드: 코티솔과 코티손

Glucocorticoids: Cortisol and Cortisone

당질코르티코이드(glucocorticoid)인 코티솔과 코티손은 매우 중요하다. 분비된 당질코르티코이드는 아미노산으로부터 *포도당*을 생산(*포도당신생성*)하는 것과 지방의 분해(지방분해)를 자극하고, 세포에 의한 포도당 섭취를 억제하여, 혈장 포도당 농도를 높인다.

시상하부–뇌하수체 전엽축(hypothalamic-anterior

표 30.1

부신피질의 각 층 및 각 층에서 분비되는 주요 호르몬

층(layer)	호르몬	주요 기능
토리층(바깥)	알도스테론(염류코르티코이드라고 함)	나트륨과 칼륨의 혈중농도 조절
다발층(중간)	코티솔, 코티손(당질코르티코이드라고 함)	탄수화물과 단백질의 대사를 조절하며, 강력한 항염증작용
그물층(안쪽)	소량의 남성 성호르몬(dehydroepiandrosterone, DHEA) 및 여성 호르몬(estradiol)	이 층으로부터 분비되는 성호르몬의 정상적인 생리적 기능은 명확하게 알려져 있지 않음

pituitary axis)은 코티솔의 생산과 분비를 조절한다. 시상하부는 부신피질자극호르몬 유리호르몬(corticotropin-releasing hormone, CRH)을 분비하고, 뇌하수체 전엽은 이에 반응하여 부신피질자극호르몬을 분비한다. 부신피질자극호르몬은 순환을 통해 부신피질로 이동하고 부신피질로부터 코티솔이 분비되는 것을 자극한다[그림 30.2].

CRH의 농도와 이에 따른 코티솔의 농도는 개인별 수면-각성주기(sleep-wake cycle)에 맞추어져 있다. 깨어 있는 동안은 신체가 대개 활동적인데, 이때는 많은 양의 부신피질자극호르몬과 코티솔이 분비된다. 한편, 잠잘 때는 적은 양이 존재하지만 깨어 있을 때에는 코티솔은 활동적인 시간 동안 요구되는 대사 요구량을 맞추기 위하여 신체의 대사를 조절한다. [그림 30.2]는 24시간에 걸쳐 부신피질자극호르몬 분비의 변동과 이에 따른 당질코르티코이드 분비의 변동을 보여준다.

부신피질자극호르몬 분비호르몬(CRH)과 부신피질자극호르몬(ACTH)은 혈액으로의 코티솔 유리를 자극한다. 코티솔의 농도가 정상보다 높아지면, 부신피질자극호르몬과 부신피질자극호르몬의 추가적인 유리는 억제된다. 이러한 음성되먹임은 아주 미세하게 조절되어 비교적 일정한 범위 내에서 일상의 코티솔 농도를 유지한다.

스트레스는 신체에 대하여 신체적 또는 정신적 수요가 높아지는 상황으로 운동, 추운 날씨, 감염, 수술, 불안 등이 모두 스트레스이다. 스트레스로 인하여 부신피질자극호르몬 분비호르몬과 부신피질자극호르몬의 분비가 증가하며, 부신피질자극호르몬은 코티솔 분비를 자극한다. 코티솔의 양이 증가하면 신체가 스트레스에 더욱 잘 대처하게 한다.

LO 30.2

당질코르티코이드의 주된 기능

PRIMARY FUNCTION OF THE GLUCOCORTICOIDS)

포도당 신생성과 이화작용

Gluconeogenesis and Catabolism

당질코르티코이드는 특히 스트레스 상황에서 탄수화물, 단백질, 지방의 대사를 조절한다. 신체손상(외상 또는 수술)과 관련된 스트레스를 겪는 동안 포도당에 대한 수요가 증가한다. 뇌가 포도당만 이용하는 것처럼 창상 치유 및 회복

그림 30.2 정상 여성에서 혈장 ACTH와 당질코르티코이드의 일중 변동

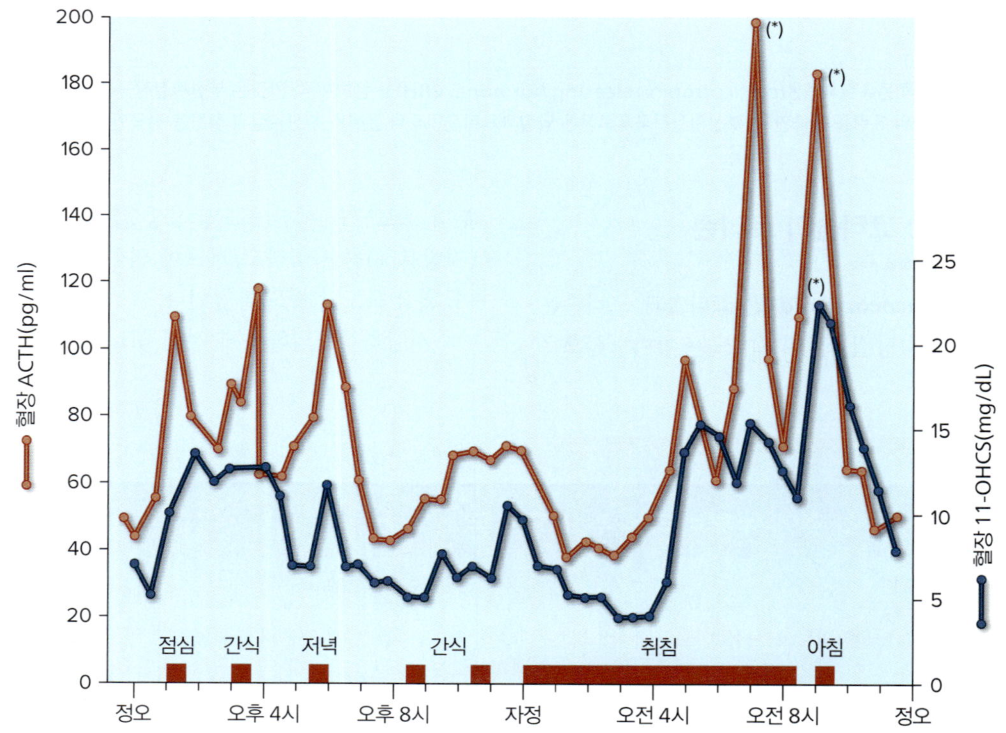

아침 기상 전에 부신피질자극호르몬과 당질코르티코이드가 상승(* 표시)하는 것을 주목하라. 당질코르티코이드는 11-oxysteroid(11-OHCS)로 측정되었다.

이 진행되는 조직은 거의 포도당만 사용한다. 당질코르티코이드의 주요 생리적 효과는 2가지—포도당 신생(포도당 신합성, gluconeogenesis)과 단백질 이화작용(분해대사, catabolism)—주요 대사 과정을 통하여 얻어진다.

포도당신생(gluconeogenesis)은 간에서 "새로운" 포도당을 만들어 내는 과정인데, 여기에서는 아미노산이나 글리세롤이 포도당으로 전환된다. 결과적으로 혈장 포도당 농도가 올라가고 손상받은 조직이나 뇌가 포도당을 이용할 수 있게 된다.

이화작용(catabolism)은 단백질을 아미노산으로 분해하는 것으로 주로 골격근에서 일어난다. 유리된 아미노산은 그 다음에 간이 포도당을 만드는 데 사용될 수 있다(포도당신생).

미네랄로코르티코이드 활성(mineralocorticoid activity)은 신장에 의한 나트륨 저류를 야기하는 능력이다. 나트륨이 가는 곳에는 어디에나 수분이 따라간다. 따라서 신체는 수분도 잡는다(수분 저류). 당질코르티코이드도 약간의 염류코르티코이드 활성을 가지고 있다. 순환하는 당질코르티코이드 농도가 높으면, 나트륨과 수분 저류가 일어나 부종 그리고/또는 고혈압 발생까지 이를 수 있다.

LO 30.3

당질코르티코이드의 임상적 이용

CLINICAL USES OF GLUCOCORTICOIDS

임상 적응증

Clinical Indications

당질코르티코이드의 가장 중요한 임상적 이용은 부신피질 기능부전(애디슨병)에서의 대체요법과 염증 또는 알레르기질환의 치료에서 사용하는 것이다. 부신피질자극호르몬은 부신피질 기능의 진단평가에 주로 이용된다. 이미 확진된 질환에서 부신피질자극호르몬은 다발경화증(multiple sclerosis)의 악화 및 암과 관련된 고칼슘혈증에 대한 약물요법의 일환으로 사용된다. 당질코르티코이드는 일차 또는 이차 부신피질기능부전(코티솔 유리가 감소된 상태)에 선택되는 약이다. 프레드니손과 같은 당질코르티코이드도 류마티스를 포함한 광범위한 염증성 질환장애, 관절염, 콜라겐질환, 특정 궤양성대장염, 다발성경화증, 심한 알레르기 반응, 호흡기질환, 백혈병 관리 및 림프종[표 30.2]에 사용하는 것이 승인되었다. 염증은 알레르기 반응의 일부이기 때문에 당질코르티코이드는 임상에서 알레르기 관리에 유용하다. 합성 당질코르티코이드는 알레르기성 염증과 비알

표 30.2

부신기능부전 이외의 질환에서 당질코르티코이드를 사용하는 치료적 적응증

질환	적응증
알레르기	혈관신경성부종(angioneurotic edema), 천식, 벌에 쏘임, 접촉성 피부염, 혈청병(serum sickness), 두드러기
결체조직질환	전신홍반성루푸스, 다발근육염(polymyositis), 류마티스 관절염
눈질환	급성 포도막염(acute uveitis), 알레르기성 결막염, 시신경염(optic neuritis)
위장관질환	염증성대장질환[inflammatory bowel disease(궤양성대장염, 크론병)]
뼈와 관절의 염증	관절염, 윤활낭염(bursitis)
신경질환	뇌수술후 뇌부종(cerebral edema), 다발경화증(multiple sclerosis)
장기이식	조직거부반응의 예방 및 치료(면역억제)
신장질환	신증후군(nephrotic syndrome)
피부질환	아토피피부염, 물집증(pemphigus), 지루성피부염
갑상샘질환	악성 눈돌출증(malignant exophthalmos), 아급성 갑상샘염(subacute thyroiditis)
기타	고칼슘혈증, 고산병(mountain sickness), 대상포진 후 신경통(postherpetic neuralgia)

레르기성 자극 물질 매개성 염증의 치료에 주로 이용된다. 염증이 갑자기 악화되는 것을 차단하기 위해 이러한 스테로이드를 고용량으로 투여할 수 있는데, 다른 약물이 효과를 나타낼 때까지 일시적인 조치로 주로 사용된다. 저용량으로 사용하면 스테로이드는 악화를 예방하고 염증으로 인한 손상으로부터 관절, 눈, 내장 기관을 보호한다.

FDA가 허가한 코티코스테로이드의 용도에 덧붙여, 인가받은 것은 아니지만[허가 범위 외 사용(off-label use)] 의학적으로 적절한 기타 용법이 있다. 이러한 염증 질환에는 고산병(mountain sickness), 세균성 수막염(bacterial meningitis), 만성 폐쇄성 폐질환(chronic obstructive pulmonary disease, COPD), 그레이브스 안증(그레이브스 눈병, Graves' ophthalmopathy), 호흡곤란 증후군(respiratory distress syndrome), 패혈성 쇼크(septic shock), 척수손상(spinal cord injury) 등이 있다.

대치요법

Replacement Therapy

부신피질스테로이드는 생존을 위해 필수적이다. 애디슨병에서는 당질코르티코이드와 염류코르티코이드가 모두 결핍되어 있다. 애디슨병에서 주요 증상은 탈수, 저혈압, 근육 약화이다. 부신피질자극호르몬 투여 후 혈장 코티솔과 17-하이드록시코르티코스테로이드 소변검사(hydroxycorticosteroids, 17-OHCS)로 측정한다. 스테로이드의 혈장 농도가 상승하지 않거나 측정되지 않으면 일차 부신기능부전(adrenal failure)—즉, 애디슨병—이 있는 것이다. 코신트로핀(cosyntropin)은 부신피질자극호르몬의 활성 부위에 해당하는 합성 펩티드이다. 비록 부신피질자극호르몬에 비해 알레르기는 덜 일으키면서 부신피질자극호르몬과 동일한 치료 효과를 제공하기는 하지만, 이 약물의 사용은 진단검사에만 제한되어 있다. 애디슨병 환자는 증상을 관리하기 위하여 만성적으로 호르몬 대체요법을 받아야 한다. 천연 당질코르티코이드인 하이드로코티손과 합성 스테로이드인 덱사메타손 및 프레드니손이 가장 자주 사용된다. 투여되는 용량은 신체에 정상적으로 존재하는 농도와 비슷하다(일일 20~30 mg). 알도스테론 부족으로 계속 나트륨이 소실되는 환자에게는 염류코르티코이드인 플루드로코티존(fludrocortisone)이 당질코르티코이드와 같이 투여되어야 한다.

그림 30.3 표적 세포로 스테로이드 수송 및 수용체와의 상호작용

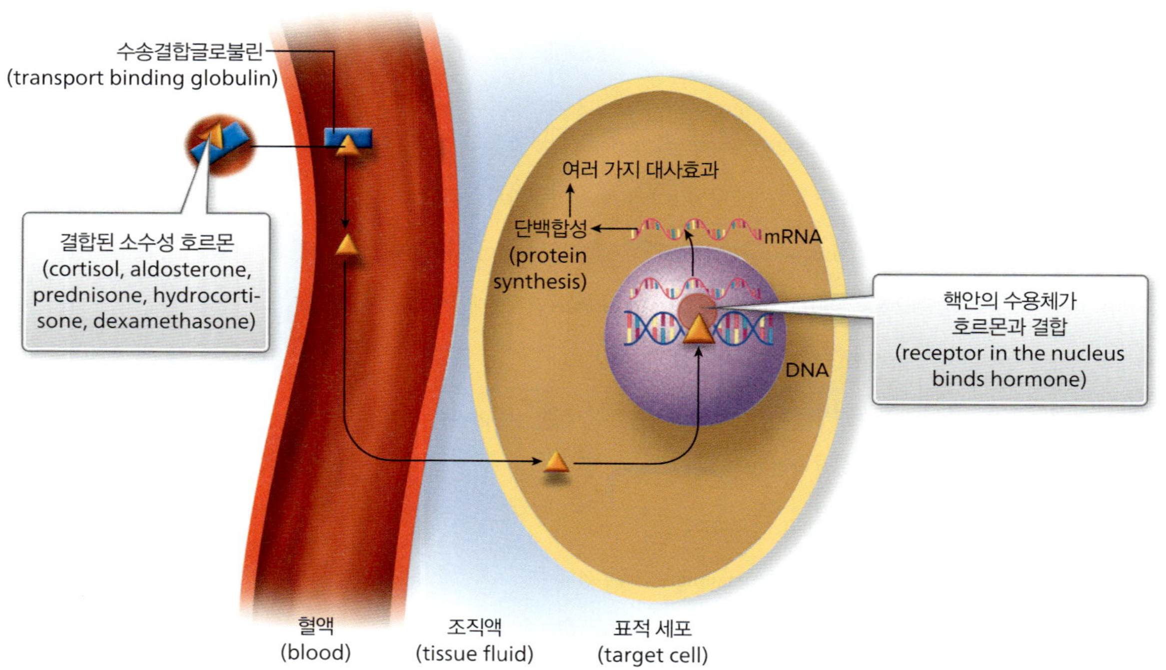

당질코르티코이드(주황색 삼각형)는 소수성 분자이며 수송결합글로불린(transport binding globulin, TBG)인 트랜스코르틴(transcortin)에 의해 표적조직까지 운송되어야 한다. 운송단백으로부터 해리되면, 친지질성 당질코르티코이드는 세포 안으로 확산하고 수용체와 결합하여야 핵 안으로 들어가 mRNA의 전사가 가능하다.

항염증 효과: 작용 기전

Anti-inflammatory Effects: Mechanism of Action

당질코르티코이드는 이용 가능한 항염증 약물 중에서 가장 강력하다. 때로는 정상 염증반응(급성 염증반응)이 너무 강력하거나 오래 계속되면(만성 염증반응) 염증 그 자체가 질환이 된다. 예를 들어, 류마티스성 관절염에서는 염증반응으로 인하여 영구적인 관절 손상을 초래할 수 있다. 따라서 염증 반응을 억제하는 것이 가장 중요한 치료 목표가 된다. 모든 당질코르티코이드는 염증 반응의 모든 단계를 억제한다.

거의 모든 세포는 세포질에 당질코르티코이드 수용체를 가지고 있다. 부신피질코르티코이드 호르몬인 코티솔, 알도스테론, 기타 코르티코이드는 소수성 분자이므로 혈장에서 자신을 수송하는 수송단백[결합글로불린, binding globulin)]을 필요로 한다. 그러나 표적 세포에 이르러서는 코티솔과 알도스테론은 세포막을 통과하여 세포질로 들어가고, 특이적이며 친화도가 높은 당질코르티코이드(또는 염류코르티코이드) 수용체와 결합한다(그림 30.3 참조). 활성화된 수용체-당질코르티코이드 복합체는 핵으로 이동하고 특정 DNA 서열에 결합하여 항염증 단백질의 전사를 활성화하거나 염증 유발형 단백질의 생산을 억제한다. 당질코르티코이드는 면역시스템의 거의 모든 세포(비만세포, 호중구, 탐식세포, 림프구)에 대하여 광범위하게 영향을 미친다. 대식세포는 코르티코이드 효과에 대하여 매우 민감한 것처럼 보이며 순차적으로 그 다음은 B-세포와 T-세포이다. 이전에는 단순한 청소 역할만으로 생각되었던 대식세포는 주요 염증 유발형 세포로 인정되고 있는데, 특히 손상을 매개하는 데 항체가 관여되어 있는 경우에 그러하다. 코르티코이드는 대식세포에서 수용체의 발현을 억제하고 염증유발형 **림포카인(lymphokine)**과 혈관 활성물질의 분비를 줄인다. 이러한 작용은 모세혈관 확장과 혈관 구조물의 투과성을 제한함으로써 염증반응을 감소시키고 이에 따라 부종이 일어나지 않게 한다. 코르티코이드는 염증 반응을 지속시킬지도 모르는 백혈구와 대식세포의 축적을 제한한다. 또한 파괴 효소인 리소좀(lysosome)의 유리도 억제하는데, 리소좀은 손상 조직의 잔해와 정상 조직을 구별하지 않고 파괴한다.

임상적으로 유용한 스테로이드에는 천연 스테로이드와 여러 가지 합성제제가 있다. 천연 당질코르티코이드의 구조를 약간 바꾸어 항염증 효력이 더 커진 합성 스테로이드를 만든다. 합성 스테로이드는 천연 스테로이드보다 작용 시간이 더 길다. 게다가 합성 스테로이드는 원하지 않는 염류코르티코이드의 효과가 거의 없다. 당질코르티코이드의 특성은 [표 30.3]에서 볼 수 있다. 이 표에서는 항염증 등

표 30.3

천연 당질코르티코이드와 합성 당질코르티코이드의 비교

약물(상품명)	항염증등가용량	나트륨 저류	작용 시간(시간)
천연 단기 작용 스테로이드			
Cortisone	25	높음	12~24
Hydrocortisone (*Cortef, Solu-Cortef*)	20	높음	12~24
합성 중시효성 스테로이드			
Methylprednisolone (*Depo-Medrol, Medrol, Solu-Medrol*)	4	없음	24~36
Prednisolone (*Flo-Pred*)	5	약함	24~36
Prednisone (*Rayos*)	5	약함	24~36
Triamcinolone (*Aristospan, Kenalog-40*)	4	없음	36~48
합성 장시효성 스테로이드			
Betamethasone	0.75	없음	48~72
Dexamethasone	0.75	없음	48~72

가용량(equivalent anti-inflammatory dose, 덱사메타손 및 베타메타손 0.75 mg)의 값이 낮을수록 약물의 효력이 강력함을 의미한다. 프레드니손과 트리암시놀론은 천연 부신피질 스테로이드인 코티손 및 하이드로코티손에 비해 효력이 4배나 더 강하다. 이들 약물은 염류코르티코이드와 관련된 나트륨 저류 활성이 훨씬 적고 작용 시간도 현저히 길다. 천연물질이나 합성물질에 상관없이 모든 스테로이드는 혈장 수송을 위해 동일한 기전을 이용하고, 세포핵에서의 작용 기전도 동일하다.

약물 투여 및 용량
Administration and Dosage

경구 투여
Oral Administration

당질코르티코이드는 경구, 비강, 근육주사, 정맥내, 국소 등으로 투여될 수 있다. 메틸프레드니손(methylprednisone)과 프레드니손(prednisone)은 염증을 신속하게 억제하기 위하여 사용된다. 일반적으로, 최저 유효용량(lowest effective dose)이 이용된다. 초기 경구 용량은 질환에 따라 메틸프레드니손은 일일 4~48 mg 또는 프레드니손은 일일 5~60 mg이다. 6일간 점진적으로 감량하는 경구제제로 메틸프레드니손의 *메드롤용량팩*(*Medrol Dose Pack*)을 이용할 수 있다. 개별 단위 팩은 4 mg 알약 21개를 포함하는 카드이다(그림 30.4 참조). 환자는 6개의 알약(24 mg)으로 시작하고 팩에 있는 약을 다 먹을 때까지 하루에 알약 1개씩을 줄여서 복용한다. 알약은 아침 식전, 점심 식후, 저녁 식후, 그리고 취침 전(하루 일과에 따라)에 물 한 잔과 함께 복용한다. 환자는 치료의 첫날 많은 양의 스테로이드를 복용하게 되지만, 6일째에는 복용량이 줄어들게 되고, 그때쯤 염증 문제는 가라앉게 된다. 프레드니손도 6일간 점감(tapering)되는 단위 팩(5 mg/알약)으로 사용 가능하다.

비경구 투여
Parental Administration

응급상황에서는 신속한 효과가 요구되므로 혈관 내 투여로 사용한다. 근육주사 제형에는 **저장형 제형(repository preparation)**이 있는데, 근육이나 관절에서 당질코르티코이드가 천천히 유리되므로 작용 시간이 길어진다. 작용이 느리고 작용 시간이 긴 주사제형의 예로는 메틸프레드니손(*DepoMedrol*), 트리암시놀론(*Aristospan*), 그리고 가장 최신의 덱사메타손(*Ozurdex*)가 있다. 이 약물은 조직에서 천천히 가수분해되어 활성 부신피질스테로이드를 유리하는 무균 현탁액이다. 부신피질스테로이드와 당질코르티코이드의 용량 및 적응증은 [표 30.4]에 제시되었다. 치료 중인 질환의 상태에 따라 개인별로 용량을 조절하여야 한다. 당질코르티코이드를 반흔 피부에 직접 주사하면 당질코르티코이드 단기 치료로 반흔 조직(keloid)이 흡수된다. 관절과 연부조직의 만성염증이 악화되면 특정 부위에 약물을 주

그림 30.4 메틸프레드니솔론 복용량 팩과 일반약 히드로코르티손 상품의 예

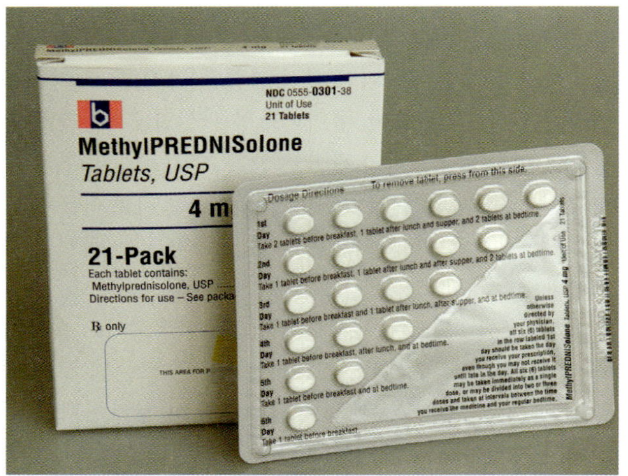

Jill Braaten

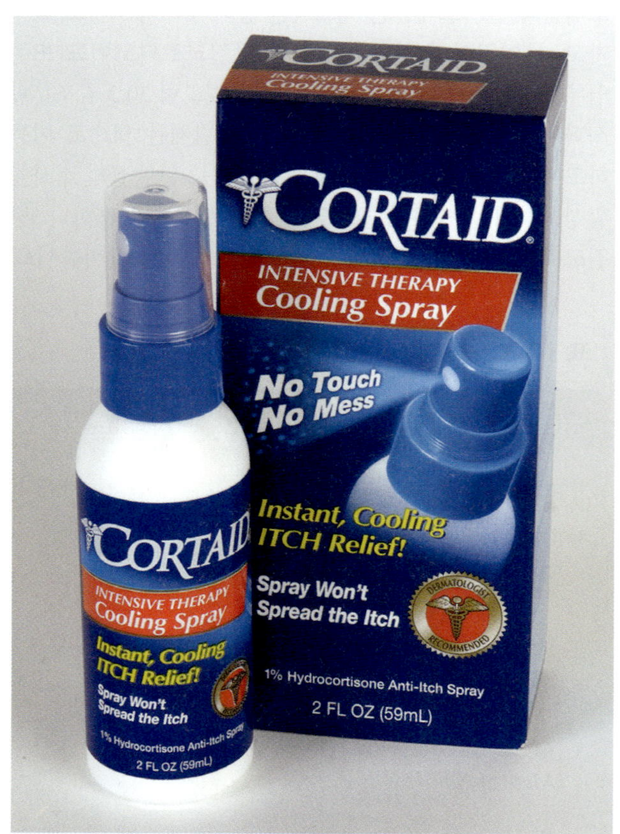

Jill Braaten

표 30.4

부신피질스테로이드의 적응증과 용량

부신피질스테로이드	적응증	용량
부신피질자극호르몬		
ACTHREL	부신반응성(adrenal responsiveness) 확인	1 mcg/kg 1회 정맥주사 30초 이상
Repository corticotropin (*H.P. Acthar gel*)	부신반응성(adrenal responsiveness) 확인	40~80 units 24~72시간마다 근육 또는 피하주사
Cosyntropin (*Cortrosyn*)	부신반응성(adrenal responsiveness) 확인	0.25~0.75 mg 근육 또는 정맥주사
염류코르티코이드		
Fludrocortisone acetate	애디슨병	1일 0.2 mg 주 3회 경구 투여
당질코르티코이드		
Betamethasone	항염증	1일 0.6~7.2 mg 경구 투여; 최대 9 mg/day 정맥주사
Budesonide (*Rhinocort*)	알레르기성 비염	1일 1회 비강 스프레이(64 mcg)
Budesonide (*Entocort E. C.*)	크론병	1일 9 mg 최대 8주간
Cortisone (*Cortisone Acetate*)	항염증	25~300 mg/day 경구 투여
Dexamethasone	알레르기질환 쿠싱증후군 검사: 억제검사 다발경화증 뇌종양의 완화치료	6일간 1일 0.75 mg 경구 투여 저녁 11시에 1 mg 또는 48시간 동안 6시간마다 0.5 mg 1주일간 30 mg/day 경구 투여 후 4~12 mg를 1개월간 격일로 투여 2 mg 경구 투여, 1일 2회 또는 1일 3회
Dexamethasone	알레르기질환, 결체조직질환, 내분비질환, 위장관질환, 류마티스성 질환	4 또는 8 mg 근육주사
Fluticasone (*Flonase*)	알레르기성 비염	하루에 한 번 2회 비강 스프레이(50 mcg/spray)
Hydrocortisone (*Cortef*)	항염증 다발경화증	20~240 mg/day 경구 투여 1주일간 200 mg/day 경구 투여 후1개월간 격일로 80 mg
Hydrocortisone sodium succinate (*A-hydroCort, Solu-Cortef*)	항염증	2, 4, 6시간마다 100~500 mg 정맥주사
Methylprednisolone (*Medrol*)	항염증	4~48 mg/day 경구 투여 또는 격일요법
Methylprednisolone sodium (*A-Methapred, Solu-Medrol*)	항염증	수 분에 걸쳐서 10~40 mg 정맥주사
Methylprednisolone acetate (*Depo-Medrol*)	부신피질기능부전증 천식, 알레르기성 비염 윤활낭염, 건염 피부학적 병터 류마티스성 관절염	2주마다 40 mg 근육주사 매주 80~120 mg 근육주사 관절내 4~80 mg 1~4주 동안 매주 40~120 mg 근육주사 매주 40~120 mg 근육주사
Mometasone (*Nasonex*)	알레르기성 비염	매일 2회 비강 스프레이(50 mcg/spray)
Prednisone (*Rayos*)	항염증, 면역억제	5~60 mg/day 경구 투여

(계속)

표 30.4 계속

부신피질스테로이드	적응증	용량
Prednisolone (*Flo-Pred, Prelone*)	알레르기, 콜라겐, 내분비, 위장관 및 류마티스성 장애 다발경화증 악화 다발경화증	5~60 mg/day 경구 투여 또는 4~100 mg 병 소부위내, 관절내 일주일간 200mg/day 경구 투여 후 1개월간 격일로 80 mg 투여 7일간 1일 200 mg 경구 투여 후 1개월간 격일로 80 mg 투여
Triamcinolone (*Aristospan, Kenalog-10, Kenalog-40*)	원형탈모증, 흉터종, 건선 통풍성 관절염, 윤활낭염, 류마티스성 관절염 건초열 및 꽃가루 알레르기 결핵 수막염	병소 부위에 1일 2~100 mg 투여 관절 크기에 따라서 2~15 mg 관절내 투여 40~100 mg 근육주사 부가적 치료로서 1일 32~48 mg 경구 투여

** 모든 제품이 열거되지는 않았다.*

사할 수 있다. 관절이 부은 경우 스테로이드를 주사하기 전에 부종액을 제거한다. **관절강내**로 너무 자주 주사하면 관절 손상을 일으킬 수 있으므로, 재주사의 필요를 최소화하기 위하여 염증이 있는 관절쪽에 모든 스트레스를 줄이도록 환자에게 조언한다.

국소 투여
Topical Administration

당질코르티코이드 적응증은 염증 및 소양성 피부증(pruritic dermatosis)이다. 국소 스테로이드는 연고, 크림, 분무제가 일반약이나 전문약으로 사용 가능하다. 그러나 일반약으로 허가된 스테로이드는 하이드로코티손이 있다. 일반약 제형은 가벼운 피부염증(minor skin irritation), 가려움, 발진(습진, 피부염, 벌레 물린 곳, 옻, 계면활성제, 화장품 등에 의함)과 사타구니 및 항문 주변의 가려움증에 사용한다(그림 30.4 참조). 일반약 하이드로코티손제제의 예는 [그림 30.4]를 참조하라. 이러한 제품은 대개 하이드로코티손 0.5% 또는 1%를 포함하는데, 이는 처방 약으로 사용되는 하이드로코티손(hydrocortisone)보다 적은 양이다. 그럼에도 불구하고 활성 성분은 아직도 스테로이드이다. 이러한 약물을 오용하면 다른 스테로이드에 대하여 기술된 것과 비슷한 이상 반응이 발생한다. 좀 더 자세한 내용은 유해 작용 및 금기사항을 참조하라.

대사 및 배설
Metabolism and Excretion

천연(native) 및 합성 당질코르티코이드는 간에서 대사되어 소변으로 배설된다. 코티솔의 가장 흔한 소변 대사물은 17-하이드록시코르티코스테로이드이다. 이것은 24시간 소변을 모아 측정하고 부신피질에서 분비되는 당질코르티코이드의 양을 추정할 수 있게 한다. 부신피질 기능부전 환자에서는 이러한 대사물의 농도가 일반적으로 매우 낮다.

유해 작용과 및 금기사항
Adverse Effects and Contraindications

프레드니손을 포함하는 당질코르티코이드의 유해 작용은 매일 복용한 약물의 양 및 치료 기간과 관련이 있다. 흔한 이상 반응에는 식욕 증가, 체중 증가, 소화불량, 초조(restlessness), 다모증이 있다. 드물게 환자는 피부 색깔의 변화, 어지럼증, 발한 증가, 얼굴의 홍조(flushing), 피부 발진을 경험할 수 있다. 고용량을 투여받거나 장기 치료를 받는 환자에서 나타나는 이상 반응은 정상적인 스테로이드 효과가 과장된 것이며 쿠싱병(부신피질스테로이드의 과도한 생산)의 증상과 유사하다. [그림 30.5]는 코티솔의 과도한 분비와 함께 나타나는 비정상적인 지방 축적의 효과를 보여준다. 비슷한 변화가 장기간의 하이드로코티손 요법에서도 나타난다. 둥근 "달덩이 얼굴(moon face)" 이외에도 어깨를 따라 지방이 축적됨으로써 "버팔로 험프(buffalo hump)"가 환자에게 생길 수 있다. 유해 작용은 [표 30.5]에 정리되어 있다. 장기 사용과 관련된 중요한 이상 반응은 스테로이드 중독인데, 이것은 기분 변화 이상행복감(euphoria), 불면증, 성격 변화, 심리적 의존성 등으로 나타날 수 있으며, 스테로이드 정신병(steroid psychosis)이라 할 수 있다. 발병은 대개 높은 용량의 스테로이드와 연관되어 있다. 스테로이드를 급격히 사용 중단하면 심각한 정신적 우울증을 야기할 수 있다. 이러한 이유 때문에 스테로이드를 장기간 또는 고용량으로 사용하다가 중단할 때는 금단증상 및 우울증이 유발되는 것을 피하기 위해 의학적 감독하에

그림 30.5 쿠싱증후군(Cushing syndrome)

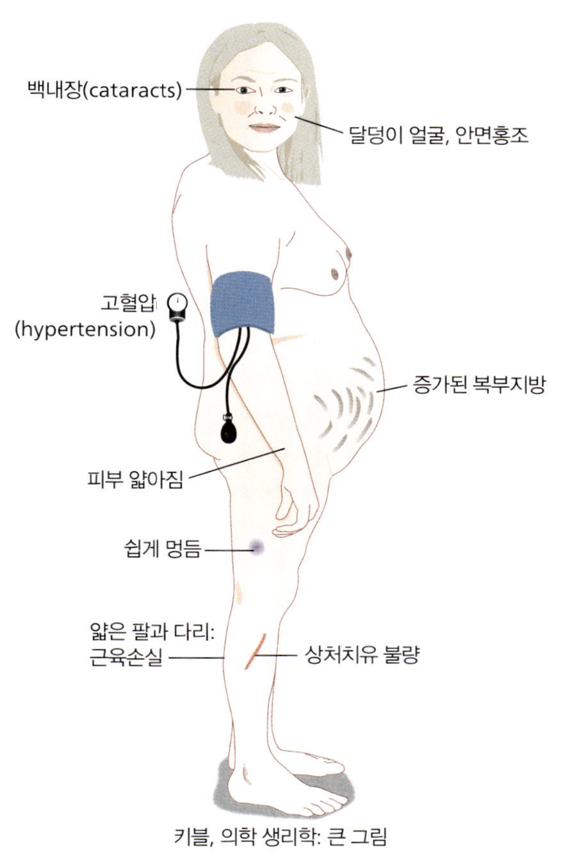

점진적으로 몇 달에 걸쳐 소량씩 감량한다.

확실히 당질코르티코이드는 오용되고 남용될 수 있다. 살이 찌고 싶어서 덱사메타손을 복용한 여성에 대한 보고가 있었는데, 이 여성은 지방분포의 변화를 체형의 바람직한 변화로 인식하였다. 그러나 스테로이드 남용이라는 용어는 일반적으로 당질코르티코이드보다는 근육을 키우고 보디 빌딩하기 위해 동화 스테로이드를 사용하는 것을 말한다. 단백동화스테로이드는 안드로겐이라고 하는 남성 성호르몬과 관련된 합성물질이다. 이러한 스테로이드는 31장에서 설명한다.

격일요법

Alternate-Day Therapy

장기간 스테로이드 치료의 이상 반응을 줄이거나 없애기 위한 **ADT**는 단기 작용 스테로이드가 2일에 1회 아침에 투여된다. 단기 작용 스테로이드 1회 용량의 효과는 다음날까지 지속된다. 그러나 이틀째에는(스테로이드 투여가 없음) 환자의 부신이 기능을 하기 시작한다(즉, 음성되먹임으로부터 해제됨). 다음날(사흘째), 스테로이드는 다시 투여되고 환자의 부신은 다시 한 번 억제된다. 이 요법은 부신위축 및 부신의 영구적인 파괴를 예방한다. 다른 이상 반응의 발생도 낮다.

표 30.5

스테로이드 장기요법의 이상반응

대사효과	증상 및 징후
당질코르티코이드	
포도당신생성 증가	비만, 당뇨병
단백질이화작용 증가	근력약화 및 근육소모, 피부가 얇아짐[걸룩출혈(ecchymosis), 줄(striae), 골다공증(단백질기질의 소실), 성장지연(어린이에서), 상처치유 지연, 감염증가(백혈구 감소증에서), 위궤양]
염류코르티코이드	
나트륨 및 수분 저류	부종, 혈액량 증가, 고혈압
칼륨 소실	근력약화 및 근육경련
기타 효과	
남성화 효과(androgenic effect)	다모증, 남성화, 불규칙한 월경
눈 합병증	녹내장, 백내장 형성
심리적 변화	다행감, 스테로이드 중독, 우울증

스테로이드 사용에 대한 금기
Contraindications to Steroid Use

스테로이드는 진균 전신감염이나 국소 바이러스 국소 감염[특히, 눈헤르페스(ocular herpes)]이 있는 환자에게는 사용이 금기이다. 국소 스테로이드는 눈이나 눈 주위에 바르지 말아야 한다. 스테로이드 및 부신피질자극호르몬은 국소 감염에 대한 환자의 저항력을 떨어뜨릴 수 있다. 바이러스 생백신(live vaccine)은 스테로이드 요법 중에는 투여하지 말아야 한다. 고용량의 스테로이드를 투여받는 환자는 항체 면역 생성 능력이 없을 수 있으므로 감염 및 신경학적 합병증이 발생할 위험에 노출된다. 이러한 사항은 생리적 용량으로 대체요법을 받는 환자에게는 해당되지 않는다.

LO 30.4

염류코르티코이드 알도스테론의 기능
FUNCTION OF MINERALOCORTICOID ALDOSTERONE

염류코르티코이드(mineralocorticoids)는 부신의 바깥층에서 분비되는 호르몬이다. 염류코르티코이드 호르몬의 주요 효과는 신체의 체액 균형을 조절하는 것이다.

생리적 효과: 작용 기전
Physiological Effects: Mechanism of Action

알도스테론은 중요한 염류코르티코이드이며 알도스테론 수용체는 신장, 대장, 심장, 땀샘과 같은 기관에 존재한다. 상피세포에서 이들 수용체가 활성화되면 나트륨과 칼륨이온 및 세포막을 통한 수분수송을 조절하는 단백질을 생산하게 된다. 표적 세포에 도달할 때까지 알도스테론이 혈류를 통하여 수송되려면 결합단백을 필요로 한다. 그 이후에 알도스테론은 세포 안으로 확산되고 염류코르티코이드 수용체와 결합하는데, 이는 핵으로 알도스테론이 들어가는 것을 촉진한다. 핵에서 알도스테론은 DNA가 mRNA로 전사되어 세포 특이적인 단백질을 생성하는 복잡한 과정이 개시되도록 한다. 이렇게 수용체로 수송된 다음 핵에서 일어나는 과정으로 이행하는 것은 [그림 30.3]에서 당질코르티코이드에 대하여 설명된 것과 동일하다.

신장단위(nephron)의 주기능은 소변 형성이다. 이 과정 중에 여러 가지 필수 영양소와 이온은 요세관(renal tubule)을 통해 혈액으로 재흡수된다. 알도스테론은 나트륨 채널(sodium channel) 또는 $Na^{+}-K^{+}$ 교환을 통하여 나트륨이온의 재흡수를 증가시킨다. 소변에서 나트륨이온의 재흡수로 인해 수분이 따라가고, 이는 혈액량을 증가시켜 혈압을 증가시킨다. 신체의 정상 염류 농도를 유지하기 위해서 칼륨이온이 소변으로 수송된다. 결과적으로, 혈액과 기타 신체 조직에서 정상 나트륨 및 수분 농도(**등장성, isotonic**)가 유지된다. 신체의 나트륨을 보존하는 알도스테론의 기능은 대장, 침샘, 땀샘에서도 동일하다.

알도스테론 분비 조절
Regulation of Aldosterone Secretion

알도스테론 분비를 조절하는 2가지 주요 인자는 세포외액 칼륨이온 농도의 증가와 안지오텐신 II 분비이다. 칼륨이온 혈액 농도가 약간 증가하여도 알도스테론 분비를 자극한다. 혈액량 감소와 관련된 신혈류량 감소는 안지오텐신 II 형성을 증가시키게 되는 과정이 시작된다. 안지오텐신 II는 혈관을 수축시키고 혈압을 높이는 강력한 펩티드이며 알도스테론 분비를 강력하게 자극한다. 실혈 또는 혈압 저하와 같이 혈액량이 감소하는 경우는 언제든지 이 펩티드가 활성화된다.

염류코르티코이드의 투여와 용량
Mineralocorticoid Administration and Dosage

염류코르티코이드가 결핍되는 경우, 저알도스테론혈증(hypoaldosteronism)이라는 상태가 나타난다. 이러한 상태는 대개 부신절제술(adrenalectomy) 또는 부신종양에 의해 야기된다. 염류코르티코이드는 생존에 필수적이므로 대체요법이 필요하다. 플루드로코티손은 합성 부신피질스테로이드이다. 이는 강력한 염류코르티코이드이며 강력한 당질코르티코이드(cortisione보다 강력)이다.

플루드로코티손이 2가지 활성을 가지고 있기는 하지만 일차 및 이차 부신피질기능부전에서 완벽한 대체요법을 달성하기 위하여 대개는 당질코르티코이드(cortisone, hydrocortisone)와 함께 투여된다. 플루드로코티손은 일주일 3회 0.1 mg에서 하루 0.2 mg의 용량으로 경구 투여된다.

유해 작용
Adverse Effects

염류코르티코이드를 과량으로 사용하면 나트륨과 수분 저류, 칼륨 소실이 일어난다. 주요 증상은 부종, 고혈압, 부정맥, 칼륨 소실로 인한 근무력(muscle weakness)이다. 일부 환자에서는 부종으로 인하여 울혈성 심부전이 일어날 수 있다. 어지러움, 지속적인 두통, 하지부종이 나타나면 의사에게 알려야 한다. 용량 조절이 대개는 이상 반응을 약화시킨다. 기타 이상 반응에는 발한 증가, 멍(bruising), 알레르기성 피부발진이 있다.

LO 30.5

특별한 주의와 약물 상호작용

SPECIAL CAUTIONS AND DRUG INTERACTIONS

환자 감시

Monitoring Patients

스테로이드는 정상 부신 기능을 가진 환자에게 약물의 항염증 활성을 목적으로 투여된다. 지속적으로 사용하면(뿐만 아니라 이 약물을 오용하는 경우) 대사 변화를 시사하는 외형 및 행동 변화가 나타난다. 스테로이드는 대사에 전반적으로 영향을 미치므로 체형, 전해질 균형, 심장 기능에 변화가 있는지 주의 깊게 환자를 살펴보아야 한다. 이 약물과 관련된 나트륨 저류로 인하여 혈압이 상승하고(심지어는 고혈압까지) 부종이 나타날 수 있다. 전체 체중에 변화가 있는지 살펴보기 위하여 매일 환자의 체중을 측정하여야 한다. 환자에게 피곤한 느낌이 드는지 또는 사지에 근력이 떨어지거나 쥐가 나는지 물어보아야 하는데, 이러한 증상은 저칼륨혈증(hypokalemia)을 시사하는 것이기 때문이다. 애디슨병에 걸린 환자는 약물 효과에 민감한 경우가 많으므로 약물요법에 대한 반응이 증강되어 나타나는 경우가 많다. 수면 패턴이나 기분의 변화, 특히 우울증 또는 정신병 증상이 있는지 살펴보아야 하고, 특히 고용량 요법을 받는 환자는 주의하여야 한다.

위장관 궤양, 신장질환, 울혈성 심부전, 눈헤르페스(ocular herpes simplex), 당뇨병, 정서불안정(emotional instability), 정신병 경향이 있는 환자에게는 스테로이드 사용에 주의하여야 한다. 스테로이드의 약리작용으로 기저질환을 악화시킬 수 있다. 스테로이드가 궤양을 유발하기는 하지만 위장관 궤양이나 대장염이 있는 환자가 스테로이드 처방을 받는 것은 드문 경우가 아니다. 이는 즉각적인 항염증 반응을 얻기 위해 스테로이드에 단기간 노출되는 것의 위험이 질환이 지속될 위험보다 적다. 장기적인 부신피질스테로이드 요법 중 눈합병증에는 후방 피막하 백내장(posterior subcapsular cataract), 녹내장, 시신경 손상의 가능성, 진균이나 바이러스에 의한 이차적인 눈감염 질환이 증가할 수 있다.

약물 상호작용

Drug Interactions

스테로이드는 여러 가지 약물군과 상호작용한다(표 30.6 참조). 당질코르티코이드는 탄수화물 대사에 영향을 미치므로, 스테로이드 치료를 받는 동안 당뇨병 환자는 인슐린이나 경구 혈당강하제의 요구량이 증가할 수 있다. 스테로이드 치료 중에는 당화혈색소(glycosylated hemoglobin, HbA1c) 농도를 측정하여야 한다. 이뇨제(칼륨 고갈 이뇨제, potassium-depleting diuretics), 암포테리신B, 디곡신 등과 동시에 투여된 스테로이드는 저칼륨혈증이 잘 발생할 수 있다. 스테로이드는 쿠마린 항응고제를 투여받는 환자에서 와파린 반응(warfarin response)이 감소할 수 있다. 환자의 항응고약물이 적절하게 투여되는지 확인하기 위해서 프로트롬빈 시간을 측정하여야 한다.

표 30.6

당질코르티코이드와 관련된 약물 상호작용의 예

당질코르티코이드와 상호작용하는 약물	반응
Amphotericin B, digitalis, diuretics	저칼륨혈증 증강(digitalis 독성가능)
항균제, macrolide	혈장으로부터 methylprednisolone 청소율 증가
아스피린	상가적 효과로 위장관 부작용 증가
성장호르몬	성장호르몬의 성장촉진 효과 감소
인슐린, 경구용 혈당강하제	인슐린 및 경구용 혈당강하제의 요구량 증가
Isoniazid	Isoniazid 요구량 증가
경구피임제, estrogens, ketoconazole	스테로이드 대사 감소 때문에 당질코르티코이드와 염류코르티코 이드의 반응 증가
Phenobarbital, phenytoin, rifampin	CYP34A 유도를 통하여 스테로이드 대사가 증가함으로써 스테로 이드 요구량 증가
Warfarin	항응고제에 대한 반응 증가

페니토인(phenytoin), 페노바비탈(phenobarbital), 리팜핀(rifampin)은 코르티코이드의 대사를 증가시키므로, 혈중 스테로이드 농도를 감소시키고 약리 반응을 감소시킨다. 이러한 약물을 만성적으로 투여받는 환자는 코르티코이드의 용량이 조정될 필요가 있다.

한편, 경구피임제는 스테로이드 대사를 억제한다. 이러한 약물을 동시에 사용하면 혈중 스테로이드 농도가 상승하고 스테로이드 독성이 더 잘 나타날 수 있다.

보건의료인을 위한 참고사항

부신기능부전을 피하기 위하여 고용량 또는 장기간 스테로이드 요법을 받는 환자는 치료를 급격히 중단하지 말아야 한다. 이러한 환자는 의사의 감독 아래 약물을 점진적으로 중단하여야 한다.

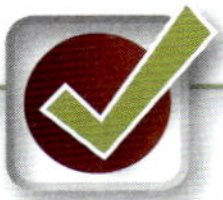

환자 안전과 교육

이 군의 약물은 일반 약으로 이용가능하기 때문에 과용(over use) 및 과다노출(overexposure)의 잠재력이 크다. 게다가 스테로이드는 한 사람 이상의 의사에 의하여 처방될 수 있다. 노령의 환자가 자신을 담당하는 가정의학과 의사와 정형외과 전문의, 알레르기 전문의, 당뇨병 전문의, 안과 전문의, 류마티스 전문의를 방문하는 것은 드문 일이 아니다. 따라서 기타 기저질환의 악화로 오인될 수 있는 스테로이드의 작용을 검토하는 것이 점점 중요해지고 있다.

투약 시간

이용 가능한 부신피질 활성을 억제하지 않고 약물 분포가 주간 농도와 비슷해지도록 스테로이드 1회 용량은 오전 9시 전에 복용하여야 한다. 고용량의 스테로이드는 위장장애를 일으킬 수 있다. 환자는 자극을 최소화하기 위하여 식사나 제산제와 함께 약물을 복용할 수 있다.

혈당 농도의 변화

스테로이드를 복용하는 당뇨병 환자에게는 스테로이드가 혈당을 상승시킬 수 있음을 적절히 충고하여야 한다. 그렇지 않으면 이 환자는 일시적인 고혈당증에 대한 반응으로 과잉진료를 받을 수 있다. 당뇨병 환자는 혈당 농도를 측정했을 때 변화가 있으면 스테로이드를 처방하는 의사에게 알려야 한다. 당뇨병 환자는 인슐린이나 경구 혈당강하제의 용량 조정이 요구될 정도로 혈당이 상승할 수 있다. 자신의 투약 이력을 최신의 것으로 유지하기 위해서 당뇨병 전문의나 내분비 전문의와 같은 다른 의사에게 스테로이드 사용 여부를 완전히 공개하도록 환자에게 주지시켜야 한다.

의사에게 알려야 할 사항

중대한 체액 저류가 하지부종이나 심상치 않은 체중증가, 근력 약화, 복통, 발작, 두통으로 나타나면 의사에게 즉각 알려야 한다. 과민반응이 발생하면, 이는 용량 조정이나 사용 중단이 필요함을 암시한다. 국소 스테로이드는 다른 효과의 양상을 나타내기보다는 피부나 눈 주위의 가려움증 및 자극을 일으킬 가능성이 높다. 노인 환자에게는 고혈압, 고혈당증, 칼륨 소실의 증상이 발생하면 연락하라고 주지시켜야 한다. 이러한 증상에는 어지럼증, 근력 약화, 두통이 있다. 근육량 감소 때문에, 노령환자는 스테로이드 효과에 좀 더 민감하며 최소한 6개월마다 병원에서 검사받아야 한다. 고용량의 스테로이드를 투여받는 환자는 국소 감염에 싸우는 저항력이 감소되어 있다(면역억제 반응). 환자는 생백신을 이용한 면역 접종을 하기 전에 의사에게 알려야 한다.

투약중지

고용량 또는 장기요법을 받는 환자는 약물 중단 증상이 유발되는 것을 피하기 위하여 처방의사의 감독을 받지 않고 스테로이드를 중단하지 말아야 한다.

임신 중 사용

이 군의 약물은 미국식품의약국(Food and Drug Administration, FDA, USFDA) 임신 C군[범주 C (www.drugs.com/pregnancy-categories.html)]으로 지정되어 있다. 임신한 여성에서 적절한 사용이나 임상시험을 통하여 임신 중 안전성은 확립되어 있지 않다. 스테로이드는 태반을 통과한다. 임신 첫 3분기(first trimester) 중에 임산부가 만성적으로 스테로이드를 사용하면 신생아에서 약 1%의 발생률로 입천장갈림증(cleft palate)을 일으키는 것으로 알려졌다. 임산부에 대한 이익이 태아나 신생아에 대한 위험을 상회하여야 한다. 꼭 필요한 경우, 임산부에게는 최저 유효용량으로 최단기간 동안 스테로이드를 투여하여야 하며 나중에 태아의 부신 활성을 감시하여야 한다. 임산부가 부신피질자극호르몬을 투여받은 경우, 신생아는 부신기능항진증 여부를 감시하여야 한다.

복습 문제 _Chapter Review

업무에 필요한 지식 _Applying Knowledge on the Job

※ 비판적 사고를 통해 다음 질문에 답하시오.

1. 탐은 8세로 간의 염증 때문에 프레드니손 80 mg을 복용하고 있다. 그는 수두 진단을 받았다. 이것은 그가 먹고 있는 프레드니손 용량에 어떠한 영향을 미치는가? 영향을 미친다면 그 이유는? 또는 영향을 미치지 않는다면 그 이유는? **(30.3)**

다중 선택 문제 _Multiple Choice

※ 다음 중 옳은 답을 고르시오.

1. 탈수로 환자가 찾아왔다. 부신피질자극호르몬을 투여하였으나 혈장 코티솔이 검출되지 않았다. 이 환자에 대한 가장 가능성이 높은 진단은? **(30.3)**
A. 애디슨병
B. 쿠싱병
C. 갑상샘질환
D. 류마티스성 관절염
E. 코티솔 과량분비

2. 류마티스성 관절염으로 진단받았던 환자가 회복 중인데, 의사가 환자에게 프레드니손을 그만 먹으라고 이야기하였다. 이 환자에게 의사가 해주어야 하는 중요한 도움말은? **(30.3)**
A. 프레드니손을 중단하면 칼륨 농도가 낮아질 것이다.
B. 향후 몇 달에 걸쳐 약물 용량을 점감하시오.
C. 약물을 중단한 후에 환자의 면역기능은 감소할 것이다.
D. 환자의 피부에 훨씬 쉽게 멍이 들 것이다.
E. 다음 48시간 동안 약물 사용을 중단하여 사흘째에는 약물을 전혀 드시지 마십시오.

3. 프레드니손을 장기간(만성적으로) 복용한 환자에게 다음 이상 반응 중 어떤 것이 발생할 수 있는가? **(30.3, 30.5)**
A. 탈수
B. 저혈압
C. 기관지 천식
D. 체중 감소
E. 달덩이얼굴과 버팔로 험프

4. 덱사메타손에 대한 설명으로 적절한 것은? **(30.3)**
A. 천연 스테로이드이다.
B. 표적 세포로 수송되어 핵에서 단백질 생산을 자극한다.
C. 단기작용, 저효력 스테로이드이다.
D. 나트륨 저류에 대한 효력이 크다.
E. 부신기능부전을 진단하기 위한 목적으로만 이용된다.

5. 스테로이드 장기요법과 관련되지 않은 효과는? **(30.5)**
A. 비만
B. 피부가 얇아짐
C. 녹내장
D. 근력증가
E. 스테로이드 중독

제 31 장

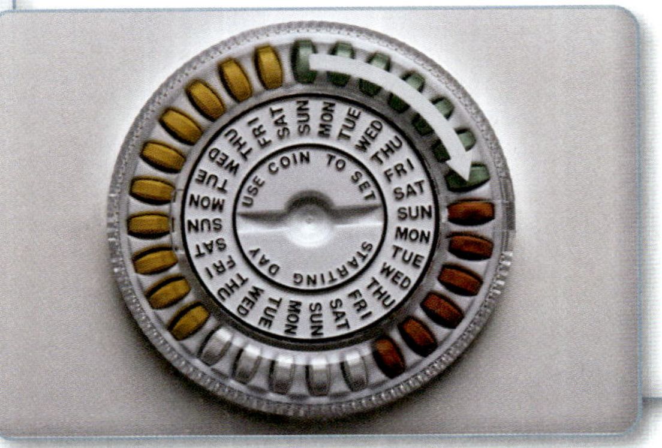

Don Farrall/Getty Images

생식샘호르몬, 경구피임제, 발기부전약물

Gonadal Hormones, Oral Contraceptives, and Erectile Dysfunction Drugs

핵심 용어_*Key Terms*

1상(monophasic): 한 주기에 고정된(변화하지 않는) 양의 에스트로겐이 유리됨

2상(biphasic): 한 주기 동안 에스트로겐이 2가지 다른 양으로 유리됨

3상(triphasic): 한 주기에서 에스트로겐과 프로제스틴의 유리되는 양이 다양할 수 있음

경피흡수(transdermal absorption): 피부를 통한 약물(물질)의 흡수, 대개는 약물 함유 패치를 붙이는 것과 관련됨

골다공증(osteoporosis): 대개 노년에 발생하며, 골밀도의 감소로 골절에 취약한 부위가 생김

골밀도(bone mineral density): 뼈기질에 축적된 칼슘과 인의 양

난포자극호르몬(여포자극호르몬, follicle-stimulating hormone, FSH): 여성에서는 난포의 발달을 자극하며, 남성에서는 정자형성을 자극함

남성화(virilization): 여성에서 남성형 체형(체모, 근육) 특성의 발달

다능성(pluripotent): 한 물질이 여러 가지 다른 생물학적 반응을 일으키는 능력

다모증(hirsutism): 여성에서 체모와 얼굴의 털이 과도해지는 상태

동화작용(합성대사, anabolism): 영양성분을 조직으로 전환하거나 집어넣는 과정으로 대개는 단백질을 근육 질량으로 전환하는 것과 관련

등역가(등전위, equipotent): 약물(물질)이 동일 강도나 동일 유형의 활성을 보일 때 대개는 반응을 일으키는 약물의 절대량(예: 5 mg, 10mg)이 각각의 물질에 따라 다르지만 발생된 반응이 동일한 경우

무월경(amenorrhea): 매달 하는 월경이 더는 발생하지 않는 상태

배란(ovulation): 난소에서 난자가 방출됨

배란촉진제(fertility drug): 배란을 자극하는 약물

복시(겹보임, diplopia): 1개의 물체가 2개의 물체로 보이는(인식되는) 상태로 겹보임(double vision)

볼점막 흡수(buccal absorption): 구강 안의 점막을 통한 약물흡수

사춘기(puberty): 어린이가 대개 12~14세 나이의 청년기로 성장할 때 나타나는 성징과 생식기능의 발현과 관련된 일련의 생리적 변화

생식샘자극호르몬분비호르몬(gonadotropin-releasing hormone, GnRH): 황체형성호르몬방출호르몬(luteinizing hormone-releas- ing hormone)이라고도 함. 시상하부에서 분비되는 호르몬으로 뇌하수체 전엽을 자극해서 황체 형성호르몬(LH)과 난포자극호르몬(FSH)을 분비

성교통증(dyspareunia): 불편하거나 동통을 느끼는 성교

안드로겐(남성호르몬, androgen): 남성성징 발달에 필요한 남성 성호르몬

월경(menstruation): 출혈을 동반하는 자궁내막 조직의 탈락. 월경주기의 첫날

월경통(월경불순, dysmenorrhea): 동통을 느끼거나 불편한 월경과 관련된 상태

인간융모성 성선자극호르몬(인간융모성생식샘자극호르몬, human chorionic gonadotropin, hCG): 임신 시 프로게스테론 생산을 유지하기 위하여 생산되는 당단백호르몬

자궁내막(자궁속막, endometrium): 자궁의 안쪽 조직

적혈구생성(erythropoiesis): 적혈구가 생성되는 과정

정자부족증(oligospermia): 정자 숫자가 줄어듦

정자생성(spermatogenesis): 정자의 형성

정조세포(spermatogonia): 정자를 생산하는 중인 중간단계의 남성 생식세포(germ cell)

초경(첫월경, menarche): 사춘기의 첫 월경(자궁내막조직 탈락)

폐경(menopause): 월경이 더는 일어나지 않는 상태로 45세 이상 여성에서 정상적인 노화 과정으로 나타나거나 어떤 나이에서든 난소가 수술로 제거되면 나타남. 폐경의 임상적 효과는 에스트로겐 분비가 거의 없거나 전혀 없음으로 인한 직접적인 결과임

폐경이행기(폐경전후기, perimenopause): 월경주기가 완전히 중단되기 전 2~10년

프로호르몬[호르몬 전구물질(prohormone)]: 섭취 후 호르몬인 테스토스테론으로 전환되는 동화 안드로겐

피임(contraception): 수태(conception(정자와 난자의 결합))나 착상을 방지하여 임신을 막음

황체형성호르몬(luteinizing hormone, LH): 여성에서 배란을 자극하며, 남성의 테스토스테론 합성과 유리를 자극함. 남성에서는 ISCH(간질세포자극호르몬; interstitial cell-stimulating hormone)라고도 함

학습 목표_Learning Outcomes

이 장을 학습한 후 다음 사항을 할 수 있어야 한다.

31.1 여성 호르몬 분비를 뇌하수체가 어떻게 조절하는지 설명할 수 있다.

31.2 에스트로겐과 프로제스틴의 임상적 이용을 설명할 수 있다.

31.3 경구피임제의 작용 기전과 호르몬전달시스템을 기술할 수 있다.

31.4 호르몬대체요법(HRT)으로 발생할 수 있는 유해 반응을 기술할 수 있다.

31.5 피임과 호르몬대체요법 이외에 에스트로겐과 프로제스틴이 임상적으로 사용되는 곳을 기술할 수 있다.

31.6 배란을 자극하기 위하여 사용하는 배란촉진제를 열거할 수 있다.

31.7 남성 성호르몬과 안드로겐 약물을 사용하는 임상 적응증을 기술할 수 있다.

31.8 발기부전 치료에 사용하는 약물의 작용 기전을 설명할 수 있다.

들어가며_Introduction

성호르몬은 생식샘에서 생산 및 분비되는데, 생식샘에는 여성의 난소와 남성의 정소가 있다. 난소와 정소는 시상하부-뇌하수체 전엽-생식샘 축의 조절하에 있는데, 이 축에서는 여러 가지 성호르몬의 합성과 방출을 조절하는 호르몬을 분비한다. 사춘기 동안 호르몬 생산은 급격하게 증가하며 2차 성징의 발달 및 유지는 이러한 호르몬 생산에 의한 것이다.

여성 호르몬이 남성 호르몬보다 약리학적 사용의 범위가 더 넓다. 이는 난소 기능의 주기적 성질(월경주기), 임신과 출산에 대한 난소의 역할, 가임 기간 이후에 진화된 에스트로겐의 보호 역할을 하기 때문이다.

LO 31.1

여성호르몬

FEMALE SEX HORMONES

여성생식주기

Female Reproductive Cycle

여성 호르몬은 난소에서 생산되는 스테로이드 호르몬인데, 여기에는 에스트로겐(estrogen), 프로게스테론(progesterone), 테스토스테론(testosterone)이 있다(대부분은 에스트로겐으로 전환). 이러한 스테로이드 호르몬은 **다능성(pluripotent)**인데, 호르몬이 생식과 관련된 역할 이외에 표적기관의 생리와 대사에 중요한 역할을 담당하고 있다.

첫 월경(**초경**, **menarche**) 이후 매달 난소는 자극을 받아 하나의 우성 난포(dominant follicle)를 발달시켜 여기로부터 수정을 위해 하나의 난자가 유리되도록 하며, 호르몬이 분비되어 자궁이 수정된 배아를 받아들여 발달을 계속할 수 있도록 준비하게 한다.

그림 31.1 뇌하수체와 난소호르몬에 의한 배란 조절

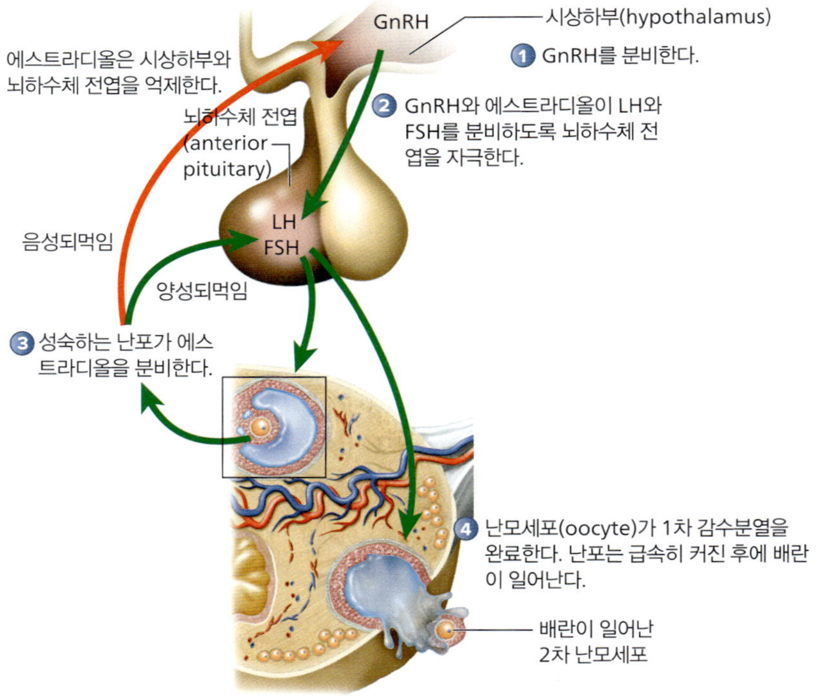

(a) 뇌하수체 호르몬-에스트라디올 에스트로겐 되먹임

(1) 뇌하수체에서 생식샘자극호르몬유리호르몬(GnRH)이 분비된다. (2) GnRH는 LH와 FSH의 유리를 자극하는데, 이들 호르몬은 난포성숙에 필수적이다. (3) LH의 급격한 증가(surge)가 (4) 배란을 일으키고 GnRH의 추가적인 분비를 억제한다.

난소주기–에스트로겐 분비

The Ovarian Cycle-Estrogen Secretion

생식 주기는 난소와 자궁내막에서 발생하는 변화로 구성되며, 각각 난소주기와 자궁내막 주기로 불린다. 난소주기는 난포기(follicular phase), 배란(ovulation), 황체기(luteal phase)로 구성된다. 자궁내막 주기(월경기, 증식기, 분비기)는 [그림 31.1]에 제시된 것처럼 난소주기에서 에스트로겐 및 프로게스테론의 유리와 밀접한 연관성이 있다. 생식 주기는 시상하부로부터 시작한다.

시상하부에서는 **생식샘자극호르몬유리호르몬(gonadotropinreleasing hormone, GnRH)**을 유리하며, 이 호르몬은 간문맥(portal vein)을 통하여 뇌하수체 전엽까지 이동하고, **난포자극호르몬(follicle-stimulating hormone, FSH)**과 황체호르몬(luteinizing hormone, LH)의 생산과 분비를 자극한다. 난포자극호르몬은 일차 난포(primary follicle)를 자극하여 성숙시킨다. 그 다음 난포세포가 분열하여 난포막세포(thecal cell)와 과립막세포(granulosa cell)를 만든다. 난포막세포는 테스토스테론(testosterone)을 합성하며 이는 과립막세포까지 확산하는데, 여기는 테스토스테론을 에스트로겐으로 전환하는 효소를 함유하고 있다. 난포가 발달함에 따라 점점 더 많은 세포가 분열하며 점점 더 많은 에스트로겐의 유리를 자극한다. 자연적으로 존재하는 에스트로겐(estradiol, estriol, estrone) 중에서 에스트라디올(estradiol)이 가장 풍부하며 활성도가 가장 높다. 에스트로겐은 **자궁내막(endometrium)**이 자라고 혈관이 주변으로 분지(branch)를 내도록 자극하여 영양을 공급하도록 한다. 에스트로겐은 [그림 31.2]에 에스트라디올로 표현된 것처럼 난포자극호르몬과 황체형성호르몬에 대하여 각각 음성 및 양성되먹임(positive feedback) 효과를 나타낸다. 에스트로겐이 특정한 농도까지 상승하면, 시상하부에 대한 음성되먹임이 생식샘자극호르몬유리호르몬의 추가적인 분비를 억제하는 한편, 뇌하수체에 대해서는 양성되먹임 효과가 나타난다(약 14일째). 난포자극호르몬의 급격한 증가는 다음 주기를 위하여 난포의 성숙을 자극한다. 마지막으로, 황체형성호르몬의 급격한 증가는 **배란(ovulation)**을 야기한다(우성난포가 파열됨).

난자는 나팔관(fallopian tube) 속을 지나가는데, 여기에서 정자와의 수정이 일어날 수 있다. 배란 후 난소에 남아

그림 31.2 여성생식주기

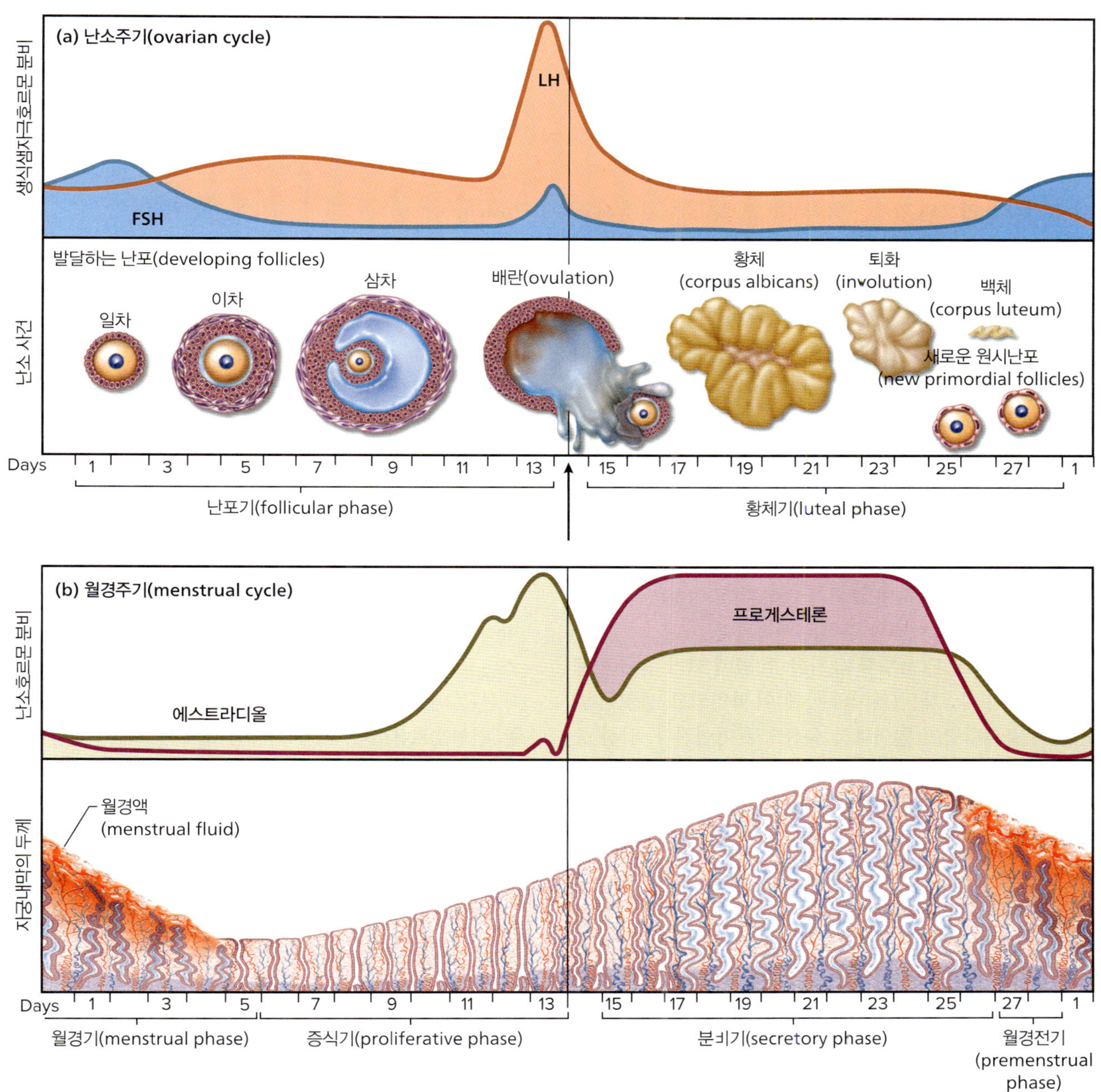

(a) 난소사건(난소에서 일어나는 사건). (b) 월경주기(자궁에서 일어나는 사건). 그림 (a)의 2가지 호르몬 농도는 실제 농도에 비례해서 그려졌으나, 그림 (b)는 그렇지 않다. 프로게스테론의 최고농도는 estradiol의 최고 농도의 17배나 높다.

있는 난포는 변화를 겪는다. 에스트로겐이 배란을 유발하지는 않지만 나팔관의 운동성과 자궁내막 환경에 난자 수송에 바람직한 직접적인 영향을 끼친다. 황체형성호르몬의 영향 아래에서 난포는 황체로 변한다. 황체는 계속적으로 에스트로겐을 생산하며 프로게스테론을 생산하기 시작하는데, 이는 2번째 주요 여성 호르몬이다.

프로게스테론 분비
Progesterone Secretion

배란이 일어나면 난포는 난소에서 황체로 바뀐다. 황체는 주로 프로게스테론을 분비하며 에스트로겐은 약간 분비한다. 프로게스테론은 황체형성호르몬와 난포자극호르몬에 대하여 음성되먹임효과(nagative feedback effect)를 나타내어 난포자극호르몬와 황체형성호르몬의 농도가 떨어진다. 자궁내막은 두꺼워지고 동맥은 분지를 내며 착상이 일어났을 때 필요한 에너지를 위하여 글리코겐이 저장된다. 착상이 일어나면 태반은 인간융모성 **성선자극호르몬(human chorionic gonadotropin, hCG)**을 생산하기 시작한다[그림 31.1]. 인간융모성 성선자극호르몬은 혈류로 유리되어 태반이 프로게스테론을 충분히 생산할 때까지 황체가 계속해서 프로게스테론을 분비하도록 자극한다. 착상이 일어나지 않으면 황체는 퇴화하고 프로게스테론과 에스트로겐의 생산은 급격하게 감소한다. 프로게스테론은 때때로 무활동(quiescence) 호르몬이라고도 하는데, 프로게스테론이 자궁근육의 수축을 억제하기 때문이다. 프로게스테론의 농도가 감소하면 자궁수축이 일어나 혈관연축을 일으키고 자궁내막조직으로의 혈류가 감소한다. 이것이 조직의 탈락(**월경, menstruation**)을 일으킨다. 월경 중에는 자궁조직 안에서 일시적으로 항응고 작용이 나타나며 출혈이 시작된다. 월경 기간은 4일(±2일)이다. 트롬보플라스틴(thromboplastin)이 풍부한 자궁내막 세포가 떨어져 나가면 혈전이 만들어지면서 월경이 그친다. 동시에, 새로운 난포가 난소에서 발달하며 주기가 반복된다. 여성의 임신 가능 기간 내내 매달 이러한 주기는 계속된다.

태반이 호르몬 농도를 유지할 수 있게 되기 전에 황체가 퇴화하면 자궁내막(태아와 함께)이 파열되고, 출혈이 발생하며 조직탈락이 일어나서 유산으로 이어진다. 임신 중에는 에스트로겐과 프로게스테론의 농도가 높다. 이러한 높은 농도는 난포자극호르몬 유리를 계속해서 억제한다(음성되먹임). 따라서 임신 중에는 다른 난포가 발달하지 않는다. 이와 유사하게도 경구피임제는 혈중 호르몬 농도를 높게 유지하도록 만들어졌는데, 이는(임신 중의 경우와 비슷하게) 난포자극호르몬의 유리를 막는다. 어떤 난포도 발달하지 않으므로 수정을 위한 난자도 존재하지 않는다.

LO 31.2

에스트로겐과 프로제스틴의 임상이용

CLINICAL USES OF ESTROGEN AND PROGESTINS

임상 적응증

Clinical Indications

여성 호르몬의 주요 용법에는 경구피임(oral contraception), 수정능력 향상(fertility enhancement), 호르몬대체요법(hormone replacement therapy, HRT), 특정 암에 대한 보조요법(전립샘암, 에스트로겐 비의존성 유방암) 등이 있다. 생식샘기능저하증(hypogonadism), 원발성 난소 부전(primary ovarian failure)이 있는 어린이에서 사춘기를 완료하여 적절한 뼈 성장(bone growth)를 가능하게 하기 위하여 대체요법이 요구된다. 생식 가능 연령(20~45세)대에 난소가 제거되거나 폐경과 함께 난소 활동이 정지되었을 때 성인에게는 대체요법이 필요하다[그림 31.2]. 성인에 대한 호르몬 대체요법의 적응증은 폐경과 연관된 혈관 운동증상(vasomotor symptom)을 관리하는 것이다. 성인 호르몬대체요법의 파생물로서 에스트로겐은 현재 골다공증(osteoporosis)의 예방 및 치료에 처방된다.

에스트로겐와 프로제스틴의 원천

Sources of Estrogen and Progestin

에스트로겐과 프로제스틴은 천연적으로 얻을 수 있거나 합성해서 만들어진다. 에스트로겐 중에서 가장 이용 가능한 것은 에스트라디올이다. 임신한 암말의 소변에서 얻어지는 결합형 에스트로겐(conjugated 에스트로겐)에는 여러 가지 에스트로겐 유사물질이 들어 있다. 이것은 최대 10종류의 에스트로겐 유사물질을 포함할 수 있다. 천연물질을 이용하였건 또는 합성물질을 이용하였건, **등역가(equipotent)** 용량이 투여되면 에스트로겐은 동일한 생리학적 반응과 이상 반응을 일으킨다. 프로제스틴과 프로게스테론은 유사하기는 하지만 다른 화학물질이다. 프로게스테론은 배란 후 난소에서 존재한다면 황체에서 만들어지는 천연호르몬이다. 이용 가능한 프로게스테론 제품이 있다(*Prometrium*, 프로게스테론을 기름에 녹인 것). 그러나 프로제스틴 제품에는 합성 제조된 메드록시프로게스테론(medroxyprogesteron), 노르에틴드론(norethindrone), 또는 노르제스트렐(norgestrel) 등을 포함하는 것이 많다. 몇몇 에스트로겐과 프로제스틴의 예와 추천용량 및 용법이 [표 31.1]에 나와 있다.

에스트로겐 대체 공급원

Alternative Estrogen Sources

에스트로겐 결핍은 자연적인 것이므로 절대로 에스트로겐 대체를 하지 않겠다고 하는 여성들도 있으며, 한편으로는 에스트로겐의 천연 공급원을 사용하는 것을 선호하는 경우도 있다. 식물성 에스트로겐(phytoestrogen)은 식물에서 추출된 에스트로겐으로 스피어민트(spearmint)처럼 식물성 에스트로겐을 함유하는 음식으로부터 흡수된다. 특히 콩(soy) 제품은 이소플라본의 탁월한 공급원인데, 이는 식물성 에스트로겐이다. 음식에 추가된 콩은 총콜레스테롤과 저밀도지단백 콜레스테롤(LDL-cholesterol)을 감소시키는 것으로 밝혀졌다. 콩의 가장 흔한 형태로는 두부, 두유, 템페(tempeh), 콩분말, 착향 콩단백 분말 등이 있다. 이러한

표 31.1

에스트로겐 및 프로게스토겐 약물*

약물(상품명)	제형	전립샘암을 위한 용량	폐경증상(혈관운동) 및 위축성 질염을 위한 용량	대체요법을 위한 용량
에스트로겐				
Conjugated estrogens (*Premarin*)	정제	1.25~2.5 mg 경구 투여, 1일 3회	0.3~1.25 mg/day 경구 투여	0.3~0.625 mg/day 경구 투여, 3주 투여 후 1주 휴약
Estradiol acetate (*Femtrace*)	정제	1~2 mg 1일 3회	1~2 mg 경그 투여 1일 1회	
Estradiol transdermal (*Alora, Estraderm, Vivelle-Dot*)	패치	–	0.25~0.5 mg 패치, 주당 2회 적용	
Estradiol transdermal (*Climara, Menostar*)	패치	–	0.25~0.5 mg 패치, 주당 1회 적용	
Estradiol (*Elestrin, Divigel*) Estradiol (*Evamist*)	젤 국소적 스프레이 국소적	–	상부 넓적다리에 0.25~1 g/day 아래팔에 1~3회 스프레이	– –
Estradiol cypionate (*Depo-Estradiol*)	기름, 근육 내	–	3~4주마다 1~5 mg 근육주사	1.5~2 mg/month, 근육주사
Estradiol valerate (*Delestrogen*)	기름, 근육 내	30 mg 또는 그 이상/week, 1~2주마다 근육주사	4주마다 10~20 mg 근육주사	
복합(combination)**				
Conjugated estrogen and bazedoxifene (*Duavee*)	정제	–	0.45 mg/20 mg 1일 1회 골다공증 예방을 위해 동일 용량1일 1회	–
Estrogen/Progestin Conjugated estrogens and methylprogesterone (*Prempro, Premphase*)	정제	–	0.625 mg/2.5 mg 또는 0.625 mg/5 mg, 1일 1회	–
Estradiol과 drospirenone (*Angeliq*)	정제	–	1.0 mg/0.5 mg, 1일 1회	–
Estradiol과 norethindrone (*Activella*)	정제	–	0.5 mg/1.0 mg, 1일 1회	–
약물(상품명)	**제형**	**비정상 출혈 (abnormal bleeding)**	**무월경 (amenorrhea)**	**자궁내막증 (endometriosis)**
Progestogens				
Progesterone	기름, 근육내 캡슐	6~8일간 5~10 mg 근육주사 –	6일간 5~10 mg/day 근육주사 10일간 400 mg 경구 투여, 1일 1회	– 12일간 200 mg 경구 투여, 1일 1회
Norethindrone (*Aygestin, Heather*)	정제	–	5~10일간 2.5~10 mg/day 경구 투여	2주간 5 mg/day

(*계속*)

표 31.1 계속

약물(상품명)	제형	비정상 출혈 (abnormal bleeding)***	무월경 (amenorrhea)	자궁내막증 (endometriosis)
Medroxyprogesterone (*Provera*)	정제	5~10일간 5 또는10 mg 경구 투여		1개월마다 연속으로 14일간10 mg/day 경구 투여
약물(상품명)	**제형**	**자궁내막암/신장암*** **	**피임**	**–**
기타 이용				
Medroxyprogesterone acetate (*Depo-Provera*)	주사	매주 400~1000 mg 근육주사	3개월마다 150 mg 깊은 근육주사	–
(*Depo-SubQ Provera 104*)	주사	–	3개월마다 104 mg 피하주사	–

** 사용 가능한 제품을 모두 포함하는 목록은 아니다.*
*** 에스트로겐 양이 먼저 표시되었다. 예: 0.5 mg (estrogen)/1 mg progestin.*
**** 진행성 수술 불가능 사례에서 보조 및 완화적 요법.*

제품은 전문음식점, 건강식품점, 비타민과 영양 보충제를 판매하는 상점에서 찾을 수 있다.

호르몬 투여

Hormone Administration

에스트로겐과 프로제스틴 제품은 경구, 비경구(IM), 질(vaginal), 국소도포(경피) 투여가 가능하다. 경구 에스트로겐 투약은 에스트로겐 활성의 생리적 양상과 비슷하도록 설계되었다. 이는 특히 경구피임제의 경우에 그러하다. 0~21일까지 에스트로겐은 매일 투약되는 주요 호르몬이다. 매월 주기의 마지막 7일째, 에스트로겐은 위약 또는 철분 포함 알약과 프로게스테론으로 치환되거나 마지막 7일 동안 아무런 알약을 투약하지 않을 수도 있다.

호르몬 대체

Hormone Replacement

자궁이 있는 여성에게 호르몬 대체(hormone replacement)를 하기 위하여 생리적 양상과 유사한 한 주기에 걸쳐 호르몬을 복용하여야 한다. 즉, 3주간 매일 호르몬을 투약하고 1주간은 끊는다. 자궁을 가진 여성에서 호르몬 대체는 에스트로겐과 프로게스테론 복합제를 이용한다. 호르몬 대체요법은 에스트로겐이나 프로제스틴을 경구 및 비경구로 투여하여 시행할 수 있다.

에스트로겐 작용의 시작이나 기간을 늘리기 위하여 호르몬을 경피적으로 투여할 수 있다. 에스트로겐은 약물 함유(drug-loaded) 패치로 이용 가능하며 이는 복부나 둔부의 청결하고 건조한 표면에 부착되어 피부를 통하여 **경피흡수(transdermal absorption)**약물이 흡수되도록 한다.

폐경의 혈관운동 증상을 치료하기 위하여, 새로운 약물 전달 시스템이 사용 가능하다. *Evamist*는 에스트라디올의 경피분무제(transdermal spray)이다. 팔뚝에 한 번 분무하는 것이 초회 용량이며, 필요시에 하루에 2에서 3회까지 분무할 수 있다. *Elestin*과 *EstroGel*은 에스트라디올겔이며 매일 한 번 상완부에 정량(metered-dose)펌프를 이용하여 도포할 수 있다. 에스트라디올을 경피 투여하는 것의 장점은 혈중으로 흡수되는 에스트라디올 l이 경구로 투여되었을 때보다 크다는 것이다. 이것은 피부가 에스트라디올을 거의 대사하지 않기 때문이다. 이 제형은 일주일에 한두 번 투약하는 편리함이 있다.

호르몬을 기름에 녹여 저장형 제제를 만드는데, 이는 장기간에 걸쳐 천천히 유리되는 형태로 에스트로겐을 공급하기 위해 설계되었다. 에스트라다이올 사이피오네이트(*Depo-Estradiol*) 및 에스트라디올 발레레이트(*Delestrogen*)은 호르몬대체요법으로서 한 달에 한 번 근육주사로 투여된다. 경구 및 근육주사 투여 후, 활성 호르몬은 간에서 대사되며 형성된 축합물의 종류에 따라 대사물은 담즙이나 소변으로 배설된다.

LO 31.3

피임: 경구피임제 및 호르몬 전달시스템

CONTRACEPTION: ORAL CONTRACEPTIVES AND HORMONE DELIVERY SYSTEMS

경구피임제의 종류

Types of Oral Contraceptives

경구피임제는 여성이 가장 빈번하게 사용하는 피임방법이다. 에스트로겐과 프로게스테론 유도체를 복합하여 임신을 예방한다. 이미 언급한 것처럼, 에스트로겐과 프로게스테론은 높은 농도에서 난포자극호르몬와 황체형성호르몬의 유리를 억제한다. 따라서 난포는 성숙 과정이나 배란을 겪지 않는다. 게다가 자궁내막과 경관점액(cervical mucus)의 변화는 난자의 착상뿐 아니라 정자의 침투도 차단한다.

복합(에스트로겐-프로게스테론) 경구피임약은 개별 구성 성분의 효력뿐 아니라 어떤 성분이 주요 활성을 나타내는가에 있어서 차이가 있다. 이 부류의 약물에서 피임의 작용 기전은 동일하다. 어떤 경우 피임약은 **단상(monophasic)**이다. 즉, 0~21일까지 각 알약이 유리하는 에스트로겐의 양이(프로게스테론보다 상대적으로) 고정된 제형(표 31.2 참조)이다. **2상(biphasic)**과 **3상(triphasic)** 제형에서는 주기에 걸쳐 알약의 색깔이 달라져 알약 속에 있는 프로게스테론에 대한 에스트로겐의 역가(용량 비율)가 다른 것을 나타낸다[표 31.3].

프로제스틴(progestin)만을 포함하는 경구피임제도 사용 가능하다. 작용 기전이 잘 알려져 있지 않으나 프로게스테론 단독 피임제는 경관 점액과 자궁내막 조직을 변화시켜 착상을 억제하는 것 같다. 프로제스틴-단독 경구피임제는 복합제제보다 실패율(임신)이 약간 높다.

대부분의 경구피임제는 매일 알약 1개를 복용한다. 몇 년 전에 에스트로겐 100~150 mcg 용량을 이용한 것에 비해 최근에는 에스트로겐 20~35 mcg인 저용량 알약이 흔하게 사용된다. 프로제스틴 용량의 범위는 좀 더 유연하다. 이를테면 데소게스트렐(desogestrel)이나 레보노르게스트렐(levonorgestrel) 0.15 mg에서 노르에틴드론(norethindrone)이나 이초산에티노디올(ethynodiol diacetate) 1.0 mg까지이다. 이는 에스트로겐 요법의 적절한 안전성과 함께 최소 유효용량을 제공한다(*참고*: 에스트로겐 용량은 마이크로그램 용량이고 프로제스틴은 항상 밀리그램 용량이다).

투약 일정

Dosing Schedule

경구피임제에 있어서 효과는 일일 투약 일정(dosing schedule)을 얼마나 잘 지키느냐와 직접 연관되어 있다. 확실하게 피임하기 위해서는 투약이 일정하여야 한다. 대부분의 경구피임제에서 매일 알약 1개를 복용하며 바람직하게는 약 24시간 간격으로 매일 동일한 시간에 복용한다. 일반적인 순서는 연속해서 20~21일간(월경주기 5일차부터 시작하여) 매일 알약 1개씩 복용한다. 마지막 알약을 복용한 후 며칠 뒤에 출혈(월경)이 일어난다. 하루치를 빼먹으면 돌발출혈(breakthrough bleeding)이 발생한다. 지속적으로 투약하는 3개월 내에 돌발출혈 또는 무월경은 대개는 일정한 월경 양태로 해소된다. 매일 연속해서 복용하는 약물을 빼먹는 경우 배란의 가능성은 증가한다.

28일간 매일 투약을 위한 간편한 포장(하루에 알약 한 개씩 28일간)은 환자가 건망증이나 혼란 때문에 투약하는 것을 놓칠 가능성을 줄여주어 환자의 순응도를 개선한다[그림 31.3]. 월경주기 사이에 위약이나 철분 보충제를 끼워 넣음으로써 날짜를 계산할 필요를 없앤 제품도 있다. 이러한 제품을 사용하면 환자는 매일 1알씩 투약한다. *Seasonique*과 *Quasense*는 환자가 월경 시작 후 첫 일요일부터 시작하여 매일 알약 1알씩 투약하도록 지시하는데, 이렇게 하면 84일간 분홍색 활성 정제를 투약하고, 그다음 7일간 백색 위약을 투약한다. 이것은 "연장형 주기(extended cycle)" 피임제로서 월경은 12주 간격으로만 발생한다. [표 31.2]와 [그림 31.3]에는 경구피임제 제형의 예가 열거되어 있다.

처방에 정확하게 따랐는데도 월경 출혈 기간이 2번 발생하지 않았다고 여성이 확신하는 경우, 그 여성은 호르몬 피임제를 계속 복용하기 전에 임신검사를 받아야 한다. 경구피임 요법을 몇 달간 지속하면 임신이 되었다는 신호도 없이 월경 출혈이 감소한다. 약물을 복용하는 언제라도 만족할 만한 수준의 효과를 나타내기 위한 용량 변경은 여성이 경험하는 부작용의 유형에 따라 조절된다.

장기작용 피임제와 호르몬 전달시스템

Long-acting Contraceptives and Hormone Delivery Systems

사용자 순응도를 촉진하는 어떠한 것이라도 피임 실패의 가능성을 줄인다. 장기작용(서방형) 피임제와 특별한 약물 전달 기구를 이용함으로써 순응도는 개선된다. 메드록시프로게스테론(*Depo-Provera*)은 장기작용 서방형 피임제이다. 심부 근육주사를 하여 3개월간 피임 효과를 제공한다. 피임을 유지하려면 이 약물을 12주 간격으로 반복 투여하여야 한다.

호르몬 전달 시스템으로 독특한 것에는 질내고리(vaginal ring; 그림 31.3 참조)가 있다. 에스트로겐과 프로제스틴을 함유하는 이 기구(*NuvaRing*)는 질관(vaginal canal) 안으로 삽입되며 주변 조직으로 지속적으로 약물을 유리한다[매일 에티닐에스트라디올(ethinyl estradiol) 0.0015 mg, 에토노게스트렐(etonogestrel) 0.12 mg]. [그림 30.3]의 고리는 3주간 설치하고 난 후 1주간 제거하면 위축성 출혈이 생긴다. 다음 고리는 이전 고리를 제거한 후 1주간 삽입한다. 가역적 피임방법으로 최근에 개발된 것 중에 피임용 이식(contraceptive implant)이 있다. 에토노게스트렐(*Impla-*

[표 31.2]

경구피임제 제품-1상형(monophasic)

상품명*	Estrogen	Progestin
Desogen	Ethinyl estradiol 30 mcg	Desogestrel 0.15 mg
Levora, Portia	Ethinyl estradiol 30 mcg	Levonorgestrel 0.15 mg
Loestrin 24 Fe 1/20	Ethinyl estradiol 20 mcg	Norethindrone 1.0 mg plus ferrous fumarate**
Lo/Ovral	Ethinyl estradiol 30 mcg	Norgestrel 0.3 mg
Micronor	—	Norethindrone 0.35 mg
Norinyl 1 + 35	Ethinyl estradiol 35 mcg	Norethindrone 1.0 mg
Nor - Q.D.	—	Norethindrone 0.35 mg
Ortho-Novum 1/35~28, Pirmella 1/35	Ethinyl estradiol 35 mcg	Norethindrone 1.0 mg
Ovcon-35, Balziva-28, Femcon, Philith, Vyfemla	Ethinyl estradiol 35 mcg	Norethindrone 0.40 mg
Ogestrel 0.5/50~28	Ethinyl estradiol 50 mcg	Norgestrel 0.50 mg
Pimtrea	Ethinyl estradiol 20 또는 10 mcg	Desogestrel 0.15 mg
Yasmin, Syeda	Ethinyl estradiol 30 mcg	Drospirenone 3 mg
Yaz	Ethinyl estradiol 20 mcg	Drospirenone 3 mg
Zovia 1/35 E-28, Kelnor	Ethinyl estradiol 35 mcg	Ethynodiol diacetate 1.0 mg
Zovia 1/50 E-28	Ethinyl estradiol 50 mcg	Ethynodiol diacetate 1.0 mg

** 사용 가능한 제품을 모두 포함하는 목록은 아니다.*
*** 일일 투약 습관을 촉진하기 위하여 4개의 철분정제를 포함한다.*

[표 31.3]

경구피임제 – 다상형

상품명	1상	2상	3상
Progestin: Estrogen	**Norethindrone: Ethinyl estradiol**		
Tri-Norinyl	0.5 mg: 35 mcg	1.0 mg: 35 mcg	0.5 mg: 35 mcg
Ortho-Novum 7/7/7	0.5 mg: 35 mcg	0.75 mg: 35 mcg	1.0 mg: 35 mcg
Levonorgestrel: Ethinyl estradiol			
Enpresse-28	0.05 mg: 30 mcg	0.075 mg: 40 mcg	0.125 mg: 30 mcg
Norgestimate: Ethinyl estradiol			
Ortho-Tri-Cyclen	0.18 mg: 35 mcg	0.215 mg: 35 mcg	0.25 mg: 35 mcg

그림 31.3 Contraceptive Hormone Delivery

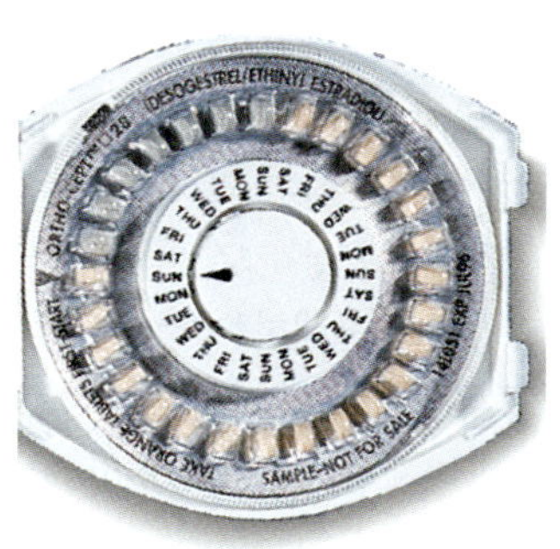

(a) 피임제 알약

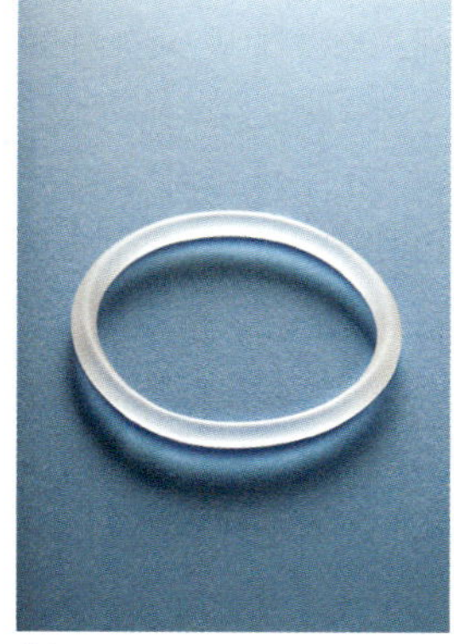

(b) NuvaRing

(a) 피임제 알약
(b) NuvaRing etonogestrel과 ethinyl estradiol 유리

> **보건의료인을 위한 참고사항**
>
> 에스트로겐과 에스트로겐을 포함하는 경구피임제는 혈전정맥염, 폐색전증, 뇌졸중, 심근경색증과 같은 혈전색전 혈관질환의 위험을 높인다. 심혈관질환의 발생은 호르몬요법의 용량과 기간과 상관이 있으며 흡연, 고혈압, 비만, 당뇨병, 고콜레스테롤혈증 등과 같은 기저 위험인자의 존재에 의해 영향을 받는다(증가한다).
>
> 여러 가지 근거는 경구피임제를 복용하면서 흡연하는 여성은 비흡연 경구피임제 사용자에 비하여 심근경색증에 걸릴 확률이 5배나 더 클 것이라고 시사하고 있다. 이러한 위험은 나이(35세 미만)와 심한 흡연(하루에 담배 15개비 이상)에 따라 증가하는데, 이는 경구디임제를 사용하기로 선택한 여성은 흡연을 하지 말아야 함을 보여준다.

non)은 4 cm 길이의 1회용 이식체로 에토노게스트렐 68 mg을 포함한다. 이것은 첫 달 동안 하루에 60 mcg의 약물을 유리하고, 그다음에는 3년 동안 하루에 30 mcg의 약물을 유리한다. 에토노게스트렐(etonogestrel)은 월경주기의 1일에서 5일 사이에 삽입되어야 한다. 여성이 경구피임제를 현재 복용하고 있다면, 마지막 알약을 복용한 후 7일 안에 삽입되어야 한다[그림 31.3].

*Mirena*는 프로게스테론의 저장고(레보노르게스트렐 52 mg)이며 자궁 안에 삽입된다(자궁내, intrauterine). 이 기구는 피임 농도의 프로게스테론을 5년간 주변 조직으로 유리한다. 작용 기전은 자궁 조직에서 임신을 방해하는 것이다. 이 제품은 배란을 예방하지 않는다. 따라서 자궁외 임신의 위험이 훨씬 높다(자궁외 배란 및 착상).

응급피임
Emergency Contraception

응급피임(emergency contraception)을 위해 사용 가능한 경구 프로제스틴이 있다. 호르몬 치료가 금기가 되는 질병이 발생하면 이러한 피임제는 중단되어야 한다. 예를 들어, 암, 혈전정맥염 등이다. 레보노르게스트렐(Plan B, Plan B-One Step)은 무방비적 성관계(unprotected sex) 후 72시간 내 1.5 mg 알약을 복용하는 경우 수태를 예방할 수 있다. 12시간 간격으로 2알만 복용한다. 울리프리스탈 아세테이트(*Ella*)는 프로게스테론 작동제/길항제로서 응급 피임에 이용된다. 무방비적 성관계 또는 피임 실패가 의심되는 경우 5일 내 30 mg 알약을 한 번 복용한다. 이 약물은 일상적인 피임을 위한 것은 아니지만 피임 실패의 경우 보호를 위한 것이다. 레보노르게스트렐 제품은 17세 이상의 여성에게는 처방전이 없어도 이용할 수 있으나 17세 미만의 여성은 처방전이 요구된다. 울리프리스탈(uipristal)은 나이에 관계 없이 처방전이 필요하다. 호르몬 피임제는 무기한으로 사용되어 왔다.

에스트로겐과 프로게스토겐의 유해 작용
Adverse Effects of Estrogens and Progestogens

에스트로겐 또는 프로게스테론과 관련된 유해효과에는 구역, 구토, 두통, 어지러움, 흥분성(irritability), 우울증, 수분저류, 유방 압통, 체중증가가 있다. 보통, 이러한 효과의 중증도 때문에 치료를 할 필요는 없다. 용량을 줄이거나 다른 제품으로 변경함으로써 증상을 완화할 수 있다. 돌발출혈이나 무월경은 계속해서 치료하는 경우 대개는 3개월 안에 일정한 월경 양상으로 해소된다.

에스트로겐을 포함하는 경구피임제는 혈전정맥염, 폐색전증, 뇌졸중, 심근경색과 같은 혈전색전성 혈관질환의 위험을 증가시킨다. 심혈관계 질환이 발생하는 것은 호르몬요법의 기간과 약물 용량과 관련 있으며, 다른 기존 위험인자, 즉 흡연, 고혈압, 비만, 당뇨병, 고콜레스테롤혈증 등이 존재하는가에 따라 영향을 받는다(증가한다).

주의 및 금기사항
Cautions and Contraindications

에스트로겐과 프로제스틴의 사용과 관련하여 특별한 주의 경고가 있다. 이 약물은 심혈관계 질환의 예방을 위하여 사용하지 말아야 한다. 생명을 위협할 수 있는 이상 반응(정맥색전증, 뇌졸중, 유방암의 위험 증가)이 발생할 수 있으므로 혈전정맥염, 간질환, 미진단 상태의 유방멍울(breast lump) 불분명한 질 출혈 등의 병력이 있는 여성에게는 경구피임제를 포함하여 에스트로겐과 프로제스틴을 사용하지 말아야 한다. 자궁을 가지고 있는 여성에게서 지속적으로 질 출혈이 발생하면 암의 가능성 여부를 잘 살펴보아야 한다.

당뇨병, 고혈압, 뇌전증의 병력이 있는 여성도 경구피임제를 사용하기에 적합하지 않을 수도 있다. 에스트로겐과 경구피임제는 임신하였거나 에스트로겐 의존성 암이 있는 여성에게는 금기이다. 임신 초기에 에스트로겐을 사용하면 태아 발달에 영향을 줄 수 있다. 여성호르몬에 대한 자궁 내 국소적 노출로도 선천성 심장 결손 및 사지 형성 결손(limb formation defect)이 발생하였었다. 에스트로겐과 프로제스틴은 미국식품의약국(FDA) 약물 태아 위해성 분류 X등급(Pregnancy category X)에 지정되었다. 미국식품의약국 약물 태아 위해성 분류에 대한 정의는 www.drugs.com/pregnancy-categories.html에서 찾아볼 수 있다. 임신한 여성에서 약물 사용의 위험이 어떠한 가능한 이득보다 큰 것은 명백하다.

특별 고려사항

Special Considerations

호르몬 요법을 받고 있는 당뇨병 환자는 포도당내성(glucose tolerance)에서 변화를 겪을 수도 있다. 이러한 이유로 에스트로겐 요법 중에는 일상적인 포도당 검사에서 포도당 농도에 변화가 있을 수 있고 이러한 변화에 수반되는 증상이 발생할 수 있음을 환자에게 알려주어야 한다. 경구피임제에 관심을 가진 여성은 이 약물을 적절하게 사용하는 방법뿐 아니라 관련된 위험에 대해서도 교육을 받아야 한다. 복합제제 또는 프로제스틴 단독 제제는 제조사가 권장하는 바에 따라 매일 복용하여야 한다. 성생활을 하는 여성은 약물을 일정에 따라 복용하지 않는 경우 임신할 위험성이 증가함을 알아야 한다. 어떤 여성이 경구피임제를 복용하는 도중 월경주기를 연속해서 2번 거르는 경우, 의사에게 즉시 진찰을 받아야 한다. 수태가 일어났는지 확인하기 위하여 의사는 적절한 검사를 수행할 수 있다. 이러한 호르몬에 발달하는 배아나 태아를 노출하는 위험은 명백하게 주의를 필요로 한다. 경구피임제를 사용하면서 임신을 원하는 여성은 수태를 시도하기 전에 3개월간 경구피임제를 중단하여야 하며, 이 기간 동안 대체 피임법을 사용하여야 한다.

에스트로겐과 프로게스토겐의 약물 상호작용

Drug Interactions for Estrogens and Progestogens

에스트로겐 및 프로게스테론의 사용과 관련한 약물 상호작용에 대한 보고는 기본적으로 경구피임제 사용과 연관되어 있다. 여러 가지 약물이 지목받아왔지만 임상적으로 유의한 상호작용에 대한 근거는 대개 충분하지 않다. 그럼에도 불구하고 다음과 같은 약물을 복용하는 경우 경구피임제를 복용하는 환자가 대체 피임법을 모색하는 것은 신중하다고 할 수 있을 것이다. 아프레피탄트(aprepitant), 바르비튜레이트(barbiturate), 카르바마제핀(carbamazepine), 그리세오풀빈(griseofulvin), 네오마이신(neomycin), 페니실린(penicillin), 페니토인(phenytoin), 살리실레이트(salicylate), 테트라사이클린(tetracycline), 리팜핀(rifampin), 사람 면역결핍 바이러스 단백분해효소억제제(nelfinavir, ritonavir). 이러한 약물은 경구피임제의 대사를 증가시키고 결과적으로 경구피임제의 효과를 감소시킬 수 있다. 반드시 경구피임제와 관련될 필요는 없으나 에스트로겐은 당질코르티코이드(corticosteroid)의 제거율을 감소시켜 스테로이드 작용 시간을 증가시킨다. 피임제에 의해 유발된 수분 저류가 뇌전증 환자에서 발작을 촉발시킬 수 있다는 가설도 있었다. 이러한 가설을 지지하기 위해서는 추가적인 근거가 필요하지만, 위험성이 있을 것으로 생각되는 환자에게는 대체 피임법이 사용되어야 한다. 에스트로겐은 발작 치료를 위해 사용되는 히이단토인(hydantoin)과 상호작용하여 돌발출혈, 점상질출혈(spotting), 임신을 유발할 수 있다.

경구피임제는 대사를 증가시켜 클로피브레이트(clofibrate)의 배설을 증가시키고, 벤조디아제핀(benzodiazepine)의 청소율을 증가시킨다. 이러한 작용으로 몇몇 환자에서 클로피브레이트와 벤조디아제핀의 효과가 감소할 수 있다. 경구피임제는 알코올의 효과를 증가시킬 수 있다.

LO 31.4

호르몬대체요법

HORMONAL REPLACEMENT THERAPY (HRT)

호르몬결핍

Hormone Deficiency

여성호르몬 결핍의 원인으로 가장 빈번한 것은 난소의 제거[수술 유발 폐경(조기폐경)]이다. 폐경은 노화 과정의 일부로 예상되기는 하지만 항상 그런 것은 아니다.

폐경에 대한 개념은 지난 10년간 극적으로 변하였는데, 기본적으로 폐경에 돌입하는 여성의 생활양식이 개선된 결과이며 여성의 수명이 증가하였기 때문이다. 현재 65세인 여성의 평균수명을 84세라고 하면, 빠르면 40세부터 폐경에 이르는 기간인 **폐경 이행기(perimenopause)**에 진입한다. 이것은 여성이 44년 이상을 더 생존할 것으로 기대할 수 있음을 의미한다.

그 어느 때보다 훨씬 더, 여성이 나이가 듦에 따라 여성의 삶의 질을 개선하는 것이 목표가 되고 있다.

에스트로겐 결핍의 증상
Symptoms of Estrogen Deficiency

폐경 이행기의 특징은 여성 호르몬 생산(에스트로겐, 프로제스틴), 배란의 빈도, 월경이 유의하게 감소하는 것이다. 초기에는 생리적으로나 감정적으로 적응하는 기간이 있다. 이 시기에 개인별로 피로, 홍조(hot flash), 혈관운동 연축(vasomotor spasm), 신경과민, 불안, 흥분성, 또는 우울증과 같은 증상을 겪을 수 있다. 자궁과 질에서 위축, 대사 감소, 자극(irritation), 건조 등과 같은 조직변화가 발생하기도 한다.

임상적으로 정의된 **폐경(menopause)**은 12개월 동안 월경이 완전히 그치는 것이며, 순환 에스트로겐 농도가 50 pg/ml 미만, 난포자극호르몬 혈중농도는 50 IU/ml 이상으로 변한다. 에스트로겐과 프로게스테론 생산이 감소함에 따라 폐경 이행기에서 폐경으로의 이행에는 변동이 심한데, 여성은 수년간에 걸쳐 간헐적인 증상을 겪을 수 있다. 임상적으로 폐경으로 확진된 후에도, 폐경여성의 약 60%가 홍조 또는 발한을 수년간 경험한 것으로 추산된다. 홍조는 여성 개인별로 강도나 기간이 다양하다. 홍조는 체온이 상승하는 느낌에서부터 글자 그대로 땀에 푹 젖어 잠에서 깨는 것까지 다양한데, 후자를 야간발한(night sweats)이라고 한다. 여성들이 치료를 필요로 하는 또 다른 증상에는 불면증, 집중 불가능, 관절염과 유사한 관절통이 있다. 우울증을 유발하는 불면증, 불안, 근육통, 혈관운동 증상은 호르몬 대체요법을 하면 효과적으로 해소된다. 질위축(vaginal atrophy) 때문에 성관계가 어렵거나 고통스러울 수 있다(성교통증, dyspareunia). 이러한 상태의 증상을 개선하고 좀 더 정상적이며 만족스러운 성관계를 위해서는 치료가 필요하다.

에스트로겐 대체 에스트로겐
Estrogen Replacement

에스트로겐을 투여하면 위와 같은 증상의 중증도를 경감시키고 후생식 주기(postreproductive period)로 매끄럽게 이행시킨다. 여러 가지 치료 방법이 고려되어야 하는데, 모든 여성에게 받아들여질 수 있는 만병통치약은 없기 때문이다. 여성이 경험하는 증상에 따라 치료를 개인화하며, 에스트로겐 농도를 "용인되는 정상범위(50~150 pg/ml)"로 유지하는 것을 목표로 한다. 개별 여성에게 너무 높은 에스트로겐 농도는 발한, 홍조, 불안, 흥분성, 헛배부름(bloating), 수분 저류, 유방 압통, 두통과 같은 이상 반응도 유발할 것이다(이러한 증상은 프로제스틴을 투여하면 신속히 해소된다는 것은 알아둘 만하다). 호르몬대체요법의 방법에는 에스트로겐 단독 대체, 에스트로겐 및 주기적 프로제스틴, 지속적 에스트로겐 및 프로제스틴 등이 있다. 적절한 증상 해소가 나타날 때까지 호르몬대체요법 조합을 변경하면서 폐경 후 여성에 대해서 호르몬의 혈중 농도보다는 증상 유무를 살펴본다. 치료가 효과가 있고 환자에게 받아들여질 만한 것인지 여부를 확인하려면 최소한 1개월이 요구된다.

치료는 몇 년에 걸쳐 지속되므로 매년 추적(annual follow-up)하는 것이 권장된다. 그럼에도 불구하고 호르몬 대체요법은 홍조, 수면장애, 질 건조(vaginal dryness)를 해소하는 데 가장 효과적인 치료이다. 최근의 진료지침은 유효용량을 최저로 최단기간(즉, 무한정이 아니라) 투약하는 것이다. 질 분비와 조직 유연성을 증가시켜 성교통을 예방하기 위해서는 에스트로겐 질투여(크림, 질내 고리)가 대개 추천된다. 폐경 후 증상 중에서 성교통을 특이적으로 해소하기 위해서 최근에 추가된 약물은 오스페미펜(*Osphena*)이다. 오스페미펜은 경구 투약하는 에스트로겐 작동제/길항제인데, 이는 질 조직에서는 에스트로겐 수용체를 자극하지만 다른 조직에서는 에스트로겐 수용체를 억제한다. 이는 에스트로겐 호르몬이 아니다. 이것은 에스트로겐수용체 선택적 조절체(selective estrogen receptor modulators, SERM)라고 불리는 약물군에 속한다. 이 종류의 약물에는 [타목시펜(tamoxifen, 호르몬 감수성 유방암 치료에 이용)과 라록시펜(raloxifene)(골다공증 치료에 이용)이 있다. 오스페미펜(ospemifene)만이 질 조직에 영향을 미친다. 권장용량은 매일 60 mg 정제 한 알이다. 항상 그러하듯이, 호르몬이나 다른 폐경 후 요법을 시행하는 중이나 그 이후에 주기적인 유방 촬영을 포함하는 유방 검사와 전신 신체검사를 정기적으로 받을 것을 조언한다.

나이에 따른 폐경을 경험하지 않았으나 난소를 수술로 제거하였기 때문에 호르몬 결핍이 된 여성에게 에스트로겐 대체는 아직도 적절한 요법이 될 수 있다. 50세 미만의 여성에서 난소가 제거되었다면, 치료 목표는 내분비 기능에 확실하게 영향을 주는 수준까지 에스트로겐과 프로게스테론의 농도를 회복시키고 시상하부에 주기적인 피드백을 적절하게 제공하는 것이다.

미국식품의약처(FDA)가 이 적응증을 인가하지는 않았으나, 의사가 추가할 수 있는 허용범위 외(off-label) 치료 전략은 실험실 검사로 안드로겐 결핍증이 확진되면 호르몬 대체요법에 안드로겐[micronized 테스토스테론 또는 dehydroepiandrosterone (DHEA)]을 추가하는 것이다. 이러한 안드로겐 대체는 근육량과 근력을 유지하게 한다.

호르몬대체요법의 위험
Risks of Hormone Replacement Therapy

유해 작용
Adverse Effects

현재 진료지침은 저용량 호르몬 대체이지만 에스트로겐과 프로게스테론 요법에 사용되는 용량과 기간은 호르몬 피임 요법에 사용되는 것과 범위가 겹칠 수 있다. 이것은 피임을 위해 호르몬을 사용하였을 때 마주칠 수 있는 안전 문제를 호르몬 대체에 대하여도 동일하게 고려하여야 함을 의미한다. 에스트로겐과 프로게스테론과 관련된 이상 반응에는 구역, 구토, 두통, 어지러움, 흥분성, 우울증, 수분 저류, 유방 압통, 체중 증가가 있다. 대개는, 용량을 감량하거나 다른 제품으로 변경하면 이러한 효과는 완화된다.

호르몬대체요법에 사용되는 모든 에스트로겐과 프로게스테론에 대하여 특별한 주의(블랙박스) 경고가 있다. 이 약물은 심혈관계 질환의 예방을 위하여 사용하지 말아야 한다. 생명을 위협할 수 있는 이상 반응(정맥색전증, 뇌졸중, 유방암의 위험 증가)이 발생할 수 있으므로, 혈전정맥염, 간질환, 미진단 상태의 유방멍울(breast lump) 등의 병력이 있는 여성에게는 경구피임제를 포함하여 에스트로겐과 프로제스틴을 사용하지 말아야 한다. 자궁을 가진 여성이 에스트로겐만 투여받는 경우 자궁내막암의 위험이 증가한다.

어떤 이유로든지 장기적으로 호르몬요법을 받아야 하는 여성은 면밀하게 감시하여야 한다. 최저 유효용량이 선택돼야 하며 환자는 매년 다시 평가받아야 한다. 천연적으로 존재하는 호르몬이 합성 약물보다 안전하다는 근거는 없다. 즉, 중요한 것은 적절한 최저 유효용량을 결정하는 것이다. 개별 환자의 위험요인이 고려된 다음에는 치료의 기간과 약물 용량이 이상 반응의 잠재력과 관련된 중요한 2가지 요인이다.

장기 호르몬 사용의 위험
Risks of Long-Term Hormone Use

심혈작용
Cardiovascular Effects

여성건강계획(women's health initiative, WHI)은 50세 이상의 여성 1만 명 이상이 참여하는 초대형 임상 연구인데, 이 연구는 폐경 후 여성에서 호르몬대체요법에 대한 열망을 좌절시키는 연구 결과를 내놓았다. 이 연구에서 제공하는 근거에 의하며 에스트로겐-프로제스틴을 최소한 5년 이상 매일 복용한 여성은 비치명적 심장발작, 혈전색전증, 뇌졸중, 알츠하이머병을 포함하는 치매에 걸릴 위험이 증가한다고 한다. 이 연구는 폐경기 여성에서 2번째로 대규모 연구인 심장과 에스트로겐/프로제스틴 대체 연구(heart and estrogen/progestin replacement study, HERS)의 결과를 확인하였다. 이익이 심혈관계 위험보다 더 크지 않았기 때문에 여성건강계획(WHI) 연구에서 에스트로겐 병합요법은 중단되었다.

여성건강계획의 임상 연구에서는, 고혈압, 당뇨병, 고지질혈증의 현병력이나 가족력이 있는 여성은 경구피임제를 처방받지 않았거나 훨씬 낮은 용량을 투여받았다. 결과적으로 위험 인자가 없는 여성에서 고용량(50~100 mcg), 장기간 치료받은 경우와 저용량(20~35 mcg), 장기간 치료받은 경우를 비교하여 심혈관계 질환의 유병률을 평가할 수 있다. 이것은 다른 기저질환으로 인한 부작용을 제외한 에스트로겐 노출에 따른 위험을 훨씬 명확하게 보여주었다.

유방암과 자궁내막암
Breast and Endometrial Cancer

7년간의 추적조사 정보를 포함하는 이 연구의 자료를 가장 최근에 분석한 결과는 유방암에 대한 에스트로겐의 효과에 대한 초창기 보고를 뒤집었다. 에스트로겐 치료가 폐경 후 여성에서 유방암의 위험을 증가시키지 않는다는 것은 명확하다. 에스트로겐 단독(프로제스틴 없이)으로 장기간 이용하는 경우 폐경 후 여성에서 자궁내막암이 발생할 위험이 증가한다. 자궁을 가진 여성에서 내인성 에스트로겐을 전혀 복용한 적이 없는 경우에 비해 이 위험은 1~6배 정도 높다. 자궁내막암의 위험을 줄이기 위하여, 이제는 에스트로겐 대체 처방에 프로제스틴이 추가되고 있다. 프로제스틴은 직접 에스트로겐 수용체를 감소시키기 때문에(생산을 줄인다) 자궁내막암의 위험을 감소시킨다.

의학계는 여성들에게 호르몬 대체요법의 사용에 대해서는 의사와 상의하고 의사의 지도에 따라 적절한 치료 방법을 찾으라고 조언해 왔다.

LO 31.5

에스트로겐과 프로게스토겐의 기타 임상이용

OTHER CLINICAL USES OF ESTROGENS AND PROGESTOGENS

골다공증

Osteoporosis

여성 건강 계획으로부터의 좋은 연구 결과는 에스트로겐을 복용하는 여성에서 대장암과 골절의 위험이 감소한다는 것이다. 추가된 근거에 의하면 노화(aging) 그 자체보다는 에스트로겐 부족이 폐경 후 여성에서 골소실(bone loss)에 기여한다는 것을 확인하였다. 에스트로겐은 부갑상선호르몬(PTH)의 기능을 억제한다. 부갑상샘호르몬은 파골세포(osteoclast)가 뼈로부터 칼슘을 유리하도록(골흡수, bone resorption) 자극한다. 이것은 뼈에서 칼슘이 빠져나가는 것을 의미한다. 에스트로겐이 감소함에 따라 골흡수가 골생성(bone formation)을 넘어서게 되는데, 특히 잔기둥뼈(trabecular bone)에서 그러하다. 이는 **골다공증(osteroporosis)**이라고 하는 골질량(bone mass)의 감소로 이어진다. 칼슘 섭취가 적고 중력 저항운동(gravity-resisting exercise)이 부적절한 경우, 겉보기에 심한 부상이 없어도 골절이 발생한다. 골다공증과 골절의 발생률은 남성에서보다 폐경기 여성에서 더 크지만(1:6), 양쪽 모두에서 무증상으로 발생한다. 일부 환자는 골절 부위 근처의 급성 동통이나 만성 하부 요통을 호소하지만, 대부분의 골절은 다른 이유로 병원에서 검사를 받던 중에 X-선으로 발견되는 경우가 보통이다.

이러한 환자는 약해진 뼈가 손상을 받았다는 것을 알아차리지 못한다. 폐경기 여성에서 주로 발병하는 부위는 척추(으깸골절, crush fracture)와 원위 요골(먼쪽 노뼈, distal radius)이다. 기계적 스트레스 또는 압력은 앉은 자세에서 일어나는 경우조차도 폐경기 여성에서 골절을 초래하기에 충분한 변형(strain)이다. 골절 선행요인을 감소 또는 제거하고 신체의 자연 방어를 강화시키는 요소를 증강시키기 위하여, 확진된 골다공증이 있는 여성은 치료에 대한 다제학적 접근(multidisciplinary approach)을 필요로 할 수도 있다. 금지해야 하는 선행요인은 흡연, 칼슘의 낮은 섭취(하루에 1500 mg까지 증가시키도록 권장), 카페인과 인의 높은 섭취, 좌식 생활 습관(sedentary lifestyle), 에스트로겐 결핍이다. 칼슘은 식사로부터 쉽게 획득할 수 있는데, 칼슘 300에서 400 mg에 해당하는 것이 탈지분유 240 ml(8온스), 치즈 29 g(1온스), 요거트 245g(1컵)이다. 그렇지 않으면, 비타민 D와 함께 탄산칼슘 보충제를 복용하여 칼슘 흡수를 촉진할 수도 있다. 걷기나 수영 같은 체중부하(weight-bearing) 및 근력강화운동은 뼈에 대한 근육 지지(muscle support)를 구축하여 체중부하 골절의 잠재력을 최소화하는 데 탁월한 방법이다.

환자가 골다공증을 예방하기 위하여 폐경 이행기에 이러한 권고사항을 준수하기 시작할 것을 권장한다. 골다공증이 발생하는 위험인자에는 골다공증의 가족력, 백인 또는 아시아인, 마른 체형과 작은 키, 그리고/또는 조기폐경(premature menopause)이 있다. 에스트로겐은 뼈대사에 대한 효과가 있으므로 이 호르몬은 폐경 후 여성에서 골다공증의 예방과 치료를 위하여 처방되어 왔다. 에스트로겐은 뼈(칼슘) 소실을 줄이며 식사, 칼슘 보충, 운동으로 이루어진 다초점요법(multifocal therapy)의 일부로 추천된다. 이미 골다공증이 발생한 여성에서는에스트로겐 요법이 **골밀도(bone mineral density, BMD)**를 증가시키는 것으로 밝혀졌다. 에스트로겐 치료를 중단하면 골밀도의 소실이 다시 가속화된다. 골밀도를 구축하여 폐경기 여성에서 골절을 감소시키는 이러한 바람직한 작용은 여성건강계획 연구에서 확인되었다. 그러나 자궁을 가진 폐경기 여성에서 에스트로겐 대체는 1차 치료가 아닐 수 있는데, 이는 뼈에 대한 이득이 심장에 대한 부정적인 효과를 상회하지 못할 수도 있기 때문이다. 선택적 에스트로겐 수용체 조절제(SERM)라는 약물이 개발 중이다.

랄록시펜(*Evista*)과 바제독시펜(*Duavee*) 같은 약물은 뼈(골다공증)와 관련된 특이적 에스트로겐 수용체를 표적으로 한 합성 에스트로겐이며, 신체의 다른 부위에는 영향을 미치지 않는다. *Duavee*(바제독시펜과 합성 에스트로겐)은 폐경 후 골다공증의 예방(치료가 아니라)을 위해 첫 번째로 인가받은 선택적 에스트로겐 수용체 조절제이다. 노년성 골다공증의 결과로 발생할 수 있는 골다공증으로 아직 진단받지 않은 폐경 후 여성은 칼슘 보충을 시작하라고 조언받을 수 있다. 골다공증의 가족력이 있거나 골소실의 근거가 발견되기 시작한 여성은 비스포스포네이트(bisphosphonate)와 같은 대체치료 방안을 사용해 보라고 할 수 있다. (골다공증 및 이의 관리에 대한 상세한 설명에 대해서는 32장 참조).

월경장애

Menstrual Bleeding Disorders

폐경이 아닌 여성에서, 에스트로겐, 프로게스테론, 또는 에스트로겐-프로제스틴 복합제를 사용함으로써 **월경장애(amenorrhea, dysmenorrhea)**도 완화될 수 있다. 기능장애자궁출혈의 자발적 정상주기(spontaneous normal cycle)와 무월경에서 프로게스테론을 8일간 매일 5~10 mg 근육 주사하면 출혈을 촉진한다.

항암요법

Cancer Therapy

몇 종류의 암—특히 유방, 자궁, 전립샘에 발생한 암-은 성호르몬의 존재에 의존적인 것처럼 보인다. 난소와 정소를 제거하여 몇 사례에서 바람직한 결과를 나타냈다. 다른 사례에서는 성호르몬을 이용하면 암의 성장을 억제하는 것처럼 나타났는데, 특히 성호르몬이 반대되는 성의 환자에게 적용되었을 때 그러하였다. 메게스트롤(*Megace*)은 진행된 유방암의 완화치료(palliative treatment)에만 이용되며, 메드록시프로게스테론(*Depo-Provera*)은 자궁내막과 신장의 수술 불가능한 암의 보조 및 완화치료에 이용된다. 디에틸스틸베스테롤(diethylstilbesterol)은 환자에게 에스트로겐 의존성 암이나 활동성 혈전색전 질환이 없는 경우 수술 불가능한 전립샘의 치료에 이용된다.

LO 31.6

배란촉진제

FERTILITY DRUGS

무배란

Anovulation

배란을 유발하는 약물을 **배란촉진제(fertility drug)**라고 한다. 현재 배란촉진제는 2가지 화학물질 유형이 있다. 즉, 하나의 합성 약물과 사람 체액으로부터 추출된 3종류의 단백질 호르몬이다. 임신이 필요하지만 어떤 이유에서든지 배란이 일어나지 않는 환자에 대하여 이러한 약물이 사용 가능하다. 난소가 작용하지 않거나(반응할 수 없거나), 내인성 뇌하수체 전엽 호르몬의 일정 농도에 반응하지 않기 때문에 무배란이 발생할 수 있다. 난소가 기능을 하지 못한다면 배란을 촉진하고자 하는 지속적인 시도 때문에 황체호르몬와 난포자극호르몬의 농도가 상승할 것이다. 황체호르몬와 난포자극호르몬의 농도가 상승한 것은 일차 난소기능부전(primary ovarian failure)을 의미한다. 현재 일차 난소기능부전을 반전시킬 수 있는 약물은 이용 가능한 것이 없다. 일차 난소기능부전 이외의 경우로 인한 무배란은 난포 성장과 성숙을 유도하는 외인성 자극 물질(exogenous stimulants)로 치료할 수 있다. 이러한 환자들에서 수정과 착상이 자궁에서 일어날 수 있다. 따라서 수정이 일어나기 위해서는 난자가 유리된 다음에 좁은 시간 범위 동안에 배우자와 매일 성교를 허용한다. 그 외에는 체외 수정(*in vitro* fertilization)과 같은 여러 가지 보조생식술(assisted reproductive technologies, ART)이 있는데, 여기에서는 체외에서의 수정을 위하여 난자가 수확되기 전에 외인성으로 배란이 자극된다. 그러고 나서 난자 공여자나 대리 자궁

표 31.4

보조생식기법(ART)에서 배란을 자극하기 위하여 사용되는 약물

약물(상품명)	적응증	용량
난포자극약물		
Follitropin alfa (*Gonal-F Redi-ject, Gonal-F RFF pen*)	난포성숙 배란유도	14일간 75 units/day 피하주사
Follitropin beta (*Follistim AQ*)	난포성숙 배란유도	6~12일간 75~300 units/day 피하주사
Urofollitropin (*Bravelle*)	난포성숙 배란유도	GnRH 투여 후 5일간 150~225 units/day 피하주사
Menotropins (*Menopur, Repronex*)	다수의 난포 발달	12일간 225~450 units/day (*Repronex*) 20일간 225~450 units/day (*Menopur*)
배란 자극		
Clomiphene (*Clomid, Serophene*)	배란부전	5일간 50 mg/day 경구 투여 5일간 100 mg/day 경구 투여
Chorionic gonadotropin recombinant DNA (*Ovidrel*)	ART, 난포성숙, 배란유도	난포자극제(follicle stimulating agent) 최종 투여 후 하루 뒤에 250 mcg 투여
Human chorionic gonadotropin hCG (*Pregnyl*)	배란유도	menotropin 최종 투여 후 하루 뒤에 5,000~10,000 units 투여

(surrogate uterus)에 착상이 수행된다. 보조생식술에 사용되어 다수의 성숙난포를 발생시키거나 배란을 유도하는 약물은 [표 31.4]에 나타나 있다.

배란촉진제의 임상 적응증

Clinical Indications for Fertility Drugs

호르몬 약물은 불임의 원인이 일차 난소기능부전이 아닌 무배란(anovulatory) 불임여성에서 배란을 유도하기 위하여 사용된다. 이 약물은 보조생식술 프로그램에 참여한 배란 여성에서 다수의 난포를 발달시키는 데도 사용된다. 폴리트로핀(follitropin)은 정소가 아니라 뇌하수체나 시상하부의 문제로 충분한 테스토스테론을 만들어 내지 못하는 남성에서 정자형성(spermatogenesis)을 유도하기 위하여 사용된다.

배란자극제

Ovulation Stimulants

합성 배란자극제

Synthetic Ovulation Stimulants

클로미펜(*Clomid, Serophene*)은 합성 비스테로이드 에스트로겐 수용체 길항제로 뇌하수체 전엽에서 황체호르몬과 난포자극호르몬의 유리를 자극한다. 결과적으로, 난포 발달과 배란이 자극된다. 클로미펜(clomiphene)은 에스트로겐 수용체에 결합하며(에스트로겐과의 상호작용을 차단하여), 음성되먹임을 억제하여 황체호르몬과 난포자극호르몬 분비를 증가시킨다. 황체호르몬과 난포자극호르몬 및 생식샘자극호르몬의 분비가 증가하므로 난소에서 여러 곳이 자극되는 결과를 초래한다. 때로는 1개 이상의 난자가 생산되어, 이 약물을 사용함으로써 다태아 출산[쌍생아 출생(twinning)]의 발생률이 증가한다.

여성이 저용량으로 사용하기 시작하여 배란이 일어날 때까지 증량을 하는 경우, 다태아 출산의 위험이 감소한다. 정상적인 생리적 자극에 반응하지 않는 난소기능부전을 가진 환자에서는 클로미펜은 배란을 일으킬 수 없다. 이 약물은 35세에서 50세의 여성에게 사용되는 일이 빈번한데, 이 인구집단에서는 자궁내막암이나 난소기능 장애의 위험이 나이가 듦에 따라 증가한다. 따라서 환자에게 내진이나 진단검사를 먼저 철저하게 시행하지 않고서는 클로미펜을 투여하지 말아야 한다. 클로미펜은 경구 투여하면 즉시 흡수된다.

배란 유도를 위한 표준절차는 여성의 월경주기 5일째부터 시작하는 5일 치료이다. 최소한 하나의 성숙난포를 확보하기 위하여 1차, 2차, 또는 3차 과정의 치료가 필요할 수 있다. 1차 과정(50 mg/일 5일) 치료 후 31일 이내에 배란이 일어나지 않으면 100 mg/일을 5일 동안 2차 과정 치료를 한다. 이후에 3차 과정의 치료 후에도 배란이 일어나지 않으면 무배란 상터의 원인이 될지도 모르는 기저질환에 대하여 재평가를 하여야만 한다.

폴리펩티드 배란자극제

Polypeptide Ovulation Stimulants

소변에서 추출한 단백질 호르몬이 태반조직에서 생산된 폴리펩티드와 함께 배란을 유도하기 위하여 사용된다. 난포자극호르몬(난포자극호르몬)은 폐경 후 여성에서 유로폴리트로핀(*Bravelle*)으로 추출될 수 있고, 소변에서 메노트로핀(*Menopur, Reronex*)으로 순수정제거나, 재조합 DNA로부터 폴리트로핀 알파/베타(*Gonal-F RFF, Follistim AQ*)로 생산된다. 이러한 단백질은 난포자극호르몬으로 작용하여 난포를 자극해서 성숙시키고 파열시킨다. 이러한 생식샘자극호르몬을 마지막으로 투여한 다음에 인간융모성 성선자극호르몬(human chorionic gonadotropin, hCG)이 황체호르몬처럼 작용하기 위해 투여되며 파열된 난포의 황체로부터 프로게스테론의 생산을 자극한다. 수정된 난자의 착상이 일어나면 발달하는 태반이 인간 융모성 성선자극호르몬의 내인성 원천을 제공할 것이다. 생식샘자극호르몬은 놀라운 호르몬이다. 예를 들어, 인간융모성 성선자극호르몬(alpha 서브유닛)은 내인성 난포자극호르몬, 황체호르몬, 갑상선자극호르몬과 아미노산 염기서열이 동일하다. 이러한 단백질 호르몬이 여성에게서 일차적으로 사용되는 한편, 메노트로핀(menotropin)과 인간융모성 성선자극호르몬은 남성에게서 정자생성을 자극하기 위해서도 사용된다. 남성에서는, hCG가 정소의 간질세포[interstitial cell (Leydig cell)]를 자극하여 안드로겐을 생성하고, 어떤 형태의 사춘기 전 잠복고환(prepubertal cryptorchism)과 생식샘기능저하증에서 고환이 하강하도록 허용한다.

약물 투여

Drug Administration

유로폴리트로핀(urofollitropin)과 메노트로핀은 1차 과정에서 3차 과정의 치료 기간 동안 근육주사로 투여된다. 1차 과정은 75 IU/일 용량으로 7일에서 12일 투여한 다음 생식샘자극호르몬의 마지막 용량을 투여하고 나서 하루 뒤에 hCG를 5,000에서 10,000 U 근육주사를 한다. 생식샘자극호르몬의 용량은 대표적으로 황체호르몬 75 IU, 난포자극호르몬 75 IU이다. 하나의 우성 난포(dominant follicle)보다는 여러 개의 난포가 발달하였는지 확인하기 위하여 소변에서 에스트로겐 농도를 측정한다(24시간 안에 >150 mcg). 여러 개의 난포가 발달하는 경우, 다수정(multiple fertilization)의 잠재력이 크기 때문에 부부에게 성교를 피하라고 조언하여야 한다. 3차 과정의 치료 후에도 배란이 발생하지 않으면 환자의 재평가가 필요하다. [표 31.4]에 배란자극제의 용량이 제시되어 있다.

배란촉진제와 관련된 위험

Risks Associated with Fertility Drugs

난소과다자극증후군(ovarian hyperstimulation syndrome)은 다수정의 잠재력 때문에 중대한 부작용이다. 보조 생식 기술에 관여하는 거의 모든 의사는 엄마와 태아에 대한 신체적 위험을 잘 알고 있는 전문가이다. 이러한 전문가들이 생화학적 활성을 감시할 수 있을지라도 성교를 금욕하는 것만이 다수정을 확실하게 방지할 수 있다. 치료 과정에서 나타나는 기타 효과에는 복부팽만(bloating), 복통 및 골반통, 난소 팽대, 난소물혹(ovarian cyst), 흐린 시력(blurred vision), 과민반응 등이 있다. 안면홍조(hot flash), 가슴 불편(breast discomfort), 두통, 구역은 클로미펜의 항에스트로겐 작용과 직접적인 관계가 있을 수 있다. 남성은 여성유방증(gynecomastia), 유방통, 유방염(mastitis)을 경험할 수도 있다.

보건의료인을 위한 참고사항

호르몬요법을 받는 환자는 동통이 발생하거나 시력에 이상이 생기는 경우(복시 또는 **시력 상실**), 보고를 하도록 교육받아야 한다. 다리, 사타구니, 가슴의 동통이나 시력 변화는 혈전증과 관련이 있을 수 있으며 즉각적인 약물 중단을 필요로 할 수 있다. 환자가 호흡곤란, 비정상적 출혈, 가슴멍울, 또는 피부나 눈의 황색화를 경험하는 경우 의사에게 알려야 한다.

LO 31.7

남성 성호르몬

MALE SEX HORMONES

안드로겐

Androgens

남성 배아 발달 중 정소로 이동하는 생식세포(germ cell)를 정조세포(spermatogonia)라고 한다. 남성은 일정한 숫자의 정조세포를 가지고 태어나며, 일생에 걸쳐 정자를 생산할 수 있는 능력이 있다. 남성 성호르몬은 테스토스테론인데, 일반적으로 **안드로겐(androgen)**이라고 불리는 스테로이드이다. 사춘기에, 테스토스테론의 분비는 정소의 정세관(seminiferous tubule)에서 **정자형성(spermatogenesis)**을 자극한다. 남성에서 주요 성호르몬은 테스토스테론인데, 이것은 정소에서 생산된다. 남성과 여성의 부신피질은 기타 남성 호르몬을 소량 생산한다. 테스토스테론의 생산은 시상하부–뇌하수체 전엽–정소축에 의해 조절된다. 간질세포자극호르몬(inter-stitial cell-stimulating hormone, ICSH)으로도 알려져 있는 황체호르몬은 간질세포(Leydig cell)에서 테스토스테론의 합성과 유리를 자극한다(그림 31.4 참조). 난포자극호르몬은 안드로겐 결합단백질(androgen binding protein, ABP)의 분비를 자극하는데, 결합단백질은 테스토스테론의 존재하에서 정자형성을 촉진하며, 황체호르몬과 테스토스테론은 상승작용을 나타내는 호르몬이다. 이 호르몬은 같이 작용하여 두드러지게 정자생산을 담당하는데(300,000정자/분), 개별 호르몬이 단독으로 생산할 수 있는 것보다 훨씬 많다. 정자형성을 자극하는 것 외에도 테스토스테론은 남성 성기(전립샘, 정낭, 음낭, 음경)의 발달을 자극하고 남성의 2차 성징(체모분포, 성대비후, 근육조직의 변화)을 유지한다. 게다가 테스토스테론은 신체에서 단백질 합성과 축적(근육과 뼈)을 촉진하는 동화효과(anabolic effect)를 나타낸다.

임상 적응증

Clinical Indications

안드로겐은 남성의 일차 생식샘기능저하증, 저생식샘자극호르몬 생식샘저하증(hypogonadotropic hypogonadism), 사춘기 지연(delayed puberty), 발기부전(impotence)에서 대치요법으로 사용하는 데 인가되었다. 생식샘기능저하증은 선천적이거나 후천적일 수 있다. 테스토스테론 결핍은 뇌하수체 질환, 정소기능부전(testicular failure), 거세(castration) 등의 이유로 발생할 수 있다. 남성성징과 기관의 기능을 유지하기 위해 안드로겐이 대체요법으로 투여된다. 여성에서는 전이성 수술 불가능 유방암의 치료를 위해 인가되었다. 안드로겐 요법은 단백질 합성 및 체중을 증가시키는 동화작용을 유지하는 한편 종양의 성장을 억제한다 [그림 31.4].

동화작용

Anabolic Action

여러 가지 만성질환의 특징은 상당한 단백질 이화작용과

그림 31.4 시상하부-뇌하수체 전엽의 테스토스테론 분비 조절

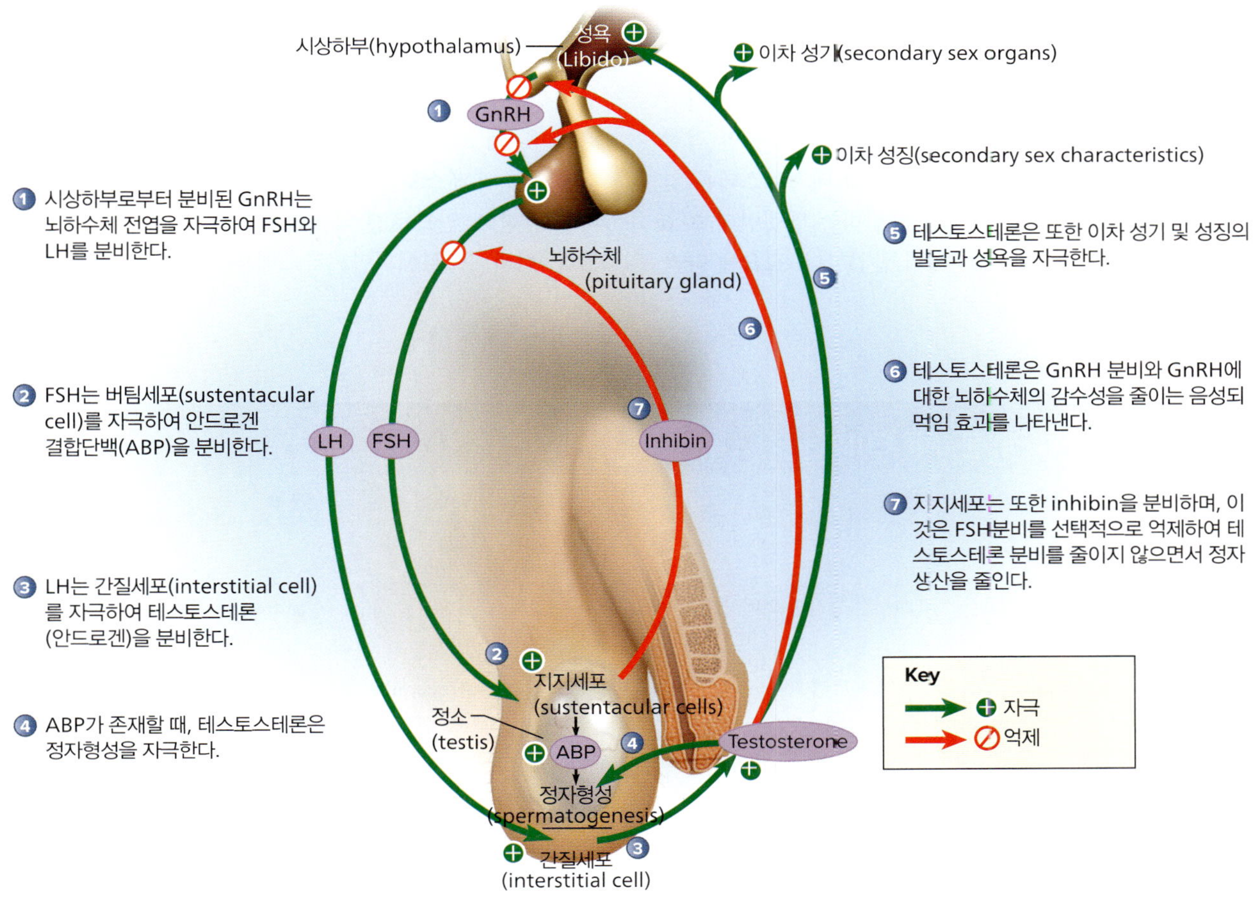

체중 손실과 관련되어 있다. 몇몇 임상적 상황에서 안드로겐은 단백합성을 촉진하는 능력(동화작용, anabolism) 때문에 투여된다. 열량섭취를 증가시키기 위하여 설계된 식사와 함께 동화요법을 시행하면 환자는 대개 식욕과 체중 증가를 경험한다.

적혈구생성

Erythropoiesis

난치성 빈혈이 있는 환자, 특히 신장질환이 있는 환자에서 적혈구 생성(erythropoiesis)을 자극하기 위하여 안드로겐이 사용되어 왔다. 동화작용스테로이드(anabolic steroid)는 운동기록(athletic performance)을 향상하기 위한 보조 약물로 사용되어 왔다. 부분적으로 나트륨과 수분을 조직에 저류시키는 것을 통하여 동화스테로이드는 제지방량(lean body mass)을 실제로 증가시킨다.

안드로겐 약물제형 준비

Androgenic Drug Preparations

천연호르몬인 테스토스테론은 사용 가능한 합성 안드로겐인 옥산드롤론(oxandrolone)과 옥시메톨론(oxymetholone)보다 자주 선택되는 일차 약물이다. 안드로겐 스테로이드는 경구로 사용하면 빨리 대사된다. 따라서 환자에게 볼제형(buccal formulation)을 투여할 수 있다. 점막 접착면을 가진 약물인 *Striant*는 테스토스테론의 역사상 최초 잇몸투과형(transbuccal) 치료제이다. 이 제품은 잇몸에 붙을 때까지 잇몸에 부드럽게 놓는다. 입안의 수분이 이 제품을 부드럽게 만들어 잇몸 모양으로 모양을 잡도록 해준다. 환자에게 정제를 삼키지 말고 양치질 후에도 원위치에서 움직이지 않았는지 확인하라고 교육한다. 볼점막 흡수(buccal absorption)는 약물이 장대사와 간대사를 우회할 수 있도록 해 준다. 처방으로 이용 가능한 테스토스테론은 여러 가지 편리한 제형, 즉 정제, 주사, 경피 패치(transdermal patch), 국소 도포젤(topical gel), 임플란트용 펠렛

(pellet implant) 등이 있다.

테스토스테론은 장과 간에서 대사된다. 따라서 적절한 혈중 농도를 확보하기 위해서는 근육주사로 투여하는 경로가 자주 선호된다. 테스토스테론은 수성 현탁액 또는 오일 현탁액(단기 작용)으로 주입할 수 있다. 게다가 여러 가지 저장형 제제(depot preparation)는 4주의 기간 동안 적절한 혈중 농도를 제공할 수 있다. *Testopel*(테스토스테론 임플란트)은 테스토스테론 75 mg을 포함하는 펠렛인데, 3~6개월간의 약물 전달을 위해 피하에 삽입한다. 필요에 따라 여러 개의 펠렛을 삽입함으로써 투여 용량은 개인 맞춤화할 수 있다. 테스토스테론 경피저장패치(*Androderm*)는 임상적 결과가 적절할 때까지 등, 배, 팔, 또는 허벅지에 붙인다. 패치는 부착 부위에 24시간 동안 계속 붙인다. 같은 부위가 7일간 사용되지 않도록 부착 부위는 순환되어야 한다. 8주 이내에 고환하강(scrotal descent)이 일어나지 않으면 다른 종류의 테스토스테론을 사용하기 위해 환자를 재평가하여야 한다. 안드로겐 약물의 예는 [표 31.5]에 열거되어 있다. 디하이드로에피안드로스테론(dehydroepiandroste-

표 31.5

안드로겐 약물의 예: 분류표 CIII

약물(상품명)*	용량	투여 경로	용법
비경구 단기작용 androgen*			
Testosterone transdermal system (*Androderm*)	24시간 동안 1~2 패치를 피부에 적용	경피	androgen 결핍
Testosterone (*Striant*)	잇몸 표면에 30 mg 1정, 1일 2회	볼(buccal)	androgen 결핍
Testosterone (*Androgel, Testim, Vogelxo*)	초기용량으로 5 g (1% 젤) 튜브 1개 또는 정량 펌프로 50 mg testosterone을 1일 1회 적용	Topical, shoulder or arm	일차 생식샘기능저하증을 위한 대체요법
Testosterone (*Natesto*)	각각의 비강에 1회 펌프 적용, 1일 3회	비강내	testosterone이 낮거나 없음
비경구 장기작용 androgen*			
Testosterone cypionate (oil) (*Depo-testosterone, Fortesta*)	2~4주마다 50~400 mg 2~4주마다 200~400 mg	IM IM	결핍, 대체요법 유방암
Testosterone undecanoate (*Aveed*)	4주 및 8주에 3 ml에 들어 있는 750 mg 적용 후 이후에는 10주마다 적용	IM	결핍, 대체요법
Testosterone pellets (*Testopel*)	2~5개의 펠렛으로 6개월마다 150~400 mg	SC implant	대체요법
경구 androgen*			
Fluoxymesterone (*Androxy*)	5~20 mg/day, 분할된 용량으로 10~40 mg/day	PO	대체요법 유방암
Methyltestosterone (*Android, Testred, Virilon*)	10~50 mg/day 50~200 mg/day 30 mg/day	PO PO PO	대체요법 유방암 사춘기 후 잠복고환
동화 androgen			
Oxandrolone (*Oxandrin*)	2~4주 동안 2.5~20 mg, 1일 2회에서 1일4회	PO	기저질환의 일환으로 단백질분해가 발생하는 경우 체중 증가를 촉진하기 위하여 사용
Oxymethalone (*Anadrol 50*)	3~6개월 동안 1~5 mg/kg/day	PO	적혈구 생산 결핍으로 인한 빈혈

* *사용 가능한 제품을 모두 포함하는 목록은 아니다.*

보건의료인을 위한 참고사항

중독 증후군의 특징은 약물 사용을 중단할 수 없고 약물 중단 후에도 약물을 갈망하는 것인데, 동화 안드로겐을 장기간 이용한 것과 관련하여 중독 증후군이 보고된 적이 있다. 운동선수에서 남용될 가능성이 증가하는 것과 합쳐져서, 이러한 중독 취약성으로 말미암아 동화작용스테로이드 규제 약물 구분, 분류표 3단계 통제물질상태(controlled substance status, Schedule CIII)로 재분류되었다.

rone, DHEA)은 부신에서 천연적으로 생산되며 테스토스테론 생산을 촉진한다. 디하이드로에피안드로스테론는 현재 약물이 아니라 영양보충제로 분류되어 있으며 처방전이 없이도 구매하여 사용할 수 있다. 디하이드로에피안드로스테론은 남성호르몬과 여성 호르몬의 전구체이며 안드로겐의 농도를 높일 수 있다. 디하이드로에피안드로스테론 보충이 전립샘, 유방, 난소의 암 발생 위험을 증가시키는지 확인하기 위하여 장기간의 연구가 시행된 적은 없다.

안드로겐 사용의 위험—부표 CIII 약물
Risks of Androgen Use—Schedule CIII Drugs

"수퍼스테로이드" 또는 "스테로이드" 남용이라고 이야기할 때, 활성 성분은 보통 안드로겐이다. 1990년과 2004년의 「동화스테로이드 규제법」이라는 연방법하에서는 동화 안드로겐과 **프로호르몬(prohormone)**은 남용과 오용의 가능성이 높아 통제물질 분류표 3단계 약물로 분류되었다. 이러한 약물은 동화작용이 50세 이후 근력과 정력을 유지한다고 믿는 남성들에 의해 사용되고 있다. 40~70세 사이의 나이에서, 남성은 근육 질량이 5~10 kg 정도 감소하고, 뼈 질량이 15% 감소하여 키가 5 cm 줄어들며 테스토스테론 농도도 30% 감소한다. 남성의 15%가 70세까지 완전히 발기부전이 되는 것으로 추정된다. 2차 대전 후 태어난 아이들의 나이가 50세 이상이 되면 향후 10~20년간 안드로겐 사용이 증가할 가능성이 매우 높다.

테스토스테론은 근육 질량을 증가시키고 무기질 배설을 통한 뼈 질량 감소를 억제시키는 것으로 밝혀졌다. 기분, 성욕, 콜레스테롤 농도가 개선되기는 하지만 테스토스테론은 발기부전을 교정하지 않는다. 대다수의 사례에서 성교 불능은 나이와 무관하게 혈관질환, 즉 심혈관질환, 당뇨병, 흡연, 알코올중독과 같이 조직 관류가 저해되는 상태와 관련이 있다(표 31.5 참조). 테스토스테론 및 이의 유사체를 수년간 운동선수(특히, 보디빌더)의 근육 크기, 근력, 지구력을 증가시키기 위하여 사용하였다[그림 31.5]. 이러한 약물을 로이드(roid), 주스(juice), 하이프(hype), 웨이트 트레이너, 체육관 사탕(gym candy), 아놀드(Arnold), 적재기(stacker) 등으로 부른다. 주기적 복용(cycling)은 스테로이드를 몇 주에서 몇 달간 복용하고 일정 기간 약물을 끊었다가 다시 복용하는 사용양식이다. 약물 효과를 극대화하기 위하여 약물 사용자가 몇 종류의 다른 동화 스테로이드를 동시에 사용하는 경우가 많으며 이를 적재(stacking)라 한다.

유해 작용
Adverse Effects

유해 작용에는 황달, 구역, 구토, 설사가 있다. 안드로겐과 동화스테로이드를 사용하면 저밀도 지질단백(LDL)의 증가와 고밀도 지질단백(HDL)의 감소가 발생한다. 안드로겐에 의해 발생하는 중대한 유해 작용은 과량 투여나 만성적 사용으로 인하여 초래되며 심각하고 비가역적 반응이 유발될 수 있다. 성인 남성에서 테스토스테론 농도가 높으면 정자 생산에 필요한 생식샘자극호르몬의 유리가 억제된다(뇌하수체 전엽). 결과는 **정자부족증(oligospermia)**, 즉 정자 숫자가 감소한다. 성인 남성은 안드로겐 요법 중에 여성유방증(gynecomastia)과 지속발기(priapism)가 발생할 수도 있다. 사춘기 전 소년에서는 골단(epiphysis)의 조기 봉합으로 인한 발육부전이 나타난다. 여성에서는 다모증(hirsutism), 월경 불규칙, 외부 생식기의 변화, 여드름, 굵은 목소리 등의 특징적인 남성화(masculinization)가 발생한다.

동화 스테로이드를 남용하는 사람은 약물복용을 중지

그림 31.5 근육에 대한 동화 안드로겐 효과

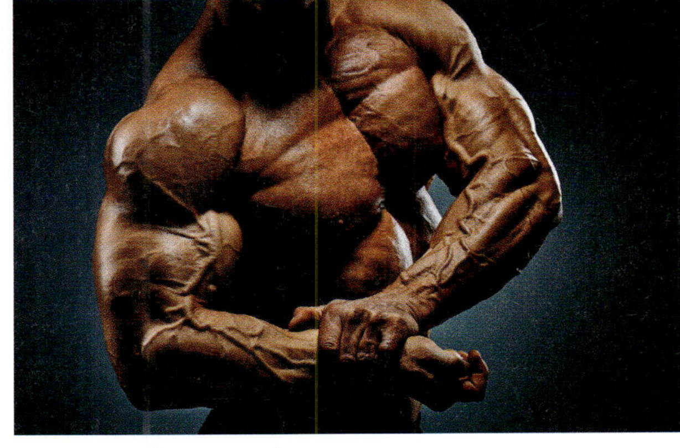

Master 1305/Shutterstock

하면 금단증상을 경험할 수 있다. 이러한 증상에는 기분 동요(mood swing), 피로, 안절부절증, 식욕상실, 불면증, 성욕 감소, 스테로이드 갈망(steroid craving) 등이 있으며, 이 모든 것들이 지속적인 남용에 기여할 수 있다. 운동선수가 사용하는 것처럼 장기간 고용량으로 테스토스테론에 노출되면 '로이드 분노'(roid-rage)라고 하는 공격적인 전투적 행동이 여러 차례 나타나거나 종양, 불임 등과 관련이 있을 수 있다.

특별 고려사항
Special Considerations

안드로겐요법을 받는 당뇨병 환자는 생리적 요구에 맞추어 당뇨병 치료 약물의 용량을 조정하기 위하여 당내성에 변화가 있는지 감시하여야 한다. 마찬가지로 경구 항응고제를 투여받는 환자에게 점상출혈(petechial) 또는 기타 출혈 징후가 있는지 관찰하여야 한다. 이러한 징후는 안드로겐 요법 중에 경구 항응고제의 용량을 조절할 필요가 있음을 나타낸다.

블랙박스 경고
Black Box Warnings

안드로겐 젤 제품은 어린이가 우발적으로 안드로겐에 노출될 수 있다. 미국식품의약국은 이러한 제품에 대하여 안드로겐에 이차 노출된 어린이에게서 남성화(virilization)가 일어남을 명시하는 라벨을 요구한다. 젤 도포 부위나 잔류 약물을 포함하는 세탁되지 않는 의류와 접촉함으로써 여성과 어린이에게서 이러한 변화가 나타난다. 여성과 어린이는 안드로겐젤 제품을 사용하는 남성의 세척되지 않은 의류나 벌거벗은 도포 부위와의 접촉을 피해야 한다.

약물을 사용할 때 심각한 간(live)의 변화가 나타날 수 있으므로 옥산드롤론(oxandrolone)과 옥시메톨론(oxymetholone)에 대한 라벨에는 블랙박스 경고가 있다. 몇몇 환자의 간에서는 양성 및 악성 종양뿐 아니라 출혈의 잠재적 가능성이 있는 혈액충만낭종(blood-filled cyst)이 발생한 적이 있다.

금기사항
Contraindications

유방이나 전립샘에 악성 종양이 있는 남성에게는 안드로겐이 금기이다. 여성 태아의 **남성화(virilization)**를 일으키므로 임신 중에는 안드로겐을 절대로 사용하지 말아야 한다. 남성화는 유방암으로 치료받는 여성 환자에서도 어느 정도는 일어나며 비가역적인 남성화 효과를 피하기 위하여 이러한 환자는 변화를 의사에게 보고하여야 한다. 동화작용 스테로이드는 나트륨, 수분, 칼슘의 저류를 초래한다. 악성 종양이 있는 환자에서 고칼슘혈증은 안드로겐 요법을 중단하여야 하는 신호가 될 수 있다.

약물 상호작용
Drug Interactions

동화작용 스테로이드는 경구 항응고제, 당뇨병 치료제, 기타 스테로이드와 같은 약물의 약리학적 효과를 변화시키는 것으로 보고되었다. 안드로겐 요법과 동시에 이용되면, 혈액 응고 조절을 유지하기 위하여 경구 항응고제의 용량을 줄일 필요가 있을지도 모른다. 경구 항응고제 투여로 영향을 받는 혈액응고인자의 형성을 안드로겐이 감소시킬지도 모른다는 가설이 있다. 탄수화물 대사에 영향을 미침으로써 안드로겐은 혈당 농도를 감소시킬 수 있으며, 당뇨 병환자에서 적절한 혈당 농도를 유지하기 위하여 인슐린이나 경구 당뇨병 치료제의 투여량을 감소시킬 필요가 있다. 안드로겐은 나트륨과 수분 저류를 촉진하는 스테로이드이므로 다른 스테로이드 요법과 같이 안드로겐을 투여하면 부종 발생이 증가한다.

LO 31.8

발기부전
ERECTILE DYSFUNCTION

발기부전의 원인
Causes of Impotence

발기부전은 발기불능(erectile dysfunction, ED)으로 남성에서 자주 나타나는 성기능 수행장애가 있거나 발기확보가 불가능한 것이다. 신경이나 척수의 손상으로 인하여 자극신호가 음경의 근육에 더는 전달되지 못하여 신체적 활동을 유발시키지 않음으로써 발기부전이 나타날 수 있다. 발기부전은 외형적으로 음경으로의 혈류를 감소시키거나 신경 흥분성을 억제하거나 정신운동(뇌) 활동을 변화시키는 200가지 이상 처방약의 이상 반응이기도 하다(즉, 항불안제와 항우울제, 항히스타민제, 심혈관 약물, 화학요법 약물, 이뇨제). 위 반응의 어떠한 한 가지도 성적 자극 중의 정상적인 반응을 제거하거나 감소시킨다. 동맥경화증은 동맥이 굳고 좁아지는 것으로 몸 전체의 혈류량을 감소시키고 발기부전을 일으킬 수 있다. 혈류 감소의 원인이 되는 다른 요인들은 흡연과 당뇨병이다. 당뇨병은 상태가 진행됨에 따라 작은 혈관과 신경의 손상과 관련이 있다. 비록 남성 호르몬 대체(이 장의 주제)가 권장되지는 않지만 혹은 발기부전에 대한 효과적인 치료, 효과적인 약물치료의 중요성은 이 장에서 설명된다.

발기부전에 사용되는 약물

Drugs Used in Erectile Dysfunction

발기를 유지하기 위해서는 음경의 발기 조직 안으로 혈류가 증가하여야 한다. 남성의 뇌는 성적 각성(sexual arousal) 중에 혈류 증가가 필요한 부위(음경)로 내인성 혈관 확장물질인 산화질소(nitric oxide, NO)를 유리시키는 신호를 받는다. 산화질소는 고리형 구아노신 일인산(cyclic guanosine monophosphate, cGMP)을 생산하는 구아닐레이트 사이클레이즈(guanylate cyclase)를 자극하는데, 고리형 구아노신 일인산은 동맥 평활근을 이완시킨다. 동맥 평활근이 일단 이완되면 혈액이 조직으로 흘러들어 음경이 확대된다(발기). 고리형 구아노신 일인산이 생성되는 한 증가된 혈류는 지속된다. 국소 효소인 포스포다이에스터라제-5(phosphodiesterase type 5, PDE5)는 고리형 구아노신 일인산을 대사하고 혈류는 발기 전 상태로 돌아온다. 발기 불능상태에서는 혈류가 영향을 받는데, 포스포다이에스터라제억제제 약물은 음경의 포스포다이에스터라제-5를 선택적으로 차단하여 고리형 구아노신 일인산이 축적되고 완전한 발기가 유지되도록 한다. 실데나필(*Viagra*), 바르데나필(*Levitra*), 타달라필(*Cialis*)은 발기부전을 적응증으로 하는 경구 포스포다이에스터라제-5 선택적 억제제이다. 이러한 약물은 발기부전이 아닌 남성에서는 발기를 증가시키거나 발기에 영향을 주지 않으며 성적 자극의 결과가 아닌 발기에는 영향을 미치지 않는다. 예상되는 성적 활동의 1시간 안에 권장 유효용량이 "필요에 따라" 복용될 수 있다[표 31.6]. 여성에서도 생리적 기능부전이 발생할 수도 있으므로 이 약물은 여성에서 잠재적 효과를 평가 중이다. 그러나 현재로서는 여성에서 사용되도록 인가받지 않았으며, 미국식품의약국은 임신 B군(pregnancy category B)으로 지정하고 있다.

유해 작용

Adverse Effects

가장 자주 보고되는 유해 작용에는 두통, 피부의 홍조, 배탈, 코막힘, 설사, 발진이 있다. 급성 청력소실이나 이명(tinnitus)도 나타날 수 있다. 특정 시각 이상 반응, 색시증(color tinged vision), 광과민성, 흐린 시력도 나타나는 것으로 보고되었다. 망막에서 정상적인 색각(color vision)은 포스포다이에스터라제-6이 담당한다. 4시간 이상 지속되는 장기적인 발기와 지속적인 발기(6시간 이상 지속되면서 통증이 있는 발기)가 나타날 수 있다. 음경조직 손상을 피하고 성교능력(potency)의 영구적 소실을 피하기 위하여 즉각적인 의학적 도움이 권장된다.

금기사항

Contraindications

질산염(nirate)을 복용하는 환자에게 포스포다이에스터라제 억제제를 같이 사용하면 혈압이 상승작용으로 감소하여 심한 저혈압 또는 생명을 위협하는 심혈관계 후유증을 야기할 수 있으므로 이러한 환자는 포스포다이에스터라제 억제제를 사용하지 말아야 한다. 겸상적혈구빈혈(sickle cell anemia), 백혈병, 선행하는 해부학적 상태와 같이 지속적인 발기의 소인이 있는 상태를 가진 환자는 이러한 약물을 주의해서 사용하여야 한다.

표 31.6

발기부전 치료에 사용되는 약물

약물(상품명)*	필요시 투여하는 경우 용량	일일 용량	최대 용량
Sildenafil (*Viagra*)	성교 1시간 전에 50 mg 정제	100 mg PO	24시간에 100 mg
Stendra (*Avanafil*)	성교 30분 전에 100 mg 정제	200 mg PO	200 mg
Tadalafil (*Cialis*)	성교 전에 10 mg (5~20 mg 범위)	2.5 mg PO	72시간에 1번
Vardenafil (*Levitra*)	성교 1시간 전에 10 mg 정제	—	24시간에 20 mg
Vardenafil (*Staxyn*)	성교 1시간 전에 10 mg 붕해정	5~20 mg PO	24시간에 20 mg

** Tadalafil (Adcirca)과 sildenafil (Revatio)은 발기부전이 아니라 폐동맥고혈압 치료제로 이용가능하다.*

*** Levitra와 Staxyn은 상호교환이 가능한 제형이 아니다.*

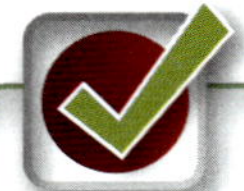

환자 안전과 교육

호르몬요법이 처방된 후 환자의 관심사, 안전성 분석(safety profile), 잠재적 순응도 사안 등을 검토하기 위하여 4~12주 안에 전화나 병원 방문을 통해 환자와 접촉하여야 한다. 남성 환자에 대한 용량-반응 관계를 확인하기 위하여 치료를 시작 후 4주 차에 혈청 테스토스테론 농도를 측정할 수 있다. 이 외에는 특별한 의학적 문제로 검진을 받아야 하는 경우가 아니면 특별한 혈액검사는 필요하지 않다. 환자는 매년 총체적인 검진을 받아야 한다. 즉, 여성에서는 유방, 복부, 골반 내진이다.

적절한 용량이 일단 확립되면 남성 또는 여성 호르몬의 대체는 대개 긍정적인 자기 이미지와 관련이 있다는 것을 기억하라. 이것은 투약 일정에 대하여 환자가 더 잘 순응하도록 하는데, 순응도의 증가는 피임, 뼈 및 심장질환의 예방, 남성과 여성 환자에서의 증상 해소에 매우 중요한 것이다. 최저 유효용량이 적절한 선택이다. 더 많은 용량이 더 좋은 것은 아닌데, 특히 에스트로겐, 테스토스테론, 디하이드로에피안드로스테론에서 그렇다. 약물을 처방하는 의사가 신체검사나 계절적인 문제, 예를 들어 독감, 알레르기로 가장 자주 방문하는 의사와 일치하지 않는다는 점을 명심하여야 한다. 여성에게는 산부인과 전문의나 생식전문의가 처방할 수 있으며, 남성은 최근에 스포츠의학 전문의에게 진찰을 받을 수 있다. 호르몬을 복용하는 환자를 진찰하거나 모니터링할 때는 다음과 같은 정보를 환자에게 제공하여야 한다.

일반적 정보

자주 방문하는 의사가 아니더라도 환자가 만나는 모든 의사에게 자신이 사용하는 모든 약물을 공개하도록 환자에게 권고하라. 이렇게 하여야 다른 건강 관리 기관에서의 환자의 현재 투약 이력을 알 수 있다. 이렇게 하여 호르몬 효과를 줄이거나 심각한 이상 반응을 발생시킬지도 모를 다른 약물이 투여될 가능성을 최소화할 수 있다. 호르몬 피임제가 성병과 사람면역결핍바이러스(HIV)로부터 자신을 보호하지 않는다는 것을 가르쳐라. 콘돔과 같은 장벽만이 성교 중의 미생물 전염으로부터 보호받을 수 있는 유일한 수단이다.

클로미펜(clomiphene)을 복용하는 환자에게는 운전, 중장비 조작, 정밀 조작을 요구하는 작업을 수행할 때 주의사항을 준수하라고 교육하여야 하는데, 이 약물은 현기증, 시각장애, 어지러움을 유발할 수 있기 때문이다.

약물 투여

경구 약물, 특히 피임제는 매일 같은 시각에 복용하여야 한다. 순응도를 수립하기 위하여 환자에게 식사와 함께 또는 취침 시에 약물을 복용하라고 지도할 수 있다. 경구피임제를 시작한 직후, 환자에게 첫 1주일 동안 경구피임제에 더하여 다른 종류의 피임법을 사용하도록 조언하여야 한다. 이렇게 함으로써 호르몬이 유효 혈중 농도에 도달하는 충분한 시간을 확보할 수 있다.

환자가 경구 약물을 복용할 때 구역이나 위장장애를 경험하면 이러한 효과를 최소화하기 위하여 약물을 식사와 함께 복용할 수 있다.

안드로겐과 같은 볼점막 흡수정제(buccal tablet)는 삼키면 안 된다. 환자에게 약물이 완전히 용해될 때까지 정제를 잇몸과 볼 사이에 잡고 있으라고 교육하라. 정제가 제자리에 있는 동안 환자는 먹거나, 마시거나, 담배 피우는 것을 금지해야 한다.

질젤(vaginal gels)은 질 세척제를 포함하는 다른 질내 치료제와 동시에 사용하면 안 된다. 다른 질내 제품을 사용하는 환자에게는 이러한 제품을 사용하기 전 · 후 6시간에 호르몬을 투여하라.

테스토스테론 경피 패치를 환자에게 적절하게 부착하였는지 확인하라. 어떠한 패치 시스템이 사용되고 있는지 명확하게 하여야 한다(*transderm*은 음낭으로 가고, *androderm*은 음낭으로 가지 않는다). 패치가 피부와 적절하게 접촉하려면 피부는 청결하고 필요하다면 건조하게 면도를 해야 한다.

폐경

식사와 환경을 몇 가지 변경하면 증상이 유발되는 것을 최소화하는 데 도움이 된다. 혈관운동 증상은 알코올, 매운 음식, 감귤류 과일, 딸기, 초콜릿 등의 여러 가지 물질뿐 아니라 환 경적 요인, 스트레스, 덥고 습한 날씨에 의해 유발된다. 차가운 물, 냉장 과일, 얼린 포도는 "뜨거운 느낌이 올라오는" 증상을 해소하는 경우가 많으며, 체중증가에 대한 부정적인 효과는 거의 없다. 폴레에스터나 나일론 같은 합성섬유는 무게는 가벼운 느낌을 주지만, "숨을 쉬지" 않으며 실제로 피부의 땀을 잡아둔다. 면 같은 천연섬유가 통기에는 이상적이다. 겨울에도 두꺼운 울이나 아크릴 섬유보다는 면을 여러 겹 입는 편이 더 좋다. 겹쳐 입기(캐미솔, 블라우스, 조끼, 카디건)는 필요에 따라 편안하게 옷을 쉽게 벗을 수 있게 해 준다.

질 건조와 통증이 있는 성교는 물 기반의 질 윤활제(*Replens, Astroglide*)를 사용하여 해소될 수 있다.

에스트로겐은 광과민성을 유발하므로 자신이 태양광에 장시간 노출하는 것을 피해야 한다고 환자에게 교육하여야 한다. 환자가 광과민성을 경험하는 것의 여부가 확실해질 때까지 자외선 차단제(sunscreen)와 방호복이 권장된다.

의사에게 알려야 할 사항

호르몬을 투여받는 중에 돌발출혈 또는 점상질출혈이 며칠 이상 계속 지속되거나 월경주기 한 주기 이상 발생하면 즉시 처방 의사에게 보고하여야 한다.

자궁내 기구: 비정상 또는 과다출혈, 심한 경련, 비정상적 질 분비물, 열 또는 독감 유사증상, 생식기 병변, 또는 발진이 생기면 환자는 의사에게 즉각 알려야 한다.

당뇨병 환자에게는 에스트로겐 치료 중 발생할 수 있는 증상변화에 주의하도록 교육하여야 한다.

- ***장딴지나 사타구니의 동통***
- ***가슴의 심한 통증***
- ***호흡곤란***
- ***비정상적 질출혈***
- ***월경주기가 없어짐***
- ***심한 두통***
- ***팔이나 다리에 감각이 없음***
- ***피부나 눈의 황색화***

(계속)

• ***심한 우울증***

당내성이 감소할 수 있는데, 특히 프로제스틴과 동화작용 스테로이드를 사용할 때 그러할 수 있다. 당뇨병 환자에게는 일상적인 모니터링 중에 혈당 농도가 요동을 칠 수 있어 주의해야 한다. 환자는 혈당이 중대하게 변하거나 이와 관련된 증상이 생기면 처방 의사에게 보고하여야 한다.

뇌전증 환자는 호르몬요법 중에 편두통이나 발작이 발생하면 처방 의사에게 즉각 알려야 한다. 환자를 검진하면 발작이 호르몬요법과 관련된 수분 저류와 관계가 있는지 확인할 수 있다.

안드로겐을 투여받는 여성 환자는 목쉼, 굵은 목소리, 대머리, 다모증, 여드름, 불규칙한 월경이 발생하면 추가적인 검진을 위하여 의사에게 알려야 한다.

임신 중 사용

환자에게 임신 중에는 모든 호르몬은 금지할 것을 알려주어야 한다. 환자가 임신하게 되면 치료를 적절하게 중단하기 위하여 처방 의사에게 즉각 보고하여야 한다. 이러한 약물은 미국식품의약국의 임신 분류 X등급에 지정되어 있다. 태아에 대한 위험이 어머니에 대한 어떠한 이득보다 크기 때문이다(www.drugs.com/ pregnancy-categories.html).

복습 문제 _Chapter Review

업무에 필요한 지식 _Applying Knowledge on the Job

※ 비판적 사고를 통해 다음 질문에 답하시오.

1. 많은 환자가 폐경이며 에스트로겐 대체요법을 고려하고 있다. 산부인과 간호사로서 에스트로겐 대체요법 권유하면 안 되는 경우는 어떤 환자인가? **(31.4)**

다중 선택 문제 _Multiple Choice

※ 다음 중 옳은 답을 고르시오.

1. 클로미펜이 효과를 나타내는 기전은? **(31.6)**
A. LH의 유리를 억제함
B. 에스트로겐(estrogen)의 음성되먹임기전을 억제함
C. 에스트로겐(estrogen)과 프로게스테론(progesterone)의 효과를 합침
D. 골밀도를 높임
E. 기능장애가 있는 난소 조직을 직접 자극함

2. 발기부전을 치료하는 약물 작용의 기전은? **(31.8)**
A. phosphodiesterase 억제
B. GnRH 억제
C. 음경에서 혈관수축
D. 테스토스테론(testosterone) 유리를 자극
E. 에스트로겐(estrogen) 분비를 자극

3. 경구피임제에 대하여 옳은 것은? **(31.3)**
A. 질고리(vaginal ring)로 호르몬이 전달된다.
B. 약물은 1상, 2상, 3상이 가능하다.
C. 분무(spray)로 약물이 투여될 수 있다.
D. 에스트로겐(estrogen) 용량은 사용할 수 있는 유효 용량 중에서 가장 높다.
E. 호르몬대체요법(HRT)으로 사용된다.

4. 클로미펜의 작용에 대한 설명으로 옳지 않은 것은? **(31.6)**
A. FSH와 LH의 유리를 자극한다.
B. 1개 이상의 난자가 유리될 수 있다.
C. 난포발달 자극 물질로 작용한다.
D. 에스트로겐(estrogen) 수용체를 증가시킨다.
E. 수용체 길항제로서 에스트로겐 수용체와 결합한다.

5. 단상성(monophasic) 경구피임제에 대한 설명으로 맞는 것은? **(31.4)**
A. 알약의 색깔이 주기에 따라 변한다.
B. 프로게스테론(progesterone)에 대한 에스트로겐의 비율이 주기에 따라 변한다.
C. 주기의 첫 번째 10알은 철분을 보충할 수 있다.
D. 0일에서 21일까지 호르몬의 비율은 고정되어 있다.
E. Ortho-Novum 7/7/7과 Ortho tri-cyclen이 이러한 약물에 속한다.

제 32 장

갑상샘과 부갑상샘의 기능 및 뼈의 변성에 영향을 미치는 약물

Drugs Affecting the Thyroid and Parathyroid Glands and Bone Degeneration

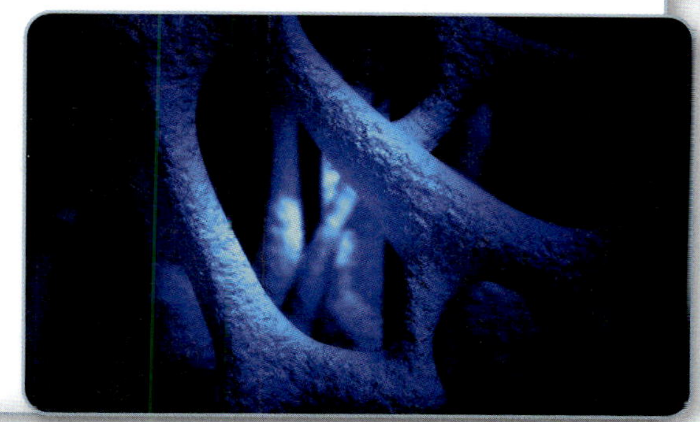

MedicalRF.com

핵심 용어_Key Terms

T_3 및 T_4: 갑상샘(thyroid gland)에서 합성되고 분비되는 호르몬으로 각각 트라이요오드타이로닌 및 티록신 해당됨

TRH(thyroid-releasing hormone): 시상하부에서 분비되는 갑상샘 분비 호르몬

TSH갑상샘자극호르몬(thyroid-stimulating hormone): 뇌하수체전엽(anterior pituitary)에서 분비되는 갑상샘자극호르몬(thyroid-stimulating hormone)

갑상샘 독성 위기(thyrotoxic crisis): 과도한 양의 갑상샘호르몬으로 인해 발생하는 상태로, 자연적인 호르몬 과다분비, 외인성 약물 투여 또는 갑상샘의 수술적 처치에 의해 발생됨

갑상샘종(goiter): 종양(tumor)이 아닌 다른 원인으로 갑상샘이 확대된 상태

고칼슘혈증: 혈액의 칼슘 농도가 높은 상태

골다공증(osteoporosis): 골밀도가 감소하여 뼈가 얇아지고 쉽게 골절되는 상태

골밀도(bone density): 뼈의 구조적 강도를 나타내는 지표로 사용되는 뼈의 미네랄 함량을 정량적으로 측정

골질량(bone mass): 특정 부피의 뼈에 포함된 미네랄(주로 칼슘과 인)의 양

무과립구증(agranulocytosis): 백혈구(WBC), 특히 다형핵 세포(과립구)의 수가 감소하는 상태

안구돌출증(exophthalmos): 안와로부터 안구가 앞으로 돌출된 상태

열생산(calorigenic): 열 생성하는

자가면역 질환(autoimmune disease): 자신의 조직이 자신의 면역 메커니즘에 의해 손상된 상태

점액수종(myxedema): 갑상샘 조직의 제거 또는 세포 손상으로 인한 조직 기능 상실로 인해 갑상샘 기능 감소와 관련된 상태; 피하 부종 및 대사 속도의 저하가 동반된 상태

정상 갑상샘(euthyroid): 정상적인 갑상샘 기능

조골세포(osteoblast): 뼈기질(bone matrix) 단백질을 합성하고, 결정핵생성(crystal nucleation)을 촉진 부갑상샘호르몬(para-thyroid hormone; PTH), 비타민 D_3, 에스트로겐 등에 대한 수용체를 가지고 있음

크레틴병(cretinism): 선천성 갑상샘기능저하증(congenital hypothyroidism)으로 인해 신체와 뇌의 발달이 억제된 상태

파골세포(osteoclast): 뼈바탕질 단백질과 결합해 뼈를 분해하는 효소를 분비하여 뼈 흡수(bone resorpt on) 과정을 담당함

파제트병(Paget's disease): 노인에서 뼈 밀도의 변화로 인해 체중을 지지하는 뼈들이 연해지고 구부러지는 상태

폴리펩티드(polypeptide): 일반적으로 크기가 크며 여러 개의 아미노산으로 구성된 물질

학습 목표_Learning Outcomes

이 장을 학습한 후 다음 사항을 할 수 있어야 한다.

32.1 갑상샘의 기능과 호르몬 조절을 설명할 수 있다.

32.2 성인 또는 소아의 갑상샘 분비 저하로 발생하는 영향을 설명할 수 있다.

32.3 갑상샘호르몬 대체요법에 대해 호르몬 공급원 및 부작용을 포함하여 설명할 수 있다.

32.4 갑상샘호르몬 과다분비의 영향을 설명할 수 있다.

32.5 갑상샘항진증(hyperthyroidism) 치료 약물의 작용을 설명할 수 있다.

32.6 부갑상샘호르몬(parathyroid hormone)의 작용을 설명할 수 있다.

32.7 퇴행성 뼈질환의 2가지 예를 들어 설명할 수 있다.

32.8 뼈질환 치료에 사용되는 약물의 작용을 기술할 수 있다.

들어가며_Introduction

갑상샘은 조직의 성장과 발달에 필수적인 3가지 호르몬을 합성하고 분비한다. 이러한 갑상샘호르몬에는 삼요오드티로닌(triiodothyronine, T_3), 티록신(thyroxine, T_4), 티로칼시토닌(thyrocalcitonin,calcitonin)이 포함된다. 이 모든 호르몬은 모든 말초 조직의 활동에 직접적인 영향을 미친다. T_3와 T_4는 장에서 포도당 흡수를 증가시키고 단백질 합성을 증가시키며 지방세포에서 지방산을 동원하고 혈청 콜레스테롤을 낮추고 기초 대사율을 증가시킨다. 뼈와 칼슘 유지에 초점을 맞춘 칼시토닌은 부갑상샘에서 분비되는 부갑상샘호르몬(parathormone)과는 반대되는 작용을 한다.

LO 32.1

갑상샘의 기능과 조절

FUNCTION AND REGULATION OF THE THYROID GLAND

갑상샘 호르몬: 형성 및 기능

Thyroid Hormones: Formation and Function

갑상샘 호르몬인 **삼요오드티로닌(T_3)**, **티록신(T_4)**은 거의 모든 세포, 특히 근육과 신경 조직에서 조직 성장과 미토콘드리아 대사를 조절하는 데 도움을 준다. 그러나 티로칼시토닌(칼시토닌)은 주로 하나의 말초 조직, 즉 뼈에만 영향을 미친다.

T_3와 T_4의 분비는 시상하부–뇌하수체전엽–갑상샘 축의 조절을 받는다. 시상하부는 **갑상샘자극호르몬분비호르몬(thyrotropin-releasing hormone, TRH)**을 분비하는데, 이 호르몬은 문맥(portal vein)을 따라 뇌하수체 전엽으로 이동한다. 그런 다음 뇌하수체 전엽이 자극되어 TSH(갑상샘자극호르몬)를 혈류로 분비한다. TSH는 [그림 32.1]의 원형질막에 있는 수용체에 결합한다. TSH는 갑상샘 세포의 형질막에 있는 수용체와 결합하여 T_3와 T_4의 생성을 자극한다. [그림 32.1]과 같이 갑상샘소포세포(thyroid follicular cell)는 음식물로부터 공급되는 순환 요오드(I^-)를 흡수한다(부위 1). 갑상샘 세포는 요오드(iodide)를 흡수해서 이를 아미노산인 티로신(tyrosine)과 결합시켜 T_3와 T_4를 만들 수 있는 유일한 세포이다(부위 3). 소포세포는 갑상샘글로불린(thyroglobulin)도 합성한다(부위 2). TSH가 호르몬 분비를 유발할 때까지 갑상샘호르몬은 갑상샘글로불린과 결합한 형태로 존재한다(부위 3, 4). 2가지 호르몬은 모두 운반단백질(transport protein)에 의해 표적 조직(target tissue)으로 이동한다(부위 5). 갑상샘호르몬은 99%가 운반 단백질과 결합되어 있어 표적 세포에 도달하기까지의 과정에서 대사되지 않고 보존된다. 갑상샘호르몬의 표적 세포에서의 작용은 [그림 32.2]에 제시하였다. 갑상샘호르몬은 세포 안으로 들어가 요오드 분자가 하나 제거되면서 더 강력한 호르몬인 T_3로 전환된다. T_3는 핵 안으로 들어가 유전자의 전사를 활성화하여 단백질의 합성을 일으

그림 32.1 소포세포의 갑상샘호르몬(T_3 및 T_4) 합성

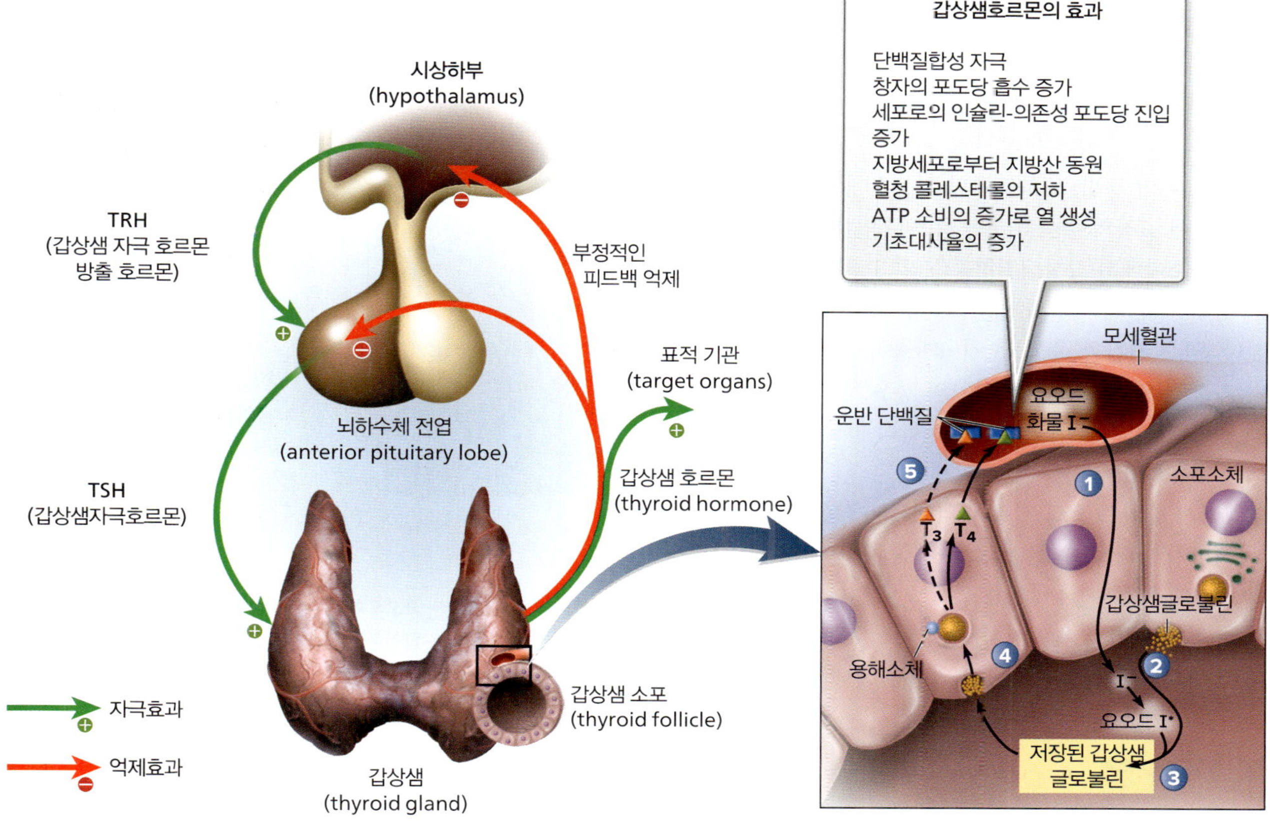

킨다. 새로 합성된 단백질은 표적 세포의 종류에 따라 다양한 대사 효과를 유발한다. 예를 들어, T_3는 나트륨칼륨펌프(sodium-potassium pump)의 합성을 활성화하는데, 이 단백질은 ATP 소모를 증가시켜 **열**을 발생시킨다. 그 결과 기초대사율(basal metabolic rate)이 증가하여 추운 날씨에서 체온 손실과 균형을 이루게 된다. 증가한 대사요구량에 부응하는 충분한 산소와 혈액을 공급하기 위해 T_3는 호흡과 심장박동을 증가시키고 심장근육의 수축력을 강화시킨다.

갑상샘호르몬은 허용호르몬(permissive hormone)이라 할 수 있는데, 갑상샘호르몬이 성장호르몬(growth hormone)이나 에피네프린(epinephrine)과 같은 다른 호르몬이 작용하는 데 꼭 필요하기 때문이다. 갑상샘호르몬은 단백질합성을 자극하고 탄수화물의 분해를 증진시키며, 혈당을 높이고 포도당의 인슐린-의존성 세포 내 진입을 촉진하며 혈중 지방산을 높이고 혈청 콜레스테롤은 감소시킨다. 이러한 물질은 세포를 구성하거나 복구 또는 에너지를 생산하는 데 필수적인 요소이다. 갑상샘호르몬의 생산과 분비의 균형은 음성되먹임고리(negative feedback loop)에 의해 유지되고 있다[그림 32.1]. 갑상샘호르몬의 농도가 높으면, T_3 호르몬의 특이적 수용체와 상호작용을 통해 TSH와 TRH의 분비가 억제된다.

약물은 호르몬 분비 저하(갑상샘기능저하증) 및 호르몬 과다분비(갑상샘기능항진증)의 2가지 상태에서 갑상샘호르몬의 작용을 조절하는 데 사용된다.

LO 32.2

갑상샘호르몬 분비 저하의 효과

EFFECTS OF THYROID HORMONE HYPOSECRETION

크레틴병, 갑상샘종, 점액수종

Cretinism, Goiter, and Myxedema

갑상샘호르몬의 분비 저하는 분비샘의 파괴에 의해 일어날 수 있다. 샘의 손상은 방사선(X-선)에의 과도한 노출, 요오드(iodine)의 결핍, 뇌하수체의 기능장애(TSH의 결핍) 또는 갑상샘 조직의 수술적 제거 등으로 인해 발생할 수 있다. 영아나 소아에서 갑상샘저하증(T_3와 T_4의 결핍)이 있는 경우 정신 및 신체의 발달지연(**크레틴병**, **cretinism**)을 초래한다. 임신 기간과 출생 후 첫 6개월의 갑상샘저하증 여부가 가장 중요한 시기이다. 영아의 경우 첫 1개월이 되기 전에 진단과 치료를 받을 경우 신경학적 발달은 거의 완전히 회복 가능하다.

식사 중의 요오드 결핍에 의해서도 갑상샘호르몬의 분비 저하가 나타날 수 있다. 소금 제품의 요오드화가 시작된 1920년대 이후 미국에서는 요오드 결핍에 의한 갑상샘호르몬 결핍은 거의 완전히 사라지게 되었다[그림 32.3]. 그러나 세계보건기구(WHO)에 의하면, 전 세계적으로는 아직까지 요오드 결핍이 예방 가능한 뇌손상의 가장 흔한 원인이다. 성인에서 T_3와 T_4의 분비저하가 있을 경우 비독성 **갑상샘종**(nontoxic **goiter**)이 발생할 수 있다. 갑상샘의 기능은 순환 혈액 중의 TSH와 T_3를 측정함으로써 정기적으로 평가가 가능하다. 일차 갑상샘저하증(primary hypothyroidism)에서는 T_3 및 T_4의 생성은 저하되지만, 순환 혈액 중의 TSH는 증가된다. 혈액 중에 T_3와 T_4가 거의 없을 경우, TSH는 호르몬을 생산하지 못하는 갑상샘을 계속 자극하지만 호르몬의 분비는 일어나지 않는다. 갑상샘이 이렇게 계속 자극을 받으면, 샘의 비대화(hypertrophy)가 진행된다. 갑상샘의 크기가 커지면 앞쪽으로 튀어 나와 목이 부어 오른 모습을 보이게 된다[그림 32.4].

T_3와 T_4가 완전히 결핍되면 **점액수종(myxedema)**이 발생하게 되는데, 그 특징은 둥글고 부은 얼굴, 마른 피부, 저혈압, 느린맥(bradycardia)과 함께 추위에 대한 견딤증(intolerance) 등이다. 심한 경우에는 호흡성산증(respiratory acidosis), 전해질불균형과 함께 혼수(점액수종 혼수) 상태에 빠질 수 있다. 뇌하수체의 기능상실에 의한 이차 갑상샘저하증(secondary hypothyroidism)에서는 3가지 호르몬(T_3, T_4, TSH)이 모두 저하되어 있다.

그림 32.3 요오드 첨가 소금

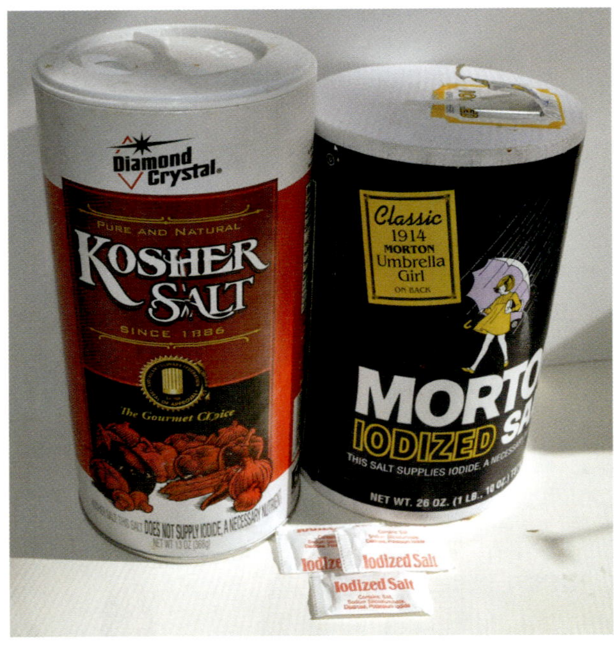

상업용 제품에 첨가된 요오드화물은 라벨에 표시되어야 한다. 요오드화물이 첨가되지 않았음을 확인하면 왼쪽 상자와 같이 "요오드화물이 첨가되지 않음"이라고 표시될 수 있다.

그림 32.2 표적 세포에서 갑상샘호르몬(T_3 및 T_4)의 작용

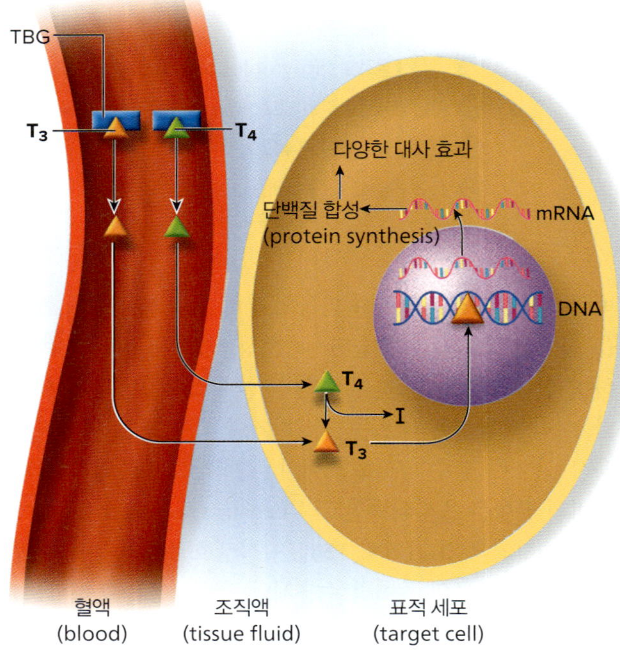

갑상샘으로부터 소량의 T_3가 나오지만, 대부분의 T_3는 표적 세포 안에서 T_4의 요오드 분자 하나가 떨어지면서 생겨난다.

그림 32.4 풍토병성 갑상샘종

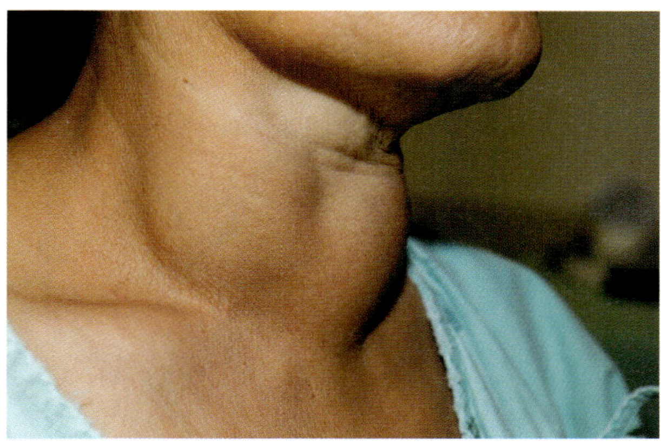

이 환자의 식단에 요오드의 결핍으로 인해 갑상샘호르몬이 만들어지지 못하고 거대한 갑상샘종이 발생한 것이다. 음성되먹임의 결여로 인해 뇌하수체는 갑상샘자극호르몬(TSH)을 다량 분비하게 되어 갑상샘의 비대화가 진행되었다.

LO 32.3

갑상샘저하증에서의 갑상샘호르몬 대치요법

THYROID HORMONE REPLACEMENT THERAPY FOR HYPOTHYROIDISM

갑상샘호르몬의 원천

Source of Thyroid Hormones

갑상샘호르몬의 결핍은 1차적으로 호르몬의 대치로 치료한다. 갑상샘호르몬의 결핍에 의한 여러 증상을 경감시키기 위해 갑상샘호르몬의 다양한 제제가 경구로 투여된다.

갑상샘호르몬은 합성되거나(*Levothyroxine, Liothyronine, Cytomel*), 돼지(porcine)나 소(bovine)의 내분비 기관으로부터 추출된다. 동물로부터 얻은 건조갑상샘(desiccated thyroid, DT)은 처방을 통하거나 다양한 형태의 천연식품 또는 비타민류 판매점에서 구할 수 있다. 건조갑상샘은 미국식품의약국(FDA)이 설립되기 전부터 취급되었고, 이후에 비타민이나 무기질처럼 천연물로 인정받아서 일반의약품(over the counter, OTC)처럼 구입할 수 있다. 돼지의 갑상샘은 사람의 갑상샘과 거의 유사하다. 환자마다 갑상샘호르몬제에 대한 반응과 내성 등은 매우 다양하므로 환자와 의사는 가장 잘 작용하는 제품을 계속적으로 사용하려는 경향을 보이게 된다. 이로 인해 합성 약물보다 더 나은 증상 조절 및 혈중 농도를 제공하는 것으로 알려진 돼지 갑상샘 제품에 대한 관심이 다시 높아졌다. 이 분야에서는 약물의 선택과 용량의 개인별 맞춤화가 매우 중요하다. 이들 호르몬의 작용범위는 대개 비슷하지만, T_3 및 T_4와는 그 효능과 작용 시작 및 지속 시간 등이 다르다. 일반의약품(OTC) 제품은 대개 소(bovine)에서 추출한 것이며, 처방용 건조갑상샘(DT)에 비해 작용이 상당히 약하다는 것에 유의해야 한다. 따라서 환자에게는 의사와 상의 없이 임의로 OTC 제품으로 변경하지 않도록 주의를 주어야 한다. 또 사용하는 제품이 바뀔 때마다 호르몬 조절에 대한 감시와 확인이 필요하다.

갑상샘호르몬을 투여할 때는 가장 낮은 용량에서 시작해서 임상적으로 적절한 반응을 얻을 때까지 점차 증량하는 것이 일반적이다. 그렇게 함으로써 유해반응이 나타날 가능성을 최소화하고 환자마다 개별적인 용량 설정이 가능하다. 일단 적절한 용법이 확립되면, 호르몬이 정상적인 갑상샘의 분비를 모방하게 된다. 순환하는 호르몬은 TSH의 과잉분비를 억제하여(음성되먹임), 갑상샘종의 생성을 억제하게 된다. 갑상샘의 기능이 결핍된 환자에게 호르몬 대치요법은 평생 지속해야 할 치료법이다.

약물 투여

Drug Administration

갑상샘호르몬은 주로 경구로 투여되며, 아침 식사 전의 1회 용량이 선호된다. 투여 용량은 100~200 mcg/day의 범위에서 개별화된다(표 32.1 참조). 이들 제제는 점액수종 혼수의 치료를 위해 200~500mcg 범위의 용량으로 정맥 투여되기도 한다. 일정한 반응을 유지하기 위해서는 매일 똑같은 시간에 투여해야 한다. T_3와 T_4는 경구 투여 후 흡수되어 이들의 특이 결합단백질로 알려진 티록신결합글로불린(thyroxine-binding globulin, TBG)과 결합하여 다양한 표적 조직으로 운반된다. 삼요오드티로닌(triiodothyronine)은 TBG와의 결합이 더 느슨하기 때문에 T_4보다 작용 시작이 빠르고 작용 기간은 더 짧다. 삼요오드티로닌은 또한 대사 기전을 자극하는 효능이 T_4보다 3~5배 더 강력하다. 복합제를 사용할 때처럼 T_3와 T_4가 함께 투약된 경우, T_3는 더 빨리 작용하고 T_4의 작용은 좀 더 지체된다. 시간이 지나면 T_3와 T_4 모두 간에서 대사되어 소변으로 배설된다.

임신 중에도 갑상샘호르몬 대치요법을 중단할 필요는 없다. 임신부에게 투여된 갑상샘호르몬은 태아의 발달에 영향을 미칠 만큼 태반 장벽을 쉽게 통과하지 못한다. 이들 호르몬은 미국 FDA의 임신부 투여 안전성(pregnancy category) A등급으로 지정되었는데, 이는 충분하고 적절한 연구로도 임신 제1석달(first trimester) 중의 태아에 대한 위험성이 확인되지 않았고, 이후의 임신 기간에 대한 위험성의 증거도 없는 것을 의미한다.

표 32.1

갑상샘호르몬 결핍에 대한 호르몬 대치요법

약물(상품명)	활성 호르몬	성인 유지용량(매일)
Levothyroxine sodium (*Levaxyl, Synthroid*)	T_4	100~200 mcg 경구; 50~100 mcg 근육, 정맥
Liothyronine sodium (*Cytomel, Triostat*)	T_3	25~75 mcg 경구
Liotrix (*Thyrolar*)	T_3+T_4	1티률라-1정에 1티률라-2**정까지 (호르몬 60~120 mg/day/90)
Dessicated thyroid(건조 갑상샘) (*Armour Thyroid, Bio-Thyroid, Thyroid USP*)	T_3+T_4	60~120 mg 경구

Not an inclusive list of product names. Thyrolar tablet strengths vary.

보건의료인을 위한 참고사항

소금 제품에 요오드가 첨가되었다면 그 사항이 어딘가에 표시되어야 한다. 제품 생산 과정에 요오드가 추가되지 않은 것이 확실하다면, "요오드-무첨가" 또는 "요오드를 함유하지 않음" 등의 기재 사항이 사용될 수 있다.

임상 적응증

Clinical Indications

갑상샘호르몬은 어떤 원인에서건 갑상샘저하증이 나타난 소아와 성인에 대한 대치 또는 보충 요법으로 사용하도록 승인되었다. 이들 호르몬은 또한 TSH를 억제하기 때문에 갑상샘 결절(nodule)과 암에 대한 치료에도 사용할 수 있고 갑상샘 항진 상태의 진단에도 사용될 수 있다. 그러나 이들 호르몬의 대사에 대한 작용에도 불구하고 비만의 치료 용도로는 승인되지 않았으며 적응증도 아니다. 체중 감량을 위해 필요한 용량을 사용할 경우 심각한 심혈관계 효과가 나타나 생명을 위협할 수도 있다.

유해 작용

Adverse Effects

갑상샘호르몬과 관련된 유해 작용의 대부분은 과량 투여(overdose)로부터 비롯된다. 과량 투여의 생리적인 효과는 갑상샘항진증이다. 그 증상은 정신병적 행동, 설사, 고혈압과 심박수 증가, 발열 및 협심증 발작 등이다. 대사의 자극으로 체중감소, 월경불순, 땀남(sweating) 등이 나타날 수도 있다. 이에 더하여 떨림, 두통, 신경과민, 불면 등이 나타나기도 한다. 이러한 증상은 투약을 일시 중단하거나 용량을 줄임으로써 완화할 수 있다.

폐경 후 여성에서 티록신(thyroxine)을 장기간 사용할 경우 골다공증과의 연관성이 보고되었다. 호르몬의 효과를 적절히 감시하고 뼈의 광물제거(demineralization)를 최소화하도록 용량을 조절하기 위해 치료 전에 **골밀도(bone density)**를 평가하는 것이 필수적이다.

특수 고려사항

Special Considerations

대치요법으로 사용되는 호르몬은 환자가 평생 복용해야 한다. 환자는 주치의에게 알리지 않고 약물을 임의로 중단해선 안 된다. 사용하는 약물의 종류나 제품을 변경할 경우에는 설명서를 면밀히 검토하여 생물학적 동등성(bioequivalence)이 보장되는지 확인해야 한다. 중추신경 자극에 의한 불면증 사례를 피하기 위해 일반적으로는 투약은 아침에 하는 것이 권장되고 있다.

갑상샘호르몬을 투약받는 환자, 특히 고령의 환자에서 흉통, 심계항진, 발한, 호흡곤란 또는 빈맥 등이 나타나면 즉시 주치의에게 이를 알려야 한다.

당뇨병이나 부신기능부전(adrenal insufficiency)을 가진 환자에 갑상샘호르몬을 투여할 경우에는 선행질환을 악화시켜 인슐린이나 경구혈당강하제, 스테로이드 등의 요구량을 증가시킬 수 있다. 당뇨병과 갑상샘 치료를 동시에 받는 환자에서 일단 당뇨병 약의 적정량이 설정된 경우에는 의사에게 알리지 않고 갑상샘 약을 중단해선 안 된다. 갑상샘 치료를 중단할 경우 당뇨병약의 투약을 함께 조절하지 않으면 저혈당이 촉발될 수도 있다.

고혈압, 울혈심부전, 또는 협심증 등의 심혈관질환이나 신장질환이 있는 경우에는 갑상샘호르몬을 매우 조심해서 사용해야 한다. 갑상샘호르몬은 교감신경계의 긴장도를 높이고 선행질환을 악화시킬 수도 있다.

요오드화물(iodide) 약물의 경우, 특히 비경구적으로 투여하기 전에는 요오드화물에 대한 감수성의 평가가 선행되어야 한다. 발진(rash)에서부터 후두부종(laryngeal edema)에 이르는 다양한 과민반응이 투여 직후 또는 수시간 후에 나타날 수 있다. (이런 경우에도)환자에게는 처방된 대로 요오드화물 투약을 계속하도록 지시해야 한다. 요오드화물을 갑자기 중단하면 갑상샘 독성발작(thyroid storm)이 촉발될 수도 있다. 방사성 요오드화물(radioactive iodide)을 투여받는 환자에게는 가래를 뱉지 말고 화장실 이용 시에도 주의하도록 권고해야 하는데, 약물 투여 후 24시간까지는 이들의 침과 소변이 방사능활성("hot")을 나타내기 때문이다.

금기사항

Contraindications

갑상샘호르몬은 급성심근경색, 치료받지 않은 부신기능부전, 명백한 갑상샘항진증(thyrotoxicosis) 및 TSH가 억제된 환자에게 금기이다. 비만이나 체중 감량을 위해 갑상샘호르몬을 단독이나 복합요법으로 사용해서는 안 된다는 주의사항과 경고도 있다. 그 내용은 "**갑상샘 기능(euthyroid)**이 정상인 환자에서는 일일 호르몬 요구량 범위 안의 용량으로는 체중 감량의 효과가 없다. 이보다 더 높은 용량으로는 생명을 위협할 수도 있는 심각한 독성이 나타날 수 있는데, 특히 식욕억제 효과를 위해 사용되는 교감신경작용 아민류(sympathomimetic amines)와 함께 사용될 경우 더욱 위험하다."는 것이다. 폐부종 환자에게는 요오드화물을 함유한 약물은 금기이다.

약물 상호작용

Drug Interactions

고지혈증 치료제인 콜레스티라민(cholestyramine)을 함께 경구 투여할 경우, 콜레스티라민은 갑상샘호르몬과 결합하게 된다. 콜레스티라민이 갑상샘호르몬의 장흡수 방해를 피하기 위해 두 약제의 투여는 4~5시간 정도의 간격을 두고 투여하여야 한다. 리튬(lithium), 클로르프로마진(chlorpromazine), 이미프라민(imipramine) 등의 약물을 장기간 투약할 경우에는 갑상샘저하증을 유발할 수 있는 것으로 보고되어 있다. 따라서 이들 약물을 장기적으로 사용할 경우에는 T_3와 T_4의 용량을 조정할 필요가 있다. 갑상샘호르몬(특히 T_4)은 경구용 항응고제인 와파린(warfarin)의 활성을 강화하여 출혈(hemorrhage) 가능성을 높일 수 있다. 그러므로 경구 항응고제 투약이 필요한 환자는 갑상샘호르몬의 투약 계획도 적절하게 조정해야 한다.

갑상샘호르몬은 혈당 농도를 높일 수 있기 때문에 이들의 호르몬요법으로 인슐린이나 경구혈당강하제의 요구량이 증가할 수도 있다. 에스트로겐(estrogen)은 갑상샘 기능이 결핍된 환자에 투여할 경우에는 갑상샘호르몬 요법의 요구량을 증가시킬 수 있다. 에스트로겐은 순환 혈액 중의 갑상샘호르몬과 결합하는 단백질을 증가시켜 표적 조직에 작용할 수 있는 호르몬의 양을 감소시킨다.

보건의료인을 위한 참고사항

갑상샘호르몬 요법은 심근경색증이나 교정되지 않은 부신부전증이 있는 환자에게는 금기이다. 비만한 사람의 체중 감량을 목적으로 갑상샘호르몬을 투여해서는 안 된다. 이 호르몬은 호르몬 결핍으로 정확하게 진단된 환자에게만 투여되어야 한다.

LO 32.4

갑상샘호르몬 과다분비의 효과

EFFECTS OF THYROID HORMONE HYPERSECRETION

그레이브스병

Grave's Disease

갑상샘호르몬의 과다분비는 종양(갑상샘, 뇌하수체, 시상하부의 악성종양) 또는 **자가면역질환(autoimmune disease)**(그레이브스병)에 의해 발생할 수 있다. 그레이브스병(Grave's disease)에서는 면역계가 착오를 일으켜 갑상샘을 공격하는데, 갑상샘을 파괴하는 대신 갑상샘자극호르몬수용체항체(thyrotropin receptor anti-body, TRAb)를 통해 갑상샘을 자극하여 갑상샘호르몬을 과다하게 합성하도록 만든다. 환자는 장기적으르 갑상샘을 자극한 경우에 특징적인 생리적 반응과 **안구돌출증(exophthalmos)**을 동반한다. 안구돌출증은 안구 뒤 조직과 근육의 종창(swelling)으로 인해 발생하는 것이다. 안구돌출증은 그레이브스병과 마찬가지로 유전성이 있을 수 있다.

갑상샘항진증은 어떤 원인에서건 T_3와 T_4가 많이 분비되어 순환하는 경우인데, 그로 인한 열생산의 증가로 발열(fever)과 발한(sweating)이 나타나고, 세포 대사 증가, 빈맥(tachycardia), 근육쇠약, 불안, 체중감소 등이 동반된다. 임상적으로는 교감신경계의 과도한 자극으로 나타나는 증상과 비슷하다[그림 32.5].

그림 32.5 갑상샘항진증

A. 원발성 갑상샘 기능 항진증

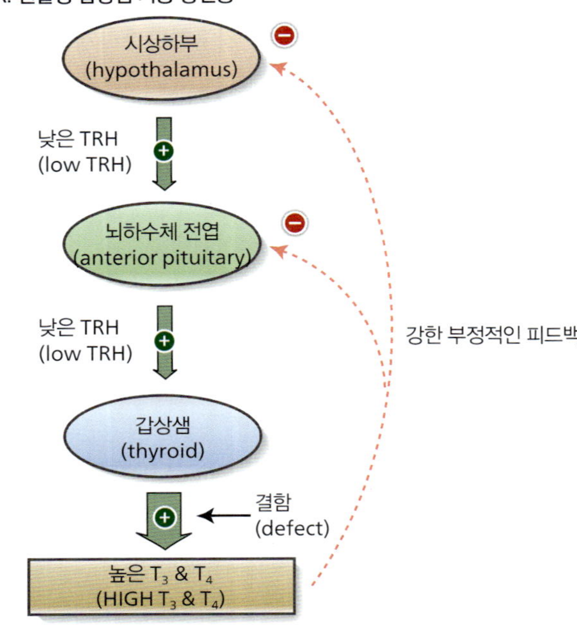

B. 이차성 갑상샘 기능항진증

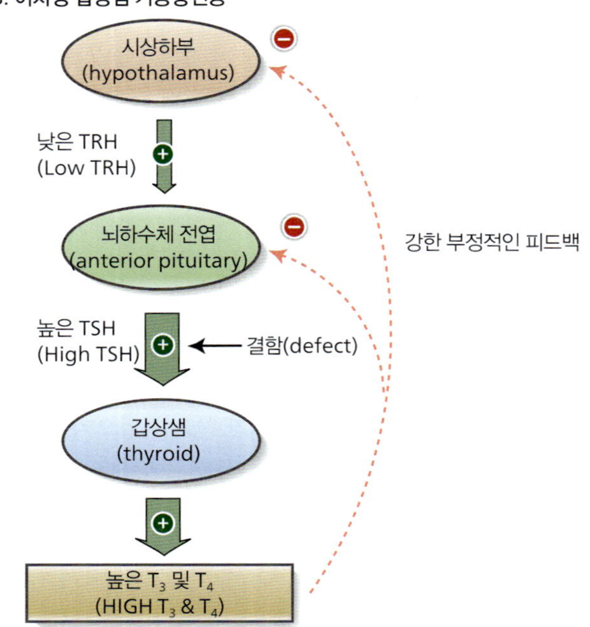

LO 32.5

갑상샘항진증 치료 약물

DRUGS USED TO TREAT HYPERTHYROIDISM

요오드화물 억제와 항갑상샘제

Iodide Suppression and Antithyroid Drugs

과분비 상태는 항갑상샘 약물, 방사선 조사 또는 과활성 조직의 외과적 제거로 교정될 수 있다. 과활동성 갑상샘의 치료에는 일반적으로 이러한 방법의 조합이 포함된다. 갑상샘의 과분비 상태는 수술로 제거할 수 있는 선 종양에 의해 자주 발생한다. 그러나 갑상샘 종괴는 수술(갑상샘절제술) 전에 항갑상샘 약물이나 방사선 조사로 치료하여 종양을 줄이거나 조직을 비활성화하거나 혈액공급(혈류)을 줄이는 경우가 많다. 방사선 조사는 과활성 조직을 파괴하는 것이 목적이며, 항갑상샘제 투여는 T_3와 T_4의 생성 및 분비를 억제하기 위한 것이다.

요오드화물 억제: 요오드화칼륨, 방사$_{131}$

Iodide Suppression: Potassium Iodide, Radioactive$_{131}$

호르몬 합성을 위해서는 소량의 요오드화물이 필요하지만, 높은 농도의 요오드화물은 갑상샘호르몬의 합성과 분비를 억제한다. 많은 양의 요오드화물은 스스로의 갑상샘 흡수와 갑상샘 내 결합을 억제한다. 요오드화물 제제로는 요오드화칼륨(potassium iodide) 또는 요오드화 나트륨(sodium iodide)이 용액 상태로 사용 가능하다(표 32.2 참조). 강한 요오드 용액(strong iodine solution), 즉 *루골용액(Lugol's solution)*은 5%의 요오드(iodine)와 10%의 요오드화칼륨을 함유하고 있다. 이 혼합용액은 경구로 복용한다. 갑상샘에 대한 요오드화물 용액의 효과는 24~48시간 안에 뚜렷이 나타나며 투약을 계속할 경우 수주간 지속된다. 강한 요오드 용액은 처방을 받아 사용된다. 비처방(OTC) 요오드화칼륨 정제(tablet)도 있지만, 그 작용 강도가 다르기 때문에 갑상샘항진증 치료 목적으로는 사용되지 않는다.

요오드화물 억제 효과가 영구적이지 않기 때문에 요오드화물 억제는 갑상샘기능항진증의 장기 치료에 유용하지 않습니다. 결국 갑상샘은 요오드화물 억제를 벗어나 T_3 및 T_4 방출이 즉시 급증하여 급성 갑상샘 기능 항진증인 갑상샘 폭풍을 일으킨다. 현재 요오드화물 요법은 요오드화물이 샘의 혈관을 감소시키기 때문에 단기 치료(수술 전)를

[표 32.2]

항갑상샘 약물	
약물(상품명)	**성인 경구 용량(매일)**
요오드화칼륨 & 루골용액 (*Potassium iodide & Lugol's solution*)	수술 전에 10일간 2~6방울씩, 1일 3회
방사성요오드(^{131}I) (동위원소, *sodium iodide* ^{131}I)	4~10 millicuries 경구 또는 정맥(갑상샘항진증) 50 millicuries 경구(갑상섬암종)
Methimazole (*Tapazole*)	15~60 mg/일 경구, 1일 3회 5~15 mg/일 경구(유지용량), 1일 3회
Propylthiouracil	300~400 mg/일 경구(초기용량), 1일 3회 100~150 mg/일 경구(유지용량), 1일 3회

위해 예약되어 있다. 리튬 카보네이트는 요오드화물과 함께 제공될 때 갑상샘 기능 저하 반응을 향상시킨다. 리튬은 갑상샘의 요오드 보유를 증가시키고 갑상샘호르몬 방출을 억제한다.

요오드 요법으로 인한 부작용으로는 발진, 두통, 잇몸 통증, 타액 과다분비, 소양증 등이 있다. 이러한 효과 중 일부는 신체가 약물에 적응함에 따라 해결될 수 있다.

식이 요오드화물처럼 갑상샘에 빠르게 축적된다. 그러나 불안정한 방사성 요오드화물은 감마선(gamma ray)과 베타선(beta ray)의 2가지 방사선을 방출한다. 감마선의 방출(X-선)을 이용해 갑상샘의 비정상적인 성장이나 활성을 영상으로 확인할 수 있다. 또한 베타선의 방사선은 갑상샘 세포 안에 머물면서 과활성 조직을 파괴한다. 따라서 ^{131}I을 갑상샘항진증이 심한 환자에 투여할 경우, 종양이나 결절로 구성된 갑상샘 덩이(mass)의 크기가 줄고 호르몬 생성 능력이 저하된다. 방사성 요오드화물은 갑상샘암종(thyroid carcinoma)의 치료에 사용하거나 수술 전에 사용한다. ^{131}I에 노출된 환자들 중 일부는 영구적인 갑상샘 저하 상태가 되기도 하는데, 이 경우에는 호르몬 대치요법을 평생 시행해야 한다. 이러한 파괴 가능성이 있기 때문에 태아의 갑상샘에 영구적 손상을 초래할 수도 있으므로 ^{131}I는 임신이나 수유 중에 는 절대 사용해선 안 된다.

T_3 및 T_4 생산 억제: 프로필티오우라실, 메티마졸

Inhibition of T_3 and T_4 Production: Propylthiouracil, Methimazole

가장 빈번하게 사용되는 항갑상샘제로는 프로필티오우라실(propylthiouracil)과 메티마졸(methimazole)이 있다. 이 약물은 티오아미드(thioamide) 약물군에 속하는데 티로신(tyrosine)에 요오드가 삽입되는 것과 모노요오드타이로신(monoiodotyrosine)과 디요오드티로신(diiodotyrosine)의 축합(condensation)을 억제한다. 이들은 호르몬 방출에는 영향을 디치지 않기 때문에, 갑상샘의 T_3와 T_4 비축량이 고갈되기 전에는 항갑상샘 작용을 나타내지 못한다. 비축량 고갈 이후에는 새로운 호르몬이 합성되지 않는다.

많은 환자에서 티오아미드 약물군의 장기 치료로 갑상샘 항진 상태가 완화된다. 이 약물들은 경구 투여 후 갑상샘으로 쉽게 흡수되며 대사되어 소변으로 분비된다. 메티마졸은 부작용이 적고 갑상샘기능항진증을 더 빨리 감소시키기 때문에 선호되는 약물이다. 이러한 약물 사용에 대한 경고는 특별 고려사항 및 금기사항을 참조하라.

임상 적응증

Clinical Indications

티오아미드 약물군은 수술이나 방사선요법(^{131}I) 전이나 갑상샘항진증의 치료에 사용된다. 갑상샘호르몬의 과도한 분비와 관련된 **갑상샘 독성위기(thyrotoxic crisis)**의 치료에 유용하다. 제대로 치료받지 못한 갑상샘항진증 환자가 정서적인 스트레스나 외상(trauma)을 받으면 심한 갑상샘항진 반응을 경험할 수 있다. 발열, 빈맥, 심부전, 혼수 등이 나타날 수 있다. 이에 대한 치료에는 티오아미드 계열의 약물, 요오드, 프로프라놀롤(propranolol) 등을 사용할 수 있다. 베타아드레날린성(beta-adrenergic) 차단제는 갑상샘에 영향을 미치지는 못하나 갑상샘항진증에 동반되는 교감신경 반응을 억제하기 위해 사용된다.

유해 작용

Adverse Effects

티오아미드(thioamide) 약물의 일반적인 부작용은 발진, 발열, 근육통, 황달, 오심 등이다. 백혈구가 감소하고 발열이 동반되는 **무과립구증(agranulocytosis)**도 보고되었다. 감수성이 있는 환자에서는 모든 티오아미드 계열 약물에 대해 교차과민성(cross-sensitivity)이 나타난다. 티오아미드요법을 사용하면 TSH에 대한 음성되먹임이 제거되기 때문에 갑상샘종의 형성이 빈번하게 유발된다. 용량을 줄이면 일부 갑상샘호르몬이 생성될 수 있다. 티오아미드 약물은 주로 수술 전 또는 ^{131}I 요법의 보조제로 사용된다.

특수 고려 및 금기사항

Special Considerations and Contraindications

항갑상샘약물은 태반을 통과하여 태아의 갑상샘 발달을 억제하여, 신생아 갑상샘종과 크레틴병을 초래하게 된다. 그러나 상황에 따라서는 태아에 대한 잠재적인 위험을 감수할 만큼 임신부에게 필요한 경우가 있다. 그러한 경우에는 메티마졸보다 태반 통과가 현저히 낮은 프로필티오우라실이 사용된다. 약물 투여로 임신 중의 갑상샘 항진 작용이 줄어드는 경우가 많다. 이 경우 태아에 대한 손상 발생 전에 약물 용량을 줄이거나 투여를 중단할 수 있다. 이들 약물은 모유로도 분비되며 영아에게 갑상샘저하증을 초래할 수 있으므로 수유모에게 이 약을 투여해선 안 된다. 필요시 수유 중에라도 꼭 필요한 경우에는 프로필티오우라실이 일차 선택약으로 사용된다. 프로필티오우라실은 혈액응고를 저해하므로 수술 환자에서는 프로트롬빈 시간을 감시할 필요가 있다. 프로필티오우라실은 출혈을 초래하거나 항응고제의 작용을 강화할 수 있다.

LO 32.6

부갑상샘의 호르몬: 부갑상샘호르몬의 역할

PARATHYROID HORMONES: ROLE OF PARATHORMONE

호르몬에 의한 칼슘의 조절

Hormonal Regulation of Calcium

신경근육계와 내분비계의 기능에 필수적인 칼슘이온은 모든 근육의 수축과 신경의 흥분전도를 가능하게 한다. 그러므로 모든 조직에 칼슘이 적절하게 공급되어야 한다. 혈장의 칼슘 농도는 다음 3가지 호르몬의 분비에 의해 엄격하게 조절된다. 칼시토닌(calcitonin), 부갑상샘호르몬(parathormone, PTH), 그리고 칼시트리올(calcitriol) 등이다.

보건의료인을 위한 참고사항

파괴적인 잠재력 때문에 요오드화 나트륨 ^{131}I의 치료 용량은 임신 중이거나 수유 중인 환자에게 절대 투여해서는 안 된다.

칼시토닌은 갑상샘에서 분비되며, PTH는 부갑상샘에서 분비된다. 정상적으로 혈장 칼슘은 남성은 9.0~10.4 mg/dl 또는 4.5~5.2 mEq/L, 여성은 8.9~10.2 mg/dl 또는 4.4~5.1 mEq/L의 범위에서 조절되고 있다. 혈장 칼슘이 높아지는 고칼슘혈증은 칼시토닌의 분비를 자극하고, 반대로 저칼슘혈증은 PTH의 분비를 자극한다. 칼시트리올은 비타민 D(vitamin D)의 한 형태로 소화관에서 칼슘의 흡수를 촉진하여 순환혈액의 칼슘량을 증가시킨다.

칼슘 항상성과 뼈 리모델링

Calcium Homeostasis and Bone Remodeling

칼시토닌과 PTH는 혈장 칼슘 농도의 변화를 감지해서 분비되는 폴리펩티드(polypeptide) 호르몬이다. 뼈는 평생 끊임없이 새로 만들어지지만 전체적인 뼈질량은 30~40세에 최고에 달하며 이후엔 감소한다. 뼈는 단백질로 구성된 바탕질(matrix)에 칼슘이 침착되어 만들어진다. 칼슘 균형의 1차적인 조절인자는 PTH이다. 뼈에는 4가지 세포가 존재하는데, **뼈발생세포(osteogenic)**, **조골세포(osteoblast)**, **뼈세포(osteocyte)**, **파골세포(osteoclast)** 등이다. 혈장 칼슘의 저하는 PTH의 분비를 자극하는데, PTH는 전구세포인 뼈발생세포가 파골세포로 분화되도록 자극한다. 뼈파괴세포는 뼈를 흡수한다. 조골세포와 파골세포는 뼈의 재형성(remodeling) 과정을 통해 혈장 칼슘 농도의 균형에 영향을 미친다. 매년 전체 뼈의 20% 정도가 재형성을 거친다. 뼈의 재형성은 뼈 흡수(bone resorption)와 뼈침착(bone deposition)의 두 단계로 구성된다. 파골세포는 뼈를 분해하여 칼슘을 방출시키는 효소를 분비한다. 이어서 조골세포가 단백질 바탕질을 분비하고 칼슘이온의 침착을 촉진한다. 칼슘이 뼈에 더해지는 과정에서 가장 중요한 물질은 **수산화인회석(hydroxyapatite)**으로 알려진 인산칼슘염(calcium phosphate salt)의 결정체이다. 칼슘의 항상성에 대해서는 [그림 32.6]에 제시하였다. 칼슘이 높아지거나 낮아지면서 이를 감지하는 호르몬인 PTH와 칼시토닌에 되먹임 조절로 대사적 균형이 유지된다.

PTH는 창자에서의 칼슘 흡수와 콩팥에서의 칼슘 재

그림 32.6 칼슘 균형의 호르몬 조절

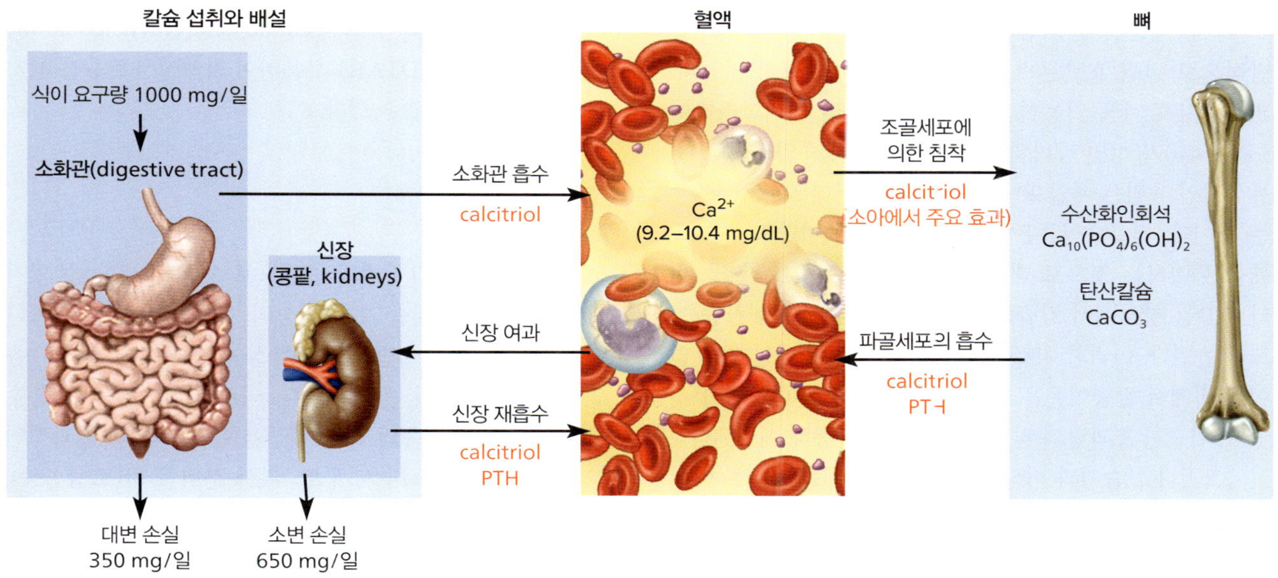

가운데 그림은 혈액의 칼슘 저장량의 정상(안전) 범위를 나타낸다. 칼시트리올(비타민 D 유사체)과 부갑상샘호르몬(PTH)은 혈액과 작은창자 및 콩팥과의 칼슘 교환을 조절한다(왼쪽 그림). 칼시토닌, 칼시트리올, PTH 등은 혈액과 뼈와의 칼슘 교환을 조절한다(오른쪽 그림).

흡수를 증가시킨다. 이 두 생리적 과정에는 비타민 D의 활성 유사체인 칼시트리올이 필요하다. PTH의 전체적인 효과는 저칼슘혈증에 반응하여 순환혈액 중의 칼슘 농도를 높이는 것이다. 에스트로겐(estrogen)은 PTH를 억제하므로 폐경 이후에는 PTH 분비를 조절하는 음성되먹임 조절기전이 사라지게 된다. 나이가 들면서 뼈 침착의 시간은 줄어들고 뼈 흡수 시간은 늘어나기 때문에 골다공증(osteoporosis)이 생기게 된다.

혈장 칼슘 농도가 너무 높아지면(**고칼슘혈증**, 10.5 mg/dl 이상) 칼시토닌이 분비된다. 이 호르몬은 뼈에 대한 PTH의 효과를 길항함으로써 순환혈액 중의 칼슘 농도를 낮추게 된다. 칼시토닌은 뼈흡수를 직접 억제하여 칼슘이 뼈에 머무르도록 한다. 이러한 작용은 소아의 뼈 발달 과정에서 특히 중요하다. 칼시토닌은 창자와 콩팥의 칼슘 흡수에는 영향이 없으며 그 작용에 비타민 D가 필요하지도 않다.

칼슘장애의 치료
Treating Calcium Disorders

저칼슘혈증
Hypocalcemia

비타민 D 결핍, 갑상샘 종양, 장기 신장투석, 설사, 임신 등으로 인해 저칼슘혈증이 초래될 수 있는데, 임신 중에는 태아 골격의 발달을 위해 칼슘이 전용된다. 칼슘의 항상성에 영향을 미치는 중요한 내분비장애로는 부갑상샘저하증(hypoparathyroidism)이 있다. 부갑상샘저하증은 외과 수술 중에 부갑상샘이 수술로 제거되면 발생할 수 있다. PTH는 핵심적인 조절인자이므로 그 결핍은 칼슘 조절의 불균형을 초래하여 결국 저칼슘혈증이 나타나게 된다. 저칼슘혈증은 신경근육 계통의 과잉 흥분성을 초래하여 경직성(spastic) 근육수축, 경련, 감각이상(paresthesia) 등을 초래한다. 혈장 칼슘 농도가 6 mg/dl로 떨어지면 근육이 이완하지 못하는 현상인 근육강직(tetany)이 발생한다. 근육강직과 저칼슘혈증에서는 [그림 32.7]에 설명된 전형적인 징후인 손발연축(carpopedal spasm)이 특징적으로 나타난다. 부갑상샘저하증의 치료는 칼슘 농도를 신속히 올리기 위한

그림 32.7 손발연축

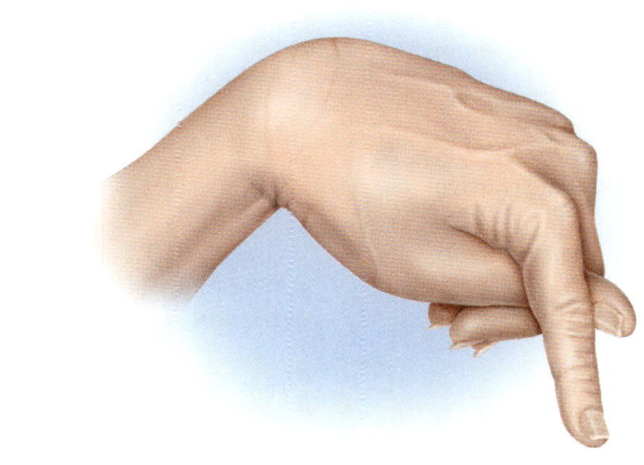

근육강직과 저칼슘혈증의 특징적 징후로 나타난다.

칼슘의 정맥 투여 후에 칼슘과 비타민 D(cholecalciferol) 복합제의 경구 투여로 가능하다.

다른 내분비 결핍 상태와는 달리 부갑상샘저하증은 일반적으로 결핍 호르몬의 대치요법으로 치료하지 않는다. 피하주사로 사용 가능한 부갑상샘호르몬인 테리파라타이드(*Forteo*)가 성인 남녀의 골다공증 치료에 승인되어 있다. 통상적인 용법은 매일 20 mcg을 피하로 최대 2년간 투여하는 것이다. 저칼슘혈증은 경구로 칼슘염과 비타민 D 유도체를 투여하는 것으로 대부분 치료된다(표 32.3 참조). 비타민 D는 창자에서 칼슘의 흡수를 향상시켜 혈장 칼슘 농도를 높인다. 이러한 치료 방법으로 뼈 흡수에 대한 영향 없이 조직에서 칼슘이온을 즉시 사용할 수 있도록 공급할 수 있다. 과도한 초과량의 칼슘이온은 콩팥을 통해 배설된다.

그러나 칼슘염과 비타민 D 제제는 무해한 약제는 아니다. 이들 제제를 과도하게 사용하면 고칼슘혈증과 함께 신장결석이 초래될 수 있다. 약물 유발 고칼슘혈증은 칼슘이온과 결합하는(킬레이트화) edetic acid(ethylenediamine tetraacetic acid, EDTA)를 사용하여 혈액에서 칼슘을 제거하는 방법이 포함될 수 있다.

고칼슘혈증

Hypercalcemia

고칼슘혈증이 부갑상샘의 종양으로 인해 발생할 수 있지만, 이것이 혈장 칼슘 수치 상승의 가장 흔한 원인은 아니다. 고칼슘혈증은 일반적으로 특정 신생물, 다발성 골수종 및 신장기능장애와 관련이 있다. 이러한 상태는 뼈 재흡수를 촉진하거나 칼슘의 신장 배설을 손상시킨다. 결과적인 고칼슘혈증은 메스꺼움, 구토, 위산 분비 증가(고염산증),

표 32.3

칼슘장애의 치료에 사용하는 약물

약물(상품명)	용도	성인 용량
칼시토닌(calcitonin)		
Calcitonin, 연어 추출 (*Fortical, Miacalcin*)	고칼슘혈증 완화 파제트병 폐경 후 골다공증	4~8 IU/kg, 12시간마다 피하 또는 근육 100 IU/일 피하, 근육 100 IU/격일 피하 또는 근육, 200 IU 코안
칼슘(calcium)		
Calcium chloride Calcium gluconate Calcium lactate	혈장 칼슘 상승 혈장 칼슘 상승 혈장 칼슘 상승	500~1,500 mg 6~12 시간 이상 정맥 20 ml (10% 용액) 정맥, 15 g/일 경구 0.5~2 g 1일 4회 경구
이인산염		
Alendronate (*Fosamax*)	파제트병 폐경 후 골다공증 스테로이드-유발 골다공증	40 mg/일 경구 6개월간 35 mg 주 1회 경구 또는 5 mg/일 5 또는 10 mg 1일 1회(70 mg 주 1회)
Etidronate disodium (*Didronel*)	파제트병 척수손상 전체엉덩관절치환술	5~10 mg/kg/일 경구 6개월까지 20 mg/kg/일 경구 2주간, 이후 10 mg/kg/일 10주간 20 mg/kg/일 경구 수술 전 한 달 및 수술 후 3달
Ibandronate (*Boniva*)	폐경 후 골다공증	150 mg 월 1회 경구, 3 mg 정맥 3개월마다
Pamidronate (*Aredia*)	악성종양의 고칼슘혈증 뼈용해성 뼈 전이 파제트병	60~90 mg 정맥주입 24시간 이상 90 mg 정맥주입 2시간 이상 3~4주마다 30 mg/일 4시간 정맥주입 3일 연속
Risedronate (*Actonel, Atelvia*)	폐경 후 골다공증 파제트병 스테로이드-유발 골다공증	5 mg 매일 경구 또는 35 mg 주 1회 또는 75 mg 이틀 연속 매달 30 mg 매일 2달간 5 mg 경구 매일(남성은 5 mg 경구 매주)

(*계속*)

표 32.3 (계속)

약물(상품명)	용도	성인 용량
Zoledronic acid (*Reclast, Zometa*)	폐경 후 골다공증의 예방 스테로이드-유발 골다공증, 파제트병 폐경 후 골다공증의 치료	5 mg 정맥주입 2년마다 5 mg 정맥주입 연 1회 5 mg 정맥주입 연 1회
비타민 D(vitamin D)		
Calcitriol (vitamin D_3)	칼슘 흡수 증가 고칼슘혈증 치료 대사성 뼈질환	0.25, 0.5 mcg/일 경구 1 mcg/ml 용액/일 경구 1~2 mcg 3회/주 정맥
Calcitriol (*Calcijex, Rocaltrol*)	부갑상샘저하증	0.5~2 mcg 매일 정맥
비타민 D(vitamin D)		
Cholecalciferol (*Baby Drops, D-drops, Delta-D*) (D_3)	비타민 D 결핍	알약 또는 캡슐 1정 경구 매일
Doxercalciferol (*Hectorol*)	이차부갑상샘저하증(투석)	10 mcg 경구 3회/주
Ergocalciferol (*Calciferol drops, vitamin D, Drisdol*)	혈장 칼슘 증가	50,000~200,000 IU (1.25~5 mg) 경구
Paricalcitol (*Zemplar*)	부갑상샘저하증	1~2 mcg 매일 또는 3회/주 경구
복합제(combinations)		
Fosamax Plus D 70 mg alendronate/70 mcg vitamin D_3	남성 골다공증	알약 1정/주

*일반(비처방) 및 처방 **처방

두통 및 부정맥을 유발한다. 칼슘은 또한 각막과 신장에 침착되어 돌이킬 수 없는 조직 손상을 일으킬 수 있다.

만성적인 고칼슘혈증의 치료로는 이뇨제(티아지드계 또는 푸로세미드)를 사용하여 칼슘, 이인산염(bisphosphonate), 칼시토닌 등의 콩팥 청소율을 향상하는 방법이 있다.

LO 32.7

퇴행성 뼈질환: 골다공증

DEGENERATIVE BONE DISEASE: OSTEOPOROSIS

뼈 대사 장애

Disorders in Bone Metabolism

뼈 대사와 관련해 가장 흔한 2가지 질환은 **파제트병(Paget's disease)**과 **골다공증(osteoporosis)**이다. 파제트병에서 전체가 아닌 일부 뼈에서 대사의 과잉 활성으로 인해 석회화는 되었으나 부서지기 쉬운 연약한 유골(osteoid)이 생성된다. 이 경우에는 뼈가 두꺼우면서도 약한 것이 특징이다. 모든 뼈에 나타날 수 있지만, 가장 흔히 영향을 받는 뼈는 골반, 대퇴뼈(femur), 머리뼈, 척추뼈 등이다. X-선 검사로 확인되는 미세골절(microfracture)이 만성적인 퇴행 과정의 첫 번째 징후로 나타나는 것이 일반적이다. 질환의 초기에는 대개 증상이 없지만, 뼈의 통증이 일단 나타나면 쑤시는 정도에서 심한 야간 통증까지 다양하다.

골다공증

Osteoporosis

골다공증은 **뼈 질량**의 감소가 등반된 상태로, 50세 이상 미국인의 55%가 이 상태에 해당된다. 뼈 흡수의 증가, 무기질 침착의 감소, 무기질의 배설 증가 또는 신체로부터 칼슘을 제거하는 여러 작용의 조합에 의해 이러한 상태가 발생할 수 있다. 특정 환자에서 연령과 연관된 소실 이상의 위험을 초래하는 여러 다양한 인자가 골다공증 발생과 연관되어 있다. 여성의 경우에는 조기폐경, 야윈 체형, 저신장 등이 해당되며, 백인종(caucasian)과 아시아 인종, 코티코스테로이드(corticosteroid)나 페니토인의 사용, 흡연, 알코올 중독, 골다공증의 가족력 등이 이에 해당하는 것으로 보인다. 골다공증은 고령의 남성에서도 발생하지만, 여성에서 그 빈도가 더 높은데, 이는 에스트로겐의 감소와 관련된 것이다. 에스트로겐의 감소는 조기폐경과 함께 에스트로겐을 저장할 수 있는 체지방이 적은 야윈 체형의 위험인자와 관련되어 있다. 게다가 에스트로겐의 활성이 감소하면 칼슘의 흡수도 감소된다. 여성이 보통 일일권장량보다 훨씬 적은 양의 칼슘을 식사로부터 섭취하고 있다는 점도 여성에서 골다공증이 더욱 발생하기 쉬운 이유의 하나로 주목받고 있다.

골다공증에서 뼈의 소실은 X-선 검사나 단층촬영에서 뼈 밀도의 감소로 확인된다(그림 32.8, 참조). 이들 검사는 치료 과정에서 뼈 무기질 밀도의 향상을 평가하는 데도 사용된다. 치료의 목적은 뼈 무기질 밀도의 유지와 향상이지만 중요한 목표는 뼈의 골절을 예방하는 것이다. 파제트병이나 골다공증을 가진 65세 이상 노인에서 스트레스나 낙상으로 인해 발생한다. 이보다 고령의 환자에서는 척추뼈, 엉덩이, 손목 등에 기계적 응력(stress)이나 압력에 의한 골절이 더욱 쉽게 발생할 수 있다.

LO 32.8

뼈 질환에 사용되는 약물

DRUGS USED FOR BONE DISORDERS

그림 32.8 골다공증의 영향

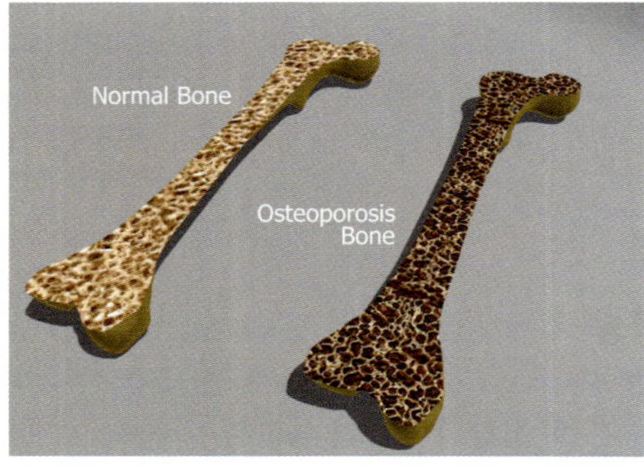

Stocktrek Images, Inc./Alamy Stock Photo

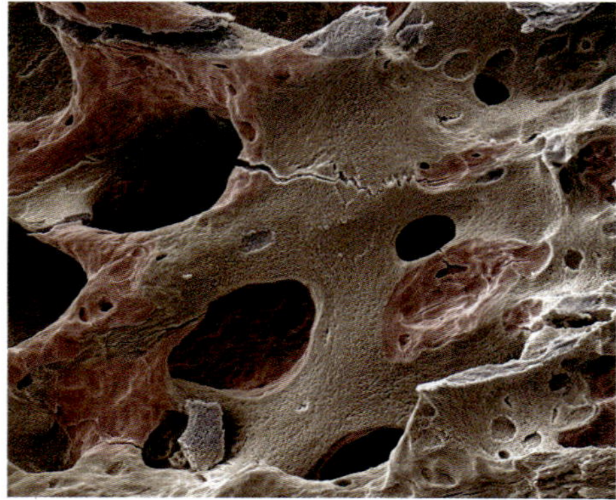

Steve Gschmeissner/Science Photo Library/Science Source

(a) 건강한 뼈와 골다공증이 있는 뼈의 비교. (b) 골다공증성 뼈 내부의 다공성 구조에 대한 컬러주사전자현미경(SEM)

칼시토닌

Calcitonin

칼시토닌은 합성된 폴리펩티드 형태로 갑상샘과 부갑상샘의 기능이 정상적인 고칼슘혈증 환자에 투여한다. 파제트병에서는 뼈의 전환이 자극을 받아, 알칼리인산분해효소(alkaline phosphatase)와 히드록시프롤린(hydroxyproline)이 비정상적인 뼈 활성의 표지자로서 배출 된다. 칼시토닌(*Fortical*)을 피하나 근육으로 주사하면 가속화되어 있는 뼈 흡수를 억제할 수 있다. 코 분무제(nasal spray)(*Miacalcin*)로도 사용 가능한 이 호르몬은 연어에서 추출한 것을 사용하는데, 사람의 호르몬과 동일하면서 효력이 더 크다.

칼시토닌 투여에 대부분 환자는 잘 견딘다. 일반적인 부작용은 오심, 구토, 설사와 주사 부위의 염증이다. 코(nasal) 제제들의 경우 비염, 불면증, 불안, 두통 등과 연관된다. 치료 용량의 10배에 달하는 과량 투여로도 구토 정도만 발생하는 것으로 알려졌다. 칼시토닌은 치료를 중단해야 할 정도의 알레르기 반응을 유발할 수 있다. 일부 환자에서는 **폴리펩티드(polypeptide)**에 대한 약물내성이 발현되기도 한다. 이 약물내성은 호르몬을 중화시키는 항체의 형성에 기인하는 것으로 보인다. 하지만 정상적인 부갑상샘 기능을 가진 환자에서는 혈장 칼슘 농도가 떨어지면 PTH의 반동적인 분비가 일어난다. 이러한 현상은 칼시토닌의 약리작용을 방해할 수 있다.

이인산염

Bisphosphonates

이인산염(bisphosphonates)은 정상 및 비정상적인 뼈 흡수를 억제하고 스테로이드에 의해 유발된 골다공증에 효과적이기 때문에 골다공증 치료에서 일차 선택약으로 쓰이고 있다. 이인산염은 ATP에 있는 내인성 피로인산염(pyrophosphates)의 유사물질로서 뼈에 있는 칼슘에 특별히 친화력을 가진다. 2종류의 이인산염이 있는데, 한 종류에는 질소 원자가 있고 다른 쪽에는 없다. 2종류 모두 뼈에 있는 무기질(칼슘) 표면에 결합하여 바탕질에 칼슘이 보존되도록 보호하는 작용을 한다. 질소가 없는 약물인 에티드로네이트(etidronate)는 파골세포의 ATP와 경쟁하여 세포를 죽게 만드는데, 이로 인해 뼈 흡수가 감소하게 된다. 질소를 가진 약물은 뼈의 칼슘에 더 잘 결합하며 뼈 흡수를 억제하는 효력이 더욱 크다. 이들 약물[알렌드로네이트(*Fosamax*), 파미드론네이트(*Aredia*), 리세드로네이트(*Actonel*), 졸레드론산(*Reclast*) 등]은 HMG CoA-reductase 경로를 차단하여 파골세포의 세포막에서 단백질합성을 방해한다(23장, statin계열 약물에 대한 논의에서 이 중요한 경로에 대해 설명하였다).

이들 약물은 소화관으로는 거의 흡수되지 않으며, 대사되지 않고 소변으로 배설된다. 그러나 치료 시작 후 3개월 정도면 뼈의 무기질 밀도에 임상적으로 의미 있는 변화를 일으킬 정도의 충분한 약물이 흡수된다. 파제트병과 골다공증에 사용할 경우, 그 치료 효과는 모든 뼈에 나타나는 것으로 추정된다. 악성종양으로 인한 고칼슘혈증에 사용될 경우, 혈장 칼슘 농도는 24시간 안에 현저히 낮아지며 칼슘 배설의 증가도 동반된다. 이들 약물의 효과를 더욱 높이려면 적절한 용량의 칼슘과 비타민 D의 경구 투여가 병행되어야 한다. 필요한 경우에는 치료 기간 중에 무기질과 비타민 보조제를 경구로 투여할 수도 있다.

약물 및 식품의 상호작용
Drug and Food Interactions

이인산염은 여러 가지 음식과 약물에 상호작용을 한다. 라니티딘(ranitidine)과 인도메타신(indomethacin)은 유해작용 없이 알렌드로네이트의 생체이용률을 증가시킨다. 투여된 용량 중에 흡수되는 절대량이 적기 때문에 이인산염은 칼슘보조제나 카페인 또는 제산제와 함께 투여하지 않는 것이 권장된다. 이들 물질은 이인산염 투여 1시간 전후 이내에 함께 투여될 경우, 이 인산염과 복합체를 형성하여 그 흡수를 방해한다. 무기질과 칼슘을 함유한 식품이나 음료가 약물의 흡수를 방해할 수 있다. 우유와 오렌지 주스, 강화수(fortified water) 등이 이에 포함된다. 약물 흡수에 미치는 영향을 최소화하기 위해 모든 경구용 이인산염 약물은 식사 전 1시간에 맹물 한 잔과 함께 복용해야 한다. 경구 이인산염은 아스피린(aspirin)에 의한 소화관 자극을 증가시키며, 아스피린 제제는 투여 2시간 이내에 복용할 경우 이인산염의 흡수를 저하시킨다. 경구로 투여된 이인산염은 식도 내벽을 자극할 수 있으므로 이 약의 식도 조직과의 접촉을 줄이기 위해 환자는 약을 복용한 후 30분 동안 바로 선 자세로 있어야 한다. 루프이뇨제와 아미노글리코시드(aminoglycosides) 항생제는 비경구로 투여된 이인산염의 상승작용으로 더 심한 저칼슘혈증을 일으킬 수 있다.

유해 작용과 금기사항
Adverse Effects and Contraindications

이인산염 투여에 환자들은 대개 잘 견딘다. 가장 흔한 유해작용은 위와 창자의 공기참(flatulence), 위염, 두통, 구강건조, 근골격계 통증 등이다. 일부 환자에서는 식도궤양도 발생하므로 위장관 출혈 여부를 감시해야 한다. 유해 작용은 최대 용량을 사용했을 때 주로 발생한다. 드물지만 이인산염을 5년 이상 사용한 여성에서 척추뼈와 넙다리뼈의 골절이 발생했는데, 시간에 따라 뼈의 강도가 약해지는 것을 시사하는 소견이다. 이들 약물은 새로운 뼈에 삽입된 상태로 수년 동안 유지되기 때문에 5년 이상 지속적으로 이 약을 사용하는 것의 안전성 문제가 최근 미국식품의약국의 평가대상이 되었다. 관련된 임상 자료의 검토 결과, 뼈밀도는 5년의 치료로 호전되지만 그 이후에는 더는 향상이 없는 것으로 확인되었다. 현재의 치료 지침으로는, 뼈 밀도가 거의 정상이고 골절 위험이 낮은 여성에서는 3~5년의 치료 후에 약물치료를 중단하는 것이 권장된다. 척추골절의 과거력이 있는 여성에서는 5년 이상의 약물 치료가 도움이 될 수 있다. 이들 약물은 저칼슘혈증과 이인산염에 대한 과민성, 그리고 중증 신장질환이 있는 환자에게 금기이다.

에스트로겐
Estrogen

골다공증의 치료는 과거에는 칼시토닌과 비타민 D의 보충에 국한되었다. 지금도 폐경 후 여성의 골다공증에 사용되고 있지만, 칼시토닌은 뼈 형성(bone formation)이 아니라 뼈 흡수에 주된 작용을 나타낸다. 이인산염을 칼슘과 함께 사용함으로써 골다공증의 치료가 향상되었는데, 이는 치료 후 6개월에 골절 발생이 예방되는 것으로 확인할 수 있다. 그러나 폐경 후 여성의 골다공증에 대한 가장 중요한 치료는 에스트로긴의 재공급이다. 에스트로겐의 수용체가 뼈세포 안에 존재한다는 것과 에스트로겐이 뼈의 무기질 밀도를 증가시킬 뿐 아니라 골다공증에 의한 골절 발생률을 감소시킨다는 것이 입증되었다. 칼슘을 매일 1,000~1,500 mg씩 보충하면서 에스트로겐을 병용할 경우, 폐경 후 10년이 지난 후에 투약을 시작해도 뼈의 무기질침착(mineralization)을 자극할 수 있다. 에스트로겐 투여는 식사 조절 및 운동과 함께 평생 사용하는 보조요법으로 권장된다. 이 경우 에스트로겐에 장기적으로 노출될 경우 나타나는 장기효과가 문제가 될 수 있는데, 특별히 주의할 것은 유방암 발생의 잠재적 위험이다. 랄록시펜(*Evista*)은 경구용 선택적 에스트로겐수용체 조절인자(selective estrogen receptor modulator, SERM)로서, 뼈에서는 에스트로겐 활성을 나타내고 자궁과 유방에서는 항에스트로겐 활성을 보인다. 랄록시펜(raloxifene)은 유방암 고위험군에 속하는 폐경 후 여성에서 유방암 발병을 예방하는 추가적인 효과도 있다. 권장 용량은 매일 60 mg 알약 한 알씩이다. 에스트로겐의 약리학적 측면에 대한 추가적인 정보는 31장에 기술되어 있다. 데노수맙(*Prolia*)은 골다공증 치료에 사용되는 비교적 새로운 비에스트로겐성 약물이다. 에스트로겐 사용에 금기사항이 있거나 다른 치료에 잘 반응하지 않는 폐경기 여성에게 2차 요법으로 사용된다. 데노수맙(*Prolia*)는 RANKL 억제제로 분류된다.

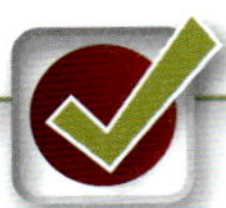

환자 안전과 교육

대치요법은 평생 계속해야 하므로 투약 계획에 대한 순응도를 높일 수 있는 환자의 습관을 만드는 것이 중요하다. 환자에게는 몇 가지 중요한 사항에 대해 주의하도록 해야 한다.

약물 투여

호르몬 제제는 서로 바꾸어 사용하면 안 된다. 같은 호르몬이라 해도 다른 회사의 제품이라면 생체이용률과 유효성 면에서 차이가 있을 수 있으므로 서로 대체해서 사용해선 안 된다. 하나의 제품을 지속적으로 사용하면서 용량도 환자에 맞춰 개별화시켜 사용하므로, 치료적 유효성과 안전성도 설정된 용량에 따라 나타나게 된다.

갑상샘호르몬은 매일 1회 아침식사 전에 복용할 수 있다. 그러나 레보티록신은 공복에 복용할 경우 더 많이 흡수될 수 있다. 환자에게는 호르몬 흡수의 변동이 없도록 약물 복용을 식사와 관계없이 복용 방식을 늘 일정하게 하도록 주의를 줄 필요가 있다.

요오드용액은 물로 희석해서 더 먹기 좋게 만들 수도 있다.

칼시토닌의 비강제제는 그 첫 번째 투약을 위해 펌프를 준비하는 방법을 환자에게 시범으로 보여주어 환자가 이를 이해하고 연습해 보도록 해야 한다. 투약의 준비는 첫 번 분무 이후에는 다시 필요하지 않다. 비강 안으로 약물을 분무할 때는 머리와 펌프가 똑바로 선 상태로 작업을 수행해야 한다. 이인산염 요법의 경우에는 칼슘과 비타민 D를 보충할 필요가 있음을 환자에게 교육해야 한다. 조사에 의하면 많은 환자가 이인산염이 골다공증 교정에 필요한 유일한 약제라고 오해하는 경우가 많다. 환자에게는 비타민과 무기질을 꾸준히 섭취해야만 최상의 치료 결과를 얻을 수 있음을 주지시킬 필요가 있다. 경구용 이인산염을 복용할 때는 흡수가 적절하게 일어나도록 하기 위해 공복에 맹물(주스는 안 됨) 한 잔과 함께 복용하거나 식사 1시간 전에 복용하도록 환자에게 교육할 필요가 있다. 또 소화관의 자극을 피하기 위해, 복용 후 30분 동안 환자는 바로 선 자세(앉거나 일어선 상태)를 유지해야 한다.

처방을 한 의사의 감독 없이는 환자 스스로 투약을 절대 중단해서는 안 된다.

환자는 또한 통상적인 진료를 받게 되는 의료진에게 그동안의 투약 경력을 모두 공개하는 것이 바람직하다. 이들 약물이 심혈관계의 변화를 초래할 수 있고, 발한과 홍조(flushing) 등의 폐경 후 증상과 비슷한 증상을 유발할 수 있으므로 복용하는 환자를 접하는 의료진에게 이전의 진찰 소견과는 다른 증상이나 징후를 보일 수도 있다는 점을 미리 알릴 필요도 있다.

유해 작용의 인지

갑상샘호르몬

환자에게는 신경과민, 설사, 과도한 발한, 열 못견딤증, 가슴통증, 두근거림 등이 나타나면 즉시 의사에게 알리도록 분명한 지침을 주어야 한다. 이러한 증상은 처방 의사의 재평가 후에 갑상샘호르몬의 투여 용량을 조절해야 할 수도 있는 단서가 된다.

항갑상샘제

항갑상샘제를 사용하는 환자들은 발열, 인두통, 출혈, 타박상, 두통, 발진, 구토, 피부 황변 등이 있을 경우에 환자는 즉시 의사를 찾아야 한다. 이러한 증상은 처방 의사의 투여 중단 및 추가 평가가 필요하다는 단서가 된다.

요오드

발열, 피부발진, 금속맛, 인두 종창, 입안과 인두의 작열통, 잇몸과 치아의 궤양, 심한 복부 불쾌감 또는 갑상샘의 비대 등이 나타나면 환자는 즉시 의사를 찾아야 한다. 이들 증상과 징후는 약물 투여를 중단하고 처방 의사가 평가를 해야 할 단서가 된다.

임신 중의 사용

갑상샘 기능을 억제하는 약물은 미국식품의약국(FDA) 임신 범주(pregnancy category) D로 지정되었는데, 그 의미는 사람의 태아에 대한 위험성의 증거가 입증되었으나, 임신 중 사 용으로 얻을 수 있는 이득이 태아에 대한 잠재적인 위험을 허용할 수 있을 정도라는 것이다. 치료 중에 임신 상태가 되는 환자는 즉시 의사에게 이를 알리고 용량 조절을 포함한 추가 평가를 받아야 한다.

갑상샘 조직을 파괴하는 약물, 예를 들어 ^{131}I는 FDA 임신 등급 X로 지정되었는데, 그 의미는, 임신한 여성과 태아에 대한 위험성이 너무도 분명하여 어떠한 이득이 있다 해도 이를 허용할 수 없다는 것이다. 임신 중이거나 임신 가능성이 있는 여성은 ^{131}I를 치료에 사용해선 안 된다(www.drugs.com/pregnancy-categories.html).

이인산염은 FDA 임신 범주 B, C, D로 지정되었는데, 그 의미는 동물실험에서는 이상이 발견되었으나 이를 사람을 대상으로 확인하진 못했다는 것이다. 임신 중에 이들 약물을 사용하는 것의 안전성에 대해서는 적절하게 통제된 임상시험으로 확립되지 못했다. 이들 약물을 폐경 후 여성에서 사용하는 것은 건강에 위험을 초래하진 않는다. 하지만 임신 가능 연령의 여성에 대해서는 태아에 대한 잠재적 위험을 감수할 만한 확실한 이득이 있다는 증거가 있어야만 사용할 수 있다.

복습 문제 _Chapter Review

업무에 필요한 지식 _Applying Knowledge on the Job

※ 비판적 사고를 통해 다음 질문에 답하시오.

1. 당신이 대학병원의 내분비내과 의사라고 가정하자. 오늘 외래를 방문한 4명의 환자가 갑상샘질환이 있다. 아래 환자들은 각각 어떤 종류의 갑상샘질환인가? 치료는 어떻게 해야 하는가?

a. A 환자는 44세 남자이며 둥글고 부은 얼굴, 건조한 피부와 모발, 저혈압, 빈혈, 졸음, 추위 못견딤증 등의 소견을 보인다. **(32.2)**

b. B 환자는 18개월의 여아이며 성장부전, 운동 및 정신 기능의 발달 지연, 치아의 멍출(tooth eruption) 지연, 추위못견딤 증 등의 소견을 보인다. **(32.2)**

c. C 환자는 25세 남자이며 불안, 체중감소, 근육쇠약, 빠른맥, 열못견딤증 등의 소견을 보인다. **(32.3)**

d. D 환자는 65세 여자이며 오심, 구토, 두통, 심장부정맥 등의 소견을 보인다. **(32.5)**

다중 선택 문제 _Multiple Choice

※ 다음 중 옳은 답을 고르시오.

1. 칼슘 농도가 정상 이하로 낮아질 경우, 이를 보상하기 위해 분비되는 호르몬은? **(32.6)**

A. 칼시토닌
B. PTH
C. TRH
D. TSH
E. FSH

2. 크레틴병으로 진단받은 영아의 치료에 사용할 수 있는 것은? **(32.2)**

A. T_3 및 T_4
B. 칼시토닌
C. 프로필티오우라실(propylthiouracil)
D. 이인산염(bisphosphonates)
E. 갑상샘글로불린(thyroglobulin)

3. 고칼슘혈증 환자에 대한 치료로 적절한 것은? **(32.6)**

A. 에스트로겐(estrogen)
B. 방사선조사
C. 비타민 D
D. 칼시토닌
E. 항체 대치요법

4. 사선 조사와 항갑상샘 약물 투여는?

A. T_3 및 T_4의 분비를 증가시킨다.
B. 갑상샘으로의 혈류를 증가시킨다.
C. 갑상샘 조직의 과도한 활성을 억제한다.
D. 갑상샘 종양에는 효과가 없다.
E. 신체의 열 생산을 증가시킨다.

5. 이인산염(bisphosphonates)에 대해 맞는 것은?

A. ibandronate와 calcitriol이 포함된다.
B. 1년에 1회 또는 2회 경구로만 투여한다.
C. 저칼슘혈증을 역전시킬 수 있다.
D. 골다공증을 촉진한다.
E. 최대 효과를 위해서는 칼슘보충제 및 비타민 D와 병용해야 한다.

제 33 장

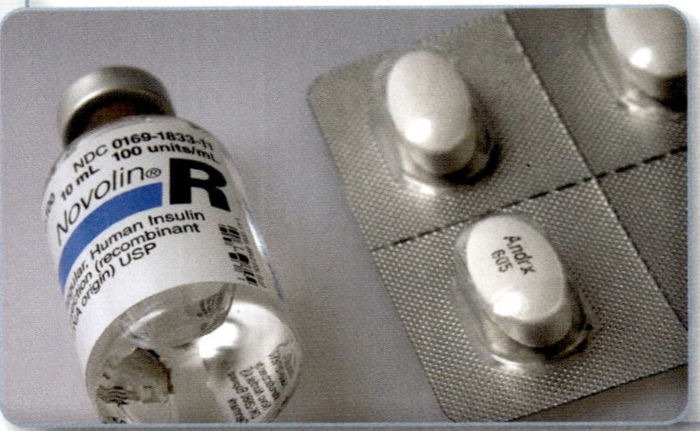

Jill Braaten/McGraw-Hill Education

이자호르몬과 항당뇨병 약물

Pancreatic Hormones and Antidiabetic Drugs

핵심 용어_*Key Terms*

DM: 당뇨병(diabetes mellitus)

GIP: 포도당 의존 인슐린 자극펩티드(glucose-dependent insulinotropic peptide). gastric inhibitory peptide로도 알려짐

GLP-1: 글루카곤유사펩티트-1(glucagon-like peptide-1)

GLUT: 포도당 운반단백질(glucose transport protein)

고인슐린혈증(hyperinsulinemia): 혈액의 인슐린 농도가 높은 상태로, 종종 제2형 당뇨병 및 인슐린저항(insulin resistance)과 연관됨

고혈당(hyperglycemia): 혈액의 포도당 농도가 정상보다 높은 상태로 공복의 혈액 포도당이 126mg/dl 이상

글루카곤(glucagon): 이자의 알파세포(alpha cell)에서 분비되는 혈장 포도당 농도를 높이는 호르몬

글리코겐(glycogen): 사람과 동물에서 포도당의 저장 형태

글리코겐분해(glycogenolysis): 글리코겐이 가수분해되어 유리(free) 포도당을 생성하는 과정

다뇨증(polyuria): 소변이 과도하게 생성되는 상태

다식증(polyphagia): 배고픔(허기)이 심한 상태

다음증(polydipsia): 갈증이 심한 상태

당뇨(glycosuria): 소변에 포도당이 존재하는 상태

당뇨병(diabetes mellitus): 이자가 인슐린을 더는 생산하지 않거나, 세포가 인슐린에 대한 반응을 멈춘 상태

당뇨신경병증(diabetic neuropathy): 무감각(numbness), 통증, 손발 쇠약 등이 나타나는 당뇨병에 의해 초래되는 신경장애(nerve disorder)

당화혈색소(glycated hemoglobin): 포도당이 적혈구의 혈색소(hemoglobin)에 부착되어 생성되는 혈색소의 변형

섬(islet): 세포들의 섬(island) 모양 군집

세포외배출(exocytosis): 소포막과 외부 세포막과의 융합으로 인해 발생하는 소포(vesicle)에 함유된 물질의 유출

식후(postprandial): 식사 후

아밀린(amylin): 혈액의 포도당 농도가 높아지면 이자 베타세포(beta cell)에서 인슐린과 함께 분비되는 37개 아미노산의 펩티드(peptide)

위마비(gastroparesis): 위(stomach) 근육이 제대로 작동하지 않는 상태로, 위배출(gastric emptying)의 지연이라고도 부름

인슐린(insulin): 이자의 베타세포(beta cell)에서 분비되는 세포로의 포도당 진입을 촉진하는 호르몬

인크레틴(incretin): 소화관의 호르몬 군으로, 인슐린의 분비량을 증가시킴

자가항체(autoantibody): 면역체계가 자기 자신의 세포에 대하여 만드는 항체

재조합(recombinant): 유전적으로 조작된 DNA

저혈당(hypoglycemia): 혈장 포도당 농도가 정상 범위보다 낮은 상태로 공복의 혈액 농도가 여성의 경우 40mg/dl 미만, 남성의 경우 50mg/dl 미만이면서 당뇨병의 증상이 동반됨

제1형(type 1) **당뇨병**: 인슐린의존 당뇨병(insulin-dependent diabetes mellitus)

제2형(type 2) **당뇨병**: 비인슐린의존 당뇨병(non-insulin-dependent diabetes mellitus)

지방이상증(lipodystrophy): 지방 대사의 결함

지방 조직(adipose tissue): 지방(fat)

케톤증(ketosis): 지방대사의 결과로 케톤체(ketone body)들의 생성이 증가된 상태

포도당신생성(gluconeogenesis): 아미노산, 지방산, 글리세롤(glycerol) 등의 탄수화물이 아닌 분자들로 포도당을 합성하는 과정

항체(antibodies): 병원체(pathogen) 등의 외부 물질이 체내로 들어오면 정상적으로 생성되는 물질

현탁액(suspension): 용해되지 않은 고체를 액체 내에 분산시킨 제제

학습 목표_*Learning Outcomes*

이 장을 학습한 후 다음 사항을 할 수 있어야 한다.

33.1 이자의 호르몬의 혈당 조절 기능과 이자의 내분비 기능을 설명할 수 있다.

33.2 당뇨병의 종류와 원인을 설명할 수 있다.

33.3 저혈당을 초래하는 당뇨병의 치료법(항당뇨병 약물군)을 식별할 수 있다.

33.4 인슐린의 여러 다른 형태인 항당뇨병 약물의 특성을 설명할 수 있다.

33.5 비경구 항당뇨병 약인 아밀린과 인크레틴모방제(incretin mimetics)의 작용을 설명할 수 있다.

33.6 경구 항당뇨병 분비촉진제(secretagogue drugs)의 특성을 설명할 수 있다.

33.7 기타 다른 경구 항당뇨병 약을 프도당 운반에 대한 효과로 식별할 수 있다.

들어가며_*Introduction*

이자(췌장, pancreas)는 단백질, 지방, 탄수화물의 대사를 조절하는 폴리펩티드 호르몬인 인슐린과 글루카곤을 분비한다. 이들 영양소는 모두 조직의 연료로 사용될 수 있으나, 대부분의 세포는 탄수화물의 소화에서 생성되는 가장 중요한 에너지원인 포도당을 사용한다. 밤과 낮 동안의 세포의 생존을 위해서는 순환 혈액 중의 포도당 수준을 유지하고 세포내로의 효율적인 운반을 촉진하는 것이 매우 중요하다.

LO 33.1

이자의 내분비 기능

PANCREATIC ENDOCRINE FUNCTION

이자호르몬

Pancreatic Hormones

이자에는 **랑게르한스섬(islets of Langerhans)**이라는 세포의 군집이 있다. 알파세포와 베타세포가 이자섬을 구성하는 2가지 세포들이다. 혈당 농도의 변동에 대한 반응으로 알파세포는 **글루카곤(glucagon)**을 분비하고, 베타세포는 **인슐린(insulin)**을 분비한다. 인슐린과 글루카곤은 상호길항적으로 작용한다[그림 33.1]. 혈당 농도가 높아지면 베타세포는 인슐린을 분비하고, 혈당 농도가 정상 범위 아래로 낮아지면 글루카곤이 분비된다. 따라서 혈당 농도는 음성 되먹임에 의해 정상범위(70~120 mg/dl) 이내로 유지된다[그림 33.2]. 아밀린(amylin)은 인슐린과 함께 베타세포에서 분비되는 펩티드(peptide)이다. **아밀린(amylin)**은 식사에 의한 혈당의 상승을 억제하는 데 인슐린과 상승적으로 작용한다. 인슐린 자극에 의한 포도당 섭취의 대부분은 뼈대근육(skeletal muscle)에서 일어난다.

인슐린 분비

Insulin Secretion

건강한 성인의 베타세포는 밤낮으로 소량의 인슐린을 지속적으로 혈액으로 분비하는데, 이를 기저(basal) 인슐린 분비라 한다. 24시간 동안 건강한 성인에서 나타나는 혈당의 변화를 [그림 33.3]에 표시하였다. 최고치들은 식사 후의 포도당 흡수와 인슐린 분비에 해당하며, 수면 중에 최고치가 없는 것은 공복 상태에서의 기저 인슐린 활성과 일치한다. 식사를 시작한 후 대개 30분 이내에 혈당은 최고치에 도달한다. 건강한 성인이 식사를 시작하면 저장된 인슐린이 즉시 분비된다(1단계). 이렇게 분비되는 인슐린은 식사 중의 포도당을 처리하는 데 충분한 양이어야 한다. 그러나 만일 혈당 농도가 식후 20분에 100 mg/dl 이상에 도달하면 베타세포는 혈액에 추가적인 인슐린을 방출하기 시작한다(2단계). 이렇게 조율된 인슐린의 분비에 의해 대개 식사 후 1~2시간의 혈당 수치는 약 85 mg/dl로 돌아오게 된다.

혈당 농도가 높아지면서 포도당은 베타세포의 세포막 포도당 운반 단백질2(glucose transport protein, **GLUT2**) 수용체에 결합하게 된다[그림 33.4]. **GLUT2** 수용체는 포

그림 33.1 이자의 구조

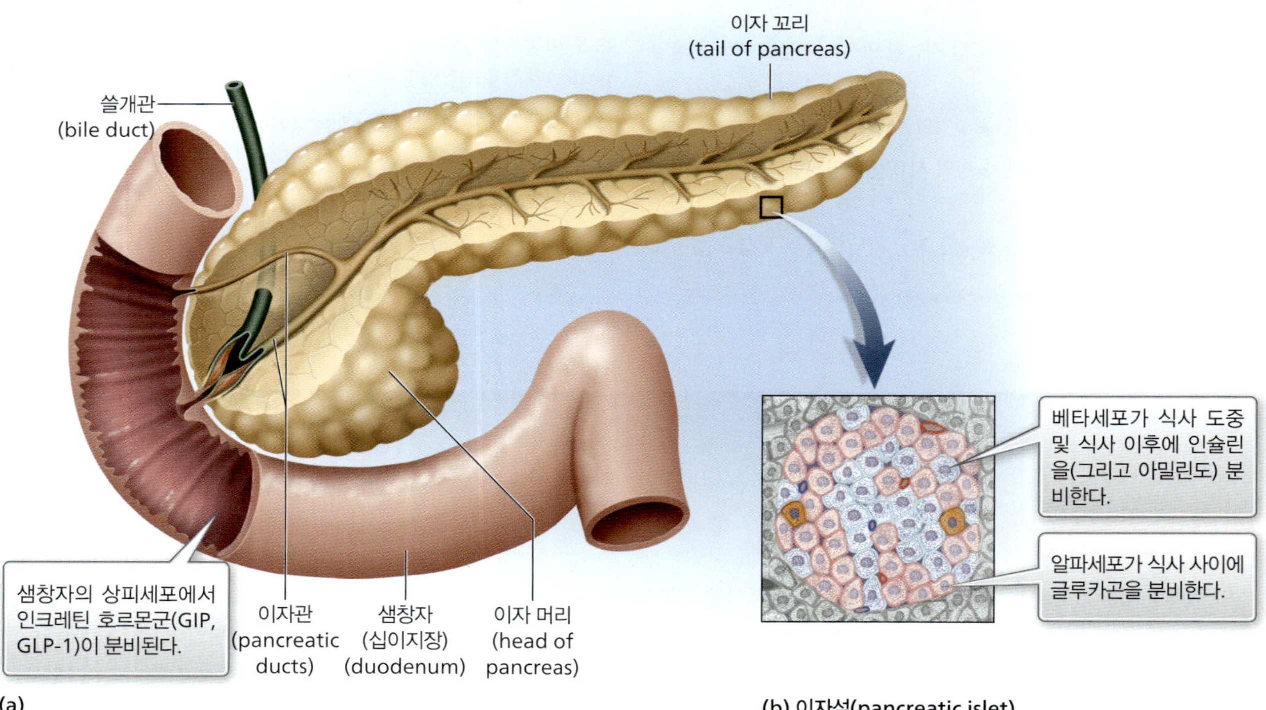

(a) 해부학적 구조와 샘창자와의 관계. (b) 이자섬의 세포 구성.

그림 33.2 포도당 혈액 농도와 인슐린분비 사이의 음성 되먹임 고리

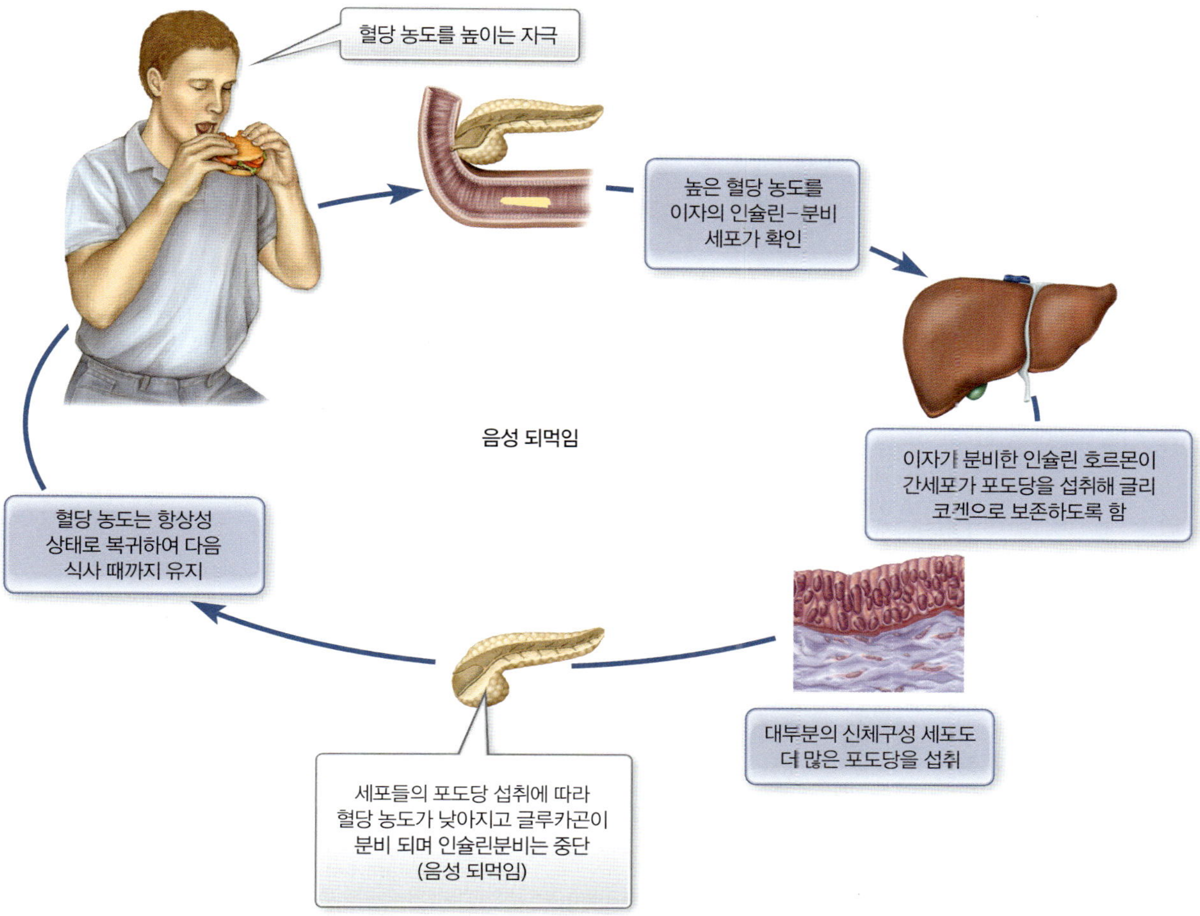

혈당 농도를 높이는 자극
높은 혈당 농도를
이자의 인슐린-분비
세포가 확인
이자가 분비한 인슐린 호르몬이
간세포가 포도당을 섭취해 글리
코겐으로 보존하도록 함
대부분의 신체구성 세도도
더 많은 포도당을 섭취
세포들의 포도당 섭취에 따라
혈당 농도가 낮아지고 글루카곤이
분비 되며 인슐린분비는 중단
(음성 되먹임)
혈당 농도는 항상성
상태로 복귀하여 다음
식사 때까지 유지
음성 되먹임

그림 33.3 정상(비당뇨병) 성인의 24시간 동안 혈당 농도의 변화 사례

140
120
100
80
포도당 mg/dl
포도당 혈액 농도
인슐린 혈액 농도
(단위 생략)
7 9 11 1 3 5 7 9 11 1 3 5 7
AM
PM
AM
아침
점심
저녁

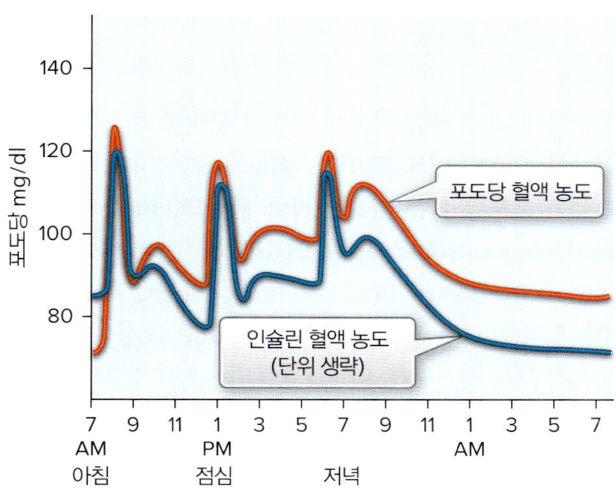

혈당은 매번 식사 때마다 상승한다. 혈당이 오르면서 인슐린 분비가 시작된다. 수면 중에는 혈당이 낮아지는데, 이는 공복 상태에 해당한다.

도당을 베타세포 안으로 이동시키는 포도당 운반단백질이다. 베타세포 안에 포도당 농도가 높아지면 세포막의 탈분극을 초래하고 세포 밖의 칼슘이 세포 안으로 유입된다. 세포 안에서 포도당이 대사되면서 생성되는 ATP를 세포막 수용체가 감지하여 ATP-감수성 칼륨채널(ATP-sensitive potassium channel)이 닫히게 된다. 이 채널의 폐쇄로 칼륨이온의 이동이 차단되어 세포막의 탈분극과 칼슘이온 채널의 개방을 초래한다. 세포 안으로 들어오는 칼슘은 인슐린과 아밀린을 함유하는 분비과립의 **세포외배출(exocytosis)**을 초래하는 가장 중요한 신호 중 하나이다. 혈액 중 포도당이 증가하면서 더 많은 포도당이 베타세포로 들어와서 더 많은 ATP가 만들어지고, 더 많은 인슐린이 분비되는 조건이 만들어진다.

분비된 인슐린은 뼈대 및 심장 근육, 그리고 **지방 조직(adipose tissue)**의 세포막 수용체와 결합한다. 인슐린은 운반단백질인 GLUT4의 자리옮김(translocation)을 초

그림 33.4 이자 베타세포의 포도당 운반수용체(GLUT2)와 인슐린 분비

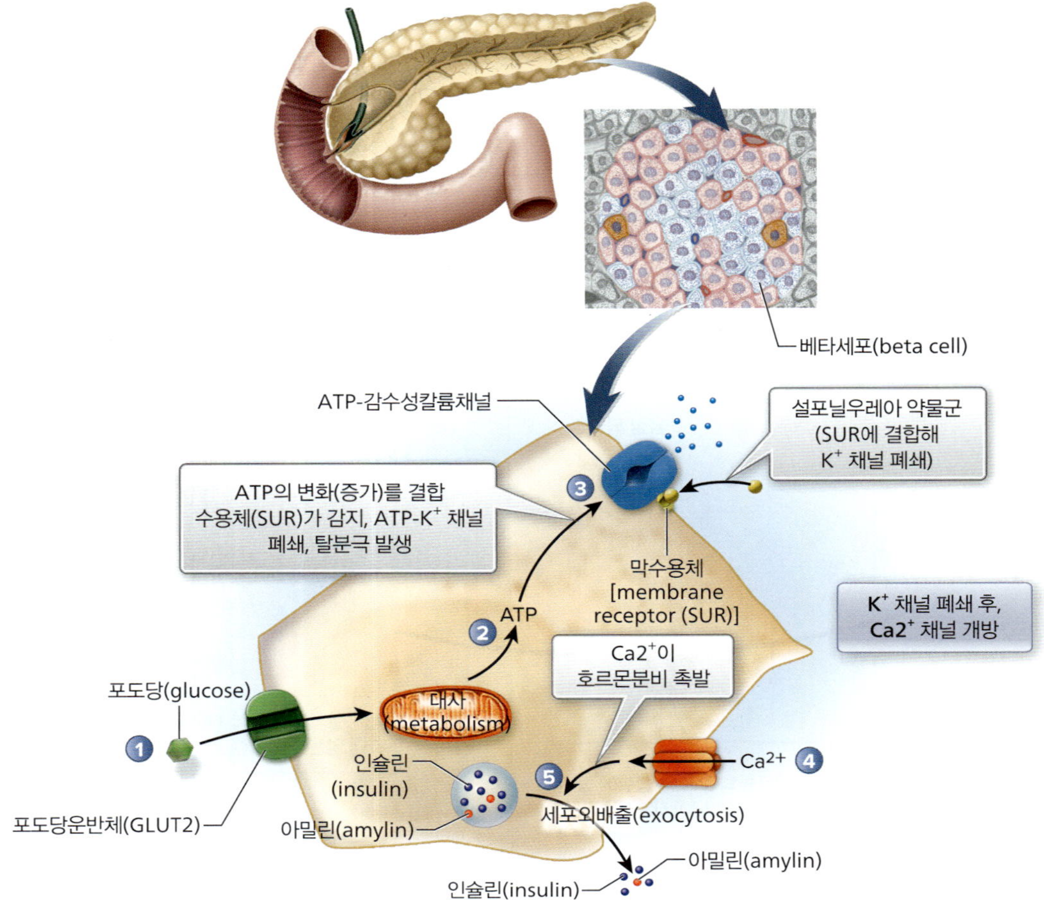

베타세포 안에서 포도당이 대사되면서 생성되는 ATP를 막수용체가 감지하여 특정 칼륨채널을 폐쇄하면 탈분극이 초래된다. 이로 인해 칼슘채널이 개방되어 세포 안으로 유입되는 칼슘이온이 호르몬의 방출을 유발할 수 있다. 설포닐우레아 항당뇨병약은 막결합수용체에 결합하여(활성화) 동일한 과정을 통해 인슐린의 분비를 일으킨다.

래한다. 정상적으로는 세포 안에 있는 이 운반단백질이 세포막으로 이동하여 막에 삽입되면 포도당의 세포 내 진입을 허용하는 통로가 된다. 포도당이 세포 안으로 들어오면서 혈류 중에는 포도당 분자가 더 적어지게 된다(혈당 농도의 저하). 이에 더하여 인슐린은 간에서의 **당신생(glyconeogenesis)**을 자극하여 식사 사이나 공복에 사용할 포도당을 비축하도록 한다. 인슐린은 또한 간에서 더 많은 포도당을 혈류로 방출하는 것을 억제하며 단백질과 지방을 분해하여 에너지로 사용하는 것도 억제한다. 인슐린은 아미노산의 세포 안으로의 진입을 촉진하여 단백질 합성에 사용되도록 한다. 따라서 인슐린은 합성대사 호르몬(anabolic hormone)에 해당한다. 뇌, 적혈구, 콩팥 등의 다른 조직은 특수한 포도당 운반단백질(GLUT1, GLUT3)을 사용하며, 포도당 섭취를 위해 인슐린을 필요로 하지 않는다.

인크레틴 호르몬군

Incretins

포도당에 의한 자극 이외에 인슐린 분비를 증가시키는 호르몬들이 있다. **인크레틴(incretins)**으로 불리는 이들 호르몬에는 **포도당 의존 인슐린 자극 펩티드(glucose-dependent insulinotropic peptide, GIP)** 또는 다른 이름으로 위억제 펩티드(gastric inhibitory peptide)와 **글루카곤 유사 펩티드-1(glucagon-like peptide-1, GLP-1)** 등이 있다. 두 호르몬 모두 작은창자 상피의 내분비세포에서 분비된다[그림 33.1]. 이들 내분비세포는 소화관 속 공간의 포도당 농도 상승을 감지하여 호르몬 분비를 시작한다. 인크레틴 호르몬은 혈류를 따라 이자의 베타세포에 도달하여 더 많은 인슐린의 분비를 초래하여 간에서의 포도당 생성을 중지시킨다. 작용을 마친 인크레틴 호르몬은 DPP-4 (dipeptidyl peptidase-4) 효소에 의해 불활성화된다. 이 과정은 포도당 흡수와 인슐린 분비 과정에 약물이 개입할 수 있는 여지를 제공한다는 점에서 중요하다.

글루카곤 분비
Glucagon Secretion

글루카곤은 혈당을 높인다. 식사 사이 또는 공복 중에 나타나는 혈당 농도의 하강은 이자 알파세포에서 글루카곤을 분비하는 자극이 된다. 글루카곤은 간세포의 형질막에 있는 수용체와 결합하여 중합체인 글리코겐을 단량체로 분해(글리코겐 분해)하는 효소를 활성화시켜 포도당을 방출시킨다. 분해대사 호르몬(catabolic hormone)인 글루카곤은 글리코겐의 포도당으로의 분해를 촉진한다. 글루카곤은 간에서 **포도당신생성(gluconeogenesis)**을 자극한다. 이것은 아미노산에서 포도당이 생성되는 과정이다. 글리코겐을 분해해 포도당을 만들고 단백질로부터 포도당을 합성하는 작업으로 혈당 농도가 정상 범위에서 유지된다. 글루카곤은 또한 중성지방(triglyceride)을 분해해 지방산을 만들도록 자극하여 이것을 연료로 사용할 수 있는 세포들에게 제공한다. 혈류로 포도당이 방출되면서 혈당 농도가 정상 범위로 상승하면 글루카곤 분비는 중단된다(음성 되먹임, [그림 33.2]) 이러한 활동은 모두 간에서 일어나며, 뼈대근육에는 글루카곤 수용체가 존재하지 않는다. 글루카곤 수용체는 G 단백질 연결 수용체(G-protein coupled receptor) 군에 속하며, GLP-1과 GIP 등의 인크레틴 수용체 역시 이에 속한다. 글루카곤은 **저혈당(hypoglycemia)**의 응급 치료에도 약리학적으로 사용된다.

LO 33.2

당뇨병
DIABETES MELLITUS

당뇨병의 유형
Types of Diabetes Mellitus

미국에는 현재 2,360만 명이 **당뇨병(diabetes mellitus, DM)**을 앓고 있다. 당뇨병은 인슐린 분비의 결핍, 인슐린 저항(insulin resistance) 또는 이 2가지의 병합에 의해 나타나는 증후군이다. 당뇨병의 2가지 주요 유형은 **제1형(type 1**, 이전에는 인슐린의존 당뇨병) 및 제2형(type 2, 이전에는 비인슐린의존 당뇨병)이다. 당뇨병으로 진단받는 사람들의 10%는 제1형이며, 나머지 90%는 제2형이다. 당뇨병이라는 명칭은 소변에 포도당이 출현하는 것과[mellitus는 라틴어로 '달콤한(sweet)'에서 유래] 소변량이 증가하는 것에서[diabetes는 그리스어로 '사이펀(siphon)'에서 유래] 비롯되었다. 당뇨병 환자는 대개 혈당 농도가 상승된 **고혈당(hyperglycemia)** 상태인데, 이는 포도당이 혈액 밖으로 나가 세포 안으로 들어가지 못하기 때문이다. 이러한 현상은 인슐린이 그 수용체에 결합하지 못해서 GLUT4 운반단백질이 세포막으로 이동해 포도당 통로를 형성하지 못하기 때문에 발생한다. 당뇨병의 진단은 혈당 농도에 의해 이루어진다(포도당 감시 참조). 미국당뇨병협회의 진단 기준은 공복 시 혈당 농도가 반복적으로 126 mg/dl 이상이거나, 식사 후 2시간 또는 주간에 무작위로 채혈했을 때 혈당 농도가 200 mg/dl 이상이면서 당뇨병의 증상이 동반되는 것이다(표 33.1 참조).

표 33.1

당뇨병의 특성

인슐린 결핍		
제1형(절대적)	**증상**	**제2형(상대적)**
X	고혈당	X
X	당뇨	X
X	케톤산증	
X	다식증	X
X	다뇨증	X
X	다음증	X
X	피부건조	X
X	입안건조	X
X	발병 연령	X
소아청소년기 발병 흔함	지속감염	MOD ≥ 40세*; MODY 18세 이하
X	지속감염	X

* *MOD: 성인발병당뇨병(maturity onset diabetes).*
MODY: 청소년성인발병당뇨병(maturity onset diabetes of youth).

당뇨병의 원인
Causes of Diabetes Mellitus

제1형 당뇨병은 이자의 베타세포에 대한 **자가항체(autoantibody)**가 생성되는 자가면역질환이다. 이 항체가 베타세포를 파괴하여 인슐린의 생성이 줄어들고 고혈당이 나타나게 된다. 스스로의 조직에 대한 자가항체 생성을 촉발하는 기전은 분명하지 않다. 병원체와 같은 이물질이 신체에 침투하면 정상적인 면역반응이 일어난다. 콕사키바이러스(Coxsackie virus)가 자가면역반응을 시작하도록 하는 "방아쇠(trigger)"의 하나로 추정되고 있다. 베타세포의 파괴 속도는 다양하며 증상은 신체가 더는 이를 보완하지 못할 때(베타세포의 90% 파괴) 비로소 나타난다. 포도당이 세포 안으로 들어갈 수 없기 때문에 포도당을 생성하기 위해 단백질과 지방을 분해하며 글리코겐 분해도 일어난다. 지방의 분해로 아세토아세트산(acetoacetic acid)과 아세톤(acetone)이 생성되는데, 이들을 케톤체(ketone body)라고 부르며 당뇨병성 케톤산증(diabetic ketoacidosis)의 원인이 된다.

제2형 당뇨병의 원인은 잘 모르지만 표적 조직이 인슐린에 반응하지 않는 인슐린 저항이 특징이다. 초기에는 베타세포가 인슐린과 아밀린을 분비한다. 제2형 당뇨병의 발병에 기여하는 인자는 유전적 연관성과 비만 등 여러 가지가 있지만 인슐린 저항이 주요한 요인이다. 간과 뼈대 근육에 있는 인슐린 수용체는 인슐린에 대한 감수성이 낮아져서 인슐린이 효과적으로 결합하지 못한다. 그 결과 세포 안으로 들어가 "연료"로 사용될 수 있는 포도당의 양이 줄어들고, 세포 내로 포도당을 집어넣기 위해 필요한 인슐린의 양은 일반적으로 훨씬 많아진다. 활용할 수 있는 "연료"의 부족으로 인해 베타세포는 더 많은 인슐린을 분비하도록 자극을 받는다[**고인슐린혈증(hyperinsulinemia)**]. 인슐린 분비의 두 번째 시기는 베타세포가 인슐린 저항을 극복할 충분한 인슐린을 분비해야 하므로 그 기간이 더 연장된다. 인슐린 이 수용체와 결합한 후에는 세포 안에서 효소에 의해 수용체 단백질과 함께 분해된다. 인슐린의 과잉 생산으로 인해 그 수용체의 수는 감소되며(하향조절) 표적 세포는 이를 만회하기 위해 더 많은 수용체를 만들어 내지 못하므로 상황은 더욱 악화된다. 시간이 지나면서 고인슐린혈증은 심장발작과 뇌졸중의 선행 요인이 되는 혈압 상승과 콜레스테롤 및 체중의 증가로 이어질 수 있다. 결국 신체는 충분한 인슐린을 생산하지 못하게 되고 베타세포는 사멸하며 혈당은 상승하게 된다.

세계보건기구(WHO)는 비만을 제2형 당뇨병 발병의 주요 위험인자로 확인하였다. 제2형 당뇨병으로 진단받은 환자의 80%가 비만 상태에 있다. 비만은 인슐린 수용체의 감수성을 감소시킨다. 제2형 당뇨병 진단 환자의 대부분이 40세 이상이지만 비만한 아동과 청소년에서 제2형 당뇨병의 발병률이 증가하고 있다. 이 경우 청소년 성인 발병 당뇨병(maturity-onset diabetes of youth, MODY)이라 부른다. 비만 아동 및 청소년의 증가로 인해 MODY의 발병률은 더 증가할 것이다.

제2형 당뇨병의 일종으로 임신 당뇨병(gestational diabetes)이 있다. 임신 당뇨병은 여성의 임신 중에 발견된다. 태반에서 생성되는 특정 호르몬들이 인슐린저항을 초래한다. 혈당 농도는 분만 후에 정상화되지만 이후의 삶에서는 제2형 당뇨병 발병의 위험이 더 높아진다. 높은 혈당 농도는 태아에서 지나친 체중증가를 초래하여 비만과 당뇨병의 위험을 더욱 높이게 된다.

증상과 합병증

Symptoms and Complications

당뇨병의 일반적 증상은 인슐린 결핍으로 인한 탄수화물 대사의 불균형을 반영한다[표 33.1]. 당뇨병의 기본적인 특성은 높은 혈당 농도인데(고혈당), 이로 인해 소변의 포도당이 증가하게 된다[**당뇨(glycosuria)**]. 인슐린이 없으면 포도당은 세포 안으로 들어갈 수 없기 때문에, 과잉의 포도당은 콩팥에서 여과되어 배설된다. 세뇨관 내의 포도당 분자가 많아질수록 삼투 현상에 의해 더 많은 물이 따라와서 소변의 포도당 농도를 희석하게 된다. 그 결과 소변의 양이 증가하며[**다뇨(polyuria)**]. 환자는 다량의 물을 잃고 탈수 상태에 빠지게 된다. 탈수가 갈증을 자극하므로 환자는 일반적으로 많은 양의 음료를 마시게 된다[**다음(polydipsia)**].

당뇨병 환자는 종종 지나친 배고픔으로 인한 **다식증(polyphagia)**을 보이게 된다. 혈액에는 당이 풍부하지만, 일부 세포는 포도당을 세포 안으로 받아들여 에너지원으로 활용하지 못하므로 '굶주리게' 된다. 그러므로 당뇨병 환자는 피로와 굶주림을 피하기 위해 음식 섭취를 늘리게 된다. 그러나 불행히도 식사를 통한 포도당 흡수는 고혈당을 더욱 악화시킬 뿐이다.

인슐린이 없으면 세포는 단백질과 지방을 연료의 원천으로 사용하기 시작한다. 지방의 분해는 혈액 내의 케톤체를 증가시키는데, 이 상태를 **케톤증(ketosis)**이라 한다. 케톤 농도가 상승하면서 대사산증(metabolic acidosis), 즉 케톤산증(ketoacidosis)이 발생한다. 케톤산증은 소변을 통한 전해질(나트륨, 칼륨, 염화물)의 손실을 증가시킨다. 소변의 전해질 농도가 높아지고 중추신경계(CNS)의 억제가 나타난다. 제대로 진단과 치료가 이루어지지 않을 경우 당뇨성 혼수(diabetic coma)에 빠지거나 사망할 수도 있다. 일반적으로 제1형 당뇨병은 케톤산증에 빠지기 쉬운 반면, 제2형 당뇨병에서는 그렇지 않다. 2가지 유형의 당뇨병 환자 모두에서 혼수 상태에 빠질 수 있는 저혈당이 발생할 수 있으므로, 케톤산증은 혈당 농도와 소변내 아세톤 검사로 심한 저혈당과 감별해야 한다.

당뇨병의 합병증

Complications of DM

당뇨병에서는 고혈당으로 인한 퇴행성 조직 손상이 발생할 수 있다. 그 결과 당뇨병 환자는 죽상경화증(atherosclerosis), 망막출혈, 실명, 콩팥 기능 이상, 그리고 **당뇨신경병증(diabetic neuropathy)**, 항생제 저항성 피부감염 등이 발생할 위험이 높다. 당뇨신경병증은 손과 발의 무감각(numbness)으로 나타난다. 팔다리에 혈류가 제대로 공급되지 않으면서 잘 치유되지 않는 물렁조직(soft-tissue)의 감염이 동반되면 괴사에 의한 괴저(gangrene)가 발생하여 절단이 필요하게 될 수도 있다.

혈당 감시

Blood Glucose Monitoring

인슐린에 대한 반응의 특성

Characterizing the Response to Insulin

혈당 농도는 공복 상태의 기저 인슐린 분비와 식사에 의해 자극된 인슐린 분비에 대한 신체 반응의 특성을 확인하기 위해 사용된다. 공복 시에는 공복 혈당 농도(fasting blood glucose, FPG)가, 식사 후에는 식후 혈당 농도(postprandial glucose, PPG)가 측정된다. 건강한 사람의 공복 시 혈당 농도는 70~110 mg/dl이다. 혈당 농도가 111~125 mg/dl인 경우 포도당내성장애(impaired glucose tolerance), 즉 인슐린 저항에 해당하며 126 mg/dl 이상인 경우는 당뇨병에 해당된다. 경구 포도당내성 검사(oral glucose tolerance test)는 흡수된 포도당(검사용으로 경구 투여)이 얼마나 빨리 혈액으로부터 제거되는가를 확인하기 위해 사용된다. 포도당 투여 전에 공복혈당은 126 mg/dl 미만이어야 하고, 포도당 투여 후에는 그 농도가 1시간 후에 200 mg/dl 미만, 2시간 후에는 150 mg/dl 미만, 3~4 시간 후에는 120 mg/dl 미만(정상적인 경우 110 mg/dl 미만)이어야 한다. 혈중 인슐린도 측정이 가능하다. 10 mcIU/ml 미만이면 정상이며 10 mcIU/ml 이상이면 인슐린 저항에 해당된다.

적절한 검사와 의학적 평가로 진단이 확정되면 제1형 및 제2형 당뇨병 환자는 온종일 혈당을 감시하게 된다. 이러한 감시는 고혈당 또는 저혈당 여부를 평가하고, 혈당 조절을 위해 필요한 인슐린의 용량을 결정하며, 항당뇨병 투약 요법에 대한 신체의 반응 특성을 확인하기 위해 필요하다. 혈당 감시는 환자가 자신의 상태에 맞게 생활습관(식사 계획, 운동 등)을 조절하는 데 도움이 된다. 제1형 당뇨병 환자는 하루에 5번 이상 휴대용 포도당 측정기로 혈당 농도를 감시해야 하며 제2형 환자는 최소한 하루 한 번의 감시가 필요하다. 현재 사용되는 대부분의 포도당 측정기(glucometer)는 전기화학적 방법을 사용해 혈액을 검사 띠에 떨어뜨려 포도당의 양을 읽어낸다[그림 33.11].

당화혈색소

Glycated Hemoglobin

하루 중의 포도당 변동뿐 아니라 좀 더 긴 시간 동안의 포도당 농도 변화를 추적하는 것도 중요하다. **당화혈색소(glycated hemoglobin)**는 HbA1c라 부르며 포도당이 결합된 혈색소의 한 형태다. 적혈구는 포도당을 섭취하는 데 인슐린을 필요로 하지 않기 때문에 포도당이 적혈구로 들어가 효소의 도움 없이 혈색소와 쉽게 결합한다. 이 과정은 비효소적 당화(glycosylation 또는 glycation)로 알려져 있다. HbA1c는 지난 3개월(적혈구의 수명) 동안의 포도당 농도를 반영하기 때문에 의료진은 당화혈색소 모니터링을 통해 환자가 혈당을 얼마나 안정적으로 잘 관리했는지를 알 수 있다. 일반적으로 혈당이 높을수록 더 많은 HbA1c가 만들어지며 망막병증, 콩팥병증, 신경병증, 심혈관질환, 뇌졸중 등의 합병증이 발생할 위험도 더욱 높아진다. HbA1c의 정상값은 검사실마다 다르지만 6% 이하로 나오면 당뇨병이 잘 관리된 것으로 볼 수 있다. 보통 3~6개월마다 HbA1c의 측정값을 평가한다.

LO 33.3

당뇨병의 치료

TREATMENT OF DIABETES

치료 목표

The Therapeutic Objective

치료의 가장 시급한 목표는 대사 불균형을 교정하고 수분과 전해질을 회복하는 것이다. 인슐린 투여로 고혈당과 그로 인한 합병증을 신속히 줄이고 산염기 불균형(케톤증)을 교정할 수 있다. 당뇨병 유지 요법의 목표는 식사 조절, 운동, 그리고 약물 투여를 통해 혈당 농도를 조절하는 것이다. 두 유형의 당뇨병 모두에서 환자의 식사는 탄수화물의 섭취를 제한하도록 조절된다. 이러한 방식으로 혈당 농도가 인슐린 투여와 균형을 잡을 수 있다.

제2형 당뇨병 환자는 이자에서 제한된 양의 인슐린을 분비하는데, 많은 환자에서 엄격한 식사 조절과 신체 운동으로 포도당의 이용에서 균형을 잡을 수 있다. 불행하게도 많은 사람이 식사 제한을 제대로 준수하지 않거나 식사만으로는 당뇨병을 조절할 수 없는 상태에 있다. 연구에 의하면 제2형 당뇨병 환자의 33%만이 혈당 조절 목표를 달성하고 있다. 이러한 이유로 제2형 당뇨병의 치료에 인슐린과 항당뇨 병약의 사용이 필요할 수 있다.

당뇨병 치료 약물의 종류

Drug Classes Used in the Treatment of DM

당뇨병 치료에 사용되는 약물은 비경구적으로 투여되는 것(인슐린, 아밀린 유사체, 인크레틴모방제)과 경구용 항당뇨병약으로 구분할 수 있는데, 경구용 약물은 아래와 같다.

- 분비 촉진제 sulfonylurea계 및 meglitinide계)
- 포도당흡수 억제제(alpha-glucosidase 억제제)
- 비구아니드(biguanide)계 메트포르민(metformin)
- 인슐린 민감제(thiazolidinedione계)
- 펩티드 분해효소(peptidase) 억제제
- 나트륨-포도당 공동운반체2(SGLT2) 억제제

인슐린과 분비 촉진제는 혈당강하제(hypoglycemic), 즉 정상 또는 상승된 혈당 농도를 내릴 수 있는 약물이다. 경구용 항당뇨병 약을 항고혈당제(antihyperglycemic)라고도 한다. 대부분 포도당의존성으로 당뇨병 환자의 상승된 포도당(고혈당) 농도를 하강시키는 작용이 있다. 포도당흡수 억제제는 저혈당을 초래하지 않으면서 식사 중의 포도당 흡수를 지연시키거나 간에서의 포도당 생성을 억제한다. 약물 작용의 특이 부위를 규명하는 작업은 인슐린 민감제(insulin sensitizer), 펩티드 분해효소(peptidase, DPP-4) 억제제, 나트륨-포도당 공동운반체2 (sodium-glucose cotransporter 2, SGLT2) 억제제 등과 같은 새로운 경구용 약물군의 개발을 가능하게 했다.

질병의 특성 때문에 제1형 당뇨병 환자에게는 평생 인슐린을 투여해야 하며, 그에 따라 적절히 식사를 조절해야 한다.

어느 요법을 선택하든지 고혈당 및 케톤증과 연관된 증상만을 통제할 수 있을 뿐 항당뇨병 약은 물론 인슐린조차 당뇨병을 치료하지는 못한다. 인슐린과 식사 조절로 혈관과 신경의 손상을 예방하지는 못하더라도 그 정도는 크게 줄일 수 있다.

LO 33.4

항당뇨병 약물: 인슐린

ANTIDIABETIC DRUGS: INSULINS

인슐린의 임상 적응증

Clinical Indications for Insulin

인슐린은 제1형 당뇨병과 식사와 운동으로 적절히 조절되지 않는 제2형 당뇨병의 치료에 사용된다. 인슐린은 심한 케톤산증과 당뇨병 혼수를 역전시키고 임신 당뇨병을 관리하는 데 일차적으로 선택된다. 인슐린은 태반을 통과하지 못하므로 태아에게 저혈당 효과를 나타내지 않는다. 인슐린은 또 고칼륨혈증에도 사용이 승인되었는데, 칼륨의 세포 내로의 진입을 유발하여 순환혈액 중의 칼륨 농도를 낮추기 때문이다. 이때 저혈당의 위험을 줄이기 위해 포도당을 함께 투여할 필요가 있다. 주로 피하주사(subcutaneous injection)용으로 사용되는 여러 가지 인슐린 제제가 있다. 정맥이나 근육주사는 케톤산증과 같은 응급 상황이나 중증의 환자에서 즉각적인 작용이 필요할 때만 사용된다. 인슐린은 소화관에서 파괴되는 폴리펩티드이므로 경구 투여용으로는 사용되지 못한다.

인슐린의 원천

Source of Insulin

과거에는 활성 폴리펩티드 호르몬은 돼지와 소의 기관에서 추출된 것만 사용이 가능했다. 오늘날에는 **재조합(recombinant)** DNA 기술을 사용하여 인슐린을 생산한다. 재조합 DNA 기술로 생산되는 사람의 인슐린은 인체의 이자에서 분비되는 호르몬 단백질과 동일하다. 재조합 인슐린 유사체들 중에는 아미노산 서열이 뒤바뀌거나[리스프로(lispro) insulin] 또는 교체되어[글라진(glargine), 글루리신(glulisine)] "다른 분자"가 되었지만 여전히 수용체와 결합하여 온전한 작용을 나타내는 것도 있다. 활성을 지닌 사람 인슐린 분자의 A 및 B 사슬의 아미노산 서열은 [그림 33.5]에 표시하였다. 4가지 인슐린 유사체의 아미노산 치환 위치나 지방산 추가 위치도 그림에 표시되었다.

보건의료인을 위한 참고사항

단기 작용 인슐린을 장기 작용 인슐린과 혼합하여 하루에 한 번 주사로 사용할 수 있는 중간 작용 인슐린을 만들어 사용하는 경우가 있다. 그러나 모든 인슐린 제제가 서로 병존할 수 있는 것은 아니다. 일부 제제는 다른 것들과 물리적으로 혼합되면 활성을 잃게 되기도 한다. 정규(regular) 사람 인슐린만이 다른 모든 사람 인슐린과 병존이 가능하다. 현재는 미리 혼합된 병용 제제를 포함해서 선택할 수 있는 제제가 많다.
인슐린 제제를 혼합할 필요가 있는 경우에는 오염이나 용량의 오류를 막기 위해서 올바른 혼합 기술을 환자가 고 있어야 한다. 두 종류의 인슐린을 혼합할 때는 항상 한 제제를 주사기에 먼저 넣어야 한다. 혼합 방법이 확립된 후에는 혼합 순서도 바꾸지 말아야 한다.

그림 33.5 사람 인슐린 단백질 분자 및 당뇨병 치료에 사용되는 인슐린 유사체들의 아미노산 변화 위치

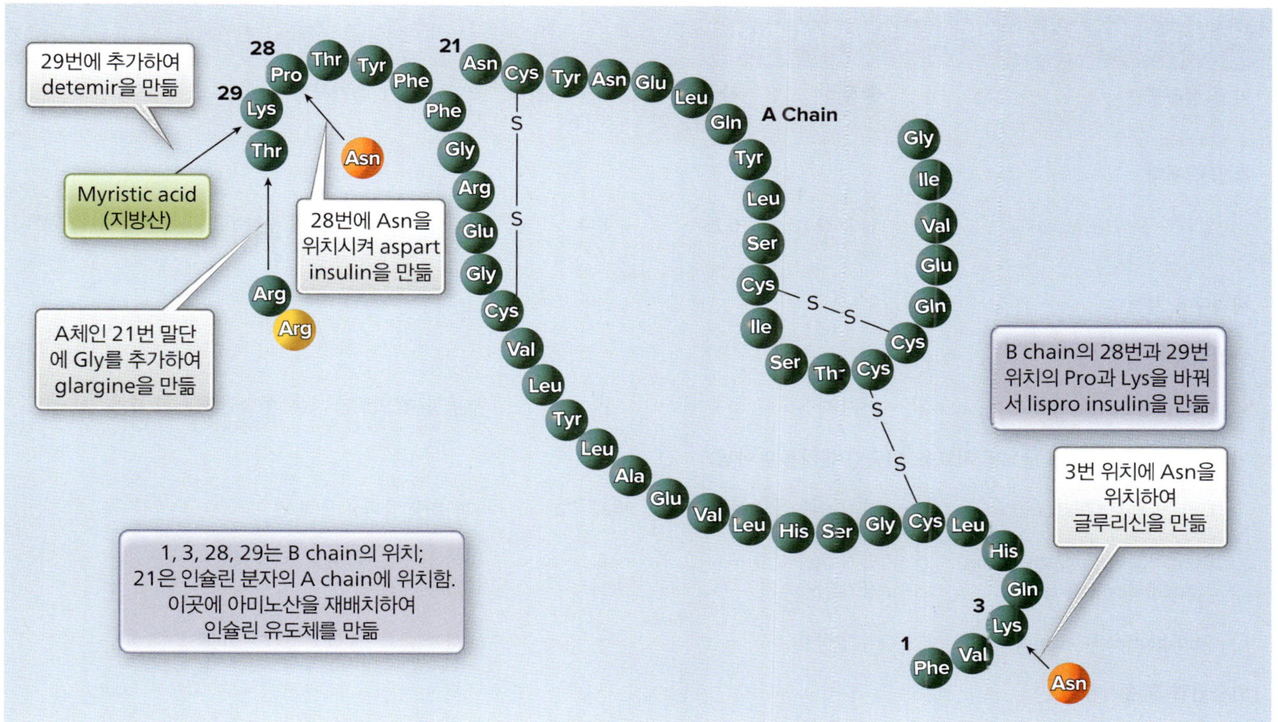

인슐린 제제의 종류

Types of Insulin Preparations

건강한 이자의 기능을 적절히 모방하기 위해서는 온종일 적당한 양과 식사 때의 좀 더 많은 양의 인슐린이 공급되어야 한다. 인슐린제제는 비슷한 대사적 효과를 발휘하지만 작용의 시작과 그 지속 시간에서 차이가 있다(표 33.2 참조). 인슐린 제제는 단기 작용(short-acting), 중간 작용(intermediate-acting), 장기 작용(long-acting) 제제로 분류할 수 있다. 이들의 작용 시간은 제제의 종류와 완충액(buffer), 그리고 함께 존재하는 단백질(protamine)의 양에 따라서 달라진다.

정규 사람 인슐린(regular human insulin)은 투명한 액이며, 작용 시작은 30분, 작용 시간은 최대 12시간인 단기 작용(short-acting) 제제이다. 작용 시간을 연장하기 위해 그동안 다양한 양의 단백질(protamine)이 정규 인슐린 제제에 추가되었다. 단백질의 추가로 중간 작용 제제인 아이소페인 NPH insulin zinc 현탁액이 만들어졌다. NPH는 neutral protamine hagedorn 인슐린의 머릿자를 딴 것이다. NPH를 함유하는 제제는 모두 **현탁액(suspension)** 형태인데, 이는 액체에 용해되지 않는 물질을 분산시킨 것이다. 인슐린에 결합한 일정한 양의 단백질이 주사 부위로부터의 흡수를 지연시킨다. 임신 당뇨병과 새로 진단된 환자에서는 NPH가 일차 선택 약이다.

아이소페인(isophane) 인슐린 70%와 정규 인슐린 30%의 병합 제제는 작용 시작이 빠르고 연장된 효과(24시간까지)를 나타낸다. 아이소페인과 리스프로(lispro) 인슐린의 50:50 병합 제제도 사용 가능하다. 사람 인슐린과 그 유사체들의 혈당에 대한 효과가 [그림 33.6]에 제시되었다.

이 밖에 다른 인슐린은 유사체이거나 변형된 구조의 인슐린들이다. 이들 인슐린은 대개 식사 전 30~60분에 주사하는데, 리스프로 인슐린은 작용이 빨라서 식사 전 15분에 주사하는 것이 권장된다.

장기 작용 재조합 사람 DNA 인슐린은 한 번의 피하 주사 후 일정한 농도의 인슐린을 공급하기 위해 개발되었다. 이들 제제(detemir 및 glargine)는 24시간 동안 "최고치 없는" 꾸준한 혈당 농도를 초래한다. 이들은 하루 한 번 투여로 일정한 수준의 반응을 얻을 수 있도록 하기 위해 설계되었다. 단기 작용, 중간 작용, 장기 작용 인슐린들의 혈당에 대한 24시간 동안의 효과가 [그림 33.6]에 도시되었다. 인슐린 글라진(*Lantus*)은 제1형 당뇨병 또는 기저 혈당 농도의 조절이 필요한 제2형 당뇨병 환자에 추천된다. 주사 부위에서 인슐린이 일정한 속도로 유리되므로 변화하는 인슐린 농도에 따라 혈당 농도가 오르내리는 현상이 발생하지 않는다. 이 약은 취침 전에 투여되므로 인슐린 유리는 그

표 33.2

비경구용 및 흡입용 항당뇨병 제제의 특성

약물(상품명)*	종류	작용 시작 (시간)	작용 기간 (시간)	모양/용량**/특기사항
흡입용 제제				
인슐린 분말(*Afrezza*)	신속 작용	0.25	2~4	카드에 미리 포장된 흰색 가루(4 또는 8 단위)를 청색 또는 녹색의 흡입기에 넣음
비경구용 제제				
아밀린 유사체				
Pramlintide (*Symlin*)	단기 작용	0.5	1~2.5	투명함. 펜으로만 사용. 인슐린과 혼합 불가
인크레틴 모방제(제2형 당뇨병 치료용. 인슐린 대치용은 아님)				
Dulaglutide (*Trulicity*)	장기 작용	–	24~72	1회 용량 일회용 충전 펜
Exenatide (*Byetta, Byoureon*) Liraglutide (*Victoza*)	단기 작용 장기 작용	0.6 –	4 24	일회용 충전 펜; 유효기간은 30일 일회용 충전 펜
Semaglutide (*Ozempic*)	장기 작용	–	–	일회용 충전 펜; 유효기간은 56일
인슐린과 그 유사체				
인슐린 aspart (*NovoLog*)	단기 작용	0.2~0.3	3~5	투명한 인산염완충액 MDV
인슐린 glulisine (*Apidra*)	단기 작용	0.3~0.5	1~2.5	투명한 멸균수; MDV, 펜 사용 시 NPH isophane 사람 인슐린과 병존 가능 **다른 인슐린 제제와는 병존 불가**
인슐린 lispro (*Humalog, Humalof Mix*)	단기 작용	0.25	2~5	현탁액 MDV 모든 사람 인슐린, glulisine 및 lispro 등과 병존 가능
정규사람인슐린(*Humulin R*)	단기 작용 사람	0.5~1	6~8	투명한 멸균 수용액, MDV, DP 다른 사람 인슐린 제제와 병존 가능
Isophane NPH(사람) insulin zinc 현탁액(*Humulin N, Novolin-N*)	중간작용 사람	1~2	18~24	현탁액 MDV 모든 사람 인슐린, glulisine 및 lispro 등과 병존 가능
NPH 및 정규 인슐린 (*Humulin 70/30, Novolin 70/30*)	장기 작용 사람	0.5	24	현탁액, MDV, DP **다른 인슐린 제제와는 병존 불가**
인슐린 detemir (*Levemir*)	장기 작용	1~2	24	투명한 수용액 MDV **다른 인슐린 제제와는 병존 불가**
인슐린 glargine (*Lantus*)	장기 작용	1	24	투명한 glycerol 수용액 MDV, DP **모든 인슐린 제제와 병존 불가**
Insulin degludec (*Tresiba, Tresiba Flextouch*)	장기 작용	1~2	42	Clear aqueous solution MDV, FPS **모든 인슐린 제제와 병존 불가**

* *Not an inclusive list of insulins*

** *MDV = 10-ml multidose vial; DP = disposable pen; FPS = FlexPen prefilled syringe; PFC = PenFill prefilled cartridges.*

다음 날 하루 동안 조절된다. 인슐린 글라진(glargine)은 그 작용 시작이 빠르지만 단기 작용 인슐린 제제로 대치할 수는 없다. 이 제제는 단기 작용형이 아니며 한 번 주사되면 작용이 24시간 동안 지속된다. 특정 환자에서 이러한 작용 특성은 24시간 동안의 포도당 조절을 위해 여러 번의 주사가 필요한 중간 작용 제제에 비해서 분명한 이점이다. 인슐

그림 33.6 인슐린의 종류: 작용의 강도와 지속시간

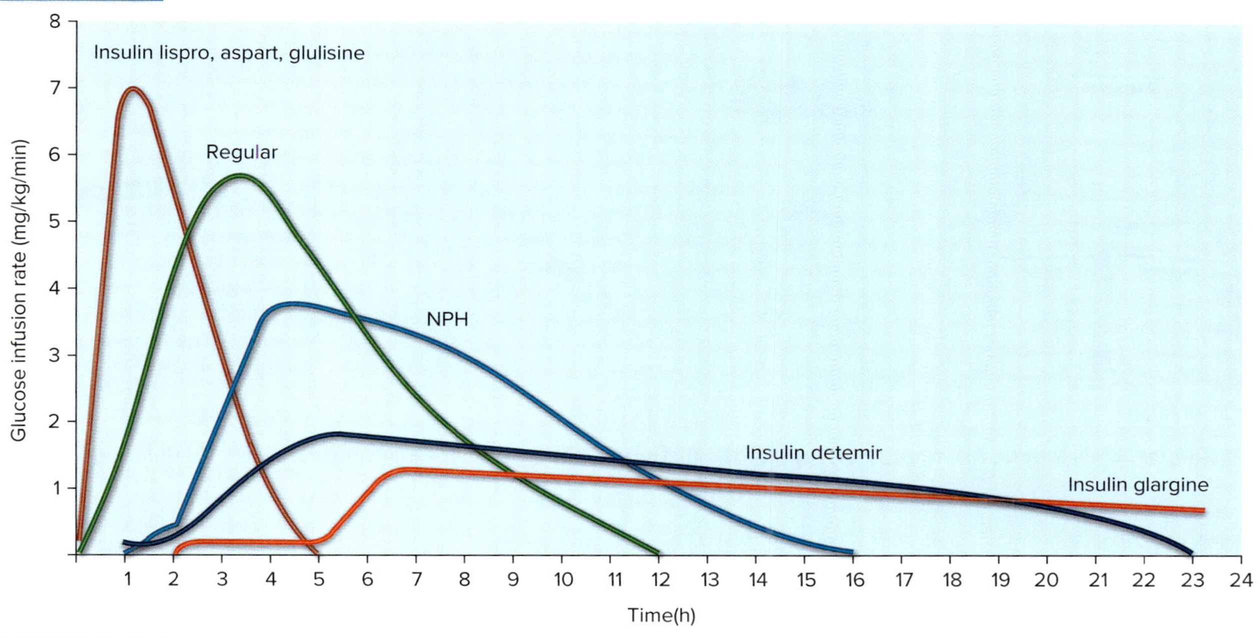

작용 지속시간은 0.2~0.3U/kg 용량인 경우이다.

> **보건의료인을 위한 참고사항**
>
> NPH 제제는 NPH가 현탁액이므로 균일하게 혼탁한 모습을 보여야 한다. 투명하거나 가볍게 흔들어도 투명한 상태로 유지되거나 응괴(clumping)의 증거가 있는 경우에는 사용하지 말아야 한다.

린 글라진은 다른 인슐린 제제과는 혼합하거나 희석할 수 없는 투명한 용액이다. 이 약은 케톤산증에는 선택 약으로 사용하지 않는다.

비경구용 인슐린제제의 용량과 투여

Parenteral Insulins Dosage and Administration

효능의 표준(USP) 단위

Potency Standard(USP) Units

인슐린의 효능(potency)은 표준 미국약전(united states pharmacopeia, USP) 단위로 표현된다. 1 mg의 인슐린에는 약 25 USP 단위의 활성이 담겨 있다. 모든 인슐린 제제는 1 ml 당 단위 및 동등한 효능으로 분명하게 표지되어 있다. 인슐린의 표준 용량은 없다. 처음에는 고혈당을 방지하기 위해 5~10 단위의 정규 인슐린을 투여한다. 하지만 제제의 선택과 용량 설정은 적절한 혈당 조절을 위해 환자마다 개별화되어야 한다. 적절한 혈당 농도는 개별 환자마다 식사 양상 및 운동 여부 등에 다라 각기 다르다. 인슐린 제제는 일반적으로 그 최고 효과가 환자의 혈당 최고 농도와 일치하도록 선택된다. 모든 인슐린제제는 1 ml당 100 USP 단위의 유리병(vial)으로 제공된다. 오늘날 ml당 100 USP 단위의 강도(strength)가 가장 많이 사용되는 이유는 측정의 편리함 때문이다.

눈금 주사기

Calibrated Syringes

인슐린은 사용하는 약물 병의 농도에 맞는 특이한 눈금이 매겨진 주사기로 투여한다. 예를 들어 U-100의 주사기는 U-100 제제로 채웠을 때 100 단위의 인슐린을 주입하게 된다. 인슐린 전용 주사기가 없을 경우에는 일반적인 주사기를 사용할 수도 있다. 그러나 이 경우 인슐린의 용량은 단위에서 0.01 ml로 환산할 필요가 있다(0.01 ml = U-100 인슐린의 1단위). 미국의 대부분 주에서는 정규 및 NPH 인슐린과 그 혼합물 등 몇몇 인슐린 제제이 처방전이 필요 없는 일반의약품, 즉 비처방 약물(OTC, over-the-counter) 제품으로 사용되고 있다. 이들 제제는 그 효능을 보전하기 위해 냉장 보존이 필요하므로 판매대 뒤에서 보관하고 관리한다. 이러한 관리 방식은 응급 상황에 사용할 수 있는 약제를 구하는 데 도움이 된다. 이 밖의 다른 인슐린 유사체는 그 사용을 위해 처방을 필요로 한다. 인슐린 유리병과 그 포장의

그림 33.7 인슐린 제제

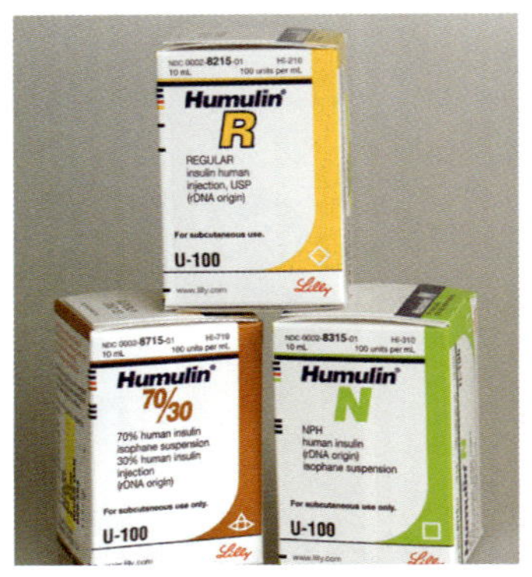

(a) Jill Braaten

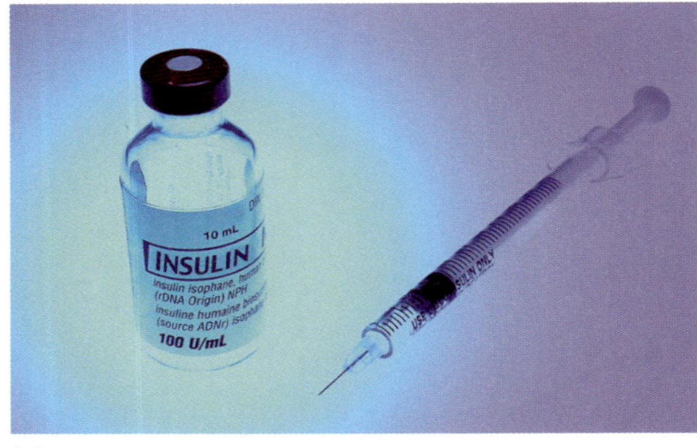

(b) Carlos Davila/Alamy Stock Photo

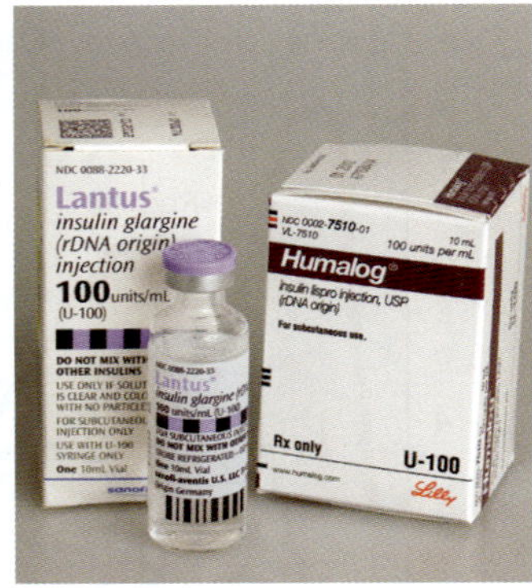

(c) Jill Braaten

(a) 정규(R), 아이소페인 NPH(N), 70% NPH/30% R 인슐린 혼합물 (b) Lispro 인슐린 및 glargine 다중 투여(multidose) 제제 (c) Humalog 포장 용기.

실례가 인슐린의 종류, 강도, 보관 조건 등의 핵심적인 사항과 함께 [그림 33.7]에 제시되어 있다.

일반적으로 인슐린의 용량은 하루에 20~60단위로 사용된다. 인슐린에 저항을 나타내는 일부 환자에서는 적절한 혈당 조절을 위해 300~500단위가 필요할 수도 있다. 그런 환자에게 적용될 수 있는 ml당 500단위의 농축된 인슐린(*Humulin R regular U-500*)이 사용 가능한데, 이 경우 처방을 필요로 하며 투베르쿨린(tuberculin) 주사기를 사용한다. 인슐린과 다른 비경구용 항당뇨병 약제는 대개 팔, 넓적다리, 복부 등에 피하주사로 투여된다. [그림 33.8]은 인슐린 투여를 위해 사용하는 피부 부위와 주사기 및 인슐린 펜을 이용한 피하(sub-Q) 투여의 기술을 보여주고 있다.

인슐린 펜

Insulin Pens

안전성의 향상과 함께 인슐린 전달 방법의 혁신 중 하나는 인슐린 펜(pen)의 도입이다[그림 33.9]. 인슐린 펜은 정확한 용량의 인슐린을 전달하는 데 주사기의 대용으로 사용될 수 있다. 이 펜의 사용으로 용량 전달의 정확성을 향상할 수 있고 그 휴대성 때문에 편리하기도 하다. 인슐린 펜에는 미리 충전된 일회용과 여러 번 재사용하는 것 등 2종류가 있다. 2종류 모두 일회용 바늘과 카트리지(cartridge)를 사용하는데, 충전된 펜의 경우 카트리지가 비워지면 폐기한다. 인슐린 투여를 위해서는 인슐린 펜에 새로운 바늘을 장착하고 정확한 용량을 설정한다. 인슐린 펜을 제대로 다루

그림 33.8 인슐린 주사

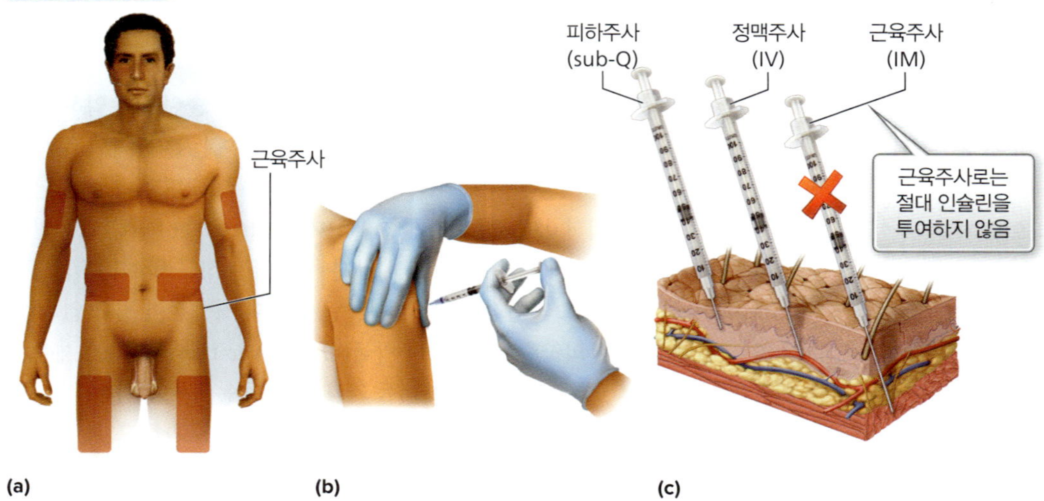

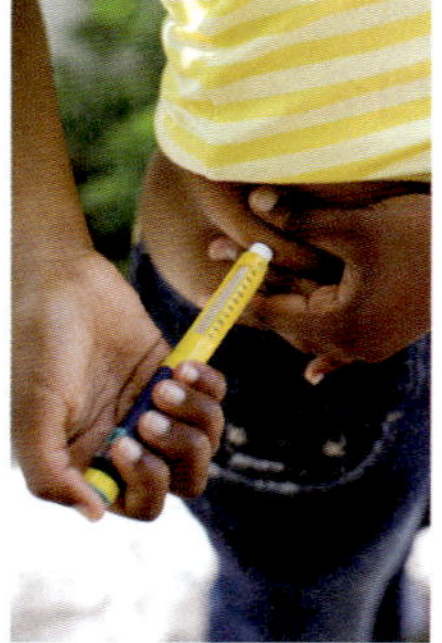
Ian Hooton/SPL/
Getty Images
(d)

(a) 피하주사에 주로 사용되는 위치(팔, 복부, 넓적다리, 엉덩이). (b) 손가락으로 집은 부위에 주사로 투여.
(c) 피하주사(sub-Q)는 근육이 아닌 피부층 안에 주입. 정맥투여는 응급상황에서만 사용. (d) 피부의 접힌 부분에 인슐린 펜 주사.

기 위해서는 올바른 조작 요령이 필요하다. 펜을 한 손에 쥐고 다른 손으로 집은 피부에 90도로 바늘을 삽입한 후 버튼을 눌러 약제를 주입한다.

주입될 용량에 미치는 변화 가능성을 줄이기 위해 주사 준비가 완료되기 전에는 바늘을 장착하지 않는 것이 권장된다. 바늘 덮개가 있는 경우에도 바늘을 통해 카트리지로 공기가 들어갈 수 있다. 예를 들어, 무더운 날에 밖에서 냉방된 실내로 들어올 경우 기온의 차이로 인해 인슐린의 용적이 줄어들며 이로 인해 공기가 들어갈 공간이 생길 수 있다. 이 경우 바늘을 너무 일찍 장착할 경우 바늘을 통해 공기가 스며들어 카트리지 안에 갇히게 될 수 있다. 반대로 추운 곳에서 따뜻한 곳으로 옮길 경우 인슐린이 팽창하면서 장착된 바늘을 통해 새어나갈 수 있다. 그러므로 바늘은 항상 주사 직전에 장착해야 한다.

안전성 특수 고려사항

Special Safety Considerations

인슐린 펜은 제조사에 따라 작동 방식이 다르기 때문에 환자와 간병인이 그 설명서를 정확히 파악하는 것이 매우 중요하다. 용량을 설정하는 방법과 부정확한 용량 선택 시의 대처 방법, 그리고 인슐린 잔량이 다음번 투여에 충분한지 등을 아는 것이 중요하다.

안전한 인슐린 투여를 위해서는 색깔을 활용하는 것이 중요하다. 예를 들어, *Opticlick* 펜의 경우 글라진 인슐린과 글루리신(glulisine) 인슐린을 다른 색깔의 펜으로 만들어 환자가 색깔을 통해 정확한 제품을 사용할 수 있도록 하고 있다. *Humulin R*과 *Humalog*의 제조사(Eli Lilly)는 미국에서 시판 중인 U-100 인슐린 제품(유리병, 펜, 개별 포장 등)에 대해서 그 성분의 차이를 색깔로 서로 구별하는 체계를 도입하여 시행 중이다.

보관 및 폐기 조건

Storage and Disposal Requirements

인슐린 보관에 대해서는 제조사의 설명서를 확인한다. 개봉하지 않은 카트리지는 냉장 보관한다. 일단 개봉하여 인슐린을 담은 카트리지는 상온에 보관해야 한다. 저온 노출이 펜에 내장된 전자 장치에 영향을 미칠 수 있으므로 개봉된 제품은 냉장하지 않으며 냉동은 절대 안 된다. 일부 제조사에서는 자사의 인슐린 펜 전용 바늘을 제공하지만 모든 펜에 사용 가능한 범용 바늘도 사용할 수 있다. 인슐린 펜의 바늘은 적절하게 폐기되어야 한다. 바늘로 상처받을 위험을 줄이기 위해 사용된 바늘은 날카로운 의료폐기물 전용 용기에 담아 적절한 표지를 붙여 폐기해야 한다.

투약 일정의 확립

Establishing a Dosing Schedule

당뇨병 환자에게 인슐린 투여와 식사의 시기 선택은 매우 중요하다. 혈당 농도는 탄수화물의 섭취를 조정함으로써 세밀하게 조절된다. 그러므로 인슐린은 매일 같은 시간에 투여되어야 한다.

인슐린은 작용 시간이 긴 제제는 아침 식사 이전에 투여하지만 일반적으로는 식사 전 15~30분에 투여하게 된다. 일단 확정된 투약 또는 식사 일정에 변화가 생기면 불안정한 혈당 농도를 초래하게 된다. 인슐린 주사 후에는 환자에게 인슐린 쇼크(insulin shock)의 신호가 나타나는지 주의 깊게 관찰해야 한다. 환자는 자신이 사용하는 특정 인슐린 제제의 작용이 시작되는 시간과 최고에 도달하는 시간을 알고 있어야 한다. 예측이 가능한 저혈당 증상을 완화하기 위해 주스나 사탕을 사용할 수 있도록 미리 준비해야 한다.

그림 33.9 인슐린 펜

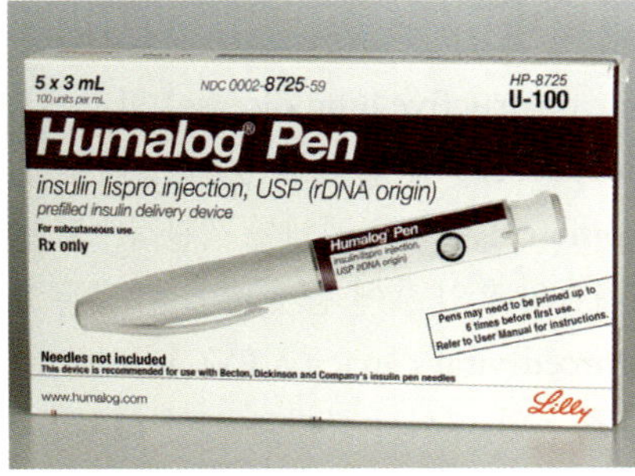

(a) Jill Braaten

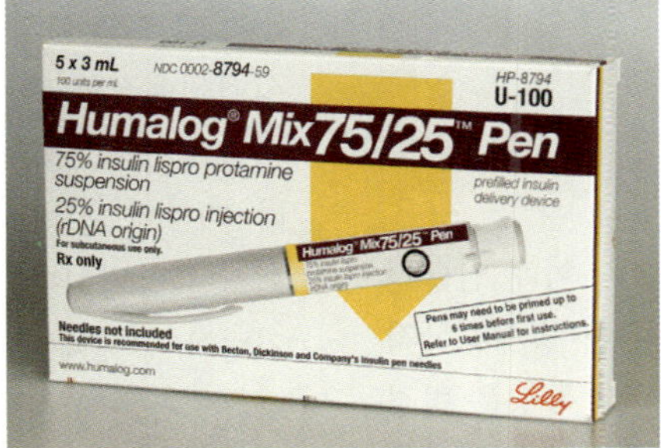

(b) Jill Braaten

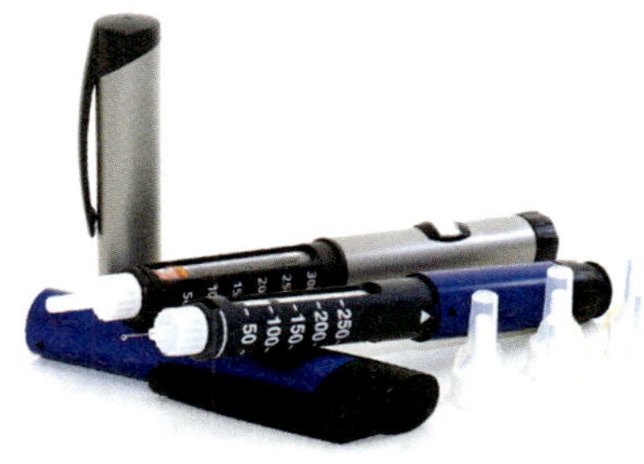

(c) Ondrej83/Shutterstock

(a)와 (b) 말단에 주입 단추가 있는 충전 펜: *Lilly's Humalog* (lispro insulin) 및 *Humalog Mix 75/25* (c) 일반 인슐린 펜

인슐린 요구량의 변화

Changing Insulin Requirements

인슐린 투여의 일정이 일단 확립된 후에도 혈당 농도의 변이는 주기적으로 나타날 수 있다. 많은 요인이 세포의 활동을 증가시키며 그에 따라 인슐린 요구량도 증가한다. 감기, 열병, 감염, 기타 질병, 수술, 스트레스 등이 혈당 농도를 높이며 그로 인해 더 많은 용량의 인슐린이 필요해진다.

인슐린의 투여량을 줄이도록 하는 요인도 있다. 예를 들어 심한 운동은 여분의 포도당을 소모하여 인슐린의 요구량을 줄인다. 이것은 활동이 많은 아동에서 인슐린에 대한 반응이 특히 민감한 이유이다. 저혈당은 밤 사이에 나타날 수 있는데, 수면 불안과 땀남이 그 증거일 수 있다. 당뇨병 환자에서는 특정한 약물도 혈당 농도와 인슐린 요구량의 변화를 초래할 수 있다.

인슐린 저항

Insulin Resistance

하루에 200단위 이상의 인슐린을 필요로 하는 환자는 인슐린 저항을 나타내는 것으로 간주된다. 인슐린의 약리 효과에 대한 저항성은 뼈대 근육 또는 간세포에서 인슐린 활성을 억제하는 **항체(antibodiy)**의 발생과 인슐린 파괴의 증가에 기인할 가능성이 있다. 사용하는 인슐린제제를 교체하거나 엄격한 식사조절을 실시하면 인슐린 저항을 극복하는 데 도움이 될 수 있지만, 모든 환자에서 가능한 것은 아니며 일부 환자에서는 수년 동안 반응을 잘하다가 나중에 결국 더 심한 저항이 나타나기도 한다.

인슐린 200단위 이상이 필요한 환자의 경우 주사량을 최소화하기 위해서 농축된 인슐린(*Humulin R Regular U-500*)이 필요하다. 농축 인슐린은 500단위/ml이며, 환자의 필요에 따라 적당한 양의 피하주사로 사용 가능하다. 농축 인슐린은 주사 후 24시간까지 효과를 나타내므로 용량을 정확하게 사용하는 것이 중요하며, 비가역적인 인슐린 쇼크의 잠재적 위험 때문에 정맥 주사로 사용하는 것은 금지된다.

연무화 인슐린

Aerosolized Insulin

최초의 동물 추출 인슐린이 도입된 1920년대 이래 인슐린은 줄곧 비경구로 투여되었다. 1980년대 들어 생체공학적 기술로 인슐린을 생산하게 되면서, 그 임상적 특성은 변경되었지만, 단백질 호르몬의 활성을 유지하기 위해서 여전히 비경구 투여가 사용된다. 가장 최근에는 그 전달 방법이 독특한 재조합 DNA 사람 인슐린(*Afrezza*)이 승인되었다. 미리 충전된 블리스터 카드(blister card) 카트리지에 담긴 인슐린 분말을 작은 호루라기 크기의 흡입기를 이용해서 흡입하는 방식이다. 인슐린을 폐에 도달시키기 위해 그 분말을 천식 흡입기와 마찬가지 방식으로 연무화(aerosol)시킨다. 폐의 넓은 표면적과 풍부한 혈액 공급으로 인해 인슐린은 신속하게 순환 혈액으로 흡수된다. 인슐린 효과는 15분 이내에 분명하게 나타나서 약 3시간 동안 지속되며 4시간 이내에 사라진다. 이러한 작용 특성은 비경구로 투여된 인슐린의 경우보다 이자에서 분비된 인슐린의 작용 특성에 더욱 가까운 것인데, 특히 인슐린이 순환혈액에 오래 머물지 않는다는 점에서 그렇다.

미리 정해진 용량의 인슐린 분말을 식사 직전에 사용한다. 인슐린 용량은 환자의 대사적 요구에 따라 개별화된다. 2가지 용량의 흡입기가 있는데, 청색 흡입기는 4단위의 1회용 카트리지를, 녹색 흡입기는 8단위의 카트리지를 사용한다. 4단위나 8단위보다 많은 용량은 여러 개의 카트리지를 사용해야 한다. 인슐린을 처음 사용하는 환자에게는 매끼 식사마다 4단위로 시작한다. 인슐린을 사용 중인 환자의 경우에는 확립된 비경구 용량을 흡입 용량으로 환산하는 방법이 있다. 흡입기는 최대 15일까지 사용한 후 폐기한다.

*Afrezza*는 제1형 또는 제2형의 성인 당뇨병 환자의 혈당 조절에 승인되었으며 식사와 운동에 병행해서 보조적으로 사용된다. 이 약은 단독으로 사용되거나 경구 또는 비경구 항당뇨병 약을 사용하는 항당뇨병 요법의 일부로 사용된다. 장기 작용 인슐린과 함께 사용하지만 혈당 조절을 위 해 장기 작용 제제가 필요한 경우에 이를 대치할 수는 없다. 다른 인슐린과 마찬가지로 식사나 운동의 변화, 또는 급성 질환의 발병이나 간 또는 콩팥의 질병에 따라 용량의 조절이 필요할 수 있다. 치료를 시작하기 전에 폐의 질병 여부나 병력이 확인되어야 한다. 이를 위해 폐기능 검사로 첫 1초간 강제호기량(forced expiratory volume in the first second, FEV1)의 측정이 필요하다. *Afrezza*는 천식이나 만성폐쇄폐질환(chronic obstructive lung disease) 환자에서 기관지연축(bronchospasm)을 유발하는 것이 알려져 있다. 폐활량 측정(spirometry)은 기도 폐쇄를 객관적으로 측정하는 방법이다. 최대한의 흡입 후에 힘껏 내쉴 수 있는 호기량을 강제폐활량(forced vital capacity, FVC)이라고 한다. 이 가운데 처음 1초 동안 내쉬는 공기의 양인 FEV1 측정은 치료 시작 전 및 치료 후 6개월에 실시하고 이후엔 매년 시행한다. 폐질환의 증상이 없는 경우에도 이 검사는 필

요하다. 흡연자나 최근에 금연한 환자는 이 제제의 적용 대상이 아니다.

유해 작용으로는 저혈당, 목구멍 자극, 기침, 생식기 효모(yeast) 감염 등이 있다. 기관지 연축과의 관련성 때문에 만성폐질환이 있거나 잠재적인 폐질환에 대한 의학적 평가가 필요한 경우에는 사용 금기라는 경고문이 설명서에 명시되어 있다. 다른 금기는 케톤산증이 동반된 응급상황과 활성 폐질환을 가진 환자에서의 사용이다.

유해 작용

Adverse Effects

당뇨병 환자는 대개 인슐린 투여를 잘 견딘다. 하지만 과거에 사용되던 동물 추출 인슐린에 비하면 발생 빈도는 낮지만 이 호르몬은 폴리펩티드로서 종종 단백질과 결합하여 항원으로 작용하면서 환자에서 알레르기 반응이 나타날 수 있다. 알레르기 반응으로는 가려움, 두드러기성 종창(swelling), 아나필락시스 등이 나타날 수 있다. 일반적으로 알레르기 반응을 피하기 위해 다른 종류의 인슐린으로 교체할 수 있다.

일부 당뇨병 환자는 주사 부위에 지방이상증, 비대(hypertrophy), 고름집(abscess) 등이 발생한다. **지방이상증(lipodystrophy)**은 인슐린 주사 부위에 피부밑지방이 사라지는 것이다. 그 결과 피부에 오목한 함몰이 나타난다. 당뇨병 환자는 인슐린을 팔, 복부, 넓적다리 등에 피부밑으로 주사한다. 이들 부위 피부밑 조직의 위축(atrophy)을 피하기 위해서는 주사한 위치를 기록으로 남겨서 주사 부위가 교대될 수 있도록 해야 한다.

인슐린 요법의 가장 흔한 유해 효과는 흐려 보임(blurred vision)과 저혈당이다. 치료의 초기에는 수정체의 고혈당 변화가 흐려 보임을 초래한다. 이러한 효과는 1~2주 안에 가라앉는다. 그러나 인슐린 과량 투여로 인해 저혈당이 발생할 수 있다(인슐린 쇼크). 혈당 농도가 낮아지면 환자는 종종 배고픔, 두통, 흐려 보임, 피로, 불안, 신경과민, 혼동, 감각 이상(paresthesia) 등을 경험하게 된다. 심한 경우에는 실신이나 경련도 나타날 수 있다. 글루카곤, 캔디바(candy bar), 진저에일(ginger ale) 또는 과일 주스 등으로 저혈당을 교정할 만한 적절한 양의 포도당을 공급할 수 있다. 심한 경우에는(당뇨병성 혼수), 글루카곤(0.5~1 mg)을 정맥으로 투여한다. 글루카곤은 혈당을 신속하게 상승시켜 약 1시간 동안 유지한다. 환자의 증상이 가라앉으면 덱스트로스(dextrose)를 정맥으로 줄 수도 있다.

인슐린 투여의 특수 고려사항

Special Considerations in Administering Insulin

유리병 내용물의 모양

Appearance of the Vial Contents

유리병은 사용하기 전에 반드시 정확한 인슐린 종류와 강도(단위/ml)를 선택한 것인지 확인해야 한다. 인슐린 현탁액이 담긴 유리병과 펜은 항상 손바닥 안에서 가볍게 회전시켜, 내용물이 균일하게 섞이고 거품은 생기지 않도록 해야 한다. 현탁액 제제는 균질하게 용해된 것이 아니므로 가벼운 회전으로 완충액에 담긴 인슐린이 더 잘 분산되어 더 정확한 양의 인슐린을 투여할 수 있게 된다. 정규 인슐린, 인슐린 글라진 및 글루리신 등은 투명한 용액으로 보여야 하며 투여 전에 회전시킬 필요가 없다. 변색되거나 혼탁해진 용액은 폐기해야 한다.

보관과 취급

Storage and Handling

강한 햇빛에 노출되지 않으면 인슐린은 상온에서 1개월까지 안정적으로 보존된다. 그럼에도 불구하고 폴리펩티드의 활성을 유지하기 위해 사용하지 않을 때에는 인슐린을 냉장(얼리지는 말 것) 보관해야 한다. 주사 부위에서의 반응 가능성을 줄이기 위해 주사 전에는 용액을 상온으로 유지하는 것이 좋다. 투약 전에는 항상 유효 기간을 확인해야 한다. 기한이 지나서 혼탁해지거나 변색되거나 응괴가 형성된 것처럼 보이는 정규 인슐린은 폐기해야 한다.

인슐린을 준비하고 투여할 때는 무균 조작을 수행해야 한다. 펜이나 주사기를 사용혀 인슐린을 투여할 준비를 할 때는 미리 손을 잘 씻어야 한다. 인슐린 펜에 바늘을 장착하기 전에 알코올 솜으로 닦아 주면 청결을 유지할 수 있다. 인슐린 병의 중격(septum)은 바늘을 꽂기 전에 반드시 알코올 면봉으로 닦아 주어야 한다. 인슐린이 주사기로 쉽게 들어오도록 하기 위해 병 안으로 공기를 주입해야 한다. 주입되는 공기의 양은 환자의 인슐린 용량과 동일해야 한다(즉, 투여할 인슐린 단위와 같은 양의 공기를 사용한다). 일단 공기가 주입된 후에는 병을 거꾸로 뒤집어 바늘이 용액에 잘 잠겨 있는지 확인하고 원하는 양을 주사기에 넣는다. 공기 자체는 무해하지만 큰 기포는 주사되는 인슐린의 양을 줄일 수도 있으므로 기포가 있는지 늘 확인해야 한다. 주사 전에는 늘 용량이 맞는지 재확인해야 한다.

응급 상황

Emergency Situations

정규 인슐린은 응급 상황이나 중증 환자에게 정맥으로 투여할 수 있다. 플라스틱으로 된 정맥 주입 세트는 인슐린을 흡수하므로 환자에게는 처방된 용량보다 적은 인슐린이 들어갈 수 있다. 이렇게 흡수되는 인슐린의 정확한 양을 예측하는 것은 쉽지 않으므로 정맥 주입 후에는 환자를 면밀히 관찰하면서 원하는 반응을 얻을 수 있도록 용량을 조절한다.

의식이 없거나 저혈당이 심한 환자에서는 과거 병력이나 현재 치료 사항에 대해서 정확한 정보를 얻을 수 없다. 환자에게 인슐린 알레르기가 있는지 확인할 수 있는 꼬리표(tag), 팔찌, 카드 등의 소지품이 있는지 잘 살펴본다. 인슐린 결핍의 확실한 진단이 내려지기 전에는 인슐린 투여를 금지해야 한다. 항상 당분을 먼저 투여해 증상이 가라앉는지 확인하는 것이 안전하다. 과일 주스나 사탕으로 고혈당 정도가 조금 더 심해지는 것보다는 인슐린 과량 투여가 더 중대한 위험을 초래한다.

약물 상호작용

Drug Interactions

몇몇 약물이 당뇨병 환자에서의 인슐린 작용에 영향을 미칠 수 있다(표 33.3 참조). 많은 약은 포도당 대사에 직접적인 영향을 준다. 살리실산염(salicylate), 베타-차단제(beta-blocker), 아드레날린신경차단제(adrenergic neuronal blocker), 모노아민산화효소(monoamine oxidase; MAO) 억제제 등은 순환혈액 중의 혈당 농도를 낮출 수 있다. 그러므로 이들 약물은 인슐린의 저혈당 작용을 강화할 수 있다. 반면에 글루카곤, 에피네프린(epinephrine), 디아족사이드(diazoxide), 클로르프로마진(chlorpromazine), 교감신경작용제(sympath- omimetic) 등은 포도당의 이용을 억제함으로써 인슐린의 작용과는 반대되는 역할을 한다. 인슐린은 또한 칼륨의 세포 외에서 세포내로의 이동을 일으키는데, 이러한 이동으로 인해 혈청의 칼륨 농도가 효과적으로 낮아질 수 있 다. 칼륨에 대한 효과 때문에 인슐린을 심장 글리코시드(cardiac glycoside)와 동시에 사용하는 경우에 환자에서 약물 길항작용의 단서가 보이는지 잘 감시할 필요가 있다. 티아졸리디네디온(thiazolidinedione)계(인슐린 민감제) 약물은 비경구용 또는 흡입용 인슐린과 병용할 때 체액저류(fluid retention)를 증가시키는데, 이로 인해 심부전이 초래되거나 더욱 악화될 수 있다.

표 33.3

인슐린의 작용을 변경시키는 생리적 요인과 약물

인슐린 요구량을 증가시키는 요인(인슐린 길항작용)	반응
카테콜아민 분비 – 에피네프린	이러한 요인이나 인자는 혈당 농도를 증가시키는 데, 그 기전은 아래와 같다.
감기, 감염, 질병	• 세포의 활동 증가
약물: acetazolamide, AIDS용 항바이러스제, chlorpromazine, diazoxide, diltiazem, niacin, nicotine, 경구피임제, rifampin, 교감 신경작용제, thiazide 이뇨제	• 포도당신생성 증가
호르몬: 부신겉질자극호르몬, 에스트로겐, 글루카곤, 글루코코티코이드, 성장호르몬, 프로게스토겐, 갑상샘호르몬	• 인슐린 방출 억제
비만	• 간 글리코겐분해 자극
임신	• 교감신경계 자극
흡연	
스트레스	
수술	
인슐린 요구량을 감소시키는 요인(인슐린 강화작용)	**반응**
알코올, ACE 억제제, 아드레날린신경차단제, 합성대사스테로이드, 경구 항응고제	이러한 약물은 혈당 농도를 감소시키는데, 그 기전은 아래와 같다.
베타-차단제, propranolol, chloroquine, clofibrate	• 포도당 대사 간섭
베타-차단제, propranolol, chloroquine, clofibrate Lithium carbonate, MAO억제제, metoprolol, pentamidine, pyridoxine(비타민 B_6), 살리실산염, tetracycline계	• 교감신경계 억제

LO 33.5

비경구용 항당뇨병약: 아밀린유사체 및 인크레틴모방제

PARENTERAL ANTIDIABETIC DRUGS: AMYLIN ANALOG AND INCRETIN MIMETICS

아밀린 유사체

Amylin Analog-Pramlintide (Symlin)

아밀린은 이자의 베타세포에서 인슐린과 함께 분비되는 호르몬이다. 이 호르몬은 베타세포의 분비과립에서 합성되어 그 안에 저장된다. 아밀린의 분비는 음식물 섭취와 혈당 농도에 대한 인슐린 반응의 결과로 일어난다. 아밀린은 위배출(gastric emptying)을 지연시키고 글루카곤 분비를 억제한다. 이로 인해 **식후(postprandial)**의 포도당 흡수 부하와 글루카곤에 의해 자극받는 간에서의 포도당 배출(글리코겐 분해)이 감소하게 된다. 아밀린은 또 뇌로 향하는 포만(satiety) 신호인 식욕도 조절한다. 섬 아밀로이드(islet amyloid)라고 불리는 내인성 호르몬은 인슐린(37개 아미노산)의 절반 크기이며, 각각 칼시토닌(뼈 호르몬) 핵심(core)을 지닌 적어도 3개의 수용체와 상호작용한다. 제1형 및 제2형 당뇨병에서는 인슐린의 활성에 따라 아밀린이 부족하거나 결핍된다. 아밀린이 충분치 않으면 음식물로부터 포도당이 혈류에 더 빨리 진입하여 혈당 농도가 상승하게 된다.

내인성 호르몬은 아교(glue)와 비슷하므로, 분자 구조에 변화를 가해[세 분자의 프롤린(proline)을 두 분자의 세린(serine)과 한 분자의 알라닌(alanine)으로 교체], 그 기능을 온전히 유지하면서 당뇨병 치료를 위해 피하주사가 가능한 유사체가 만들어졌다. 이 유사체는 프람린타이드(*Symlin*)으로 식사 때마다 인슐린을 사용하지만 혈당 조절에 성공하지 못한 제1형 당뇨병 환자나, 식사마다 인슐린이나 설포닐우레아 또는 메트포르민(metformin) 등의 경구 항당뇨병약을 단독 또는 병용해도 혈당 조절을 달성하지 못하는 제2형 당뇨병 환자의 치료에 보조적으로 사용하도록 승인되었다. 이 약을 식사와 함께 인슐린을 투여하지 않는 경우에 사용하는 것은 승인되지 않았다.

용량

Dosing

프람린타이드(pramlintide)는 보조적 치료제이므로 대개 인슐린이나 용 항당뇨병 약이 함께 사용된다. 이 약의 용량은 사용 중인 인슐린의 용량을 줄이는 동안 설정한다. 제1형 당뇨병 환자에서는 식사 전에 피하로 15 mcg에서 시작해 최대 유지 용량인 60 mcg까지의 범위에서 개별화한다. 이때 동시에 투여하는 인슐린은 혈당 조절을 달성할 수 있는 용량으로 조정한다. 제2형 당뇨병 환자에서는 60 mcg에서 시작해 최대 120 mcg까지 범위에서 비슷한 방식으로 용량을 개별화한다. 프람린타이드의 사용으로 혈당 조절 목표를 달성하는 더 필요한 인슐린의 용량을 최대 50%까지 줄일 수 있다. 용량의 개별화 과정에서 아밀린 용량의 조절은 약물로 인해 발생하는 구역질을 환자가 얼마나 잘 견디는가에 의해 결정된다.

약물 전달 방법

Delivery System

프람린타이드는 미리 설정된 용량의 다중투여(multidose) 일회용 펜 주입기로 사용된다. 2종류의 펜이 있는데, *Symlin* 60은 15, 30, 45, 60 mcg의 고정된 용량이며, *Symlin* 120은 60 또는 120 mcg이다. 프람린타이드는 투명한 용액이라서 펜은 비어 있는 것처럼 보인다. 프람린타이드는 인슐린과 섞어서 한 번에 주사하는 용도로는 승인되지 않았고, 상대적으로 적은 양을 2번째 주사로 투여하는데, 예를 들어 120 mcg이 0.2 ml에 불과하다. 투여 후 약 20분에 약효의 최고점에 도달하며, 이후 3시간 동안 감소한다. 인슐린과는 달리, 프람린타이드의 용량은 식사에 포함된 탄수화물의 양이나 신체 활동 정도에 따라 조정할 필요가 없다. 그러나 식사를 거를 경우에는 프람린타이드의 투여도 생략해야 한다. 프람린타이드 유리병은 개봉될 때까지 냉장 보관한다. 개봉 후에는 냉장 또는 상온에 28일까지 보관하고, 이후에는 사용하지 않았어도 폐기해야 한다. 프람린타이드는 냉동된 적이 있거나 변색된 것처럼 보일 경우에는 사용해선 안 된다.

유해 작용 및 금기사항

Adverse Effects and Contraindications

프람린타이드는 외부로부터 투여한 인슐린과 비슷한 효과를 내지만, 이에 더해 환자의 30~40%에서 구역질이 발생하고 이와는 별도로 이 약의 포만 신호 기능과 관련된 약간의 체중 감소도 나타난다. 시작 용량을 줄이면 일부 환자에서 구역질은 경감되는데, 사용을 계속하면서 구역질은 대개 사라진다. 다른 유해 작용으로는 구토, 배탈, 식욕 저하, 두통, 피로, 어지럼 등이 있다.

프람린타이드의 설명서에는 처방 의사와 관련된 보건의료 인력의 주의를 환기시키는 특별한 주의 및 경고 사항이 기재되어 있는데, 저혈당의 위험을 피하기 위해서는 올바른 환자 선택, 충분한 환자 교육, 그리고 인슐린 용량 조절 등이 핵심적인 요소임을 강조하는 내용이다. 프람린타이드 사용이 적절한 대상은, 이미 인슐린을 처방받아 사용하고 있으나 더 나은 혈당 조절이 필요하면서, 잦은 추적 검사를 포함해 의사의 지시 사항을 정확하게 이행하는 환자들이다. 프람린타이드 단독으로는 혈당을 저하시키지 않으나, 인슐린과 동시에 사용할 경우에는 저혈당을 초래할 수 있다. 프람린타이드 투여 후 3시간 안에 심한 저혈당을 일으킨 사례도 있다. 환자에게는 이러한 저혈당 효과에 대한 교육이 필요하며, 운전이나 기타 위험성이 높은 활동을 할 경우에 특별히 조심하도록 경고해야 한다. 혈당 감시의 빈도를 높이는 것이 권장되는데, 특히 저혈당의 과거력이 있는 경우에는 더욱 중요하다. 프람린타이드는 글루카곤의 분비를 억제하지만 저혈당에 의해 인체에서 유발되는 글루카곤 반응을 방해하지는 않는다. 이 약은 또한 LDL-콜레스테롤을 저하시키는 것으로 확인되었다.

이 약은 **위마비(gastroparesis)** 환자에서 사용 금기이며, alpha-glucosidase 억제제나 항콜린(anticholinergic) 약물처럼 위배출에 영향을 미치는 것으로 알려진 약물과는 병용 금기이다. 환자에게 투여되고 있는 약물과 잠재적인 약물 상호작용의 가능성은 없는지 확인해야 한다. 베타아드 레날린차단(beta-adrenergic blocking) 약물과 클로니딘(clonidine)은 저혈당의 증상을 가리는 효과가 있으며, ACE 억제제, MAO 억제제, 살리실산염(salicylate) 등은 혈당 저하의 위험을 더욱 높일 수 있다.

인크레틴 모방: 미메틱스: 엑세나타이드(*Byetta*)와 리라글루티드(*Victoza*)

Incretin Mimetics: Exenatide (*Byetta*) and Liraglutide (*Victoza*)

원천 및 작용 기전

Source and Mechanism of Action

인크레틴(incretin)은 십이지장에서 분비되는 펩티드호르몬이다. 혈장의 인슐린 농도는 경구 포도당 투여 이후가 정맥 포도당 투여 이후에 비해서 더 높은 것으로 알려졌다. 이러한 차이는 창자에서 식이성 포도당 농도에 반응하여 인크레틴이 인슐린 분비를 증가시키기 때문이다. 인크레틴은 포도당-의존적인데, 이는 포도당이 있는 경우에만 인슐린 분비가 자극을 받는다는 의미이다. 사람에서 2가지 주요 인크레틴 호르몬은 GIP (gastric inhibitory peptide)와 GLP-1 (glucagon-like peptide-1)이다. 2가지 인크레틴 모두 베타세포와 뇌, 십이지장, 콩팥, 간, 폐, 위 등에 위치한 G단백질 수용체와 결합한다. 두 호르몬 모두 인슐린 분비를 자극하며, GLP-1은 글루카곤 분비를 억제하고 위배출 시간도 지연시켜서 흡수가 더 오랜 시간 동안 진행되도록 한다. 이로 인해 고혈당의 최고치 도달을 피할 수 있다. 자연 상태의 인크레틴은 수 초 안에 펩티드 분해효소(그중 하나가 dipeptidyl peptidase-4)에 의해 대사된다.

연구에 의하면, 제2형 당뇨병 환자에서는 GLP-1의 분비가 더 낮으며, 베타세포는 GIP에 대한 반응성이 더 낮은 것으로 확인되었다. 인크레틴을 기반으로 한 새로운 약물 2개가 승인되어 제2형 당뇨병의 치료에 식사와 운동의 보조적인 용도로 사용되고 있다. 이들 약물은 엑세나타이드(*Byetta*)와 리라글루티드(*Victoza*)이다. 엑세나타이드(exenatide)는 미국독도마뱀(gilamonster lizard)의 타액에서 발견된 펩티드의 합성 유사체이며, 리라글루티드(liraglactide)는 GLP-1 펩티드에 아르기닌(arginine)과 지방산을 삽입한 재조합 DNA GLP-1 유사체이다. 이들 약물은 인크레틴 모방제라고 하는데, 자연 상태의 분자와 동일하진 않지만 포도당 농도가 높은 상태에서 GLP-1 수용체를 자극하여(GLP-1 작용제) 인크레틴과 동일한 효과를 나타낸다. 그 효과는 인슐린을 증가시키고 위배출을 지연시키며 글루카곤의 분비를 억제하는 것이다.

용량

Dosing

두 약물 모두 팔, 복부, 넓적다리 등에 피하로 투여할 수 있는 다중 투여 일회용 펜으로 사용 가능하다. 엑세나타이드는 하루 2회(BID)로 아침과 저녁 식사 1시간 전에 투여하고, 식사 후에 투여해선 안 된다. 치료는 5 mcg씩 피하로 하루 2회부터 시작한다. 혈당 감시 결과에 따라 1개월 후에 용량을 10 mcg씩 하루 2회로 올려서 혈당 조절을 달성하도록 한다. 이 약은 주로 콩팥의 여과와 단백질 분해로 인한 파괴로 배설된다. 유사체들은 작용 시간과 제거 방식에서 서로 다르다. 리라글루티드는 반감기가 13시간이라서 하루 1회 투여가 가능하다. 리라글루티드는 펩티드 분해효소(DPP-4는 아님)에 의해 분해되지만, 콩팥을 통한 배설과는 무관한 것으로 보인다. 분비 촉진제들의 동시 투여는 저혈당을 초래할 위험이 있으므로 가능한 한 줄여야 한다. 리라글루티드의 투여는 0.6 mg씩 피하로 하루 1회에서 시작하여 1주일 후 필요에 따라 1.2 또는 1.8 mg으로 증량한다.

유해 작용 및 금기사항

Adverse Effects and Contraindications

인슐린과 동시에 사용하는 것은 권장되지 않는다. 이들 약물의 유해 효과는 비슷해서, 구역, 설사, 구토, 두통, 어지럼 등이 있다. 엑세나타이드는 치명적인 괴사성 췌장염(necrotizing pancreatitis)을 포함한 급성 췌장염을 일으킬 수 있는 것으로 알려져 있다. 만일 구역, 통증, 혈청 리파아제(lipase)와 아밀라아제(amylase)의 상승 등으로 췌장염이 의심되면, 이 약물의 투여를 중단해야 한다.

금기사항

Contraindications

엑세나타이드와 리라글루티드는 인슐린을 대체할 수 없으며, 제1형 당뇨병 환자나 당뇨병성 케톤산증의 치료에 사용해선 안 된다. 리라글루티드는 동물실험에서 일부 암을 포함한 갑상샘의 종양을 유발하기 때문에 특별한 경고 사항이 적용된다. 갑상샘의 종양이 사람에서도 발생하는지는 밝혀지지 않았다. 그러나 속질갑상샘암(medullary thyroid cancer)의 병력이 있거나 두 곳 이상의 내분비샘에 종양이 발생하는 질환인 다발내분비샘종양 2형(multiple endocrine neoplasia type 2) 증후군이 있는 환자에게는 이 약물을 사용해선 안 된다.

LO 33.6

경구용 항당뇨병 약: 분비촉진제, 혈당강하제

ORAL ANTIDIABETIC DRUGS: SECRETAGOGUES, HYPOGLYCEMICS

임상 적응증

Clinical Indication

경구 항당뇨병 약은 식사와 운동만으로 또는 식사 및 운동과 함께 다른 항당뇨병 약을 사용해도 목표하는 혈당 조절을 달성하지 못하는 제2형 당뇨병 환자의 치료를 위해 승인되었다. 아래에 소개될 약물은 2가지 공통점을 가지고 있는데, 제2형 당뇨병의 관리에 사용된다는 점과 경구용 제제라는 점이다. 이들은 서로 다른 기전으로 작용하는 몇 가지 군으로 구성되는데, 각 약물군은 그에 반응하는 환자에게 단일 요법으로 사용될 수 있으며, 인슐린을 포함한 다른 항당뇨병 약과 함께 사용될 수도 있다. 이 약물은 인슐린 저항을 극복하는 데 특히 중요한 역할을 한다. 일부 약물은 인슐린의 분비를 초래하지만 이들 약물을 제1형 당뇨병의 치료와 특히 케톤산증의 치료에 사용하지는 않는다. 단일 요법으로 사용할 때 이 약물은 인슐린 사용에 비해서 주사로 인한 외상과 지방이상증 등의 합병증을 피할 수 있는 것이 장점이다. 이 약물은 혈당 조절을 유지하는 데에도 효과적이다. 분비촉진제[설포닐우레아(sulfonylurea)와 메글리티니드(meglitinide)와 메트포르민(metformin)은 HbA1c 수치를 2%까지 낮출 수 있으며, 인슐린 민감제(insulin sensitizer)는 HbA1c를 0.5~1% 정도 저하시킨다.

분비촉진제: 작용 기전

Secretagogues: Mechanism of Action

분비촉진제는 경구용 항당뇨병 약의 한 약물군으로 분비촉진제라는 명칭은 그 작용 기전과 혈당에 대한 영향을 의미하는 것이다. 이 약물군에 속하는 약은 설포닐우레아계와 비설포닐우레아(비설포닐우레아)계(메글리티니드계라고도 함)가 있다. 이 약물은 단독으로 또는 다른 항당뇨병 약과 병용으로 제2형 당뇨병의 치료에 활용되고 있다. '분비촉진제(secretagogue)'는 다른 물질의 분비를 초래하거나 유도하는 물질에 적용되는 명칭이다.

이들 항당뇨병 약은 인슐린의 방출을 초래한다. 이 약은 베타세포의 세포막에 존재하는 설포닐우레아 수용체에 결합한다[그림 33.4]. 이 수용체는 ATP와 ADP의 농도를 감지하여 그에 대한 반응으로 ATP-감수성 칼륨통로를 폐쇄한다. 칼륨이온의 이동이 차단되어 발생하는 세포의 탈분극으로 세포막을 통한 칼슘의 유입이 일어나며, 그로 인해 베타세포에서 인슐린의 방출이 초래된다. 분비된 인슐린으로 인해 혈당 농도가 낮아지게 된다. 이 약물은 인슐린과 유사한 작용은 가지고 있지 않다. 분비촉진제의 혈당강하 작용은 이자에서 방출되는 인슐린에 의한 것이다. 그러므로 분비 촉진제는 베타세포에서 인슐린이 생산되지 않는 제1형 당뇨병의 치료에는 사용할 수 없다

분비 촉진제의 특성

Secretagogue Characteristics

제1세대에 속하는 경구용 혈당강하제가 그 빈도는 낮지만 아직도 사용되고 있는데, 즉 클로르프로파미드(chlorpropamide), 톨라자마이드(tolazamide), 톨부타마이드(tolbutamide) 등이 있다(표 33.4 참조). 새로운 제2세대 경구 혈당 강하제로는 글리피지드(glipizide), 글리메피리드(glimepiride), 글리부라이드(glyburide) 등이 있다. 이 약물은 모두 이자에 동일한 작용을 나타내며 그 결과 공복 시의 혈장 포도당 농도를 감소시킨다. 하지만 약물마다 흡수와 대사가 다르므로 약효의 발현 시간 및 작용 지속 시간은

보건의료인을 위한 참고사항

경구피임제는 당뇨병 조절에 영향을 미칠 수 있다. 항당뇨병 치료를 받는 중에는 다른 종류의 피임 방법을 사용하도록 환자에게 권고해야 한다.

표 33.4

경구용 항당뇨병약물: 용량 및 작용시간

약물(상품명)*	최대 유효용량	1일 용량 범위	작용시작(시간)	작용기간(시간)
혈당강하제, 분비촉진제, 설포닐우레아(sulfonylurea)계				
Glimepiride (*Amaryl*)	8 mg	1~4 mg 매일	1	24
Glipizide (*Glucotrol Glucotrol-XL*)	40 mg	5~15 mg 매일	1~1.5	10~16
Glyburide (*DiaBeta*)	20 mg	1.25~20 mg 매일 (단일 또는 분할 용량)	2~4	24
Glyburide micronized (*Glynase*)	12 mg	0.75~12 mg 매일 (단일 또는 분할 용량)	1	12~24
Meglitinide계, nonsulfonylurea계				
레파글리니드 (*Prandin*)	16 mg	0.5~4 mg 하루 4회	30 min	4
Nateglinide (*Starlix*)	360 mg	60~120 mg 하루 3회	20 min	2
항고혈당제, 포도당흡수억제제(alpha-glucosidase 억제제)				
Acarbose (*Precose*)	100 mg	25~100 mg	신속	단기
Miglitol (*Glyset*)	100 mg	25~100 mg	신속	단기
항고혈당제, 포도당흡수억제제(alpha-glucosidase 억제제)				
Alogliptin (*Nesina*)	25 mg	6.25~25 mg 매일	2~3 hr	24
Lingaliptin (*Tradjenta*)	5 mg	5 mg 매일	1.5 hr	24
Saxagliptin (*Onglyza*)	5 mg	2.5 또는 5 mg 매일	1	24
Sitagliptin (*Januvia*)	100 mg	100 mg 매일	2~3 hr	9~24
Biguanide계				
Metformin (*Glucophage, Fortamet*)	2500 mg	500~850 mg 하루 3회	–	2~4
Metformin (*Glucophage XR*)	2000 mg	1500~2000 mg	–	2~4
인슐린 민감제(thiazolidinedione계)				
Canaglifozin (*Invokana*)	300 mg	100~300 mg 매일	–	24
Dapaglifozin (*Farxiga*)	10 mg	5 mg 매일	1.5~2	24
Empaglifozin (*Jardiance*)	25 mg	10, 25 mg 매일	1.5	24
Ertugliflozin (*Steglatro*)	15 mg	5, 15 mg 매일	1	24
복합 제제*				
Canaglifozin/Metformin (*Invokamet*)	300/2000 mg BID	50/500, 150/1000 mg 하루 2회	1~2	24

(*계속*)

표 33.4 **(계속)**

약물(상품명)*	최대 유효용량	1일 용량 범위	작용시작(시간)	작용기간(시간)
Glipizide/Metformin (*Metaglip*)	20/2000 mg	2.5/500 mg 매일, 하루 2회	–	12~24
Lingaliptin/Metformin (*Jentadueto*)	2.5/1000 mg BID	2.5/500, 2.5/850, 2.5/1000 mg 하루 2회	–	12~24
Pioglitazone/Metformin (*Actoplus Met*)	45/2550 mg	15/500 mg 또는 15/850 mg 매일	–	12~24
Pioglitazone/Glimepiride (*Duetact*)	45/8 mg	30/2mg 또는 30/4 mg 매일	–	
Sitagliptin/Metformin (*Janumet*)	100/2000 mg	50/500 하루 2회	–	12~24

*포괄적인 상품목록이 아님 **단일 용량 또는 분할 용량*

약물에 따라 다양하게 나타난다. 약효 발현의 지연은 약물이 창자에서 흡수되어 이자로 운반되어야 하기 때문이다.

톨라자마이드(tolazamide)를 제외하면 경구혈당강하제는 창자에서 비교적 빠르게 흡수된다. 이자에서 인슐린의 방출을 일으키는 데 시간이 필요하므로 작용 시작 시간은 1~4시간 범위에서 가변적이다. 간에서의 대사로 톨부타마이드는 신속하게 불활성화되므로 이 약은 상대적으로 단기 작용(short-acting) 약물이다. 글라부라이드와 글리피지드는 간에서 더 느리게 불활성 대사물로 대사된다. 톨라자마이드와 아세토헥사마이드(acetohexamide)는 혈당 강하 작용이 있는 활성 대사물로 대사되므로, 유효 작용 시간이 훨씬 더 길다(24시간). 한편 클로르프로파미드는 전혀 대사되지 않으므로, 콩팥에서 배설될 때까지 계속 인슐린의 방출을 자극한다. 그 결과 클로르프로파미드의 작용은 최대 60시간까지 지속될 수 있다. 클로르프로파미드의 제거는 소변의 산도(pH)에 영향을 받는다. 소변을 알칼리화하면(pH 6 이상) 클로르프로파미드의 배설이 촉진된다.

비설포닐우레아(nonsulfonylurea)계 약물은 레파글리니드(*Prandin*)와 네이트글리니드(*Starlix*)로 대표된다. 작용 기전은 설포닐우레아계와 마찬가지로 인슐린의 분비를 자극하는 것이지만, 그 효과는 베타세포의 자극이 단축되어 더 신속하게 나타난다. 이 약물은 설포닐우레아계보다 더 빨리 흡수된다. 작용 시작은 20~30분이며, 인슐린 농도는 투약 후 60분 이내에 최고치에 도달하여 다음번 식사 이전에 약물 투여 전의 수준으로 돌아간다. 이러한 이유로 이 약물은 매끼 식사 전 1~30분에 투여해야 한다(투약 용량과 빈도는 환자의 혈당저하 요구에 따라 결정). 이 약물은 식후 혈당(postprandial glucose)을 저하시키지만 하루 3회(TID) 투약은 환자에게 다소 불편한 면이 있다.

유해 작용

Adverse Effects

저혈당은 경구 혈당 강하제의 가장 흔한 부작용이다. 저혈당은 노인, 쇠약한 환자, 영양실조 환자에서 더 심하게 나타날 수 있다. 약물 간에 약효의 시작 및 작용 시간의 차이가 있기 때문에, 식사 시간을 엄격히 지키지 못하거나 균형 잡힌 식사를 하지 못하면 저혈당에 빠지기 쉽다. 일반적인 치료는 가능한 한 빨리 탄수화물을 투여하는 것이다. 이후에는 용량과 식사 방식의 조절이 필요할 수 있다. 작용 시간이 연장되는 클로르프로파미드를 사용한 환자에서 저혈당이 나타난 경우, 환자를 며칠(3~5일) 동안 면밀하게 관찰해야 한다. 저혈당이 심한 경우에는 입원이 필요할 수도 있다. 입원 이 필요한 상황에서는 적절한 혈당 농도를 위해 덱스트로스(dextrose)를 정맥 주입으로 투여할 수도 있다.

저혈당이 없을 경우 분비 촉진제는 가끔 위장관(GI) 자극, 구역, 설사, 쇠약, 피로, 어지럼, 체중 증가 등을 초래할 수 있다. 알려진 과민반응으로는 광감수성(photosensitivity), 발진, 황달과 함께 혈중요소 질소(BUN), 크레아티닌(creatinine), AST, LDH, 알칼리인산 분해효소 등의 경도 및 중등도 상승이 있다. 교차 내성은 없기 때문에, 대개 이러한 반응을 피하기 위해서는 다른 분비 촉진제로 바꾸면 된다. 분비 촉진제로 치료받는 일부 환자에서는 용혈성 빈혈, 백혈구 감소증, 혈소판 감소증, 재생불량성 빈혈 등이 발생한 것으로 알려졌다. 백혈구 감소증, 혈소판 감소증, 가벼운 빈혈은 약물을 중단하면 정상으로 회복된다. 경구 혈당 강하제에 대해서는 식사요법 단독이나 식사와 인슐린 병행 요법에 비해서 심혈관계 사망률 증가와의 연관성이 보고되었다.

금기사항 및 특수 고려사항

Contraindications and Special Considerations

경구 혈당 강하제는 분비 촉진제에 대한 과민성이 알려진 경우, 제1형 당뇨병, 발열, 케톤산증, 혼수 등의 합병증이 발생한 당뇨병에서는 사용이 금지된다. 분비 촉진제는 중등도 이상의 심한 간 또는 콩팥질환을 가진 경우에는 권장되지 않는다. 간과 콩팥의 기능이 손상되면 이 약물과 그 대사물의 혈액으로부터의 제거가 감소된다. 가벼운 간 또는 콩팥질환 환자에서는 비설포닐우레아계 약물을 주의 깊게 관찰하면서 조심하며 사용할 수 있다.

당뇨병 환자는 가끔 발열, 동반질환 또는 혈당 조절을 유지하기 어렵게 만드는 요인에 의한 생리적 스트레스나 외상을 경험하게 된다. 그러한 경우 안정적인 혈당 조절을 위해 인슐린을 추가하거나 인슐린으로 대치할 수도 있다. 임신 중에는 분비 촉진제보다는 인슐린이 권장된다. 인슐린은 또한 수술 과정 이전과 도중에 분비 촉진제 대신 사용될 수 있다. 수술로 인한 스트레스는 혈당 농도의 빈번한 변동을 초래하는데, 인슐린은 그 농도를 조절하기가 훨씬 더 수월하다. 분비 촉진제는 소화성 궤양이나 케톤증을 가진 환자에는 절대 사용해선 안 된다.

환자에게 투약하는 경구혈당강하제의 종류를 바꿀 때에는 용량 조정을 위한 이행 기간이 대개는 필요하지 않다. 그러나 클로르프로파미드를 사용하는 경우에는, 그 작용 시간의 연장으로 인해 대치한 약물의 저혈당 효과가 더욱 강화될 수도 있다. 클로르프로파미드에서 다른 약으로 전환할 경우에는 환자를 면밀하게 관찰해야 한다. 인슐린에서 경구용 분비 촉진제로 전환할 경우에는 소변의 포도당과 케톤을 손쉽게 측정하여 혈당의 변동을 감시할 수 있다.

보건의료인을 위한 참고사항

노인 환자는 경구혈당강하제의 약효에 특히 잘 반응한다. 그러므로 노인에서는 초기 용량을 성인 권장 용량의 절반 정도로 낮추는 것이 바람직하다.

약물 상호작용

Drug Interactions

경구혈당강하제는 혈장 단백질에 결합하며 간에서 대사된다. 그러므로 이 약물은 몇 가지 약물 상호작용에 관여하고 있다. 간 효소를 억제하는 약물, 단백질 결합 부위에서 설포닐우레아를 밀어내는 약물, 포도당 대사를 억제하는 약물 등은 설포닐우레아계 약물의 저혈당 작용을 강화할 수 있다. 레파글리니드는 겜피브로질(gemfibrozil)과 이트라코나졸(itraconazole)을 사용하고 있는 환자에 투여할 경우, 지속적인 혈당의 저하가 일어날 수 있으므로 사용해선 안 된다. 그 이유는 레파글리니드의 대사가 억제되기 때문이다. [표 33.5]에는 경구혈당강하제와 상호작용을 일으킬 수 있는 것으로 알려진 특정 약물을 정리하였다. 알코올은 혈액에 아세트산(acetic acid)의 축적을 일으켜, 그로 인한 디설피람(disulfiram) 반응을 유발할 수 있다.

경구 혈당 강하제는 간의 미세소체 계통(microsomal system)을 자극하여 심장 글리코시드(cardiac glycoside) 치료를 동시에 받고 있는 환자에서 순환혈액 중의 디기톡신(digitoxin) 농도를 감소시킬 수 있다. 리팜핀(rifampin)은 클로르프로파미드와 톨부타마이드의 대사를 촉진하는 것으로 알려졌으며, 그로 인해 이들의 저혈당 작용을 감소시킨다.

LO 33.7

기타 경구용 항고혈당 약물

OTHER ORAL ANTIHYPERGLYCEMIC DRUGS

약물군

Classes of Drugs

이 항당뇨병 약물에는 그 작용 기전이 인슐린이나 경구용 혈당강하 분비 촉진제와는 다른 5종류의 약물군이 포함된다. 이 약물은 모두 혈당강하 작용은 가지고 있지 않으며, 비당뇨병 환자에서 혈당 농도를 줄이거나 인슐린 방출에 영향을 미치지 않는다. 한 약물군은 식사 중의 포도당 흡수에 영향을 미쳐 낮은 혈당 농도를 유지하도록 한다. 다른 약물군은 간으로부터의 포도당 배출을 줄이며, 또 다른 약물군은 지방, 뼈대근육, 간에 직접 작용하여 인슐린의 표적 조직에 대한 작용을 강화하고 포도당의 이용을 향상한다. 4번째 약물군은 인크레틴(GLP-1)을 대사하는 효소를 억제하여 인크레틴의 인슐린 분비 유도 작용을 지속시킨다. 미국 FDA에 의해 승인된 가장 최신의 약물을 포함하는 약물군의 작용은 콩팥 내의 포도당 운반을 억제하는 것이다. 이 약

표 33.5

경구용 항당뇨병약물의 약물 상호작용	
경구혈당강하제의 작용을 강화시키는 약물	**상호작용 이유**
아드레날린신경차단제, 인슐린, MAO억제제, ranitidine, salicylate계, 교감신경차단제	포도당 대사 또는 이용 억제
알코올, warfarin, cimetidine, chloramphenicol, MAO 억제제, itraconazole	P450 (CYP31A) 간효소 억제, 설포닐우레아(sulfonylurea), repaglinide 대사 억제
Ethacrynic acid, probenecid, sulfonamide 항생제	설포닐우레아계 약물을 혈장 단백질결합부위로부터 치환
경구혈당강하제의 작용을 강화시키는 약물	**상호작용 이유**
베타-차단제, 칼슘통로차단제, 호르몬(에스트로겐, 글루카곤, 성장호르몬, 프로게스토겐, 갑상샘호르몬), isoniazid, 스테로이드, 교감신경작용제	탄수화물 대사의 변경으로 혈당농도 상승으로 혈당조절 상실
알코올(만성), phenothiazine계, phenobarbital, phenytoin, rifampin	간 대사 증가로 혈당강하제의 혈중 농도 저하
탄수화물 흡수억제제에 길항하는 약물	**상호작용 이유**
소화효소: amylase, pancreatin, charcoal	Miglitol과 acarbose의 효과 저하

물이 작용하는 부위는 [그림 33.10]에 제시되었다.

임상 적응증
Clinical Indications

이 항당뇨병 약물은 모두 식사 조절과 분비 촉진제 또는 인슐린 등과 함께 제2형 당뇨병을 관리하는 목적으로 사용된다.

포도당흡수억제제
Glucose Absorption Inhibitors (Alpha-Glucosidase Inhibitors)

미그리톨(*Glyset*)과 아카보즈(*Precose*)는 식사 중의 탄수화물 소화를 방해하는 작용을 한다. 소화관에 들어 온 소당류(oligosaccharide)와 이당류(disaccharide)는 2가지 효소, 즉 글리코사이드 하이드로레이즈(glycoside hydrolase)와 알파-아밀라제(alpha-amylase)에 의해 포도당으로 분해된다. 작은창자의 내막에서 미그리톨과 아카보즈(acarbose)는 글리코사이드 하이드로레이즈를 억제하여 포도당의 흡수를 지연시킨다. 아카보즈는 그 자체가 소당류이며, 알파-아밀라제를 가역적으로 억제한다[그림 33.10]. 그 결과 포도당의 흡수가 지연되어 식사 이후의 식후 혈당 농도가 곧바로 최고치에 도달하는 것을 막는다. 이로 인해 식후 고혈당 현상이 사라진다. 이러한 작용 기전은 경구 혈당강하제와 인슐린의 작용에 부가적인 것이다.

이 약물은 매끼 식사와 함께, 즉 하루 3번 복용하므로 탄수화물 대사에 영향을 줄 수 있다. 아카보즈는 창자 안에서 효소와 세균에 의해 대사된다. 미그리톨(miglitol)은 체내로 흡수되어 대사 없이 콩팥으로 배설된다. 아카보즈는 간 효소에 영향을 미칠 수 있지만, 미그리톨은 간 기능 장애의 경우에도 사용할 수 있다. 두 약 모두 용량은 25 mg에서 시작하여, 25~100 mg의 범위에서 하루 3회(TID) 복용한다. 4~8주 간격으로 식사 후 1시간에 혈당을 측정하여 약물의 효과를 확인한 후 용량을 조정한다.

유해 작용
Adverse Effects

주요 유해 효과르는 소화관의 공기참(flatulence), 설사, 복통 등이 있는데, 약물을 계속 사용하면 가라앉는다. 과량 투여의 경우에도 소화관 증상만 나타난다. 당화혈색소(glycosylated hemoglobin)나(미그리톨의 경우) 혈청 트랜스아미나제(transaminase)(아카보즈의 경우)를 정기적으로 점검해야 할 수도 있는데, 이 약물의 신약 개발 과정의 임상시험에 참여한 소수의 환자에서 그러한 변화가 보고되었기 때문이다.

이 약물은 단독으로 사용할 때는 저혈당을 초래하지 않지만 분비 촉진제나 인슐린과 함께 사용할 경우에는 저혈당이 나타날 수 있다. 저혈당이 발생한 경우에는 환자에게 설탕(sucrose)이 아닌 포도당을 투여해야 하는데, 알파 글루코스분해효소(alpha-glucosidase) 억제제가 설탕(su-

그림 33.10 항당뇨병약물의 작용 부위

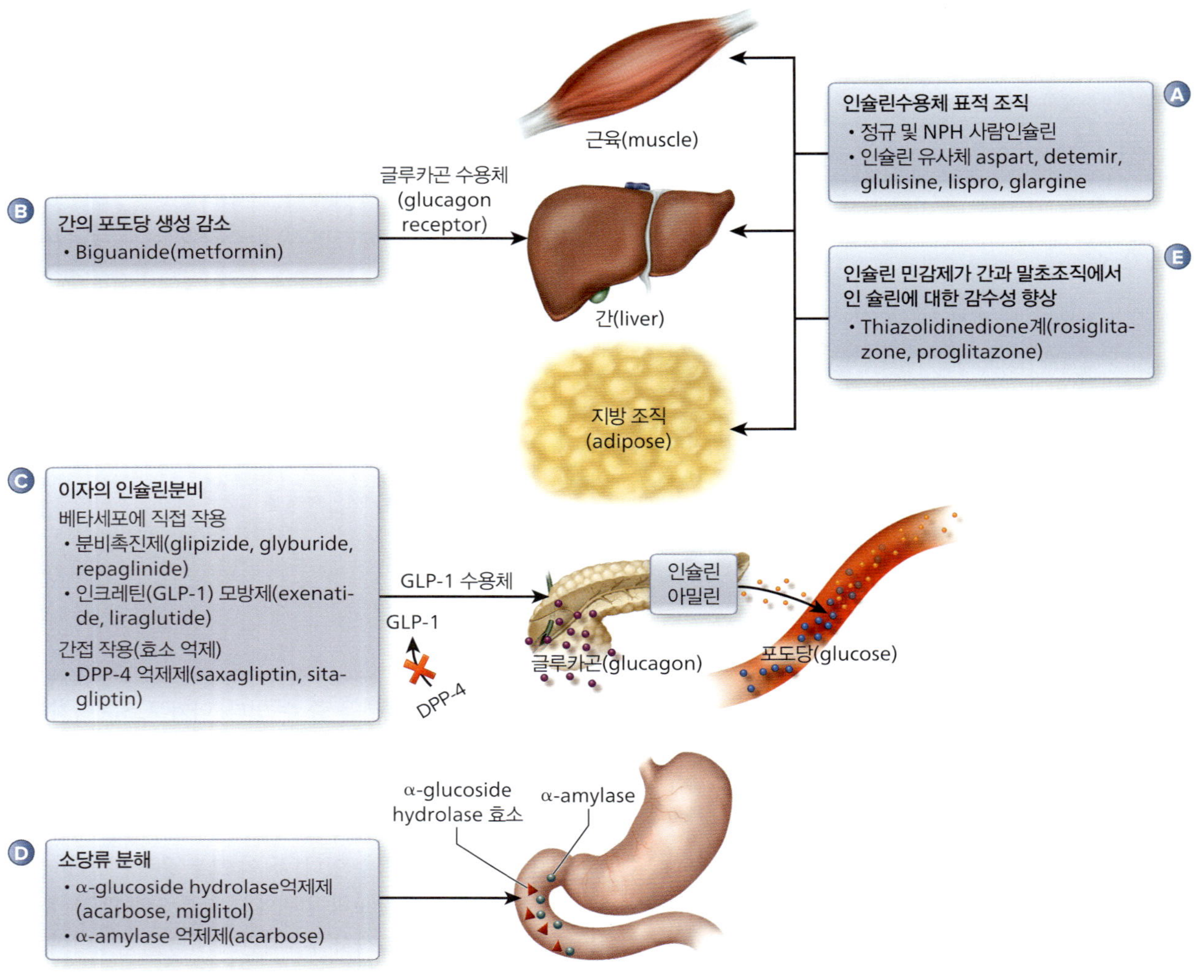

(A) 인슐린수용체에 직접(인슐린과 인슐린 유사체) (B) 간의 포도당 생성(비구아니드계) (C) 이자 베타세포에서 인슐린분비, 직접(아밀린유사체, 분비촉진제, 인크레틴모방제) 또는 간접(DPP-4 억제제) (D) 포도당흡수억제제(α-glucoside hydrolase 및 α-amylase 억제제) (E) 인슐린 민감제(thiazolidinedione계)

crose)의 대사를 방해하기 때문이다.

사용 금기로는 당뇨병케톤산증, 염증창자질환(inflammatory bowel disease), 흡수장애와 약물에 대한 과민성 또는 간경화증(아카보즈의 경우)과 연관된 질병 등이 있다.

약물 상호작용
Drug Interactions

아카보즈와 미그리톨은 위장관의 소화작용에 영향을 미치는 약물과 제한적인 상호작용을 한다. 아밀라제(amylase), 판크레아틴(pancreatin) 등의 소화 효소나 숯(charcoal)을 동시에 복용할 경우에는 이 약물의 창자 내 탄수화물에 대한 작용 능력을 제한하게 되어 약물의 효능이 낮아지게 된다.

비구아니드계
Biguanides

항고혈당 약물 중에는 포도당의 혈중 농도가 너무 빠르거나 너무 높게 상승하는 것을 억제하지만, 혈당을 반드시 낮추 지는 않는 약물이 있다. 메트포르민(*Glucophage*)은 화학적으로 비구아니드(biguanide)에 속하는 약물로, 간의 포도당 생성과 창자의 포도당 흡수를 줄여서 식후 혈당 농도를 저하시킨다. 이 약물은 또한 다른 조직의 포도당 이용을 향상하는 것으로 보인다. 전체적으로 식후 혈당의 상승폭은 줄어들고 조직으로의 분포는 더욱 순조롭게 된다. 분비 촉진제와는 달리, 메트포르민(metformin)은 비당뇨병 환자의 혈당 농도를 낮추지는 못하므로 혈당 강하제는 아니다. 이 약은 인슐린 분비에 대한 직접적인 영향은 없다.

통상적인 용량은 500 mg을 하루 2회(BID) 복용하는 것이며, 1일 최대 용량은 2,500 mg이다. 메트포르민은 위장관에서 흡수되어 변화되지 않은 상태로 콩팥으로 배설된다. 나이와 관련된 콩팥 기능의 저하가 있는 노인 환자에서는 메트포르민 혈장 청소율의 감소가 나타난다. 노인 환자에서는 혈장 농도가 더 높아질 수 있으므로, 최대 용량까지 사용하는 것은 바람직하지 않다. 메트포르민은 다른 항당뇨병 약물과는 상호 보완적인 방식으로 작용한다. 이 약물은 혈당 조절 향상을 위해 글라부라이드(*Glucovance*), 레파글리니드(*PrandiMet*), 피오글리타존(*Actoplus Met*), 로지글리타존(*Avandamet*), 시타글립틴(*Janumet*) 등과 함께 고정용량 복합제로 사용할 수 있다. 메트포르민 때문에, 이 복합제의 사용설명서에는 경고 사항이 기재되어 있다(다음 유해 작용 참조).

유해 작용
Adverse Effects

설사, 구역, 구토, 공기참 등의 위장관 효과는 대개 견딜만 하며, 약물을 계속 사용하면서 소멸된다. 때때로 용량을 감축하면 유해 작용이 개선되기도 한다. 비록 드물지만 생명을 위협할 수도 있으므로 설명문에 경고 사항으로 기재되는 유해 작용이 있는데, 바로 젖산산증(lactic acidosis)이다. 젖산이 혈액에 축적되어 산도(pH)를 낮추는데, 그로 인해 전해질 불균형(electrolyte imbalance)이 초래된다. 이러한 상황은 호흡과 순환의 장애로 이어질 수 있다. 환자는 케톤산증의 징후 없이 젖산산증의 징후만을 보일 수 있다. 피로, 근육통, 호흡 곤란이나 복부 불쾌감 등의 증상이 종종 나타나는데, 이 경우 즉시 의사에게 알려야 한다. 대개 치료 초기에 나타나는 위장관 증상은 시간이 지나면서 완화되고 투여 용량도 안정적이기 때문에 나중에 발생하는 위장관 통증은 모두 잠재적으로 대사불균형에 의한 것으로 간주해야 한다. 젖산산증은 그 치료와 관찰을 위해 환자의 입원이 필요한 응급 상황이다. 신속한 혈액투석으로 메트포르민을 혈액에서 제거하고 대사적 위기로부터의 회복을 앞당길 수 있다. 젖산산증의 위험은 콩팥 또는 간의 기능장애가 있거나 나이가 많은 경우 더 커질 수 있다.

금기사항
Contraindications

메트포르민은 당뇨병 케톤산증을 포함하는 대사산증, 콩팥 질환, 비정상적인 크레아티닌(creatinine) 청소율 등의 경우에 사용 금기이다. 방사선 검사에 사용되는 요오드 조영제는 급성 신부전을 초래할 수 있기 때문에 조영제를 사용하는 방사선 검사 전후로 적어도 48시간 이내에는 메트포르민의 사용을 중단해야 젖산산증 발생의 위험을 막을 수 있다.

알코올은 메트포르민의 젖산 대사에 대한 작용을 강화시킬 수 있다. 따라서 메트포르민 투여 중에는 알코올의 지나친 섭취를 피하도록 환자에게 주의시킬 필요가 있다.

인슐린 민감제: 티아졸리디네디온
Insulin Sensitizers: Thiazolidinedione

항당뇨병 약의 새로운 약물군 중에는 "인슐린 민감제(insulin sensitizer)"가 있다. 피오글리타존(*Actos*)과 로지글리타존(*Avandia*)은 말초세포의 인슐린에 대한 반응을 향상하고 포도당이 좀 더 효율적으로 이용되도록 한다. 이들은 인슐린 분비를 자극하지는 않지만 지방, 뼈대근육, 간 등의 조직 세포 안에 있는 인슐린의 활성을 조절하는 수용체(핵수용체)를 활성화시켜서 이들 세포의 인슐린 저항을 낮추고 인슐린에 대한 민감도(sensitivity)를 향상한다. 이 2가지 작용에 의해 포도당이 표적 세포 안으로 들어가면서 순환혈액에서는 제거되게 된다. 이러한 포도당 분포의 변화가 일어나려면 인슐린의 존재가 필요하다. 그러므로 이 약은 인슐린 생산이 결핍된 제2형 당뇨병의 치료에 그 사용이 권장된다. 그러나 인슐린을 투여 중인 제1형 당뇨병 환자에 사용할 경우에는 인슐린 민감도의 증가로 인해 저혈당의 조건이 만들어질 수도 있다.

이 약은 경구 투여 후 신속하게 흡수되며 대부분의 약물이 변화되지 않은 채 대변으로 배설된다. 따라서 콩팥 기능의 손상이 약물의 혈중 농도에 영향을 주지 않는다. 약물의 유해 작용에는 설사와 구역이 포함된다.

유해 작용
Adverse Effects

트로글리타존(troglitazone)이 첫 번째로 사용된 약물이지만 이 약을 사용하는 환자에서 간 기능 상실과 사망 사례 보고가 늘어나면서 그 안전성에 대한 우려가 제기되어 시장에서 퇴출되었다. 이 약물군의 다른 두 약물은 아직 당뇨병 치료에 사용되고 있다. 이 약물을 울혈심부전(congestive heart failure) 환자에게 사용하는 것에 대해서는 특별한 주의가 필요하다는 경고가 있다. 이 약물군의 공통적인 유해 작용으로는 체액저류(fluid retention)와 체중 증가 등이 있다. 체액저류(부종)는 심부전의 상황을 더 악화시킬 수 있으므로 울혈심부전이 있는 환자에서는 이 약이 일차 선택약이 될 수 없다. 로지글리타존(rosiglitazone)은 협심증,

심근경색증 등의 심장근육 허혈 사례(ischemic event)와 심장혈관 계통 원인에 의한 사망 위험을 증가시킨다. 미국 FDA는 다른 약물로 혈당 농도가 조절되지 않는 제2형 당뇨병 환자에만 이 약을 사용하도록 제한하고 있다. 다른 유해 작용으로는 두통, 피로, 설사 등이 있다. 피오글리타존과 로지글리타존의 경우 혈청 간 효소의 가역적인 상승이 보고되었는데, 이 때문에 이 약물군으로 치료를 시작하기 전에는 혈청 효소 수치 측정과 같은 간 기능의 사전 평가가 반드시 시행되어야 한다는 권장 사항이 생겨났다. 정기적으로 환자의 효소 수치를 감시해서, 치료 중에 간 손상이 발생하지 않았다는 것을 확인해야 한다. 만일 ALT 수치가 반복 검사에서 정상 범위 최고치의 3배 이상으로 계속 나타나면, 로지글리타존의 투약을 중단해야 한다.

디펩티딜펩티드 펩티다아제-4(DPP-4) 억제제

Dipeptidyl Peptidase-4 (DPP-4) Inhibitors

창자 호르몬(gut hormone)의 하나인 GLP-1은 베타세포로부터 인슐린의 분비를 일으키며, dipeptidyl peptidase-4(DPP-4)에 의해 신속하게 대사된다. 이 과정에는 또 다른 종류의 항당뇨병 약물이 작용해서 인슐린 분비에 영향을 미칠 수 있다. 경구 투여가 가능한 이 약물군에는 알로글립틴(*Nesina*), 리나글립틴(*Tradjenta*), 삭사글립틴(saxagliptin) (*Onglyza*), 시타글립틴(*Januvia*) 등이 포함된다. 이 약은 창자에서 DPP-4를 억제하여, 자연 상태의 GLP-1이 인슐린 분비를 자극하고 글루카곤 분비를 감소시키는 시간을 연장한다. 이 약은 제2형 당뇨병의 치료에 단독으로 또는 메트포르민이나 티아졸리디네디온(thiazolidinedione)계 약물과 함께 사용하도록 승인되었다. 삭사글립틴이 시타글립틴(sitagliptin)보다 효능이 더 크다. 삭사글립틴의 경구 권장 용량은 2 또는 5 mg/일이며, 시타글립틴은 100 mg/일이다. 삭사글립틴은 간 효소인 CYP34A에 의해 DDP-4를 여전히 억제할 수 있는 활성 대사물로 대사된다[알로글립틴(alogliptin)과 리나글립틴(linagliptin)의 용량은 표 33.4 참조]. CY-P34A를 유도하거나 억제하는 약물을 동시에 투여하는 경우에는 이 약들의 혈중 농도에 영향을 미칠 수 있다. 시타글립틴은 소변으로 배설되기 전에 별도 대사 과정을 거치지 않는다. 콩팥질환이 있는 환자에서는 용량의 조절이 권장된다. 유해 작용으로는 코인두염(nasophayngitis), 상기도 감염, 두통 등이 있다.

나트륨-포도당공동운반체2(SGLT-2) 억제제

Sodium-Glucose Cotransporter 2 (SGLT2) Inhibitors

가장 최근에 당뇨병에 사용하도록 승인된 항당뇨병 약물 중 3개는 새로운 약물군에 속한다. 다른 종류의 항당뇨병 약물과는 달리 이 약은 독특한 작용 부위, 즉 콩팥에 작용하며 포도당 재흡수의 억제라는 독특한 작용 기전을 가지고 있다. 2종류의 포도당운반체(glucose transporter), 즉 SGLT-1과 SGLT-2가 체내의 포도당 전달의 대부분을 담당하고 있다. 포도당은 정상적으로 혈액에서 사구체(토리, glomerulus)를 통해 소변으로 자유롭게 여과된다. 사구체쪽 곱슬세관(proximal convoluted tubule)에서는 나트륨-포도당공동운반체 2(sodium-glucose cotransporter 2, SGLT-2)로 알려진 특정한 운반단백질을 통해 여과된 포도당의 100%가 재흡수된다. 당뇨병에서는 여과되는 포도당이 더욱 많아서, 이 운반단백질이 모든 포도당을 재흡수하는 능력을 초과하게 된다. 이로 인해 초래되는 당뇨(glycosuria)에 의해 삼투성 이뇨(osmotic diuresis), 다뇨(polyuria), 탈수 등이 발생한다. SGLT-2를 억제하는 약물은 포도당이 소변에 잔류하도록 만드는데 이 작용으로 콩팥의 포도당 재흡수가 효과적으로 억제되어 포도당의 혈중 농도를 낮추게 된다(콩팥 세관 계통에 대해서는 19장 참조).

4개의 SGLT-2 억제제가 제2형 당뇨병 치료에 사용되고 있다. 이 중 3개는 개별 약물의 단일 용량(single-dose) 제제로, 카나글리플로진(*Invokana*), 다파글리플로진(*Farxiga*), 엠파글리플로진(*Jardience*) 등이며, 다른 하나는 카나글리플로진(canagliflozin)과 메트포르민의 고정 용량(fixed-dose) 복합제(invokamet)이다. 이 약물군의 최초 물질인 플로리진(phlorizin)은 1800년대 초반에 사과나무 껍질로부터 추출되었다. 플로리진이 SGLT-2와 SGLT-1을 억제하여 당뇨를 초래한다는 것이 알려지면서, 경구 투여 후 더 잘 흡수되는 다른 약물의 개발이 진행되었다. 최근에 와서야 동일한 작용 기전으로 당뇨를 유발하는 합성 약물을 당뇨병의 임상적인 관리에 사용할 수 있게 되었다(20장 참조).

이 약은 콩팥의 재흡수 운반단백질인 SGLT-2에 높은 선택성을 보이며 콩팥과 창자의 포도당 운반에 관여하는 다른 SGLT-1 계통에는 영향을 미치지 않는다. SGLT-2 억제제는 성인 제2형 당뇨병 환자의 혈당 조절을 유지하기 위해 식사와 운동과 함께 보조적으로 사용하도록 승인되었다. 경구로 사용되는 이 약은 모두 식사와 함께 또는 별도로 하루에 한 번 복용한다. 경구 투여 후 신속하게 흡수되어 1.5~2시간 이내에 혈중 농도의 최고치에 도달한다. 용량 강도(효능)는 [표 33.4]와 같이 약물마다 다르지만 소변과 대변으로 배설되기 전에 모두 효과적으로 혈당을 저하시킨다. 이 약은 단독 또는 인슐린이나 다른 경구혈당강하제와 함께 고혈당을 통제하는 전체적인 치료법 중의 하나로 간주될 수 있다. 병용 요법을 시행할 경우 혈당의 저하가 상승적으로 나타날 수 있으므로 다른 항당뇨병 약물의 용량 감축이 필요해질 수 있다. 포도당의 배설이 증가하여 혈당 조절을 감시하기 위한 소변검사가 양성으로 나타나므로 혈당을 감시하기 위해서는 다른 방법들을 사용할 필요가 있다.

가장 흔하게 보고되는 유해 작용은 요로(urinary tract) 감염과 생식기의 효모(yeast) 감염이다. 포도당과 함께 체액과 염류의 배설이 증가하여 탈수가 초래되면 저혈압과 어지럼 또는 현기증 증상으로 이어질 수 있다. 콩팥 기능의 손상이 있거나 나이가 많은 환자는 저혈압의 발생 가능성이 더욱 커진다. 이 약물군의 약은 모두 제1형 당뇨병, 케톤산증이 있는 경우, 또는 중증의 콩팥질환이 있는 경우 등에는 사용이 금지된다.

혈압을 낮추기 위해 사용되는 약물인 ACE 억제제, 안지오텐신 II 수용체 길항제, 이뇨제 등은 SGLT-2 억제제와 병용했을 때 저혈압의 발생을 촉진할 수 있다. 디곡신(digoxin)과 동시에 사용할 경우에는 디곡신의 유해 작용을 증가시킬 수 있다. 리팜핀(rifampin), 리토나비르(ritonavir), 페니토인(phenytoin) 등은 이 약물의 효소에 의한 대사를 유도하므로, SGLT-2 억제제의 투여 용량을 조정할 필요가 있다.

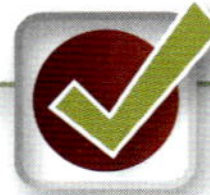

환자 안전과 교육

이 약은 투약 일정뿐 아니라 식사 조절에 있어서도 치료 지침에 대한 환자의 순응이 필요한 또 다른 약물군에 속한다. 투약의 시점 결정이 혈당의 큰 변화와 환자에게 땀남, 지남력 장애(disorientation), 창백(pallor), 즉시 피로(immediate fatigue), 의식상실 등의 증상이 나타나는 저혈당 상태를 회피하는 데 매우 중요하다. 당뇨병 환자가 정해진 치료 계획을 꾸준히 준수하도록 하기 위해서는 많은 격려와 지원이 필요하다. 또한 환자가 궁금한 사항에 대해서는 언제든지 쉽고 편안하게 의사나 다른 보건 의료 인력에게 문의할 수 있는 여건을 조성하는 것이 중요하다. 당뇨병 환자를 치료하는 의사는 일반 주치의로부터 내분비 전문의, 당뇨병 전문의 등으로 다양하다. 노인 환자의 경우 담당 의사를 바꾸는 것이 흔하지 않은데, 이는 의사가 제시한 지침을 준수하지 못한 것에 대한 죄책감과 의사를 바꿀 경우 충분한 관심과 배려를 받지 못할 것이라는 인식 때문이다. 그러므로 당뇨병 환자의 성공적인 치료를 위해서는 투약 일정이나 생활 습관에 대한 명확한 지침을 반복적으로 세심하게 전달할 필요가 있다.

환자가 약품이나 기구의 제품 설명서를 잘 읽어 보도록 권유하고, 정기적인 혈당 감시와 HbA1c 측정의 필요성에 대해서도 강조해야 한다. 혈당 조절의 평가에 사용되는 이 검사의 목표치에 대해 상세히 설명하고 병원을 방문할 때마다 재확인해야 한다.

사고 또는 당뇨병 합병증이 발생한 경우

환자는 자신의 의학적 상황을 기술하고, 현재 어떤 항당뇨병 약물을 사용하고 있는지 확인할 수 있는 적절한 자료를 소지해야 한다. 보건 의료 전문가가 문제의 원인과 범위를 파악할 수 있도록, 가능하면 투약 시점에 대한 정보도 기재해야 한다. 특히 환자가 메트포르민을 복용하고 있다면, 젖산산증이 나타날 수 있기 때문에 이러한 정보가 더욱 중요하다.

환자에게는 그들을 진단하거나 치료하는 모든 의사에게 그들이 사용하고 있는 약물에 관한 정보를 모두 공개하도록 권고해야 한다.

혈당과 소변의 케톤을 정기적으로 감시하여 그 결과를 토대로 환자의 인슐린 용량을 가장 낮은 유효용량으로 유지해야 한다.

병용 요법을 시행하고 있는 경우에는, 환자의 가족에게 저혈당의 발생 위험을 알려서 덱스트로스 또는 경구용 포도당을 곧바로 사용할 수 있게 준비해야 한다(예를 들어, 승용차나 핸드백 또는 직장에 비치). 불안, 안절부절, 냉습피부(clammy skin) 등이 종종 환자가 저혈당을 느끼는 최초의 증상으로 나타난다. 환자의 가족에게는 이러한 정보를 충분히 알려야 한다.

특기사항: 모든 당류가 다 동일하지는 않다. 식탁에서 사용하는 당은 수크로스(sucrose)이며, 저혈당 치료용 알약에는 덱스트로스와 포도당이 들어 있다. 미그리톨이나 아카보즈를 복용하는 환자가 저혈당에 빠진 경우엔 식탁의 설탕이나 각설탕은 사용할 수 없는데, 수크로스가 포도당으로 대사되는 과정을 이 약이 억제하기 때문이다. 따라서 이 환자에서는 포도당의 신속한 흡수가 일어나지 않을 수도 있다.

메트포르민을 사용하는 경우에는 환자와 그 가족에게 젖산산증의 발생 가능성에 대해 충분하고 명확한 정보를 제공해 주어야 한다. 증상이 분명해지면 가능한 한 빨리 의사에게 연락할 수 있도록 산증의 증상에 대해 잘 이해시킬 필요가 있다.

용량 투여

비경구용 펜으로 투약하는 프람린타이드(pramlintide)는 인슐린이 아니며 인슐린을 대치할 수 없다는 것을 환자에게 설명해야 한다. 이 약물은 인슐린과는 별도로 주입해야 한다. 환자에게는 투약의 오류를 피하기 위해 같은 제품의 인슐린을 같은 주사기로 일관되게 사용하도록 주지시켜야 한다. 동일한 주사기에 한 종류 이상의 인슐린을 사용하는 경우에는 혼합의 순서를 바꾸지 말고 주사기에 남은 용액을 인슐린 병에 다시 주입하지 않도록 환자에게 설명해야 한다.

노인 환자는 투명한 주사기에 새겨진 용량 표시를 잘 구별할 수 없는 경우가 많다. 배경이 채색된 주사기를 사용하거나 주사기 안의 액체 높이를 쉽게 볼 수 있는 확대경을 함께 사용하도록 권고할 필요가 있다.

주사 부위에 대한 자극을 줄이기 위해 인슐린이 냉장고에 보관된 경우에는 주사 전에 상온에 옮겨 놓도록 환자에게 주지시킨다.

포도당흡수 억제제를 복용하는 환자는 매끼 식사를 시작할 때(처음 음식을 씹을 때) 투약을 시행해야 한다. 즉, 하루에 3번 식사와 함께 투약이 이루어진다.

설포닐우레아를 복용하는 환자가 배탈을 호소하는 경우, 투약을 음식물 섭취와 병행하도록 권고한다.

의사에게 알려야 할 사항

발열, 목앓이(sore throat), 멍(bruising), 비정상적 출혈, 감기, 인플루엔자 등은 투약 요구량에 변화를 초래할 수 있으므로 위의 증상이 나타나면 항상 의사를 찾아야 한다. 이때 집에서 측정한 마지막 혈당 수치를 의사에게 제시할 수 있도록 환자에게 주지시킨다(그림 33.11 참조).

피로, 과다한 땀남, 팔다리의 무감각, 과도한 배고픔(저혈당), 지나친 갈증, 배뇨, 소변의 포도당 또는 케톤 수치 상승(고혈 당) 등이 나타나도 의사를 찾아야 한다. 상황 평가에 따라 용량 조정이 필요할 수도 있다. 엑세나타이드나 리라글루티드를 사용하는 환자에게는, 이자염의 증상을 어떻게 판별하는지 안내해야 한다. 지속적인 심한 복통과 함께 등쪽으로의 방사통(radiating pain)이 있을 수 있고, 때로는 구토가 동반되는 것이 급성 이자염의 가장 특징적인 증상이다. 그러므로 지속적인 심한 복통이 나타나면, 즉시 투약을 중단하고 의사 등 보건 의료 전문가와 상담하도록 환자를 교육해야 한다.

설포닐우레아 투약 중에는 알코올 섭취를 피하도록 환자에게 주지시켜야 한다. 그 이유는 알코올이 디설피람(*antabuse*) 반응(혈액에 acetaldehyde 축적)에 의해 심한 구역을 유발할 수 있기 때문이다.

메트포르민 투약 중에도 알코올의 과다섭취를 피하도록 환자에게 권고할 필요가 있는데, 잠재적인 메트포르민 젖산산증 위험성 때문이다.

임신 중 사용

항당뇨병 약물은 미국 FDA의 임신 안전성 범주(pregnancy category)의 B와 C 등급으로 지정되어 있다. 전체적으로 임신한 여성에서 통제임상시험(controlled clinical trial)을 통해 사용 안전성이 확인되지는 않았지만, 역사적으로 이들 약 중 일부를 임신 중에 사용해 온 경험이 있다. 동물 실험 연구에 의하면 경구용 항당뇨병 약이 출산 결함(birth defect)을 초래할 수도 있으므로 임신 중에 약물 요법을 계속하는 경우에는 환자와 태아에 대한 잠재적인 위험을 심각하게 고려해야 한다. 임신 중의 비정상적인 포도당 수치가 선천이상(congenital abnormality)과 연관되는 것으로 알려져서 임신 중의 혈당 조절은 엄마와 태아 모두에게 절대적으로 중요하다. 보편적인 지침은 임신 중에는 인슐린이 일차 선택 치료법이라는 것이다. 당뇨병 치료 중에 임신을 하게 된 경우, 환자는 그 사실을 항당뇨병 약을 처방하는 의사에게도 알리도록 교육받아야 한다. 신속한 평가와 검토를 통해 용량 조정이나 약물의 변경이 필요한지 결정해야 한다.

그림 33.11 매일 혈당 측정

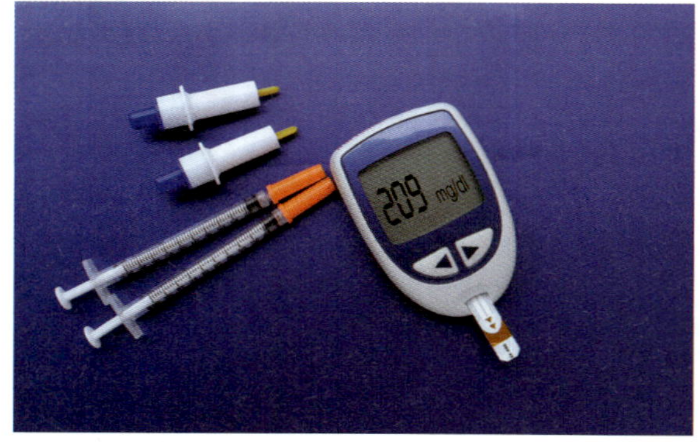

(a) Jarva Jar/Shutterstock

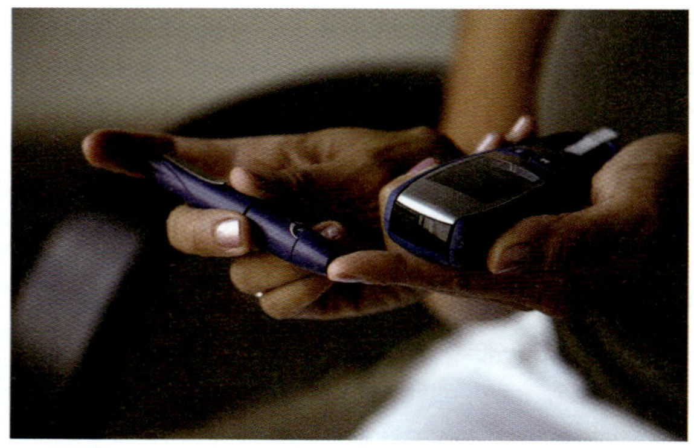

(b) Purestock/Getty Images

(a) 삽입된 chem strip에서 혈당 농도를 읽어 수치로 표시하는 혈당감시 장치 (b) 혈당 측정을 위해서 모날(lancet)로 손가락 끝을 찌르는 장면

복습 문제 _Chapter Review

업무에 필요한 지식 _Applying Knowledge on the Job

※ 비판적 사고를 통해 다음 질문에 답하시오.

1. 당신은 병원에서 일하면서 주사를 이용한 투약을 준비하고 있다. 인슐린을 사용하는 아래의 상황에서 잘못된 것은 무엇인지 찾아보라.
   a. 당신의 동료인 이전 근무자가 냉동실에서 인슐린 병을 꺼내서 녹여 두었다. 당신의 교대 근무가 시작되면 바로 이 병을 사용할 수 있다. **(33.4)**
   b. 의약품 보관 냉장고 안의 NPH 인슐린 병이 혼탁하게 보인다. 변질된 것으로 추정하고 이 병을 폐기한다. **(33.4)**

다중 선택 문제 _Multiple Choice

※ 다음 중 옳은 답을 고르시오.

1. 아래 인슐린제제 중에서 제1형 당뇨병으로 진단된 환자에게 24시간 동안 일정한 인슐린 방출을 가능하게 하는 것은? **(33.4)**
   A. 정규 인슐린
   B. 인슐린 aspart
   C. 인슐린 글라진(glargine)
   D. 인슐린 리스프로(lispro)
   E. 연무화 인슐린 분말

2. 아래 항당뇨병약물 중에서 인크레틴(incretin)의 작용 시간을 연장하는 것은? **(33.6)**
   A. 시타글립틴(sitagliptin)
   B. 아카보즈(acarbose)
   C. 네이트글리니드(nateglinide)
   D. 톨부타마이드(tolbutamide)
   E. 엑세나타이드(exenatide)

3. 제2형 당뇨병에서 혈당 조절의 지표로 사용되는 것은? **(33.2)**
   A. 매시간 혈당 수치
   B. HbA1c 수치
   C. 적혈구 용적률(hematocrit)
   D. 50IU/dl의 혈중 인슐린
   E. 미그리톨(miglitol) 분비

4. 경구용 항당뇨병 약물의 작용 기전이 아닌 것은? **(33.5)**
   A. 표적 조직에서 인슐린 민감도의 증가
   B. 창자에서 탄수화물의 분해 억제 또는 지연
   C. 베타세포의 세포막결합 수용체에 직접 작용
   D. 뼈대근육에 있는 인슐린 수용체를 직접 자극
   E. 콩팥의 포도당 운반단백질을 억제

5. 경구용 항당뇨병 약물에 관해서 맞는 설명은? **(33.5, 33.6, 33.7)**
   A. 인크레틴은 글루카곤 분비를 증가시킨다.
   B. 비구아니드(Biguanide)계 약물은 뼈대근육에 수용체가 있다.
   C. 노인 환자는 대개 저항성이 있으므로 용량을 늘려야 한다.
   D. 인슐린 민감제(thiazolidinedione계)는 인슐린 분비를 자극하지 않는다.
   E. 인슐린과 함께 사용할 수 없다.

제 34 장

뇌하수체 후엽 호르몬: 항이뇨 호르몬과 옥시토신

Posterior Pituitary Hormones: Antidiuretic Hormone and Oxytocin

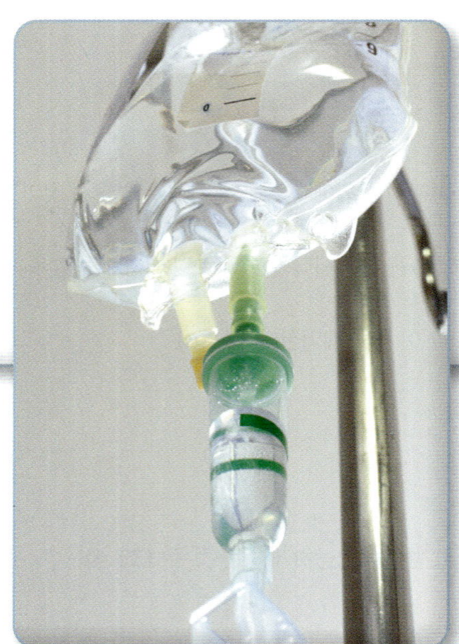

Supoj Pongpancharoen/Shutterstock

핵심 용어_Key Terms

강축(tetany): 강하게 지속되는 근육 수축

고장성(hypertonic): 염분(나트륨, 전해질)의 농도가 세포 내부의 농도보다 높은 상태

내인성(endogenous): 신체 내부에서 발생하는 것

다갈증(polydipsia): 갈증의 증가

다뇨(polyuria): 배뇨 증가

당뇨병(diabetes mellitus): 췌장이 더 이상 인슐린을 생산하지 않거나 세포가 인슐린에 대해 반응하지 않는 상태

바소프레신(vasopressin): ADH의 인공 형태. ADH의 체액 재흡수 및 혈관 수축으로 고용량에서는 혈압 상승

산후(postpartum): 출산 후

삼투수용체(osmoreceptors): 혈액 내 나트륨 농도(삼투압)의 변화에 반응하는 시상하부의 특수 세포

삼투압(osmolarity): 수화 상태의 척도; 용액(혈액, 혈장) 1리터당 용질(이온, 염)의 양

승압(pressor): 혈압을 높이는 경향

신증(nephrosis): 전신 부종, 소변 단백, 혈청 콜레스테롤 증가를 특징으로 하는 신장의 퇴행성 질환

아쿠아포린(aquaporins): 이온과 같은 작은 분자는 통과할 수 없지만 수분은 통과할 수 있는 세포막에 형성된 특수 단백질 채널

옥시토신(oxytocin): 뇌 내에서 분비되는 폴리펩티드 물질로서 임신 중과 임신 후에 특히 자궁과 유선과 관련된 특정 기능을 수행

외인성(exogenous): 신체 외부에서 발생하거나 외부에서 신체 내로 투여되는 것

요붕증(diabetes insipidus): 항이뇨 호르몬의 부적절한 분비로 발생하는 만성 질환으로, 극도로 갈증을 느끼고 매우 많은 양의 묽은 소변 생성

저장성(hypotonic): 염분(나트륨, 전해질)의 농도가 세포 내부의 농도보다 낮은 상태

출산(parturition): 출산의 과정

폴리펩티드(polypeptide): 다수의 아미노산으로 구성된 물질

항이뇨 호르몬(antidiuretic hormone, ADH): 체내 수분 균형을 조절하는 뇌하수체에서 분비되는 폴리펩티드

학습 목표_*Learning Outcomes*

이 장을 학습한 후 다음 사항을 할 수 있어야 한다.

34.1 뇌하수체 후엽 호르몬과 이 호르몬이 저장되는 장소를 기술할 수 있다.

34.2 항이뇨 호르몬(ADH)의 기능을 설명할 수 있다.

34.3 요붕증을 초래하는 호르몬의 결핍과 이를 치료하는 데 사용되는 약물의 작용 기전을 설명할 수 있다.

34.4 옥시토신의 기능과 임상적 사용을 설명할 수 있다.

34.5 자궁 수축 억제제의 임상적 사용을 설명할 수 있다.

들어가며_*Introduction*

뇌하수체는 시상하부 기저부에 위치하며 두 개의 주요 엽(lobes), 즉 뇌하수체 전엽(샘뇌하수체)과 뇌하수체 후엽(신경뇌하수체)으로 구성된다. 뇌하수체 후엽은 항이뇨 호르몬(ADH)과 옥시토신이라는 두 가지 호르몬을 저장하고 분비한다. 항이뇨 호르몬은 신체의 수분 균형을 조절하는 데 중요하며 항이뇨 호르몬을 생성하지 못하면 요붕증이 발생한다. 옥시토신은 출산 중에 자궁 수축을 일으키기 위해 분비되는 호르몬으로 출생 후에 옥시토신은 산모의 유선에서 모유 분비를 촉진한다.

LO 34.1

뇌하수체 후엽 호르몬

POSTERIOR PITUITARY HORMONES

축삭 수송

Axonal Transport

시상하부에서는 뇌하수체 후엽에 저장되는 호르몬을 생성하며, 뇌하수체 후엽에서는 호르몬을 생성하지 않는다. 뇌하수체 후엽은 시상하부의 신경 조직이 확장된 부분이다. [그림 34.1]에 보이는 것처럼 뇌실방 핵(paraventricular nuclei)과 시신경상 핵(supraoptic nuclei)은 각각 옥시토신(oxytocin)과 항이뇨 호르몬(ADH)이 합성되는 뉴런이다. 옥시토신은 주로 출생 전 분만 수축과 출생 후 유즙 배출에 관여하며 ADH는 일생 동안 수분 보존에 필수적인 호르몬이다. 옥시토신과 항이뇨 호르몬은 극명하게 다른 반응을 나타내지만 옥시토신의 이소류신과 류신, 항이뇨 호르몬의 페닐알라닌과 아르기닌의 두 아미노산의 위치만 다른 **폴리펩티드**이다[그림 34.2]. 각 호르몬은 신경축삭(축삭 수송, axonal transport)을 따라 뇌하수체 후엽으로 이동하며 필요할 때까지 호르몬을 보존한다. 뇌하수체 후엽 호르몬은 신경반사(nerve reflexes)에 의해 유리, 즉 신경 신호(뇌하수체 전엽은 다른 방법으로 분비)에 반응하여 호르몬을 유리한다.

그림 34.1 뇌하수체의 해부학

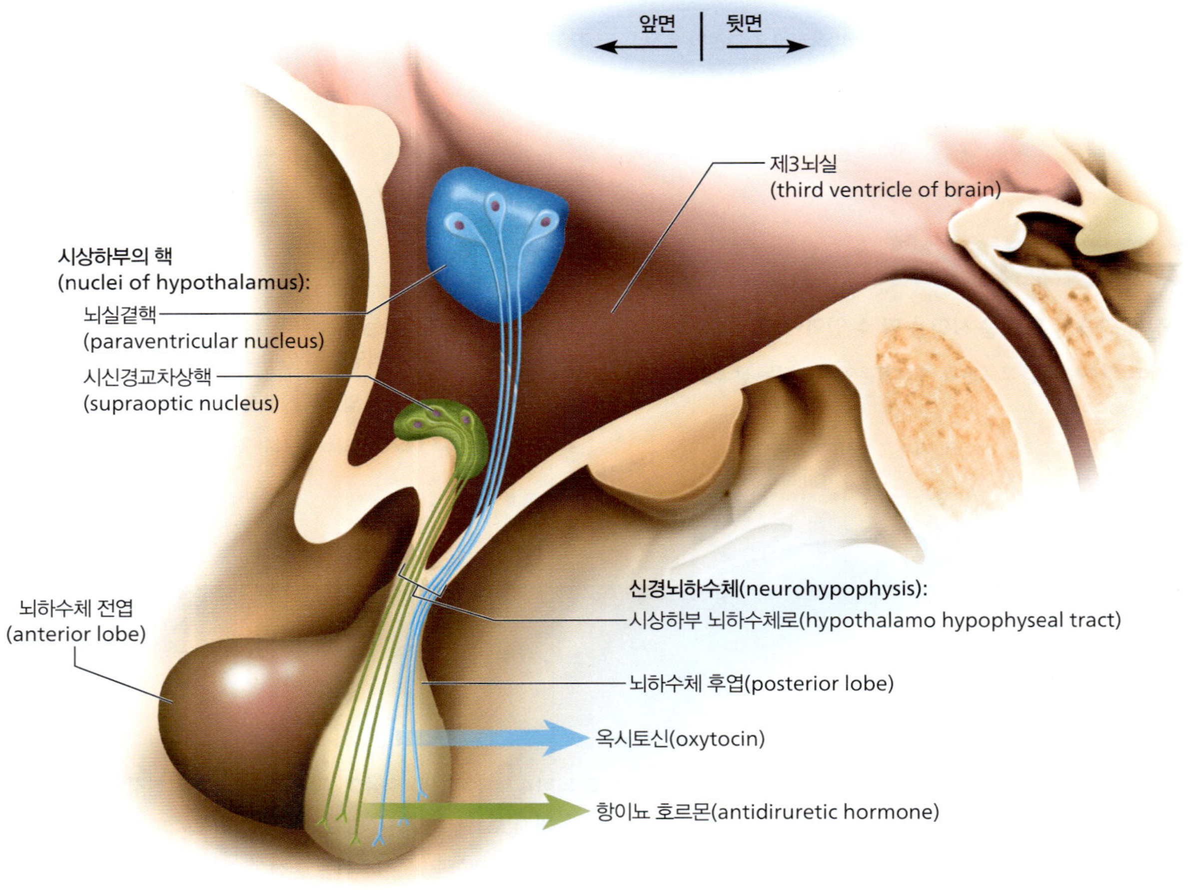

뇌하수체의 주요 구조와 후엽의 호르몬(신경하수체). 이러한 호르몬(옥시토신 및 항이뇨 호르몬)은 시상하부의 두 영역(핵)에서 생성되고 나중에 뇌하수체 후엽에서 분비된다.

LO 34.2

항이뇨 호르몬

ANTIDIURETIC HORMONE

염분과 수분 조절

Salt and Water Regulation

수분 섭취량과 수분 배출량의 차이인 수분 균형(water balance)은 매일 잘 조절된다. [그림 34.3]에 보이는 것처럼 수분 섭취량과 배출량은 일반적으로 하루 약 2,500 ml/일이다. 수분 섭취량은 주로 갈증에 의해 조절되며 수분 배출량은 주로 소변 생산을 통해 조절된다. **항이뇨 호르몬(antidiuretic hormone, ADH)**은 소변의 수분 배출량을 조절하여 체내 수분 균형을 조절한다(anti = no; diuresis=urine production/water loss in urine). 시상하부의 **삼투수용체(osmoreceptors)**는 혈장 내 염분(소듐, sodium) 농도 변화를 감지하여 어느 정도 수분을 보존해야 하는지를 결정한다. 수분 섭취에 따른 큰 변동에도 불구하고 나트륨혈청(serum sodium)의 정상 범위(135~145 mEq/l)를 유지하며 혈액에 염분이 너무 많은 경우(**hypertonic**, serum sodium > 145 mEq/l) 항이뇨 호르몬이 방출된다. 항이뇨 호르몬의 표적 기관은 신장이며 세뇨관(renal tubules)에 있는 수용체에 결합한다. 항이뇨 호르몬은 집합관 세포에서 수분 통로(water channels)라고 불리는 특수 단백질을 합성하게 하여 혈액으로 수분 재흡수를 증가시킨다. 유리수(free water, without sodium)는 **아쿠아포린(aquaporins)** 채널을 통해 소변에서 혈액으로 흘러 들어간다. 아쿠아포린 채널은 전적으로 수분 통로(water channels)로 이온이나 다른 작은 분자가 통과하는 것을 허용하지 않는다. 결과적으로 혈액 **삼투압**(blood **osmolarity**)이 감소하고 삼투압 수용체가 더 이상 활성화되지 않아 항이뇨 호르몬 분비가 억제(negative feedback)되어 수분을 보존한다. 혈액 구

그림 34.2 옥시토신과 항이뇨 호르몬

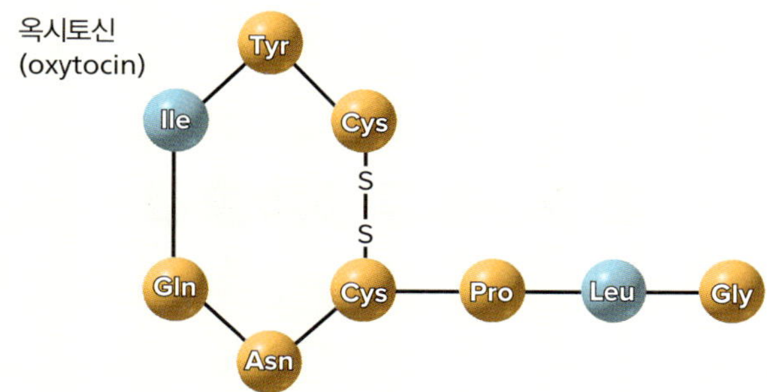

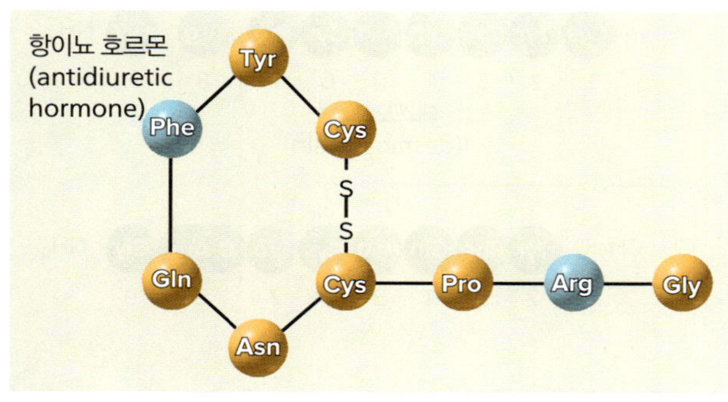

옥시토신과 항이뇨 호르몬의 아미노산 서열은 파란색으로 표시된 두 아미노산만 다르다.

그림 34.3 체액 균형 상태에서 일반적인 수분 섭취 및 배출

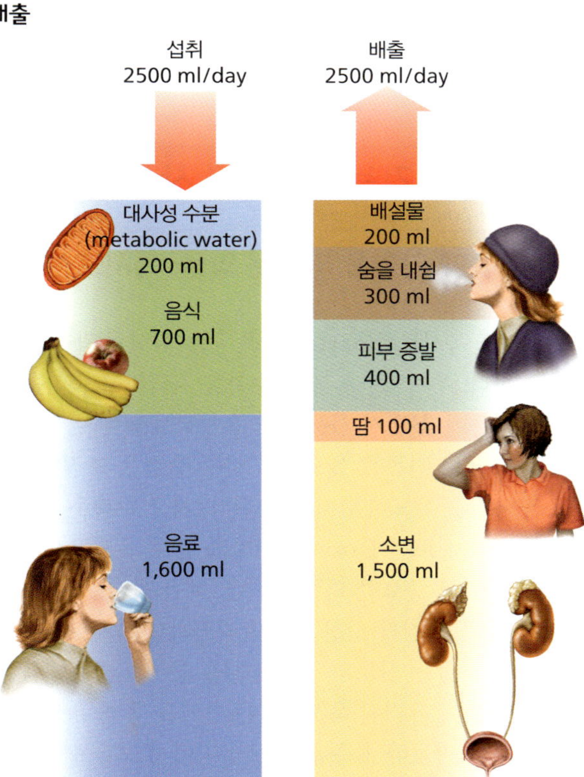

획에는 더 많은 수분을 포함한다. 몸에서 수분이 재흡수되는 동안 소변에서 수분은 줄어들고 이온/나트륨(ions/sodium)은 더 많이 배설되어 소변은 더욱 농축된다.

수분 보존 관련 유발 요인은 갈증과 혈액량의 현저한 감소(출혈 또는 탈수)로 인한 혈압 저하이다. 삼투 수용체를 통해 갈증을 느낀다. 혈장 삼투압이 2~3% 증가하면 극심한 갈증을 느껴 최적의 수분 보존을 위해 수분 배출 감소와 수분 섭취가 일어난다. 15~20% 정도의 혈액 손실은 항이뇨 호르몬의 다량 분비를 유발하여 수분이 혈액으로 재흡수되고 혈액량이 증가하여 말초 혈압이 상승한다. 항이뇨 호르몬은 또한 통증, 구역, 구토에 반응하며 수술 후 모르핀(morphine)과 같은 특정 약물의 사용 중에 분비되기도 한다.

혈장 중 수분을 너무 많이 보유하여 삼투압이 감소(**저장성**, 혈청 나트륨 < 135 mEq/l)하면 항이뇨 호르몬 분비가 억제된다. 간경변증, 심부전, 신장증 등과 같은 보유 수분 증가와 관련된 상태에서는 항이뇨 호르몬 분비가 억제된다.

항이뇨 호르몬은 2가지 이름이 있다. 내인성 화합물은 항이뇨 호르몬이며, 외인성 합성 약물은 **바소프레신(vasopressin)**이다. 바소프레신은 혈압(vaso)을 상승(**pressor**)시키고, 출혈 시 평활근 혈관 수축을 자극할 수 있어 붙여진 이름이다. 매일 우리 몸의 수분 균형을 맞추는 호르몬인 항이뇨 호르몬은 유사 승압 반응(similar pressor response)을 일으키지 않는다. 바소프레신 및 관련 합성물은 요붕증(diabetes insipidus) 치료에 주로 사용된다.

LO 34.3

요붕증

DIABETES INSIPIDUS

항이뇨 호르몬의 결핍

ADH Deficiency

항이뇨 호르몬이 없으면 수분은 집합관을 통과(재흡수)하지 못하므로 모든 수분은 소변으로 배설된다. 항이뇨 호르몬이 부족한 사람은 **요붕증(diabetes insipidus)**을 앓게 되며, 이는 소변을 통해 다량의 체수분 손실[**다뇨증(polyuria)**]을 특징으로 한다. 체수분 손실과 관련된 기타 증상으로는 극심한 갈증[**다갈증, polydipsia**)], 잦은 배뇨, 야뇨증, 탈수 등이 있다. 요붕증(DI)은 신경성(central)과 신성(nephrogenic)으로 분류된다. 신경성 요붕증은 항이뇨 호르몬 분비 감소가 원인이며, 신성성 요붕증은 신장의 항이뇨 호르몬 저항으로 인해 발생한다. 신경성 요붕증은 두부

외상, 감염 또는 시상하부 종양으로 인해 발생할 수 있다. 신성 요붕증은 일반적으로 아쿠아포린 합성이나 항이뇨 호르몬 수용체 형성과 관련된 신장 질환이나 유전자 돌연변이와 관련이 있다. 요붕증 환자는 다량의 묽은 소변(3 l/일)을 배설하여 체액 균형이 잘 유지되지 않는다. 항이뇨 호르몬이 없으면 집합관의 수분 투과성이 감소하여 수분이 다시 혈류로 재흡수될 수 없다. 수분 섭취가 배출과 균형을 이룬다면 생명에 지장은 없다.

시상하부 DI의 치료는 주로 합성 바소프레신으로 하는 대체 요법이 포함된다. 당뇨병은 다른 호르몬 결핍 상태인 당뇨병과 관련이 없다. 통제되지 않은 상태에서 **당뇨병**은 삼투압 활성 포도당 분자가 소변으로 유출되기 때문에 다뇨증과 관련이 있을 수 있지만 당뇨병은 비정상적인 인슐린 활동으로 인한 것이다(33장 참조).

바소프레신 주사

Vasopressin Injection

동물성 원료에서 얻은 바소프레신(8-arginine vasopressin)은 항이뇨 호르몬과 옥시토신이 20:1 비율로 함유되어 있다. 합성 바소프레신에는 내인성 호르몬을 모방하는 필수 아미노산 서열이 포함되어 있다. 요붕증 초기 치료 시 환자의 체액 균형을 안정시키기 위해 SC 또는 IM 주사한다. 비경구적으로 5~10 unit 바소프레신의 작용 시간은 약 2~8시간이며 간과 신장에서 대사되어 배설된다.

데스모프레신 아세테이트

Desmopressin Acetate (DDAVP)

데스모프레신(1-deamino-8-D-arginine-vasopressin)도 화학적으로 바소프레신과 관련이 있다. [그림 34.4]는 바소프레신과 데스모프레신의 아미노산 서열을 비교한 것이다. 일반적으로 비강으로 2회 투여되는데, 이는 일일 정상 분포 용량과 같다. 작용 시간은 10~20시간으로 바소프레신보다 훨씬 길다. 데스모프레신은 요붕증 이외의 질환에도 사용되도록 승인되었다. 취침 전에 투약하면 야뇨증 치료에 효과적인 것으로 입증되었으며 수술과 관련하여 복부 팽만 예방과 완화에도 사용된다.

유해 작용

Adverse Effect

바소프레신 및 관련 물질의 가장 빈번한 부작용은 메스꺼움, 위장 경련, 설사 등이 있다. 일시적이고 일반적인 심각하지 않은 떨림, 현기증, 발한도 데스모프레신 투여 시 보고되었다. 환자가 호흡곤란, 코막힘, 코 자극을 경험하는 경우

그림 34.4 옥시토신, 아르기닌 바소프레신, 데스모프레신의 아미노산 서열 비교

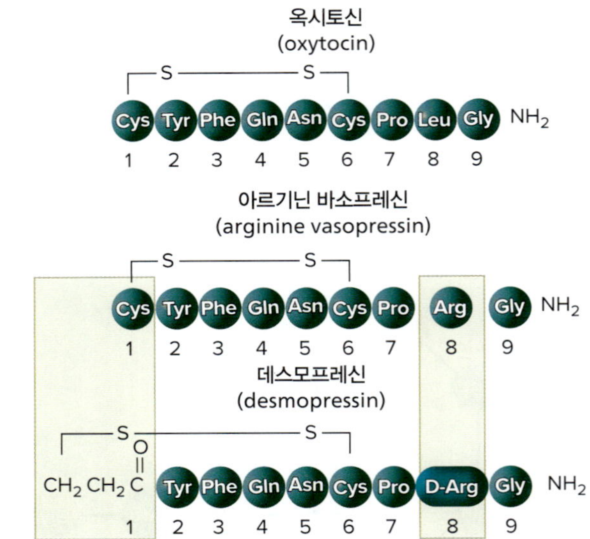

의사에게 알려야 한다. 고용량에서는 승압 효과로 인해 피부 혈관 수축(창백, pallor)과 혈압 상승이 발생한다. 관상동맥질환이 있는 사람은 주의를 기울여야 한다. 천연 제제(동물성 원료)는 과민증과 알레르기 반응을 일으킬 수 있다. 이 호르몬은 수분 균형에 영향을 미치기 때문에 일부 환자에서는 발작이 발생했다. 간질 환자에게 투여가 필요한 경우 사용 전 신중하게 고려해야 한다.

LO 34.4

옥시토신의 기능과 임상적 사용

FUNCTION AND CLINICAL USE OF OXYTOCIN

자궁 근육에 영향을 미치는 약물: 옥시토신제

Drugs Affecting Uterine Muscle: Oxytocics

폴리펩티드 **옥시토신(oxytocin)**은 주로 임신 중과 임신 후에 작용한다. 옥시토신은 자궁 수축을 자극하고 출산을 촉진하기 때문에 **출산 시** 사용된다. 옥시토신 및 관련 물질의 상업적 제제는 진통을 유도하고 산후 출혈을 조절하거나 치료적 유산을 유도하는 데 사용된다. 자궁 수축을 일으키는 약물을 옥시토신제(oxyticics)라고 한다. 옥시토신은 모유 수유 중에도 중요한 역할을 한다. 예를 들어, 아기가 젖을 빨 때 유두의 감각 신경 말단을 자극하면 옥시토신이 방출된다. 이 신호는 산모의 척수와 뇌를 통해 뇌하수체 후엽으로 전달된다. 유리된 옥시토신은 혈액을 통해 유선의 근상피 세포로 이동하여 수유 중인 아기에게 모유를 유리하게 한다. 이러한 신경내 분비 반사인 옥시토신 유리는 수유

중인 산모가 아기에게 실제 수유를 하고 있지 않더라도 아기의 울음소리만으로도 발생할 수 있다.

남성에게도 유리되는 옥시토신은 시상하부, 고환, 전립선에서 합성된다. 옥시토신은 정자의 사정과 함께 생성되며 정자의 이동 및 성숙과 관련이 있는 것으로 생각된다. 옥시토신 수치의 증가는 남성과 여성의 오르가슴 강도와 상관관계가 있다. 현재 옥시토신은 진통 및 분만 이외의 약리학적 역할을 하지 않는다.

유도 분만

Labor Induction

옥시토신은 분만이 자발적으로 시작되지 않을 때 분만을 유도하는 데 사용된다. 옥시토신을 투여하면 자궁근이 수축하도록 자극하는데, 자궁 수축력과 수축 간격은 용량에 따라 다르다. 옥시토신 사용의 주요 문제점은 격렬한 자궁수축을 발생시키며, 이는 아직 확장되지 않은 산도로 태아를 강제로 배출시킬 수 있어 피해야 한다. 또한 자궁 조직 파열로 인한 심각한 출혈 가능성이 있어 태아와 산모가 사망할 수 있다. 자연적으로 생성되는 옥시토신은 더 이상 사용되지 않으며 합성 옥시토신으로 대체되었다. 옥시토신 주사(*Pitocin*)는 정맥주사(IV)로 투여되며, 이는 출산이 정상적인 순서를 따르도록 주의 깊게 조정된다. 옥시토신의 주요 부작용은 과도한 투여로 인해 발생하며, 이는 자궁 **강축** 또는 파열을 초래하여 태아의 고통, 부상 또는 사망을 초래한다. 옥시토신에는 선택적인 유도 분만보다는 의학적 유도 분만을 위한 투여임을 나타내는 특별한 주의 경고가 있다.

산후 출혈

Postpartum Bleeding

옥시토신제(oxytocics)는 태반이 나온 후[**산후(postpartum)**] 자궁을 강하게 수축시키기 위해 사용된다. 따라서 옥시토신제는 자궁의 출혈을 감소시켜 심각한 출혈 가능성을 낮춘다. 옥시토신 주사는 ergot alkaloid계의 메틸에르고노빈(*Methergine*)처럼 사용될 수 있다. 경구 또는 비경구로 투여할 수 있는 이 약물의 작용 개시는 빠르다. 작용 시간(IM)은 약 6시간이다.

일반적인 부작용으로는 메스꺼움, 구토, 혈관 수축 등이 있으며 이는 다양한 정도의 고혈압을 유발할 수 있다. 자궁근과 혈관 수축반응은 산후 출혈 가능성을 감소시키고 자궁근 무력증을 예방한다. 과도하게 투여하면 압박 효과가 강해지고 사지(손가락 및 발가락)로의 혈류가 제한되어 조직 무산소증과 괴사 발생을 초래할 수 있다. ergot alkaloid계는 출산이나 낙태를 유도하는 데 사용되어서는 안 된다.

치료적 낙태

Therapeutic Abortions

임신 중 어느 시기든지 자궁이 심하게 수축하면 조직이 떨어져 낙태가 발생할 수 있다. 치료적 유산이 필요한 경우 옥시토신은 임신 첫 3개월 동안 투여되거나 임신 19주까지도 투여될 수 있다. 그러나 상대적으로 많은 양이 필요하며 어떤 경우에는 낙태가 완료될 때까지 약물을 반복적으로 투여해야 한다.

현재 임신 중기 동안 낙태를 유도하기 위해 선택되는 약물은 프로스타글란딘(prostaglandin)이다. Carboprost tromethamine (*Hemabate*)은 $F_{2\alpha}$ p프로스타글란딘인 디노프로스트(dinoprost)의 유도체로 심부 근육주사(IM)로 투여된다. 또 다른 프로스타글란딘인 디노프로스톤(*Prostin E_2*)은 질 좌약으로 투여되고, 미페프리스톤(*Mifeprex*)은 경구로 투여된다. 복용량은 [표 34.1]을 참조한다.

유해 작용

Adverse Effects

옥시토신의 부작용은 일반적으로 질 좌약이나 젤 도포 후로 제한되며 메스꺼움, 구토, 설사가 일반적이다. 다른 부작용으로는 발열, 홍조, 두통, 현기증 등이 있다. 기관지 평활근의 수축이 보고되었으므로 천식 환자에게는 금기이다.

LO 34.5

자궁수축 억제제

TOCOLYTICS

조기양막파열

Premature Rupture of Obstetrical Membranes

많은 여성이 임신 초기 자궁 조기 수축을 겪게 되어 태아의 만삭 출산이 어려워진다. 자궁의 강력한 수축으로 인해 조기양막파열(premature rupture of obstetrical membranes, PROM)이 되거나 만삭 전 PROM이 발생하여 조산으로 이어질 수 있다. 흡연이 상당한 연관성이 있으며 조기양막파열을 유발하는 단일 요인은 없다. 예방약은 특별히 없으며, 가능하면 흡연을 중단해야 한다. 자궁수축이 지속적이고 강할 경우, 여성은 대개 침대에 누워 안정을 취해야 한다. 임신 37주 이전의 분만은 태아의 기관계, 특히 호흡기 및 신경 기능 미성숙과 연관된다.

자궁수축 억제제(tocoytics)는 자궁 수축을 억제한

표 34.1

자궁 수축에 영향을 미치는 뇌하수체 후엽 호르몬 및 약물의 적응증 및 용량		
Drug (상품명)	**적응증**	**용량**
배뇨 억제		
Vasopressin	요붕증 수술 후 복부 팽창	5~10개 IM 단위 3~4시간마다 IM 또는 SC 5~10개 단위
Desmopressin (*DDAVP, Stimate*)	요붕증	매일 0.1~0.4 ml 비강 내 또는 0.1~1.2 mg PO 입찰, TID. 0.5~1 ml (2~4 mcg) SC
Desmopresiin (*DDAVP*)	유뇨증	취침 시간에 매일 0.2~0.6 mg PO 2~4 mcg IV 또는 SC BID
자궁 수축		
Carboprost tromethamine (*Hemabate*)	낙태제 산후 출혈	250~500 mcg 심층 근육주사(IM) IM 250 mcg
Dinoprostone (*Prepidil, Cervidil, Prostin* E_2)	낙태제 분만 전 자궁경부 숙화	최대 2일 동안 질 좌약 1개(20 mg) 12시간 동안 질 삽입물 10 mg 또는 자궁경부에 6시간 동안 0.5 mg 젤 적용
Oxytocin (*Pitocin*)	분만 전의 의료 유도 산후 수축	1~2 mU/분 IV 점적(15~20 ml/분) 1000 ml 희석액에 10~40 단위 희석
Methylergonovine (*Methergine*)	산후 출혈	필요에 따라 2~4시간 내에 0.2 mg/ml IM 반복 또는 7일 동안 0. 2mg PO TID, QID
Mifepristone (*Korlym, Mifeprex*)	낙태제	1회 복용량 PO 3정(600 mg)
자궁 수축		
Terbutaline (*Brethine*)	조기 수축	20분마다 0.25 mg SC~3시간, 최대 48시간

다. 황산마그네슘은 자궁의 수축을 지연시키지만 산모의 심박동과 호흡도 늦출 수도 있다. 베타-아드레날린성 약물 (beta-adrenergic agonist)인 테르부탈린(terbutaline)도 자궁 수축을 억제하지만, 산모와 태아의 심박수를 증가시킨다. 테르부탈린과 칼슘채널차단제(calcium channel blocking drug)인 니페디핀(nifedipine)은 만삭 전 조기 수축을 조절하기 위한 자궁 수축 억제제로 사용된다. 이는 "오프 라벨(off-label)" 사용으로, 이 약물이 이 적응증에 대해 FDA 승인되지 않았음을 의미한다. 그러나 임상과 문헌들은 사용 지침에 따라 이 약이 사용될 수 있음을 뒷받침한다. 오늘날 미숙아는 "첨단 기술"의 신생아 집중 치료실(NICU)에서 인공호흡 및 심혈관 지원이 지속적으로 제공된다. 인공호흡기 이용 시간을 최소화하거나 뗄 수 있도록 현재 계면활성제 이용이 가능하지만 태아가 만삭으로 출산되는 이점을 대체할 수는 없다.

유해 작용

Adverse Effects

테르부탈린 사용 시 베타-아드레날린 수용체 매개 작용처럼 태아 빈맥, 산모 혈압 증가, 혈당 및 지방산 증가가 발생할 수 있다. 이는 일반적으로 약물 용량과 관련되며 약물을 중단하면 완화된다. 메스꺼움, 구토, 두통, 불안, 부정맥 등이 발생하는 것으로 보고되었다.

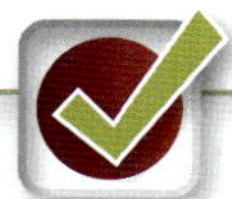

환자 안전과 교육

이 약물군은 특히 사용이 제한되어 있어 환자가 약물을 오용할 기회는 없다. 그럼에도 불구하고 환자는 최적의 치료 효과를 얻기 위해 비강 스프레이 사용에 대한 명확한 지침이 필요하다.

비강 내 DDAVP에 대한 의약품 관리

약병과 환자의 머리를 똑바로 세워야 비강 투여가 균일하게 된다. Desmopressin acetate는 각각 25회 또는 50회 용량이 들어 있는 2.5 ml 또는 5 ml 병으로 제공된다.

잔여 내용물을 다른 약병에 섞으면 안 된다. 총용량을 분무한 후에는 불완전한 용량을 투여하지 않도록 잔여량을 폐기해야 한다.

의사에게 알려야 할 사항

카르바마제핀(carbamazepine)이나 클로르프로파미드(chlorpropamide)를 복용하는 환자는 항이뇨 호르몬에 대한 과장된 반응을 경험할 수 있다. 간질, 편두통, 천식 또는 심부전이 있는 환자는 바소프레신(vasopressin)에 의한 세도외 수분의 증가로 이러한 상태가 악화될 수 있다. 숨가쁨, 코막힘, 자극 또는 심한 두통을 경험하는 환자는 추가 사정을 위해 즉시 의사에게 알려야 한다.

바소프레신으로 인해 피부가 창백해지거나 복부 경련이 발생한 환자는 용량에 따라 물 한두 잔을 섭취하면 효과가 사라질 수 있다.

복습 문제 _Chapter Review

업무에 필요한 지식 _Applying Knowledge on the Job

※ 비판적 사고를 통해 다음 질문에 답하시오.

1. 환자가 전화를 걸었다. 그녀는 자신이 약물 알레르기를 겪고 있다고 생각한다. 그녀는 유산 후 Methergine을 투여받았습니다. 몇 번 복용하고 나면 손가락과 발가락이 잠든 것처럼 따끔거리고 만지면 차가워진다. 그녀의 출혈은 최소화되었으며 약 복용을 중단하고 Benadryl 복용을 시작해야 하는지 알고 싶어 한다. 그녀는 작년에 알레르기 반응이 나타났을 때부터 집에 몇 개를 가지고 있다. **(34.4)**

다중 선택 문제 _Multiple Choice

※ 다음 중 옳은 답을 고르시오.

1. 시상하부에서 합성되어 뇌하수체 후엽에서 분비되는 호르몬은 무엇인가? **(34.1)**
   A. 인슐린(insulin)
   B. 티록신(thyroxine)
   C. 코티솔(cortisol)
   D. 옥시토신(oxytocin)
   E. 메피프리스톤(mefipristone)

2. 다음 중 의사가 요붕증을 진단하게 되는 증상은 무엇인가? **(34.3)**
   A. 부종
   B. 저혈압
   C. 다량의 묽은 소변
   D. 소변 내 포도당
   E. 손톱이 어두워지는 현상

3. 분만 중 옥시토신 **(34.4)**
   A. 자궁근 수축 자극
   B. 소변량 증가
   C. 조기 진통 억제
   D. 소변량 감소
   E. 자궁근 이완

4. desmopressin acetate 투여하는 경로는 (   )이다. **(34.3)**
   A. 정맥 주사
   B. 피하
   C. 경구적으로
   D. 비강 내
   E. 이 모든 것

5. 분만 후 출혈 조절은 (   )로 한다. **(34.4)**
   A. ADH
   B. DDAVP
   C. 디노프로스트(dinoprost)
   D. 메틸에르고노빈(methylergonovine)
   E. 바소프레신(vasopressin)

제 9 부

감염병의 약리학

Pharmacology of Infectious Diseases

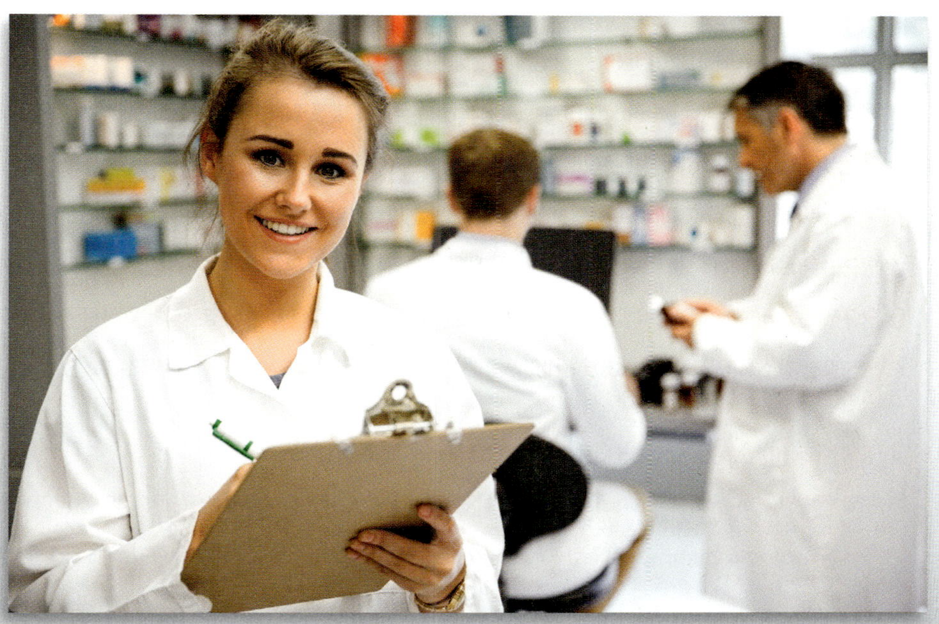

wavebreakmedia/Shutterstock

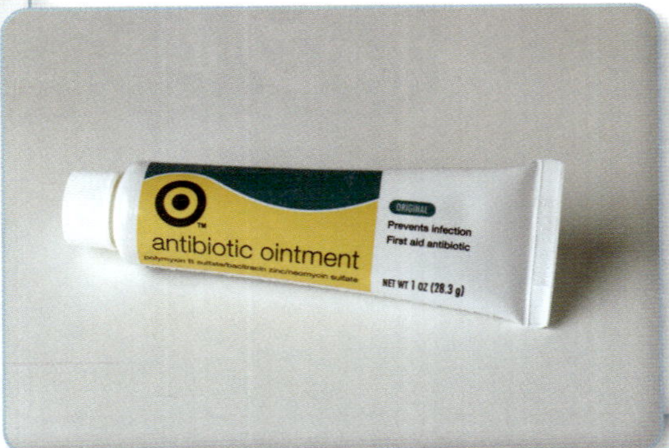

Jack Holtel/McGraw-Hill Education

항박테리아제

Antibacterial agents

핵심 용어_Key Terms

광범위 항생제(broad-spectrum): 그람양성균(gram-positive pathogen), 그람음성균(gram-negative pathogen) 모두에 작용하는 항생제

그람양성균(gram positive): 그람염색에 보라색으로 염색되는 박테리아

그람염색(gram stain): 크리스털바이올렛(crystal violet, 보라색)과 사프라닌(safranin, 붉은색)을 사용한 박테리아 식별을 위한 염색법

그람음성균(gram negative): 그람염색에 붉은색으로 염색되는 박테리아

박테리아(bacteria): 단세포의 미생물로 일부는 질병의 원인이 되기도 함

박테리아 내성(bacterial resistance): 항생제에 대한 박테리아의 저항성

베타락타마아제(beta-lactamases): 페니실린(penicillin)과 세팔로스포린(cephalosporin) 항생제를 비활성화시키는 박테리아에서 분비되는 효소

병원성(pathogenic): 질병을 유발하는 박테리아

살균성(bactericidal): 박테리아를 사멸시키는 항생제

세팔로스포리나아제(cephalosporinases): 세팔로스포린류 항생제를 비활성화시키는 박테리아에서 분비되는 효소

정균성(bacteriostatic): 박테리아의 성장을 억제하는 항생제. 그러나 박테리아를 완전히 사멸시키지는 않음

페니실리나아제(penicillinase): 페니실린류 항생제를 비활성화시키는 박테리아에서 분비되는 효소

항균범위(antibacterial spectrum): 항생물질이나 화학요법제가 항균 효과를 나타낼 수 있는 병원미생물의 범위

항균제(antimicrobial): 미생물에서 유래하지 않고 화학적 합성으로 얻어진 항균작용을 나타내는 약물

항생물질 감수성(antibiotic susceptibility): 미생물 배양 및 민감도 검사에 의한 특정 미생물에 대해 항균작용을 나타내는 항생제의 확인

항생제(antibiotic): 미생물이 만들어 내는 항균작용을 나타내는 약물

화학 예방법(chemoprophylaxis): 외과 수술 전 또는 감염의 위험에 노출된 환자에게 감염을 막기 위한 목적으로 항생제를 투여하는 것

화학요법(chemotherapy): 감염성 미생물 또는 암세포를 사멸하거나 성장을 억제하기 위해 약물을 사용하는 것

학습 목표_Learning Outcomes

이 장을 학습한 후 다음 사항을 할 수 있어야 한다.

35.1 박테리아 식별에서 그람염색의 사용을 설명할 수 있고, 미생물의 배양과 감수성 검사에 대해 설명할 수 있다.

35.2 항균범위, 박테리아 내성, 화학예방법, 화학요법이라는 용어의 의미를 설명할 수 있다.

다음 약물의 작용 기전, 주요 사용 용도, 가장 심각한 부작용을 설명할 수 있다.

35.3 페니실린(penicllins)

35.4 세팔로스포린(cephalosporins)

35.5 아미노글리코시드(aminoglycosides)

35.6 테트라사이클린(tetracyclines)

35.7 설폰아미드(sulfonamides)

35.8 마크롤라이드(macrolides)

35.9 플로오로퀴놀론(fluoroquinolones)

35.10 기타 항균제

35.11 항결핵약

35.12 일반적인 박테리아 감염이 사용되는 우선 치료법을 설명할 수 있다.

들어가며_Introduction

미생물학은 동물[박테리아, 프로토조아(protozoa)] 또는 식물(진균, 곰팡이)에서 기원한 미생물에 관해 연구하는 학문이다. **박테리아(bacteria)**는 사실상 거의 모든 곳에 존재하는 단세포생물이다. 질병을 유발하는 박테리아를 병원성(pathogenic)이라 하고, 질병을 유발하지 않는 박테리아를 **비병원성(nonpathogenic)**이라 한다.

우리 신체의 내부 환경에는 박테리아가 존재하지 않는다. 그러나 입, 위장관, 코, 상기 도관, 피부와 같이 외부에 노출되어 있는 영역에는 병원균을 포함한 다양한 종류의 박테리아가 존재한다. 그러므로 언제든 박테리아 침범 가능성이 열려 있다. 그러나 박테리아가 인체 내에 들어온다 할지라도 우리 몸의 정상적인 방어 기전(피부, 백혈구, 면역체계)이 감염을 일으키지 못하도록 보호, 방지하고 있다. 피부나 다른 우리 몸의 어떤 조직이 상해를 입은 경우, 박테리아는 우리 몸의 내부 조직으로 침투하여 감염을 유발할 수 있다. 박테리아는 염증, 조직 손상, 발열 등 감염과 관련된 증상을 일으키는 독소를 만들어 낸다. '선택적 독성'은 항생제의 작용 기전을 설명하는 데 자주 사용되는 용어이다. 이것은 인간의 세포에는 손상을 주지 않고 박테리아의 세포에만 유해한 영향을 미치도록 하는 대부분의 항생제 작용 기전을 설명할 때 언급된다. 항균제는 부작용을 유발하기도 하지만 일반적으로 그 부작용은 약물의 항균작용 기전과 직접적인 관련은 없다.

LO 35.1

박테리아의 형태학

MORPHOLOGY OF BACTERIA

수천만 종의 다양한 박테리아가 있으며 박테리아는 형태와 배열에 따라 구분할 수 있다. 기본적인 박테리아의 모양은 구형(구균, cocci), 막대형(간균, bacilli), 나선형(나선균, spirilla)으로 나뉜다. 박테리아 배열의 형태로는 2개가 쌍을 이루는 배열(쌍, diplo), 사슬 형태의 배열(연쇄, strepto), 또는 송이 모양으로 무리를 짓는 배열(포도송이, staphylo) 형태가 있다. [표 35.1]은 가장 일반적인 박테리아 배열 형태의 예를 설명하고 있다.

박테리아를 시각화하고 확인하기 위해 염색은 필수적이다. 가장 중요한 박테리아 염색법 중 하나가 **그람염색(gram stain)**이다. 그람염색은 크리스털바이올렛(crystal violet, 보라색)과 사프라닌(safranin, 붉은색), 이 2가지 염색 시약을 사용한다. 염색 시 보라색으로 나타나는 박테리

표 35.1

박테리아 형태와 배열		
박테리아 형태	박테리아 배열	유형
구균		
쌍		쌍구균 (Diplococci)
사슬		연쇄구균 (Streptococci)
무리		포도알구균 (Staphylococci)
간균		
직선형		간균 (Bacilli)
짧은 나선형		비브리오간균 (Vibrio)
구균		
트위스트		나선균 (Spirilla)
트위스트		보렐리아나선균 (Borrelia)
트위스트		트레포네마나선균 (Treponema)

아를 **그람양성균(gram positive)**, 붉은색으로 나타나는 박테리아를 **그람음성균(gram negative)**이라 한다. 그람양성균과 그람음성균을 구별하는 것은 중요하다. 항생제 요법의 약물 반응은 박테리아의 종류에 따라 다르게 나타난다. 그람염색은 박테리아 감염의 정확한 진단과 적절한 치료를 목적으로 한다.

박테리아 식별 절차는 일반적으로 감염 부위에서 몇 가지 물질을 채취[인후면봉채취법(throat swab), 가래, 소변]하여 배지에 박테리아의 배양을 통해 이루어지며 24~48시간 배양 후 박테리아를 염색한다. 박테리아의 식별은 형태학적 증거와 생화학적 절차에 근거하여 이루어진다. 최근의 새로운 생화학적 진단 기술은 몇몇 유기체의 즉각적인 식별을 가능하게 하고 있다.

박테리아의 식별뿐 아니라 감염을 일으킨 특정 박테리아에 대해 어떤 화학요법제가 가장 효과적일 것인지를 결정하는 것도 매우 중요하다. 특정 박테리아에 대해 효과적인 항생제의 식별은 **항생물질 감수성(antibiotic susceptibility)** 검사를 통해 이루어진다. 항생물질 감수성을 확인하는 가장 쉬운 방법으로 디스크 검사법(disk test)과 계열희석법(serial dilution)이 있다. 각각의 경우에 박테리아는 다양한 항박테리아제를 포함한 배지에서 배양된다. 가장 감수성이 높은 약물이 박테리아의 성장을 가장 효과적으로 억제할 것이다. 이 선별법은 어떤 약물이 감염을 근절하는 데, 임상적으로 가장 좋은 결과를 나타낼 수 있을지 보여준다. 박테리아 식별과 항생물질 감수성의 결정은 미생물 배양과 감수성 검사를 통해 이루어진다.

LO 35.2

화학요법

CHEMOTHERAPY

화학요법(chemotherapy)이란 감염성 미생물 또는 암세포를 사멸하거나 성장을 억제하기 위해 약물을 사용하는 것을 의미한다. 항균작용을 나타내는 약물은 **살균제(bactericidal)**와 **정균제(bacteriostatic)** 2가지로 나눌 수 있다. 살균제는 박테리아를 완전히 박멸하는 약물을 말하고 정균제는 박테리아의 생장(번식)을 저해하는 약물을 말한다. 정균제의 사용에서 박테리아의 제거는 약물의 작용을 통해서보다는 숙주의 백혈구 및 대식세포(macrophages)에 의한 포식 작용과 기타 다른 면역체계의 작용에 의해 이루어진다.

항박테리아제의 기원

Sources of Antibacterial Drugs

항박테리아제는 토양 미생물 또는 화학적 합성 2가지 방법으로 얻어진다. 박테리아 및 그 밖의 미생물들은 자연적으로 다른 박테리아의 성장을 저해하는 물질을 생산한다. 이러한 물질은 다른 박테리아에 의해 분비되는 유해한 화학물질로부터 특정 종류의 박테리아를 보호하도록 도와준다. 미생물로부터 얻어져 화학요법에 사용되는 이러한 화학물질을 **항생제(antibiotics)**라고 한다. 예를 들어 곰팡이의 일종인 *Penicillium notatum*은 그람양성 병원성 박테리아의 성장을 저해하는 물질을 만들어 낸다. 이러한 물질은 페니실린(penicillin)이라고 알려져 있으며, 이것은 가장 널리 사용되고 있는 항생제의 모 화합물(parent compound)이다. 설폰아미드(sulfonamides)와 같은 몇몇 항박테리아제는 화학적 합성으로 만들어진다. 다른 미생물로부터 유래한 것이 아닌 화학적 합성으로 얻어진 항박테리아제를 항균제(antimicrobial)라고 한다. 그러나 일반적으로 '항생제'라는 용어는 이러한 약물 모두를 포함하는 용어로 사용된다.

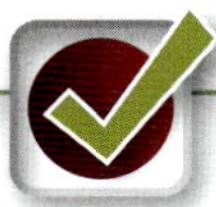

환자 안전과 교육

항생제 투약을 위해 복약 지시사항을 따르는 것의 중요성을 환자에게 설명하라. 많은 환자는 그들이 좋아졌다고 느끼고 증상이 더는 나타나지 않으면 항생제 투약을 거르거나 멈춘다. 치료의 전 과정을 완벽하게 이행하는 것은 감염의 재발을 막는 데 중요하다.

환자에게 그들이 처방받은 항생제와 관련된 중요한 약물 부작용에 대해 고지해야 한다. 경구로 투여된 항생제는 종종 구역, 구토, 설사를 일으킬 수 있다. 항생제는 대장의 정상세균총(normal bacterial flora)을 무너뜨릴 수 있고 경련과 설사를 일으킬 수 있다. 심한 설사는 중복감염(superinfection)이 일어났다는 의미이며, 이러한 경우 환자는 의사에게 이 점에 대해, 또는 다른 심각하거나 비정상적인 증상이 있는 경우에 대해서도 모두 알려야 한다.

환자에게 그들이 처방받은 항생제를 음식물과 함께 섭취해도 되는지 고지해야 한다. 적은 양의 음식물은 구역감과 복통을 예방하겠지만, 몇몇 항생제는 식품-약물 상호작용을 나타낸다. 예를 들어, 테트라사이클린(tetracyclines)과 플루오로퀴놀론(fluoroquinolones)의 흡수(absorption) 및 생체이용률(bioavailability)은 유제품과 제산제에 의해 감소될 수 있다. 약을 조제한 약사로부터 이러한 점에 대해 전달받게 될 것이다.

환자에게 내린 처방은 오직 현재의 감염을 치료하기 위해서만 사용되어야 하며, 다른 감염증의 치료나 또는 다른 상황에서 사용해서는 안 된다는 점을 주의시켜야 한다.

항균범위

Antibacterial Spectrum

매우 극소수의 항박테리아제만이 모든 종류의 병원성 미생물의 성장을 저해할 수 있다. 대부분의 항박테리아제는 일반적으로 한정된 종류의 병원성 미생물에 대해서만 효과를 나타낸다. 이러한 특성은 특정 약물에 대한 **항균범위(antibacterial spectrum)**를 결정한다. 몇몇 약물은 한정된 종류의 박테리아에만, 예를 들어 몇몇 그람양성균 또는 몇몇 그람음성균에 대해서만 효과를 나타낼 수 있다. 이러한 약물은 좁은 항균범위를 가졌다고 한다. 어떤 약물은 그람양성균뿐 아니라 그람음성균에도 효과를 나타내며 넓은 항균범위를 나타내는데, 이러한 약물을 광범위 항생제(broad-spectrum antibiotics)라고 한다.

약물 내성

Drug Resistance

화학요법을 시행하는 동안 항생제는 경우에 따라 항균 효과를 잃어버린다. 이러한 현상은 박테리아가 몇 가지 구조적, 대사적 변화를 일으키거나 박테리아가 항생제의 작용을 견뎌낼 수 있도록 돌연변이를 일으켜 나타난다. 박테리아가 항생제의 작용에 대해 저항성을 나타내는 것을 **박테리아 내성(bacterial resistance)**이라 한다. 박테리아 내성이 나타나는 한 가지 이유는 박테리아가 세포벽을 변형시킬 수 있기 때문인데, 이와 같은 변형이 일어나면 항생제는 더이상 박테리아 내부로 침투할 수 없다. 뿐만 아니라 몇몇 박테리아는 항생제를 불활성화시킬 수 있는 효소를 생산할 수 있다. 내성이 생기면 박테리아는 약물 존재 하에서도 생존과 번식을 할 수 있다. 몇몇 내성을 나타내는 박테리아가 이미 감염 부위에 존재할 것이다. 내성이 없는 박테리아는 항생제에 의해 제거되기 때문에 내성을 나타내는 박테리아가 빠르게 증식하기 시작하면 감염이 지속되는 원인이 된다. 약물 내성이 발생하면 그 박테리아에 대해 감수성을 나타내는 다른 항박테리아제로 대체하여야 한다.

박테리아 베타락타마아제 효소

Bacterial Beta-Lactamase Enzymes

어떤 박테리아는 페니실린과 세팔로스포린(cephalosporin) 항생제를 불활성화시키는 효소를 만들어 낼 수 있다. 이러한 효소를 통틀어 **베타락타마아제(beta-lactamases)**라고 한다. 특히 페니실린을 불활성화시키는 베타락타마아제를 **페니실리나아제(penicillinases)**라 하고, 세팔로스포린을 불활성화시키는 베타락타마아제를 **세팔로스포리나아제(cephalosporinases)**라 한다. 이 외에도 항생제들을 불활성화시키는 박테리아 효소가 있다.

화학예방법

Chemoprophylaxis

화학예방법(chemoprophylaxis)은 박테리아에 의한 감염이 발전되기 전 감염을 예방하기 위한 목적으로 항생제를 사용하는 것을 말한다. 화학예방법은 감염 위험이 높은 외과수술 전 사용되는데, 예를 들어 복부 수술, 특히 총을 맞거나 칼 등에 찔려 장이 파열된 부위를 수술할 때, 이 방법이 시행된다. 또한 생명을 위협할 수 있는 감염의 위험성이 있는 환자에게 예방 목적으로 정기적으로 항생제를 투여한다. 류마티스열, 심장판막 이식술(heart valve replacement), 무릎과 엉덩이 대체술(knee and hip replacement) 등의 수술을 받은 환자는 특히 심내막염(endocarditis), 심장판막 손상을 일으킬 수 있는 감염에 특히 민감하다. 이러한 환자는 치과 치료, 호흡기나 비뇨기 관련 치료 및 다른 외과적 치료를 받기 전 먼저 화학예방요법을 받아야만 한다. 또한 결핵, 뇌수막염, 그 밖의 전염성 질환을 앓고 있는 환자와 접촉한 경우에도 감염을 예방하기 위해 화학예방요법을 받아야 한다. 항생제의 선택과 투여 시기는 예상되는 감염의 종류와 환자의 특성, 당시의 임상적 상황 등을 고려하여 선택한다.

LO 35.3

페니실린

PENICILLINS

페니실린은 다양한 *Penicillium* 곰팡이 종에서 얻어진 항생제이다. 기본 구조의 변형과 다양한 염(salt)의 첨가로 다양한 페니실린제제가 만들어졌다. 이러한 변형 및 첨가에 의해 다양한 페니실린제제 간에 산에 대한 안정성(위 내에서), 페니실리나아제에 대한 안정성, 항균범위의 차이가 나타난다.

작용 기전

Mechanism of Action

베타락탐(*beta-lactam*)이라는 용어는 페니실린, 세팔로스포린, 카바페넴(carbapenem), 모노박탐(monobactam) 항생제를 분류하는 데 사용한다. 이러한 항생제는 모두 베타락탐 고리를 가지고 있다[그림 35.1]. 이 고리는 이들 항생제의 항균작용에 필수적이다. 베타락탐 고리는 박테리아의 세포벽 합성에 필수 요소인 페니실린 결합 단백질(penicillin-binding proteins, PBPs)에 결합함으로써 이 효소의 작용을 억제하여 결함이 있는 세포벽을 형성하게 만든다. 이것은 박테리아가 자가용해효소(autolytic enzymes)를 분비하게 만들고 결국 박테리아가 사멸하게 된다. 이것은 모든 베타락탐계 항생제의 공통적인 작용 기전이다. 내성균은 베타락탐 고리를 분해하는 효소인 베타락타마아제를 생성할 수 있다. 베타락타마아제의 생성은 항생제가 더는 페니실린 결합 단백질을 억제할 수 없게 만들어 박테리아가 새로운 세포벽 합성을 지속하고 증식할 수 있게 한다.

그림 35.1 베타락탐계 항생제의 구조식

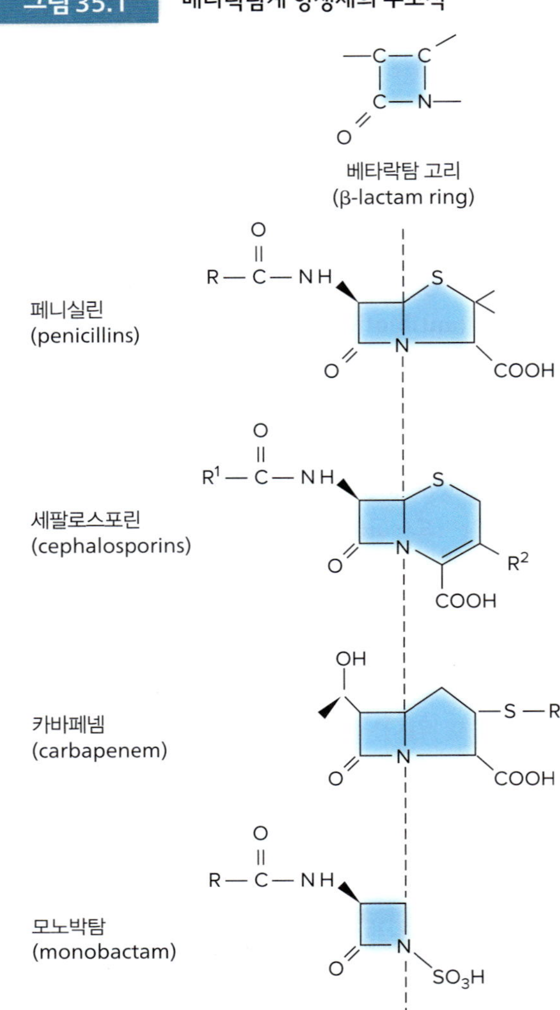

항균범위

Antibacterial Spectrum

페니실린은 항균범위에 따라 몇 가지 그룹으로 나눌 수 있다. 최근의 분류 체계에 따르면 페니실린을 4세대로 나누고 있다[표 35.2].

표 35.2

페니실린, 카바페넴, 모노박탐 항생제

약물(상품명)	투여 경로	특성
1세대		**주요 적응증: 그람양성균 감염**
Penicillin G (*Pfizerpen*) Penicillin G benzathine (*Bicillin*) Penicillin G procaine (*Wycillin*) Penicillin V (*V-Cillin, Pen-Vee K*)	근육주사, 정맥주사 근육주사 근육주사 경구 투여	높은 혈장 농도를 생성, 작용 시간이 짧음 Penicillin G가 28일 이상 투여 부위에서 서서히 확산됨. 혈장 농도가 낮음 Penicillin G가 12~24시간 이상 투여 부위에서 서서히 확산됨 위산에 대한 저항성이 있으며, 가벼운 목과 귀의 감염에 사용
페니실리나아제 내성		**주요 적응증: 내성 포도알구균 감염**
Colxacillin (*Tegopen*) Dicloxacillin (*Dynapen*) Nafcillin (*Unipen*) Oxacillin (*Prostaphlin*)	경구 투여 경구 투여 근육주사, 정맥주사 경구 투여, 근육주사, 정맥주사	페니실리나아제의 불활성화 작용에 저항성이 있음, 내성 포도알구균의 감염에 사용
2세대		**주요 적응증: 그람양성/일반적인 그람음성균 감염**
Amoxicillin (*Amoxil*) Amoxicillin/clavulanicacid (*Augmentin*) Ampicillin (*Omnipen*) Ampicillin/sulbactam (*Unasyn*)	경구 투여 경구 투여 경구 투여, 근육주사, 정맥주사 근육주사, 정맥주사	(예, *E.Coli, Haemophius influenzae*) 1세대 약물보다 넓은 항균 범위를 가짐. Amoxicillin은 높은 혈장 농도를 나타내며, Augmentin과 Unasyn은 페니실리나아제 생성 균이 있을 때 사용함
3세대		**주요 적응증: 심각한 그람음성균 감염**
Carbenicillin indanyl (*Geocillin*) Ticarcillin disodium(*Ticar*) Ticarcillin/clavulanic acid (*Timentin*)	경구 투여 근육주사, 정맥주사 근육주사, 정맥주사	(예, *Proteus vulgaris, Pseudomonas aeruginosa*) 요로 감염에만 사용 광범위 항생제, 녹농균과 그 밖의 심각한 그람음성균에 의한 감염에 사용, Timentin은 내성을 나타내는 균에 의한 감염에 사용
4세대		**주요 적응증: 심각한 그람음성균 감염**
Mezlocillin sodium (*Mezlin*) Piperacillin (*Pipracil*) Piperacillin/tazobactam (*Zosyn*)	근육주사, 정맥주사 근육주사, 정맥주사 정맥주사	(예, *Klebsiella pneumonice, Pseudomonas aeruginosa*) 3세대 약물보다 효과가 증가되며, 그람양성균, 혐기성균에 의한 감염에 효과적이고, Zosyn은 내성균에 의한 감염에 사용
카바페넴		**주요 적응증: 심각한 그람음성균 감염**
Doripenem (*Doribax*) Ertapenem (*Invanz*) Imipenem/cilastatin (*Primaxin*) Meropenem (*Merrem*) Meropenem (*Merrem*)	정맥주사 근육주사, 정맥주사 정맥주사 정맥주사 정맥주사	그람양성균, 혐기성균에 의한 감염에 효과적임. 베타락타마아제에 대한 저항성이 증가되며, 페니실린에 알레르기 반응을 나타내는 환자에게는 사용할 수 없음
모노박탐		**주요 적응증: 심각한 그람음성균 감염**
Aztreonam (*Azactam*)	정맥주사	그람양성균, 혐기성균에는 효과가 없음. 베타락타마아제에 높은 저항성을 나타냄, 페니실린에 알레르기 반응을 나타내는 환자에게 사용 가능

1세대 페니실린
First-Generation Penicillins

1세대 페니실린에는 페니실린 G와 페니실린 V가 포함된다. 이 그룹의 약물은 좁은 항균범위를 가지고 있다. 1세대 페니실린은 일반적인 그람양성 포도알구균, 연쇄구균에 감수성을 나타낸다. 그러나 대부분의 *Staphylococcus aureus*는 페니실리나아제를 생성하며, 대부분의 페니실린에 대해 저항성을 나타낸다. 흔한 귀-코-목 및 상기도 감염의 원인이 되는 *Streptococcus pyogenes*와 *S. pneumonid*, [그림 35.2]와 같은 연쇄구균은 대부분 이 그룹의 페니실린에 감수성을 나타낸다. 페니실린 G는 비저항성 매독(*Treponema pallidum*)의 치료에 일반적으로 선택되는 약물이다. 일반적으로 페니실린 G는 비경구로 투여하고, 페니실린 V는 보통 가벼운 귀-코-목 감염에 경구로 투여한다. 1세대 페니실린은 그람음성간균 또는 페니실리나아제를 생성하는 균류에 대해서는 효과가 없다.

1세대 페니실린의 하위 그룹으로 페니실리나아제 내성 약물이 있다. 이들 약물은 페니실리나아제에 의해 불활성화되지 않으며 내성 포도알구균의 치료에 1차 선택약으로 사용된다. 포도알구균 감염은 주로 *Staphylococcus aureus*에 의해 일어나는데, 이것은 농양 및 심내막염, 폐렴 등 심각한 감염을 일으킨다. 포도알구균은 페니실리나아제를 생성하여 페니실린에 대한 내성이 쉽게 나타나기 때문에 이 세균에 의한 감염은 치료가 매우 까다롭다. 이 그룹에 속하는 약물은 [표 35.2]의 페니실리나아제 내성 약물에 정리하였다.

그림 35.2 *Streptococcus pneumoniae*에 의한 폐렴 환자에서 그람염색 현미경 사진

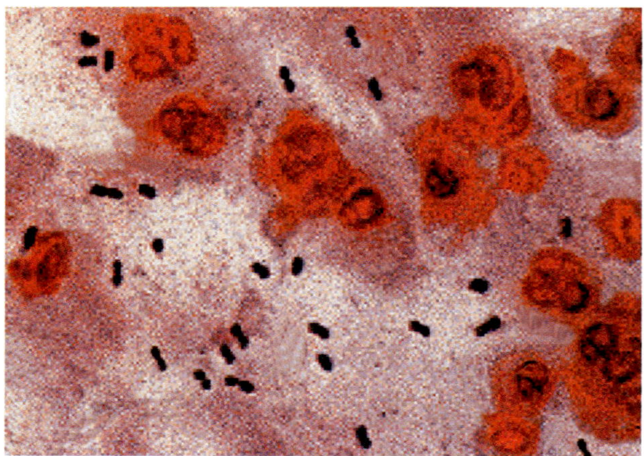

그람양성쌍구균(gram-positive diplococci)과 다수의 다형핵 백혈구(polymorphonuclear leukocytes, red stain)를 확인할 수 있다.

그림 35.3 Methicillin-내성 황색포도알구균(methicillin-resistant *Staphylococcus aureus*, MRSA) 박테리아의 주사형 전자현미경(Scanning Electron Micrograph) 사진

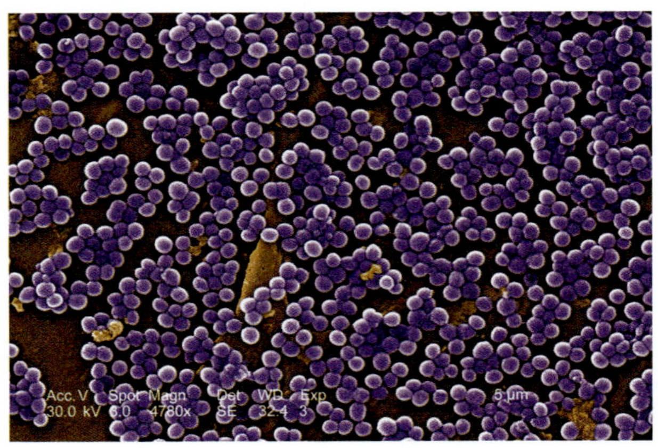

이 박테리아는 vancomycin에도 내성을 나타낸다.
자료: Janice Carr/CDC

메티실린(methicillin)은 과거에 내성 포도알구균의 감염에 가장 효과적인 페니실린제제였다. 그러나 *Staphylococcus aureus* 종은 메티실린에 내성을 나타내며 지난 수년간 진화해 왔다. 내성은 페니실리나아제 때문이라기보다 베타락탐의 결합을 억제하는 페니실린 결합 단백질인 PBPs의 변형 때문에 생성된다. 이러한 균종은 메티실린-내성 황색포도 알구균(methicillin-resistant *Staphylococcus aureus*) 또는 MRSA로 알려져 있다[그림 35.3]. 이 박테리아에 의한 감염은 특히 병원 시설 내에서 커다란 문제가 되고 있다. 페니실린의 어떤 약물도 MRSA에 감수성을 나타내지 않으며 매우 극소수의 항생제만이 이 세균에 대해 감수성을 나타내는 것으로 알려져 있다. 메티실린은 독성이 있어 더는 사용되지 않는다.

2세대 페니실린
Second-Generation Penicillins

2세대 페니실린은 확장된 항균범위를 갖는 암피실린(ampicillin)과 아목시실린(amoxicillin)을 포함한다. 2세대 약물은 페니실린 G가 감수성을 나타내는 균들과 더불어 일반적인 그람음성균에 감수성을 나타낸다. 이러한 그람음성균에는 *Escherichia coli*, *Proteus mirabilis*, *Haemophilus influenzae*이 포함되며, 이들은 일반적인 비뇨기 감염, 호흡기 감염, 중이염을 유발한다. 모든 2세대 페니실린류 약물은 경구로 투여할 수 있고, 이 점은 다양한 그람양성균, 음성균 감염의 치료에 중요한 이점으로 작용한다. 아목시실린은 위장관에서 흡수가 좋아 암피실린보다 더 높은 혈

장 농도를 얻을 수 있기 때문에 널리 사용된다.

2세대 페니실린은 단일 제제로 사용할 때 페니실리나아제를 생성하는 균에 대해 감수성을 나타내지 못하며, 최근에 페니실리나아제를 생성하여 페니실린을 불활성화시키는 균의 숫자와 비율이 점점 더 늘어나고 있다. 그러나 베타락타마아제 억제제와 함께 병용 투여하면 페니실리나아제를 생성하는 균에 대해 감수성을 나타낼 수 있다.

3세대 페니실린
Third-Generation Penicillins

3세대 페니실린 약물은 카르베니실린(carbenicillin), 티카르실린(ticarcillin)을 포함한다. 3세대 페니실린은 2세대 약물보다 더 넓은 항균범위를 가지고 있으며, *Pseudomonas aeruginosa*, *Proteus vulgaris*와 같은 그람음성균에 의한 심각한 비뇨기 감염, 호흡기 감염, 균혈증 감염의 치료에 사용된다. 이러한 감염증은 쉽게 치료하기 어려우며 아미노글리코시드 항생제(aminoglycoside antibiotics)와 병용투여가 권장된다. 카르베니실린 인다닐(*Geocillin*)은 경구로 투여하며, 요로감염증의 치료에만 사용되고 있다. 티카르실린(*Ticar*)은 전신감염의 치료에 비경구로(IM, IV) 투여한다. 이러한 약물은 페니실리나아제 생성균에 의해 불활성화되어 효과가 없다. 티카르실린은 베타락타마아제 억제제인 클라루닉산(clavulanic acid)과 병용 투여할 수 있으며 페니실리나아제 생성균에 효과적이다.

4세대 페니실린
Fourth-Generation Penicillins

이 그룹에 속하는 약물은 3세대 페니실린보다 더 넓은 항균범위를 가지며 훨씬 더 효과적이다. 이들 약물은 일나트륨염(monosodium salts) 형태로 투여된다. 이러한 형태의 투여는 이나트륨염(disodium salts)인 3세대 페니실린보다 섭취하는 나트륨 양을 줄일 수 있으며, 이 점은 나트륨 제한식이를 하는 고혈압, 또는 울혈성심부전 환자에게 유용하게 작용할 것이다.

4세대 약물의 항균범위는 넓으며 그람양성균, 그람음성균, 혐기성균을 모두 포함한다. *Pseudomonas aeruginosa, Proteus vulgaris, Klebsiella pneumoniae, Bacteroides fragilis*(혐기성균)에 의한 심각한 감염에 효과적이다. 이러한 감염증은 치료가 어렵고 병용 요법이 필요할 것이다. 4세대 페니실린은 페니실리나아제 생성균에 대해 불활성화되어 효과가 없으며, 비경구로 투여해야 한다. 피페라실린(piperacillin)은 또다른 베타락타마아제 억제제인 타조박탐(tazobactam)과 병용하여 투여할 수 있고 페니실리나아제 생성균에 대해 효과적이다.

베타락타마아제 억제제
Beta-Lactamase Inhibitors

경구 투여할 수 있고 넓은 항균범위를 가지며 페니실리나아제에 저항성을 나타내는 이런 모든 조건에 부합하는 페니실린 단일제제는 아직 없다. 그러나 베타락타마아제 억제제로 알려진 몇몇 약물을 다양한 페니실린제제들과 함께 병용하여 투여할 수 있다. 베타락타마아제 억제제는 페니실리나아제의 활성을 억제하여 페니실린이 효과를 나타낼 수 있게 한다. 이러한 약물로 클라블라닉산, 설박탐(sulbactam), 타조박탐이 있다. 페니실린과 이들 베타락타마아제 억제제의 복합제제가 시판되고 있으며, 이러한 제제로 아목시실린과 클라블라닉산의 복합제제인 *Augmentin*, 암피실린과 설박탐의 복합제제인 *Unasyn*, 피페라실린과 타조박탐의 복합제제인 *Zosyn*이 있다. 이러한 항생제 복합제제는 박테리아 내성이 나타날 때 유용하다.

유해 작용
Adverse Effects

페니실린은 상대적으로 부작용이 적은 항생제이다. 가벼운 부작용으로 구역, 발진이 드물게 나타날 수 있다. 경구 투여 시 설사가 나타날 수 있고 근육주사 시 주사 부위의 통증과 염증이 나타날 수 있다. 고농도로 투여 시 경련을 포함한 중추신경계 장애가 나타날 수 있다.

가장 심각한 부작용은 페니실린에 대한 과민반응이다. 페니실린은 약물에 대한 과민반응이 가장 빈번하게 일어나는 약물이다. 일반적인 지연형 알레르기반응(delayed-type allergic reaction)으로 발진, 발열, 염증반응이 나타난다. 가장 심각한 급성형 알레르기 반응(immediate-type allergic reaction)으로 아나필락시스(anaphylaxis) 또는 아나필락시스 쇼크(anaphylactic shock)가 나타난다. 모든 환자에게 페니실린 알레르기의 가능성에 대해 물어보아야 한다. 알레르기가 의심되는 경우, 페니실린 알레르기 환자인지 확인하기 위해 스킨 테스트가 실시되어야 한다. 한 가지 페니실린에 과민반응을 나타내는 환자는 모든 페니실린제제에 대해 과민반응이 나타난다.

카바페넴과 모노박탐
Carbapenems and Monobactams

카바페넴(carbapenems)과 모노박탐(monobactams) 항생제는 페니실린과 유사한 구조를 갖는 베타락탐계 항생제이다. 카바페넴은 4세대 페니실린과 유사한 넓은 항균범위를 갖고 있다. 또한 카바페넴은 베타락타마아제에 대해 증가된 저항성을 나타낸다. 이미페넴(imipenem)은 실라스틴(cilastatin)과 병용하여 투여하는데, 실라스틴은 이미페넴의 신장 대사를 늦춰준다. 카바페넴계 약물로 도라페넴(doripenem), 에르타페넴(ertapenem), 메로페넴(meropenem)이 있다. 카바페넴계 약물은 4세대 페니실린처럼 비경구로 투여한다. 부작용은 페니실린과 유사하다.

아즈트레오남(aztreonam)은 모노박탐계 약물이다. 아즈트레오남은 페니실리나아제에 매우 높은 저항성을 나타내며, 내성 그람음성균에 대해 정맥주사한다. 이 약물은 그람양성 또는 혐기성균에는 활성이 없다. 아즈트레오남은 페니실린에 과민반응을 나타내는 환자에게 사용할 수 있다. 위장관 장애와 발진이 일반적인 부작용으로 나타난다.

LO 35.4

세팔로스포린

CEPHALOSPORINS

세팔로스포린(cephalosporins)은 페니실린과 유사한 화학구조를 가지고 있는 살균성 항생제이다. 세팔로스포린의 작용 기전은 페니실린과 같다. 세팔로스포린 항생제는 일반적으로 베타락타마아제에 대한 저항성이 페니실린 항생

표 35.3

세팔로스포린 항생제

약물(상품명)	투여 경로	특성
1세대		
Cefadroxil (*Duricef*) Cefazolin (*Kefzol*) Cephalexin (*Kefiex*) Cephradine (*Velosef*)	경구 투여 근육주사, 정맥주사 경구 투여 경구 투여, 정맥주사	*Klebsiella pneumoniae*를 포함한 일반적인 그람양성균, 그람음성균 감염증 치료에 사용 Cefazolin은 화학 예방요법에 선호 약물
2세대		
Cefaclor (*Ceclor*) Cefonicid (*Monocid*) Cefotetan (*Cefotan*) Cefoxitin (*Mefoxin*) Cefprozil (*Cefzil*) Cefuroxime (*Ceftin*) Loracarbef (*Lorabid*)	경구 투여 근육주사, 정맥주사 근육주사, 정맥주사 근육주사, 정맥주사 경구 투여 경구 투여, 정맥주사 경구 투여	그람음성균 감염증에 주로 사용함. 베타락타마아제에 대해 더 강력한 저항성을 나타냄. *N. gonorrhoeae, H. infiuenzae, K. pneumoniae*에 더 좋은 효능을 나타냄
3세대		
Cefdinir (*Omnicef*) Cefixime (*Suprax*) Cefoperazone (*Cefobid*) Cefotaxime (*Claforan*) Ceftazidime (*Fortaz*) Ceftriaxone (*Rocephin*) Ceftazidime/avibactam (*Avycaz*)	경구 투여 경구 투여 근육주사, 정맥주사 근육주사, 정맥주사 근육주사, 정맥주사 근육주사, 정맥주사	다른 세팔로스포린 약물에 내성을 나타내는 심각한 그람음성균 감염증에 사용. *K. pneumoniae, P. aeruginosa*에 대해 더 강력한 활성을 나타냄 Ceftriaxone은 지용성이며, 혈액-뇌 장벽(blood-brain barrier)을 통과할 수 있어 뇌수막염의 치료에 사용할 수 있음. Ceftriaxone은 또한 가장 긴 반감기를 가지며, 내성을 나타내는 임질의 치료에 선택 약물
4세대		
Cefepime (*Maxipime*) Ceftolozone/tazobactam (*Zerbaxa*)	근육주사, 정맥주사 정맥주사	3세대 약물과 유사, 광범위 활성을 나타냄, 베타락타마아제에 대해 훨씬 강력한 저항성을 나타냄, 3세대 세팔로스포린에 내성이 나타날 때 사용
5세대		
Ceftaroline (*Teflaro*)	근육주사	폐렴, 피부 및 연부 조직 감염 치료에 사용

제보다 더 크다. 세팔로스포린 항생제는 페니실린의 대체제로 사용되는데, 페니실린에 대해 과민반응이 나타나는 경우, 페니실린에 대해 내성이 나타나는 경우, 또는 몇몇 그람음성균 감염 치료에 사용된다.

세팔로스포린에 대한 박테리아 내성

Bacterial Resistance to Cephalosporins

몇몇 박테리아, 특히 그람음성균은 세팔로스포리나아제(cephalosporinases)를 생성할 수 있으며, 이것은 베타락타마아제의 일종으로 세팔로스포린을 불활성화시킨다. 세팔로스포린 항생제는 4세대로 나눌 수 있으며, 각각의 특성 및 약물을 [표 35.3]에 정리하였다.

1세대 세팔로스포린

First-Generation Cephalosporins

1세대 세팔로스포린 항생제는 전통적인 약물이며 모두 비슷한 항균범위를 가지고 있다. 그람양성균과 그람음성균 모두에 감수성을 나타낸다. 세팔로스포린 항생제는 그람음성 *Klebsiella pneumonia*에 의한 감염 치료에 선택 약물이다. 1세대 세팔로스포린 약물 중, 셀파렉신(*Keflex*)과 셀파졸린(*Kefzol*)이 가장 널리 사용되는 약물이다. 셀파졸린(cefazolin)은 또한 화학예방요법(chemoprophylaxis)에 1차 선택약이다. 1세대 세팔로스포린 항생제는 귀, 코, 목, 요로 감염증을 유발하는 대부분의 그람양성균, 그람음성균 감염 치료에 유용하다.

2세대 세팔로스포린

Second-Generation Cephalosporins

2세대 세팔로스포린 약물은 1세대 약물보다 더 넓은 항균범위를 가지며 더 좋은 효능을 나타낸다. 2세대 약물은 1세대 약물에 반응하지 않는 감염증에 활성을 나타낸다. 세폭시틴(*Mefoxin*)은 특히 *Bacteroides fragilis*와 *Serratia marcescens*에 의한 감염 치료에 효과적이다. 또한 이들 약물은 페니실리나아제를 생성하여 페니실린제제에 내성을 나타내는 세균을 포함하여, *Haemophilus influenzae, Neisseria gonorrhoeae*에 의한 호흡기 감염 및 기타 감염증의 치료에 효과적이다.

3세대 세팔로스포린

Third-Generation Cephalosporins

이 그룹에 속하는 약물은 2세대 세팔로스포린 약물보다 더 넓은 항균범위를 나타낸다. 또한 3세대 약물은 훨씬 더 강력한 항균 효과를 나타내며 다른 세팔로스포린 약물보다 더 긴 작용 시간을 나타낸다. 세프트리악손(ceftriaxone)은 약 8시간의 반감기를 가지며 대부분의 감염증에 1일 1회 투여할 수 있다. 3세대 약물은 주로 2세대 약물에 감수성을 나타내지 않는 심각한 그람음성균 감염 치료에 사용된다. 또한 이들 약물은 대부분의 페니실린과 세팔로스포린 약물보다 훨씬 지용성이며 쉽게 혈액-뇌장벽(blood-brain barrier)을 통과할 수 있다. 따라서 3세대 약물은 뇌와 관련된 그람양성균, 그람음성균 감염증(예: 뇌수막염)에 사용할 수 있다.

4세대 세팔로스포린

Fourth-Generation Cephalosporins

세페핌(*Maxipime*)은 4세대 세팔로스포린 약물로 분류된다. 세페핌(cefepime)의 항균범위는 3세대 약물과 유사하지만 베타락타마아제에 의한 분해에 더 강력한 저항성을 나타낸다. 이 약물은 다른 세대의 세팔로스포린 약물이 효과가 없을 때 사용한다.

유해작용

Adverse Effects

경구용 세팔로스포린 약물은 위장관 장애를 유발할 수 있고 특히 설사와 발진을 유발할 수 있다. 근육주사 시 주사부위에 통증 및 염증을 일으킬 수 있다. 정맥주사는 약물 주입 부위에 정맥염을 유발할 수 있다. 1세대 세팔로스포린 약물은 신장 독성을 유발할 수 있으며, 특히 신 손상 환자 또는 탈수 증상이 있는 환자에게 투여할 때 유의해야 한다. 2, 3, 4세대 세팔로스포린 약물은 신장 독성의 위험은 상대적으로 더 낮다.

N-methylthiotetrazone을 곁가지로 갖는 세팔로스포린(cefamandole, cefoperazone, cefotetan 등)은 혈액 응고를 방해할 수 있으며 출혈성 문제를 일으킬 수 있다. 뿐만 아니라 이 약물은 알코올과 함께 투여했을 때 디설피람(disulfiram) 반응을 유발할 수 있어 알코올과 함께 복용하지 않도록 환자를 주의시켜야 한다(8장 참조).

세팔로스포린 약물은 과민반응을 유발할 수 있으나 페니실린보다 과민반응 유발 빈도가 낮다. 드물게 일부 환자는 페니실린과 세팔로스포린 모두에서 과민반응을 일으킨다. 일반적으로 세팔로스포린 약물은 페니실린에 과민반응을 나타내는 환자에게 사용할 수 있다. 원칙적으로 페니실린에 대한 알레르기 반응 중 즉시형 알레르기 반응(두드러기, 아나필락시스)이 나타났던 환자에게는 세팔로스포린 항생제를 사용하지 않는다.

LO 35.5

아미노글리코시드

AMINOGLYCOSIDES

아미노글리코시드(aminoglycosides)는 살균성 항생제로, 항균범위는 그람음성간균을 포함한다. 아미노글리코시드는 박테리아의 세포벽 외막을 통해 수동 확산되며 세포막을 통해 세포질 안으로 능동 수송된다. 이러한 과정에서 산소가 필요하기 때문에 혐기성균에 대해서 아미노글리코시드는 활성을 나타내지 못한다. 아미노글리코시드는 박테리아 리보솜에 비가역적으로 결합하여 박테리아의 단백질 합성을 비가역적으로 억제한다. 결국 박테리아는 생존과 생식에 필수적인 효소 및 단백질을 더는 생성할 수 없게 된다. 아미노글리코시드는 몇몇 그람양성균에 대해 활성을 나타내며, 또한 심각한 그람양성균, 그람음성균 감염증의 치료에 페니실린 또는 세팔로스포린 약물 중 하나와 병용하여 투여한다. 이러한 병용 요법은 항균작용에 상승효과를 나타낸다.

약동학

Pharmacokinetics

아미노글리코시드 약물은 위장관에서 드물게 흡수되는데, 이러한 효과는 장 수술 전 처치에 유용하게 이용될 수 있다. 고용량의 약물을 복부 수술 전 경구 투여함으로써 장내 박테리아의 숫자를 감소시켜 장을 살균한다("sterilize the bowel"). 전신 효과를 위해서는 근육주사 또는 정맥주사로 투여한다. 아미노글리코시드 약물은 대부분의 그람음성균에 효과적인데, 일반적으로 입원 환자에게 일어날 수 있는 심각한 그람음성균 감염증의 치료를 위해 남겨 놓는다. 아미노글리코시드 약물은 크게 대사되지 않으며 구조가 변하지 않은 채로 소변으로 제거된다. 따라서 높은 요 중 농도에 이르게 되는데, 이것은 신장 기능을 저하시킬 수 있다. 신장 질환 환자에게는 용량을 감소시켜 투여해야만 한다. 가장 빈번하게 사용되는 아미노글리코시드 약물은 [표 35.4]에 정리하였다.

유해 작용

Adverse Effects

경구 투여 시 아미노글리코시드 약물은 구역, 구토, 설사를 유발할 수 있다. 비경구로 투여했을 때 가장 심각한 2가지 유해 반응이 나타나는데, 신장 독성과 청각 독성이다. 높은 요 중 농도 때문에, 아미노글리코시드 약물은 정상적인 신장 기능을 저해할 수 있다. 증가된 원주(캐스트, cast), 알부민뇨(요 중 단백질), 요 배출량 감소가 일어날 수 있다. 또한 청각신경의 기능을 저해하는 청각 독성이 나타난다(8번 뇌신경). 가장 먼저 나타나는 증상은 이명(귀 울림)과 일시적인 청력 장애이다. 아미노글리코시드 약물을 장기간 복용하는 경우 비가역적 손상과 영구적 청력 상실이 일어난다.

주의 및 금기사항

Cautions and Contraindications

아미노글리코시드는 Food and Drug Administration (FDA) 임신 범주 D 약물로 지정되어 있다. 따라서 임신 기

표 35.4

아미노글리코시드 항생제

약물(상품명)	특성
Amikacin (*Amikin*)	심각한 그람음성균 감염증 치료를 위해, 특히 tobramycin 또는 gentamicin에 내성을 나타내는 박 테리아 치료를 위해 보류해 놓음
Gentamicin (*Garamycin*)	심각한 그람음성균 감염증 치료를 위해 보류해 놓음. 청각 독성이 있음
Kanamycin (*Kantrex*)	독성 때문에 kanamycin의 사용은 장 수술 전 장 살균을 위해 경구 투여하는 것으로 제한
Neomycin	장 살균을 위해 장 수술 전 경구 투여함. 또한 국소용 제제는 피부, 안구감염증 치료에 사용
Spectinomycin (*Trobicin*)	Spectinomycin은 구조적으로 아미노글리코시드와 관련되어 있으며, 내성을 나타내는 임질 치료 에 근육주사
Streptomycin	결핵, 페스트, 야생토끼병의 치료에 사용
Tobramycin (*Nebcin*)	심각한 그람음성균 감염증, 특히 Pseudomonas aeruginosa의 치료를 위해 보류해 놓음

간 동안 복용해서는 안 된다. 아미노글리코시드는 태아에게 유해하다. 특히 태아의 난청과 청력 상실을 초래할 수 있다.

약물 상호작용
Drug Interactions

아미노글리코시드는 약간의 말초 신경근 차단 효과를 나타낸다. 수술 또는 시술을 하는 동안 마취제 또는 다른 신경근 차단제를 사용할 때, 아미노글리코시드 약물을 함께 사용하면 신경근 차단 작용이 과도하게 나타날 수 있다. 가장 심각한 상황은 횡격막 및 다른 호흡근의 마비로 올 수 있는 호흡 억제이다.

아미노글리코시드에 의한 청각 독성은 또 다른 청각 독성 유발 약물, 예를 들어 에타크린산(ethacrynic acid), 푸로세미드(furosemide)와 같은 이뇨제와 동시에 투여했을 때 더욱 증가된다. 다른 신장 독성 유발 약물과 아미노글리코시드 약물의 병용 요법은 신장 독성을 증가시킬 수 있다.

LO 35.6

테트라사이클린
TETRACYCLINES

테트라사이클린(tetracyclines) 약물은 광범위한 미생물에 활성을 나타낸다. 테트라사이클린류는 정균성 항생제이다. 이들은 세균의 리보솜에 가역적으로 결합하여 단백질 생성을 억제한다. 테트라사이클린 약물은 그람양성균, 그람음성균 모두에 영향을 미친다. 그러나 수년간의 남용으로 박테리아 내성이 발생하였다. 결국 지금은 그람양성균, 그람음성균 감염의 치료에 다른 약들이 더 빈번하게 사용되고 있다.

투여
Administration

테트라사이클린은 일반적으로 경구 투여한다. 그러나 필요한 경우 근육주사와 정맥주사도 가능하다. 칼슘을 포함하는 유제품(우유), 제산제, 무기질 보충제와 같은 식품은 테트라사이클린의 위장관 내 흡수를 방해한다. 테트라사이클린은 칼슘 분자들과 킬레이트를 형성하여 불용성 화합물을 만들기 때문에 식사 전 1시간, 드는 식사 후 충분한 시간을 두고 약물을 복용해야 한다.

독시사이클린(doxycycline), 미노사이클린(minocycline)은 다른 테트라사이클린 약물보다 위장관에서 흡수가 좋고, 식품에 의한 영향을 덜 받는다. 테트라사이클린 약물은 [표 35.5]에 정리하였다.

임상 적응증
Clinical Indications

테트라사이클린 약물은 그람양성균, 그람음성균 감염증에 경우에 따라 페니실린 대신 사용할 수 있다. 그러나 이 약물의 가장 중요한 적응증은 *Rickettsiae*[록키산홍반열(Rocky Mountain spotted fever), 발진티푸스], *Mycoplasma pneumoniae, Vibrio cholera*(콜레라), *Chlamydia trachomatis*(요도염), Borrelia burgdorfe:i(라임병, Lyme disease)에

표 35.5

테트라사이클린 항생제

약물(상품명)	성인 경구용 용량	특성
Demeclocycline (*Declomycin*)	6시간마다150 mg 또는 300 mg을 1일 2회 나누어 투여	광독성 발생 빈도가 가장 높음
Doxycycline (*Vibramycin*)	1일 1회100 mg	가장 빈번하게 사용되는 테트라사이클린으로 식품이 약물 흡수에 영향을 미치지 않음
Minocycline (*Minocin*)	12시간마다100 mg	전정 기관 부작용, 어지러움, 현기증의 발생빈도가 가장 높음
Tetracycline (*Sumycin*)	6시간마다 250~500 mg	식품, 유제품, 무기질 이온에 의해 흡수가 감소됨
Tigecycline (*Tygacil*)	정맥 투여로, 부하 용량 100 mg 투여 후 12시간마다 50 mg	그람양성, 그람음성 내성 균주에 활성을 나타냄

의한 감염증이다. 테트라사이클린은 *Helicobacter pylori*에 의한 위, 십이지장 궤양의 치료에 다른 항생제와 병용하여 사용한다. 또한 경우에 따라 만성 기관지염을 유발하는 하기도 감염의 치료에도 사용한다.

티게사이클린(*Tygacil*)은 구조적으로 테트라사이클린과 관련되어 있다. 이 약물은 포도알구균(MRSA), 장구균 등의 내성 균주를 포함하는 넓은 항균범위를 가지고 있다. 티게사이클린(tigecycline)은 정맥주사로만 투여한다.

유해 작용

Adverse Effects

가장 일반적인 부작용은 구역, 구토, 설사이다. 정상적인 장내 박테리아의 억제는 비감수성 미생물, 특히 진균(*Candida albicans*)의 과도한 성장을 가져올 수 있으며(중복감염), 그 결과 설사와 다양한 피부 발진을 유발할 수 있다. 테트라사이클린 약물은 또한 일부 환자에서 광 과민성을 일으키는데, 테트라사이클린을 복용 후 햇빛에 노출되면, 빛에 의한 과도한 화상을 입을 수 있다. 유효 기한이 지난 약물을 복용한 경우 판코니증후군(Fanconi syndrome)의 증상이 나타날 수 있다. 주 증상은 신장과 관련되어 있는데, 다뇨증, 단백뇨, 산증(acidosis)이 가장 빈번하게 나타나는 증상이다.

주의 및 금기사항

Cautions and Contraindications

테트라사이클린 약물은 칼슘과 결합한다. 따라서 8세 이하의 어린이와 임신 또는 수유 중인 여성이 복용해서는 안 된다. 이 약물은 성장 중인 뼈와 치아에 축적되어 노랗게 변색(반점)을 일으키고 뼈 성장을 억제한다. 테트라사이클린은 FDA 임신 범주 D에 속하는 약물로 영유아의 골격 발달에 있어 성장 지연을 유발하는 것으로 알려져 있다.

LO 35.7

설폰아미드

SULFONAMIDES

설폰아미드(sulfonamides)는 염색 산업의 부산물로 1935년 발견된 합성 약물이다. 첫 번째 설폰아미드는 설폰아미드였다. 이 약물의 기본 구조를 변형시켜 유사한 활성을 갖는 다양한 화합물이 만들어졌다. 설폰아미드 약물은 처음에는 그람양성균, 그람음성균에 대해 효과가 있었으나 약물의 남용으로 내성이 발생하였다. 페니실린의 도입 후(1940년대 초) 설폰아미드의 사용은 빠르게 감소하였다. 오늘날 설폰아미드는 몇 가지 감염증에만 제한하여 사용하고 있다. 설폰아미드 약물의 몇몇은 국소적으로 사용되고 있는데, 특히 화상 환자에게 감염을 예방하고 치료하기 위해 사용되고 있다. 그 밖의 설폰아미드 약물은 주로 비뇨기 질환의 치료와 위장관 감염의 치료에 사용되고 있다.

작용 기전

Mechanism of Action

박테리아는 엽산을 합성하기 위한 필수 요소로 *para*aminobenzoic acid를 필요로 한다. 설폰아미드 약물은 *para*aminobenzoic acid의 경쟁적 길항제이다. 이들은 엽

표 35.6

설폰아미드 항균 약물

약물(상품명)	이용	비고
Mafenide (*Sulfamylon*)	화상 환자의 감염 예방	국소
Silver sulfadiazine	화상 환자의 감염 예방	국소
Sulfacetamide (*Sulamyd*)	안구 감염증	국소
Sulfamethoxazole (generic)	요로 감염증	중시간형
Sulfasalazine (*Azulfidine*)	궤양성 대장염	장시간형
Sulfisoxazole (*generic*)	요로 감염증	단시간형
Trimethoprim-sulfamethoxazole (*Bactrim, Septra*)	호흡기, 비뇨기 감염증	상승작용

산의 합성을 방해하여 DNA 합성의 장애를 초래하고 결국 박테리아의 성장을 억제하는 정균적 효과를 나타낸다.

투여

Administration

비경구로도 투여할 수 있지만 가장 일반적인 투여 경로는 경구 투여이다. 제거는 주로 신장에서 이루어지며, 설폰아미드 약물은 소변에 농축되는 경향이 있다. 다양한 설폰아미드 약물은 다양한 작용 지속 시간을 가지고 있으며, 이러한 특성에 따라 일반적으로 단시간형, 중시간형, 장시간형으로 나눈다. 또한 경구 투여 시 흡수율이 떨어지기 때문에 몇몇 설폰아미드 약물은 장 수술 전 장내 세균을 감소시키기 위해 사용한다. 설폰아미드 약물은 [표 35.6]에서 요약하였다.

유해 작용

Adverse Effects

경구 투여는 구역, 구토, 설사를 유발한다. 좀 더 심각한 부작용으로 결정뇨가 있다. 탈수와 산증이 있을 경우, 설폰아미드류 약물은 신세뇨관에서 결정을 만들어 세포 손상, 혈뇨, 소변 배출 감소를 유발할 수 있다. 그러므로 환자는 충분한 수분을 섭취해야 하고 요가 산성일 경우 알칼리로 만들어 주어야 한다.

또한 설폰아미드 약물은 알레르기 반응을 나타내는데, 반응은 피부와 점막에 국한되어 나타난다. 가장 일반적인 증상은 발진, 가려움증, 광과민성이다. 피부에 나타나는 가장 심각한 반응으로 스티븐스-존슨증후군(Stevens-Johnson syndrome)이 있으며 사망에 이를 수도 있다. 설폰아미드 복용 후 발진이 생긴 환자는 의사의 진료를 반드시 받아야 한다.

빈혈, 백혈구 감소증, 혈소판 감소증과 같은 혈액 질환도 설폰아미드 치료 중 나타날 수 있다. 글로코스 6 인산탈수소효소[Glucose-6-phosphate dehydrogenase (G6PD)]가 선천적으로 결핍된 환자는 특히 용혈성 빈혈이 나타날 수 있다.

약물 상호작용

Drug Interactions

설폰아미드와 혈장 단백질과의 결합은 다른 약물의 유리를 초래하므로 다양한 약물 상호작용을 나타낸다. 가장 흔히 나타나는 약물 상호작용으로 항응고제인 쿠마딘(coumadin)과 작용하여 쿠마딘의 항응고 효과를 증가시킬 수 있고, 경구용 당뇨병 치료제와 작용하여 저혈당을 유발할 수 있다. 설폰아미드 약물과 이러한 약물을 함께 복용하고 있는 환자는 출혈 가능성 또는 저혈당증의 가능성에 대해 세심하게 관찰해야 한다.

트리메토프림-설파메톡사졸

Trimethoprim-Sulfamethoxazole

트리메토프림-설파메톡사졸 복합제제는 *Septra*, *Bactrim*이라는 상품명으로 판매되고 있으며, 광범위한 항균작용을 가지고 있다. 이 약물은 설폰아미드 중 하나인 설파메톡사졸(sulfamethoxazole)과 트리메토프림(trimethoprim)의 복합제제인데, 트리메토프림은 디히드로엽산환원효소(dihydrofolate reductase)를 억제하는 작용을 한다. 디히드로엽산환원효소는 엽산의 합성 단계 중 하나인 디히드로엽산(dihydrofolic acid)을 테트라히드로 엽산(tetrahydrofolic acid)으로 환원하는 역할을 하는데, 트리메토프림이 이 단계를 억제함으로써 설파메톡사졸과 함께 세균의 엽산 합성 차단에 있어 상승적 효과를 나타낸다. 다양한 농도로 경구, 비경구로 투여할 수 있다.

임상 적응증

Clinical Indications

설파메톡사졸–트리메토프림 복합제제는 그람양성, 그람음성균의 넓은 항균 범위를 가지고 있다. 이 약물은 경우에 따라 호흡기, 비뇨기, 위장관, 또는 전신감염에 페니실린, 세팔로스포린의 대체제로 사용한다. 또한 이 약물은 *Pneumocystis jiroveci* 폐렴, *Haemophilus influenzae*에 의한 중이염, 부비동염, 폐렴의 치료에 선택 약물로 사용된다.

트리메토프림의 부작용은 일반적으로 설폰아미드와 유사하나 결정뇨를 유발하진 않는다.

LO 35.8

마크롤라이드 항생제

MACROLIDE ANTIBIOTICS

마크롤라이드(macrolide)라는 용어는 이 항생제의 특성인 커다란 화학 고리 구조를 의미한다. 이 항생제는 미생물의 단백질 합성을 억제하여 정균 효과를 나타낸다. 마크롤라이드 약물은 에리트로마이신(erythromycin)과 위장 자극을 최소화한 몇몇 유도체를 포함한다. 이러한 약물은 에리트로마이신보다 더 넓은 항균 범위를 가지고 있다. 새로운 유도체들로 아지트로마이신(azithromycin), 클래리트로마이신(clarithromycin), 디리트로마이신(dirithromycin)이 있다. 가장 일반적인 부작용으로 위장 장애가 있다.

에리트로마이신

Erythromycin

에리트로마이신은 페니실린 G와 유사한 항균 범위를 나타내며, 이 외에 몇 가지 다른 균에 영향을 미친다. 에리트로마이신은 주로 페니실린과 세팔로스포린에 과민 반응을 나타내는 환자에서 귀, 코, 목의 감염증을 치료하는 데 사용한다. 에리트로마이신은 또한 *Legionella pneumophilia*(재향군인병, Legionnaire's disease), *Mycoplasma pneumoniae*의 치료와 *Chlamydia trachomatis*에 의한 성병의 치료에 효과적이다. 위에서 불활성화되며, 위장 장애를 일으키므로 장용성 코팅 정제로 투여한다. 경구 투여 용량은 보통 하루에 250~500 mg을 2회에서 4회 나누어 투여한다. 구역, 구토, 설사와 같은 위장관 장애와 가벼운 피부발진은 에리트로마이신과 다른 마크롤라이드 약물의 일반적인 부작용이다.

아지트로마이신(*Zithromax*)

Azithromycin (*Zithromax*)

아지트로마이신은 경구로 투여한다. 이 약물의 반감기는 65~70시간으로 매우 길어서 1일 1회 투여할 수 있다. 약물은 거의 대사되지 않은 상태로 담즙-소장 경로를 거쳐 제거된다. 항균범위는 에리트로마이신과 유사하지만, 그람음성균에 대해 에리트로마이신보다 훨씬 더 큰 활성을 갖는다. 특히 *Haemophilus influenzae*에 의한 중이염과 상기도, 하기도 감염증에 유용하다.

클래리트로마이신(*Biaxin*)

Clarithromycin (*Biaxin*)

클래리트로마이신은 경구 투여로 잘 흡수된다. 이 약물은 간의 1차 대사를 거쳐 활성형 대사산물을 만든다. 클래리트로마이신은 에리트로마이신과 같은 항균 범위를 갖지만 훨씬 강력한 효과를 나타내는 약물이다. 주로 *Haemophilus influenzae, Legionella pneumophilia, Chlamydia trachomatis, Borrelia burgdorferi*(라임병)에 의한 감염증의 치료에 사용한다.

LO 35.9

플루오로퀴놀론

FLUOROQUINOLONE ANTIMICROBIALS

작용 기전

Mechanism of Action

플루오로퀴놀론은 넓은 항균범위를 갖는 합성 항균제이다. 특히 그람음성균에 효과적이다[표 35.7]. 이 약물의 장점 중 하나는 경구 투여 시 흡수율이 좋다는 점이다. 플루오로퀴놀론 약물의 작용 기전은 박테리아의 DNA 합성 및 복제에 필요한 데옥시리보핵산[deoxyribonucleic acid (DNA) gyrase]을 억제하는 것이다. 플루오로퀴놀론 약물에 대한 내성은 대부분 약물이 효소에 결합하는 것을 방해하는 DNA gyrase의 변이 때문에 나타난다. 또한 박테리아 외막의 변형이 약물 흡수를 감소시킬 수 있다.

표 35.7

플루오로퀴놀론 항균제

약물(상품명)	투여	적응증
Ciprofloxacin (*Cipro*)	경구, 정맥주사, 1일 2회	그람음성균, 탄저균, 내성 결핵균에 대해 가장 높은 활성
Gemifloxacin (*Factive*)	경구, 1일 1회	그람양성균에 증가된 활성, 호흡기 감염
Levofloxacin (*Levaquin*)	경구, 정맥주사, 1일 1회	그람양성균에 증가된 활성, 호흡기 감염, 요로감염
Delafloxacin (*Baxdela*)	경구, 정맥주사, 1일 2회	호흡기와 피부 감염
Moxifloxacin (*Avelox*)	경구, 정맥주사, 1일 1회	그람양성균에 증가된 활성, 호흡기 감염, 혐기성균 감염
Norfloxacin (*Noroxin*)	경구, 1일 2회	요로감염
Ofloxacin (*Floxin*)	경구, 1일 2회	요로감염

약동학

Pharmacokinetics

모든 플루오로퀴놀론 약물은 경구 투여가 가능하다. 70~90%의 생체이용률을 나타낸다. 그러나 철, 아연, 제산제의 성분(Mg, Al, Ca)과 같은 2가 또는 3가 이온은 약물의 흡수를 감소시키므로 약물 투여 전후 일정 시간 동안 섭취를 피해야 한다. 또한 몇몇 약물은 비경구로도 투여할 수 있다. 플루오로퀴놀론 약물은 대부분의 말초 조직과 체액에 고루 분포되어 효과적인 약물 농도에 이른다. 약물의 제거는 주로 신장 배설을 통해 이루어진다. 약물의 반감기는 4시간에서 10시간 범위를 나타낸다.

항균범위

Antibacterial Spectrum

플루오로퀴놀론 약물은 넓은 항균 활성을 나타내며, 특히 그람음성균에 대해 좋은 활성을 갖는다. 시프로플록사신(ciprofloxacin)은 *Pseudomonas aeruginosa* 감염을 포함한 그람음성균 감염에 가장 효과가 뛰어난 약물이다. 플루오로퀴놀론은 또한 그람양성 포도알구균과 연쇄구균 및 몇몇 페니실리나아제 생성균에 효과적이다. 그러나 메티실린-내성 황색포도 알구균(MRSA)에는 활성이 없다. 플루오로퀴놀론 약물은 비뇨기 감염, 호흡기 감염, 복부 감염, 뼈 및 연조직의 감염증에 사용된다. 새로 개발된 플루오로퀴놀론 약물인, 제미플록사신(gemifloxacin)과 목시플록사신(moxifloxacin)은 그람양성균, 혐기성균, 내성균에 대해 증가된 효과를 나타낸다.

유해 작용

Adverse Effects

가장 일반적인 부작용은 두통, 어지러움, 위장관 장애, 발진이다. 몇 가지 발진 증상은 광 과민반응 때문에 나타나며 약물을 복용하는 환자는 햇빛에 과도하게 노출되는 것을 피해야 한다. 플루오로퀴놀론 약물은 어린이나 임산부에게 추천되지 않는다. 동물 실험에서 약물에 의한 연골 결손이 보고되었으며, 인간에서 건염(tendonitis), 힘줄의 파열, 관절통이 나타났다. 시프로플록사신은 테오필린(theophylline)의 대사를 억제하여, 테오필린에 의한 중추신경 흥분을 증가시킬 수 있으며, 발작을 유발할 수 있다. 목시플록사신과 제미플록사신은 심장의 QT 간격을 연장시킨다고 보고 되었으며, 몇몇 항부정맥약물과 상호작용으로 심장부정맥 을 유발할 수 있다.

LO 35.10

기타 항균제

MISCELLANEOUS ANTIMICROBIAL DRUGS

클로람페니콜(*Chloromycetin*)

Chloramphenicol (*Chloromycetin*)

클로람페니콜(chloramphenicol)은 심각한, 생명을 위협하는 감염증의 치료를 위해 남겨 놓아야 하는 광범위 항생제이다. 클로람페니콜을 사용하는 주요 적응증으로 장티푸스와 뇌수막염이 있다. 클로람페니콜은 미생물의 단백질 합성을 억제하여 정균 효과를 나타낸다. 클로람페니콜은 위장관을 통한 흡수가 뛰어나다. 경구 투여 용량은 250~500 mg을 6시간마다 투여한다.

유해 작용과 독성 작용

Adverse and Toxic Effects

일반적인 부작용은 구역, 구토, 설사이다. 클로람페니콜은 독성이 심한 약물이다. 가장 심각한 독성으로 골수 억제가 있으며 빈혈 등 혈액 질환이 나타날 수 있다. 대부분의 경우에 이러한 독성 작용은 가역적이다. 그러나 드물게 골수 억제가 비가역적으로 일어나며, 재생불량성 빈혈이 나타날 수 있다. 클로람페니콜을 복용하는 환자는 자주 혈구수 검사를 받아야만 한다. 모든 광범위 항생제와 마찬가지로 정상 장내 세균총의 억제로 중복감염이 나타날 수 있다.

주의 및 금기사항

Cautions and Contraindications

클로람페니콜은 생후 2주 이하의 신생아에게 투여해서는 안 된다. 신생아의 간은 클로람페니콜을 대사할 수 없으며, 약물이 체내에 축적되어 독성을 유발한다. 복부팽만, 순환기 허탈, 호흡 저하 등을 일으키는 회색 유아 증후군(gray baby syndrome)을 초래할 수 있다.

클린다마이신(*Cleocin*)

Clindamycin (*Cleocin*)

클린다마이신(clindamycin)은 박테리아의 단백질 합성을 억제하는 정균성 항생제이다. 이 약물은 대부분의 그람양성균에 감수성을 나타내며, 특히 혐기성균에 의한 감염에 주로 사용한다. 가장 일반적인 부작용은 위장관과 관련된 증상이고 설사가 나타난다. 경우에 따라 클린다마이신은 또 다른 장내 미생물인 *Clostridium difficile*의 과도한 증식을 일으킨다. 이것은 심한 설사와 경련성 복통, 그리고 치료하지 않으면 사망에 이를 수 있는 가막성 대장염(pseudomembranous colitis)을 유발할 수 있다.

메트로니다졸(*Flagyl*)

Metronidazole (*Flagyl*)

메트로니다졸(metronidazole)은 혐기성균과 원충(protozoa)에 대해 항균효과를 나타내는 항박테리아 약물이다. 이 약물은 호기성균에는 활성을 나타내지 않는다. 메트로니다졸은 처음에 항원충약물로 개발되었으며 *Trichomonas vaginalis, Giardia lamblia, Entamoeba histolytica*에 의한 감염증에 선택 약물로 권장되는 약물이다. 또한 이 약물은 *Bacteroides, Clostridium*과 같은 혐기성균에 매우 좋은 활성을 나타낸다. 메트로니다졸은 경구, 비경구, 국소적으로 투여할 수 있다. 국소 적용은 세균성 질염과 여드름의 치료에 사용된다. 메트로니다졸은 *Clostridium difficile*에 의한 가막성 대장염의 치료에 선택 약물로 권장된다. 부작용으로 위장관 장애, 불쾌한 쇠 냄새가 나는 맛, 현기증, 운동실조, 손발 저림과 같은 중추신경 효과가 나타난다. 술과 함께 복용했을 때 디설피람 유사 반응이 나타난다.

반코마이신(*Vancocin*)

Vancomycin (*Vancocin*)

반코마이신(vancomycin)은 세포벽 합성을 저해하는 살균성 항생제이다. 이 약물은 주로 내성 포도알구균(페니실리나제 생성균과 MRSA)과 장구균 감염 치료에 사용된다. 반코마이신은 경구 투여로 흡수되지 않으며 전신감염에 정맥주사로 사용된다. 반코마이신은 또한 *Clostridium difficile*의 과도한 증식으로 인한 가막성 대장염의 치료에 효과적이다. 이러한 치료를 위해서는 약물을 경구로 투여한다. 정맥 투여로 인한 부작용으로 오한, 발열, 주사 부위의 정맥염 등이 있다. 정맥 투여 시 너무 빠르게 약물을 주입하면 "red man syndrome"이 나타날 수 있다. 이것은 히스타민(histamine) 분비로 인하여 목과 상반신이 갑작스레 붉어지는 증상이다. 청각 독성(난청)과 신장 독성이 드물게 나타날 수 있으며, 이것은 대개 권장 농도 이상으로 투여하거나 또는 청각 독성 또는 신장 독성이 있는 다른 약물과 함께 투여했을 때 나타날 수 있다.

반코마이신 내성균에 의한 감염의 치료

Treatment of Vancomycin-Resistant Infections

지난 몇 년간 반코마이신에 내성을 나타내는 그람양성균, 특히 포도알구균과 장구균의 숫자가 꾸준히 증가하였다. 몇몇 새로운 감염 치료제가 개발되고 승인되었으며, 현재 이러한 균에 의한 감염 치료를 위해 사용되고 있다.

퀴니프리스틴-달포프리스틴(*Synercid*)은 두 약물의 복합제제이다. 비경구로 투여하며 대부분의 내성이 있는 그람양성균에 대해 항균효과를 나타낸다. 이 약물의 조합은 세균의 단백질 합성 억제에 상승 효과를 나타낸다. 부작용으로 약물 주입 부위에 통증과 관절통-근육통증후군(arthralgia-myalgia syndrome)을 유발할 수 있다.

리네졸리드(*Zyvox*)는 많은 그람양성균과 일부 그람음성균에 감수성을 나타낸다. 이 약물은 비경구로 투여하며, 대부분의 균에 대해 정균 작용을 나타낸다. 리네졸리드(linezolid)는 세균의 단백질 합성을 억제하는 기전으로 작용하며, 반코마이신 내성균에 의한 감염증의 치료에 효과를 나타낸다. 부작용으로 위장관 장애, 두통, 혈소판과 적혈구 감소증이 있다.

댑토마이신(*Cubicin*)은 반코마이신-내성 피부 감염증의 치료에 사용된다. 이 약물은 살균성 항생제이며, 박테리아 세포벽 합성에 손상을 주는 기전으로 작용한다. 항균범위는 반코마이신 내성 포도알구균과 장구균에 활성이 있다는 것을 제외하고는 반코마이신과 유사하다. 댑토마이신(daptomycin)은 정맥주사로1일 1회 투여한다. 부작용으로 위장관 장애, 주사 부위의 통증, 골격근 경련 및 통증(근육병증, myophathy)을 초래하는 크레아틴 포스포키나아제(creatine phosphokinase)의 증가 등이 있다.

비바티브(*Telavancin*)는 비교적 최근에 개발된 살균성 항생제이다. 내성을 나타내는 그람양성 포도알구균과 연쇄구균에 의한 감염에 사용되며 박테리아 세포벽 합성을 억제하는 기전으로 작용한다. 정맥주사로 1일 1회 투여한다. 부작용으로 구역, 구토, 미각 장애, 발진, 가려움증이 있다.

LO 35.11

결핵 치료에 사용하는 약물

DRUGS USED TO TREAT TUBERCULOSIS

결핵(tuberculosis)은 *Mycobacterium tuberculosis*에 의한 감염성 질환이다. 결핵은 일반적으로 감염이 폐에서 나타나지만 뇌를 포함한 인체의 어느 곳에서나 발생할 수 있다. 감염을 일으키는 균이 인체 내에 잠복해 있을 수 있고 몇 년 후 재출현하여 감염을 일으킬 수 있다. 결핵균의 재출현은 감염에 대한 인체의 저항성이 떨어질 때 자주 나타난다. 인간면역결핍바이러스(human immunodeficiency virus) 감염증인 후천성면역결핍증(acquired immunodeficiency syndrome, AIDS)은 최근 몇 년간 결핵 발병률이 증가된 원인을 설명하는 요인 중 하나이다. 결핵의 치료에 가장 큰 어려움 중 하나는 치료 약물에 대한 박테리아 내성이 극적으로 증가되어 왔다는 점이다. 약물요법은 일반적으로 3개 또는 4개의 약물을 1년 또는 그 이상 오랜기간 동안 복용하

[표 35.8]

2차 항결핵 약물		
약물(상품명)	**작용 기전**	**독성**
Aminosalicylic acid (*Paser*)	정균 효과, 엽산 합성 억제	위장관 장애, 고혈압
Capreomycin (*Capastat*)	정균 효과, 단백질 합성 억제	귀 독성, 신장 독성
Cycloserine (*Seromycin*)	정균 효과, 세포벽 합성 억제	말초 신경증, 중추신경 장애
Ethionamide (*Trecator-SC*)	정균 효과, mycolic acid 합성 억제	신경독성, 위장관 장애, 간염
Fluoroquinolones Ciprofloxacin (*Cipro*) Levofloxacin (*Levaquin*) Moxifloxacin (*Avelox*)	살균 효과, DNA gyrase 억제	위장관 장애, 광독성, 관절병증, 건염

는 것으로 이루어진다. 결핵 치료의 1차 약물로 이소니아지드(isoniazid), 리팜핀(rifampin), 에탐부톨(ethambutol), 파라진아미드(pyrazinamide), 스트렙토마이신(streptomycin)이 사용된다. 스트렙토마이신은 아미노글리코시드 항생제이다. 이 약물은 경우에 따라 처음 몇 주 동안 초기 요법에서 사용된다. 이 약물의 가장 큰 단점은 비경구 투여만 가능하다는 점이다. 이소니아지드는 결핵으로 진행될 위험이 있는 환자 또는 투베르쿨린(tuberculin) 정제 단백 유도체(purified protein derivative, PPD)에 대해 스킨 테스트 양성 반응이 나온 환자에게 화학예방요법을 위한 선택 약물이다.

또한 1차 약물에 대해 박테리아 내성이 나타났을 때, 사용할 수 있는 다양한 2차 선택 약물이 있다[표 35.8].

이소니아지드(*INH*)

Isoniazid (*INH*)

이소니아지드(isoniazid)는 살균성 효과를 나타내는 약물로, 박테리아 세포벽의 필수 성분인 마이콜산(mycolic acid)의 합성을 억제한다. 이소니아지드는 경구로 잘 흡수되며 아세틸화(acetylation)에 의해 대사된다. 이 반응은 개인마다 매우 다르게 일어나는데, 어떤 환자에서는 빠르게 아세틸화 반응이 일어나는(빠른 acetylator) 반면, 어떤 환자에서는 아세틸화가 느리게 일어난다(느린 acetylator). 느린 acetylator는 대개 더 좋은 항균 효과를 얻을 수 있지만 약물 부작용 역시 크게 나타날 수 있다.

이소니아지드의 가장 중요한 2가지 부작용은 말초신경염(peripheral neuritis)과 간염이다. 말초신경염은 손, 발의 지각이상(무감각)을 유발한다. 이것은 피리독신(pyridoxine, vitamin B6)을 보조제로 투약하여 예방할 수 있다. 간염은 35세 이상의 환자와 정기적으로 술을 마시는 환자에게 더 쉽게 나타난다. 다른 부작용으로 발열, 발진, 중추신경장애 등이 있다.

리팜핀(*Rifadin*)

Rifampin (*Rifadin*)

리팜핀은 이소니아지드보다 더 넓은 항균범위를 나타내는 항생제이다. 이 약물은 RNA를 합성하는 박테리아의 효소를 억제한다. 리팜핀은 경구로 투여하여, 장간 순환(enterohepatic cycling)을 거쳐 대사된다. 리팜핀은 장간 순환을 거치면서 약물대사 효소를 유도하는데, 이것은 리팜핀 자신뿐 아니라 다른 약물의 작용 시간을 감소시킨다. 약물 용량의 증가가 필요할 것이다.

유해 작용으로 위장관 장애, 간독성, 발진, 두통이 나타난다. 약을 규칙적으로 복용하지 않으면, 독감 유사증후군(flu-like syndrome)이 나타날 수 있는데, 피로, 근육통의 증상을 수반한다. 또한 리팜핀을 복용하면 소변, 눈물(콘택트 렌즈) 및 체액이 붉은 주황색으로 착색된다.

에탐부톨(*Myambutol*)

Ethambutol (*Myambutol*)

에탐부톨(ethambutol)은 정균 효과를 나타내는 약물로, 박테리아 세포벽의 필수 성분인 아라비노글리칸(arabinoglycan)의 결합을 억제하는 기전으로 작용할 것으로 생각된다. 에탐부톨은 다른 약물과 함께 병용해서 사용하고 단독으로 사용하지 않는다. 이 약물은 부작용이 드물다. 일반적인 부작용으로 발열, 발진, 위장관 장애가 있다. 가장 심각한 부작용은 시신경염 때문에 발생하는 시력 상실인데, 따라서 영구적인 시력 상실을 예방하기 위해 약물치료 전과 치료 과정 동안 시력 검사를 하는 것이 바람직하다.

파라진아미드

Pyrazinamide

파라진아미드는 니코틴아미드(nicotinamide)의 유도체이다. 이 약물의 항균 효과는 산성 조건에서 증가된다. 이 약물은 주로 처음 몇 주 동안 초기 요법에서 사용된다. 작용기전은 잘 알려져 있지 않다. 가장 심각한 부작용은 간독성이다. 또한 드물게 고요산혈증(hyperuricemia), 급성 통풍성 관절염이 나타날 수 있다.

LO 35.12

감염 치료를 위한 선호 약물요법

PREFERRED THERAPY FOR SELECTED INFECTIONS

어떤 특정한 감염증을 치료하기 위해 어떤 항생제가 선택약물일지 또는 선호되는 요법일지를 결정하는 데 영향을 미치는 여러 요소가 있다. 환자의 나이, 약물 알레르기의 유무, 감염 위치와 심각성, 약물 내성, 치료 비용 등이 고려되어야 할 요소이다. 대부분의 감염증은 그 감염증에 효과를 나타낼 수 있는 다양한 항생제가 존재한다. 감염의 원인으로 의심되는 균에 가장 효과적이며, 유해 반응을 최소화할 수 있는 약물을 선택하는 것이 반드시 고려되어야 할 가장 중요한 요소일 것이다. 심각한 감염증인 경우, 미생물의 배양과 감수성 검사를 통해 어떤 약물을 선택할 것인지를 결정한다. 가장 일반적인 감염증과 선호되는 약물요법을 다음에서 논의할 것이다.

상기도 감염증

Upper Respiratory Infections

비강(부비동염), 귀(중이염), 목(인두염)의 감염증은 일반적으로 *Streptococcus pneumoniae, Streptococcus pyogenes, Haemophilus influenzae, Moraxella catarrhalis*에 의해 유발된다. 이러한 경우 대개 선택 약물로 아목시실린과 아목시실린-클라루닉산 병용 제제를 10일간 경구로 투여한다. 2세대 세팔로스포린 항생제 또는 마크롤라이드 항생제인 아지트로마이신과 클래리트로마이신이 대체 약물로 적합하다.

지역사회 획득 폐렴

Community-Acquired Pneumonia

지역사회 획득 폐렴의 가장 일반적인 원인은 *Streptococcus pneumoniae, Haemophilus influenzae, Mycoplasma pneumoniae*에 의한 감염이다. 증상이 단순한 외래 환자의 치료에는 마크롤라이드 항생제인 아지트로마이신 또는 클래리트로마이신이 권장된다. 2세대 세팔로스포린 항생제와 독시사이클린이 대체 약물로 선택될 수 있다.

요로감염증

Urinary Tract Infections

급성의 단순 요로감염증은 대개 *Escherichia coli, Staphylococcus saprophyticus, Proteus mirabilis*에 의해 유발된다. 트리메토프림/설파메톡사졸(3일 요법) 또는 플루오로퀴놀론 항생제(3일 요법 또는 7일 요법)가 선택 약물로 권장된다. 단순하지 않은 복잡한 감염증은 대개 *Klebsiella*와 *Pseudomonas* 그람음성 균종에 의해 유발된다. 시프로플록사신과 레보플록사신(levofloxacin) 같은 플루오로퀴놀론 항생제(7~10일)가 일반적으로 선호된다.

임균에 의한 감염증

Gonococcal Infections

*Neisseria gonorrhoeae*에 의한 감염증은 보통 세팔로스포린 항생제인 세픽심(cefixime) 경구 또는 세프트리악손 근육주사 1회 투여로 치료한다.

매독균에 의한 감염증

Syphilis Infections

벤자틴 페니실린(benzathine penicillin)을 근육주사로 1회 투여하는 것이 표준 치료법이다. 대체 요법으로 세트프리악손 근육주사 1회 투여 또는 14일간 독시사이클린을 1일 2회 경구 투여하는 방법 이 있다.

클라미디아 감염증

Chlamydial Infections

*Chlamydia trachomatis*에 의한 감염증은 아지트로마이신을 1회 경구 투여하거나 7일간 독시사이클린을 경구 투여한다.

복습 문제 _Chapter Review

업무에 필요한 지식 _Applying Knowledge on the Job

※ 비판적 사고를 통해 다음 질문에 답하시오.

1. Porter씨는 폐렴으로 의심되어 병원에 입원하였다. 응급실 담당의는 erythromycin 정맥주사(피기백, 6시간마다)를 처방하였다. 환자의 병력에서 페니실린 알레르기가 있다고 이야기한 것을 확인하였다. 페니실린 알레르기 때문에 항생제를 바꾸기 위해 담당의에게 요청해야 할까? 요청해야 한다면 그 이유는 무엇이고, 그렇지 않다면 그 이유는 무엇인가? **(35.3, 35.8)**

다중 선택 문제 _Multiple Choice

※ 다음 중 옳은 답을 고르시오.

1. 박테리아 세포벽 합성을 저해하는 기전으로 작용하고, 너무 빠르게 주사할 경우 "red man syndrome"을 일으킬 수 있는 항생제는 무엇인가? **(35.10)**
A. piperacillin
B. vancomycin
C. gentamicin
D. clindamycin
E. cephalexin

2. 박테리아 단백질 합성을 비가역적으로 억제하는 기전으로 작용하고, 유해 작용으로 청각 독성, 신장 독성을 일으킬 수 있는 항생제는 무엇인가? **(35.5)**
A. doxycycline
B. clarithromycin
C. gentamicin
D. clindamycin
E. azithromycin

3. 속쓰림, 광과민성, 유아에게 뼈 성장 억제를 유발할 수 있는 항생제는 무엇인가? **(35.6)**
A. erythromycin
B. tetracycline
C. gentamicin
D. clindamycin
E. clarithromycin

4. 아미노글리코시드 약물의 약동학적 특성으로 맞는 것은? **(35.5)**
A. 지용성이다.
B. 경구 투여 시 잘 흡수된다.
C. 거의 대사되지 않은 상태로 소변으로 배설된다.
D. 심각한 부작용이 없다.
E. 광범위한 대사를 거친다.

5. Vancomycin-내성 감염증의 치료에 사용할 수 있는 약물은 무엇인가? **(35.10)**
A. piperacillin
B. linezolid
C. ticarcillin
D. ceftriaxone
E. clarithromycin

제 36 장

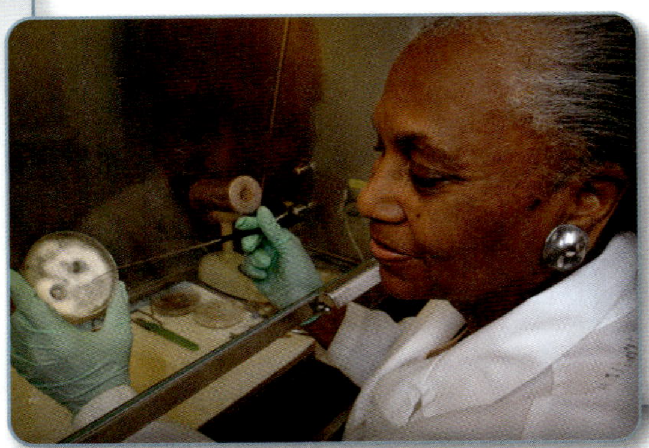

Wellcome Image Library/CustomMedical

항진균제와 항바이러스제

Antifungal and Antiviral Drugs

핵심 용어_*Key Terms*

H1N1: 인플루엔자 A 바이러스의 아형으로 돼지인플루엔자(swine flu 또는 pig flu)로 불림

HIV: 인간면역결핍바이러스(human immunodeficiency virus). AIDS를 일으키는 원인이 됨

가지세포(dendritic cell): 피부, 점막, 림프 조직에서 발견되며 일차 면역반응을 개시하는 항원 제시 백혈구

각질화(keratinized): 모발과 손발톱에서 주로 발견되는 단백질 성분으로 변화되는 것

구강칸디다증(thrush): 입과 인두 점막의 칸디다 감염증

기회감염 미생물(opportunistic organism): 숙주의 저항성(면역성)이 손상되었을 때 질환을 유발할 수 있는 미생물

뉴클레오시드(nucleoside): 당(리보스 또는 디옥시리보스)과 퓨린(purine) 또는 피리미딘(pyrimidine) 염기가 결합된 분자

대사저해제(antimetabolite): 세포 안에서 일어나는 정상적인 생화학 반응으로 생성되는 천연 화학물질과 유사하지만, 정상적인 세포 분열과 세포 기능을 방해하는 역할을 하는 약물

라이증후군(Reye's syndrome): 어린이, 청소년에게 나타나며, 구토, 비대해진 간, 경련성 발작, 혼수를 특징으로 하는 매우 치명적인 질환으로 인플루엔자(대개 B형) 또는 수두의 치료에 살리실산제제의 사용과 관련되어 있음

면역력(immunity): 질병 또는 감염의 획득이나 발생을 저해하는 개개인의 상태

면역억제(immunosuppressed): 인체의 면역반응(감염과 싸우는 능력)의 억제. 일반적으로 약물 또는 바이러스에 의해 일어남

모닐리아병(moniliasis): 모닐리아라고 불리던 진균감염증. 지금은 Candida albicans로 알려져 있음

백선종창(kerion): 부기와 고름을 동반하는 백선(ringworm)에 의한 수염이나 두피의 모낭염

백혈구감소증(leukopenia): 순환하는 백혈구 숫자의 비정상적 감소

살균성 진균제(fungicidal): 진균을 사멸시키는 물질 또는 약물

손발톱진균증(onychomycosis): 손발톱의 진균감염증(onycho-: 발톱 또는 손톱에 존재하는)

알부민뇨(albuminuria): 소변에 혈장 알부민이 섞여 나오는 것

유사분열(mitosis): 핵이 나누어지는 세포 분열의 과정

정균성 진균제(fungistatic): 진균의 성장을 저해하는 물질 또는 약물. 그러나 진균을 완전 사멸시키지는 않음

정맥염(phlebitis): 정맥의 염증

중성구감소증(neutropenia): 중성구(백혈구) 숫자의 비정상적 감소

진균(fungus, fungi): 효모, 곰팡이를 포함하는 핵막이 있는 미생물의 한 그룹

진균증(mycosis): 진균에 의해 발생하는 모든 질환

칸디다증(candidiasis): 칸디다 효모에 의한 감염증. 또한 모닐리아증(moniliasis)으로 알려져 있음

칸디다혈증(candidemia): 칸디다 효모에 의한 혈액 감염증

포르피린증(porphyria): 간에서 과도한 delta-aminolevulonic acid를 생성하는 유전 질환으로 간헐적 고혈압, 경련성 복통, 정신병을 수반함

피부사상균(dermatophytic): 진균에 의한 피부, 모발, 손발톱의 감염증

피지(sebum): 손바닥과 발바닥을 제외한 모든 곳에서 피부를 윤활하게 만들기 위해 피부의 분비샘에 의해 분비되는 지방 성분

항원(antigen): 면역반응, 즉 항체 생성을 자극하는 모든 물질

항원 연속/불연속 변이(antigenic drift and antigenic shift): 질병 유발의 원인이 되는 바이러스의 표면 단백질(바이러스외피)의 구성 또는 구조를 변형시킬 수 있는 바이러스의 특성

혈소판감소증(thrombocytopenia): 순환하는 혈소판 숫자의 비정상적 감소

획득면역(acquired immunity): 감염에 의해 형성된 항체에 의해(능동적) 또는 백신 투여 후 형성된 항체에 의해(수동적) 바이러스의 재감염을 방어할 수 있는 것

후천성면역결핍증후군(acquired immunodeficiency syndrome, AIDS): 세포 매개 면역 반응을 하는 림프구가 파괴, 고갈되어 다수의 기회감염에 노출되는 바이러스성 질환

학습 목표_*Learning Outcomes*

이 장을 학습한 후 다음 사항을 할 수 있어야 한다.

36.1 인간에서 진균감염이 일어나는 부위와 형태를 설명할 수 있다.

36.2 항진균제의 작용기전을 설명할 수 있다.

36.3 전신에 작용하는 항진균제를 설명할 수 있다.

36.4 경구 투여로 사용하는 항진균제와 국소적으로 사용하는 항진균제를 설명할 수 있다.

36.5 인플루엔자, 헤르페스, HIV와 같은 특정 바이러스질환의 임상 증상을 설명할 수 있다.

36.6 인플루엔자, 헤르페스, HIV 각각의 치료를 위해 사용하는 항바이러스제를 설명할 수 있다.

36.7 항바이러스제의 작용 기전과 부위를 설명할 수 있다.

36.8 항바이러스제의 유해 작용 등 각각 약물의 특징을 설명할 수 있다.

들어가며_*Introduction*

진균(효모와 곰팡이)은 사람에게 불쾌한 증상을 유발하는 미생물이다[그림 36.1]. 사람에게 영향을 미치는 진균은 흙, 공기, 오염된 음식에서 발견할 수 있다. 어떤 **진균감염증(진균증, mycoses)**은 몸 전체에 일어난다(전신성). 이러한 감염증은 진균이 몇몇 조직(폐, 뼈, 뇌수막)에서 우글거리고 있음에도 불구하고 대개 몇 달 동안 진단되지 않고 치료되지 않은 채로 있다. 전신성 진균감염증은 만성질환(당뇨병) 환자 또는 면역력이 억제된[암, 백혈병, 후천성면역결핍증후군(acquired immunodeficiency syndrome, AIDS)] 환자에서 매우 위험한데, 이들은 감염에 대한 저항성이 떨어져 있고 감염이 재발했을 때 치료가 까다롭기 때문이다. 사람에게 가장 일반적인 진균감염증은 모발, 피부, **손·발톱(피부사상균, dermatophytic)**, 생식기에서 일어난다. 피부사상균과 질 진균감염증은 심각한 감염이라기보다는 불쾌한 감염증이라 할 수 있는데, 심한 가려움증, 피부의 부분 착색, 두피의 염증, 탈모, 물집, 발가락 사이 피부의 갈라짐 등을 일으킨다. [표 36.1]은 흔히 발생하는 백선증의 범위를 설명하고 있다. 질 진균감염증은 매우 흔한 질환으로, 효모(Candida albicans)의 과도한 증식으로 인해 발생한다. 이러한 부위의 감염은 진균이 점막, 두피, 발, 손·발톱의 죽은 조직으로 침범하기 때문에 표재성 진균감염으로 간주된다.

그림 36.1 진균(fungi)과 곰팡이(molds)

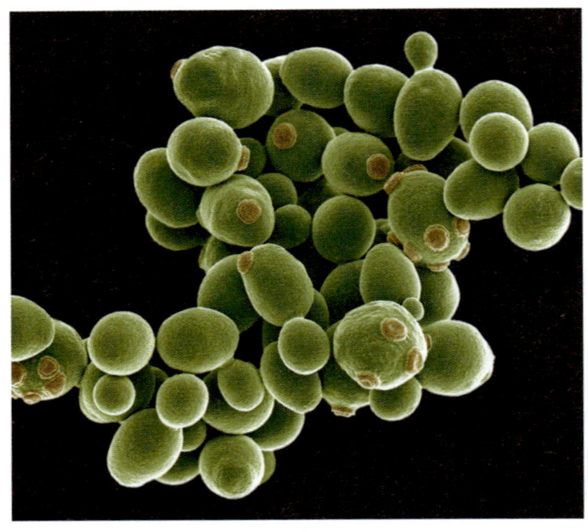

(a) jeeraphon/Shutterstock

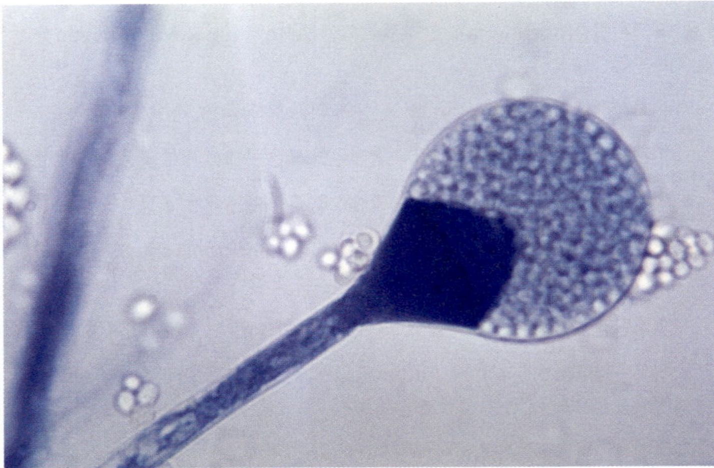

(b) Dr. Lucille K. Georg/CDC

(a) 단세포 진균은 효모(yeast)라 부른다. (b) 다세포 진균은 곰팡이(mold)라 부른다.

LO 36.1

진균감염증

FUNGAL INFECTIONS

진균감염의 위치

Locations of Fungal Infections

진균감염증은 **진균(fungi)** 감염이 발생하는 부위에 따라 3가지로 나눌 수 있다. 이것은 치료 약물을 결정하는 데 중요하다. 전신성 진균감염, 피부사상균(dermatophytic) 감염, 그리고 기회감염성 *Candida albicans*이다. *Candida albicans*는 입, 질, 위장관에 감염을 유발한다[표 36.1].

전신성 진균감염

Systemic Fungal Infections

전신성 또는 침습성 감염은 여러 기관이 감염에 관여되어 있기 때문에 항상 임상적으로 심각한 문제가 된다. 침습성 감염은 임상적으로 패혈증, 심내막염, 폐렴, 요로 감염증으로 나타난다. 면역력이 약화된 환자는 어느 기관에서든 완전히 치유되기 어려운 감염이 나타날 수 있다. 전신성 진균감염은 병원 안에서 훨씬 빈번하게 일어난다. 병원 안에서 심각한 전신성 진균감염이 발생할 수 있는 경우는 일반적으로 3가지가 있는데, 하나는 화학요법 또는 면역억제로 인한 **중성구감소증(neutropenic)** 환자이거나, 두 번째, 인간면역결핍바이러스(human immunodeficiency virus, HIV) 감염에 의해 면역력이 약화된 환자, 마지막으로 세 번째는 중환자실에 입원해 있는 환자이다. 이들은 오랜 기간 정맥주사 라인을 꼽고 있거나 심각한 전신질환자, 또는 화상 때문에 면역반응이 현저히 떨어져 있으며 광범위 항생제로 오랫동안 치료받고 있는 환자이다. *Candida*균 200여 종 중에서 약 10종이 **칸디다혈증(candidemia)**을 일으키며 전신 감염의 50% 이상을 유발한다. 침습성 아스페르길루스증(aspergillosis)은 *Aspergillus* 포자의 흡입으로 면역력이 저하된 환자에게 일어날 수 있다.

피부사상균 감염

Dermatophytic Infections

피부사상균 감염은 가장 일반적인 감염의 형태로 대개 피부, 모발, 손발톱에서 나타난다. 이 진균은 **각질화된(keratinized)** 물질로부터 영양소를 얻고 표피의 죽은 각질층에 번식한다. 면역체계가 이 진균이 다른 살아있는 조직들로 침범하는 것을 막기 때문에 감염은 각질층으로 제한된다. **손발톱진균증(onychomycosis)**이라 불리는 손톱과 발톱 감염증(*Tinea unguium*)은 전체 인구의 약 8%에서 발생한다[그림 36.2]. 진균은 습하고, 따뜻한 환경을 좋아하기 때문에 양말과 신발로 에워싸진 환경, 또는 페디큐어 관리 숍의 지저분한 족욕기 등에 의한 발톱 감염이 일반적인 부위이다. 물론, 발가락의 *무좀*(*Tinea pedis*)이 훨씬 더 일반적이다.

칸디다감염

Candida Infections

*Candida albicans*에 의한 피부와 점막의 표재성 감염은 감염 부위의 염증과 불편함을 유발한다. *Candida albicans* 감

표 36.1

사람의 진균감염증			
형태	위치	예	선택 약물
전신감염	혈액, 뼈, 폐	Aspergillosis, blastomycosis, histoplasmosis, candidiasis, coccidioidomycosis, cryptococcosis, paracoccidioidomycosis	Fluconazole, amphotericin B, 또는 분아균증, itraconazole, anidulafungin, caspofungin, micafungin; amphotericin B와 itraconazole
피부사상균 감염	모발, 손발톱, 피부	무좀(*Tinea pedis*), 두부 백선(*Tinea capitis*), 체부 백선(*Tinea corporis*), 조갑 백선(*Tinea unguium*), 사타구니 백선(*Tinea cruris*)	Griseofulvin Terbinafine Tolnaftate Zinc undecylenate
Candida albicans	피부, 점막	질 효모 감염, 칸디다증, 깊은 피부점막 감염증, 구강인두 감염증, 기타 피하 감염증, 스포로트릭스증(sporotrichosis), 색소진균증(chromomycosis), 리슈만편모충증(leishmaniasis)	Clotrimazole, econazole, ciclopirox Fluconazole, ketoconazole Miconazole Nystatin Amphotericin B와 itraconazole

염은 전체 인구의 30~40%에서 나타나며 주로 구강에서 보인다. 흔히 항생제의 사용 또는 남용의 결과로 정상 세균총이 무너져 효모가 자라기 좋은 환경이 만들어지며 감염이 일어난다. 환자의 전반적인 건강 상태 또한 이 감염증의 요인으로 작용한다. 당뇨병과 임신은 효모 감염이 쉽게 일어나게 만든다. **칸디다증(candidiasis)**은 효모 감염 또는 **모닐리아병(moniliasis)**이라 불리는 질염의 매우 일반적인 원인이다. 그러나 그것은 남성에게도 일어날 수 있다. *Candida*는 입, 인두, 식도, 위장관, 방광에서 잘 번식한다. *Candida*가 입 또는 인두에서 일어나면 그것을 **구강칸디다증(아구창, thrush)**이라 한다[그림 36.3]. 식도 칸디다증은 HIV에 감염된 환자, 항생제 치료를 받고 있는 환자, 흡입용 코르티코스테로이드(corticosteroid) 약물을 사용하는 환자, 또는 화학요법을 받고 있는 환자에서 가장 일반적으로 진단되는 칸디다증이다.

그림 36.2 **손발톱진균증(onychomycosis): 발톱의 진균감염**

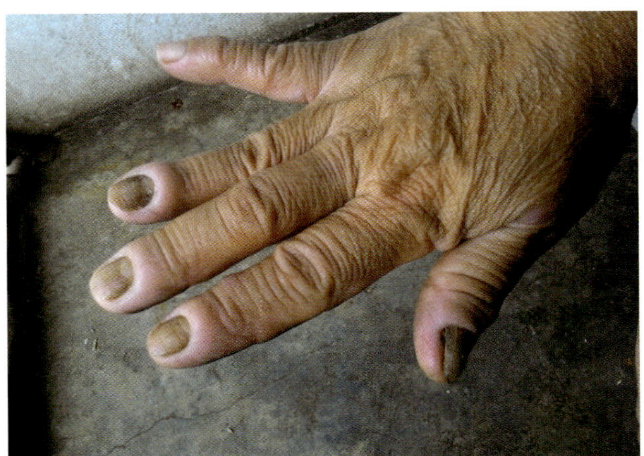

jeeraphon/Shutterstock

진균감염에 사용할 수 있는 많은 약물이 있다. 가장 일반적으로 사용되는 26종의 진균 치료제를 [표 36.2]에 요약하였다. 치료는 감염의 만성화 정도와 환자에게 수반된 의료적 상태에 따라 다양하다. 급성 표재성 감염은 치료하는 데 1주에서 2주 정도가 소요된다. 반면 만성적인 재발성 감염, 특히 손발톱의 감염은 6개월 정도의 치료 기간이 필요하다. 면역력이 억제된 환자는 감염에 대한 숙주의 저항성이 낮고 재발 확률이 현저히 높다. 따라서 이들의 진균감염 관리에서 약물치료가 언제 끝날지 모른 채 무기한 지속될 수도 있다.

그림 36.3 *Candida albicans*

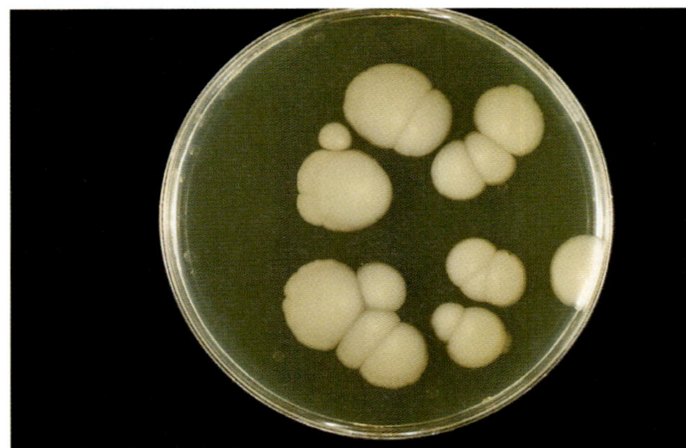

(a) Dr. William Kaplan/Centers for Disease Control and Prevention

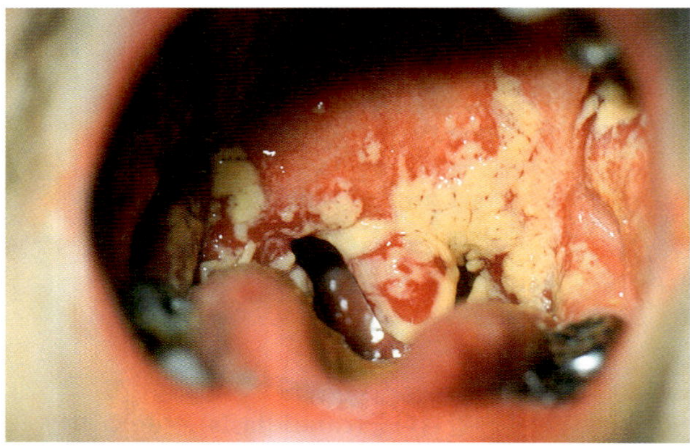

(b) Centers for Disease Control and Prevention

(a) 실험실에서 분리된 *Candida* 집락. (b) *구강칸디다증*(목구멍을 덮 고 있는 흰색 부분)

LO 36.2

항진균제

ANTIFUNGAL DRUGS

항진균제의 종류

Classes of Antifungal Drugs

항진균제 중 몇몇은 자연에서 발견된 것도 있지만, 대부분은 인위적으로 합성된 것들이다. 그리세오풀빈(griseofulvin, 백선 치료제)은 *Penicillium* 곰팡이의 대사산물이고, 니스타틴(nystatin)과 암포테리신(amphotericin) B (전신감염 치료제)는 *Streptomyces*종 박테리아에서 유래한 것이다. 또 가장 최근에 개발된 약물로 에키노칸딘(echinocandin, 전신감염에 사용) 약물은 *Aspergillus* 곰팡이에서 발견된다. 에키노칸딘 약물에는 3가지가 있는데, anidula*fungin*, caspo*fungin*, mica*fungin* 등이다. 운데실린산(undecylenic acid, 무좀 치료제)은 아주까리 씨앗의 기름(피마자유)에서 유래한 유기 지방산이다. 이외의 나머지 약물은 합성한 것들이다. 가장 널리 사용되는 합성 약물은 이미다졸(imidazole)과 트리아졸(triazole) 약물이다. 이 그룹의 약물은 이름의 끝에 *azole*을 포함하며, econ*azole*, itracon*azole*, ketocon*azole*, voricon*azole*이 있다. 11개의 *azole* 약물을 [표 36.2]에 요약하였다. 항진균제는 활성 범위와 작용 부위를 고려하여 선택한다. 대체로 항진균제는 항박테리아 또는 항바이러스 활성 없이 오직 특정 진균에만 영향을 미칠 수 있다.

작용 기전

Mechanism of Action

살균성 진균제

Fungicidal Drugs

전신 진균감염과 칸디다증의 치료에 사용할 수 있는 약물은 일반적으로 살균성 **진균제(fungicidal)**들이다(진균을 사멸할 수 있다). 이러한 약물은 세포벽 합성을 변화시키거나 진균의 DNA를 억제하거나 진균의 생존에 필요한 특정 단백에 결합하여 작용을 나타낸다. 첫 번째와 두 번째 기전은 진균의 생존을 감소시키고, 세 번째 기전은 진균의 증식을 더디게 만든다[그림 36.4].

세포 투과성의 변화

Alteration of Cell Permeability

암포테리신 B, 니스타틴(nystatin), azole계 약물, 테르비나핀(terbinafine)은 진균의 세포 투과성에 변화를 유발한다. 이 약물 모두 에르고스테롤(ergosterol)에 영향을 미친다. 진균의 세포막에는 에르고스테롤이 구성 성분으로 존재하는 반면, 사람은 콜레스테롤(cholesterol)을 구성 성분으로 하고 있다. 암포테리신 B와 니스타틴은 진균의 세포막에서 에르고스테롤과 결합하여 세포막에 구멍을 형성한다. 이 구멍을 통해 전해질, 특히 칼륨이 유출된다. Azole계 약물과 테르비나핀(terbinafine)은 진균의 에르고스테롤 합성 경로의 각각 다른 부위에서 특정 효소에 결합하여 에르고스테롤 합성을 방해한다. Azole계 약물은 진균의 호흡 사슬 과정의 중간 단계에서 P450의존성 효소를 억제하는 반면, 테르비나핀은 이 과정의 매우 이른 단계에서 squalene epoxidase를 억제하여 에르고스테롤 합성을 방해한다. 그 결과는 동일하다. 세포벽이 장벽으로서 더는 기능을 할 수 없게 되고, 필수 영양분과 무기물(이온)이 세포 밖으로 유출되어 세포가 파괴된다. 에키노칸딘 약물 또한 세포벽 합성을 방해하지만, 이는 특수하게 글루칸 합성효소(glucan synthetase)를 억제한다.

표 36.2

진균감염의 치료에 사용되는 약물

상품명	이용*	성인 용량
Amphotericin B (*Abelcet, AmBisome, Amphotec*)	심각한 진행성 진균감염증 전신감염 심각한 콕시디오이데스진균증 크립토코쿠스증	질환의 심각한 정도에 따라 조절하여, 시험 용량으로 1 mg을 2 ml 덱스트로오스 용액에 용해하여 20~30분 이상의 속도로 정맥주사 이후 0.25~0.35 mg/kg을 6시간 이상의 속도로 서서히 정맥주사하고, 총용량 1.5~2.5 g이 6주 이상 투여 되어야 함
Anidulafungin (*Eraxis*)	침습성 아스페르길루스증 또는 칸디다혈증	500 mg을 1시간 이상의 속도로 10~30일간 정맥주사
Butenafine (*Mentax, Lotrimin Ultra***)	무좀, 사타구니 백선(완선)	1% 크림을 1일 1~2회 4주간 도포
Butoconazole (*Femstat 3*)**	외음질 모닐리아병	2% 크림 1개(5 g)를 3~5일간 취침 시 질내 투여함
Caspofungin (*Cancidas*)	침습성 아스페르길루스증 또는 칸디다혈증	50 mg을 1시간 이상의 속도로 10~30일간 정맥주사
Ciclopirox (*Loprox*)	표재성 피부사상균 감염증, 칸디다 모닐 리아병	1% 크림 또는 로션을 1일 2회, 4주까지 도포함
Clotrimazole (*Cruex,*** *Desenex,*** *Gyne-lotrimin,*** *Mycelex 7, Mycelex*)**	칸디다증 무좀과 피부사상균 감염증	100 mg 또는 500 mg 1정을 7일간 취침 시 질내 삽입함; 1% 크림, 로션, 용액을 1일 2회, 4주까지 도포함
Econazole (*Ecoza*)	피부사상균 감염증 표재성 진균감염증	1% 크림을 1일 2회, 4주까지 도포함
Efinaconazole (*Jublia*)	발톱 진균증	10% 용액을 1일 1회, 48주간 국소로 도포함
Fluconazole (*Difiucan*)	입~식도 칸디다증 칸디다성 요로 감염증 질 칸디다증 골수 이식 시 칸디다증 크립토코쿠스 뇌수막염	첫날 200 또는 400 mg을 경구 투여하고, 이후 1일 100 mg을 2~3주간, 증상 소실 후에도 2주간 경구 투여 50~200 mg을 2~3주간 경구 투여 150 mg을 1회 경구 투여 400 mg을 1회 경구 투여. 이식 전, 후 며칠간 투여함 첫날 400 mg을 투여하고, 이후 200 mg을 1일 1회 10~12주간 경구 투여
Flucytosine; 5- fluorocytosine (*Ancobon*)	Candidia, Cryptococcus의 심각한 감염증	5~15 mg/kg을 나누어 6시간마다 경구 투여
Gentian violet	칸디다증	1%와 2% 용액을 1일 2회 도포함
Griseofulvin (*Grifulvin V*) Griseofulvin microsize (*Gris-PEG*)	백선, T. Corporis, T. cruris, T. capitis T. pedis, T. unguium	Microsize로 1일 500 mg을 경구 투여(ultramicrosize로 1일 330~375 mg 투여) Microsize로 0.75~1 g을 4~8주간 경구 투여(ultrasize로 660~750 mg). 손발톱에 대해서는 4~6개월간 투여
Itraconazole (*Sporanox*)	폐 및 폐외 감염증(분아균증, 히스토플라스마증, 아스페르길루스증) 손발톱진균증	1일 200~400 mg을 몇 개월간 경구 투여함 1일 200 mg을 12주간 경구로 투여함
Ketoconazole (*Nizoral*)	분아균증, 칸디다증, 전신성 진균증	200~400 mg을 1~2주간 경구 투여함. 6개월까지 투여할 수 있음

(계속)

표 36.2 (계속)

상품명	이용*	성인 용량
Micafungin (*Mycamine*)	침습성 아스페르길루스증 또는 칸디다혈증	100~150 mg을 1시간 이상의 속도로10~30일간 정맥주사
Miconazole** (*Monistat-1, 3 and 7; Desenex*)	피부 칸디다증, 피부사상균 감염	2% 크림, 파우더, 또는 스프레이로 1일 2회 투여. 2주까지 투여할 수 있음 샴푸는 1주일에 2회 4주간 사용함
Naftifine** (*Naftin*)	표재성 피부사상균 감염	1% 크림을 1일 1회 도포함. 1% 젤은 1일 2회 4주까지 사용할 수 있음
Nystatin	장 칸디다증, 외음질염	500,000~1,000,000 units을 1일 3회 경구 투여. 증상 소실 후에도 48시간 동안 투여 1정(100,000 units)을 2주간 취침 시 질내 삽입함
Oxiconazole (*Oxistat*)	피부사상균 감염	1% 크림 또는 로션을 1일 2회 도포함. 2개월까지 사용할 수 있음
Posaconazole (*Noxafil*)	입~인두 칸디다증, 침습성 아스페르길루 스증, 침습성 칸디다혈증	100~400 mg을 1일 2회 14일간 경구 투여
Sulconazole (*Exelderm*)	피부사상균 감염	1% 크림 또는 용액을 1일 2회 도포함. 4주까지 사용할 수 있음
Tavaborole (*Kerydin*)	발톱 진균증	5% 용액을 1일 1회 48주간 국소적으로 도포함
Terbinafine (*Lamisil*)	피부사상균 감염, 발톱 진균증	1% 크림을 1일 2회 도포함 4주까지 사용할 수 있음 250 mg을 1일 1회 6주(손톱)에서 12주간(발톱) 경구 투여
Terconazole (*Terazol-3, Terazol-7*)	칸디다증, 외음질 모닐리아병	좌제(2.5 g) 1정을 3일간 취침 시, 질내 삽입함 0.4%, 0.8% 크림 1정(5 g)을 3~7일간 취침 시, 질내 삽입함
Tioconazole** (*Vagistat-1*)	칸디다증, 외음질 모닐리아증	6.5% 연고제 1정을 취침 시 질 내 삽입함
Tolnaftate** (*Aftate, Tinactin, Ting*)	피부사상균 감염, 백선, 무좀	1% 크림, 파우더, 액상 스프레이젤 또는 용액을 1일 2회 국소적으로 도포함. 6주까지 사용할 수 있음
Undecylenic acid**	무좀, 기저귀 발진	파우더 또는 연고제를 국소로 자유롭게 도포함
Voriconazole (*Vfend*)	심각한 칸디다증	4~5 mg/kg로 12시간마다 정맥주사함 배양 결과가 음성으로 나온 후에도 200 mg을 12시간마다 14일간 경구 투여함

*모든 사용의 예를 전부 나열한 것은 아님. **These preparation can be obtained over the counter.*

필수단백질의 저해
Interference with Essential Proteins

플루시토신(flucytosine, 5-fluorocytosine)은 세포벽에는 영향을 미치지 않고 세포체와 핵에서 2가지 작용을 한다. 이 약물은 항암제인 5-fluorouracil (5-FU)의 유사체로, **대사저해제(antimetabolite)**로도 작용한다. 플루시토신은 진균에 의해 5-FU로 전환되고, 이것은 진균의 RNA 합성에서 정상적으로 우라실(uracil)이 삽입되는 부위에 대신 결합함으로써 진균의 RNA 합성을 방해한다. 이것은 RNA에 결함을 만들고, 필수단백질 합성을 억제한다. 두 번째 기전은 약물이 진균의 DNA를 억제하는 물질로 전환되는 것이다. 따라서 진균의 증식을 방해하게 된다.

정균성 진균제
Fungistatic drugs

피부사상균 감염증은 대개 케라틴(keratin)과 관련되어 있다. 그리세오풀빈과 같은 약물은 케라틴에 결합하여 진균이 케라틴을 이용하는 것을 방해하는데, 그리세오풀빈은 몇 개월간 케라틴에 결합해 있음으로써 피부가 진균에 새롭게 감염되는 것을 방지한다. 진균에 감염된 케라틴은 시

그림 36.4 항진균제의 표적

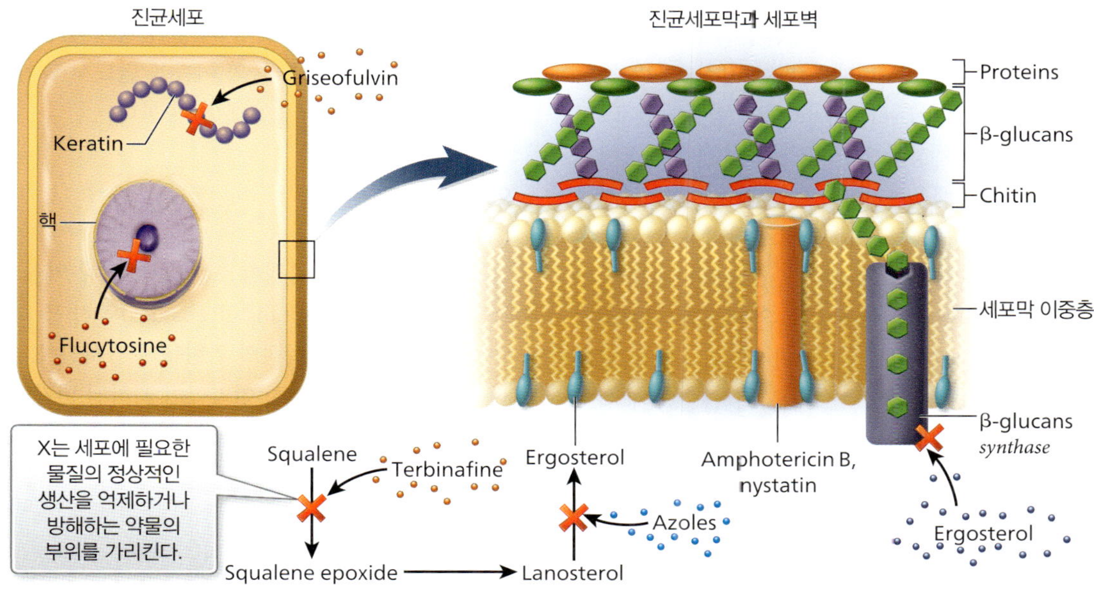

Flucytosine과 griseofulvin을 제외하고는 현재 사용 가능한 모든 항진균제는 세포막 또는 세포벽을 표적으로 한다.

간이 지나면 자연히 떨어져 나가고, 감염되었던 케라틴은 감염되지 않은 새로운 정상 조직으로 대체된다. 그리세오풀빈은 또한 활발하게 자라고 있는 진균의 지방 성분과 결합하여 세포의 **유사분열(mitosis)**을 억제한다. 그리세오풀빈은 진균을 사멸시키는 것이 아니고, 세포분열과 영양분에의 접근을 억제하는 작용을 하기 때문에 그 작용이 **정균적(fungistatic)**이다. 피부사상균의 감염증에 사용하는 다른 대부분의 약물은 살균성 진균제이다.

LO 36.3

전신 항진균제

SYSTEMIC ANTIFUNGAL DRUGS

암포테리신 B

Amphotericin B

전신감염의 치료에 사용하는 약물은 항상 정맥으로 주입되며 종종 경구용 약물과 함께 병용하여 사용된다. 환자는 대개 입원 치료를 받는다. 감염을 억제하거나 제거하기 위한 적절한 약물의 선택은 좋은 항진균 활성을 나타낼 수 있느냐보다는 약물의 특성에 의해 좌우된다[그림 36.5].

그림 36.5 항진균제의 표적

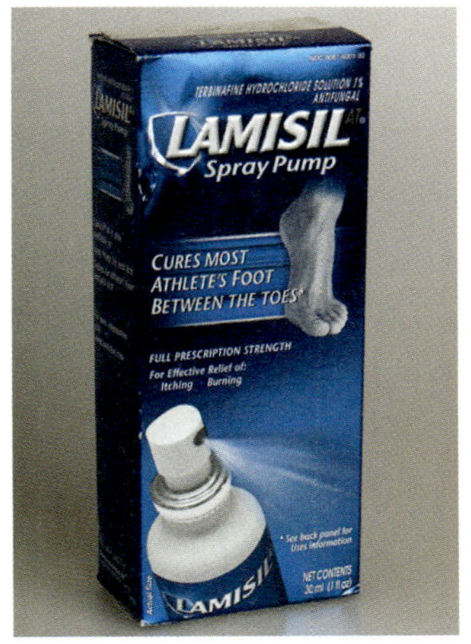

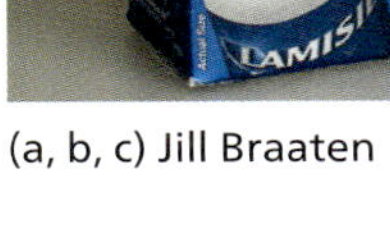

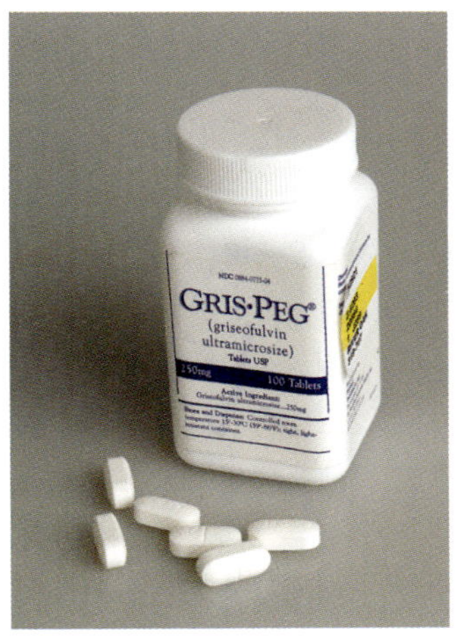

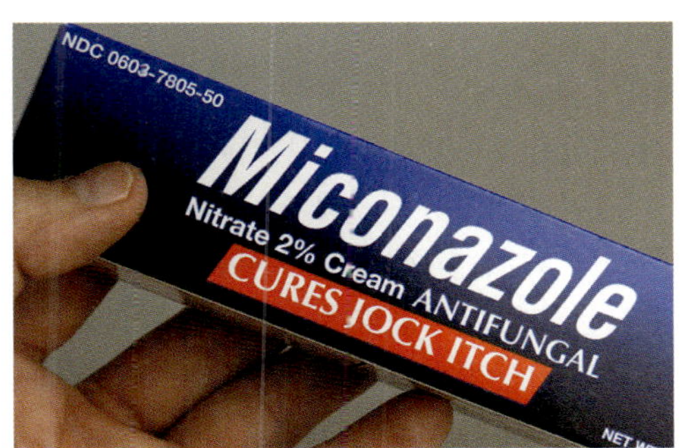

(a, b, c) Jill Braaten

수년간 암포테리신 B는 심각한 진균감염증을 치료할 수 있는 유일한 약물이었다. 데옥시콜산염(deoxycholate)이 첨가된 암포테리신 B는 전통적인 약물로 물에 용해되지 않는다. 과학기술 개발로 현재 특별한 지질-운반 전달 시스템(lipid-carrying delivery system)이 만들어졌고, 이것은 지질-운반체의 특성상 약물의 작용 시간을 연장시킬 수 있다. 이러한 시스템을 이용한 암포테리신 B가 비경구 제형으로 미국에서 사용되고 있다. 암포테리신 B는 넓은 항균범위를 갖는다. 임상적으로 특히 *Aspergillus*에 의한 감염 치료에 유용하다. 혈장 단백질에 높은 비율로 결합하지만 감염 부위에 잘 분포된다. 암포테리신 B와 니스타틴은 진균 세포막에서 스테롤(에르고스테롤)에 결합하여 세포벽 투과성을 변화시켜 세포 내 물질들의 유출을 일으킨다. 암포테리신 B는 대사되지 않은 상태로 소변으로 배설되며 치료를 중단한 후에도 몇 주 동안 소변에서 검출된다. 이러한 특성으로 일정 기간 동안 약효를 지속시킬 수 있다는 장점이 있다. 암포테리신 B는 진균 치료의 1세대 약물이며 부작용이 많아 사용이 제한되고 있다.

유해 작용
Adverse Effects

전신감염의 치료에 사용되는 약물은 심각한 부작용을 일으키는 경우가 많다. 암포테리신 B와 관련된 부작용은 크게 2 종류로 나눌 수 있다. 즉, 약물 투여 시 나타나는 즉각적인 반응과 약물 치료 기간이 길어지며 나타나는 반응이다. 암포테리신 B는 느린 속도로 정맥주사한다. 약물의 정맥주사로 나타나는 즉각적인 반응으로 오한, 발열, 근육 경련, 두통, 구토, 저혈압 등이 있다. 이러한 유해 반응들은 NSAID, 히드로코르티손(hydrocortisone) 또는 디펜히드라민(diphenhydramine)을 미리 투여하거나 약물의 용량 및 투여 속도를 줄이거나, 약물을 격일로 투여함으로써 개선할 수 있다.

심각한 신장 손상은 암포테리신 B에 의해 나타나는 가장 중요한 독성 반응이다. 먼저, 신관류율의 감소가 나타나고 투여 기간이 길어지면 산증과 이온 고갈을 유발하며(저칼륨혈증, 저마그네슘혈증) 신세뇨관 또한 손상된다. 이 약물을 복용하는 환자는 혈액 기능, 간 기능, 신장 기능 검사를 주기적으로 실시해야 한다. 새로 개발된 제형은 이러한 신장 독성을 최소화하기 위해 개발되었다. 이러한 제형의 모든 비경구 제제는 특별한 주의 사항이 있다. 이 제제는 생명을 위협하는 진행성의 진균감염증 치료에만 사용해야 하며, 정상적인 중성구 숫자를 나타내는(심각한 감염증이 아닌) 환자의 비침습성 진균증(예: 구강칸디다증, 질칸디다증, 식도칸디다증 등) 치료를 위해 사용해서는 안 된다. 암포테리신 B의 예기치 못한 과다 투여의 위험을 방지하기 위해 주의해야 한다. 약물의 이름을 반드시 확인하고, 용량은 1.5 mg/kg를 넘지 않도록 해야 한다.

약물 상호작용
Drug Interactions

암포테리신 B는 항종양제, 스테로이드계 약물, 디기탈리스 글리코사이드(digitalis glycosides)와 병용 시 저칼륨혈증, 심장 독성, 신장 독성의 위험을 증가시킨다. Azole계 항진균제와의 병용은 특히 면역력이 저하된 환자에서 진균의 암포테리신 B에 대한 내성을 증가시킬 수 있다.

에키노칸딘
Echinocandins

에키노칸딘은 가장 최근에 개발된 항진균제로 아니둘라펀진(*Eraxis*), 카스포펀진(*Cancidas*), 미카펀진(Mycamine) 3가지 종류가 있다. 에키노칸딘 약물은 *Candida*, *Aspergillus*에 대하여 활성을 나타내는데, *Candida*에 대하여 살균적 활성을 나타내고(트리아졸-내성균 포함), *Aspergillus*에 대해서는 정균적 활성을 나타낸다. 아니둘라펀진(anidulafungin), 카스포펀진(caspofungin), 미카펀진(micafungin) 3가지 약물 모두 식도 칸디다증의 치료에 사용할 수 있고, 아니둘라펀진, 카스포펀진은 칸디다혈증 치료에도 이용될 수 있다. 이 세 약물 모두 정맥주사로 서서히 주입한다. 세 약물의 가장 큰 차이점은 제거 경로이다. 카스포펀진, 미카펀진은 혈장 단백질에 대한 결합 비율이 높으며, 간에서 대사된다. 반면 아니둘라펀진은 간에서 대사되지 않는다. 따라서 다른 에키노칸딘 약물에서 나타나는 간 대사 효소와 관련된 약물 상호작용이 아니둘라펀진에서는 나타나지 않는다. 또한 아니둘라펀진과 미카펀진은 신부전 또는 간부전이 있는 환자에게 투여 시 용량을 조절할 필요가 없는 반면, 카스포펀진은 간 기능 장애가 있는 환자에게 투여 시 용량을 반으로 줄여 투여해야 한다. 에키노칸딘 약물은 전신 진균감염증, 칸디다혈증 치료에 1차 선택 약물이다. 또한 진균감염의 치료에 암포테리신 B 또는 몇몇 azole계 약물과 병용하여 사용한다. 아니둘라펀진은 중성구 감소증이 없는 환자의 침습성 칸디다증 치료에 1차 약물로 사용되며, azole계 약물 교차내성 또는 트리아졸-내성이 있는 식도 칸디다증 환자에게 플루코나졸(fluconazole)의 대체약물로 사용된다.

유해 작용
Adverse Effects

에키노칸딘 약물은 다른 계열의 항진균제보다 상대적으로 안전하며 부작용이 매우 적다. 유해 작용으로는 발열, 두통, 설사, 발진, **정맥염(phlebitis)**, 간수치(ALT, AST) 상승이 있다.

약물 상호작용
Drug interactions

시토크롬(cytochrome) P450 효소, 특히 CYP3A4 유도 약물은 카스포펀진의 혈장 농도를 감소시킬 수 있다. 카르바마제핀(carbamazepine), 덱사메타손(dexamethasone), 에파비렌즈(efavirenz), 네비라핀(nevirapine), 페니토인(phenytoin), 리팜핀(rifampin)과 같은 약물과 병용 시, 카스포펀진의 용량을 증가시켜 주어야 한다. 타크로리무스(tacrolimus)와 병용 시 용량 조절을 위해 약물의 혈장 농도를 지속적으로 체크할 필요가 있다. 미카펀진은 이트라코나졸(itraconazole), 니페디핀(nifedipine), 시롤리무스(sirolimus), 시클로스포린(cyclosporin)의 혈장 농도를 증가시킨다. 이들 약물의 혈장 농도는 독성 때문에 계속 감시해야 하고 필요에 따라 용량을 줄여야 한다.

플루시토신
Flucytosine

플루시토신(*Ancobon*)은 핵산 유사체로 대사길항물질(antimetabolite)이다. 플루시토신은 대사길항물질 중 유일하게 항진균 활성이 있는 약물이다(대사길항 약물은 주로 항암 화학요법 시 사용된다). 이 약물은 수용성이고 경구 투여 시 잘 흡수되며 대부분 변환되지 않은 채로 소변으로 배설된다. 이 약물은 내성균의 출현이 빈번하여 단독 투여 또는 1차 선택 약물로 사용되지 않는다. 특히 *Candida* 종의 경우 플루시토신에 대한 내성이 이미 존재하거나 출현하는 경우가 대부분이다. 그러나 암포테리신 B와 병용 시 좋은 효과를 나타내어 임상적으로 가치가 있다. 이 약물은 뇌척수액(cerebrospinal fluid, CSF) 및 체액에 잘 흡수된다. 플루시토신은 주로 신장에서 제거되기 때문에 신장 질환이 있을 때 혈중 농도가 상승할 수 있다. 사구체 여과를 방해하는 약물은 이 약물의 배설을 감소시킬 수 있고, 약물의 혈장 농도를 증가시킬 수 있다. 플루시토신은 대부분 암포테리신 B와 병용하여 사용하기 때문에 암포테리신 B에 의한 신장 손상이 체내 플루시토신 농도를 상승시킬 수 있고 독성을 증가시킬 수 있다. 플루시토신의 독성은 장내 미생물에 의해 플루시토신이 5-fluorouracil로 전환되어 일어난다. 부작용으로는 골수 억제로 인한 **혈소판감소증(thrombocytopenia)**, **백혈구감소증(leukopenia)**, 황달, 복부팽만, 위장관 출혈, 구역, 구토, 궤양성 대장염, 간효소 상승 등이 있다. 중추신경계 효과로 착란, 환각, 청각상실, 두통, 감각이상 등이 자주 나타난다.

Azole계 약물
Azoles

Azole계 항진균 약물의 사용은 전신 진균감염 치료에 있어 중요한 발전을 가져왔다. 미코나졸(miconazole)이 처음으로 승인된 azole계 약물이고, 이후 케토코나졸(ketoconazole)이 승인되었다. 케토코나졸은 경구로 투여할 수 있고, 암포테리신 B 또는 미코나졸보다 독성이 적다. 3세대 azole계 약물로 트리아졸인 플루코나졸(*Diflucan*), 이트라코나졸(*Sporanox*), 포사코나졸(*Noxafil*), 보리코나졸(*Vfend*)이 있다. 이들 약물의 효력은 케토코나졸과 유사하나 부작용은 적다. 이들 새로운 azole계 약물은 모두 경구 투여할 수 있고, 플루코나졸과 보리코나졸(voriconazole)은 비경구로도 투여할 수 있다.

Azole계 약물은 각각의 약물에 따라 항진균 활성 범위가 다양하지만 일반적으로 넓은 항균범위를 나타낸다. 이트라코나졸과 플루코나졸은 에키노칸딘 약물이 도입되기 전 암포테리신 B의 대체약으로 사용되었다. 에키노칸딘 약물의 도입에도 불구하고, 내성균의 출현 때문에 azole계 약물은 여전히 심각한 감염증 치료에 중요한 역할을 하고 있다. 플루코나졸은 수용성 약물로 경구 투여로 거의 완전히 흡수된다. 약물은 1일1회 투여하며, 거의 대사되지 않은 상태로 소변으로 배설된다. 뇌척수액으로 잘 침투할 수 있어 콕시디오이데스진균성 뇌수막염, 크립토코쿠스성 뇌수막염에 특히 유용하다. 플루코나졸은 정상 범위의 백혈구 수치를 나타내는 칸디다혈증 환자의 치료에 사용하는 1차 선택약 중 하나이다. 이트라코나졸은 경증 또는 중증도의 히스토플라스마증, 분아균증, 파라콕시 디오이데스진균증에 대한 표준 치료 약물로 널리 사용된다. 또한 가벼운 침습성 아스페르길루스증과 몇몇 진균성 수막 염에 효과적이다. 이트라코나졸은 충분한 식사를 하고 복용하면 흡수가 증가한다. 포사코나졸(*Noxafil*)은 가장 최근에 개발된 가장 효과가 뛰어난 azole계 약물이다. 이것은 경구용 현탁액으로만 투여가 가능하다. 포사코나졸(posaconazole)은 가장 넓은 항균 범위를 나타내는 azole계 약물이며, 효모와 기회감염에 매우 좋은 활성을 나타낸다. 따라서 면역력이 저하된 환자(HIV 감염 환자, 화학요법 중인 환자)의 치료에 유용하다. 보리코나졸은 또다른 넓은 항균범위를 갖는 트리아졸 약물이며, 심각한 *Aspergillus* 감염에 1차 선택약으로 사용된다. 이 약물은 플루코나졸보다 *Candida* 종에 대해 더 넓은 항균범위를 갖는다.

유해 작용
Adverse Effects

Azole계 약물은 대부분 유사한 부작용을 일으킨다. 발열, 발진, 위장관장애(구역, 구토, 설사), 중추신경계효과(두통, 환각), 박탈피부염(피부가 벗겨짐)이 나타나고, transaminase의 가벼운 일시적 증가를 일으키고 드물게 간염을 유발할 수 있다. 약물을 사용하기 전과 사용하는 동안 간 효소 검사가 권고된다. 흐릿한 시야 또는 빛에 대한 민감도 증가(광과민)와 같은 시각장애 증상이 보리코나졸 투여 시 나타날 수 있다. 이 효과는 30분간 지속되다가 사라지며, 장애를 남기지는 않는다. 이 계열의 약물은 모두 심장의 QT 간격을 연장시키고, 이것은 특히 울혈성 심부전 환자에서 부정맥을 유발하거나 심장 수축력을 감소시킬 수 있다. 특히 케토코나졸과 이트라코나졸의 투여 시 주의가 필요하다. 이트라코나졸을 복용하는 동안 울혈성 심부전의 증상이 나타나면 약물 사용 여부를 재평가해야만 한다. 케토코나졸은 경구로 투여 시 치명적인 간독성이 나타날 수 있다.

약물 상호작용
Drug interactions

모든 azole계 약물은 와파린(warfarin)의 항응고 작용을 연장시킨다. 약물을 복용하는 동안, 또한 치료가 종료된 후에도 항응고 효과에 대한 감시가 권고된다. 포사코나졸과 보리코나졸은 시토크롬 P450 효소, 특히 CYP3A4를 억제한다. 이 효소계를 통해 대사되는 약물은 azole계 약물과 병용 투여 시 혈중 농도가 상승한다. 독성을 피하기 위해 병용 투여한 약물의 용량 조절(감소)이 필요하다. 이 효소계를 통해 대사되는 약물로는 카르바마제핀, 옥시코돈(oxycodone), 리파부틴(rifabutin), 리토나비르(ritonavir), 타크로리무스, 스타틴(statin) 약물(HMG-CoA 환원효소 억제제) 등이 있다. 이트라코나졸, 케토코나졸은 심장의 QT 간격을 연장시킬 수 있기 때문에, 피모자드(pimozide), 퀴니딘(quinidine), 또는 도페틸리드(dofetilide)와 이트라코나졸을 함께 투여 시 심한 부정맥으로 사망할 수 있다.

LO 36.4

경구용, 국소용 항진균제
ORAL AND TOPICAL ANTIFUNGAL DRUGS

국소용 항진균제
Topical Administration

국소 적용은 피부와 점막의 표면에 크림, 로션, 연고, 팅크제, 스프레이, 파우더 등의 제제를 적용하는 것을 말한다. 국소 제제는 두피, 피부, 손톱, 점막의 표재성 진균감염에 특히 유용하다. 질감염 또한 특수한 장치를 이용하여 국소용 제제로 치료할 수 있다. 전체 항진균제 중 10% 이하의 약물만이 국소로 적용할 수 있으며, 이 약물의 대부분은 1~5% 이하의 흡수율을 나타낸다. 국소용 제제는 임신 중인 여성에게도 사용이 허가되어 있으며, 임신 2기와 3기 동안 사용이 권장된다. 국소용 항진균제는 흔히 발생하는 가벼운 진균감염증 치료에 사용되어 왔다. 국소용 항진균제의 예를 [표 36.2]에 요약하였다. 어떤 약물(clotrimazole, 테르비나핀, 미코나졸)은 처방전뿐 아니라 일반 의약품으로도 구매하여 사용할 수 있는 반면, 니스타틴과 옥시코나졸(oxiconazole)은 처방전을 받아야만 사용할 수 있다. 이들 약물의 대부분은 넓은 항진균 범위를 가지고 있다. 이들 국소용 제제는 한 가지 항진균 성분만 포함할 수도 있고 여러 가지 활성 성분을 함께 포함할 수도 있다. 알코올, 완화제, talc 등은 매질 또는 건조제로 포함된다. 복합 제제 약품은 여기에 벤조카인(benzocaine), 페놀(phenol), 콜타르(coal tar), 캠퍼(camphor), 클로록실레놀(chloroxylenol), 살리실산(salicylic acid) 등을 포함할 수 있다. 이들 성분은 약물을 감염 부위에 적용했을 때 약물 흡수 및 소독 효과를 증가시키고, 가려움증을 완화하는 등의 효과가 있다. 손발톱진균증을 제외하고는 국소 항진균제의 사용 기간은 보통 4주를 넘지 않도록 한다. 만약 이 기간 동안 사용 후에도 증상이 개선되지 않는다면 환자는 다시 진단을 받도록 해야 하며, 더 적절한 진균제로 교체해 주어야 한다.

니스타틴
Nystatin

니스타틴은 경구 투여로 거의 흡수되지 않으므로 부작용도 거의 나타나지 않는다. 장관 내에 머무르며 대사되지 않은 약물은 대변으로 배설된다. 이러한 점 때문에 이 약물은 작용 부위가 제한적이다. 그러나 이 점이 장점으로 작용하기도 한다. 장 칸디다증의 치료에 사용할 수 있고, 약물이 발달 중인 태아에게 영향을 미치지 않기 때문에 임산부의 치료에 사용할 수 있다. 니스타틴은 비식도성 장칸디다증에 사용되며, 대장 관련 외과 수술을 하기 전에 처치하기 하여 위장관의 소독에 사용된다. 니스타틴을 질칸디다증에 정제, 연고, 크림, 파우더 형태로 국소적으로 투여할 때 처방전이 필요하다. 니스타틴은 매우 안전한 약물이며 독성이 거의 없다. 고용량으로 경구 투여했을 때 경우에 따라 설사, 구역, 구토가 나타날 수 있다.

그리세오풀빈

Griseofulvin

그리세오풀빈(griseofulvin)은 케라틴 전구 세포에서 케라틴에 결합하여 진균이 침범하지 못하도록 막아준다. 모발 또는 피부가 그리세오풀빈이 결합한 케라틴으로 대체되면 케라틴을 영양분으로 섭취하던 진균은 더는 케라틴을 이용할 수 없게 된다. 이 약물은 1일 1회, 2회, 3회, 4회로 나누어 투여할 수 있다. 약물 투여 후 며칠 안에 증상이 개선되더라도 감염이 완전히 치료되기까지 오랫동안 약물 투여가 지속되어야 한다. 대개 모발, 두피 감염에 4~6주, 손톱 감염에 3~4개월, 발톱 감염에 적어도 6개월 이상 투여한다. 케라틴에 그리세오풀빈이 포함되어야 하기 때문에 치료 기간은 모발과 손발톱의 성장 패턴과 일치한다. 두피에서 마른버짐이 부기와 고름을 동반하는 **백선종창(kerion)**으로 발전될 수 있다. 이것은 상처와 탈모의 원인이 될 수 있으며, 감염을 치료하기 위해 항진균제와 더불어 스테로이드(prednisone)의 투여가 필요하다. 음식은 그리세오풀빈의 흡수를 증가시킬 수 있으며, 음식의 지방 함유량과 관련되어 있다. 그리세오풀빈은 친수성보다 친지성을 띠고 있다. 흡수 패턴이 매우 가변적이기 때문에 위 표면에 대한 접촉률과 흡수율을 높일 수 있는 제형이 개발되어 왔다. Ultramicrosize는 기존의 microsize 제형보다 더 많은 입자가 흡수 표면에 접촉할 수 있도록 해준다. 이것은 microsize 제형과 비교하여 ultramicrosize 약물이 더 적은 용량으로 투여될 수 있다는 것을 의미하지만 제형의 차이에 의한 임상적 이득은 없다. 부작용은 발진, 두드러기, 구역, 구토, 설사, 두통, 광과민증을 포함한다. 또한 **알부민뇨(albuminuria)**의 위험이 보고되었다. 그리세오풀빈은 급성 간헐성 **포르피린증(porphyria)**과 간부전 환자에게 금기이며 임신 중에 투여해서는 안 된다. 이트라코나졸은 피부사상균의 치료에 그리세오풀빈만큼 효과가 있는 것으로 보이며, 향후 그리세오풀빈의 사용을 대체할 것으로 생각된다.

테르비나핀

Terbinafine

테르비나핀(*Lamisil*)은 경구와 국소로 적용할 수 있다. 이 약물은 새로운 계열의 에르고스테롤 생합성 억제제로 *Trichophyton* 종에 의한 손가락, 발가락 사이의 진균감염증, 무좀(*Tinea pedis*), 사타구니 백선(*Tinea cruris*), 체부 백선(*Tinea corporis*)의 치료를 위해 개발되었다. 테르비나핀은 경구 투여로 잘 흡수된다. 음식은 약물 흡수에 영향을 미치지 않는다. 이 약물은 **피지(sebum)**와 피부에 분포되고 피부와 지방 조직으로부터 서서히 제거된다. 테르비나핀은 혈장 단백질에 높은 비율로 결합하며, 소변으로 배설되기 전 주로 시토크롬 P450 효소에 의해 광범위하게 대사된다. 부작용으로 설사, 소화불량, 가려움증, 미각장애, 구역, 복부통증, 두드러기, 발진, 시각장애를 포함한다. 테르비나핀 투여 기간 동안 혈청 효소가 증가할 수 있다. 테르비나핀 hydrochloride 정제는 만성 또는 활동성 간질환을 가지고 있거나 임신 중인 여성에게 투여하지 않도록 한다. 테르비나핀은 CYP 효소 체계를 억제하기 때문에 같은 효소 체계를 이용하는 삼환계 항우울약, 선택적 세로토닌 재흡수 억제제, 베타-차단제, 항부정맥약물과 약물 상호작용을 나타낸다.

약물내성

Microorganism Resistance

이들 약물은 내성이 나타난다. 가장 중요한 내성은 진균이 약물에 반응하지 않는 것으로, 약물을 인지하지 못하거나 약물과 접촉 시 약물을 파괴하는 보호 기전을 가지고 있는 경우이다. 몇몇 *Candida* 종은 특정한 항진균제에 감수성이 나타나지 않는다. 두 번째로, 진균이 처음에는 약물에 반응했으나 그 후 반응을 멈추거나 진균을 죽이기 위해 더 많은 용량의 약물을 필요로 하는 경우이다. 그러나 다양한 항진균제는 각기 다른 작용 기전으로 각기 다른 대상 부위에 작용하기 때문에 대부분의 경우 치료가 가능하다. 약물을 병용 요법으로 투여하면 약물에 대한 내성 발현이 지연된다. 연구자들은 아마도 azole계 약물에 의해 구멍 난 세포벽이 또한 azole계 약물이 밖으로 새어 나가게 하는 원인으로 작용하기 때문에 약물이 세포 내부에서 충분한 농도까지 상승하지 못하여 내성이 발생하는 것으로 예상하고 있다. 다른 연구자들은 진균의 에르코스테롤 생성이 억제될 때 진균이 대사 경로 억제를 우회하기 위해 다른 효소를 활성화하는 것을 보고하였다. 또는 대상 부위에 더는 항진균제가 결합하지 못하도록 진균이 변이를 일으킬 수 있다고 보고하였다. 이러한 연구 결과는 오래된 약물이 왜 여전히 병용요법에서 가치가 있는지, 또한 새로운 항진균제에 대한 지속적 연구가 왜 필요한지를 설명해 준다.

질 감염 치료와 금기사항
Intravaginal Use and Contraindications

질 감염 치료 지침
Instructions for Intravaginal Use

약물의 질내 적용은 감염 부위에 약물의 접촉이 충분히 유지될 수 있게 하기 위해서 환자에게 성관계를 삼가도록 주지시켜야 한다. 감염을 유발한 진균의 종류에 따라 금욕이 치료 기간 내내 유지되어야 한다.

질내 적용 기구는 재사용할 수 있게 고안될 수 있다. 기구가 일회용인지 재사용하는 것인지는 제품 정보에 지시되어 있다. 재사용하는 기구는 비누로 깨끗이 씻어서 재사용하도록 환자에게 설명해야 한다. 일부 환자는 약물 투여 방법이 적힌 설명서를 읽지 못할 수 있기 때문에 항상 구두로 이러한 사항을 설명해 주어야 한다.

금기사항
Contraindications

약물 과민반응은 투여 경로와 상관없이 모든 항진균제의 일치하는 금기사항이다. 뿐만 아니라 일부 약물은 임신한 여성에 대한 사용 또는 특정 약물과 병용 투여가 금기시되는 특수한 심각한 부작용이 있다. Azole계 약물과 플루시토신이 이러한 경우이다. 미국공중위생국(U.S. Public Health Service)의 기회감염 예방을 위한 *가이드라인*(*Guidelines for the Prevention of Opportunistic Infections*)에 따르면, 임신 기간 동안 항진균제의 사용에 대한 몇 가지 권고 사항이 있다. 경구용 azole계 항진균제는 동물연구에서 선천성 결손을 유발하기 때문에 임신 기간 동안 사용하지 않도록 해야 한다. 이트라코나졸을 복용하는 가임기 여성은 항진균제 요법이 끝난 후 2개월까지 피임을 해야만 한다. 손발톱진균증의 치료 시, 테르비나핀은 임신 기간 동안 사용하지 않도록 하고 있다. 이러한 권고의 이유는 감염증 치료를 위해 몇 개월간 지속적으로 약물을 투여해야 하는 경우가 많아서 치료를 분만 후로 미루는 것이 낫기 때문이다.

LO 36.5

바이러스질환
VIRAL DISEASES

바이러스 노출
Virus Exposure

바이러스질환으로 인플루엔자(influenza), 수두, 입술 헤르페스(cold sores), 단핵구증(mononucleosis), 폐렴, 광견병(rabies), 회색질척수염(poliomyelitis), AIDS 등이 있다. 바이러스는 특정한 세포를 점령하는데, [그림 36.6]에서 보는 바와 같이, 일반적인 호흡기 감염증(폐렴, 일반 감기)은 비강(리노바이러스) 또는 폐[인플루엔자 A(H1N1), 인플루엔자 B)에 살고 있던 바이러스에 의해 발생한다. 아데노바이러스, 노로바이러스, 로터바이러스는 위장관을 침범하여 경련, 설사를 일으킨다. 성적 접촉으로 전염되는 바이러스(sexually transmitted viruses, STD)는 피부 감염증을 유발할 수 있고(인간유두종바이러스-사마귀, papillomavirus-warts) 또는 면역체계를 공격할 수 있다(HIV).

바이러스는 진균 또는 박테리아보다 훨씬 작은 전염성 매개원으로 살아 있는 세포에 침입해야만 증식할 수 있다. 모든 바이러스는 유전 정보를 담은 RNA 또는 DNA와 이를 둘러싸고 있는 보호 단백질 외피(coat)로 구성되어 있다. 일부 바이러스는 또한 바깥쪽에 지질 외피 또는 외막(envelope)을 가지고 있다. 바이러스는 숙주 세포 없이 증식할 수 없는 독특한 생명체이며, 생명 현상에 필요한 화학 반응을 수행할 수 있는 효소를 가지고 있지 않다. 대신 바이러스는 유전 정보를 번역하는 하나 또는 2개의 효소를 가지고 있다.

숙주 세포에 접촉한 후 바이러스는 유전 물질을 세포 안으로 주입하고 숙주 세포의 활성을 이용한다. 바이러스를 대신하여 감염된 숙주 세포가 바이러스의 단백질 및 유전 물질을 생산한다. 일부 바이러스는 수천 개의 새로운 바이러스를 몸 전체에 퍼뜨려 숙주 세포의 죽음을 유발하기도 한다. 어떤 바이러스는 방출되기 전 숙주의 세포막에 둘러싸여 있기도 한다. 이 과정을 budding이라고 하는데, budding은 새로 합성된 바이러스가 숙주 세포에 손상을 입히지 않고 숙주로부터 떠날 수 있도록 해주지만 더 많은 세포를 감염시킨다. 바이러스 복제와 방출의 과정에서 숙주는 특정 질환과 관련된 증상들을 경험하게 된다.

바이러스 면역
Viral Immunity

수두, 홍역, 볼거리와 같은 다양한 바이러스질환은 아동기에 잘 일어난다. 일반적으로 이러한 질환은 일생에 단 한 번 발병하는데 재감염으로부터 개체를 보호할 수 있는 항체가 생성되기 때문이다. 이러한 보호작용을 능동 **획득면역(acquired immunity)**이라 부른다. 바이러스가 처음으로 몸안에 유입되면 우리 몸의 면역체계가 이것을 조사한다. 대식세포와 **가지세포(dendritic cell)** 등 특수 세포가 바이러스를 삼키고, 내용물을 소화시켜 T세포와 B세포를 위해 바이러스 **항원(antigen)** 샘플을 만든다(그림 36.7 참조). 다음번 바이러스의 침입 시, B세포가 바이러스에 대한 특

환자 안전과 교육

중증 진균감염증

중증 진균감염증은 치료 시 심전도(electrocardiogram, ECG)를 포함한 환자의 활력 징후를 면밀히 모니터링해야 한다. 환자의 체온은 약물 처치 후 처음 24시간 동안 자주 체크해야 하고, 혈장 크레아티닌(>3 mg/dl)과 혈중요소 질소 수치(blood urea nitrogen, BUN: > 40 mg/dl)에 현저한 증가가 있는지 확인하기 위해 주기적인 혈장 화학 검사와 혈액 검사를 시행하여야 한다. 혈장 크레아티닌과 혈중 요소질소의 증가는 신장과 간 기능의 변화를 의미하고, 항진균제의 용량 조절 또는 약물 투여 중단이 결정될 수 있다. 혈전정맥염의 발생을 최소화하기 위해 카테터를 돌아가며 삽입하고 헤파린을 투여한다.

경증 진균감염증

경증 진균감염증의 치료는 환자가 치료지침을 얼마나 잘 따르고 있는지, 그리고 치료를 효율적으로 만들고 재감염을 최소화할 수 있도록 좋은 위생 상태를 유지하고 있는지에 달려 있다. 경구 제제든 국소 제제든 증상과 징후(피부가 부서지거나 갈라지는 증상, 발적, 가려움, 작열감)가 개선되었다 할지라도 치료 과정을 완벽히 마치기 위해서 환자는 치료지침에 따라야만 한다. 특히 임상 증상 소실 후 2주 동안 약물치료를 지속할 필요가 있는 감염증 환자의 경우 더욱 그렇다.

국소 제제

크림, 연고, 젤, 로션은 피부에 부착하여, 감염 부위에 최적으로 접촉할 수 있게 해준다. 약물을 투여하기에 앞서, 피부는 항상 비누와 물을 이용하여 깨끗한 상태가 되도록 해야 하고, 완전히 건조되도록 해야 한다. 약물 도포 후에는 약물이 손에 남아 있지 않도록 항상 손을 씻어야 한다. 눈이나 입을 만져서 이 부위에 약물이 축적될 수 있는 위험이 있기 때문이다. 국소 항진균제는 외용으로만 사용하도록 한다. 눈의 점막에 도포했을 때, 과도한 자극, 작열감, 가려움증을 유발할 수 있다. 첨가물이 유성을 띠고 있기 때문에 약물을 제거하는 것이 불가능하다.

발, 사타구니, 겨드랑이 밑 부분과 같이 축축해지기 쉬운 부위의 감염은 크림이나 로션보다는 파우더 형태의 약물이 더 적합할 것이다. 파우더는 대개 talc 또는 옥수수 전분을 포함하고 있으며, 이들이 수분을 흡수하여 약물이 잘 작용할 수 있도록 해준다. 파우더는 도포한 부위에 그대로 머무르지 않기 때문에 약물을 좀 더 자주 도포하도록 한다. 무좀과 사타구니 완선의 경우, 깨끗하게 세척한 후 공기와 습기가 통하는 깨끗한 자연소재 섬유로 덮어주어야만 한다. 즉, 환자에게 신발을 신을 때 항상 면양말을 신도록 권고한다. 양말을 신지 않고 신발을 신거나 화학섬유 속옷을 입지 않도록 주의시켜야 한다. 그러한 조건에서 진균은 매우 잘 번식할 수 있다. 환자는 하루에 한 번 이상 양말을 바꾸어 착용하도록 해야 한다.

변색

어떤 약물은 복용하는 동안 옷, 속옷, 그 밖의 섬유들을 염색시킨다. Amphotericin B는 섬유와 피부를 변색시키지만 비누를 이용해 세척할 수 있다. Gentian violet은 영구적으로 섬유를 염색시킨다. 괴사 부위 또는 궤양 부위에 사용했을 때 문신처럼 보이는 형태의 자국을 남긴다. 이러한 문제 때문에 Gentian violet은 매우 좋은 약효에도 불구하고 다른 국소 제제로 대체되었다.

약물상호작용

현재 환자가 복용하고 있는 약물은 무엇이 있는지 살펴보아야 한다. 경구용 ketoconazole, f uconazole, itraconazole 등은 제산제, cimetidine, 그 외의 항궤양 약물에 의해 흡수가 저해될 수 있다. 환자에게 항진균제 복용 후 2시간 후에 이러한 약물을 복용하도록 지시해야 한다.

유해작용

Ketoconazole을 복용하고 있는 환자에게 이 약물이 두통, 졸음, 어지러움을 유발할 수 있다는 것을 알려야 하고, 운전, 기계 작동 또는 손을 이용한 미세한 작업을 수행하는 데 필요한 신체 동작의 조화와 집중력을 손상시킬 수 있다는 것을 고지하여야 한다.

Imidazole/triazole 약물 또는 flucytosine과 같은 경구용 약물은 복용 후 구역 또는 위장관 자극을 유발할 수 있다. 환자에게 이러한 약물은 식사와 함께 복용하거나 15~30분에 걸쳐 한 알씩 차례로 복용할 수 있도록 권장해야 한다.

의사에게 통보

환자에게 만약 발진, 가려움증, 수포, 부기의 증상이 나타나면 의사에게 보고하도록 지시해야 한다. 이러한 증상은 항진균제 과민반응의 징후이다. 만약 이러한 증상이 약물치료 중에 감염의 특성을 띠며 나타나거나, 약물 치료 기간 중 2~3주 이상 지속된다면, 의사에게 통보해야 한다. 약물을 바꾸거나 용량을 조절하거나 이러한 증상이 나타나는 원인을 확인하는 등의 조치가 필요할 것이다.

의사는 심각한 복부 통증, 피부나 눈의 황달기, 탁한 소변, 설사 등이 일어나면 즉시 통보를 받아야 한다. Ketoconazole을 복용하고 있었다면 아마도 황달이 진행되는 징후일 것이다.

임산부의 복용

Nystatin은 FDA Pregnancy Category A에 지정된 약물이다. 임산부가 이 약물을 임신 기간 중 복용해도 태아에 대한 위험의 증거가 없다. 다른 항진균제는 FDA Pregnancy Category B 또는 C에 지정되어 있다. 이 약물은 임산부에서 충분히 연구된 바가 없다. 전신 항진균제들 중 임산부에게 안전하게 사용할 수 있는 약물이 사람에서 규명된 바가 없다. 그럼에도 불구하고 전신 항진균제의 사용이 명백히 필요한 상황이 있는데, 이때는 약물을 신중하게 투여해야 하며 환자를 근접 모니터링하도록 해야 한다. Amphotericin B는 임산부에게 투여해도, 태아에게 해가 일어나지 않는다. 그러나 흡수율이 극도로 낮은 국소 투여조차도 임신 2기와 3기에만 사용하도록 권장된다.

Itraconazole과 flucytosine은 동물실험에서 최기형성(teratogenicity)이 확인되었으며, 임산부에게 사용해서는 안 된다. Itraconazole을 복용하는 가임기 여성에게 약물 복용 기간 동안 반드시 피임을 하도록 지시해야 한다. 피임에 대해 환자에게 정확하게 설명해 주어야 하고 피임약을 복용하거나 피임기구를 사용할 수 있도록 한다. Itraconazole 또는 flucytosine을 복용 중인 여성 환자가 만약 임신했다면 즉시 의사에게 보고해야 하고 항진균 요법을 중단해야 한다.

그림 36.6 항진균제의 표적

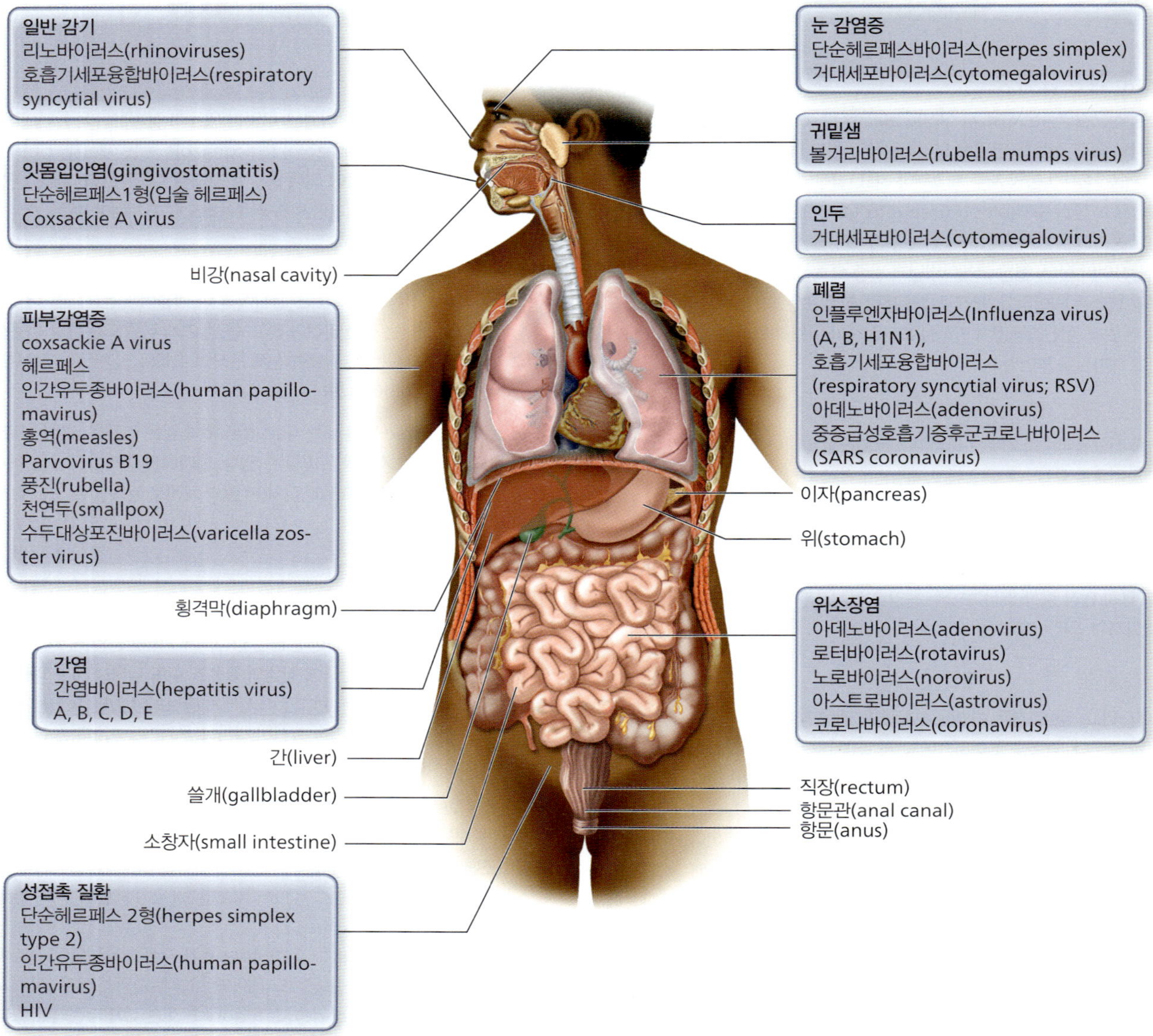

일반 감기
리노바이러스(rhinoviruses)
호흡기세포융합바이러스(respiratory syncytial virus)

잇몸입안염(gingivostomatitis)
단순헤르페스1형(입술 헤르페스)
Coxsackie A virus

비강(nasal cavity)

피부감염증
coxsackie A virus
헤르페스
인간유두종바이러스(human papillomavirus)
홍역(measles)
Parvovirus B19
풍진(rubella)
천연두(smallpox)
수두대상포진바이러스(varicella zoster virus)

횡격막(diaphragm)

간염
간염바이러스(hepatitis virus)
A, B, C, D, E

간(liver)

쓸개(gallbladder)

소창자(small intestine)

성접촉 질환
단순헤르페스 2형(herpes simplex type 2)
인간유두종바이러스(human papillomavirus)
HIV

눈 감염증
단순헤르페스바이러스(herpes simplex)
거대세포바이러스(cytomegalovirus)

귀밑샘
볼거리바이러스(rubella mumps virus)

인두
거대세포바이러스(cytomegalovirus)

폐렴
인플루엔자바이러스(Influenza virus)
(A, B, H1N1),
호흡기세포융합바이러스
(respiratory syncytial virus; RSV)
아데노바이러스(adenovirus)
중증급성호흡기증후군코로나바이러스
(SARS coronavirus)

이자(pancreas)

위(stomach)

위소장염
아데노바이러스(adenovirus)
로터바이러스(rotavirus)
노로바이러스(norovirus)
아스트로바이러스(astrovirus)
코로나바이러스(coronavirus)

직장(rectum)
항문관(anal canal)
항문(anus)

그림 36.7 포식세포가 침입한 미생물을 찾아, 에워싼 후 소화시킴으로써 인체를 보호한다.

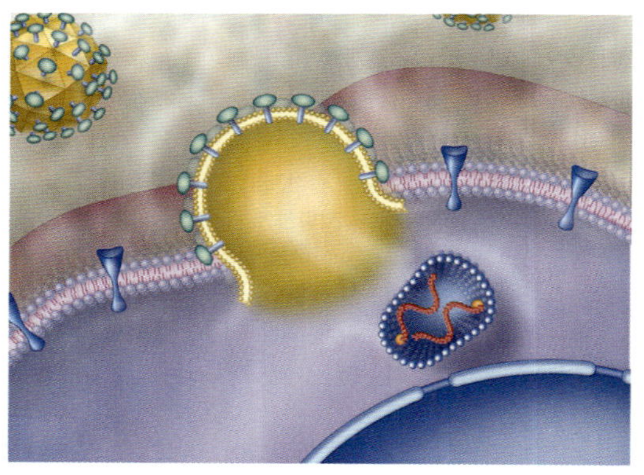

정한 항체를 생성하고, T세포는 바이러스에 침범된 세포를 골라 파괴할 수 있도록 T세포와 B세포가 새로운 항원에 익숙해진다. 일부 B세포와 T세포는 미래의 감염에 대비해 수년간 방어할 수 있는 기억세포(memory cell)가 된다.

면역(immunity)은 질병을 경험하지 않고도 백신을 통해 획득될 수 있다(수동 획득면역). 예를 들어, 천연두, 회색질척수염(소아마비 백신), 수두, H1N1(돼지인플루엔자 비강 스프레이)과 같은 바이러스에 대한 예방접종은 약독화한 살아 있는 바이러스에 개체를 노출시켜 질병 없이 항체를 생성할 수 있도록 자극한다. 대식세포와 가지세포, T세포와 B세포는 백신으로부터 바이러스를 인지하여 미래 감염에 대비해 파괴하라는 기억을 유지한다. 수동 면역은 또한 질환을 유발할 수 없는 불활성화 바이러스[사균(예: 소아마비 백신, 계절성 인플루엔자)]를 사용하거나 바이러스 절편에 노출시킴으로써 획득될 수 있다. 가능하다면, 백신은 가장 방대한 인구 집단에게 또는 적어도 임상적으로 다른 집단에 비해 훨씬 심각한 감염증이나 다른 합병증을 유발할 가능성이 높은 고위험 인구 집단에게 면역력을 제공하기 위해 개발되어 왔다. 그러나 **HIV**를 포함한 많은 경우에 백신을 개발하는 것이 불가능하다. HIV는 빠르게 복제되며 수시로 변이를 일으켜 바이러스 단백질의 작은 변화에도 숙주 면역 세포가 바이러스를 인식할 수 없게 만든다. 단백질은 인플루엔자바이러스 사이에 너무나 다양해서 특정한 단백질은 바이러스를 아형으로 분류하는 데 사용할 수 있다(H1-H16). 이것은 또한 바이러스에 노출되었을 때 특정 바이러스의 아형에 대해서만 면역이 생성된다는 것을 의미한다. 백신이 불가능하다면 바이러스 감염기전을 방해하여 질환의 진행을 늦춰 주는 약물이 있다(항바이러스제). 항바이러스제를 논하기 전에 먼저 인플루엔자, 헤르페스(herpes), HIV에 의해 발생하는 감염증의 임상 프로필을 살펴보자.

인플루엔자

Influenza

인플루엔자의 유형

Types of Influenza

인플루엔자바이러스(예: 아시아인플루엔자)는 주로 상기도(콧구멍, 인두)와 하기도(폐)에 영향을 미친다. 바이러스는 감염된 환자의 재채기나 기침으로부터 에어로졸 형태의 작은 물방울로 사방으로 퍼지게 되고, 퍼져나간 물방울을 직접적으로 흡입하거나, 우연히 입 또는 기도로 바이러스를 운반하게 된(예: 오염된 연필, 펜, 손가락을 입으로 빨았을 때) 비감염자에게 전달된다.

인플루엔자는 RNA 바이러스의 일종으로 A형, B형, C형이 있다. 인플루엔자 A와 B는 사람에게 감염된다. 그러나 A형의 경우 사람에게 감염되기 전 대체 숙주로 닭과 같은 조류, 돼지를 거치기도 한다. 인플루엔자 A 바이러스는 바이러스 표면 단백질의 종류와 조합에 따라 아형으로 더 나누어질 수 있다. 인플루엔자 A 바이러스의 여러 아형들 중 현재 인플루엔자 A H1N1과 H3N2 아형이 사람들 사이에 유포되고 있다. 인플루엔자 바이러스는 세계의 도처에 유포되어 있는데, 인플루엔자의 발생은 북반구에서 매년 11월과 4월 사이, 그리고 남반구에서는 5월에서 10월 사이 겨울철에 잘 일어난다. 인플루엔자 바이러스 감염은 일반 인구 집단에서 높은 발병률(20%)을 나타내며, 지역적 급증을 보이는 유행성 질환으로 여겨진다. 인플루엔자 A의 유행은 전형적으로 갑작스럽게 시작하여 사람들 사이에 감염이 만연해질 때까지 몇 달간 지속되다가 갑작스레 시작했던 것처럼 갑작스레 끝난다. 반면, 인플루엔자 B는 증상이 크게 심각하지 않고 좀 더 국지적으로 전염이 나타나며 학교와 요양 기관에서 자주 발성한다. 인플루엔자의 발생이 전 세계적으로 일어날 대 이를 범유행(pandemic, 전 세계적 유행병)이라고 한다. 미국에서만 675,000명의 사망자가 발생했던(20세기 모든 전쟁에서 사망한 인구보다 더 많다.) 1918년 인플루엔자처럼, 세계적 유행병은 세계 여행으로 촉진되지만 다행히도 15~20년의 큰 주기로 발생한다.

H1N1은 인플루엔자 A 바이러스의 아형이며 가장 최근에 전 세계적으로 대유행했던 바이러스 감염이다. H1N1은 다른 말로 돼지인플루엔자(swine flu 또는 pig flu)라고 불리는데, 돼지에서 전 세계적으로 발생한다. 그러나 미국질병통제예방센터(The National Centers for Disease Control and Prevention, CDC)는 H1N1이 북미 지역의 돼지에서 발견되는 바이러스와는 다르다고 발표했다. 돼지 H1N1은 2009년 이전에는 사람에게 감염을 일으키는 바이러스로 한 번도 확인된 적이 없었으며, 1977년 이후로 사람들 사이에 유행해 오던 인간 계절성 H1N1 바이러스와 유전적 연관성이 없다. 돼지인플루엔자 H1N1은 새로 출현한 인플루엔자 A 바이러스로 생각된다. 따라서 대부분의 사람은 이 바이러스에 대한 면역력을 가지고 있지 않다. 이 이종 인플루엔자에 의한 질환은 2009년 4월에 미국과 멕시코에서 시작되었고, 2009년 6월 세계보건기구(WHO)에 의해 범유행으로 선언되었다. 이 새로운 바이러스는 감염이 여름에 일어나고(북반구에서), 겨울에 발생하는 계절성 인플루엔자보다 훨씬 더 많은 감염자를 양산하는 등 감염의 양상이 다르게 나타났다. 또한 감염과 사망이 기존과는 달리 건강한 젊은 층에서 발생했다(19세 이하). 65세 이상의 노인에게 가장 낮은 비율로 감염되었다. 임산부, 아주 어린 나이의 아동, 만성적 건강 문제나 면역 기능이 저하된 전 연령대의 사람들이 고위험군이다.

임상 프로필

Clinical Profile

일반적인 인구 집단에서 인플루엔자바이러스는 두통, 발열, 극도의 피로감, 마른기침, 근육통 등의 증상을 유발한다. 바이러스 감염에 대한 반응은 대개 감염 후 24~72시간 안에 가벼운 또는 온건하게 증상이 시작되어 7~14일 후 사라진다. 인플루엔자가 수반하는 증상은 감기 바이러스(리노바이러스)에 의해 나타나는 증상과 다르다. 일반적인 감기는 인플루엔자와 달리 바이러스 침입 수일 후에 서서히 진행되며, 콧물, 비충혈, 재채기 등의 증상을 수반한다. 발열(38도 이상), 근육통, 관절통은 일반적으로 감기에서는 나타나지 않고 인플루엔자 감염에서 나타나는 증상이다.

인플루엔자의 문제점은 치료에도 불구하고 유병 기간이 길어지면서 특히 어린이와 노인 환자에서 박테리아 감염, 중이염, 기관지염과 같은 이차 합병증이 일어날 수 있다는 것이다. 게다가 같은 인플루엔자바이러스라 할지라도 노인성 질환 또는 만성질환 환자에게 감염되었을 때 더 극심하고 치료가 어려운 폐렴과 같은 증상을 유발할 수 있다. 이들 환자의 면역 체계는 감염과 싸우기에 충분치 못하기 때문에 탈수, 경련, 사망에 이르는 등 심각한 반응이 일어날 수 있다.

인플루엔자 백신

Influenza Vaccine

인플루엔자에 대한 백신이 가능하다. 인플루엔자 백신은 그해 겨울에 사람에게 유행할 것으로 예상되는 바이러스 종을 포함하여 매해 다르게 제조된다. CDC가 다음 해에 사용할 백신의 바이러스 조성을 결정한다. 인플루엔자 C는 인플루엔자 A나 B 바이러스만큼 흔하게 발생하지 않기 때문에 인플루엔자 A와 B 바이러스만 계절성 인플루엔자 백신에 포함된다.

바이러스는 8개월 이상 고도 정제된 달걀에서 배양된다. 일반적으로 3종의 바이러스(A형 2종과 B형 1종)가 백신 안에 포함되어 있다. 최적의 효과를 발휘하기 위해 예방접종은 10월과 11월 중순 사이에 이루어진다. 1회 접종으로 항체 생성이 시작되어 2주 이상 생성이 지속된다. 따라서 인플루엔자가 유행하는 시기를 고려해 볼 때, 10월에서 11월 중순 사이가 가장 적합한 예방접종 시기이다. 항체 반응으로 획득된 면역은 백신에 포함되어 있었던 바이러스 종에 대해서만 유효하다. 백신과 유행하는 바이러스 종 사이에 매칭이 잘 이루어졌을 때 65세 이하 건강한 사람의 약 70~90%에서 계절성 인플루엔자 감염이 예방된다. 인플루엔자는 노인, 특히 요양 기관에 있는 노인에게 심각한 질환과 이차 합병증 및 사망을 초래할 수 있기 때문에 이들에게 예방접종은 특히 유용하다. 경우에 따라 예방접종에도 불구하고 인플루엔자가 급증하거나 예상했던 것보다 더 심한 증상이 나타날 수 있다. 결과적으로 백신으로 생성된 항체가 더는 바이러스를 인식하여 불활성화시키지 못한다는 것이다. **항원변이(antigenic drift)**라고 알려져 있는, 바이러스 표면 단백질의 작은 차이가 백신 효과를 감소시킨다. 바이러스가 헤마글루티닌(hemagglutinin), 뉴라미니다아제(neuraminidase)와 같은 바이러스 표면 단백질에 중요한 변화를 일으켰을 때, 이것을 **항원변위(antigenic shift)**라고 한다. 항원 변위는 항체 인식 부위의 흔적을 지워 버릴 수 있다.

H1N1에 대한 백신은 위에서 설명한 것과 같은 방법으로 만들어진다. 불활성화 바이러스는 주사로 투여되고 살아 있는 약독화 바이러스는 비강 내 스프레이로 투여된다. 이것은 계절성 인플루엔자바이러스를 포함한 다른 바이러스에 대한 면역을 증강시켜 주지 않는다. 인플루엔자가 유행하는 시기에 최적으로 바이러스를 방어하기 위해 인플루엔자 예방접종과 H1N1 예방접종을 투여받는 것이 필요하다. 2010~2011년의 인플루엔자 유행 때 계절성 인플루엔자 백신은 3개의 인플루엔자바이러스에 대해 방어할 것이다. 그중 하나는 2009년 유행한 H1N1 유사 바이러스이다. 다음 해에 사용할 인플루엔자 백신은 바로 전 해의 인플루엔자 노출 자료에 근거하여 만들어진다.

백신의 효과가 가변적임에도 불구하고 CDC는 생후 6개월 이상의 연령으로 인플루엔자로 인해 합병증이 발생할 위험이 높은 사람, 또는 고위험군 환자에게 바이러스를 전파할 가능성이 있는 사람(예: 의료인 또는 세대 구성원)에게 예방접종을 하도록 권장한다. 고위험군이란 65세 이상의 노인, 허약한 노인, 양로원이나 오랜 기간 요양 시설에 거주하고 있는 사람, 만성적 폐질환(천식, 만성폐쇄폐질환) 또는 심혈관질환을 가지고 있는 성인과 어린이, HIV를 가지고 있거나 입원이 필요한 면역력이 저하된 환자를 포함한다. 다른 고위험군으로 인플루엔자가 유행하는 시기에 임신 2기 또는 3기의 임산부, 오랜 기간 아스피린(salicylat계 약물 모두 포함) 치료가 필요한 어린이[**라이증후군(Reye's syndrome)**의 위험이 있음]가 있다.

건강한 젊은 성인에게 예방접종은 인플루엔자의 임상 증상을 예방하거나 최소화하는 데 90%까지 효과가 있다. 예방접종은 발열성 상기도 질환의 유발을 최소화하고 의료비 지출에 대한 경제적 부담을 줄이기 위해 건강한 사람에게도 권장된다.

예방접종의 가장 일반적인 유해 반응은 주사 부위의 통증이다. 그러나 가벼운 발열과 근육통은 일어날 수 있다. 살아 있는 바이러스에 대한 반응으로 콧물, 인후염, 오한, 발열, 근육통, 두통이 포함된다. 백신은 달걀 알레르기가 있는 사람에게 금기이다. 인플루엔자 감염을 치료할 수 있는 항바이러스제도 있다. [표 36.5]에 항바이러스제의 특성과 효과에 대해 요약하였다.

헤르페스

Herpes

8종의 인간 헤르페스바이러스가 있다. 이는 두 가닥의 DNA를 가진 바이러스이다. 헤르페스바이러스 종은 *Herpes simplex*(1형, 2형), *Herpes (varicella) zoster*, 거대세포바이러스(cytomegalovirus), 엡스타인바 바이러스(Epstein-Barr virus), 헤르페스바이러스 6, 7, 8을 포함한다. 헤르페스 감염은 평생 간다. 이 바이러스는 표피 점막세포 또는 림프구를 감염시킨 후 말초신경을 따라 유핵 신경세포로 옮겨간다. 이곳에서 수년간 발견되지 않고 잠복할 수 있다. *Herpes simplex* 1형은 발열성 수포 또는 입술 헤르페스(입술 발진)로 알려져 불편함은 있지만 해가 없는 피부 병변의 원인이다. 그러나 동일한 바이러스가 뇌염을 일으킬 수 있고, 눈에서는 결막염과 각막에 상처를 초래하여 실명을 유발할 수 있다. 입술 헤르페스는 일반적으로 감염 부위의 피부 대 피부 접촉으로 감염된다. 수포 안의 액체는 바이러스로 가득 차 있다. 증상이 발현되기 전 바이러스의 일반적인 배양 기간은 바이러스에 처음 노출된 후 대략 2~12일 정도이다. 한 번 입술 헤르페스에 감염되고 나면 바이러스는 잠복 상태로 몸 안에 남아 있고, 감염자의 일생 내내 언제든 활성화되어 입술 헤르페스를 재발시킬 수 있다. *Herpes simplex* 2형은 성인의 생식기 감염과 관련되어 있으며 출산 전, 후 또는 출산 도중 모체로부터 신생아에게 전달되어 감염된다. 생식기 헤르페스는 성병의 일종이다. 연당 1,500,000여 명의 새로운 환자가 발생하고 있다. 이 질환은 감염된 수포 또는 발진과 같은 헤르페스 감염과 직접적으로 접촉하여 전염될 수 있다. 또한 증상이 없을 때에도 오랜 기간 동안 휴면기에 있을 때에도 전염될 수 있다. 증상은 감염 부위의 수포 또는 발진, 가려움증, 작열감, 생식기 분비물, 그리고 두통, 발열, 분비샘 부종 등 독감 유사 증상을 포함한다. *Herpes zoster*는 신경근의 감염을 일으키며, *Herpes varicella-zoster*가 재활성화되면 극심한 통증을 동반한 수포성 발진을 유발한다. 처음에 감염은 수두로 나타나는데, 보통 어린 시절에 일어난다. *Herpes simplex*처럼 이 바이러스 역시 재활성화되기 전에는 수년간 전각세포(the anterior horncell)에 잠복해 있다. 재활성화는 “viral shedding”으로 알려져 있다. 어떤 헤르페스 바이러스이건 첫 번째 증상이 발현된 시점부터 피부가 다시 정상으로 돌아올 때까지 전염될 수 있다. 증상이 없을 때조차도 접촉에 의해 바이러스가 전염될 가능성이 있다. 생식기 헤르페스 환자는 가려움증의 전구 증상이 있거나 활성화된 병소가 존재할 경우 성관계를 피해야 한다. 바이러스는 신체의 다른 부위의 접촉에 의해서도 전파될 수 있다. 이것은 면역 기능이 저하된 환자에서 쉽게 발생한다. *Herpes zoster*에 의해 피부 표면에 나타나는 병변을 대상포진(shingles)이라고 한다. 대개 치료가 어려운 지속적인 대상포진 후 신경통이 나타난다. 모든 헤르페스 바이러스질환은 바이러스가 활성을 나타내기 전 수년간 사람의 조직 안에 머무르고 있기 때문에 재발률이 높다는 특성을 가지고 있다. 지질 외막이 있는 바이러스는 몸 밖에 있을 때에는 산, 세제, 유기 용매로 씻어 주면 사멸시킬 수 있다. *Herpes* 또한 이 방법으로 사멸시킬 수 있다. *Herpes zoster* 바이러스에 대해 효과가 있는 *Zostavax*라는 백신이 있다. 이 백신은 60세 이상의 환자에게 대상포진의 예방을 위해 사용이 승인되었다. 이 백신은 일단 증상이 발생한 후에는 치료제로서의 효과는 없다. 이것은 1회 피하주사로 투여된다. 헤르페스 감염의 치료에 효과적인 항바이러스제는 [표 35.5]에 요약하였다.

후천성면역결핍증후군

Acquired Immunodeficiency Syndrome (AIDS)

감염의 발생

Incidence of Infection

노인과 면역 기능이 저하된 환자가 인플루엔자와 관련된 합병증으로 사망할 가능성이 있지만, 인플루엔자나 헤르페스바이러스 감염의 임상적 증상은 대개 자기 제어 방식으로 나타나기 때문 이 바이러스에 노출되었다 하더라도 대부분의 환자는 생존할 수 있다. 그러나 HIV의 경우에는 그렇지 않다. 가장 악명 높은 바이러스질환 중 하나가 인간면역결핍바이러스(HIV)에 의해 발생하는 **후천성면역결핍증후군(AIDS)**이다. 이 질환의 확산은 전 세계적으로 확대되고 있으며, CDC는 미국에서만 매년 40,000명의 새로운 HIV 감염자가 발생하고 있다고 발표하였다. 이 새로운 감염자 중 절반이 25세 이하이다. 대부분의 사람은 AIDS가 발병하기 전까지 수년간 HIV 보균자로 살아간다. 이것은 미국에서 청장년층의 중요한 사망 원인이며 바이러스에 감염되는 연령은 매년 낮아지고 있다. 진단받은 지 10년 안에 AIDS가 발병한 전체 환자 중 50% 이상이 사망한다. HIV가 처음으로 확인된 1981년 이후로 남성의 발병률은 서서히 감소되어 왔으나 여성의 발병률은 꾸준히 상승해 왔다. 바이러스는 성 접촉을 통해, 감염된 모체로부터 신생아에게 출산 전후에 수혈받는 동안 감염된 혈액을 통해, 또는 정맥주사를 통해 혈액 내 감염으로 전염된다. 미국 여성 AIDS 환자 중 거의 절반이 비의료적 정맥주사로 인해 감염된다. 다행히 혈액은행 오염을 방지하기 위한 정책이 이러한 경로를 통한 감염을 제거하는 데 사실상 거의 성공하였다. 전염의 경로는 지역사회마다 다양하지만 HIV 감염의 95% 이상이 성 접촉 또는 주사 바늘을 통해 발생한다.

임상 프로필
Clinical Profile

바이러스에 노출된 사람은 HIV 양성 반응 시험을 받게 될 것이다. 이 검사는 단지 바이러스 감염 여부를 확인할 수 있을 뿐이고, 바이러스가 무엇을 하고 있는지(감염 기전 중 어느 단계에 놓여 있는지)를 예측할 수 없다. 감염의 전형적인 진행 과정은 잠복기가 지속되다가 급성으로 병증이 발현되는 특성을 띤다. 질병의 진행 속도는 환자마다 다양하게 나타난다. 그러므로 감염된 사람은 몇 년 동안 급성 감염과 관련된 어떤 징후나 증상 없이 지낸다. 임상적 잠복기 동안 바이러스는 숙주 안에서 활동 중에 있다. AIDS 발병을 위한 조건을 준비하는 것이다. 결국 AIDS로 진행되었음을 알리는 명백한 임상증상인 기회감염 또는 암이 발생한다. HIV에 감염된 환자의 오직 5~10%만이 첫 감염 이후 10년 후에도 증상 없이 유지된다. HIV는 레트로바이러스이다. 즉, 역전사효소(reverse transcriptase)를 포함하는 RNA 바이러스이다. 레트로바이러스는 정상적인 숙주 세포의 과정을 역전시키고, 그들 자신의 유전 정보를 DNA로 전사함으로써 증식한다. HIV의 표적 세포는 대식세포와 helper T세포이다. 일단 전사가 시작되면 바이러스 DNA가 림프구 DNA에 접근하여 이 세포와 이 세포의 딸세포에 더불어서 증식한다. 바이러스 DNA는 자체적으로 RNA 복사본을 만들어 단백질로 자신을 덮은 후에(coating) 결국 림프구를 떠난다[그림 36.8]. 증상이 없는 동안조차도 HIV는 매우 바쁘게 복제를 진행하고 있고, CD4 T림프구를 사멸시키고 있는 중인 것이다. AIDS를 특징짓는 가장 중요한 임상적 결함은 T림프구가 200~500 cells/mm^3 이하로 극심하게 고갈되는 것이다. 환자는 CD4 세포의 전체 개수에 대해 모니터링되는데, 이 개수는 T림프구가 다른 감염을 방지하기 위해 싸울 수 있는지를 반영한다. 몇몇 연구자는 CD4 세포가 가까운 미래의 바이러스 활성을 정량화할 수 있는 방법일 것으로 생각하고 있다. AIDS-정의 질환(AIDS-defining illness)의 완전한 발현이 있기 전, HIV 감염을 가진 환자에서 나타나는 징후와 증상을 [표 36.3]에 정리하였다. 이러한 HIV의 치명적인 본성에도 불구하고, 살아 있는 세포의 바깥에서는 HIV는 연약한 바이러스로 여겨진다. 살아 있는 조직의 바깥에 HIV가 있을 때 가정용 표백제로도 충분히 HIV 바이러스를 사멸시킬 수 있다. 표백제는 HIV를 포함한 액체에 노출되었던 표면(예를 들어, 주방 조리대에 감염된 혈액을 엎질렀을 때)을 세척하거나 닦아낼 때 추천되는 소독제이다.

HIV와 면역 시스템 역량
HIV and Immune System Competence

HIV에 의한 만성적 감염의 황폐화 효과를 예방하거나 방해할 수 있는 획득면역이나 백신이 없기 때문에 HIV는 청장년층의 건강에 부정적 영향을 미치고 있다. HIV는 앞에서 언급했던 다른 바이러스와 확연히 다르다. 대부분의 바이러스질환은 질병 진행 과정의 마지막 결과에 의해 숙주가 재감염으로부터 방어할 수 있는 능력을 획득할 수 있는 데 반해, HIV의 경우 마지막 결과는 사망이다. HIV는 세포-매개 면역체계(림프구)를 공격하여 사람 숙주가 점차

그림 36.8 인간면역결핍바이러스(HIV)와 인플루엔자바이러스

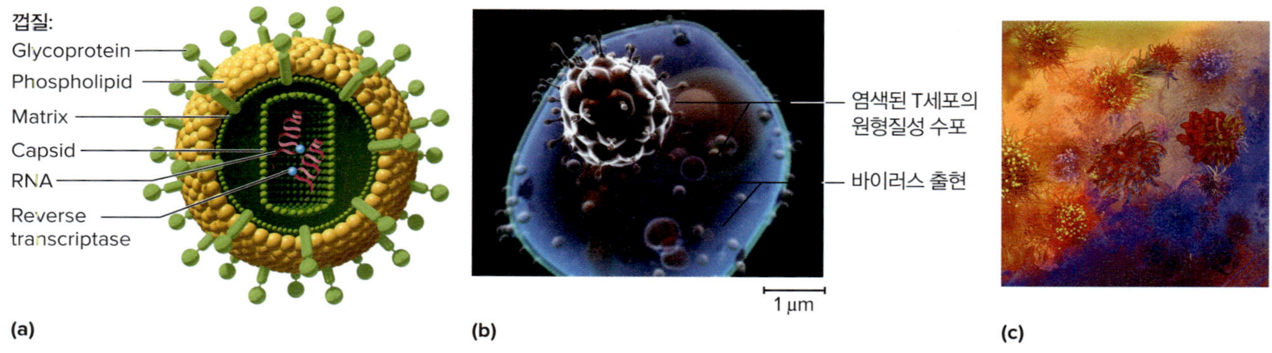

(a) 인간면역결핍바이러스(human immunodeficiency virus, HIV)의 구조. (b) 죽어가는 helper 세포로부터 모습을 드러내는 바이러스. 각각 의 바이러스는 새로운 helper T세포를 침입할 수 있고, 증식할 수 있다. (c) 인플루엔자바이러스(influenza virus)

표 36.3

HIV 감염을 가진 환자의 징후와 증상
변화된 정신 상태
선증(adenopathy)
기침
설사
연하의 곤란함(difficulty in swallowing)
피로
발열
두통
무감각
구강 병변
망막 병변
숨 가쁨
피부 병변
발한
시력 변화
쇠약
체중 감소

면역력이 억제되고 질병과 싸울 수 없게 만든다. 결국 환자는 칸디다증, 폐렴, 결핵, 톡소포자충증(toxoplasmosis)과 같은 다중 감염에 취약해진다. 이러한 환자는 감염과 효과적으로 싸울 수 없기 때문에 **기회감염 미생물(opportunistic organism)**에 항상 취약할 수밖에 없다. 무능력한 면역시스템, 특히 세포-매개 면역의 악화는 환자에게 카포시육종(Kaposi's sarcoma), 비호지킨림프종(non-Hodgkin's lymphoma), 원발성 뇌림프종(primary lymphoma of the brain) 등의 이차성 암(파생 암)이 발생하는 것을 허용하게 된다. 다양한 HIV 백신이 개발 중에 있으나 동물 모델에서는 효과적인 것에 반해 아직 사람에게 효과가 입증되지 않았다. AIDS 환자는 질환이 진행되는 동안 엄청나게 다양한 약물을 복용하게 된다. 사실상 모든 약물이 병원성 미생물을 근절시키고(항생제), AIDS-정의 질환의 증상을 완화하며 바이러스의 T림프구 침입을 방해하는 작용을 하는 약물이다.

LO 36.6

항바이러스제
ANTIVIRAL DRUGS

임상 적응증과 선택 약물
Clinical Indications and Preferred Treatment

인플루엔자
Influenza

아만타딘(*Symadine*)과 리만타딘(*Flumadine*)은 인플루엔자 공격의 강도를 감소시키기 위해 예방적으로 사용한다. 특히 인플루엔자 A 바이러스에 가장 효과가 좋다. 노인, 면역력이 저하된 환자, 감염에 취약한 만성질환 환자에게 사용할 수 있다. 이 약물은 인플루엔자 유행 기간 동안 자주 백신과 함께 투여된다. 자나미비르(*Relenza*)와 오셀타미비르(*Tamiflu*)는 합병증을 수반하지 않은 인플루엔자(A형 또는 B형 모두)의 치료를 위해 FDA 승인을 받은 약물로, 증상 발현 후 3일 이내에, 성인 환자에게 사용한다. H1N1(2009년) 인플루엔자바이러스는 이 약물에 감수성이 남아 있다. 이 약물은 백신의 효과를 대체할 수 없으며 예방접종과 함께 투여한다. 항바이러스제는 호흡기 감염의 임상 관리에 효과적이며 이러한 효과는 [표 36.4]에 요약하였다.

호흡기세포 융합바이러스
Respiratory Syncytia Virus (RSV)

이 단일 가닥 RNA 바이러스는 유아와 어린이에게 심각한 기관지염과 폐렴을 유발한다. 이 바이러스는 인플루엔자와 유사하지만 인플루엔자 치료제가 아닌 고유의 약물을 사용하여 치료한다. 리바비린(*Virazole*)은 RSV에 의한 심각한 하기도 감염으로 입원한 어린이에게 사용한다. 리바비린(ribavirin)은 또한 인플루엔자 A, B를 치료하는 데 사용할 수 있으나 성인에게 사용은 허가되어 있지 않다.

단순포진바이러스(HSV)와 거대세포바이러스
Herpes simplex Virus (HSV) and Cytomegalovirus (CMV)

이독수리딘(*Herplex*), 비다라빈(*Ara-A, Vira-A*), 트라이플루리딘(*Viroptic*)은 각결막염, 상피성 각막염과 같은 단순포진에 의한 눈의 감염증 치료에 사용한다. 이 약물은 각막과 결막의 급성 바이러스 감염의 치료를 위해 안구에 점적하여 국소적으로 적용할 수 있다. 아시클로버(*Zovirax*)는 피부와 생식기의 헤르페스 감염 치료를 위해 승인되었다. 아시클로버(acyclovir)는 또한 골수 또는 신장 이식 후 발생하는 헤르페스와 CMV의 감염 치료에 사용한다. 발라시클로버(*Valtrex*)는 아시클로버 유사체로, 조직에서 아시클로버로 빠르게 전환된다. 팜시클로버(*Famvir*)는 활성형 항

표 36.4

호흡기 감염 치료에 사용하는 약물

약물(상품명)	주의	작용기전	임상 적용	성인 용량
Amantadine	—	숙주 세포 안에서 바이러스 DNA의 탈피 억제에 의한 바이러스 복제 억제	인플루엔자 A	200 mg을 1일 1회 또는 100 mg을 1일 2회 적어도 10일간 경구 투여
Oseltamivir (*Tamiflu*)	—	바이러스 neuraminidase 억제와 숙주세포로부터 바이러스 방출 억제	인플루엔자 A와 H1N1 예방, 치료	75 mg을 1일 1회 10일간 경구 투여. 치료 용도로서 75 mg을 1일 1회 5일간 경구 투여
Peramivir	—	바이러스 neuraminidase 억제	H1N1 인플루엔자 A 응급 치료제	600 mg을 1일 1회 30분 이상의 속도로 5~10일간 정맥주사
Rimantadine (*Flumadine*)	—	숙주 세포 안에서 바이러스 DNA의 탈피 억제에 의한 바이러스 복제 억제	인플루엔자 A 예방	100 mg을 1일 2회 7일간 경구 투여
Zanamivir (*Relenza*)	—	바이러스 neuraminidase 억제	인플루엔자 A와 B 예방, 치료	10 mg(흡입제 2개 분사 용량)을1일1회 diskhaler를 이용하여 10일간 투여
Ribavirin (*Copegus, Virazole*)	성인에게 사용 불가. 갑작스런 호흡기 기능 저하가 올 수 있어 지속적인 모니터링이 필요	기전이 알려져 있지 않음. Guanosine을 대체함	호흡기세포융합바이러스에 의한 영유아의 심각한 하기도 감염	20 mg/ml으로 에어로졸화하여(경구용 제제 아님) 1일 12~18시간 동안 3~7일간 투여

** 100 mg/day 용량 조절은 노인과 신장 또는 간 질환 환자에게 권장함.*

표 36.5

바이러스 감염 치료에 사용하는 약물

약물(상품명)	주의	작용기전	임상 적용	성인 용량
바이러스 감염 치료에 사용하는 약물				
Amantadine		숙주 세포 안에서 바이러스 DNA의 탈피 억제	인플루엔자 A 기도 감염 질환	200 mg을 1일 1회 또는 100 mg을 1일 2회 적어도 10일간 경구 투여
Rimantadine (*Flumadine*)		숙주 세포 안에서 바이러스 DNA의 탈피 억제에 의한 바이러스 복제 억제	인플루엔자 A 기도 감염 질환	100 mg을 1일 2회 7일간 경구 투여
CMV 질환 치료 약물				
Cidofovir (*Vistide*)	급성 신부전, 중성구감소	바이러스 DNA 생성 억제	AIDS 환자에서 CMV 망막염	5 mg/kg를 12시간마다 12~21일간 정맥주사
Foscarnet sodium (*Foscavir*)	급성 신부전, 발작	바이러스 복제 억제, DNA에 pyrophosphate 결합 억제	면역력이 저하된 환자에서 CMV 망막염	90 mg/kg를 12시간마다 1~2시간 동안 정맥주사, 또는 60 mg/kg를 8시간마다 1시간 이상 걸리도록 2~3일간 정맥주사

(계속)

표 36.5 (계속)

약물(상품명)	주의	작용기전	임상 적용	성인 용량
Ganciclovir (*Cytovene*)	과립백혈구 감소증, 빈혈, 혈소판감소증	바이러스 DNA 합성 억제, guanosine을 대체함	CMV 망막염, CMV 질환, CMV에 위험이 있는HIV, 면역력이 저하된 환자, 이식 환자	5 mg/kg을 12시간마다 1시간 이상 걸리도록 14~21일간 정맥주사
Valganciclo-vir (*Valcyte*)	과립백혈구 감소증, 빈혈, 혈소판감소증	바이러스 DNA 합성 억제	면역력이 저하된 CMV 질환 또는 면역력이 억제된 환자	900 mg을 1일 1회 음식과 함께 경구 투여
약물(상품명)	**피리미딘 또는 퓨린 염기**	**작용기전**	**임상 적용**	**성인 용량**
Herpes simplex, Herpes zoster, Varicella 바이러스질환 치료 약물				
Acyclovir (*Zovirax*)	Acycloguanosine. 퓨린 뉴클레오시드 유사체	바이러스 DNA 복제 억제	최초 감염 생식기헤르페스, 만성적 생식기헤르페스 *Herpes zoster* (대상포진) 수두	200 mg을 4시간마다 10일간 경구 투여하며, 400 mg을 1일 2회 12개월까지 경구 투여 800 mg을 4시간마다 7~10일간 경구 투여 200 mg을 1일 4회 5일간 경구 투여
Docosanol (*Abreva*)		건강한 세포에 대한 바이러스의 융합 억제	입술 헤르페스(*Herpes labialis*)	1일 5회 발적 부위 또는 수포가 생성된 부위에 직접 적용
Famciclovir (*Famvir*)	Guanine 유사체인 penciclovir으로 생전환됨	바이러스 DNA 복제 억제	재발성 생식기헤르페스, 생식기헤르페스 억제, *Herpes zoster*	1000 mg을 1일 2회 1일간 경구 투여 250 mg을 1일 2회 5일간 경구 투여 500 mg을 8시간마다 7일간 경구 투여
Idoxuridine (*Dendrid, Herplex*)	5′-iodo-2′-deoxyuri-dine	Thymidine 결합을 차단하여 바이러스 DNA 합성을 억제	*Herpes simplex* 각막염	낮에는 1시간마다, 밤에는 2시간마다 1방울씩 감염된 각각의 눈에 투여
Penciclovir (*Denavir*)	Guanine 유사체	바이러스 DNA 복제 억제	재발성 *Herpes labialis*	극소 크림으로 2시간마다 4일간 적용
Trifluridine (*Viroptic*)	Trifluorothymidine	바이러스 DNA 합성 방해	*Herpes simplex* 1과 2, 각막염, 각결막염	2시간마다 1방울씩 최대 1일 9방울이 넘지 않도록 감염된 각각의 눈에 7일까지 투여
Valacyclovir (*Valtrex*)	Acyclovir 유사체로 퓨린 뉴클레오시드 유사체	바이러스 DNA 복제 억제	재발성 생식기 헤르페스, 생식기 헤르페스 억제,	500 mg을 1일 2회 3일간 경구 투여 0.5 또는 1 g을 1일 1회 경구 투여 2 g을 1일 2회 1일간 경구 투여 1 g을 1일 3회 7일간 경구 투여 1 g을 1일 3회 경구 투여

* *Dose adjustmnet to 100 mg/day recommended for elderly and patients with renal or hepatic disease*

바이러스제 펜시클로버(penciclovir)로 전환된다. 펜시클로버는 크림으로 사용할 수 있다. 아시클로버는 또한 임신 36주차에 태아의 감염 예방을 위해 임신부에게 투여할 수 있다.

시도포버(*Vistide*), 포스카네트(*Foscavir*), 간시클로버(*Cytovene*), 발간시클로버(*Valcyte*)는 AIDS 환자, 이식 수여자에서 나타나는 CMV질환, 면역력 저하 환자의 아시클로버-내성 HSV 감염증 치료에 사용이 허가되어 있다. 거대세포바이러스는 헤르페스의 일종이다. 모든 연령대에서 CMV는 간염과 뇌염을 유발할 수 있다. 임신 기간 동안

CMV에 노출은 유산 또는 신생아에 심각한 뇌 손상을 가져올 수 있다.

HIV

많은 약물이 HIV 감염 관리를 위해 단독 또는 병용 투여 약물로 허가되어 있다. 일부 약물은 진행된 감염의 치료를 위해 사용하고 예방을 위해서는 승인되어 있지 않다. 일반적으로 단독 요법은 약물내성이 빠르게 형성되는 것에 대응할 수 없고, 약을 복용하는 것을 잊어버린 경우 좋지 않은 임상 결과를 가져오기 때문에 추천되지 않는다. HIV 감염에 사용하는 약물로 디다노신(*Videx*), 엔푸버타이드(*Fuzeon*), 엔트라비린(*Intelence*), 인디나비르(*Crixivan*), 마라비록(*Selzentry*), 넬피나비르(*Viracept*), 사퀴나비르(*Invirase*)가 있다. 현재 사용할 수 있는 HIV 치료 약물을 [표 36.6]에 요약하였다.

표 36.6

HIV 감염 치료에 사용하는 약물

약물(상품명)	피리미딘 또는 퓨린 염기	작용기전	주의	성인 용량
Didanosine (*ddI, Videx*)	Dideoxyinosine	바이러스 역전사효소를 방해하여 바이러 스 DNA 복제를 억제 NRTI*	없음	200 mg을1일2회 캡슐, 경구용 용액으로 경구 투여
Delavirdine (*Rescriptor*)	—	NRTI*	단일요법으로 사용하면 바 이러스 내성이 발생함. 진행성 HIV를 위한 항바이 러스제와 병용 투여	400 mg을 1일 3회 경구 투여, 핵산 유사체들과 병용
Dolutegravir (*DTG, Trivicay*)	—	바이러스 융합 억제	없음	50 mg을 1일 2회 경구 투여,
Enfuvirtide (*EVG, Fuzeon*)	—	바이러스 융합 억제	없음	90 mg(1 ml)을1일 2회 피하주사
Etravirine (*Intelence*)	—	NNRTI*	없음	200 mg을 1일 2회 식사 후 경구 투여
Fosamprenavir (*Lexiva*)	—	단백분해효소 억제	없음	700 mg을 1일 2회 경구 투여+ ritonavir 100 mg을1일 2회 경구 투여
Indinavir (*Crixivan*)	—	HIV 단백분해효소 억제	없음	800 mg을 8시간마다 경구 투여
Lamivudine (*3TC, Epivir*)	2′-deoxy-3′- thia-cytidine	NRTI*	없음	150 mg을 1일 2회 경구 투여, zidovudine과 병용
Nelfinavir (*Viracept*)	—	HIV 단백분해효소 억제	없음	750 mg을 1일 3회 24주까지 경구 투여, 핵산 유사체 들과 병용
Nevirapine (*Viramune*)	—	NRTI*	처음 18주 안에 생명을 위협하는 심각한 간독성과 피부 반응이 나타남	200 mg을 1일 2회 경구 투여, 핵산 유사체와 병용
Maraviroc (*Selzentry*)	—	CCR5 억제제	간독성, 전신 알레르기 반응이 일어남	사용 중인 다른 항바이러 스제를 근거로, 150~600 mg을 1일 2회 경구 투여
Raltegravir (*Isentress*)	—	Integrase 억제제	없음	400 mg을 1일 2회 경구 투여

(계속)

표 36.6 **(계속)**

약물(상품명)	피리미딘 또는 퓨린 염기	작용기전	주의	성인 용량
Ritonavir (*Norvir*)	—	HIV 단백분해효소 억제	수면진정제, 항정신병약, 항 부정맥약과 병용 투여 시 약물 대사가 억제되기 때문에 생명을 위협하는 반응이 유발될 수 있음	600 mg을 1일 2회 경구 투여
Saquinavir (*Invirase*)	—	HIV 단백분해효소 억제	캡슐과 정제를 교환할 수 없으며, 생물학적 동등성이 인정되지 않음	200 mg을 1일 3회 경구 투여 핵산 유사체와 병용
Stavudine (*d4T, Zerit*)	2′, 3′-didehydro- 3′ -deoxythymidine	NRTI*	없음	40 mg을 1일 2회 경구 투여(<60 kg, 30 mg)**
Tipranavir (*Aptivus*)		단백분해효소 억제제	간염과 간의 보상기전 상실, 두개내 출혈	이 약물 500 mg과 ritonavir 200 mg을 1일 2회 나누어 경구 투여
Zidovudine (*Retrovir*)***	Azidothymidine (AZT)	NRTI*	없음	100 mg을 4시간마다 경구 투여 1일 600 mg까지 사용

** NRTI = nucleoside reverse transcriptase inhibitor, NNRTI = nonnucleoside reverse transcriptase inhibitor.*
*** Dose are adjustent for body weight and /or creatinine clearance.*
**** Formulations for injection are also available*

현재의 치료 전략은 강력한 항레트로바이러스 치료(highly active antiretroviral therapy, HAART)이다. HAART는 매우 낮은 또는 거의 감지할 수 없는 수준으로 혈중 바이러스 존재량을 감소시킴으로써, HIV에 감염된 사람의 기대 수명을 향상하기 위해 고안된 방법으로, 2개 이상의 다른 종류의 항바이러스약물을 병용 투여하는 것을 말한다. 항바이러스제의 종류는 6가지로 나눌 수 있는데, 이들은 HIV 복제 주기의 각각 다른 단계에 작용하여 HIV 증식을 방해한다(작용기전 참조). 약물을 병용 투여하게 되면, 약물이 바이러스의 복제 주기 각각의 단계에서 바이러스에 대한 다중 장애물로 작용하여 바이러스의 복제 능력을 감소시킨다. 가장 선호하는 방법은 2개의 nucleosideanalogue reverse transcriptase inhibitors (NRTIs)와 1개의 뉴클레오시드-RTI (NNRTI) 또는 단백분해효소억제제를 병용하는 3중 칵테일 요법이다. 예전에는 이 요법이 여러 약물을 함께 복용함으로써 달성되었으나 지금은 하나의 알약 안에 3중 칵테일이 가능한 병용제제가 나와 있다(*Atripla, Trizivir*). 가장 최근에 HIV 치료를 위해 승인된 약물 *Atripla, Complera, Stribild, Trizivir, Triumeq*는 3개에서 4개의 항HIV 약물을 병용한 제제이다. 일부 병용 제제에는 다른 활성 성분의 대사를 억제하고 효과 지속 기간을 늘리며 부담을 감소시키기 위해 부스터 약물이 추가된다. 리토나비르(*Norvir*)와 코비시스타트(*Tybost*)는 그 예이다. HIV 치료에 효과적인 병용제제는 [표 36.7]에 요약하였다.

간염
Hepatitis

B형 간염 바이러스(HBV)는 급성 질병을 유발하고 만성 감염, 간질환 및 그 후 사망으로 이어질 수 있는 질병이다. B형 간염 바이러스(HBV)는 성 접촉을 통해, 주사 바늘을 통해, 그리고 출생 전(모체에서 신생아로) HBV 감염된 혈액, 정액 또는 다른 체액과 접촉하여 전파될 수 있다. HBV 감염은 치료가 불가능하기 때문에 예방이 주요 목표이다. HBV는 예방 백신을 통해 예방할 수 있는 질병이며 따라서 백신을 접종할 것을 권장한다. 질병 진행을 방지하기 위해 인터페론 및 일부 뉴클레오사이드/뉴클레오티드 역전사 억제제가 치료에 사용된다. 페그인터페론 알파-2a(*Pegasys*)는 1주 간격으로 피하주사로 투여되며 여러 부작용을 나타낼 수 있다. 인터페론은 신경정신질환, 자가면역질환, 감염질환을 악화시킬 수 있다. NRTIs (Nucleoside/Nucleotide Reverse Transcriptase Inhibitors)는 엔터카비르(*Baraclude*)와 테노포비르(*Viread*)가 만성 B형 간염 치료의 제1차 치료 약물로 선택될 수 있다. 기타 NRTI로는 라미부딘(*Epivir HBV*), 아데포비르(*Hepsera*) 및 텔비부딘(*Tyzeka*)이 있다. 이 약물들은 젖산 산증을 유발할 수 있다. C형 간염 바이러스(HCV)는 혈액으로 전파되는 바이러스로 급성 및 만성 질병을 모두 유발할 수 있다. 현재 C형 간염 바이러스를 예방하기 위한 백신은 없다. 이 바이러스는 주로 수혈이나 주사 바늘을 통해 혈액으로 전파되며 성 접촉으로

표 36.7

HIV 감염 치료에 효과적인 복합 약물

약물(상품명)*	용량	주의	성인 용량
Atripla (efavirenz/emtricitabine/tenofovir)	복합제제 (NNRTI/NRTI/NRTI)	B형 간염의 치료 후 급성 악화	1일 1회(600 mg/200 mg/300 mg) 자기 전 경구 투여
Combivir (lamivudine/zidovudine)	복합제제 (NRTI/NRTI)	혈액학적 독성, 근병증, 젖산 산증 및 지방증을 동반한 중증 간 비대, B형 간염의 악화	1일 1회(200 mg/25 mg/300 mg) 식사와 함께 경구 투여
Complera (emtricitabine/rilpivirine/tenofovir)	복합제제 (NRTI/NNRTI/NRT)	B형 간염 바이러스(HBV)의 치료 후 급성 악화	1일 1회(200 mg/25 mg/300 mg) 식사와 함께 경구 투여
Epzicom (abacavir/lamivudine)	복합제제(NRTI)	아바카비르(abacavir) 과민반응, B형 간염 악화	1일 1회(600 mg/300 mg) 경구 투여
Genvoya (elvitegravir/cobicistat/emtricitabine/tenofovir alafenamide)	복합제제 (INSTI/booster/NRTI/NRTI)	B형 간염의 치료 후 급성 악화	1일 1회(150 mg/150 mg/200 mg/10 mg) 식사와 함께 경구 투여
Stribild (elvitegravir/cobicistat/emtricitabine/tenofovir)	복합제제 (INSTI/booster/NRTI/NRTI)	젖산 산증과 지방증을 동반한 중증 간 비대증, B형 간염의 치료 후 급성악화	1일 1회(150 mg/150 mg/200 mg/300 mg) 식사와 함께 경구 투여
Triumeq (abacavir/dolutegravir/lamivudine)	복합제제 (NRTI/ INSTI/NRTI)	아바카비르(abacavir) 과민반응, 치료 후 B형 간염 급성 악화	1일 1회(600 mg/50 mg/300 mg) 경구 투여
Trizivir (abacavir/lamivudine/zidovudine)	복합제제(NRTI)	아바카비르(abacavir)에 대한 과민반응, 혈액학적 독성, 근병증, 젖산산증 및 심각한 간 비대와 지방증, B형 간염 악화	1일 2회(300 mg/150 mg/300 mg) 경구 투여
Truvada (emtricitabine/tenofovir)	복합제제 (NRTI/NRTI)	B형 간염의 치료 후 급성 악화, 약물 내성 위험(미진단 초기 HIV-1 감염에서 사전 노출 예방 [PrEP])	1일 1회(200 mg/300 mg) 경구 투여

* *Abbreviations: NRTI, nucleoside reverse transcriptase inhibitor; NNRTI, nonnucleoside reverse transcriptase inhibitor; INSTI, integrase strand transfer inhibitor.*

전파되는 경우는 드물다. C형 간염 바이러스 감염자는 유전자 분석과 간경변증 존재 여부를 검사하여 치료 방향을 결정해야 한다. 약물 치료는 페그인터페론, 리바비린 및 항바이러스 약물(Direct-Acting Antivirals, DAAs)을 사용할 수 있다. DAAs는 단백질 분해효소 억제제, NS5B 중합효소 억제제 및 NS5A 복제 복합 억제제 등이 있다. HCV 치료에 사용되는 DAAs의 제제는 *Mavyret* (glecaprevir/pibrentasvir), *Zepatier*"[(elbasvir/grazoprevir), *Harvoni* (ledipasvir/sofosbuvir), *Epclusa* (sofosbuvir/velpatasvir), 그리고 *Vosevi* (sofosbuvir/velpatasvir/voxilaprevir)]가 있다.

LO 36.7

작용 기전

MECHANISMS OF ACTION

약물작용을 위한 잠재적 표적 부위

Potential Sites for Drug Action

이론적으로 바이러스가 인간 숙주 세포에 최초로 부착하는 것을 억제하고, 전사 또는 바이러스 단백질을 합성하는 효소를 억제하고, 다른 세포를 재감염시키기 위해 바이러스가 흘러나와(shedding) 순환하는 것을 억제하면 바이러스 활성은 중지될 수 있다. 이러한 경로 중 2가지 경로가 항바이러스제의 개발에 유용한 것으로 입증되었다. 바이러스 부착 억제와 바이러스 전사 또는 단백질 합성을 억제하는 경로이다.

바이러스 증식

Propagation of Viruses

다른 미생물과는 달리 바이러스는 전체적으로 숙주 세포의 대사 시스템에 의존하고 있다. 바이러스가 증식하기 위해서는 숙주 세포의 핵 안으로 유입되어야만 한다. 바이러스는 먼저 세포막 바깥쪽에 부착하고 핵에 접근한다. 바이러스는 그들이 숙주 세포의 세포막에 부착할 수 있게 해주는 표면 단백질(예: 헤마글루티닌)을 가지고 있는데, 이 단백질이 숙주 세포막의 수용체에 결합함으로써 바이러스의 부착이 이루어진다. 세포막에 부착한 후 바이러스는 핵산(RNA 또는 DNA)을 세포 안으로 주입한다. 바이러스는 숙주 세포의 DNA, 아미노산, 효소, 염기, 이온 등을 이용하는데, 숙주 세포는 새로운 바이러스를 생산하는 효과적인 공장이 된다. 주기적으로 새로운 바이러스는 배출되어 순환하며 더 많은 숙주 세포를 감염시킨다. 약물은 증상이 나타난 후 감염을 막기 위해 개발되어 왔다. 약물요법의 목표는 바이러스를 파괴하고 감염의 강도와 기간을 줄이는 것이다. 바이러스는 숙주 세포와 매우 가까이 연결되어 있기 때문에 숙주 세포를 파괴하지 않고 바이러스만 죽일 수 있는 약물을 찾는 것이 대단히 중요하다.

핵단백질에 대한 용어가 쉽지 않고 현재의 핵심 약물은 모두 비슷비슷한 이름을 가지고 있어 항바이러스제의 기전과 작용 부위를 논하는 것이 다소 혼란스럽게 느껴질 것이다. 그러나 좌절하지 말고 여기서 논의할 바이러스(HSV, HIV, CMV)에 대해 효과가 있는 항바이러스제는 인간 세포에 바이러스가 부착하는 것을 막거나 바이러스의 전사, 단백질 합성을 방해하기 때문에 효과가 있다는 것만 기억하도록 한다. [그림 36.9]는 바이러스 유입과 복제를 방해하는 항바이러스제의 작용 부위를 나타낸다.

바이러스 유입의 억제

Inhibition of Virus Release

인플루엔자

Influenza

아만타딘(amantadine)과 리만타딘(*Flumadine*)은 인플루엔자를 유발하는 바이러스가 핵산을 탈피(uncoating)하고

그림 36.9 항바이러스 약물의 주요 작용 부위

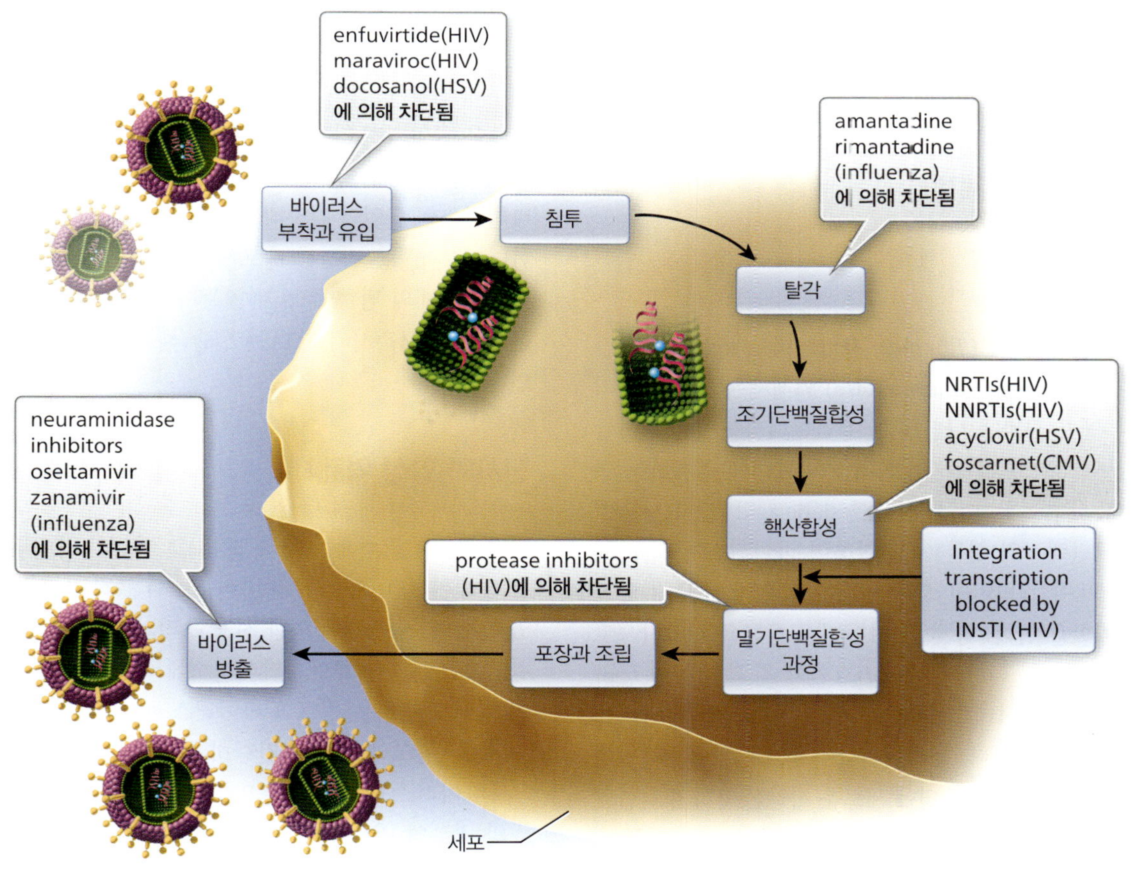

숙주 세포 안으로 바이러스 DNA를 풀어놓는 것을 막는다. 질병의 예방 목적으로 사용했을 때(인플루엔자에 노출된 후 20시간 안에) 이 약물은 감염의 강도를 감소시킨다. 아만타딘과 리만타딘(rimantadine)은 다른 종의 인플루엔자바이러스, 특히 H1N1 등 다른 바이러스 감염에 대해서는 효과가 없다. 이 약물은 대개 예방접종이 금지된 고위험군 환자(만성질환, 영유아, 노인)에게 사용이 권장되며, 예방접종 후 항체 반응이 만들어지는 2~4주 동안 이 약물을 사용할 수 있다.

HIV

마라비록(*Selzentry*)은 HAART에 사용이 승인된 첫 번째 케모카인 공수용체[chemokine coreceptor (CCR5)] 길항제이다. HIV가 세포 안으로 유입될 수 있으려면 그전에 바이러스의 당단백질이 CD4 수용체에 결합해야 한다. 이 결합은 숙주 세포의 또 다른 특수 수용체인 CCR5에 바이러스가 결합할 수 있도록 바이러스 당단백질을 변화시키다. CCR5-반응 바이러스는 HIV 감염의 초기 단계에 존재한다. 마라비록(maraviroc)은 선택적으로 CCR5 수용체에 결합하여 HIV가 숙주 세포에 부착하는 것을 억제한다. 이 작용은 세포의 HIV 감염을 효과적으로 막아준다. 마라비록은 복제가 진행 중인 바이러스를 가진 환자, CCR5-반응 바이러스를 가지고 있는 환자, 다수의 항바이러스제에 내성이 나타난 환자에게 사용한다.

세포침투(융합억제제)

Cell Penetration (Fusion Inhibitors)

인플루엔자

Influenza

반대로 오셀타미비르(*Tamiflu*), 자나미비르(*Relenza*)와 같은 뉴라미니다아제(neuraminidase) 억제제는 넓은 범위의 항인플루엔자 효과를 나타낸다. 뉴라미니다아제와 헤마글루티닌은 모든 인플루엔자바이러스의 표면에 존재하는 단백질이다. 헤마글루티닌은 시알산(sialic acid) 분자(당단백질과 뮤코단백질의 성분)에 결합하여 바이러스가 숙주 세포의 세포막에 정박하고 숙주 세포 안으로 유입될 수 있게 해주는 역할을 한다. 복제 후 바이러스 클론은 시알산으로 덮여 숙주 세포를 떠난다. 바이러스의 방출 과정 동안 뉴라미니다아제는 바이러스 클론 표면에 대한 시알산 연결을 풀어주는 역할을 한다. 뉴라미니다아제는 헤마글루티닌이 다음 침입할 숙주 세포 표면에 새로운 시알산 분자와 결합할 수 있도록 헤마글루티닌을 자유롭게 만들어 주기 때문에, 이 과정은 직접적으로 바이러스 병원성에 영향을 미친다.

뉴라미니다아제 억제제는 시알산 유사체로 고안되었다. 약물이 바이러스 표면 단백질에 우선적으로 부착하지만 뉴라미니다아제의 효소의 작용에 의해 떨어질 수 없다. 결국 시알산 유사체는 새로운 바이러스 헤마글루티닌이 서로 부착하여 바이러스가 응집되어 덩어리지게 만든다. 바이러스 덩어리는 세포로부터 방출될 수 없고 숙주 세포 수용체와 결합할 수 없기 때문에 결국 숙주 세포 침투가 억제되고 감염이 감소된다. 시알산-결합 부위는 모든 인플루엔자바이러스 종에 대해 동일하기 때문에 뉴라미니다아제 억제제는 인플루엔자의 치료에서 큰 이득이 될 것으로 예상된다.

HIV

엔푸버타이드(*Fuzeon*)는 HIV 융합 과정의 진행을 막는 36개의 아미노산으로 구성된 합성 펩티드이다. 결국 바이러스의 유전 물질이 CD4+ 세포로 유입될 수 있도록 만드는 구멍이 형성되지 못하여 바이러스 침투가 억제된다.

단순헤르페스바이러스

Herpes Simplex Virus

도코사놀(docosanol)은 입술 헤르페스와 발열성 수포의 외용제로 사용된다. 이 약물은 건강한 세포에만 작용하기 때문에 작용 방식이 다른 항바이러스약제와 다르다. 도코사놀은 감염되지 않은 세포의 세포막에 작용하여 세포막과 바이러스의 융합이 억제되도록 돕는다. 결국 세포 안으로 바이러스의 유입이 감소하고 감염 과정이 시작되지 못하게 한다. 이 약물은 건강한 세포에 대해 작용하기 때문에 항바이러스약제의 범주에 넣지 않는다. 그러나 증상이 나타나는 기간을 단축시켜 FDA는 입술 헤르페스의 치료제로 승인하였다.

전사와 합성 억제제

Transcription and Synthesis Inhibitors

몇몇 항바이러스제는 하나 또는 그 이상의 바이러스 효소를 방해한다. 비록 각각의 바이러스의 표적 세포는 다를 수 있으나(예: *Herpes*에 의한 신경 조직과 CMV에 의한 망막, 간, 폐, 또는 인플루엔자바이러스에 의한 기도), 숙주 세포의 핵에 접근하는 경로와 바이러스 증식 과정은 유사하다. 이 과정은 [그림 36.9]에 간단히 설명되어 있다.

바이러스 외피 바깥쪽 막(지질 외막)의 융합 후 바이러스의 내부의 내용물이 림프구 세포질로 유입된다. 더 많은 레트로바이러스를 만들기 위해, 역전사효소(reverse transcriptase, RT)를 이용하여 한 가닥의 바이러스 RNA 가 두 가닥의 DNA로 전환된다. 새롭게 생성된 바이러스 DNA는 숙주 세포 핵으로 유입되어, HIV 효소, 인테그레이즈(integrase)를 통해 숙주의 염색체 안에 병합된다. HIV는 이러한 방법으로 바이러스만 증식할 수 있도록, 세포 기능을 조절한다.

뉴클레오시드 역전사효소억제제
Nucleoside Reverse Transcriptase Inhibitor (NRTI)

뉴클레오시드(nucleosides)는 리보스 또는 디옥시리보스(deoxyribose)와 퓨린(adenine, guanine) 또는 피리미딘 염기(uridine, cytidine, thymidine)가 결합된 분자이다. 뉴클레오시드는 RNA, DNA의 근간이 되는 구성 요소이다. 아바카비르(*Ziagen*), 디다노신(*ddi, Videx*), 엠트리시타빈(*Emtriva*), 라미부딘(*3TC, Epivir*), 스타부딘(*d4T, Zerit*), 지도부딘(Retrovir)과 같은 항바이러스제는 퓨린 또는 피리미딘 뉴클레오시드 유사체로, 역전사효소를 억제하고 새로운 바이러스의 생성을 억제한다. 바이러스 복제가 억제되고 감염이 감소한다.

비뉴클레오시드 역전사효소억제제
Nonnucleoside Reverse Transcriptase Inhibitors (NNRTI)

역전사효소는 델라비르딘(*Rescriptor*), 네비라핀(*Viramune*), 에파비렌즈(*Sustiva*), 엔트라비린(*Intelence*)과 같은 뉴클레오시드가 아닌 약물(nonnucleosides)에 의해서도 억제될 수 있다. 비뉴클레오시드 역전사효소억제제(NNRTI)는 직접적으로 RT에 결합하여 인간 DNA 활성에 영향을 미치지 않고 바이러스 단백질 합성을 억제한다.

HIV와 HSV 합성 억제제
Synthesis Inhibitors for HIV and HSV

HIV 단백분해효소 억제제
HIV Protease Inhibitors

그 밖의 항HIV 약물, 인디나비르(*Crixivan*), 넬피나비르(*Viracept*), 리토나비르(*Norvir*), 사퀴나비르(*Invirase*)는 HIV 단백분해효소를 억제한다. 단백분해효소는 새로운 바이러스의 마지막 조립 과정에 필수적인 효소이다. 이들 약물은 새로운 바이러스가 더 많은 림프구를 감염시키기 위해 방출되는 것을 억제한다. 작용 부위와 기전은 역전사효소 활성화와는 거리가 멀다. 따라서 HAART를 위한 칵테일 병용 요법에 사용하면 효과적으로 순환 중에 있는 바이러스의 수를 감소시킬 수 있다.

보건의료인을 위한 참고사항

Corticosteroid 단독 투여는 급성 표재성 단순헤르페스 각막염(안구헤르페스)의 치료에 금기이다. 감염을 악화시키고, 백내장과 녹내장을 일으킬 수 있다.

HSV

바이러스 전사를 억제하는 것은 또한 헤르페스 치료에서 중요한 부분이다. 아시클로버(*Zovirax*), 이독수리딘(*Herplex*), 비다라빈(*Vira-A*), 간시클로버(*Cytovene*), 트라이플루리딘(*Viroptic*)과 같은 뉴클레오시드 유사체는 복제 과정 동안 인식되어 새로운 바이러스 DNA에 삽입된다. 그러나 유사체는 "거짓 염기"이기 때문에 약물이 삽입된 지점에서 바이러스의 DNA 사슬 연장이 종료된다. 이러한 약물은 효과적으로 헤르페스바이러스 DNA 합성을 억제한다.

항바이러스 요법에 대한 내성
Resistance to Antiviral Therapy

이러한 기전 모두 바이러스의 복제를 중단시킬 수는 있어도 이 약물이 바이러스질환을 치유하는 것은 아니다. 약물요법이 아직 "치유"라는 결과를 가져오지 못하는 주된 이유는 HIV가 약물에 내성을 나타내는 물질로 빠르게 변이를 일으키기 때문이다. 변이는 바이러스 유전 물질의 복제 동안 우연히 일어나는 실수이다. 이 실수가 단백분해효소 또는 역전사효소와 같은 HIV 효소를 코딩하는 부위에서 일어날 때, 이 효소를 억제하는 기전의 약물은 변성된 효소를 인식할 수 없다. 그러므로 변이된 유전 물질을 가진 바이러스는 약물 처치에 영향받지 않고, 내성을 나타내는 특성을 가진 새로운 HIV를 복제하여 더 많은 숙주 세포를 감염시키기 위한 증식을 계속하게 된다. 약물이 질병을 치유하는 것은 아니지만, 백신이 가능해질 때까지 각각 새로운 부류의 약물은 AIDS의 관리에 실질적인 향상을 제공하고 있다.

LO 36.8

항바이러스제의 특성

ANTIVIRAL DRUGS

약동학

Pharmacokinetics

CMV와 안구헤르페스에 사용하는 약물을 제외한 이 장에 설명한 모든 항바이러스제는 경구용 제제로 가능하다. 이러한 점은 환자가 치료 요법의 엄수를 용이하게 한다. 특히 재발성 생식기 헤르페스와 HIV의 치료는 짧게는 몇 개월에서 길게는 평생 계속되기 때문에 이 점은 더욱 중요할 것이다. 일반적으로 이러한 약물은 경구 투여로 잘 흡수되고 1~2시간 안에 혈중 약물 농도가 최고에 도달한다. 약물은 대사되어 소변으로 배설된다. 자나미비르(*Relenza*)는 호흡으로 작동시키는 diskhaler를 통해 건조 파우더로 투여된다. 약물은 즉각적으로 인두와 하부기관지(tracheobronchial tree)에 분포된다.

흡수

Absorption

이 장에서 설명한 대부분의 약물은 활성형 항바이러스 물질로 흡수된다. 그러나 일부는 활성형 물질로 전환되어야만 한다. 오셀타미비르(*Tamiflu*)는 그 자체로는 항바이러스 활성이 없고, 경구 투여로 흡수된 후 간에서 활성형 뉴라미니다아제 억제제로 전환된다. 비슷하게 팜시클로버(*Famvir*)와 발라시클로버(*Valtrex*)는 각각 활성형 항헤르페스 물질인 펜시클로버와 아시클로버로 대사된다.

인디나비르(*Crixivan*), 간시클로버(*Cytovene*), 넬피나비르(*Viracept*), 리토나비르(*Norvir*), 사퀴나비르(*Invirase*), 디다노신(*Videx*)과 같은 항HIV 약물은 경구로 투여하기 때문에 음식물의 존재와 위 pH 변화에 의해 영향을 받는다. 음식물은 인디나비르(indinavir)의 흡수와 생체이용률을 감소시킨다. AIDS 환자는 질병의 진행 과정에서 일정 시점에 이르면 일반적으로 체력 소모를 경험하게 된다. 이러한 환자가 체중을 늘리기 위해 영양보조제를 복용하는 것은 매우 일반적인 일이다. 그러나 고칼로리, 고단백, 고지방 식사는 인디나비르의 흡수를 감소시킬 것이다. 디다노신(didanosine)은 산성 조건에서 파괴되기 때문에 흡수를 최대화하기 위해 특별한 완충제를 사용하여 조제한다. 음식과 같이 산 분비를 자극하는 물질은 완충 효과를 극복하고 활성형 약물을 분해할 것이다. 반대로, 간시클로버(*Cytovene*), 넬피나비르(*Viracept*), 사퀴나비르(*Invirase*), 리토나비르(*Norvir*)와 같은 약물은 음식물과 함께 동시에 복용했을 때, 경구 흡수가 증가한다. 음식물은 이러한 약물과 바람직한 상호작용을 나타낸다. 이러한 작용은 모두 환자에게 반드시 전달되어야 하는 약물 복용을 위한 기본적인 권고 사항이다.

그 밖에 *헤르페스*에 대한 경구용 항바이러스제 중 아시클로버(*Zovirax*), 팜시클로버(*Famvir*), 발라시클로버(*Valtrex*), 또는 인플루엔자에 사용하는 오셀타미비르(*oseltamivir*)는 경구 흡수가 좋고, 음식이나 식사 내용물에 영향받지 않는다.

간 미세소체 대사

Hepatic Microsomal Metabolism

HIV 단백분해효소억제제는 다양한 정도로 CYP-450 시스템을 억제한다. 이 효소를 통해 대사되는 다른 동시 투여된 약물은 대사되지 못하고 체내에 축적된다. 사퀴나비르(*Invirase*), 넬피나비르(*Viracept*), 인디나비르(*Crixivan*), 델라비르딘(*Rescriptor*)은 칼슘 채널 억제제와 미다졸람(midazolam), 트라이졸람(triazolam), 클라다마인신(clindamycin), 댑손(dapsone), 와파린, 퀴니딘의 대사에 영향을 미친다. 또한 이 간 대사 시스템은 유도될 수도 있다. CYP-450을 유도하는 약물은 항바이러스제의 대사를 증가시키고 제거를 증가시킨다. 네비라핀은 사용 후 몇 주 안에 CYP-450을 유도하여 자신의 청소율을 증가시킨다. 뉴라미니다아제 억제제는 간 미세소체 시스템에 영향을 미치지 않는다.

신장 제거

Renal Excretion

어떤 원인에 의한(약물, 신 장애) 사구체 여과와 요세관 분비의 억제는 항바이러스제의 축적을 유발한다. 거의 모든 활성형 물질 또는 대사체는 소변을 통해 배설된다. 헤르페스와 CMV의 치료에 사용되는 모든 약물[시도포버(cidofovir), 포스카네트(foscarnet)], 아만타딘과 스타부딘(stavudine)은 신 장애가 있을 때 용량을 조절하여 사용해야 한다. 신장 청소율이 감소되면(크레아티닌 청소율 50 ml/min 이하) 항바이러스제의 용량을 감소시켜야 한다. 경구 용량과 정맥 투여 용량 모두 감소 되어야 한다. 또한 신장 청소율은 나이와 함께 감소하기 때문에 65세 이상의 환자에게 아만타딘과 리만타딘을 투여할 때는 용량을 조절해서 투여해야 한다. 이것은 발작을 포함한 중추신경 유해 작용을 피하기 위해서이다.

시도포버는 적절한 혈중 농도를 유지하기 위해서 경구용 포로베네시드(probenecid)와 함께 투여해야만 한다. 시도포버는 포로베네시드에 의해 억제되는 요세관 분비에 의해 배설된다. 포로베네시드는 시도포버 투여 2시간 전과 투여 2시간 및 8시간 후 투여한다.

유해 작용
Adverse Effects

항바이러스제는 심각한 병증이 있는 환자에게 사용하거나 노인 또는 유아에게 사용한다. 환자에게 질환의 진행과 관련된 증상(감기, 당뇨병, 고혈압, 관절염, 간 또는 신장 기능 장애)이 나타날 수 있고 이러한 증상은 약물의 유해작용과 구분하기 어렵다. 이 점은 특히 AIDS의 치료에서 더욱 그렇다. 그런 점에서 모든 항바이러스제는 구역, 위염, 위장 통증, 구토, 설사, 두통, 혼돈, 어지러움, 불면, 관절통, 근육통, 알레르기 반응, 고혈압, 부종, 발진과 관련되어 있을 수 있다. 일부 약물에서 훨씬 더 드문 유해 효과가 나타날 수 있는데, 아시클로버를 복용한 환자는 흐린 시야와 이명이 생길 수 있다. 리토나비르(*Norvir*) 복용 환자 중 이상 미각을 경험한 환자는 자주 초콜릿 우유와 함께 약물을 복용하는 등 약물요법을 완료할 수 있도록 미각을 개선시켜 주어야 한다. 신독성, 간 미세소체 대사의 억제, 감염과 싸울 수 있는 환자의 능력을 위태롭게 할 수 있는 다양한 종류의 빈혈(중성구감소증, 과립백혈구감소증)은 항바이러스제의 심각한 부작용이다. [표 36.4], [표 36.6]에 어떤 약물이 특수한 주의가 필요한지 설명하였다.

항인플루엔자약물
Anti-influenza Drugs

아만타딘과 관련된 부작용 발생 빈도는 상대적으로 낮다. 가장 일반적인 부작용은 불명료한 언어, 실조, 기면, 어지러움, 구역, 흥분을 포함한다. 저혈압과 울혈성 심부전 또한 보고되었다. 아만타딘은 중추신경계에서 항콜린 효과를 유발하기 때문에, 이 약물은 다른 항콜린성 약물과 함께 복용할 때(상승 효과) 또는 노인에게 투여할 때 주의해야 한다. 아만타딘은 손상된 간 기능 또는 신장 기능, 뇌전증, 정신병을 가진 환자에게 적합하지 않으며, 임신 중인 여성에게 투여해선 안 된다. 리만타딘(*Flumadine*) 또한 이와 유사하며 두 약물 모두 노인 환자에게 좀 더 빈번하게 부작용이 나타난다. 그러나 이것이 노인 환자에게 이 약물을 사용하지 못하게 하지는 않는다.

뉴라미니다아제 억제제는 일반적으로 적응이 쉬운 약물이다. 오셀타미비르(*Tamiflu*) 처치 동안 부작용(구역, 구토, 설사, 복통, 두통) 발생 빈도는 매우 낮으며, 인플루엔자의 진행 과정과 구별할 수 없다. 자나미비르(*Relenza*)는 오셀타미비르에서 보이는 부작용과 더불어 천식 환자에게 투여했을 때 기관지연축을 유발한다. 이 약물은 기관지연축이 나타나거나 폐 기능이 저하된 환자에게 사용을 중단해야 한다.

항헤르페스약물
Antiherpes Drugs

부작용은 혈청 BUN과 크레아티닌의 일시적 증가이다. 이 약물을 신장 청소율을 감소시키는 약물과 동시 투여했을 때, 신독성을 초래할 수 있다. 신독성의 발생은 팜시클로버(famciclovir)와 관련되어 있다. 크레아티닌 청소율이 60 ml/min 이하라면 용량을 감소하는 것이 권장된다. 아시클로버(*Zovirax*)는 주사 부위의 자극이 일어날 수 있다. 주로 알칼리 pH 때문에 기인한다. 그 이외에 보고된 일반적인 부작용은 두통, 구역, 구토, 피로 등이 있다. 흐릿한 시각이 나타날 수 있으며, 이것은 환자의 기계 조작 능력, 또는 섬세한 작업을 요하는 작업을 방해할 수 있다.

이독수리딘(*Herplex*), 트라이플루리딘(*Viroptic*), 비다라빈(*Vira-A*)은 각막 조직에 점적 시 국소 자극과 눈꺼풀과 각막의 부종, 약간의 시각장애(흐림)를 유발할 수 있다. 일부 약물이 각막 조직 내부로 흡수되어도 전신 흡수되는 양은 극히 적다.

이독수리딘(idoxuridine)은 밝은 빛에 대해 과민반응을 나타낸다. 이것은 선글라스의 사용으로 완화할 수 있고, 대개 7~14일 안에 해소된다. 포스카네트(*Foscavir*)는 혈액으로부터 이온화된 칼슘을 제거하여, 신경근의 불안정을 유발한다. 포스카네트는 킬레이트 시약이기 때문에 금속이온과 결합한다. 이 약물은 칼슘뿐 아니라 몇몇 다른 전해질(칼륨, 인산, 마그네슘)과도 이러한 효과를 나타낸다. 환자는 테타니(tetany, 근육 강직성 경련), 근육통, 연축, 또는 경련성 발작을 경험할 수 있다. 주입 속도를 감소시키면, 이러한 효과들의 발생이 지연된다. 네비라핀(*Viramune*)은 스티븐 존슨 증후군(Stevens-Johnson syndrome)이라 불리는 생명을 위협할 수 있는 피부 반응을 유발할 수 있다. 한편 지도부딘(*Retrovir*)은 치명적일 수 있는 수준까지 혈중 중탄산염 수치를 감소시켜 산증을 유발한다. 지도부딘(zidovudine)은 때때로 AIDS 질환의 진행과 구분이 어려운 근육병을 일으킨다.

항HIV약물
Anti-HIV Drugs

지도부딘은 과용량으로 투여되었다 하더라도(치료 용량의 50배), 치명적인 부작용을 일으키지 않고 구역, 구토만 나타낸다. HIV 감염 환자의 치료에서 림프구 수치(CD4 수치), 빈혈, 또는 과립구감소증을 모니터링하기 위해 온혈구 계산 검사(complete blood count)를 자주 시행하는 것은 중요하다. 투여 속도 및 용량을 약물 투여 후 가능한 한 빠른 시기에 조절할 수 있도록 한다. 검사의 빈도는 질환이 중증으로 진행될수록 증가한다. 간시클로버(*Cytovene*)는 혈소판감소증, 오한, 발열, 권태감을 유발할 수 있다. 정맥 투여된 간시클로버(*Cytovene*)는 경구 투여보다 더 드물게 부작용을 일으킨다.

스타부딘(*Zerit*)과 디다노신(*Videx*)은 용량 의존적인 말초 신경병증을 일으킨다. 증상은 손, 발의 저림부터 작열감까지 다양하다. 약물을 중단하면 이 효과는 사라진다. 부작용이 가라앉은 후, 약물의 투여는 더 낮은 용량에서 다시 시작해야 한다. 이러한 부작용은 신경병증의 과거력이 있는 환자와 CD4 수치가 낮은 환자(200~300 cells/mm^3)에게 더 자주 일어난다.

신장 독성과 중성구감소증은 심각하게 생명을 위협할 수 있는 약물 부작용이다. 지도부딘(*Retrovir*), 라미부딘(*Epivir*), 시도포버(*Vistide*)는 중성구감소증을 일으킨다. 혈구 계산 검사를 자주 시행하는 것이 이러한 부작용의 발현과 강도를 확인할 수 있는 주된 방법이다. 이러한 약물은 과립백혈구의 개수가 1000 cells/mm^3 미만 또는 헤모글로빈 수치가 9.5 mg/dl 이하로, 골수 억제가 이미 진행된 환자에게 주의해서 사용해야 한다. 투여 속도 및 용량 조절이 요구된다. 이 약물 대부분은 신장 청소율을 감소시킴과 더불어, 신장 기능을 다소간 방해하는 효과가 있다. 포스카네트(*Foscavir*)는 대부분의 환자에서 혈청 크레아티닌과 BUN을 증가시키는 등 신독성을 유발한다. 한편, 시도포버(*Vistide*)는 근위세뇨관을 손상시킬 수 있다. 크레아티닌 청소율이 50 ml/min 이하이거나 또는 요단백질 수치가 높을 때, 디다노신(*Videx*), 팜시클로버(*Famvir*), 간시클로버(*Cytovene*), 네비라핀(*Viramune*), 스타부딘(*Zerit*), 시도포버의 용량 조절은 필수적이다. 아시클로버(*Zovirax*), 시도포버(*Vistide*), 인디나비르(*Crixivan*), 포스카네트(*Foscavir*)의 정맥 투여 시 신장 조직에 대한 손상을 최소화하고 소변의 흐름과 배설을 유지하기 위해, 수화(1리터 0.9% 생리식염수 또는 5% 덱스트로오스 정맥주사)가 권장된다. 시도포버에 의한 신장 손장은 약물이 중지된 후에도 정상으로 돌아가지 않는다. 라미부딘(*Epivir*)과 발라시클로버(*Valtrex*)는 처음에는 신장 손상을 유발하지 않으나, 말단 기관 장애가 있을 때, 축적될 수 있다. 라미부딘(lamivudine)과 스타부딘은 투여 시 특별한 주의사항이 있는데, 이들 약물이 젖산 산증을 일으켜 간 효소 증가와 함께 심각한 간 비대를 유발할 수 있다. 그러므로 이들 약물은 신 장애를 가진 환자에서 주의하여 사용해야 하고 초기 용량을 감소시켜야 한다.

특별한 고려 사항 및 금기사항

Special Considerations and Contraindications

노인 환자에게는 인플루엔자의 예방과 *Herpes zoster*의 치료에 사용할 때를 제외하고는 항바이러스제를 사용하는 경우가 거의 없다. 특히 HIV, CMV, 생식기 헤르페스 환자군은 주로 청장년층이다. 새로운 약물 처치 전략의 성공과 단백분해효소억제제의 뛰어난 효과로 환자는 AIDS가 시작되기 전 더 오래 생존할 수 있게 되었고, 이로 인해 약물 사용의 장기적 안전성에 대한 중요한 정보가 획득되었다. 가장 최근의 HIV 항바이러스제는 지도부딘과 같은 역전사효소억제제와의 병용 투여 시 사용된다. 임상 치료 경험은 단독 약물요법이 바이러스 변이를 통해 빠르게 내성을 일으킬 수 있음을 보여주었다. 라미부딘(*Epivir*), 네비라핀(*Viramune*), 델라비르딘(*Rescriptor*)은 이러한 이유 때문에 단독 요법으로 사용되지 않는다. 병용 요법을 통한 복합기전의 억제는 순환 중인 악성 바이러스의 총량을 감소시킬 수 있다. 그러나 중성구감소증, 과립백혈구감소증, 혈소판감소증, 신독성과 같은 부작용도 또한 심하게 나타난다. 그러므로 통상적인 혈청 화학 검사와 혈액 검사가 정맥주사로 약물을 주입하기 전에 시행되고, 경구용 약물 사용 가능 여부를 판단하기 위해 주기적으로 시행된다. 이들 약물의 사용에 있어 완전한 금기 사유는 과민반응이다. 그 외에 중요한 동반 질환과 기관 부전(신부전, 심부전 등)이 있는 환자에게 사용 시 주의가 필요하다.

약물 상호작용

Drug Interactions

이 장에서 논의된 약물은 주로 심각한 질병이 있고 대개 한 가지 이상의 만성질환이 있는 환자에게 사용된다. 이들은 대개 하루에 5~15개 또는 그 이상의 약물을 복용하는 경우가 많다. 이것은 약물 상호작용, 특히 일반의약품과 상호작용을 일으킬 가능성이 충분하다. 제산제, 테트라사이클린, H2-수용체 길항제는 동시 투여 시 플루코나졸, 이트라코나졸, 디다노신의 흡수를 감소시킨다.

또 신중하게 고려해야 할 점은 약물과 활성 대사물의 신장 청소율을 감소시키거나 또는 신독성을 유발할 수 있는 약물과의 상호작용이다. 항바이러스제와 항진균제들은 병용 요법으로 투여되는 경우가 많아 항바이러스제와 항바이러스제, 또는 항진균제와 항바이러스제 등과 같은 병용 투여는 신독성을 일으킬 가능성이 충분히 있다. 신장 손상을 일으킬 수 있는 약물로는 지도부딘(*Retrovir*), 시도포버(*Vistide*), 포스카네트(*Foscavir*)가 있다. 특히 암포테리신 B, 아미노글리코시드 항생제, 펜타미딘(pentamidine) 정맥주사제와 같은 악명높은 신독성 약물과 동시 투여했을 때 신장 손상이 우려된다. 시도포버의 혈중 농도를 증가시키고자 할 때, 포로베네시드를 투여하여 요세관 분비를 억제하는 것은 유용한 방법이다. 그러나 포로베네시드는 또한 팜시클로버(*Famvir*)와 간시클로버(*Cytovene*)에도 영향을 미칠 수 있으며, 이들의 혈중 농도를 증가시켜 부작용을 유발한다.

단백분해효소 억제제의 장기 투여로 인한, 간 미세소체 시스템을 통해 대사되는 약물의 혈중 농도 증가 가능성을 고려하여야 한다. 약물 상호작용의 장점은 포로베네시드와 시도포버의 병용뿐 아니라, 플루코나졸 또는 이트라코나졸과 시클로스포린(cyclosporine)의 병용 시 두 약물의 혈중 농도 증가 역시 포함한다. 이러한 약물 상호작용을 생각해볼 때, 시클로스포린은 그 임상적 효과를 크게 저하시키지 않는 범위 내에서 되도록 저용량으로 투여하도록 해야 할 것이다.

HIV 노출 예방요법

Hiv Exposure Prophyasis

노출 전 예방요법(Pre-exposure prophylaxis, PrEP)은 바이러스에 노출될 위험이 높은 사람들에게 항바이러스제를 투여하여 HIV 감염을 예방하는 방법이다. 고위험군은 성적 노출이나 정맥 내 약물 주입(주사바늘 공유)을 하는 사람들이 포함된다. 엠트리시타빈[emtricitabine/테노포비르(*Truvada*)]를 매일 1정씩 경구로 투여한다. PrEP는 HIV 비감염 상태에서 시작해야 하고, 3개월마다 의료기관을 방문하여야 한다. 이들은 콘돔 사용을 포함한 HIV 노출 차단을 위한 노력을 지속하여야 한다.

노출 후 예방요법(Post-exposure prophylaxis, PEP)은 HIV에 잠재적으로 노출된 후 감염을 예방하기 위해 항바이러스제가 처방되는 경우이다. 이는 일반적으로 HIV 양성일 수 있는 환자의 체액 또는 혈액에 대한 의료진의 노출에 대비한 예방법이다. 뿐만 아니라, PEP는 성폭행, 오염된 주사바늘 공유와 같은 비직업적 노출(nPEP)에도 적용될 수 있다. 치료는 반드시 노출 후 즉시, 최대 72시간 이내에 시작되어야 효과적이며, *Truvada*와 랄테그라비르(raltegravir) 또는 돌루테그라비르(dolutegravir)와 같은 세 가지 약제를 28일간 병용하는 칵테일요법이 권장된다.

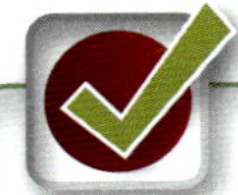

환자 안전과 교육

HIV의 치료는 특히 질환이 이미 진행된 단계 또는 기회감염이 있는 경우 환자의 생명 징후와 체온의 밀착 모니터링과 혈청 화학 검사 및 혈액 검사를 자주 시행하도록 해야 한다. 혈청 분석으로 전해질, 간 기능(ALT, AST), 신장 기능(혈청 크레아티닌, 크레아티닌 청소율, 뇨단백질)의 변화와, 혈액세포 생산(온혈구계산, complete blood count; CBC), 전체 중성구 개수, 적혈구 용적률, 헤모글로빈, 혈소판)의 변화를 예측할 수 있다. 혈액 검사, 화학 검사, 뇨단백질 검사 결과는 약물 투여 전 검토되어야 한다. 환자에게 신경병증의 시작을 알리는 증상(저림, 작열감)이 나타나지는 않았는지 자주 물어봐야 한다. 이러한 증상이 나타난다면 약물 용량의 조절 또는 투여 중단이 필요할 수 있다. 빠른 호흡을 동반한 또는 동반하지 않은 혈청 중탄산염의 감소는 산증이 생겼다는 것을 의미한다.

이식 환자

Ganciclovir (*Cytovene*)을 복용하는 이식 환자는 혈청 크레아티닌, BUN의 증가가 있진 않은지 확인이 반드시 필요하다. 이것은 약물 용량을 조절하거나 치료를 중지해야만 하는 신장 기능의 변화를 의미한다.

심각한 혈액 검사 수치의 변화

과립백혈구감소증과 혈소판감소증은 흔하게 발생하는 증상이기 때문에 온혈구 측정과 혈소판 검사가 자주 시행되어야 한다. Ganciclovir (*Cytovene*)와 zidovudine을 복용하는 환자는 심각한 과립백혈구감소증이 발생하기 쉽다.

약물의 고찰

현재 복용하는 약물이 환자에게 말초 신경병증, 간염, 또는 췌장염의 발생을 더욱 촉진하는 약물은 아닌지 확인하여 신중하게 재검토하여야만 한다. 처방을 내린 의사는 심각한 결과를 초래할 수 있는 잠재적 가능성을 최소화하기 위해 약물 용량을 조절하거나 투여를 중지할 필요가 있을 수 있다.

만성 바이러스 감염에 대한 환자 지침

어떤 바이러스 감염증의 치료이건 특히 HIV의 경우에는 더욱 질환의 완전한 치유를 가져오지 않는다. HSV, HIV 또는 CMV 환자는 비록 느릴지라도 결국 그들이 겪고 있는 질환은 진행될 것이고, 또한 기회감염이 발생할 수 있다는 것에 대한 명백한 지시와 설명을 들어야만 한다. 약물 처치는 경구 투여건 정맥주사건 지시된 대로 완료되어야 한다. 환자와 대화를 통해 약물 투여 기간 동안 요구되는 임상 검사의 빈도와 부작용의 범위에 대해 명백하게 설명해 주어야 한다. 이렇게 함으로써 환자는 치료 과정을 지속할 수 있도록 노력할 수 있다. HIV 또는 헤르페스의 약물 치료는 바이러스 전염을 조장하는 생활 방식을 변화시키기 위한 대체법이 아니다.

생식기헤르페스 치료를 받고 있는 환자는 병변이 관찰될 때 성관계를 피하라는 지시를 받아야만 한다.

약물 복용

Ganciclovir (*Cytovene*), nelfinavir, ritonavir, 또는 saquinavir를 복용하는 환자는 흡수와 생체이용률을 최 대화하기 위해서 식사와 함께 약물을 복용토록 주지시켜야 한다.

Didanosine (*Videx*)과 indinavir (*Crixivan*)를 복용하는 환자는 공복 상태에서, 또는 식사 2시간 후에 약물을 복용하도록 주지시켜야 한다.

Delavirdine (*Rescriptor*)은 약물 상호작용과 delavirdine 흡수율이 떨어지는 것을 방지하기 위해 제산제 복용 1시간 전에 복용해야만 한다.

Ritonavir (*Norvir*)를 복용하는 환자는 초콜릿 우유 또는 약물의 맛을 중화시킬 수 있는 음료와 함께 복용할 수 있다.

유해 작용

Amantadine은 민첩성을 떨어뜨릴 수 있고 흐릿한 시야를 유발할 수 있다. 이것은 운전이나 집중력을 요하는 작업을 수행하는 데 방해가 된다.

Saquinavir (*Invirase*)는 광과민증을 유발할 수 있다. 따라서 환자는 약물에 적응할 때까지 불필요한 햇빛 노출을 피해야만 한다.

Idoxuridine (*Herplex*)은 복용하면 밝은 빛에 민감해진다. 이것은 7~14일 안에 사라지며 선글라스를 착용하여 완화할 수 있다.

의사에게 알려야 할 사항

감기와 인플루엔자의 예방을 위해 투여하는 경우를 포함하여, 항바이러스제를 복용하는 환자는 부기, 부종, 호흡 곤란, 현기증이 나타날 경우 의사에게 보고하라는 지시를 받아야만 한다.

환자는 발진, 발열, 수포, 관절통, 간 기능 장애의 증상이 나타나면 즉시 의사에게 통보해야 한다.

손이나 발의 저림, 작열감, 통증 또는 무감각은, 특히 stavudine (*Zerit*)를 복용하는 환자의 경우, 말초신경병증의 시작을 알리는 신호이다.

Foscarnet (*Foscavir*) 정맥 투여의 경우, 환자가 무감각 또는 저림을 호소하면 즉시 의사에게 보고해야 한다. 이러한 증상은 혈청 칼슘 및 다른 전해질의 변화를 의미한다.

임산 중 사용

일반적으로 항바이러스제는 FDA 임신 범주 B 또는 C 약물로 지정되어 있다. 이들 약물은 임산부에서 정확히 연구된 바가 없다(www.drugs.com/pregnancy-catego-ries.html). 전신작용 약물은 인간에서 임산부에서 안전성 여부가 확립되어 있지 않다. 그러나 약물의 사용이 명백히 필요한 상황에서는 약물을 주의해서 사용해야 하고, 환자의 근접 모니터링이 필요할 것이다.

Ribavirin (*Copegus, Ribatab*)은 모든 동물실험에서 기형을 유발하여 임산부에게 금기이다.

약물 상호작용과 임신

Nelfinavir (*Viracept*)는 혈중 에스트로겐과 프로게스틴 수치를 감소시킴으로써 경구 피임제의 작용을 방해한다. 피임의 실패와 임신을 피하기 위해 대안적 또는 추가적 피임법을 사용하도록 환자에게 권고해야 한다.

복습 문제 _Chapter Review

업무에 필요한 지식 _Applying Knowledge on the Job

※ 비판적 사고를 통해 다음 질문에 답하시오.

1. Garcia씨는 종아리에 깊은정맥혈전증(deep vein thrombosis)을 치료하기 위해 병원에 입원하였다. 그의 입원 지시서는 집에서 복용하던 약물을 계속 복용하라고 되어 있었다. Garcia씨는 그가 ketoconazole을 복용하고 있다고 말했다. 경구용 항응고제인 warfarin 또한 처방 받았다. 부작용이 일어날 가능성이 있을까? **(36.3)**

2. 문제1번에서 두 약물은 안전하게 복용해도 괜찮을까? **(36.3)**

다중 선택 문제 _Multiple Choice

※ 다음 중 옳은 답을 고르시오.

1. 다음 중 전신 진균감염증을 설명하는 것은? **(36.1)**
A. 칸디다혈증
B. 질칸디다증
C. 인플루엔자
D. 포도알균
E. 호흡기세포융합 진균(syncytial respiratory fungus, SRF)

2. 다음 중 항진균제로 짝지어진 것은? **(36.3)**
A. fluconazole과 micafungin
B. ritonavir와 ketoprofen
C. dihydroepiandosterone과 inositol
D. mebendazole와 gentian violet
E. nelfinavir과 zidovudine

3. 다음 중 바이러스에 대한 설명으로 옳은 것은? **(36.5)**
A. 능동 감염은 미생물에 대한 면역을 키울 수 있는 유일한 방법이다.
B. 바이러스는 케라틴 단백질에 부착하여 수년간 잠복상태를 유지한다.
C. 바이러스는 약물에 대한 내성을 빠르게 생성할 수 있다.
D. 바이러스는 단단한 표면에 떨어지면 곧 죽는다.
E. 호흡기 바이러스 감염은 acyclovir로 치료한다.

4. 다음 중 전신 바이러스 감염에 대해 사용할 수 있는 약물은? **(36.6)**
A. griseofulvin
B. butenafine
C. gentian violet
D. clotrimazole
E. enfuvirtide

5. 항바이러스제의 작용기전으로 옳은 것은? **(36.7)**
A. 세포벽 합성 변화
B. 에르고스테롤에 결합
C. 세포 분열 억제
D. neuraminidase 억제
E. 숙주 세포에 대한 바이러스 융합 촉진

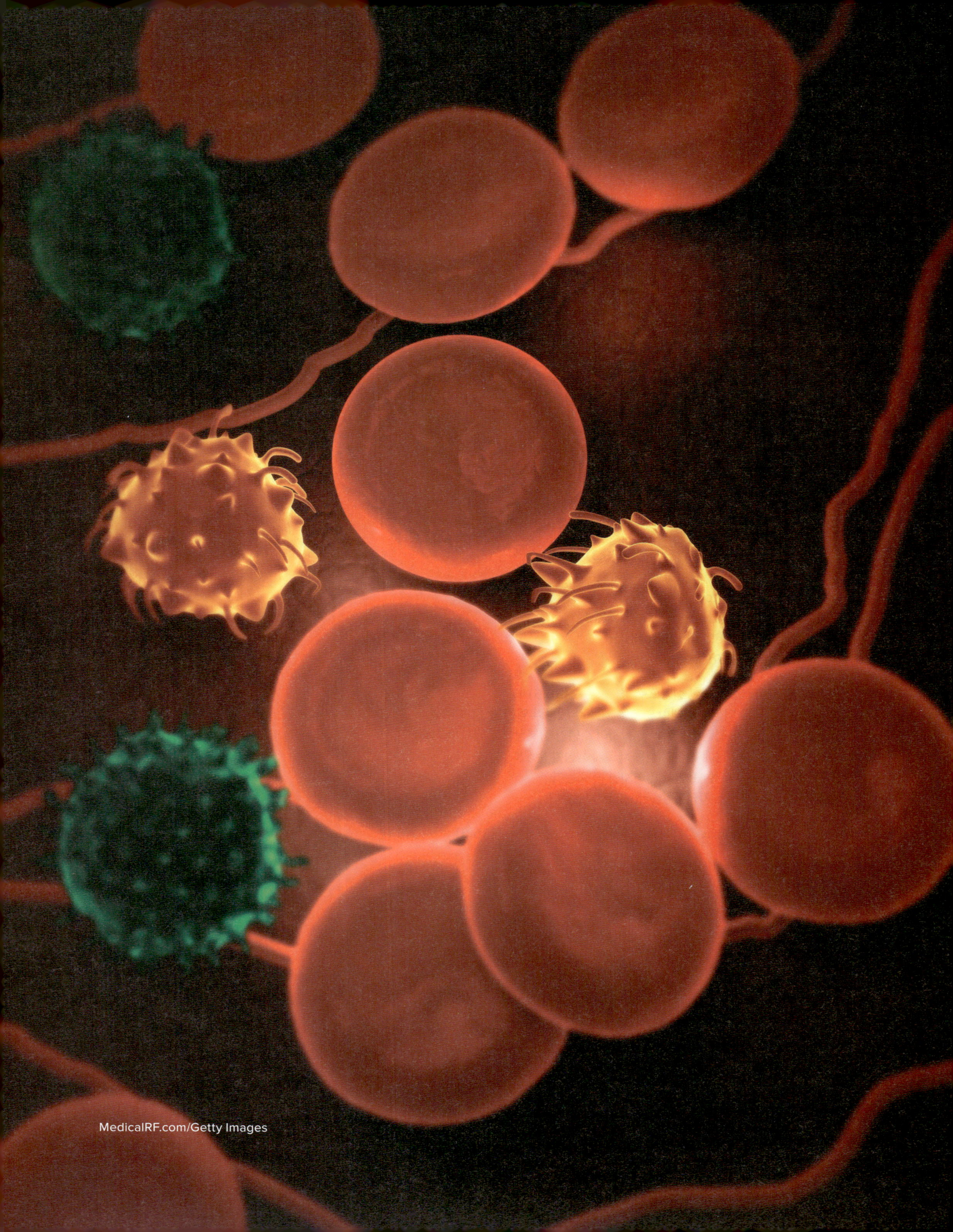

MedicalRF.com/Getty Images

제 10 부

항암제 및 면역계에 영향을 미치는 약물

Antineoplastics and Drugs Affecting the Immune System

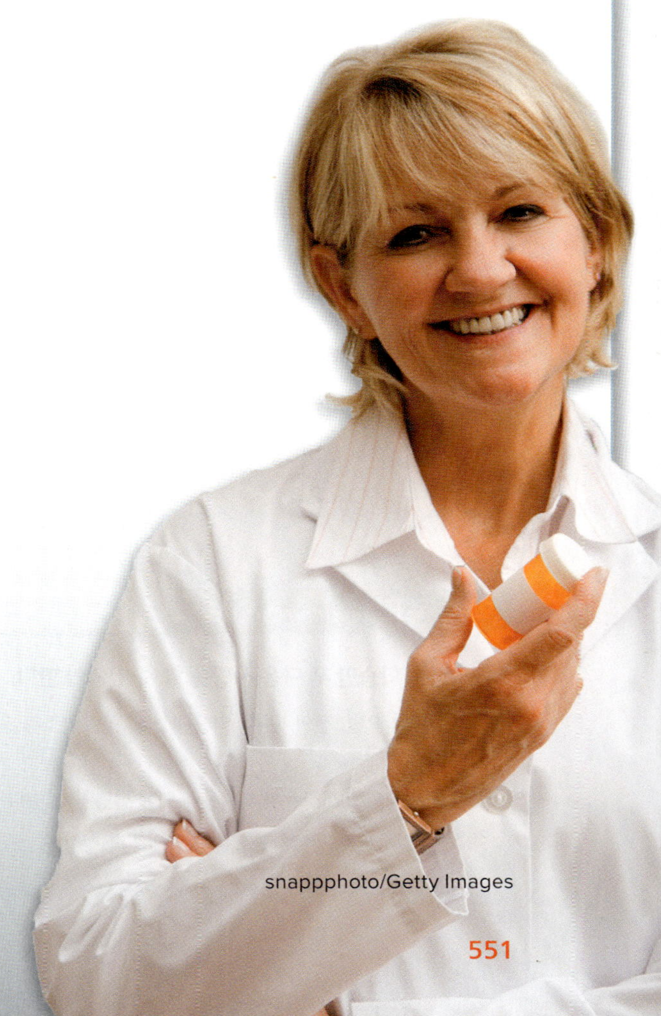

snappphoto/Getty Images

제 37 장

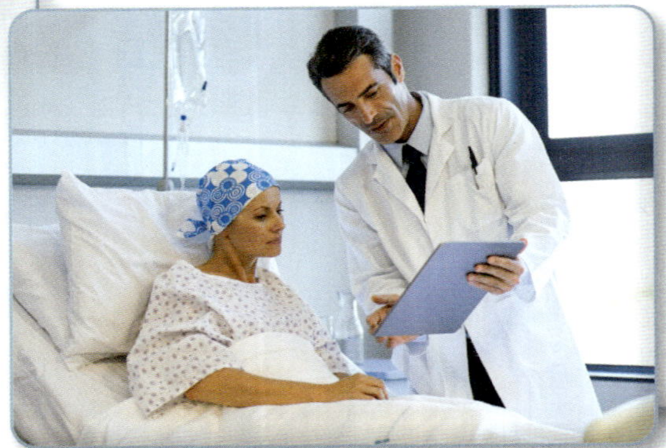
rido/123RF

항암제

Antineoplastic Agents

핵심 용어 _Key Terms

골수억제(myelosuppression): 혈액 세포를 생성하는 골수의 활동 억제; 빈혈, 감염 위험성 및 출혈 문제를 야기

관해(remission): 암세포 수가 증가하지 않는 기간

기형 발생(teratogenic): 출생 결함이나 태아 기형 또는 발달 이상

세포주기 비특이성(cell-cycle nonspecific, CCNS): 세포주기의 모든 단계에서 작용하는 항암제

세포주기 특이성(cell-cycle specific, CCS): 세포가 활발히 분열할 때 작용하는 항암제

악성(malignant): 생명을 위협하는; 암성 종양의 성장

알킬화(alkylation): 핵산 및 DNA 등 세포 구성 성분과 형성하는 비가역적인 화학 결합

암(cancer): 비정상 세포의 발생과 증식을 수반하는 질병

약물내성(drug resistance): 화학요법에 대한 암세포의 감수성 감소

전이(metastasis): 원발 부위에서 2차 부위로의 암세포 이동

종양(tumor): 비정상적 세포의 통제되지 않은 성장; 신생물

항대사물질(antimetabolite): 화학 구조는 정상 대사산물과 유사하면서 정상 세포 기능을 억제하는 약물

항종양제(antineoplastic): 암세포의 성장과 증식을 억제하는 약물

화학요법(chemotherapy): 감염성 병원체 또는 암세포의 성장을 억제하거나 파괴하는 약물의 사용하는 치료 방법

학습 목표 _Learning Outcomes

이 장을 학습한 후 다음 사항을 할 수 있어야 한다.

37.1 화학요법, 전이, 관해, 약물내성 및 골수억제의 용어를 설명할 수 있다.

37.2 알킬화제의 작용과 부작용에 대해 설명할 수 있다.

37.3 각기 다른 항대사물질들이 암세포의 성장을 어떻게 억제하는가를 설명할 수 있다.

37.4 식물 추출물, 항생제 및 기타 자연 추출물의 암세포에 대한 작용을 설명할 수 있다.

37.5 각기 다른 호르몬 길항제의 작용 기전을 기술할 수 있다.

37.6 암 치료에서 단클론성항체와 관련 약물의 사용을 설명할 수 있다.

들어가며_Introduction

세포의 재현능력(유사분열)은 생명체의 가장 중요한 특성 중 하나이다. 빈번하게 언급되는 생물학적 원리는 "like produce like(똑같이 생산하는 것을 좋아한다)"는 것이다. 즉, 세포가 재생될 때 세포 자체와 동일한 또 다른 세포를 형성한다는 것을 의미한다. 그러나 불행히도 항상 그런 것은 아니며 비정상 세포가 발생할 가능성은 언제나 있다. 암은 비정상 세포의 발생 및 재현과 연관된 질병 과정이다.

암 세포에는 2가지 일관된 결과가 있다. 첫째, 세포의 유형(예: 상피, 근육)에 관계 없는 기능 상실이 동반된 구조적 변화가 있다. 둘째, 정상적인 세포 재생이 통제되는 반면, 암세포의 재생은 통제가 불가하다. 결과적으로 유용한 기능이 없는 세포군(**종양** 또는 신생물)은 통제되지 않은 속도로 증식하고 성장한다. 또한, 이러한 세포는 많은 정상 체세포보다 빠른 속도로 증식한다. **악성**(생명을 위협하는) 종양 또는 암이라는 용어는 비정상 세포의 이러한 성장을 설명하는 데 사용된다. 악성 종양은 크기가 커짐에 따라 정상 세포의 필수 영양소를 빼앗아감으로써 종양이 증가함에 따라 정상 세포 수가 감소한다. 암 말기에는 체중과 신체 활력이 현저히 감소한다. 수술, 방사선 및 화학요법은 암 치료의 3가지 주요 접근법이다. 치료 목표는 모든 암세포의 제거이다. 수술 및 방사선은 암세포를 제거하거나 파괴하는 국소 효과를 발휘한다. 화학요법은 전신 효과를 발휘하고 전이된 암세포에 영향을 줄 수 있는 유일한 치료법이다.

LO 37.1

암의 유형

TYPES OF CANCER

종양의 시작 지점을 원발 부위(primary site)라 한다. 종양이 커짐에 따라 종양 세포 중 일부가 떨어져 나와서 다른 신체 부위에 정착될 가능성이 높아진다. 이러한 새로운 종양 증식 부위를 이차 부위(secondary site)라 하고, 암의 확산을 전이(metastasis)라고 한다. 전이 경로는 대개 림프계 또는 순환계를 통해 이루어진다.

다양한 종류의 암이 있다. 암은 크게 고형 종양과 확산 종양으로 분류될 수 있다. 고형 종양(유방, 전립선 및 폐)은 고정되어 있으며 커지고 접근하기 쉬운 경우 촉진될 수 있다. 확산 종양(백혈병과 호지킨병)—특히 백혈구의 암과 관련된 백혈병—은 어느 한 위치에 국한되지 않는다. 모든 암의 성공적 치료는 암 유형과 그 위치에 달려 있다.

암 치료는 수술, 방사선 및 화학요법의 3가지 주요 접근법이 있다. 수술은 외과적으로 접근 가능한 고형 종양에 대한 가장 좋은 치료법이다. 방사선(X-ray treatment)은 수술 후 종양 주위의 암세포를 죽이기 위해 사용된다. 그러나 수술과 방사선 치료 후에도 모든 암세포가 제거된다는 보장은 없다.

화학요법

Chemotherapy

화학요법은 약물을 사용하여 암세포를 죽이는 것이다. 이

그림 37.1 진단 시간, 증상, 치료 및 생존 기간에 대한 종양 세포 수의 관계

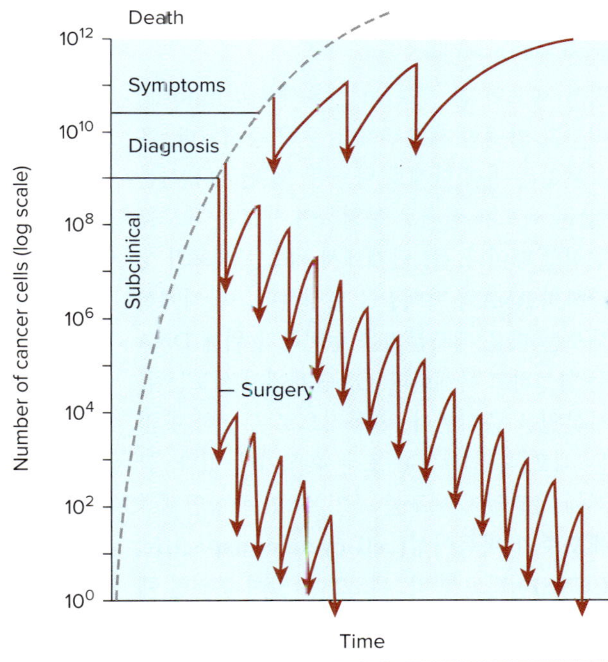

치료를 받지 않은 경우(점선)의 종양 성장 과정과 비교하기 위해 약물 치료에 대한 3가지 접근법이 나와 있다. 상단에 표시된 프로토콜에서 치료(화살표로 표시)는 드물게 발생하며 결과는 치료와 사망 사이에서 증상이 재발하는 생명의 연장이다. 화학요법을 결합한 중간 그래프는 치료는 더 일찍 시작되고 집중적인 반응을 보인다. 종양 세포의 사멸은 재성장을 초과하고 약물 내성은 나타나지 않으며 "치료" 결과가 나타난다. 이 예시에서 암 치료에 대한 모든 임상 증거가 사라진 후에도 오랫동안 치료가 계속 되었다. 하단의 그래프는 원발 종양을 제거하기 위해 조기 수술이 시행되었으며 집중적 화학요법은 전이된 종양 세포를 박멸하기에 충분히 장기간 투여되었다.

치료법은 확산 종양에 대한 일차적 치료법이다. 또한 화학요법은 수술 및 방사선 조사 후에 잔류하는 전이된 암세포를 제거하기 위해 사용되기도 한다. 화학요법은 일반적으로 1~6주 주기로 시행된다. 치료와 치료 사이의 시간 동안 정상 세포가 회복되게 된다. 희망적인 것은 정상 세포가 암세포보다 빨리 회복된다는 점이다. 암세포의 성장은 대수적이며 암세포의 파괴는 1차 역학을 따른다.

이것은 세포의 수가 아니라 일정한 비율이 각 치료에 의해 제거됨을 의미한다. 이를 로그-킬 가설(log-kill hypothesis)이라 한다[그림 37.1].

많은 약물이 암 치료에 사용된다. **항암제(antineoplastic drugs)**란 용어는 종양 성장 또는 세포 증식을 억제하는 약물을 의미한다. 불행히도 대부분의 항암제는 정상 세포와 암 세포를 구별하지 않는다. 따라서 항암제는 일반적으로 일부 정상 세포를 죽이는 독성이 매우 강한 약물이다. 이것은 항암 화학 요법의 주된 문제점이나 선택의 여지는 거의 없다. 화학 요법의 목적은 정상 세포보다 많은 암세포를 죽이고 궁극적으로 모든 암세포를 제거하는 것이다.

유사분열과 세포주기

Mitosis and the Cell Cycle

정상 세포와 암 세포 모두 유사분열(mitosis)이라고 알려진 세포주기를 통해 증식된다. 유사분열은 여러 단계로 나뉜다. M 단계(유사분열)는 세포가 실제로 분열하여 새로운 세포를 형성할 때이다. G1 단계에서 새로운 세포가 성장하며 RNA와 단백질을 합성한다. S단계에서 세포는 다음 세포분열을 준비하기 위해 DNA를 합성하고 복제한다. G2 단계에서 세포는 유사분열을 준비한다. 활동적으로 분열하지 않는 세포(휴면)는 G0 또는 휴식기에 있다. 단계에 상관없이 세포를 죽일 수 있는 항암제를 **세포주기 비특이성(cell-cycle nonspecific, CCNS)**이라고 한다. 세포가 활발히 분열할 때 효과가 있는 약물(G0에 포함되지 않음)을 세포주기 특이성(cell-cycle specific, CCS)이라고 한다. [그림 37.2]는 일부 암 약물이 화학요법 작용을 하는 세포주기의 단계를 보여준다.

화학요법의 주요 독성

Major Toxicities of Chemotherapy

신진대사와 증식 속도가 가장 빠른 세포는 항암제에 의해 가장 많이 영향을 받는다. 결과적으로 암세포는 항암 화학요법에 의해 쉽게 영향을 받는다. 그러나 골수, 위장관 및 피부의 정상 세포의 성장률은 대부분의 암세포와 같거나 그보다 빠르다. 항암 화학요법은 항상 이 조직들에 어느 정도의 약물 독성을 발생시킨다. 주요 독성 중 하나는 **골수억제(myelosuppression** or bone marrow suppression)이다. 이것은 적혈구 감소(빈혈), 백혈구 감소(백혈병, 감염 증가) 및 혈소판 감소(혈소판 감소증, 출혈 문제)를 유발할 수 있다. 골수 억제는 발생하기까지 대개 1~2주 정도 소요된다. 또한, 피부와 위장관 장애 및 궤양이 발생할 수 있고, 일시적인 탈모가 여러 항암제에 의해서 유발되기도 한다. 독성을 최소화하기 위해 대개 각 치료 사이 휴지기(1~6주)를 두면서 항암 화학요법 치료가 진행된다.

그림 37.2 세포주기

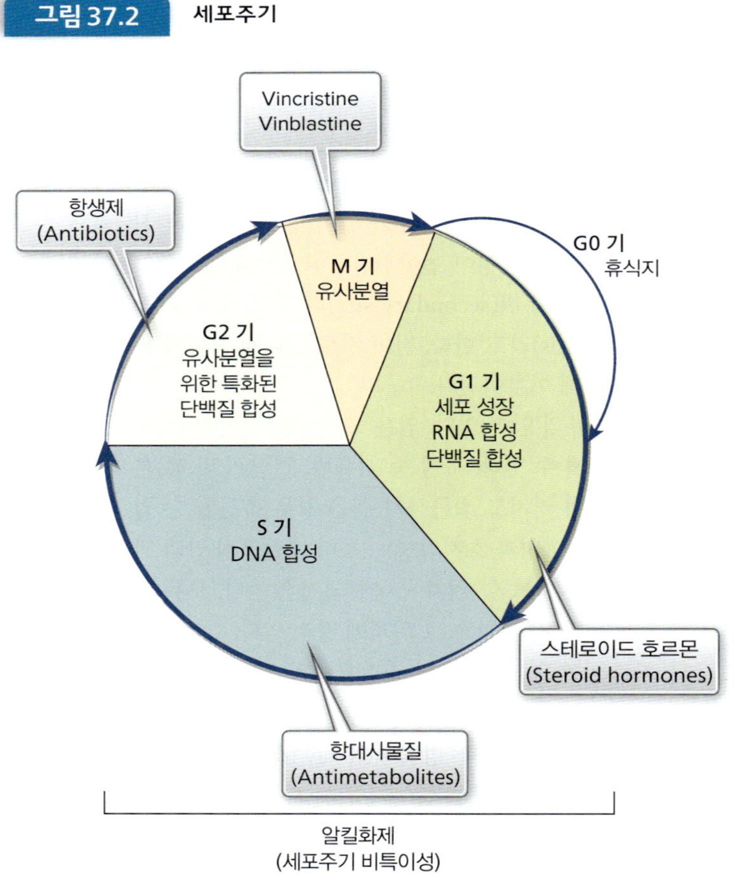

이 도표는 세포주기 동안 일부 항암제가 작용하는 곳을 나타낸다. 항생제 는 G2기에서 세포주기 특이적이다. vincristine과 vinblastine과 같은 유사분열 억제제는 M기의 세포주기 특이적이다. 항대사제는 S기에 대해 세포주기 특이적이다. 알킬화제(alkylating drugs)는 세포주기 비특이적이며 세포가 활발히 분열하거나 휴식기에 있는 모든 단계에서 세 포 성장을 방해한다.

관해
Remissionss

화학요법의 초기 목표 중 하나는 암세포가 활발하게 복제되거나 증식하지 않는 비활성 기간을 나타내는 **관해작용(remission)**이다. 관해는 약물 치료가 활발하게 분열하는 모든 암세포를 죽일 때 발생한다. 휴식기인 다른 암세포는 보통 시간이 지남에 따라 활성화되지만 관해 기간 동안 암은 자라지 않는다. 비록 관해가 완치는 아니지만, 환자에게 더 많은 시간과 질병에서 벗어나 쉴 수 있는 여유를 제공한다.

약물 내성
Drug Resistance

약물 내성은 화학요법에 대한 암세포의 감수성이 감소되는 것을 뜻한다. 내성이 발생하면 암세포는 약물의 존재하에서도 계속해서 증식한다. 일단 발생하면 다른 약물로 교체해야 한다.

약물 내성의 발생을 예방하는 데 사용되는 방법 중 하나는 병용 요법이다. 2개 또는 3개의 다른 항암제가 병용되는 경우 대개 약물 내성 발생률이 크게 감소한다. 다른 작용 기전을 가진 약물은 암세포의 다른 영역을 공격할 수 있으므로 세포를 파괴하는 데 보다 효율적이다. 항암제의 분류는 주로 약물의 작용 기전에 기인한다. 주요 약물 부류로는 알킬화제(alkylators), 대사길항제(antimetabolites), 천연물 유래 항암제, 호르몬 길항제, 그리고 단클론성 항체(monoclonal antibodies)가 있다. 암 치료는 종양 전문의에 의해 전문적으로 관리된다. 일부 항암제는 다양한 종류의 암과 다양한 약물 조합에서 사용된다. 이 장에서는 항암제의 주요 종류를 정리하고 일반 작용 기전, 주요 임상용법, 가장 특징적인 부작용 또는 용량 제한 독성을 설명하는 것에 초점을 맞추었다.

LO 37.2

알킬화제
ALKYLATING DRUGS

1차 세계 대전의 무서운 발전 중 하나는 화학전의 도입이었다. 이 화합물은 나이트로젠 머스타드 가스로 알려졌다. 이 가스에 노출되었던 생존자들에게 림프절 수축과 혈구 수의 감소가 발견되었다. 전쟁 후 이 화합물들이 암세포를 포함한 세포 성장을 억제하는 것으로 밝혀졌다. 나이트로젠 머스타드는 최초로 개발된 암 치료제였으며 추가 약물에 대한 관심을 불러일으켰다. 치료의 목표는 항상 정상 세포에 해를 끼치지 않거나 영향을 미치지 않고 암세포를 제거하는 약물을 발견하는 것이었다.

작용 기전
Mechanism of Action

나이트로젠 머스타드
Nitrogen Mustards

나이트로젠 머스타드(nitrogen mustards)는 핵산(DNA, RNA)과 단백질이 비가역적으로 결합하여 세포 증식을 억제한다. 화학 결합의 구체적인 유형은 **알킬화(alkylation)**이다. 따라서 나이트로젠 머스타드는 알킬화제(alkylating drug)라고도 불린다. 대부분의 알킬화제는 두 개의 클로로에틸 측쇄를 포함한다[그림 37.3]. 투여 후 클로라이드는 약물에서 분리되고, 약물은 전하를 띤 화합물을 형성하여 DNA와 공유결합(알킬화)한다. 알킬화 후 DNA는 자기 복제를 할 수 없으며, 더 이상 단백질 및 기타 필수 세포 대사산물 합성에 관여할 수 없다. 결과적으로 세포 증식이 억제되고 세포는 결국 대사 기능과 생식 기능을 유지할 수 없기 때문에 죽게 된다. 나이트로젠 머스타드 및 기타 알킬화 약물은 세포주기 비특이적(CCNS)으로 간주되며 세포주기에 관계없이 세포 사멸을 일으킬 수 있다. 그러나 세포가 활발히 분열할 때 더욱 효과적이다.

시클로포스파미드(cyclophosphamide)는 가장 중요하고 자주 사용되는 알킬화 약물 중 하나이다. 그것은 경구 또는 정맥 투여가 가능하다. 약물은 간에서 알킬화를 일으키는 활성 대사물질인 포스파미드 머스타드(phosphamide mustard)로 대사된다. 시클로포스파미드는 백혈병, 림프종 및 유방암, 난소암 및 폐암의 치료에 사용된다. 시클로포스파미드와 다른 나이트로젠 머스타드의 용량 제한 독성은 골수억제이다.

니트로소우레아
Nitrosoureas

니트로소우레아(nitrosoureas) 또한 알킬화 약물이다. 니트로소우레아의 장점은 지질 용해성이라 뇌로 들어가서 뇌종양 치료에 특히 유용하다는 것이다. 로무스틴(CCNU)은 경구 투여하는 반면 카르무스틴(BCNU)은 정맥 투여한다. 니트로소우레아로 인한 골수 억제는 치료 후 4~6주 지연되어 나타난다. 스트렙토조신(streptozocin)은 췌장의 베타세포에 특이적으로 작용하며 췌장섬 세포 종양에 사용되는 니트로소우레아이다.

그림 37.3 알킬화제의 화학구조

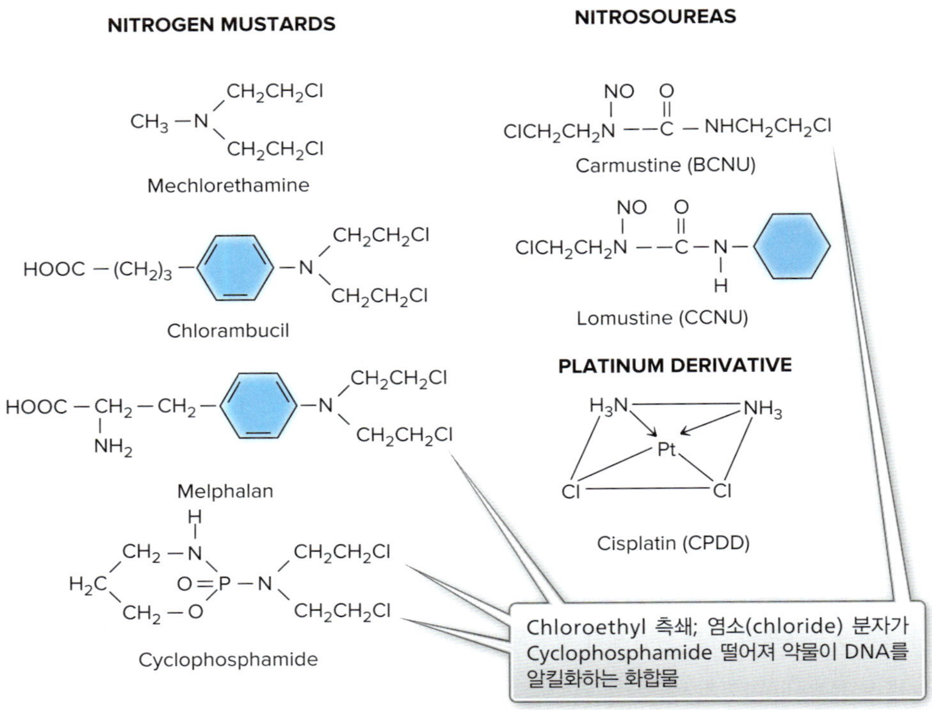

대부분 약물의 공통된 특징은 DNA와의 알킬화에 관여하는 chloroethyl 측쇄이다.

백금 유도체
Platinum Derivatives

중금속 백금의 몇몇 약물 유도체가 있다. 이러한 약물은 알킬화와 유사한 DNA 사슬 간 교차 결합을 생성한다. 시스플라틴(cisplatin), 카보플라틴(carboplatin) 및 옥살리플라틴(oxaliplatin)은 주로 고형 종양, 특히 난소, 고환, 방광 및 폐와 연관된 치료에 사용된다.

약물 투여
Administration

알킬화 약물의 투여 경로 및 주요 약리학적 특징은 [표 37.1]에 요약되어 있다. 일부 알킬화제는 경구 투여가 가능한 반면 일부는 정맥 투여를 필요로 한다. 메클로레타민(mechlorethamine), 카무스틴(carmustine) 및 기타 약물은 투약 준비와 정맥 투여 시 특별한 예방 조치가 필요하다. 이러한 약물은 발포제로 우연히 피부에 노출되면 물집이 생기고 괴사가 유발된다.

유해작용
Adverse Effects

오심 및 구토는 알킬화 약물과 대부분의 항암제에 의해 생성되는 특징적인 부작용이다. 이러한 효과는 약물 투여 직후에 발생하며 대개 1~2일간 지속된다. 모든 환자에서 다양한 정도의 골수억제(빈혈, 백혈구 감소증 및 혈소판 감소증)가 발생한다. 재생 불량성 빈혈이 발생하지 않도록 혈액검사(적혈구, 백혈구, 혈소판)를 주기적으로 한다. 또한, 피부와 위장관 궤양 및 탈모가 일반적이다. 성장 억제 특성 때문에 대부분의 항암제는 기형 유발 가능성이 있다. 이러한

보건의료인을 위한 참고사항

의료진은 세포독성 항암제 취급 지침을 반드시 준수해야 한다. 피부와 눈에 닿지 않도록 보호 장갑과 안경을 착용해야 한다. 이러한 약물들은 발포제이므로 심한 물집을 유발할 수 있다.

정맥 주사 중에는 주사 부위의 혈관 외 유출의 징후 여부를 자주 확인해야 한다. 항암제는 종종 심각한 조직 괴사를 유발하는 혈전 정맥염 및 혈관 외 유출을 일으킬 수 있다. 만약 이런 상황이 발생할 경우 즉시 주입을 멈추고 최대한 많은 약물을 흡입하며, 아이스백을 적용한 후 의사에게 연락해야 한다.

표 37.1

알킬화 약물

약물(상품명)	경로	주요 용도	용량 제한 독성
나이트로젠 머스타드/관련 약물			
Bendamustine (*Treanda*)	정맥	만성 림프성 백혈병, 비호지킨 림프종	골수 억제, 주입물 반응
Busulfan (*Myleran*)	경구	만성 골수성 백혈병(CML)	골수 억제, 폐섬유증
Chlorambucil (*Leukeran*)	경구	백혈병, 비호지킨 림프종	골수 억제
Cyclophosphamide (*Cytoxan*)	경구, 정맥	유방암, 난소암, 백혈병, 다수의 암	골수 억제, 방광염
Ifosfamide (*Ifex*)	정맥	고환암, 폐암, 유방암	골수 억제, 방광염
Mechlorethamine (*Mustargen*)	정맥	호지킨병, 백혈병	골수 억제
Melphalan (*Alkeran*)	경구	다발성 골수종, 유방암, 난소암	골수 억제
Procarbazine (*Matulane*)	경구	호지킨/비호지킨 림프종	골수 억제
Temozolomide (*Temodar*)	경구	뇌종양, 흑색종	골수 억제
니트로소우레아(Nitrosoureas)			
Carmustine (*BiCNU*)	정맥	뇌종양, 림프종, 호지킨병	골수 억제, 신독성
Lomustine (*CeeNU*)	경구	뇌종양	골수 억제, 신독성
Streptozocin (*Zanosar*)	정맥	췌장암	신장 독성, 당뇨
백금 유도체(Platinum Derivatives)			
Carboplatin (*Paraplatin*)	정맥	난소암, 폐암, 방광암, 유방암	골수 억제
Cisplatin (*Platinol*)	정맥	고환암, 난소암, 폐암, 유방암	신독성, 이독성
Oxaliplatin (*Eloxatin*)	정맥	대장 및 췌장암	골수 억제, 감각 신경병증

약물들은 가능한 한 임신 중에는 사용하지 말아야 하며 특히 임신 초기에는 사용하지 말아야 한다. 알킬화 약물은 또한 발암성이며 2차 악성 종양, 가장 흔히 급성 백혈병을 일으킬 수 있다.

시클로포스파미드와 이소스파미드(ifosfamide)는 간에서 독성 대사물질인 아크롤레인(acrolein)으로 대사되어 방광의 출혈성 방광염을 일으킬 수 있다. 아크롤레인을 불활성화시키는 화학물질 메스나(mesna) 디술피드(disulfide)의 투여 및 약물 투여 전 적절한 수화는 방광염의 발병 위험을 감소시킬 수 있다.

LO 37.3

대사길항제

ANTIMETABOLITES

정상 세포나 암세포 모두 재생산을 하기 위해 DNA를 합성하고 복제할 수 있어야 한다. **대사길항제(antimetabolite)**는 화학 구조가 퓨린, 피리미딘 및 엽산의 DNA 구조와 유사하다. 대사길항제는 정상 세포와 암 세포 모두에 흡수되어 마치 정상 대사산물인 것처럼 DNA 합성을 위한 대사과정에 사용된다. 그러나 이것은 가짜이고 세포에 의해 활성화될 때 대사길항제가 DNA와 RNA 합성에 필수 효소를 억제한다. 대사길항제는 세포주기 특이적(CCS)으로 간주되며 세포가 S단계에서 DNA를 합성할 때 가장 효과적이

표 37.2

대사길항제			
약물(상품명)	**경로**	**주요 용도**	**용량 제한 독성**
엽산 길항제(Folic acid antagonists)			
Methotrexate	경구, 정맥	급성림프성 백혈병*, 융모암종	골수 억제, 오심, 구토, 설사, 구내염, 점막염, 탈모, 발진
Pemetrexed (*Alimta*)	정맥	비편평, 비소세포성 폐암, 중피종	
퓨린 길항제(Purine antagonists)			
Cladribine (*Leustatin*)	정맥	모양 세포성 백혈병	골수 억제, 오심, 구토, 구내염, 고요산혈증
Fludarabine (*Fludara*)	정맥	만성림프성 백혈병	
Mercaptopurine (*Purinethol*)	경구	급성림프성 백혈병, 만성골수성 백혈병*	
Pentostatin (*Nipent*)	정맥	모양 세포성 백혈병	
Thioguanine	경구	급성비림프성 백혈병*, 급성림프성 백혈병, 급성골수성 백혈병*	
피리미딘 길항제(Pyrimidine antagonists)			
Capecitabine (*Xeloda*)	경구	유방암, 위암, 간암, 췌장암	골수 억제, 오심, 구토, 점막염, 설사, 관절염
Cytarabine (*Cytosar*)	정맥	급성림프성 백혈병, 급성골수성 백혈병, 만성골수성 백혈병	
Fluorouracil (*5-FU*)	정맥	두경부암, 결장직장암, 유방암	
Gemcitabine (*Gemzar*)	정맥	방광암, 췌장암, 유방암, 난소암, 비소세포성 폐암	

** All-acute lymphocytic leukemia; CML-chronic myelogenous leukemia; ANLL-acute nonlymphocyitic leukemia; AML-acute myelogenous leukemia.*

다. 대사길항제는 엽산, 퓨린 및 피리미딘 길항제로 분류된다[표 37.2].

엽산 길항제

Folic Acid Antagonists

엽산은 핵산 합성에 필수적인 비타민이다. 엽산 결핍은 DNA의 생산과 복제를 감소시킨다. 엽산 결핍 증상은 대개 빈혈 및 위장장애의 발병과 관련된다. 효소엽산 환원효소는 엽산을 활성 형태인 테트라하이드로폴레이트(tetrahydrofolate)으로 전환시킨다. 메토트랙세이트(methotrexate)는 엽산과 구조적으로 유사하며[그림 37.4], 세포에 흡수되면 엽산 환원효소가 DNA 합성을 차단한다.

메토트랙세이트는 경구 투여 시 잘 흡수되며 이는 융모막 치료에 적합한 투여 경로이다. 급성림프성 백혈병의 치료에서 메토트랙세이트는 보통 정맥 투여된다.

경막 내 투여는 뇌척수막이 연관되었을 때 사용된다. 경막 내 투여는 두통, 발열 및 뇌척수막성 염증을 포함한 중추신경계(CNS) 장애를 유발할 수 있다. 메토트랙세이트의 주된 용도는 융모막암 및 급성 백혈병의 치료에 있다.

류코보린 구조 요법(leucovorin rescue)이라는 폴린산(folinic acid)의 투여로 메토트랙세이트 치료로 인한 여러 가지 부작용을 예방한다. 메토트랙세이트 투여 후 류코보린(leucovorin)을 투여하면 골수에 활성화된 엽산이 공급되어 혈액 세포 생산을 재개할 수 있다. 메토트랙세이트의 부작용으로는 오심, 구토, 설사, 골수억제, 위장관 궤양 및 점막염이 있다.

페메트레시트(*Alimta*)는 중피종과 비소세포 폐암의 치료를 위해 제시된 또 다른 항엽산 약물이다. 엽산 및 비타민 B12 보충약물은 일반적으로 독성을 제한하기 위해 페메트레시트(pemetrexed)와 함께 투여한다. 용량 제한 독성은 골수억제이다.

그림 37.4 해당 정상 대사산물과 비교한 항대사산물의 예

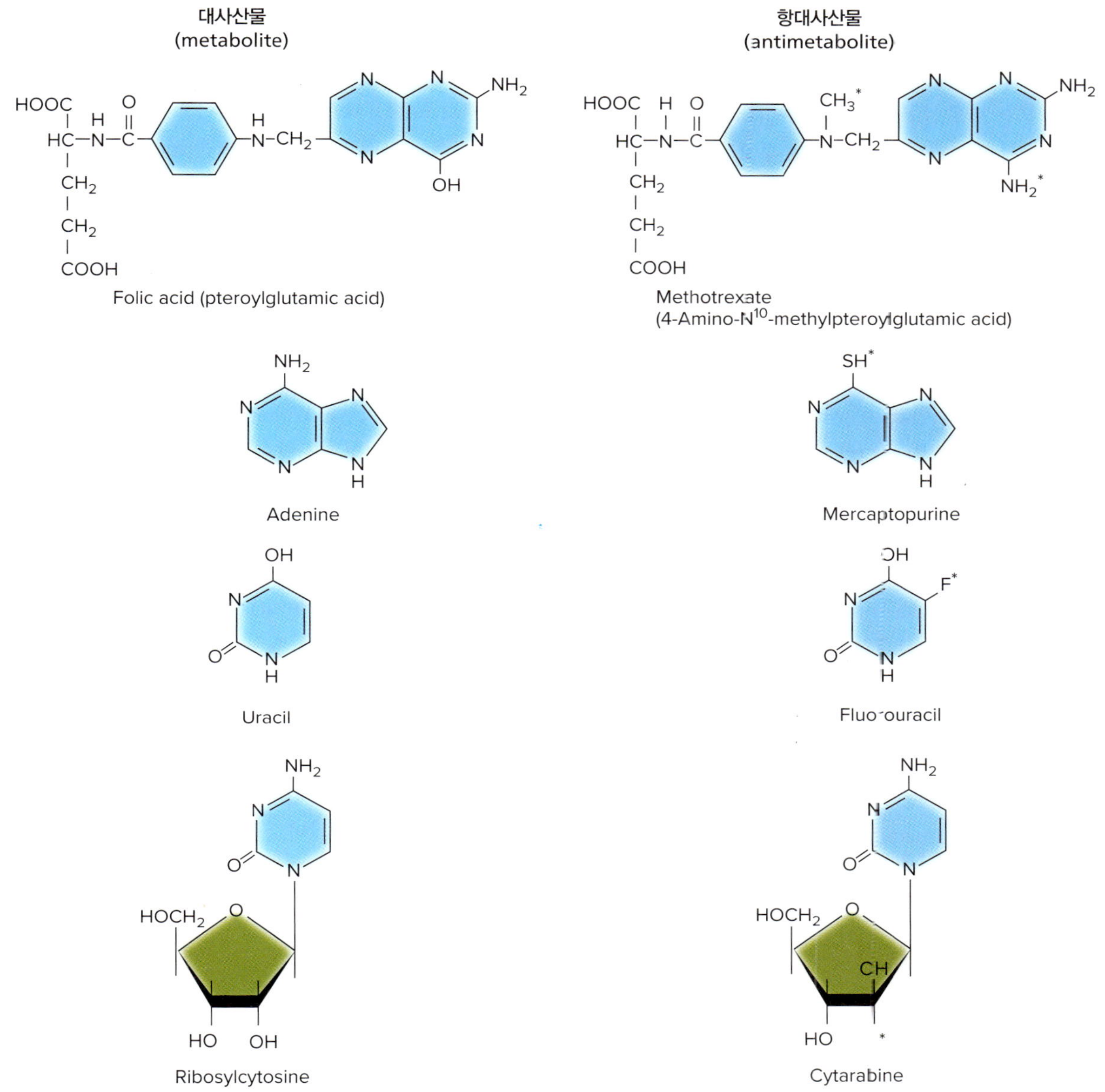

대사산물 (metabolite)	항대사산물 (antimetabolite)
Folic acid (pteroylglutamic acid)	Methotrexate (4-Amino-N[10]-methylpteroylglutamic acid)
Adenine	Mercaptopurine
Uracil	Fluorouracil
Ribosylcytosine	Cytarabine

별표(asterisk)는 구조 변화를 나타낸다.

퓨린 길항제

Purine Antagonists

퓨린염기 아데닌(purine bases adenine)과 구아닌(guanine)은 DNA 합성에 필수적이다. 퓨린 길항제인 메르캅토퓨린(*Purinethol*)은 아데닌과 유사한 화학 구조를 가지고 있다[그림 37.4]. 메르캅토퓨린(mercaptopurine)은 뉴클레오티드 아데닐산(nucleotide adenylic acid)의 형성에서 아데닌(adenine)과 경쟁한다. 메르캅토퓨린이 이용될 때 비정상적인 뉴클레오타이드가 형성되어 DNA의 성공적 복제를 막는다. 결과적으로 정상적인 세포 재생이 일어나지 않는다.

메르캅토퓨린은 급성림프성백혈병(ALL) 및 만성 골수성백혈병(CML) 치료에서 경구 투여된다. 주요 유해 작용은 오심, 구토, 골수억제 및 간독성이 있다.

이외 퓨린 길항제로는 모양 세포성 백혈병(hairy cell leukemia)에 사용되는 클라리딘(*Leustatin*); 만성 림프성 백혈병(CLL)에 사용되는 플루다바린(*Fludara*); 모양 세포성 백혈병에 사용되는 펜토스타틴(*Nipent*) 등이 있다. 이 약물들은 모두 정맥 주사되어 주요 독성으로 골수억제를 유발한다.

피리미딘 길항제

Pyrimidine Antagonists

데옥시리보핵산(deoxyribonucleic acid, DNA)과 리보핵산(ribonucleic acid, RNA)의 합성에는 3개의 피리미딘 염기가 필요하다: 시토신(cytosine), 티민(thymine), 우라실(uracil). 2개의 피리미딘 길항제는 플루오로우라실(*Adrucil*)과 시티라빈(*Cytosar-U*) 이다. 플루오로우라실(fluorouracil)은 우라실과 경쟁하는 반면, 시티라빈(cytarabine)은 시토신과 경쟁한다[그림 37.4]. 피리미딘 길항제는 DNA의 정상적인 합성 및 복제를 방지한다. 경구 또는 정맥 내 투여된 플루오로우라실은 대장, 위, 췌장, 유방 및 난소가 포함된 고형 종양 치료에 사용된다. 주요 부작용은 오심, 구토, 위장관 궤양, 골수억제, 탈모이다. 시티라빈은 여러 중증 백혈병 치료에 정맥 투여된다.

카페시타빈(*Xeloda*)은 종양 효소에 의해 플루오로우라실로 대사되는 불소화된 피리미딘이다. 약물은 전이성 유방암, 결장직장암 및 다른 소화기계암 치료에 경구 섭취된다. 부작용은 플루오로우라실과 비슷하다. 전이성과 진행성 유방암 치료에는 상대적 신약인 익사베필론 (*Ixempra*)이 카페시타빈(capecitabine)과 병용 사용된다. 익사베필론(ixabepilone)은 정맥 투여되는 유사 분열 억제제(M phase)이다.

젬시타빈(*Gemzar*)은 DNA 합성을 억제하는 시 토신의 대사길항물질(antimetabolite)이다. 췌장암, 방광암, 유방암, 비소세포 폐암 치료제로 정맥 투여한다. 부작용으로는 골수억제, 오심, 구토 및 독감 유사 증후군이 있다.

LO 37.4

천연 유래 약물

DRUGS DERIVED FROM NATURAL PRODUCTS

많은 종류의 항암제가 식물, 나무 및 박테리아 유기체 등의 천연 산물로부터 얻어진다.

초목 유래 약물

Drugs Derived from Plants and Trees

대과 식물(*Vinca rosea*)에는 종양 성장을 억제하는 여러 알칼로이드가 포함되어 있다. 빈카 알칼로이드(Vinca alkaloids)에는 빈크리스틴(*Oncovin*), 빈블라스틴(*Velban*), 비노렐빈(*Navelbine*)이 포함된다. 이 약물은 중기 정지를 일으키는 미세소관에 결합하여 유사분열의 과정을 억제한다. 이 약물들은 CCS로 간주되며 세포가 M기로 분열될 때 가장 효과적이다. 빈크리스틴(vincristine)의 주요 독성은 신경독성(마비 및 반사 신경 상실)이다. 빈블라스틴(vinblastine)과 비노렐빈(vinorelbine)의 주요 독성은 골수억제이다. 이 약물들은 혈관 밖이나 조직으로 약물이 누출(분출)되면 심한 통증과 국소 독성을 일으킨다.

에토포시드(*VePesid*) 및 테니포시드(*Vumon*)는 맨드레이크(mandrake) 또는 메이애플(mayapple) 식물의 2가지 유도체이다. 이 약물은 DNA 가닥의 정상 기능과 재조합의 필수 효소인 토포이소머라아제(topoisomerase) II를 억제한다. 그 결과 DNA 가닥이 끊어지고 결국 세포가 죽게 된다. 두 약은 모두 정맥 투여되며 용량 제한 독성은 골수억제이다.

파클리탁셀(*Taxol*)은 원래 주목 나무 껍질에서 분리된 약물이다. 도세탁셀(*Taxotere*)은 파클리탁셀(paclitaxel)의 반합성 유사체이다. 이 약물들은 유사분열 미세소관에 결합하여 유사분열(M단계)을 억제한다. 두 약물 모두 정맥 주입으로 투여하며, 골수억제 및 말초 신경병증이 주된 부작용이다.

이리노테칸(*Camptosar*)과 토포테칸(*Hycamtin*)은 원래 중국에서 재배된 나무에서 추출한 알칼로이드인 캠토테신(camptothecin)의 합성 유사체이다. 이러한 약물의 작용 기전은 DNA의 정상 가닥 파손 및 재조합의 필수 효소인 토포이소머라아제(topoisomerase) I를 억제하는 것이다. 효소 저해는 DNA 가닥 파손과 세포 사멸을 일으킨다. 두 약물은 정맥 투여되며, 골수억제 및 설사는 일반적인 용량 제한 독성이다. 초목 유래 약물 및 주요 용도는 [표 37.3]에 요약되어 있다.

박테리아 유래 약물

Drugs Derived from Bacteria

닥티노마이신(dactinomycin), 독소루비신(doxorubicin) 및 이다루비신(idarubicin)과 같은 박테리아에서 유래한 특정 항생제는 DNA 합성을 방해한다. 이 약물들은 효소 저해, 자유기(free radical) 형성 및 DNA 가닥 파손을 포함하는 여러 작용을 한다. 이들 약물은 항생제로 분류된다. 이 약물들은 정맥 주입되며 혈관 외 유출은 심한 조직 손상을 유발할 수 있다. 독소루비신은 특히 혈액 및 고형암 종양과 관련된 다양한 유형의 암에 효과적이다. 골수억제 및 심장 문제는 일반적인 용량 제한 독성이다. 급성 심장 장애에는 빈맥과 부정맥을 포함한다. 울혈성 심부전으로 진행될 수 있는 만성 용량 의존 독성도 있다.

아스파라기나아제(*Elspar*)는 세균대장균(bacterium *Escherichia coli*)에서 유래된 효소이다. 아스파라기나아제(asparaginase)의 기능은 아미노산 L-아스파라진을 비활성

아미노산으로 대사시키는 것이다. 급성림프성 백혈병 치료에서 아스파라기나아제는 단백질과 핵산을 합성하는 암세포의 능력을 억제하여 아스파라진(asparagine)의 암세포를 고갈시킨다. 정맥 투여하는 아스파라기나아제는 골수억제가 발생하지 않는다. 박테리아 효소 및 간 장애에 대한 알레르기 발병이 가장 빈번한 부작용이다. 박테리아 유래 약물 및 주요 용도는 [표 37.3]에 제시되어 있다.

LO 37.5

호르몬 길항제

HORMONE ANTAGONISTS

생식기관(전립선, 고환, 유방, 자궁, 난소) 종양은 종종 호르몬에 의존한다. 암세포는 일반적으로 이들 기관에서 발견되는 것과 동일한 성호르몬 수용체를 가지고 있다. 이러한 기관을 유지하는 호르몬이 성장 요소로 작용해 암세포의

표 37.3

자연 유래 약물

약물(상품명)	주요 기전	주요 용도
초목 유래 약물(Plant/tree extracts)		
Vinblastine (*Velban*)	유사분열 억제/중기 중지	호지킨성, 비호지킨성 림프종
Vincristine (*Oncovin*)	유사분열 억제/중기 중지	호지킨성, 비호지킨성 림프종, 급성 림프성 백혈병
Vinorelbine (*Navelbine*)	유사분열 억제/중기 중지	비소세포성 폐암
Paclitaxel (*Taxol*)	유사분열 미세소관 결합/비활성화	난소암, 유방암, 폐암
Docetaxel (*Taxotere*)	유사분열 미세소관 결합/비활성화	유방암, 폐암, 전립선암
Etoposide (*VePesid*)	topoisomerase II 억제/세포 사멸	고환 종양, 폐암
Teniposide (*Vumon*)	topoisomerase II 억제/세포 사멸	급성 소아백혈병
Irinotecan (*Camptosar*)	topoisomerase I 억제/세포 사멸	직장결장암, 소세포성/비소세포성 폐암
Topotecan (Hycamtin)	topoisomerase I 억제/세포 사멸	난소암, 비소세포성 폐암
박테리아 유래 약물(Drugs derived from bacteria)		
Bleomycin (*Blenoxane*)	DNA 손상/DNA strand 파괴	두경부암, 고환암. 난소암
Dactinomycin (*Cosmegen*)	DNA 손상/유리기 형성	Wilm 종양, 융모막종
Doxorubicin (*Adriamycin*)	DNA 손상/유리기 형성	유방암, 림프종, 고형 종양
Daunorubicin (*Cerubidine*)	DNA 손상/유리기 형성	급성 골수성 백혈병*, 급성림프성 백혈병
Idarubicin (*Idamycin*)	DNA 손상/유리기 형성	급성 골수성 백혈병
Asparaginase (*Elspar*)	필수 아미노산 asparagine의 암세포 고갈	급성 림프성 백혈병
Pegaspargase (*Oncaspar*)	Asparaginase와 동일	asparaginase에 알레르기가 있는 환자에서 급성 림프성 백혈병

* *ALL-acute lymphocytic: AML-acute myelogenous leukemia.*

성장을 자극한다. 이러한 호르몬의 작용을 차단하거나 방해하는 약물은 호르몬 길항제로 분류된다. 이들은 수술과 방사선 요법 후에 주로 적용된다. 호르몬 길항제는 세포독성이 없다; 호르몬 길항제는 세포 사멸을 일으키지 않는다. 호르몬 길항제의 기능은 암세포 성장을 억제하는 것이다. 호르몬 길항제는 [표 37.4]에 요약되어 있다.

타목시펜

Tamoxifen (*Nolvadex*)

타목시펜(tamoxifen)은 유방암 치료에 사용되는 에스트로겐 수용체 차단제이다. 타목시펜은 일반적으로 원발 종양의 외과적 제거 후 5년간 투여된다. 연구에서 종양 재발의 빈도 감소 효과가 나타났다. 타목시펜은 매일 경구 섭취한다. 타목시펜은 가족력이 있거나 유방암을 일으킬 소질이 있는 여성이 예방적으로 복용할 수도 있다. 타목시펜의 일반적인 부작용은 폐경 후 증후군(postmenopausal syndrome, PMS)과 유사하며 오심, 안면홍조, 발진 및 질 출혈이 있다. 타목시펜은 혈액 응고 인자의 증가와 자궁 내막의 증식을 자극할 수 있다. 이로 인해 혈전 색전증과 자궁내막암의 위험이 증가된다. 동물 연구의 결과에 따르면 타목시펜은 간독성이 있어 간 종양을 유발할 수 있다고 했으나 약물 복용 여성에서는 보고된 바 없다. 토레미펜(*Fareston*)과 라록시펜(*Evista*)은 타목시펜과 유사한 에스트로겐 길항제이다. 라록시펜(raloxifene)은 위험 요인이 증가한 여성의 폐경기 골다공증과 유방암을 예방하는 데 사용된다. 라록시펜의 장점은 자궁 내막 증식 자극이 없다는 것이다.

표 37.4

호르몬 길항제

약물(상품명)	경로	주요 용도
에스트로겐 길항제(Estrogen antagonists)		
Raloxifene (*Evista*)	경구	골다공증 예방, 유방암 예방
Tamoxifen (*Nolvadex*)	경구	유방암 치료, 유방암 예방
Toremifene (*Fareston*)	경구	유방암 치료, 유방암 예방
에스트로겐 길항제(Estrogen antagonists)		
Anastrozole (*Arimidex*)	경구	폐경 후 호르몬 수행체 양성 초기 유방암의 치료(보조적 치료) 진행성 유방암 치료
Letrozole (*Femara*)	경구	
Exemestane (*Aromasin*)	경구	
성선자극호르몬 길항제(Gonadotropin antagonists)		
Degarelix (*Degarelix*)	피하	성선 자극 호르몬(FSH, LH)과 남녀 성호르몬 생산 억제. 유방암, 난소암, 전립선 암, 자궁 내막증과 자궁 근종 치료
Goserelin (*Zoladex*)	피하	
Leuprolide (*Lupron*)	피하, 근육	
Nafarelin (*Synarel*)	코 스프레이	
Triptorelin (*Trelstar*)	근육	
안드로겐 길항제(Androgen antagonists)		
Bicalutamide (*Casodex*)	경구	전립선암
Flutamide (*Eulexin*)	경구	
Nilutamide (*Nilandron*)	경구	

* *Tadalafil(Adcirca)과 sildenafil(Revatio)은 발기부전이 아니라 폐동맥고혈압 치료제로 이용가능하다.*

** *Levitra와 Staxyn은 상호교환이 가능한 제형이 아니다.*

아로마타제 억제제

Aromatase Inhibitors

아로마타제(aromatase)는 에스트로겐의 합성에 관여하는 효소이다. 아나스트로졸(*Arimidex*), 레트로졸(*Femara*) 및 엑스메스탄(*Aromasin*)은 종양의 수술적 제거 후 유방암 치료제로 사용되는 아로마타제 효소 억제제이다. 에스트로겐의 합성을 차단함으로써 암 세포에서 에스트로겐 수용체를 자극하는 에스트로겐의 양을 감소시킨다. 원래 이 약물은 타목시펜에 저항성이 있는 종양을 가진 환자에게 적용되었다. 아로마타제 억제제는 암 세포 성장을 촉진시키는 에스트로겐 작용을 억제하는 데 타목시펜보다 더 효과적이다. 이로 인해, 아로마타제 억제제 투여가 유방암 세포 성장을 억제하는 우선 치료법이 되었다. 약물은 매일 경구 투여되며 일반적인 부작용으로는 오심, 일과성 홍조, 생리 불순 및 질 출혈이 있다.

성선자극호르몬분비호르몬(GnRH)에 영향을 미치는 호르몬

Drugs Affecting Gonadotropin-Releasing Hormone

성선자극호르몬분비호르몬(Gonadotropin-releasing hormone, GnRH)은 시상하부에서 방출되어 난포자극호르몬(folliclestimulating hormone, FSH)과 황체형성호르몬(luteinizing hormone, LH)의 방출을 자극하는 뇌하수체 전엽으로 이동한다. 여성에서 FSH와 LH는 난포의 발달과 에스트로겐과 프로게스테론 분비를 담당한다. 남성에서는 FSH와 LH가 정자 생성과 테스토스테론 분비를 자극한다. 성선자극호르몬은 일반적으로 박동성 방식으로 방출되며, 지속적으로 방출되지 않는다. 류프로라이드(*Lupron*)와 고세렐린(*Zoladex*)은 GnRH 유사체이며, 지속적 방식의 약물로 투여될 때 FSH와 LH의 방출을 억제한다. 그 외 성선자극호르몬 억제제는 코에 스프레이로 투여되는 나파렐린(*Synarel*)과 IM 투여되는 트립토렐린(*Trelstar*)이 있다. 이 약물들의 주요 약리 작용은 에스트로겐, 프로게스테론 및 테스토스테론의 생성을 억제하는 것이다.

남성의 경우, 전립선암 치료에서 테스토스테론 분비를 막는 데 사용되고, 여성에서는 진행성 유방암과 난소암에서 에스트로겐과 프로게스테론의 분비를 차단하는 데 사용될 수 있다. 류프로라이드(leuprolide)는 보통 피하 또는 근육주사로 투여하며, 고세렐린(goserelin)은 피하로 이식한다. 용량에 따라 1개월 또는 3개월 효과가 지속된다. 부작용은 일반적으로 호르몬 결핍의 원인이며 두통, 오심, 일과성 홍조 및 기타 생식샘 기능 저하 증상을 포함한다.

안드로겐 길항제

Androgen Antagonists

안드로겐 수용체를 차단하는 약물은 남성에서 전립선암 치료에 사용된다. 프루타마이드(*Eulexin*)는 경구 투여되어 안드로겐 수용체를 경쟁적으로 차단한다. 부작용으로는 위장 장애, 일과성 홍조, 유방 압통이나 부종(여성형 유방), 발기 불능, 황달, 간 기능 변화 등이 있다. 최신 항안드로젠 제제에는 비칼루타마이드(*Casodex*)와 닐루타마이드(*Nilandamide*)가 포함된다.

이 약물들은 매일 1회 경구 섭취되며 일반적으로 내약성이 좋다. 안면홍조, 위장 장애, 유방 압통과 부종이 가장 흔한 부작용이다. 닐루타마이드(nilutamide)는 드물게 호흡곤란 및 폐렴을 일으킬 수 있다.

LO 37.6

암 화학요법에 대한 새로운 접근법

NEW APPROACHES TO CANCER CHEMOTHERAPY

암 화학요법의 목표 중 하나는 항시 암세포만을 선택적으로 표적으로 삼고 정상 세포에는 영향을 주지 않는 약물을 개발하는 것이다. 분자 생물학의 진보는 특정한 암세포의 세포 증식 및 성장과 관련된 특정 세포 항원 및 막 수용체를 확인했다. 생물학적 제제는 이제 이들 항원과 수용체에 선택적으로 결합하여 작용을 억지할 수 있게 되었다. 다수의 단일 클론 항체 및 다른 약물 분자가 다양한 암 치료에 승인되었다. 이러한 약물은 다른 화학요법 약물과 함께 투여되며 암세포 증식을 억제하는 데 효과적임이 입증되었다. 약물은 대개 내약성이 좋고 골수억제를 일으키지 않는다. 오심, 구토, 발진은 대부분의 약물에 공통적 부작용이다. 특히 항체가 인간 이외 자원에서 유래된 경우는 특히 단클론 항체가 알레르기 및 주입 반응을 일으킬 수 있다. [표 37.5]는 이러한 약물 중 일부의 작용 및 용도를 설명한다.

주의 및 금기사항

Cautions and Contraindications

항암제는 태아 발달을 방해할 수 있다. 이러한 약들은 임신 기간 중 사용에 극도의 주의가 요구되며, 가임기 여성은 약물 복용 기간 중 피임을 해야 한다. 치료의 이점이 태아에 해를 끼칠 위험보다 훨씬 중요한 상황에서만 약물 투여를 고려해야 한다.

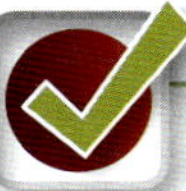

환자 안전과 교육

약물 투여 중 및 투여 후에 활력 징후를 모니터해야 한다. 비경구 약물 투여, 특히 장기간의 주입 중 정맥주사 부위를 자주 체크하고 약물의 유출을 확인해야 한다. 만약 유출이 발생할 경우 즉시 주입을 중단하고 의사에게 알려야 한다. 대부분의 암 화학요법은 오심과 구토를 유발하므로 환자 간호를 준비해야 한다. 환자에게 발열, 오한, 인후통, 분비선 부종 및 기타 감염 징후를 관찰하고 발생할 경우 즉시 보고하도록 하고, 투여된 약물의 일반적인 부작용을 설명해야 한다. 호흡곤란, 중추신경계(CNS) 증상, 피부 또는 구강 염증 또는 약물 독성을 나타내는 기타 증상 등을 즉시 보고하도록 환자에게 교육해야 한다.

표 37.5

특정 분자 표적을 가진 항암제

약물(상품명)	설명/주요 용도
단클론 항체(Monoclonal antibodies)	
Alemtuzumab (*Campath*)	알킬화제 또는 fludarabine에 반응하지 않는 환자의 B 세포 만성 림프성 백혈병 치료에 사용되는 단클론 항체; 정맥 주입
Bevacizumab (*Avastin*)	결합되어 혈관내피 성장인자(VEGF)를 억제해 종양에서 새로운 혈관 형성을 억제; 전이성 대장암에 정맥 주입
Cetuximab (*Erbitux*)	종양 성장을 억제하기 위해 상피세포 성장인자 수용체(EGFR)에 결합; 전이성 대장암에 정맥 주입
Gemtuzumab (*Mylotarg*)	백혈병 미분화 세포에 특정 단백질을 결합. cytotoxic drug, ozogamicin 제제; DNA 손상과 세포 사멸 유발; 급성 골수성 백혈병에 정맥 주입
Ofatumumab (*Arzerra*)	fludarabine 및 alemtuzumab에 내성인 환자에서 만성 림프성 백혈병 치료에 사용되는 항-CD20 단일클론항체; 정맥 주입
Panitumumab (*Vectibix*)	표피 성장인자 수용체에 결합하여 세포 성장 및 혈관 성장인자 생산을 억제하는 Human IgG2 monoclonal antibody; 정맥 주입
Pazopanib (*Votrient*)	혈관 표피 성장인자 수용체(VEGFR) tyrosine kinase와 결합; 새로운 혈관 성장을 억제; 신장 세포 암종에 사용; 경구 투여
Rituximab (*Rituxan*)	정상 및 악성 B 림프구 항원(CD20)에 결합; B 세포의 급속한 고갈 유발; B 세포 비호지킨 림프종 및 만성 림프성 백혈병에 정맥 주입
Trastuzumab (*Herceptin*)	인간 표피 성장인자 수용체 단백질2 (HER-2)에 결합하고 HER-2를 발현하는 세포 증식을 억제; 전이성 유방암에 정맥 투여
단클론 항체(Monoclonal antibodies)	
Gefitinib (*Iressa*), Erlotinib (*Tarceva*)	표피 성장인자 수용체와 관련된 종양 tyrosine kinase 활성을 억제하는 약물; 비소세포 폐암 치료에 경구 투여
Imatinib (*Gleevec*), Dasatinib (*Sprycel*), Nilotinib (*Tasigna*)	tyrosine kinase 활성을 억제하고 세포 증식을 억제하는 약물; 경구 투여되고 만성 골수성 백혈병 치료에 주로 사용
Sorafenib (*Nexavar*) Sunitinib (*Sutent*) Pazopanib (*Votrient*)	다중 수용체 tyrosine kinases를 억제하고 주로 진행된 신장 세포 암 치료에 적용
Nivolumab (*Opdivo*)	T세포의 PD-1 수용체에 결합하여 종양 생성을 차단하고, 비소세포폐암, 흑색종, 소세포폐암, 신장세포암, 호지킨림프종, 두경부의 편평세포암, 요로피암, 전이성 대장암 및 간세포암에서 IV 투여되는 단일클론항체 면역치료제
Ramucirumab (*Cyramza*)	VEFR2에 결합하여 종양의 성장 및 혈관신생을 억제하는 단일클론항체 면역치료제로서, 위암, 비소세포폐암, 대장암, 간세포암 등에 투여된다.
Pembrolizumab (*Keytruda*)	종양 생성을 차단하는 T세포 상의 PD-1 수용체에 결합; 흑색종, 비소세포폐암, 소세포폐암, 편평세포두경부암, 호지킨림프종, 원발성 종격동 큰 B세포 림프종, 요로피암, 전이성 또는 절제 불가능한 고형종양, 대장암, 위암, 편평상피암, 자궁경부암, 간세포암, 메르켈세포암, 신장세포암 및 자궁내막암에 대해 IV 투여되는 단일클론항체 면역치료제

복습 문제 _Chapter Review

업무에 필요한 지식 _Applying Knowledge on the Job

※ 비판적 사고를 통해 다음 질문에 답하시오.

1. 항암제는 다양한 병용요법으로 투여되며 휴지기(일반적으로 몇 주)를 허용한다. 이것의 타당성는 무엇인가? **(37.1)**

다중 선택 문제 _Multiple Choice

※ 다음 중 옳은 답을 고르시오.

1. Carmustine의 작용은? **(37.2)**
A. 항대사물질(antimetabolite)
B. 알킬화제(alkylator)
C. 호르몬 길항제(hormone antagonist)
D. 유사분열 억제제(mitotic inhibitor)
E. 단일 클론항체(monoclonal antibody)

2. aromatase의 효소 저해는 무엇의 작용 기전인가? **(37.5)**
A. 타목시펜(tamoxifen)
B. 아나스트로졸(anastrozole)
C. 프롤라이드(leuprolide)
D. 고세렐린(goserelin)
E. 아스파라기나아제(asparaginase)

3. 다음 중 화학 요법에 해당되는 것은? **(37.1)**
A. 화학 요법의 초기 목표 중 하나는 관해이다.
B. 항암제는 암세포만을 공격한다.
C. 병용요법 시 약물 내성이 증가한다.
D. 고형 종양 치료의 기본 형태이다.
E. 대개 1회 치료로 효과가 있다.

4. 암에 대한 식물 추출물 치료법에 관한 설명으로 옳은 것을 고르시오. **(37.4)**
A. 미세소관에 결합할 수 있다.
B. 효소를 유도한다.
C. DNA 가닥 파손을 증가시킨다.
D. 미세소관에 결합할 수 있고 DNA 가닥 파손을 증가시킨다.
E. 모든 설명이 옳다.

5. 다음 중 호르몬 길항제에 대한 설명으로 옳은 것은? **(37.5)**
A. 기능은 호르몬을 차단하는 것이다.
B. 세포 독성이 있어 세포 사멸을 유발한다.
C. 수술과 방사선 치료 후에 주로 적용된다.
D. 기능은 호르몬을 차단하는 것이며, 수술과 방사선 치료 후에 주로 적용된다.
E. 모든 설명이 옳다.

제38장

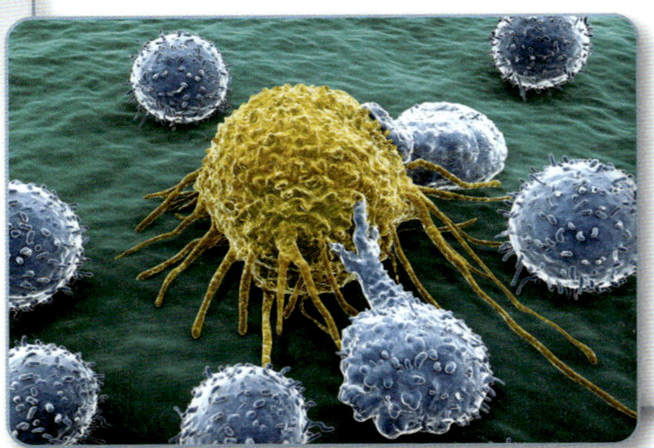
Science Photo Library/Alamy Stock Photo

면역약리학

Immunopharmacology

핵심 용어_Key Terms

기형을 일으키는(teratogenic): 기형을 일으킬 수 있는

돌연변이를 유발하는(mutagenic): 돌연변이를 일으킬 수 있는

림프구 감소증(lymphopenia): 순환하는 림프구 수의 감소

면역 억제(immunosuppression): 면역 체계의 활동을 감소시키는 능력

면역 조절(immunomodulation): 면역 기능을 자극하고 증가시키는 능력

면역약리학(immunopharmacology): 면역 억제 및 면역 조절 작용을 하는 약물에 대한 연구

발암성(carcinogenic): 암을 일으키는

세포사멸(apoptosis): 프로그램된 세포사멸이나 다른 생리학적 변화로 인한 세포사멸

인터루킨(interleukin): 면역 기능을 조절하고 증가시키는 데 도움을 주는 면역 세포에서 생산되는 화학 매개체

인터페론(interferon): 면역 기능을 증가시키는 면역 세포에 의해 생산되는 화학 매개체

항체: 자연적으로 생산되거나 외부 단백질에 의해 유도된 단백질(면역글로불린)로 감염성 유기체 및 외부 물질에 대한 면역 보호를 제공

학습 목표_Learning Outcomes

이 장을 학습한 후 다음 사항을 할 수 있어야 한다.

38.1 면역 반응과 서로 다른 면역 세포가 함께 작용하여 신체를 보호하는 방법을 설명할 수 있다.

38.2 면역 억제에 표시되는 세포독성, 비세포독성 및 단일클론항체의 작용 기전과 용도를 확인할 수 있다.

38.3 면역 조절에 관여하는 인터페론, 인터루킨 및 콜로니 자극인자의 작용 및 사용 기전을 식별한다.

38.4 바이오시밀러 생물학적 제제를 설명할 수 있다.

들어가며_Introduction

면역학은 정상적인 신체 방어가 어떻게 감염성 유기체(세균, 바이러스) 및 기타 외부 물질의 침입에 저항하고 이를 극복하는지 연구하는 학문이다. 이 분야의 최근 발전으로 **면역 체계**의 활동에 영향을 미치는 다양한 약물이 확인되었다. 면역 억제는 면역 활동을 감소시키는 약물 및 생물학적 요인을 말한다. 장기 이식 후 면역 체계가 과잉 반응하여 유해한 영향을 미칠 때 심한 알레르기 및 알레르기 상태를 치료하는 데 사용된다. 면역조절 약물은 **면역 체계**의 활동을 자극하는 작용이나 약물을 말한다. 면역 조절 약물은 다양한 암, 간염, 골수 억제 및 기타 상태의 치료에 사용된다. 면역 체계의 활동을 증가시키는 것이 유익하다. 면역약리학은 면역 체계에 영향을 미치는 약물을 연구하는 학문이다. 약물이 면역에 영향을 미치는 방식을 이해하려면 면역 체계에 대한 기본적인 이해가 필요하다.

LO 38.1

면역 체계

IMMUNE SYSTEM

면역 체계는 혈액과 대부분의 신체 기관에서 발견되는 다양한 림프 조직(골수, 편도선, 림프절, 비장)과 세포(대식세포, 림프구)로 구성된다. 혈액과 대부분의 신체 기관에서 매우 중요한 두 종류의 림프구가 있다. 흉선에서 성숙하는 T세포와 골수에서 기원하는 B세포이다. 면역 체계가 활성화되면 이러한 세포가 증식하여 신체를 보호하며 림프구와 대식세포를 생산한다. 림프구와 대식세포는 또한 면역 체계의 활동을 조절하는 데 도움이 되는 사이토카인으로 분류되는 화학적 매개체를 생성한다. 사이토카인의 2가지 중요한 부류는 **인터루킨(interleukins)**과 **인터페론(interferons)**이다. 이러한 매개체는 다양한 면역 세포의 활동을 조절하고 지시하는 화학 전달자 역할을 한다. 20개 이상의 인터루킨이 면역 기능 조절에 관여하고 있다.

면역 반응에 관여하는 세포

Cells Involved in the Immune Response

많은 다른 유형의 세포가 면역 반응에 관여한다. 그러나 대식세포와 여러 다른 유형의 림프구가 가장 중요하다.

대식세포

Macrophages

대식세포는 감염성 유기체와 이물질을 식균하는 청소부 세포이다[그림 38.1]. 대식세포는 감염체의 단백질(항원)과 이물질을 가장 먼저 인식하는 면역세포 중 하나이다. 외부 항원을 인식할 수 있는 면역 세포를 항원제시세포(antigen presenting cells, APCs)라고 한다. 외부 항원을 인식하고 처리한 후 항원제시세포는 다른 면역 세포, 특히 보조 T세포에 항원을 표시한다.

그림 38.1 대식세포 식작용

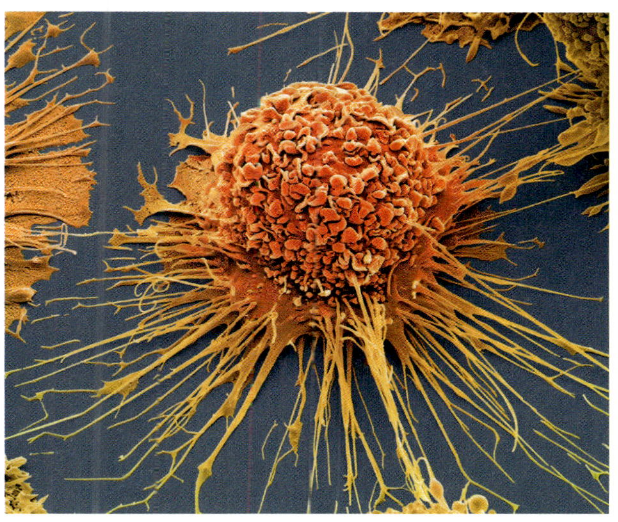

세포의 색상이 강화된 주사 전자 현미경 사진이다. 신체의 면역 반응의 일부로서 감염 부위에 축적되고 식세포작용으로 알려진 과정을 통해 외부 침입자를 삼킨다.

보조 T세포

Helper T-cells

보조 T세포 림프구는 면역 체계의 활동을 조절하는 데 중요한 역할을 한다. 보조 T세포의 기능은 대식세포와 다른 항원제시세포에 의해 제시된 외부 항원을 인식한다. 외부 항원을 인식하면 보조 T세포가 활성화되어 증식하고 수가 증가한다. 그런 다음 보조 T세포는 세포독성 T세포와 B세포를 활성화하여 증식하고 수를 증가시키는 인터루킨 및 기타 화학 인자를 방출한다. 인터루킨-1(IL-1)과 인터루킨-2(IL-2)는 다양한 작용을 하며 세포독성 T세포와 B세포를 모두 활성화한다.

그림 38.2 자연 살해(Natural Killer,NK) 세포의 활동

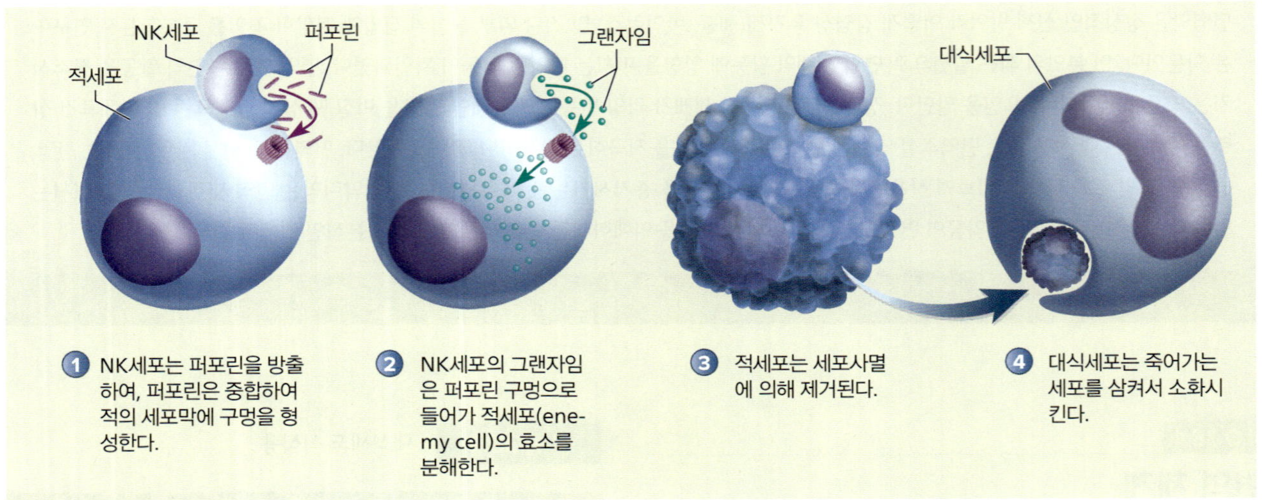

세포독성 T세포

Killer T-cells

세포독성 T세포는 세포독성이 있고 외부 유기체에 감염된 세포를 공격하고 죽이는 기능을 하는 림프구이다. T세포가 감염된 세포나 외부 세포를 공격하고 파괴하는 이러한 형태의 면역을 세포성 면역이라고 한다. 세포독성 T세포와 자연살해세포는 퍼포린(perforins), 그랜자임(granzymes) 등 다양한 세포독성 화학물질을 방출해 세포를 손상시키는 림프구이다[그림 38.2]. 그런 다음 손상된 세포는 세포사멸(프로그램화된 세포사멸)로 알려진 일련의 단계를 거쳐 적세포(enemy cell) 또는 외부 세포의 사멸을 초래한다.

B세포

B-cells

B세포는 항원제시세포(APC)로 기능하고 항체를 생성하는 형질 세포로 분화하는 림프구이다[그림 38.3]. 면역글로불린이라고도 불리는 항체는 감염성 유기체 및 이물질에 위치한 항원에 결합하여 비활성화시키는 단백질이다. 면역항

그림 38.3 B세포와 혈장세포

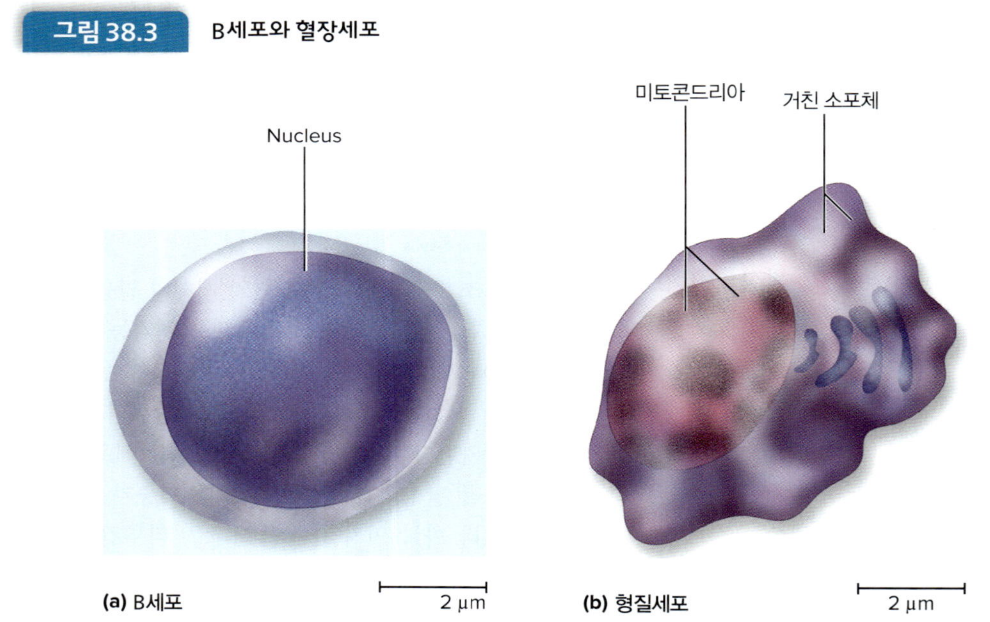

(a) B세포에는 세포질이 거의 없고 소기관이 부족함. (b) B세포와 구별되는 형질세포는 항체를 합성하는 거친 소포체가 많음

그림 38.4 방어 및 면역에서 보조 T세포의 역할

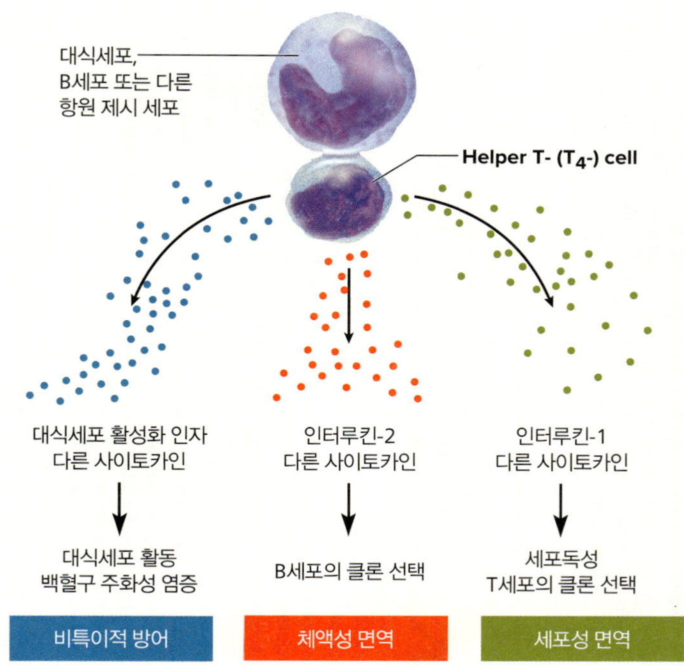

체의 기능을 체액성 면역이라고 한다. 항원-항체 반응은 일반적으로 감염성 유기체의 파괴로 이어진다. 세포독성 T세포, B세포 및 기타 면역 방어를 활성화하는 보조 T세포의 면역 기능이 [그림 38.4]에 제시되었다.

조절 T세포

Regulatory T-Cells

조절 T세포(억제자)는 면역 반응이 더 이상 필요하지 않을 때 면역 체계의 활동을 억제하는 림프구이다.

기억세포

Memory Cells

기억세포(memory cells)라고 하는 일부 B세포와 T세포는 이전에 신체를 감염시킨 유기체에 대해 수년 동안 체내에 남아 있으며 빠르게 재활성화되어 면역 반응을 일으킬 수 있다. 이 세포는 많은 아동기 질병(예, 홍역, 수두)의 재감염에 대한 장기 면역을 제공한다.

백신 접종의 목적은 특정 유기체에 대한 기억세포와 항체를 생성하여 장기적인 면역력을 생성하고 감염으로부터 보호한다. [그림 38.5]는 감염성 유기체에 대한 일반적인 면역 반응 동안 이러한 면역 세포의 활동을 보여준다.

LO 38.2

면역억제제

IMMUNOSUPPRESSIVE DRUGS

면역반응을 억제하는 능력이 있는 약물은 중증 알레르기 반응과 다발성 경화증, 중증근육무력증, 전신성홍반루푸스 등 면역 기반 질환의 치료에 유용하다. 이러한 약물은 장기 이식 후 장기 거부반응을 예방하는 데도 필수적이다. 이러한 상태에서 면역 체계가 부적절하게 활성화되면 염증 반응이 발생하여 신체 조직이 파괴되고 이식된 장기의 거부 반응이 나타난다.

코르티코스테로이드 약물

Corticosteroid Drugs

코르티코스테로이드(corticosteroids)는 강력한 항염증 및 항알레르기 효과를 나타낸다(30장 참조). 코르티코스테로이드는 또한 면역 반응을 억제하는 능력이 있다.

프레드니손(prednisone)(Sterapred, Sterapred DS)과 메틸프레드니솔론(methylprednisolone)(*Medrol*)은 널리 사용되는 2가지 코르티코스테로이드 약물이다.

작용기전

Mechanism of Action

코르티코스테로이드의 주요 면역 억제 효과 중 하나는 혈액 내 림프구를 골수로 재분배시키는 것이다. 이 면역억제 작용 즉 **림프구 감소증(lymphopenia)**은 약물 투여 후 4~6시간 후에 발생하며 혈액 내 순환하는 림프구의 수를 현저하게 감소시킨다. 림프구 감소증은 면역 반응을 시작하고 이에 참여하는 림프구의 능력을 감소시킨다. 코르티코스테로이드는 또한 림프절과 비장에 있는 림프 조직과 세포의 양을 감소시킨다. 또한 대식세포, T세포 및 B세포의 수와 활동이 감소한다. 코르티코스테로이드는 또한 프로스타글란딘, 류코트리엔, 사이토카인과 같은 염증 매개체의 합성을 억제한다. 이들 매개체는 염증과 면역 활동에 중요한 역할을 하며 이는 코르티코스테로이드의 면역억제 작용의 대부분을 설명한다.

임상적응증

Clinical Indication

코르티코스테로이드는 일반적으로 다른 면역억제제와 함께 사용된다. 처음에는 많은 용량을 비경구적으로 투여한

그림 38.5 바이러스 감염 시 면역세포의 반응

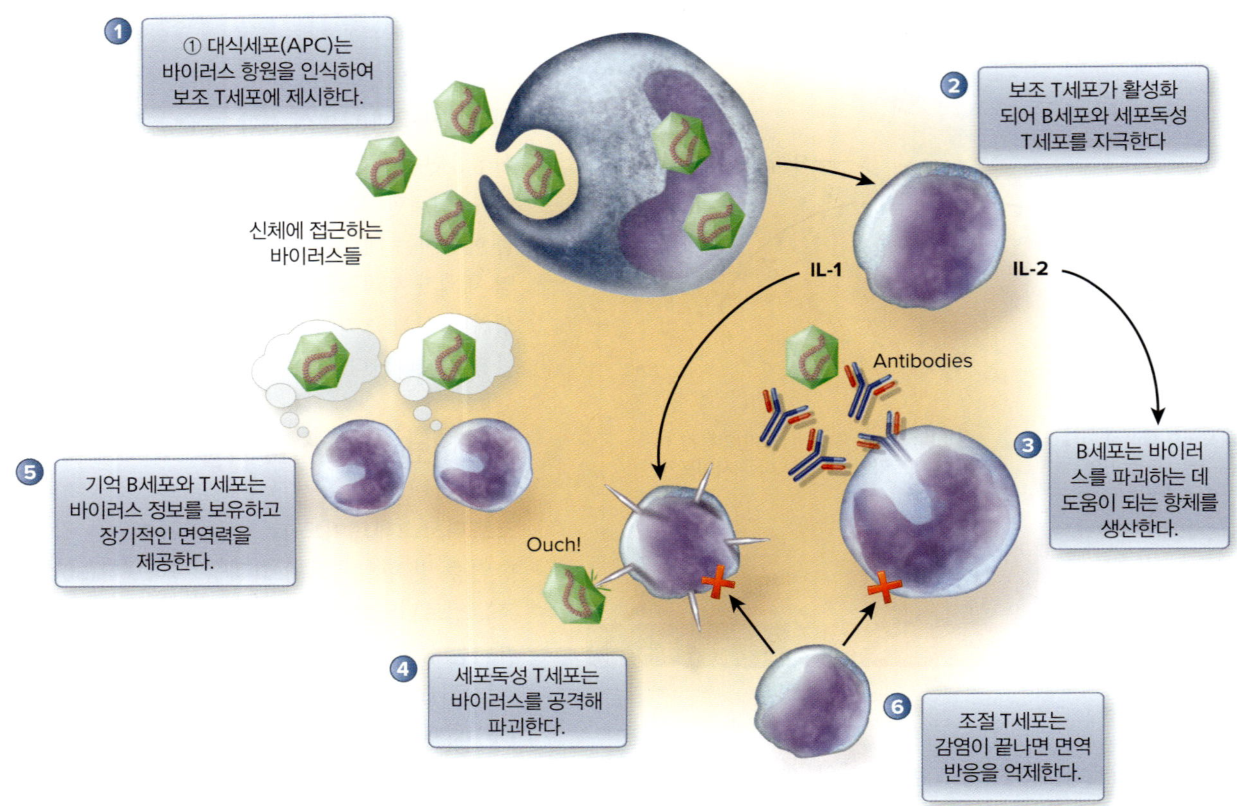

다음 소량 경구 투여한다. 효과를 유지하기 위해 매일 일정에 따라 더 적은 양을 경구 투여한다. 코르티코스테로이드는 이식된 장기의 거부반응을 예방하고 심각한 알레르기 반응을 치료하며 다른 면역 기반 질환에서 염증 반응을 조절하는 데 사용된다.

유해 작용
Adverse Effects

코르티코스테로이드의 만성 투여는 많은 심각한 부작용과 관련이 있다(30장 참조).

아자티오프린(*Imuran*)
Azathioprine (*Imuran*)

아자티오프린(azathioprine)은 항종양제인 메캅토퓨린(mercaptopurine)의 유도체이다. 이 약물은 일반적으로 경구 투여된다. 흡수된 후 아자티오프린은 체내에서 빠르게 메캅토퓨린으로 전환되어 유사한 세포독성 효과를 나타낸다. 아자티오프린은 디옥시리보핵산(DNA)의 합성과 세포 성장 및 재생에 필요한 퓨린 뉴클레오티드(아데닌, 구아닌)의 합성을 억제한다. DNA 합성의 억제는 기존의 많은 림프구를 사멸시키고 새로운 B세포와 T세포의 형성을 억제한다.

임상 적응증
Clinical Indications

아자티오프린은 거부반응을 예방하기 위해 장기 이식에 널리 사용된다. 일반적으로 코르티코스테로이드와 함께 투여된다. 또한 홍반성 루푸스, 류마티스 관절염 등 자가면역질환을 조절하는 데에도 사용된다.

유해 작용
Adverse Effects

유해 작용은 메캅토퓨린에서 나타나는 것과 유사하다. 위장장애에는 메스꺼움, 구토, 설사 및 궤양이 포함된다. 과도한 혈액세포 감소 및 골수 기능 저하가 발생할 수 있으며, 이는 면역억제 효과와 함께 심각한 감염에 대한 감수성

을 증가시킨다. 아자티오프린 및 기타 세포독성 약물은 **돌연변이**, **발암성** 및 **기형 유발** 가능성이 있다. 따라서 치료의 이점과 위험을 신중하게 평가해야 한다.

시클로포스파미드(*Cytoxan*)

Cyclophosphamide (*Cytoxan*)

시클로포스파미드(cyclophosphamide)는 특정 암 치료에 사용되는 알킬화 약물이다. 아자티오프린과 마찬가지로 림프구의 기능을 억제하고 제거하는 세포독성 약물이다. 시클로포스파미드는 골수이식과 전신홍반루푸스, 중증 류마티스 관절염 등 다양한 자가면역질환에 사용된다.

유해 작용

Adverse Effects

암 치료에 사용되는 다른 알킬화 약물과 유사하게 메스꺼움, 구토, 탈모증(탈모) 및 골수억제를 유발한다. 시클로포스파미드의 대사 과정에서 독성 대사체가 형성되어 요로 배설 시 혈뇨 및 방광 기능 장애와 함께 출혈성 방광염을 유발할 수 있다. 수분 섭취를 늘리면 이러한 부작용의 발생을 최소화할 수 있다.

시클로스포린(*Sandimmune*)

Cyclosporine (*Sandimmune*)

시클로스포린(cyclosporine)은 특정 곰팡이에 의해 생성되는 폴리펩타이드 대사산물이다. 이것은 강력한 면역억제제이며 아자티오프린 및 시클로포스파미드와 달리 세포독성이 없다.

시클로스포린은 T세포 기능, 특히 보조 T세포의 활동을 억제한다. 보조 T세포는 다른 면역 세포(세포독성 T세포 및 B세포)의 활성화를 조절하는 데 중요한 역할을 하기 때문에 면역 반응이 상당히 저하된다. 시클로스포린은 T세포의 성장과 증식에 필요한 화학 매개체인 인터루킨-2 (IL-2)의 생성을 억제한다.

임상 적응증

Clinical Indications

시클로스포린의 주요 용도는 이식 후 장기 거부반응을 예방하는 것이다. 선택적 작용은 T 세포 기능을 억제하는 것이다. 시클로스포린은 다른 세포독성 약물에 비해 낮은 독성으로 인해 장기이식 거부반응 예방의 선택약물 중 하나이다. 시클로스포린은 일반적으로 코르티코스테로이드 약물과 함께 투여된다. 시클로스포린은 류마티스 관절염과 같은 다른 자가면역질환에도 사용이 고려된다.

유해 작용

Adverse Effects

주요 유해 작용은 신세뇨관 손상을 유발하는 신독성이다. 이 효과는 치료받은 개인의 약 1/4에서 발생한다. 복용량을 줄이면 일반적으로 세뇨관 손상이 제거된다. 간 독성 및 감각이상, 발작과 같은 중추신경계(CNS) 장애의 빈도는 낮다. 다른 유해 작용으로는 떨림, 고혈압, 잇몸 증식, 다모증이 있다.

타크로리무스(*Prograf*)

Tacrolimus (*Prograf*)

타크로리무스(tacrolimus)는 시클로스포린과 유사한 작용기전(T세포 림프구 활동을 억제)을 갖는 마크로라이드 항생제이다. 이 약물은 시클로스포린보다 더 강력하며 거부반응을 예방하기 위해 장기 이식에 주로 사용된다. 신독성 및 떨림과 발작을 포함하는 CNS 장애가 가장 심각한 독성이다. 다른 유해 작용은 시클로스포린과 유사하다.

미코페놀레이트 모페틸(*CellCept*)

Mycophenolate Mofetil (*CellCept*)

미코페놀레이트 모페틸(mycophenolate mofetil)은 T세포와 B세포의 활동을 모두 억제하는 세포독성 약물이다. 이 약물의 주요 용도는 신장이식 거부반응을 예방하기 위해 사용된다. 유해 작용으로는 설사, 구토, 골수억제, 감염에 대한 감수성 증가 등이 있다.

레플루노마이드(*Arava*)

Leflunomide (*Arava*)

레플루노마이드(leflunomide)는 현재 류마티스 관절염 치료에 사용된다. 이 약물은 피리미딘과 DNA의 합성을 억제하는 장기작용 대사산물로 전환된다. 이 작용은 류마티스 관절염에 관여하는 T세포와 B세포 모두의 증식을 억제한다. 레플루노다이드는 구두토 복용하며 반감기(평균)가 15일이다. 약물 유해 작용으로는 설사 및 기타 위장장애, 간 및 신장 장애, 선천적 결함을 일으킬 가능성이 있다.

뮤로모냅-CD3(*Orthoclone OKT3*)

Muromonab-CD3 (*Orthoclone OKT3*)

분자 생물학의 새로운 발견으로 면역 체계의 특정 측면을 공격하도록 그안되어 상업적으로 제조된 단일 클론 항체가 개발되었다. 승인된 이들 항체 중 첫 번째 항체는 쥐(쥐에서 유래) 항체인 뮤로모냅-CD3(muromonab-CD3)이다. 면역억제 효과는 CD3 항체(IV 투여)가 T세포에 특이적으로 결합할 때 발생한다. 이 결합은 T세포의 활동을 빠르게 감소시킨다. T세포는 면역 활동을 조절하는 데 중요한 역할을 하기 때문에 면역 체계의 전반적인 활동이 감소된다. CD3의 주요 용도는 신장 이식 후 장기 거부반응을 예방하는 것이다. 메스꺼움, 구토, 발열, 호흡곤란 및 흉통이 관련된 부작용이다.

다클리주맵(*Zenapax*)

Daclizumab (*Zenapax*)

다클리주맵(daclizumab)은 인터루킨-2 수용체에 결합하여 이를 차단하는 단일클론 항체이다. 이 작용은 림프구의 활성화와 이식 장기 거부 시 발생하는 면역 반응을 억제한다. 다클리주맵의 주요 적응증은 신장 동종이식 거부반응 예방이다. 일반적인 약물 유해 작용에는 쇠약, 오한, 근육통 및 관절통, 위장장애 및 신장 손상이 포함된다.

인플릭시맙(*Remicade*)

Infliximab (*Remicade*)

인플릭시맙(infliximab)은 종양 괴사 인자(tumor necrosis factor-α, TNF-α)에 결합하여 그 활성을 억제하는 단일클론 항체이다. TNF-α는 염증 및 면역 활성화의 매개체이다. 주요 적응증은 장관의 염증질환인 크론병의 치료이다. 일반적으로 만성 염증성 자가면역질환인 류마티스 관절염에도 사용된다. 인플릭시맙은 정맥주사로 주입 후 열, 오한, 두드러기, 저혈압 및 흉통 등이 나타날 수 있다. 또한 인플릭시맙 치료 환자에서 발생하는 세균 감염 발생률이 증가한다. 다른 유해 작용으로는 두통, 메스꺼움, 위장 장애가 있다.

리툭시맙(*Rituxan*)

Rituximab (*Rituxan*)

리툭시맙(rituximab)은 B림프구 표면의 CD20 항원에 대한 단일클론 항체로, B세포 용해를 통해 B세포의 양을 감소시킨다. B세포는 류마티스 관절염의 발생과 진행에 역할을 하는 것으로 알려져 있다. 류마티스 관절염 외에도 만성 림프성 백혈병(chronic lymphoid leukemia, CLL) 및 비호지킨림프종(non-Hodgkin's Lymphoma, NHL) 치료에도 사용된다. 리툭시맙은 정맥 주입으로 투여된다. 이 생물학적 제제에는 주입 관련 반응, 진행성 다발성 백질뇌증(PML) 및 B형 간염 바이러스 재활성화에 대한 블랙박스 경고가 포함된다.

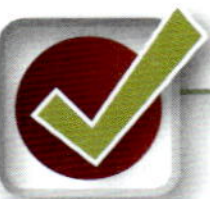

환자 안전과 교육

면역억제제를 투여받는 환자는 대개 입원이 필요한 질병 상태를 갖고 있거나 최근 장기 이식을 받았기 때문에 장기 입원이 필요한 경우가 많다. 결과적으로, 이 환자들은 집중 치료를 받고 면밀한 임상 관찰을 받는다.

가장 중요한 것은 감염이나 장기 거부를 나타내는 징후를 감지하는 것이다. 혈액세포가 허용 가능한 수준 이하로 떨어지지 않도록 정기적으로 혈구 수치를 측정한다. 감염 관리를 위한 모든 예방 조치를 준수하는 것이 매우 중요하다.

약물 투여 중 및 투여 후에 활력 징후와 체온을 모니터한다.

발열은 감염의 첫 번째 징후이다. 환자에게 투여된 약물의 일반적인 부작용을 설명한다.

특히 입원 후 발열, 오한, 분비샘 부종, 인후통, 피로, 권태감 또는 감염이나 장기 거부 가능성을 시사하는 기타 증상을 보고하도록 환자에게 교육한다.

청결과 감염 관리의 중요성에 대해 다른 가족 구성원에게 교육한다.

토실리주맙(*Actemra*)

Tocilizumab (*Actemra*)

토실리주맙(tocilizumab)은 인터루킨-6(IL-6) 수용체에 결합하고 이를 억제하는 단일클론 항체이다. IL-6는 T세포 활성화와 같은 과정에 관여한다. IL-6 수용체의 억제는 사이토카인 방출 및 관련 염증을 감소시킨다. 류마티스 관절염의 치료에 사용된다. 토실리주맙은 정맥 주입 또는 피하로 투여된다.

약물을 복용하는 동안 심각한 감염 위험에 대한 블랙박스 경고가 있다. 유해 작용으로는 주입 부위 이상반응, 상기도 감염, 두통, LDL 및 총콜레스테롤 증가가 있다.

우스테키누맙(*Stelara*)

Ustekinumab (*Stelara*)

우스테키누맙(ustekinumab)은 건선 및 기타 자가면역 질환의 발병에 중요한 역할을 하는 염증을 촉진하는 사이토카인인 IL-12와 IL-23을 선택적으로 표적으로 삼는 단일클론 항체이다. 판상 건선, 건선성 관절염, 크론병, 궤양성 대장염을 치료하는 데 사용된다. 우스테키누맙은 피하주사로 투여한다. 유해 작용으로는 감염, 비인두염, 피로, 두통 등이 있다.

단일클론 항체의 발견과 개발은 약리학 분야에서 빠르게 확장되고 있다. 새로운 단일클론 항체와 기타 면역억제제를 [표 38.1]에 요약하였다.

표 38.1

면역억제제 및 단일클론항체		
약물(상품명)	**투여 경로**	**작용 기전/주요 작용**
세포독성 약물		
Azathioprine (*Imuran*)	경구 투여, 정맥주사	항대사물질/장기 이식, 자가면역 장애
Cyclophosphamide (*Cytoxan*)	경구 투여, 정맥주사	알킬화/골수이식, 자가면역질환
Leflunomide (*Arava*)	경구 투여	항대사물질/류마티스 관절염
Mycophenolate (*CellCept*)	경구 투여, 정맥주사	항대사물질/장기 이식
Noncytotoxic drugs		
Cyclosporine (*Sandimmune*)	경구 투여, 정맥주사	IL-2 및 T세포 생산억제/장기 이식
Tacrolimus (*Prograf*)	경구 투여, 정맥주사	T 세포 생산억제/장기이식
Sirolimus (*Rapamune*)	경구 투여	T 세포 생산억제/장기 이식
Thalidomide (*Thalomid*)	경구 투여	항염증, TNF억제/결절 홍반나병
Monoclonal antibodies		
Abatacept (*Orencia*)	정맥주사	T 세포 활성화 차단/류마티스 관절염
Adalimumab (*Humira*)	피하주사(격주로)	TNF 결합 및 차단/류마티스 관절염
Basiliximab (*Simulect*)	정맥주사	IL-2차단/급성 장기 거부반응, 신장이식
Daclizumab (*Zenapax*)	정맥주사	IL-2차단/급성 장기 거부반응, 신장이식
Etanercept (*Enbrel*)	피하주사	TNF 결합 및 차단/류마티스 관절염
Natalizumab (*Tysabri*)	정맥주사	혈관세포접착분자(VCAM)를 억제, 림프구가 위장관으로 이동/크론병
Omalizumab (*Xolair*)	피하주사	비만세포에 항체부착차단/천식
Palivizumab (*Synagis*)	근육주사(매달)	호흡기세포융합바이러스(RSV) 증식방지/호흡기세포융합바이러스 감염 예방
Ranibizumab (*Lucentis*)	유리체강내 주입	혈관 형성 감소/연령관련 황반변성
Rituximab (*Rituxan*)	정맥주사	B 림프구 표면의 CD20 항원에 길항/루머티스성 관절염
Tocilizumab (*Actemra*)	피하주사/정맥주사	IL-6 수용체를 길항,T 세포 활성화 차단/류마티스성 관절염
Ustekinumab (*Stelara*)	피하주사	IL-12 및 IL-23 수용체 억제/판상 건선, 건선성 관절염, 크론병, 궤양성 대장염

LO 38.3

면역 조절 약물

IMMUNOMODULATING DRUGS

면역 체계의 활동을 증가시키는 약물은 암, AIDS 및 면역학적 결핍이 있는 기타 질환의 치료에 바람직하다. 현재 사용할 수 있는 약물의 수가 제한되어 있다. 이들 면역자극제 중 다수는 일반적으로 면역 세포에서 생성되는 성장 인자 및 매개체의 상업적 제제이다.

인터페론

Interferons

인터페론(interferons)은 림프구 및 면역계의 다른 세포에 의해 생성되는 자연 발생 단백질이다. 인터페론은 감염성 유기체 및 기타 이물질에 대한 면역 공격에 관여하는 화학적 매개체이다. 3가지 유형의 인터페론은 알파, 베타 및 감마 인터페론으로 분류된다. 투여 방법은 피하주사나 근육주사이다. 일반적인 유해 작용은 오한, 열, 근육통 및 통증과 같은 독감 유사 증상이다. 인터페론과 그 용도는 [표 38.2]에 제시되어 있다.

인터루킨-2 (*IL-2, Proleukin*)

Interleukin-2 (*IL-2, Proleukin*)

IL-2는 림포카인으로 알려진 화학 매개체 중 하나이다. 이는 림프구 및 다른 세포에 의해 생성된다. IL-2는 보조 T세포의 활동에 특히 중요하다. 이는 B세포의 항체 생성과 세포독성 T세포 활동을 자극하는 기능을 한다. 이러한 작용은 면역 체계의 기능과 반응을 증가시킨다. 특히 세포독성 T세포는 암세포와 감염성 유기체에 감염된 세포를 공격하고 파괴한다. 결과적으로, 암 및 기타 면역억제 질환 치료를 위한 인터루킨(interleukin) 개발에 큰 관심이 모아지고 있다. 발열, 독감과 유사한 증상, 체액 저류가 일반적인 유해 작용이다.

콜로니 자극인자

Colony Stimulating Factor (CSFs)

콜로니 자극인자(CSFs)는 일반적으로 대식세포와 과립구의 형성을 자극하는 자연적으로 생성되는 단백질의 합성 제제이다. 콜로니 자극인자(CSFs)는 골수를 자극하여 이러한 혈액 세포의 생성을 증가시킨다. 콜로니 자극인자(CSFs)는 암 화학요법이나 골수 이식을 받고 있는 골수억제 환자의 회복 속도를 높이는 데 사용된다. 일반적인 유해 작용으로는 발열, 오한, 위장 장애, 근육 및 뼈 통증 등이 있다. 콜로니 자극인자 약물은 [표 38.2]에 제시되어 있다.

표 38.2

면역조절 제제

약물(상품명)	투여 경로	임상적용
Interferons		
Interferon alpha-2a (*Roferon-A*)	피하주사, 근육주사	피하주사, 근육주사
Interferon alpha-2b (*Intron A*)	피하주사, 근육주사	피하주사, 근육주사
Interferon alpha-n3 (*Alferon N*)	피하주사 및 병변 내 주사	피하주사 및 병변 내 주사
Interferon alfacon-1 (*Infergen*)	피하주사	피하주사
Interferon beta-1a (*Avonex*) (*Rebif*)	매주 IM 주입. 피하주사(매주3회)	매주 IM 주입. 피하주사(매주 3회)
Interferon beta-1b (*Betaseron*)	피하주사	피하주사
Interferon gamma-1b (*Actimmune*)	피하주사(매주 3회)	피하주사(매주 3회)
Interleukins		
Interleukin-2 (*Proleukin*)	피하주사, 천천히 정맥주사	Renal cell cancer, melanoma
Colony stimulating factors(CSF)		
Filgrastim (*G-CSF, Neupogen*)	피하주사, 정맥주사	암 화학요법 및 골수 이식을 받는 골수억제 환자의 과립구(호중구) 형성 증가
Sargramostim (*GM-CSF, Leukine*)	피하주사, 정맥주사	암 화학요법 및 골수 이식을 받는 골수억제 환자의 대식세포 및 과립구 형성 증가

LO 38.4

바이오시밀러

BIOSIMILARS

생물학적 제제는 독특한 의약품이므로 제조비용이 많이 들고 시장에 출시되기 전에 오랜 승인 과정을 거쳐야 한다. 2010년 미국 식품의약국(FDA)은 바이오시밀러로 알려진 새로운 종류의 생물학적 제제를 도입하기 위한 약식 승인 경로를 만들었다. 바이오시밀러는 대조제품 또는 오리지

표 38.3

생물학적 바이오시밀러 및 대조 생물학적 제제

바이오시밀러 바이오의약품(상품명)	적응증	대조 생물학적 제제
Mvasi (bevacizumab-awwb) *Zirabev* (bevacizumab-bvzr)	• 전이성 대장암 • 비편평 비소세포폐암 • 교모세포종 • 전이성 신장세포암종 • 전이성 자궁경부암종	*Avastin* (bevacizumab)
Erelzi (etanercept-szzs) *Eticovo* (etanercept-ykro)	• 강직성 척추염 • 소아 특발성 관절염 • 판상형 건선 • 건선성 관절염 • 류마티스성 관절염	*Enbrel* (etanercept)
Retacrit (epoetin alfa-epbx)	• 만성 신장 질환, zidovudine 치료 및 수반되는 골수 억제 화학요법으로 인한 빈혈 • 동종 적혈구 수혈 감소	*Epogen/Procrit* (epoetin alfa)
Herzuma (trastuzumab-pkrb) *Kanjinti* (trastuzumab-anns) *Ogivri* (trastuzumab-dkst) *Ontruzant* (trastuzumab-dttb) *Trazimera* (trastuzumab-qyyp)	• HER2 과발현 유방암 • HER2 과발현 전이성 위 또는 위식도 접합부 선암종	*Herceptin* (trastuzumab)
Abrilada (adalimumab-afzb) *Amjevita* (adalimumab-atto) *Cyltezo* (adalimumab-adbm) *Hadlima* (adalimumab-bwwd) *Hyrimoz* (adalimumab-adaz)	• 강직성 척추염 • 크론병 • 청소년 특발성 관절염 • 판상형 건선 • 건선성 관절염 • 류머티스성 관절염 • 궤양성 대장염	*Humira* (adalimumab)
Fulphila (pegfilgrastim-jmdb) *Udenyca* (pegfilgrastim-cbqv) *Ziextenzo* (pegfilgrastim-bmez)	• 열성 호중구 감소증의 감염 발생률 감소	*Neulasta* (pegfilgrastim)
Nivestym (filgrastim-aafi) *Zarxio* (filgrastim-sndz)	• 급성 골수성 백혈병 • 골수억제 화학요법을 받는 동안 감염 감소 • 중증 만성 호중구감소증	*Neupogen* (filgrastim)
Avsola (infliximab-axxq) *Inflectra* (infliximab-dyyb) *Ixifi* (infliximab-qbtx) *Renflexis* (infliximab-abda)	• 강직성 척추염 • 크론병 • 판상형 건선 • 건선성 관절염 • 류머티스성 관절염 • 궤양성 대장염	*Remicade* (infliximab)
Ruxience (rituximab-pvvr) *Truxima* (rituximab-abbs)	• 만성 림프구성 백혈병 • 비호지킨 림프종	*Rituxan* (rituximab)

널 제품으로 알려진 이전에 승인된 생물학적 제제와 매우 유사하고 임상적으로 의미 있는 차이가 없는 생물학적 제제이다. 이 약식 승인 경로를 통해 바이오시밀러는 일반적으로 시간과 비용이 많이 소요되는 임상 시험을 피하면서 유사한 안전성 프로파일뿐만 아니라 대조약과 유사한 구조와 기능성을 검사한다. FDA는 이러한 분석 데이터를 통해 대조약의 적응증을 바이오시밀러에 적용할 수 있다. 이는 해당 바이오시밀러가 해당 적응증에 대한 임상 시험을 거치지 않았더라도 가능하다. 이 약식 승인 경로의 목표는 더 많은 생물학적 제제를 더 빠르고 저렴한 비용으로 시장에 출시하여 생명을 구하는 의약품에 대한 접근성을 높이는 것이다. 모든 바이오시밀러가 대조 제품과 상호 교환 가능한 것은 아니라는 점에 유의해야 한다. 바이오시밀러 생물학적 제제는 [표 38.3]에 제시되어 있다. FDA의 *Purple Book*에는 공중 보건 서비스(PHS)법에 따라 FDA가 허가(승인)한 바이오시밀러 및 대체 가능한 생물학적 제품을 포함한 모든 생물학적 제품이 수록되어 있다(URL참조). https://www.fda.gov/drugs/therapeutic-biologics-applications-bla/purple-book-lists-licensed-biological-products-reference%EA%A0%93product-exclusivity-and-biosimilarity-or

복습 문제 _Chapter Review

업무에 필요한 지식 _Applying Knowledge on the Job

※ 비판적 사고를 통해 다음 질문에 답하시오.

1. 간호사인 당신은 종종 환자를 개인적으로나 의학적으로 알게 됩니다. 메리 피터스(Mary Peters)는 당신의 환자 중 한 명입니다. 그녀는 심장이식 수술을 받게 되어 기쁘지만 여전히 장기 거부반응에 대해 부담감이 있습니다. **(38.2)**
   a. 메리는 시클로스포린을 처방받았습니다. 이 약의 작용 메커니즘은 무엇입니까?
   b. 이 약을 투여하는 동안 Mary에게 어떤 부작용이 있는지 모니터링해야 합니까?

다중 선택 문제 _Multiple Choice

※ 다음 중 옳은 답을 고르시오.

1. 활성화되면 킬러 T세포와 B세포의 활성을 자극하는 면역세포는? **(38.1)**
   A. 대식세포
   B. B세포
   C. 보조 T세포
   D. 세포독성 T세포
   E. 기억 T세포

2. 인터루킨-2의 생성을 억제하는 면역억제제는? **(38.2)**
   A. 아자티오프린
   B. 시클로스포린
   C. 시클로포스파미드
   D. 인플릭시맙
   E. 탈리도마이드

3. 다음 중 대식세포의 역할은? **(38.1)**
   A. 인터루킨 방출
   B. 항체 생산
   C. 장기적인 면역력 제공
   D. 외부 항원 인식
   E. 면역 활동 억제

4. 코르티코스테로이드는 작용은?**(38.2)**
   A. T 세포와 B 세포의 수 감소
   B. 혈액 내 림프구 수 증가
   C. 염증 매개체의 합성을 억제
   D. T 세포와 B 세포수 감소 및 염증 매개체의 합성 억제
   E. 모두 해당

5. 다음 중 인터페론의 용도는? **(38.3)**
   A. 다발성 경화증
   B. 모세포백혈병
   C. 림프종
   D. 다발성 경화증 및 림프종
   E. 모두 해당

용어해설 _Glossary

ㄱ

가래뱉다(expectorate) 입 밖으로 가래를 내뱉다, 뱉다

가래삭힘약(거담제, expectorant) 호흡기계에서 점액 분비물을 제거하는 물질로 호흡기계 분비물을 제거하는 데 도움이 되는 약

가슴조임증(협심증, angina pectoris) 심장으로 가는 혈류공급이 감소, 불충분하게 되어 생기는 흉통

가지세포(수지상세포, dendritic cell) 일차 면역반응을 일으키는 피부, 점막 및 림프조직에서 항원을 내는 백혈구

각질화(keratinized) 털과 손톱에서 발견되는 다량의 단백질 성분으로 구성된 것

간미세소체대사효소(hepatic microsomal metabolism) 일부 약물을 대사하고 그 약물에 의해 대사능력이 증가되거나 다른 약물에 의해 대사능력이 저하될 수도 있어 혈중 치료 약물농도를 변화시킬 수 있는 간내 특정 효소(P450계)

감마아미노부티르산(Gamma-aminobutyric acid, GABA) 중추신경계의 주요 억제성 신경전달물질

감시마취관리(monitored anesthetic care, MAC)

개인적 다양성(individual variation) 약이나 약용량의 효과가 개인 간에 서로 다름

거대적혈모구빈혈(megaloblastic anemia) 성숙형태지만 기능을 하지 못하는 미성숙하고 큰 적혈구 상태

거인증, 거대증(gigantism) 과다한 성장과 키를 유발하는 아동기 성장호르몬 분비과다

거짓전달물(false transmitter) 신경말단에서 생기는 물질에 유사하여 정상 전달물질의 작용을 방해하는 물질

경구투약(oral administration) 입으로 삼키는 약물투여 경로

경색(증)(infarction) 혈류공급의 갑작스러운 감소로 인해 생긴 죽은 조직이 있는 부위

경질막바깥마취(경막외마취, epidural anesthesia) 경질막바깥(척추관의 가장 바깥부분) 공간으로 국소마취제 주입

고열(hyperthermia) 비정상적으로 증가된 체온

고염소혈증(hyperchloremia) 비정상적으로 높은 혈중 염화이온 농도

고장성(hypertonic) 염(나트륨, 전하) 농도가 세포 내부보다 증가된 상태

고칼슘혈증(hypercalcemia) 비정상적으로 높은 혈중 칼슘 농도이며, 높은 혈청 칼슘

고혈압(hypertension) 비정상적으로 증가한 혈압

곱슬(convoluted) 꼬이거나 구부러진

공기증(폐기종, emphysema) 허파꽈리벽의 파괴를 일으키는 질병 과정

과다분극(hyperpolarized) 칼륨이온의 유출이나 염화이온의 유입으로 인한 막전위 증가를 일으키는 세포막 면의 전기전위의 증가. 막전위의 변화는 세포 내부 음전하를 만들어 자극에 반응할 수 없도록 함

과민(hypersensitivity) 특정 약이나 화합물에 노출되었을 때 나타나는 발진, 부종 혹은 아나필락시스와 같은 과대한 반응

과운동성(hypermotility) 위장관계를 통한 빠른 물질 제거를 일으키도록 근육 긴장도나 수축이 증가함

관상동맥(coronary artery) 심장에 혈류를 공급하는 동맥

관상동맥병(coronary artery disease, CAD) 심장에 혈류공급이 감소되는 관상동맥의 질병, 심장에 혈액과 산소를 공급하는 작은 혈관이 좁아져서 죽경화증에 의해 심장에 혈류가 부족해지는 현상

관절염(arthritis) 관절의 염증

관절통(arthralgia) 관절의 통증

광범위(broad-spectrum) 넓은 범주의 다양한 그람양성 및 그람음성 병균에 효과적인 약

괴사딱지(가피, eschar) 피부가 외상 혹은 화상을 입은 후 생기는 두꺼운 딱지

교감(sympathetic) 척수 등허리부위에서 기인된 자율신경계로 스트레스 상황이거나 에너지를 사용하는 상태에서 활성화됨

교감신경작동(sympathomimetic) 아드레날린성 약물의 활동이나 교감신경계 활성의 증가 작용

교감신경차단(sympatholytic) 아드레날린성 차단 약물의 작용이나 교감신경계 활성의 저하 작용

구토(emesis, vomiting)

구토유발(emetogenic) 구토를 일으키는

국소도포(topical application) 피부나 점막 표면(예, 입, 직장)에 약을 바르는 것

국소마취제(local anesthetic) 신경전달에 영향을 주어 통증 반응을 감소시키는 약. 투약 부위에 따라 작용 부위에 한계가 있을 수 있음

국소신경차단(regional nerve block) 신경차단으로 불리며,신경뿌리 주위에 국소 마취제 주입

굴심방(Sinoatrial, SA) 굴심방 결절에서의

궤양(ulcer) 인체 점막이나 점막조직의 열린 욕창

궤양유발(ulcerogenic) 점막내층의 누적 파괴로 자극이나 손상을 유발하는 능력

규제약물(controlled substance) 남용 가능성이 있어 법에 따라 규제되는 약

그람양성(gram positive) 그람염색에서 보라색으로 남은 세균

그람염색(gram stain) 크리스탈바이올렛(보라색)과 사프라닌(적색)을 사용하여 세균을 알아보는 방법

그람 음성(gram negative) 그람염색에서 붉게 남은 세균

그물체(reticular formation) 각성 정도를 조절하는 중추신경계 신경섬유 체계

근육주사(intramuscular(IM) injection) 약물투여 경로이며, 어깨세모근이나 둔부근육에 약물주입

근육통(myalgia) 근육 손상과 연관된 통증으로 근육군이나 근육에 관련된 통증

긁은상처(excoriation) 흔히 (화학적이 아닌) 기계적인 원인에 의한 표피(피부)의 찰과상, 긁힘

금기(contraindications) 특정 약물이 절대 투약되면 안 되는 상황과 조건

급성심근허혈(acute myocardial ischemia) 관상동맥질환에 의해 심장근육으로 혈액공급이 원활하지 않아 발생하는 흉통

급성심장증후군(acute coronary syndrome) 급성심근허혈과 유사한 임상적인 증상이 보이는 군을 통칭하는 용어

기관지확장제(bronchodilator) 기관지 민무늬근육의 이완과 하기도 확장을 일으키는 약

기침약(진해제, antitussive) 기침을 억제하는 약

기회감염생물(opportunistic organism) 숙주의 저항(면역능력)이 부적절할 때만 질병을 일으키는 미생물

긴장이상반응(dystonic reaction) 근육연축, 단일수축, 얼굴찡그림 혹은 기운목을 특징으로 하는 반응

길항제(대항제, antagonist) 수용체에 결합하여 약물작용을 일으키는 다른 약물이나 물질을 방해하는 약물

깊은정맥혈전증(심부정맥혈전증, (deep vein thrombosis, DVT)) 깊은 정맥에 발생한 혈액덩이

꼬리마취(caudal anesthesia) 꼬리 혹은 꼬리아래 척주관 국소마취제의 주입

ㄴ

낙태제(abortifacient) 낙태를 유도하는 물질

난쟁이증(왜소증, dwarfism) 아동기 성장호르몬의 부적절한 분비로 인하여 정상 인체 비율에 비해 키가 작은 증상

날신경(원심신경, efferent nerve) 뇌와 척수에서 말초기관으로 적절한 운동반응을 매개함

내부(내인-, endogenous) 체내에서 저절로 생기는, 기관, 조직 혹은 세포 에서 기원되거나 생성된

내분비(호르몬-, endocrine) 혈액으로 바로 물질을 분비하는 샘과 관련된

내분비선(ductless glands) 관없이 혈액이나 림프로 바로 호르몬을 분비하는 샘

내성(tolerance) 시간이 지남에 따라 약물 효과에 대한 반응이 변화하여 효과가 저하되는 신체의 능력

냉동마취(법)(cryoanesthesia) 신경말단에 극저온을 적용해 촉각과 통증을 제거하는 방법

노르에피네프린(norepinephrine, NE) 아드레날린성 수용체를 자극하는 교감신경의 신경전달물질

뇌파도(electroencephalogram, EEG) 뇌의 전기적 활동에 대한 피상적 기록

뉴클레오시드(nucleoside) 퓨린이나 피리미딘 염기에 당이 결합된 분자(라이보스나 데옥시라이보스 결합)

니코틴성 근수용체(nicotinic-muscle(Nm) receptor) 골격근의 신경근이음부에 위치하는 콜린성 수용체

니코틴수용체(nicotinic receptors) 자율신경절(Nn) 및 골격근(Nm)에 위치하는 콜린성 수용체

ㄷ

다리뇌(교뇌, pons) 다른 뇌 영역으로 신경이 이동되기 위한 정거장 역할의 뇌줄기 일부분으로 감각 및 운동기능에 관여

단백질분해(proteolytic) 단백질 분해나 파괴를 일으키는 활동

대뇌(cerebrum) 좌와 우 대뇌 반구로 나뉘는 가장 크고 가장 상위부에 있는 뇌

대뇌겉질(대뇌피질, cerebral cortex) 감각지각, 자발운동조절, 모든 고등지능활동에 관여하는 대뇌의 가장 상층

대사부산물(metabolic waste products) 세포 기능을 위한 화학적 과정을 통해 생성되는 물질로 대개 이 물질은 체외로 제거됨

독작용(toxic effect) 매우 위험하거나 생명에 지장을 줄 수 있는 원하지 않는 약물 작용

동맥경화(증)(arteriosclerosis) 동맥의 경화와 섬유증으로 동맥벽 내 지질축적

두드러기(hives) 알레르기성 반응에 의해 극심한 가려운 팽진이 특징인 피부반응

두드러기(urticarial) 알레르기반응으로 극렬한 가려움이 일어나는 피부 부위

두드러기(wheal) 단단하게 융기된 피부의 부풀어오름, 대개 약간 붉고 가려움, 알레르기현상

둘레계통(변연계, limbic system) 행동과 감정 조절에 관여된 서로 다른 뇌 영역 간 연결을 담당하는 신경경로

들신경(구심신경, afferent nerve) 말초기관에서 뇌와 척수(중추신경계)로 감각정보를 전달

딴곳초점(ectopic focus) 심장에서 비정상적 충동시작이 일어나는 부위

ㄹ

라이증후군(Reye's syndrome) 소아나 청소년에서 구토, 간비대, 경련 혹은 혼수가 특징인 치명적 질환. 인플루엔자나 수두 등의 살리실산염 치료와 연관됨

레닌(renin) 앤지오텐시노겐을 앤지오텐신I으로 전환시키는 효소

류마티스열(rheumatic fever) 체온 상승이 동반된 관절 혹은 근육의 통증 및 염증상태로 흔히 치료되지 않은 인후염의 합병증

류코트리엔(leukotrienes) 염증과 천식에 관여하는 화학적 매개인자

리튬(lithium) 조증과 양극성 기분장애의 치료에 사용되는 약물

ㅁ

만성폐쇄성폐질환(Chronic obstructive pulmonary disease, COPD) 대개 공기증 및 만성 기관지염에 발생

만성기관지염(chronic bronchitis) 점액분비를 증가시키고 호흡기의 변성을 일으키는 만성자극에 의해 일어나는 호흡기계 상태

만성심장기능상실(chronic heart failure, CHF) 심근의 수축력 약화를 일으키는 심장병으로 신체조직에 충분한 혈액을 공급할 수 없는 심장 상태

말단비대(증)(acromegaly) 주로 성인기에 성장호르몬의 과다분비를 보이는 상태

말초동맥질환(peripheral artery disease, PAD) 팔과 다리의 큰 동맥에서 혈류가 막혀 발생되는 질환으로 대개 혈관의 좁아짐과 경화

말초신경(peripheral nerve) 중추신경계(뇌나 척수) 외부의 신경계 일부, 대개 조직섬유나 피부 표면근처

말초저항(peripheral resistance, PR) 동맥을 통한 혈류에 의해 생성되는 저항

맞섬도피반응(fight or flight reaction) 지극한 스트레스에 대한 몸의 반응으로 자율신경계의 교감신경활성에 의함

먼쪽곱슬세관(distal convoluted tubule, DCT) 집합관과 가장 가까운 콩팥단위의 부분

면역(immunity) 질병이나 감염발생을 억제하는 개인적 상태

면역억제(immunosuppressed) 약이나 바이러스에 의해 흔히 유도된 신체 면역반응(감염에 싸우기 위한 능력)의 억제

멸균(sterilization) 모든 미생물을 파괴하는 과정

모노아민산화효소(monoamine oxidase, MAO) 노르에피네프린과 세로토닌을 불활성화하는 효소

모노아민산화효소억제제(Monoamine oxidase inhibitors, MAOIs) MAO를 억제하는 항우울제

모닐리아증(moniliasis) 칸디다알비칸스로 알려진 모닐리아로 불리는 곰팡이의 감염으로 나타나는 증상

무과립구증(agranulocytosis) 백혈구(WBCs) 수, 특히 과립백혈구의 감소가 발생한 급성상태

무균(방부, asepsis) 살아 있는 병균이 없는 상태

무뇨(anuria) 요생성이 되지 않는 상태

무스카린 수용체(muscarinic receptor) 민무늬근 및 심근 콜린성 수용체를 특정하는 용어

미세섬모(microcilia) 호흡기계를 따라 지속적으로 움직여 분비물을 입으로 밀어내는 미세한 털

민감화(sensitize) 자연적으로 발생하는 물질(알레르기 항원)에 반복적 노출된 결과로 반응이 유발

ㅂ

바닥핵(기저핵, basal ganglia) 인체운동 조절을 도와주는 대뇌 백질내 세포체 무리로 골격근 긴장과 인체운동조절에 관여

바이러스 사멸제(virucidal) 바이러스를 죽이는 물질, 화합물 혹은 약물로 바이러스를 화학적으로 죽이거나 파괴

반감기(half-life) 혈장 약물용량이 절반으로 줄어드는 데 필요한 시간

방부제(antiseptic) 살아 있는 조직에서 미생물의 성장을 억제하는 물질

방수(aqueous humor) 안구안의 물로 각막 뒤와 렌즈 앞에 위치하는 물성물질

방실(심방심실-, AV) 방실결절에서의 방실

백선종창(kerion) 백선에 의해 수염이나 두피의 모낭염으로 인한 부종과 농

백혈구감소(증)(leucopenia, leukopenia) 백혈구 수의 비정상적 감소(정상 이하)

벌어짐(결손, dehiscence) 대개 봉합된 선에서 상처가 벌어지고 열림

베타-1아드레날린수용체(beta-1 adrenergic receptor) 심장에서 심박동수와 심장수축력을 증가시키는 수용체

베타-2아드레날린수용체(beta-2 adrenergic receptor) 민무늬근에서 자극 시 민무늬근 이완을 일으키는 수용체

베타락탐아제(beta-lactamases) 베타락탐 항생제 불활성화를 일으키는 세균성 효소로 항생제인 페니실린 및 세팔로스포린을 불활성시키는 세균성 효소

벤조디아제핀(benzodiazepine) 불안 및 수면장애 치료에 사용되는 약물군

벽세포(oxyntic (parietal) cell) 위에서 염산(HCl)을 합성하고 내강으로 분비하는 세포

변성(denaturing) 세균성 단백질 기능 파괴를 일으킴

변이협심증(variant 프린츠메탈협심증(Prinzmetal angina)), 관상동맥의 혈관경련수축에 의한 협심증

병원내(nosocomial) 병원에서 일어나는 감염

병원체(pathogen(ic)) 질병을 일으키는 미생물(세균, 진균, 원생동물, 바이러스)

복수(ascites) 대개 복부 장기부전과 연관되어 복부 장기와 복부 사이공간내 액체과다

본태고혈압(essential hypertension) 원인을 알지 못하는 고혈압의 주요 형태

부교감신경계의(parasympathetic) 뇌와 척수의 엉치부분에서 시작된 자율신경계 신경으로 쉬거나 신체에너지를 저장하는 기능을 할 때 활성화

부교감신경억제제(parasympatholytic) 부교감신경계 활동을 억제하는 약물(항콜린성)

부교감신경흥분제(parasympathomimetic) 부교감신경계 자극과 유사한 활동을 하는 약물(콜린성)

부작용(side effect) 대개 원하지 않았지만 해롭지는 않은 치료적인 효과 외의 반응

부정맥(arrhythmia) 심장 전기충동생성과 전도의 이상

부정맥약(antiarrhythmic drug) 정상 심장박동을 유지하게 하는 약

부종(edema) 신체조직의 액체에 의해 부풀어 오름

부하용량(loading dose) 치료적 약물농도에 빠르게 도달하기 위해 투여하는 초기 약물 용량

불안(anxiety) 불확실, 스트레스 및 공포상황에서 일어나는 염려와 감정이 많은 상태

불응(refractory) 자극이나 약물 양이 증가됨에도 증가된 반응이 일어날 수 없는 상태

불쾌감(dysphoria) 불편하거나 즐겁지 않은 느낌

비경구 투여(parenteral administration) 위장관과 상관없는 약물투여 방법

비급속안구운동수면(NREM sleep) 비급속안구운동(NREM)을 특징으로 하는 수면단계

비바르비투르산염(nonbarbiturate) 벤조디아제핀과 그 관련 약과 같이 바르비투르산염 구조가 없는 진정수면제

비선택성 베타아드레날린 차단제(nonselective beta-adrenergic blocker) 베타-1 및 베타-2 아드레날린성 수용체 모두 봉쇄하는 약물

비선택성 베타아드레날린 작동약(nonselective beta-adrenergic drug) 베타-1 및 베타-2 아드레날린성 수용체 모두 흥분시키는 약물

비선택성(nonselective) 어떤 아형의 수용체와도 상호작용

비스테로이드소염제(nonsteroidal anti-inflammatory drugs, NSAIDs) 신체적 의존을 일으키지 않으면서 통증을 경감시키는 비아편유사성 진통제

비아편유사진통제(nonopioid analgesic) 비스테로이드소염제 및 시클로옥시게나아제-2 억제제와 같은 공식적인 비마약성 진통제

비처방약(nonprescription, over-the-counter(OTC) drug) 의사의 처방 없이도 합법적으로 가게에서 팔 수 있는 약물

빈혈(anemia) 적혈구 수나 헤모글로빈 양이 정상보다 적은 상태로 적혈구의 조직으로 산소운반능력이 저하된 상태

빠른눈운동수면(REM sleep) 빠른 눈운동과 꿈을 특징으로 하는 수면상태

ㅅ

사람면역결핍바이러스(human immunodeficiency virus, HIV) AIDS를 유발함

산과다(위산과다, hyperacidity) 위내에 비정상적으로 높은 산성 상태(예, pH 1 이하)

산반동(acid rebound) 제산제 중화작용에 의한 산성환경 저하에 반응하여 위가 다량의 위산을 분비하는 효과

산성화(acidification) pH 7 이하로 변하는 과정

산증(acidosis) pH 7.45 이하거나 정상보다 조직내 산과 산성부산물이 많은 상태로 산-염기 평형 이상이며 혈액 pH가 7.35 이하

살균제(bactericical) 세균을 죽일 수 있는 항생제로 세균파괴와 사멸을 일으키는 화학물질

살균제(microbicidal) 미생물을 죽이거나 파괴시키는 화학물질

살균제(멸균제, germicidal) 미생물을 죽이는 성분 화학용액 혹은 약물

살리실산중독(salicylism) 구역질, 이명 및 섬망을 일으킬 정도로 독성 용량 살리실산염을 섭취한 상태

살진균제(fungicidal) 진균을 죽일 수 있는 항균제로 세균파괴와 사멸을 일으키는 화학물질

삼투수용체(osmoreceptors) 혈액 나트륨농도의 변화에 반응하는 뇌하수체의 특정세포

삼투질농도(osmolality) 액체에 녹은 입자의 농도

삼환계항우울제(tricyclic antidepressants, TCAs) 항우울제의 한 종류

상습성 중독(addiction) 유전적, 심리사회적, 환경적 요인에 의해 해로운 결과를 보임에도 불구하고 강박적(지속적)으로 약물을 사용하도록 개인의 행동변화를 유발하는 만성적인 신경생물학적 질환

상승작용(협동작용, synergism) 각각의 약물효과의 합보다 같이 사용할 경우 효과가 더 큰 경우

상품명(trade name) 특정 약물제조사에 의해 시판되는 특허를 소유한 이름이거나 브랜드명

생식샘(gonads) 정자와 난자를 만드는 기관

생체이용률(bioavailability) 흡수되는 약물 용량의 비율

선택적 베타1아드레날린 차단제(selective beta-1 adrenergic blocker) 오직 베타1수용체만 봉쇄하는 약물

선택적 베타2아드레날린 작용약(selective beta-2 adrenergic drug) 치료 과정에서 오직 베타2수용체만 흥분하는 약물

선택적 시클로옥시게나아제 억제제(selective COX-2 inhibitors) 시클로옥시게나아제 군의 효소 중 하나와만 작용하는 약물

선택적(selective) 다른 것 외에 하나의 아형에 상호작용

세균(bacteria) 질환을 일으킬 수도 있는 단세포 미생물

세균내성(bacterial resistance) 항생제 작용에 저항하는 일부 세균의 능력

세로토닌-노르에피네프린 재흡수 억제제(serotonin-norepinephrine reuptake inhibitors, SNRIs) 항우울제의 한 종류

세척(관류, irrigation) 다량의 액체로 상처나 공간을 씻어냄

세팔로스포리나아제(cephalosporinases) 세팔로스포린 항생제 활성을 제거하는 세균 효소

세포바깥(세포외, extracellular) 세포 바깥의 영역

소뇌(cerebellum) 몸의 움직임과 자세에 관여하고 균형유지에 도움을 주는 뇌 부위

소독(disinfection) 무생물 표면에서 홀씨를 제외한 미생물을 제거하는 과정

소독제(disinfectant) 무생물 표면의 병균을 죽이는 물질

소마토메딘(성장호르몬촉진인자, somatomedins) 세포 성장과 인슐린 유사 활동을 촉진하는 혈장펩티드

소마토스타틴(성장호르몬억제인자, somatostatin) 성장호르몬(GH) 및 갑상샘자극호르몬(TSH)의 분비를 억제하는 억제성 호르몬

소마토트로핀(somatotropin) 성장호르몬의 다른 이름

소변감소(oliguria) 매우 적은 소변을 만드는 상태

소화(digestion) 음식의 작은 단위로 기계적 화학적 방식 분해

소화불량(dyspepsia, indigestion)

속쓰림(heartburn, acid indigestion) 식도로 위액이 올라가서 발생하는 복장뼈 뒤 타는 듯한 통증감

손발톱진균증(onychomycosis) 손톱 발톱의 진균감염

수면제(hypnotic) 잠을 유도하고 유지하도록 하는 약

수용체(receptor) 생리학적 효과를 낼 목적으로 약물이 결합하는 특이 세포 구조체

숨뇌(연수, medulla oblongata) 심장, 혈관운동성 및 호흡기 기능을 조절하는 뇌줄기의 하부부위

습진모양피부염(eczematoid dermatitis) 피부에서 삼출물과 인설딱지발생이 일어나는 상태

시상(thalamus) 대뇌피질과 연관된 감각 및 운동충동을 조절하는 뇌줄기의 가장 상위부위

시상하부(hypothalamus) 체온, 체액균형, 식욕 및 뇌하수체와 같은 기능을 조절하는 뇌줄기의 부위로 기분이나 동기 및 통증 감각에 영향을 주는 뇌 주요부위

시클로옥시게나아제(Cyclooxygenase, COX) 프로스타글란딘을 형성하는 효소

신경병통증(neuropathic pain) 손상된 신경시스템이나 세포에서 생기는 통증

신경이완마취(neuroleptanesthesia) 아산화질소, 아편유사진통제 및 신경안정제의 복합사용으로 기인된 의식소실과 신경이완진통상태

신경이완제악성증후군(neuroleptic malignant syndrome, NMS) 항정신병약 사용과 관련된 독성 증후군

신경이완진통(neuroleptanalgesia) 아편유사진통제와 신경안정제의 혼합 사용 후 통증반응이 사라진 상태

신경전달물질(neurotransmitter) 교감 및 부교감신경과 관련된 내부 기관을 흥분시켜 특징적 변화를 일으키는 물질

신경전달물질-관문 이온통로(neurotransmitter-gated ion channel) 신경전달물질이 수용체와 결합할 때 열리거나 닫히는 이온통로

신경전도(nerve conduction) 나트륨과 칼륨 이온의 움직임으로 인한 신경충동 이동

신경절이전신경섬유(preganglionic nerve fiber) 뇌신경과 척수에서 시작되어 자율신경계 신경절로 향하며 신경절이후신경섬유와 시냅스를 이루는 자율신경계 신경섬유

신경절이후신경섬유(postganglionic nerve fiber) 자율신경계 신경절에서 내부기관과 분비샘으로 향하는 자율신경계 신경섬유

신염(nephritis) 토리의 염증, 흔히 사슬알균감염

신체적 의존(physical dependence) 금단과 관련 증상을 피하기 위해 신체가 물질을 필요로 하는 비정상적인 상태

심근(myocardium) 심장근육층

심근경색(myocardial infarction, MI) 흔히 심장발작으로 불리는 갑작스러운 심근 영역의 죽음

심박수(heart rate, HR) 분당 심장수축수

심실세동(심실잔떨림, ventricular fibrillation) 가장 심각한 부정맥으로 효과적인 혈액순환을 더는 할 수 없는 심실수축상태

심실위부정맥(supraventricular arrhythmia) 심실내 방실결절 위에서 기인된 부정맥

심장박출량(cardiac output, CO) 심장에 의해 밀어내지는 분당 혈액 양

심장부정맥(cardiac arrhythmia) 정상적 심장리듬(움직임)의 변이

심전도(electrocardiogram, ECG) 심장의 전기적 활동기록

씻어냄(세척, lavage) 위와 같은 공간을 액체로 씻거나 세척함

ㅇ

아구창(thrush) 입과 인두의 점막내 칸디다 감염을 일컫는 용어

아나필락시스(anaphylaxis) 심각한 응급상태의 알레르기반응

아드레날린(adrenergic) 노르에피네프린(norepinephrine, NE)을 분비하는 신경들

아드레날린신경차단제(adrenergic neuronal blocker) 신경말단에서 NE 생성과 분비를 감소시키는 약물

아드레날린수용체(adrenergic receptor) 내부 장기에서 에피네프린(EPI)과 NE에 반응하는 수용체

아미드국소마취제(amide local anesthetic) 리도카인 등을 포함하는 마취제 종류로 간에서 대사되고 중등도 이상의 긴 작용시간을 갖는 약물

아세틸콜린(acetylcholine, ACH) 부교감(콜린성) 신경의 신경전달물질로 콜린수용체를 자극, 바닥핵의 흥분성 신경전달물질

아세틸콜린에스테라아제(acetylcholinesterase) 아세틸콜린을 불활성화하는 효소

아이오도퍼(iodophor) 요오드를 함유한 화합물

아쿠아포린(aquaporins) 세포막에 물은 이동시키지만 이온 같은 소분자는 통과시키지 않는 통로 형태의 특정 단백질

아편유사대항제(opioid antagonist) 아편계 수용체에 결합하여 아편유사진통제나 아편유사신경펩티드의 결합을 방해하는 약물

아편유사제(opioid) 아편과 같은 약리학적 효과를 내는 약물과 그 유사 약물 혹은 신체에서 생산되는 신경펩티드

아편유사진통제(opioid analgesics) 통증을 경감시키려고 사용되는 모르핀 및 아편과 화학적으로 연관된 물질

아편제제(opiate) 아편에서 개발되어 아편과 같은 약리학적 효과를 내는 약물

아프타궤양(aphthous ulcer) 입과 상부 목구멍의 통증성 궤양으로 구강궤양으로 알려져 있음

악성고혈압(malignant hypertension) 높은 혈압으로 혈관염증 및 혈관괴사를 일으키는 고혈압 위기 상태

안지오텐신II(angiotensin II) 알도스테론과 항이뇨호르몬의 분비를 촉진하는 강력한 혈관추축제

안지오텐신수용체차단제(angiotensin receptor blocker, ARB) 안지오텐신 II 수용체를 차단하는 약물

안지오텐신전환효소억제제(angiotensin-converting enzyme inhibitor, ACEI) 안지오텐신I 을 안지오텐신 II로 전환하는 효소를 억제하는 약물

알도스테론(aldosterone) 신장에서 나트륨을 잔류하게 하는 부신겉질에서 분비되는 호르몬

알레르기약(antiallergic) 비만세포에서 히스타민과 혈관에 작용하는 물질의 분비를 억제하는 약물

알레르기항원(allergen) 알레르기반응을 유발하는 물질

알부민뇨(albuminuria) 소변내 혈장 단백질 알부민이 존재함

알칼리증(alkalosis) pH 7.45 이상이거나 정상보다 조직내 산이 적은 상태로 산-염기 평형이상이고 혈액 pH가 7.5 이상

알파 아드레날린성 약(alpha adrenergic drug) 알파 아드레날린 수용체를 흥분하는 약물

알파-1아드레날린수용체(alpha-1 adrenergic receptor) 민무늬근(평활근)에 위치해서 수축을 매개하는 수용체

알파-1아드레날린차단제(alpha-1 adrenergic blocker) NE와 EPI의 알파-1수용체 효과를 차단하는 약물

알파-2아드레날린수용체(alpha-2 adrenergic receptor) 아드레날린성 신경말단에 위치해서 NE의 분비를 감소시키는 수용체

약동학(pharmacokinetics) 약물의 흡수, 분포, 대사 및 배설 과정을 기술

약리학(pharmacology) 약물을 연구하는 학문

약물내성(약물저항성, drug tolerance) 원하는 효과를 얻기 위해 더 많은 용량을 사용해야 하는 것으로 반복적인 약물투여 후 약물효과감소발생

약물대사(drug metabolism) 효소에 의한 약물의 대사물질로의 생체내 변환

약물미세소체효소체계(drug microsomal metabolizing system, DMMS) 주로 간에 있는 약물대사 효소군

약물배설(drug excretion) 신체에서 약물이 제거

약물분포(drug distribution) 혈액에서 조직이나 기관으로 약물이 들어가 퍼져 있는 상태

약물의존(drug dependence) 신체적 및/혹은 심리적 의존을 특징으로 하는 특정 약물 사용 상태

약물적응증(drug indications) 어떤 약을 사용해야 하는 상태

약물중독(약물탐닉, drug addiction) 강박적인 약물행동이 특징인 약물남용과 약물의존 상태

약물흡수(drug absorption) 투약부위에서 혈류로 약물이 들어감

양극성기분장애(bipolar mood disorder) 조증과 우울 삽화들이 번갈아 나타나는 기분장애

양이온(cation) 양으로 하전된 이온

에스테르 국소마취제(ester local anesthetic) 혈장 콜린에스테라제에 의해 주로 대사되는 프로카인, 코카인 등이 포함된 마취제 군

에피네프린(epinephrine, EPI) 스트레스과정에서 아드레날린성 수용체를 자극하는 부신속질호르몬

엔도르핀(endorphins) 오피오이드 수용체와 반응하여 진통을 일으키는 중추신경계내 신경펩티드

엔엠디에이 수용체(NMDA(n-methyl d-aspartate) receptor) 뇌에서 흥분을 일으키는 글루탐산염 수용체

연관통증(referred pain) 통증원인부위가 통증을 느끼는 부위와 다름

연수성 마비(medullary paralysis) 마취제 과다사용으로 인한 연수내 심혈관계 및 호흡기 중추의 억제로 사망에 이를 수 있는 상태

연수성 억제(medullary depression) 연수에 의해 조절되는 자율신경계 반응의 억제

연축성(spasmogenic) 근육 수축을 유발하여 간간히 연축 상태를 일으킴

염증(inflammation) 부어오름, 통증, 발열 및 때때로 홍조가 특징인 조직손상 상태

영양, 증식성(vegetative) 미생물의 증식상태

영양호르몬(tropic hormone) 뇌하수체전엽에서 분비되어 다른 내분비선의 수용체와 결합하는 호르몬

예방(prophylaxis) 질병 및 상태를 예방하기 위한 치료 혹은 약물투여이며 기존 질환의 치료보다 질환을 예방하기 위한 과정과 의료

예방약(prophylactic) 증상(혹은 질병) 발생 전에 예방하는 치료 및 약물

외인우울증(exogenous, reactive, depression) 삶 속에서 생긴 일이나 외인성 요인에 의해 생기는 우울증

요독증(uremia) 혈중 질소 폐기물(예, 요소)의 축적

요세관분비(tubular secretion) 콩팥단위에서 이온 재흡수를 촉진하고 산-염기 평형을 유지하는 물질(이온, 산 및 염기)을 생산, 분비과정

요세관재흡수(tubular reabsorption) 콩팥단위 토리에서 걸러진 혈액 성분(이온, 영양소)이 다시 혈액으로 돌아가는 과정

욕창궤양(decubitis ulcer, bedsore)

용량(dose) 측정되는 투약된 약물의 양

용해(lyse) 녹이거나 분해시킴

우울(증)(depression) 좌절과 희망 없는 느낌이 있는 저하된 기분을 특징으로 하는 정신상태

우울증의 모노아민가설(monoamine theory of mental depression) 노르에피네프린과 세로토닌(모노아민)의 뇌내 수준이 낮아 우울증이 발생된다는 가설

운동못함(증)(운동불능(증), akinesia) 수의운동의 소실로 안절부절못하는 다리운동

운동성 협심증(exertional angina) 증가된 신체적 활동에 의해 생기는 협심증

운동이상(증)(dyskinesia) 수의근 운동의 비틀림, 강직으로 조절되지 않는 비정상적인 반복되는 불수의적 신체움직임

월경통(dysmenorrhea) 통증성 월경과 어려운 월경상태

위산과다(hyperchlorhydria) 위내 과다한 염산

위식도역류병(Gastroesophageal reflux disease, GERD)

위장운동촉진제(prokinetic drug) 상부위장관에서 식도 하부 조임근의 긴장을 증가시키고 운동성을 촉진하는 약물

유사분열(mitosis) 두 딸세포가 같은 수의 염색체(46개)를 모세포에서 받는 세포분열로, 핵분열에 의한 세포분열과정

유지용량(maintenance dos) 치료범위내 혈중 약물농도를 유지하기 위한 약물투여로, 혈액내 효과적인 농도를 유지하는 투여용량

유해효과(adverse effect) 원하지 않거나 잠재적으로 위험한 약물효과

유효농도50(ED50) Effective dose 50의 줄임말, 최대 반응의 절반의 효과를 일으키는 용량

은중독(argyria) 은단백용액의 장기사용으로 인한 영구적 피부/점막의 검은 착색

응고(coagulation) 국소 조직손상의 반응으로 혈액이 고체 "마개"로 변화되는 과정으로 정상 피덩이 형성

이뇨(diuresis) 흔히 다량의 소변과 연관된 소변배출을 일으키는 상태

이상행복감(이상황홀감, euphoria) 행복 혹은 고양감, 좋은 느낌

이차성 고혈압(secondary hypertension) 원인이 알려진 고혈압 형태

인슐린유사성장인자(insulin-like growth factor, IGF) 세포의 성장과 증식의 자극물질

인플루엔자바이러스 H1N1(H1N1 subtype of the influenza type A virus) 돼지인플루엔자로도 불림

일반명(generic name) 특허권과 무관한 약물의 이름

일회박출량(stroke volume, SV) 심장수축마다 방출되는 혈액의 양

입안마름증(구강건조증, xerostomia) 침샘분비 활동 억제로 구강이 마르는 것

ㅈ

자동증(automatism) 약물 사용이 증가되는 약물 복용의 혼란

자율신경계통(자율신경계, autonomic nervous system (ANS) 장기와 분비선(불수의)의 민무늬근과 심근에 분포하는 신경체계

자율신경절(autonomic ganglion) 절전신경과 절후신경 간 시냅스의 모임

작동제(agonist) 수용체에 결합하여 약물작용이나 생리학적 반응을 활성화시키는 약물

작용기전(mechanism of action) 어떻게 약물이 효과를 나타내는가에 대한 설명

작용부위(site of action) 흔히 특정 수용체이며 약물치료 효과가 나타나는 신체내 부위

재분극(repolarization) 탈분극 후 휴지기로의 세포막 전위 회복

저나트륨혈증(hyponatremia) 비정상적으로 낮은 혈중 나트륨 농도

저산소증(hypoxia) 정상적인 생리기능에 필요한 양보다 적은 양의 산소가 조직으로 공급되는 상태

저염소혈증(hypochloremia) 비정상적으로 낮은 혈중 염화이온 농도

저온멸균(cold sterilization) 열이나 이온화방사선의 사용 없이 실온에서 미생물 파괴

저인산혈증(hypophosphatemia) 비정상적으로 낮은 혈중 인산 농도

저장성(hypotonic) 염(나트륨, 전하) 농도가 세포 내부보다 낮은 상태

저칼륨혈증(hypokalemia) 비정상적으로 낮은 혈중 칼슘농도, 높은 혈청 칼슘

저혈소판혈증(thrombocytopenia) 혈중 혈소판 수의 비정상적 감소

전도계(conduction system) 전기전도를 전달하고 심장활동을 조절하는 특정 심장 조직

전신마취(general anesthesia) 통증자극을 포함한 자극에 반응을 없애는 깊은 의식소실 상태

전신마취유도(induction of general anesthesia) 의식소실에서 마취 3단계에 도착하기까지 필요한 시간

전신마취유지(maintenance of general anesthesia) III단계 마취로 환자를 안전하게 유지시킬 수 있는 능력

전신마취제(general anesthetic) 중추신경계를 억제하고 의식소실을 일으켜 통증반응을 제거하는 약물

점액다당류(mucopolysaccharide) 탄수화물과 단백질의 결합으로 자연적으로 생기는 물질

점액용해제(mucolytic) 기관지분비물을 액화시키는 약물

점액질(phlegm) 점액으로 불리는 호흡기계의 분비물

점출혈(petechial) 국소 출혈 때문에 변색이 되는 작은 피부나 점막영역

정균제(bacteriostatic) 세균을 죽이지 않으나 성장 및 재생을 억제하는 화학물질이나 항생제

정맥염(phlebitis) 정맥의 염증

정맥주사(intravenous (IV) injection) 약물투여 경로, 정맥에 직접 약물주입

정상혈량성(euvolemia) 정상 체액용량 상태

정신병(psychosis) 인격 황폐 및 이상한 행동이 생기는 정신질환 중 하나

정신병약(antipsychotic drug) 조현병이나 다른 정신병적 상태를 치료하는 데 이용되는 약

정신운동자극제(psychomotor stimulant) 정신 및 신체활동을 증가시키는 암페타민 혹은 유사약물

정적-(-static) 억제를 의미하는 접미사

정진균제(fungistatic) 진균을 죽이지 않으나 성장 및 재생을 억제하는 화학물질이나 항생제

제산제(antacid) 위에서 분비되는 염산(HCl)을 중화하는 약물

조기심방수축(premature atrial contraction, PAC) 대개 딴곳초점에 의한 심방의 미성숙 수축

조기심실수축(premature ventricular contraction, PVC) 대개 딴곳초점에 의한 심실의 미성숙 수축

조증(mania) 흥분, 과행동 및 과다한 기분고양의 정신상태

조현병(schizophrenia) 정신병의 주요 형태, 행동이 부적절함

좌불안석(증)(akathisia) 가만히 있지 못하고 주변을 끊임없이 왔다갔다하는 지속적인 신체 움직임

주요우울장애(major depressive disorder, MDD) 정신치료 및 약물치료가 필요한 우울증

죽경화(증)(죽상경화(증), atherosclerosis) 콜레스테롤판 축적으로 인한 동맥의 변화, 동맥벽니 지질축적

죽이는 힘이 있는(-cidal) 사멸을 의미하는 접미사

중독(intoxication) 신체에 잠재적으로 위험할 수 있는 물질의 축적상태

중성구감소(neutropenia) 비정상적으로 낮은 중성구(백혈구)수

지방조직(adipose tissue) 지방세포를 가진 조직, 지방

지연성이상운동(증)(tardive dyskinesia) 약물에 의한 입술, 턱, 혀 및 사지의 불수의적 운동

진균(fungus, fungi) 효소와 곰팡이를 포함하는 미생물군

진균증(mycosis) 진균에 의한 질환

진정제(sedative) 정신 이완을 일으키고 신체 활동 욕구를 감소시키는 약물

진통(무통증, analgesia) 통각반응저하, 상처 같은 통증자극을 인지하지 못하는 상태, 통각에서 풀려남, 통각인지가 억제됨

진통제(analgesic) 고통스런 자극에 대한 신체반응을 억제하거나 통각인지를 억제하는 물질(합성 혹은 천연물 기원)

진피내 마취(intradermal anesthesia) 피부 진피로 국소마취제 주입

ㅊ

창자크롬친화세포(enterochromaffin-like cells, ECL) 히스타민을 합성하고 분비하는 세포

처방약(prescription drug) 의사의 구두 혹은 문서화된 지시가 약물 조제에 필요한 약물

처음통과대사(first-pass metabolism) 경구흡수 후 체내 순환으로 가는 과정에 장관과 간에서 일어나는 약물대사

척수마취(척추마취, spinal anesthesia) 거미막밑공간으로 국소마취제 주입

천공(perforation) 장관벽 파손과 같은 비어 있는 기관의 뚫림

천식(asthma) 민무늬근의 수축과 연관된 세기관지 염증, 쌕쌕거림 및 부종, 기관지 수축, 짧은 호흡 및 쌕쌕거림을 특징으로 하는 호흡기병

최소폐포농도(minimal alveolar concentration, MAC) 자극에 대한 반응(움직임)이 환자의 50%에서 억제되는 폐포(폐)내 마취제 농도로서 흡입마취제의 기준 참고수치

축동제(miotic) 동공의 수축을 일으키는 물질

출혈(hemorrhage) 혈관에서 혈액의 소실

충혈(hyperemia) 눈과 같은 신체부위에 혈류 증가

치료용량(therapeutic dose) 질병과 상태의 원하는 변화를 이끌어내는 데 필요한 약물 용량

치료지수(therapeutic index, TI) 동물실험에서 ED50에 대한 LD50의 비율

치료효과(therapeutic effect) 어떤 질병 상태나 증상을 제거하기 위한 원하는 약물효과

치사용량50(Lethal dose 50, LD50) 실험동물연구에서 50%가 치사되는 용량

침윤마취(infiltration anesthesia) 조직에 직접 국소마취제를 주입

ㅋ

카르시노이드종양(carcinoid tumor) 위장관, 폐, 난소 및 정소에서 생길 수 있는 천천히 자라는 암

카테콜아민(catecholamine) 카테콜 구조를 가지는 노르에피네프린, 에피네프린 및 기타 교감신경작동물질

칸디다증(candidiasis) 칸디다에 의한 감염으로 모닐리아증으로 불림

칸디다혈증(candidemia) 칸디다의 혈액감염

콜린성(cholinergic) 아세틸콜린을 분비하는 신경과 부교감신경계의 수용체, 이 체계를 흥분하는 약물

콜린수용체(cholinergic receptor) 내부장기와 분비샘에 있는 아세트콜린에 반응하는 수용체

크레틴병(cretinism) 신체 및 뇌발달이 선천성 갑상샘저하증에 의해 억제된 상태

키니네중독(증)(cinchonism) 신코나 알칼로이드(기나나무 껍질에서 추출된 화학물질) 사용과 연관된 특징적인 증상 형태(중추신경계 자극 및 두통)로 이명, 어지러움 및 두통이 특징인 퀴니딘 독성

ㅌ

탈모(증)(alopecia) 털 빠짐

탈분극(depolarization) 활동전위를 생성하는 세포막을 통과하는 전기적 전위의 감소

토리쪽곱슬세관(proximal convoluted tubule, PCT) 토리와 가까운 콩팥단위의 부분

통각과민(hyperalgesia) 자극에 대한 비정상적 통각반응

통각수용기(nociceptor) 조직손상에 민감한 특정 말초신경세포로 통증을 해석하기 위해 신호를 뇌로 보냄

ㅍ

파킨슨증(parkinsonism) 안정 시 떨림, 근육경직, 운동 및 자세 균형 장애 등을 포함하는 파킨슨병의 증상을 일으키는 약물유발의 상태나 질병

페니실린분해효소(penicillinase) 페니실린 항생제를 불활성화하는 세균성 효소

펩신(pepsin) 위에서 단백질을 소화하는 효소.

포르피린증(porphyria) 간에서 델타아미노레불린산 과다 생산과 연관된 간헐적 고혈압, 갑작스런 복통 및 정신증을 특징으로 하는 유전질환

포식세포(phagocyte) 박테리아나 폐기물을 섭취하는(백혈구 같은) 혈구

표적장기(target organ) 호르몬의 작용을 일으키는 특정 조직

프로스타글란딘(prostaglandin) 특정 신체조직에서 발견되는 물질, 자궁 및 장 근육수축을 자극할 수 있고 신경말단 자극에 의해 통증을 유발, 염증 및 알레르기성 상태와 관련된 비만세포 및 다른 세포에서 분비되는 화학적 매개체들

피라미드바깥길증후군(추체외로증후군, extrapyramidal syndrome(EPS)) 항정신병약치료로 생기는 좌불안석, 근이상증, 파킨슨증과 같은 운동이상

피부사상균의(dermatophytic) 진균에 의한 피부, 털 및 손톱의 감염

피부염(dermatitis) 가려움, 작열감 및 부종성 물집형성과 연관되어 있는 피부 염증상태

피지(sebum) 손바닥과 발바닥에는 없는 피부샘에서 분비되어 피부광택을 나타내는 지질성분

ㅎ

할로겐화 탄화수소(halogenated hydrocarbon) 수소와 탄소에 할로겐(chlorine, fluorine, bromine, iodine)을 함유한 물질

합성약(synthetic drug) 생체 바깥에서 화학적 과정으로 생산되는 약물

항균범위(antibacterial spectrum) 특정 약물의 항균작용에 감수성이 있는 균

항균제(항미생물제, antimicrobial) 화학적 합성이나 다른 미생물에서 얻어진 항세균약물

항대사약(대사길항물질, antimetabolite) 세포에서 천연 화학물질과 정상적인 생화학적 반응이 매우 유사하지만 정상적인 세포 분열과 기능을 방해하는 약물이며, 정상 대사체의 구조와 유사한 화학적 구조를 가져 정상 세포기능을 억제하는 약물

항분비제(antisecretory) 소화효소, 호르몬 혹은 산 분비를 억제하는 물질

항불안제(antianxiety drug) 불안을 치료하는 약물

항상성(homeostasis) 인체 내부 장기 간의 정상적인 균형상태

항생제 감수성(antibiotic susceptibility) 특정 균에 효과적인 항생제를 배양과 감수성 검사를 통해 확인하는 것

항생제(antibiotic) 다른 미생물에서 얻은 항균약물

항염증(anti-inflammatory) 통증, 국소부종 및 화학물질 분비 감소를 통해 손상부위에서 조직 손상에 대한 반응을 최소화하거나 멈추도록 하는

항원 변이 및 항원 변위(antigenic drift and antigenic shift) 질병을 일으키도록(병원성) 그 외부 단백질(바이러스 껍질)의 조성 혹은 구조를 변화시키는 바이러스의 능력

항원(antigen) 대개 단백질이나 탄수화물 형태의 면역반응을 일으킬 수 있는 물질로 항체를 만들어냄

항이뇨호르몬(antidiuretic hormone, ADH) 시상하부에서 합성되어 뇌하수체후엽에서 분비되어 신장 집합관에서 요량을 변동시켜 체액균형을 조절하는 폴리펩티드

항체(antibody) 병원체 같은 외부 물질이 몸에 들어왔을 때 나타나는 정상적인 반응으로 면역글로불린 등의 단백질을 항원를 인지하여 생산하도록 하는 면역방어

항콜린제(anticholinergic) 부교감신경계의 활성을 감소시키는 약물

항히스타민제(antihistaminic) 히스타민의 작용을 억제하는 약물

해리마취(dissociative anesthesia) 환자가 의식을 잃지 않는 것으로 보이는 전신마취형태

해열처치(antipyresis) 체온증가를 낮추는

허혈(ischemia) 조직이나 기관에 필요에는 부족한 혈류(산소) 공급

혈관부종(angioedema) 피부 아래의 부종과 부어오름

혈관수축(vasoconstriction) 혈관의 좁아짐이나 근육수축으로 혈관을 통한 혈류의 감소

혈관확장(vasodilation) 혈관 긴장도를 조절하는 근육의 이완으로 혈류가 증가

혈뇨(hematuria) 소변에 혈액이나 적혈구가 나타나는 것

혈소판(thrombocyte) 응고에 필수적인 혈액내 혈구

혈압(blood pressure, BP) 동맥내 혈액의 압력으로 심박출량과 말초저항에 의해 결정

혈전(thrombus) 응고인자의 활동과 혈구세포로 만들어지는 덩어리

혈전색전증(thromboembolism) 혈관을 막는 덩이로 혈액내 혈소판과 응고인자의 활동으로 생성됨

혈전정맥염(thrombophlebitis) 덩어리 형성과 관련된 정맥 벽의 염증

호르몬(hormone) 특정 기관에서 형성되어 원거리 기관에 영향을 미치기 위해 혈액순환계로 바로 분비되는 물질

홍반(erythema) 말초혈관의 이완이나 정체에 의한 피부의 비정상적 붉음

화학매개체(chemical mediator) 염증과 알레르기반응들이 일어나는 동안 비만세포와 백혈구에서 분비되는 물질

화학명(chemical name) 약물의 화학적 조성을 규정하는 이름

화학예방(법)(chemoprophylaxis) 대개 수술적 처치나 감염 위험이 있는 환자에서 감염을 예방하기 위한 항생제 사용

화학요법(chemotherapy) 감염성 생물이나 암의 성장을 억제하거나 제거하기 위한 약물의 사용

효능(potency) 특정 효과를 일으키는 데 필요한 약물의 농도나 강도를 측정하는 것

효소억제(enzyme inhibition) 특정 약물에 의한 약물-대사 효소의 억제

효소유도(enzyme induction) 특정약물을 반복적으로 투약한 뒤 생긴 약물-대사효소의 증가

후천면역(acquired immunity) 감염기간 항체 생성(능동)이나 백신 노출 후(수동) 생긴 바이러스 재감염에 대한 저항

후천면역결핍증후군, 에이즈 (acquired immunodeficiency syndrome, AIDS) 세포성 면역 반응이 관여되어 림프구의 감소를 일으켜 다수의 기회감염이 특징인 바이러스성 질환

흡수(absorption) 위장관에서 영양소와 약물을 섭취

히스타민(histamine) 알레르기 증상의 대부분을 일으키며 조직과 반응하는 물질

부록 A _Appendix A

의학에서 사용되는 라틴어 약어

라틴어	라틴어 약어	의미
Ad	ad	~에로, 까지로
Ad libitum	ad lib	수시로, 임의로
Ante cibum	ac	식전
Aqua	aq	물
Bis in die	BID	하루 2번
Capsulae	caps	캡슐
Cum	c̄	~와 함께
Dosis	dos	용량
Ex aqua	ex aq	물과 함께
Gutta	gtt	방울
Hora somni	hs	취침시
Inter cibos	ic	식사 사이에
Nil per os	npo	금식
Non repetatur	non rep	반복금지
Oculus dexter	od	우안
Oculus sinister	os	좌안
Oculus uterque	ou	양안
Ophthalmicus	ophth.	안과적
Pabulum	pab	음식
Per	per	~로
Per os	PO	입으로
Post cibum	pc	식후에
Pro re nata	PRN	필요 시
Quaque die	QD, q.d.	하루 1번
Quarter in die	QID	하루 4번
Quatum satis	qs	충분한 양으로
Recipe	R_x	처방
Repetatur	rept	반복되도록
Sigma	sig.	라벨에 쓰기
Sine	s̄	~없이
Statim	stat	즉시
Ter in die	TID	하루 3번

부록 B _Appendix B

의료기록에 흔히 사용되는 약어와 상징

약어	의미	약어	의미
a	전에	CPE	완전신체검사
$\overline{aa}$, $\overline{AA}$	각각	CPR	심폐소생술, 심장허파소생술
a.c.	식전	CSF	뇌척수액
ADD	주의력 결핍 장애	CT	컴퓨터단층촬영(술)
ADL	일상활동	CV	심장혈관-
ad lib	즉흥적으로	d	하루
ADT	입원, 퇴원, 전원	D&C	산부인과적 소파수술
AIDS	후천면역결핍증후군, 에이즈	DEA	마약단속관련 브서
a.m.a.	의학적 권고에 반해	Dil, dil	희석하다
AMA	미국의사협회	DM	당뇨(병)
amp.	앰풀	DOB	생일
amt	용량	DTP	디프테리아, 파상풍, 백일해 혼합 백신
aq., AQ	물	Dr.	의사
ausc.	청진	DTs	진전섬망, 떨림섬망
ax	축	D/W	포도당주사액
Bib, bib	마시다	Dx, dx	진단
b.i.d., bid, BID	하루 2번	ECG, EKG	심전도
BM	장운동	ED	응급의학과
BP, B/P	혈압	EEG	뇌파도
BPC	혈압확인	EENT	눈, 귀, 코, 입안
BPH	양성전립샘비대, 양성전립샘비대	EP	외래환자
BSA	체표면적	ER	응급실
$\bar{c}$	~와 함께	ESR	적혈구침강속도, 혈침속도
Ca	칼슘, 암	FBS	공복혈당
cap, caps	캡슐	FDA	식약처
CBC	전혈(구)검사	FH	가족력
C.C., CC	주요 호소증상	Fl, fl, fld	수액
CDC	질병관리본부	F/u	추적조사
CHF	울혈심장기능상실, 울혈심부전	Fx	골절
chr	만성적	GBS	담낭조영검사
CNS	중추신경계	GI	위장관
Comp, comp	화합물	Gm, gm	그램
COPD	만성폐쇄폐질환	gr	미량
CP	가슴통증, 흉통	gt, gtt	방울, 방울들

약어	의미
GTT	당부하검사
GU	비뇨생식-
GYN	부인과학
HA	두통
HB, Hgb	혈색소, 헤모글로빈
HEENT	머리, 귀, 눈, 코, 목
HIV	사람면역결핍바이러스
HO	~의 과거력
h.s., hs, HS	수면시간
Hx	과거력
ICU	중환자실, 집중치료실
I&D	절개배농(술), 절개배액(술)
I&O	섭취배설량기록
IM	근(육)내-
inf.	주입, 하부
inj	주사, 충혈
IT	흡입요법
IUD	자궁내장치
IV	정맥
KUB	신장, 요관, 방광
L1, L2, etc.	허리(척추)뼈(첫째-다섯째)
lab	실험실
lb	파운드
liq	액체
LLL	좌하엽
LLQ	사분면 중 좌하면
LMP	최종월경주기
LUQ	사분면 중 좌상면
M	혼합
m-	메타-
MI	심근경색증
mL, ml	밀리미터
MM	점막
MRI	자기공명영상
MS	다발경화증
NB	신생
NED	질병 증거 없음
no.	개수
noc, noct	밤
npo, NPO	금식
NPT	신환
NS	생리식염수
NSAID	비스테로이드소염제
NTP	상온정상기압
N&V	구역 및 구토
NYD	진단 전
o-	곧은-

약어	의미
OB	산과, 산과학
OC	경구피임제
OD	과량
oint	연고
OOB	침대 밖
OPD	외래
OPS	외래진료
OR	수술실
OTC	의사의 처방 없이 살 수 있는
p-	이성질체의-
p̄	~후에
P&P	파파니콜로펴바른표본 및 골반검사
PA	뒤앞-
Pap	파파니콜로펴바른표본
Path	병리학
p.c., pc	식후
PE	신체검사
per	~에 의해, ~와 함께
PH	과거력
PID	골반염증질환, 골반염
p/o	수술 후
POMR	문제중심의무기록
PMFSH	과거의 의료, 가족, 사회적 기록
PMS	월경전증후군
p.r.n., prn, PRN	필요 시 언제나
Pt	환자
PT	물리치료
PTA	입원 전
PVC	조기심실수축
pulv	가루
q.	매
q2, q2h	2시간마다
q.a.m., qam	매일 아침
q.d., QD	하루 1번
q.h., qh	매 시간
qhs	매 저녁 취침 전
q.i.d., QID	하루 4번
qns, QNS	충분하지 않은 양
qs, QS	충분한 양
RA	류마티스관절염, 오른 심방
RBC	적혈구, 적혈구수
RDA	영양권장량, 음식물권장량
REM	빠른눈운동, 급속안구운동
RF	류마티스인자
RLL	우하엽
RLQ	사분면 중 우하면

약어	의미	약어	의미
R/O	배제하다	**tab**	알약, 정
ROM	운동범위	**TB**	결핵
ROS/SR	체계별문진	**tbs., tbsp**	큰 숟가락
RUQ	사분면 중 우상면	**TIA**	일과성허혈발작
RV	오른심실, 우심실	**t.i.d., tid, TID**	하루 3번
Rx	처방	**tinc, tinct, tr**	팅크제
s̄	~없이	**TMJ**	턱관절, 악관절
SAD	계절정동장애	**top**	국소적으로
SC	피하로	**TPR**	체온, 맥박, 호흡
SIDS	영아돌연사증후군	**TSH**	갑상샘자극호르몬
Sig	지시서	**tsp**	차숟가락
sig	구불창자내시경검사, 구불창자보개검사	**Tx**	치료
SOAP	자가, 타각, 평가(사정), 계획	**UA**	소변검사, 요검사, 요분석
SOB	숨참	**UCHD**	흔한 소아질환
sol	용액	**UGI**	상부위장관, 상부위창자관
S/R	봉합제거	**ung, ungt**	연구
ss, s̄s̄	절반	**URI**	상기도감염
Staph	포도알균, 포도상구균	**US**	초음파
stat, STAT	즉시	**UTI**	요로감염
STD	성매개병, 성병	**VA**	시력
Strep	사슬알균, 연쇄상구균	**VD**	성병
subling, SL	혀밑-, 설하-	**Vf**	시야
subq, SubQ	피하로	**VS**	활력증후
surg	수술	**WBC**	백혈구(수)
S/W	식염수	**WNL**	정상범주 안에
SX	증상	**wt**	무게
T1, T2, etc.	등(척추)뼈(첫째-열두째)	**y/o**	나이
T & A	편도절제 및 아데노이드절제(술)		

화학적 표기

상징	의미	상징	의미
Δ	변화, 가열	↑	증가
⇌	가역반응	↓	감소

기타

상징	의미	상징	의미
℞	처방	†	1
□, ♂	남성	††	2
○, ♀	여성	†††	3

[한글 찾아보기]

ㄱ

ㄴ

ㄷ

ㄹ

ㅁ

ㅂ

ㅅ

ㅇ

ㅈ

ㅊ

ㅋ

ㅌ

ㅍ

ㅎ

[영어 찾아보기]

A

B

C

D

E

F

G

H

I

J

K

L

M

N

O

P

Q

R

S

T

U

V

W

X

Y

Z

약리학의 이해 제8판

PHARMACOLOGY

AN INTRODUCTION

| 발행일 2024년 3월 1일 8판 1쇄
2026년 2월 25일 8판 2쇄
| 지은이 Henry Hitner · Barbara Nagle · Michele B. Kaufman · Hannah (Cooke) Ariel · Yael Peimani-Lalehzarzadeh
| 옮긴이 권준택 외 13인
| 발행인 박 종 성
| 발행처 사이플러스 Science plus
| 주 소 07202 서울시 영등포구 양평로 30길 14,
세종앤까뮤스퀘어 1106호
| 전 화 332-6171
| 팩 스 332-6185
| 등 록 2005.10.20. 제2022-000100호

| ISBN 979-11-88731-46-6 93510 값 49,000원